NEUROANATOMIA

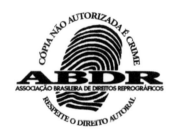

M379n Martin, John H.
Neuroanatomia : texto e atlas / John H. Martin ;
fotografia: Howard J. Radzyner ; ilustração: Michael E.
Leonard ; tradução: Alexandre Lins Werneck, Dionis de
Castro Dutra Machado, Victor Hugo do Vale Bastos ;
revisão técnica: João-José Lachat. – 4. ed. – Porto Alegre :
AMGH, 2013.
xviii, 542 p. : il. color. ; 28 cm.

ISBN 978-85-8055-263-8

1. Neuroanatomia. 2. Anatomia – Sistema nervoso.
I. Título.

CDU 611.8

Catalogação na publicação: Ana Paula M. Magnus – CRB 10/2052

JOHN H. MARTIN, PhD
Department of Physiology, Pharmacology, and Neuroscience
Sophie Davis School of Biomedical Education
City College of the City University of New York
New York, New York

Fotografias médicas
Howard J. Radzyner, RBP, AIMBI, FBCA

Ilustrações
Michael E. Leonard, MA, CMI, FAMI

NEUROANATOMIA
TEXTO E ATLAS

4ª EDIÇÃO

Tradução
Alexandre Lins Werneck
Dionis de Castro Dutra Machado
Victor Hugo do Vale Bastos

Revisão técnica desta edição
João-José Lachat
Livre-docente em Neuroanatomia.
Professor associado do Departamento de Cirurgia e Anatomia da
Faculdade de Medicina de Ribeirão Preto (USP).

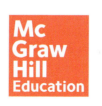 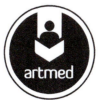

AMGH Editora Ltda.
2013

Obra originalmente publicada sob o título *Neuroanatomy text and atlas*, 4th edition
ISBN 0071603964 / 9780071603966

Original edition copyright ©2012, The McGraw-Hill Global Education Holdings, LLC, New York, New York 10020.
All rights reserved.

Portuguese language translation copyright ©2013, AMGH Editora Ltda., a Division of GRUPO A EDUCAÇÃO S.A.
All rights reserved.

Gerente editorial: *Letícia Bispo de Lima*

Colaboraram nesta edição:

Editora: *Simone de Fraga*

Assistente editorial: *Mirela Favaretto*

Capa: *Márcio Monticelli*

Preparação de originais: *Mirela Favaretto*

Leitura final: *Patrícia Lombard Pilla*

Editoração: *Techbooks*

Nota

A medicina é uma ciência em constante evolução. À medida que novas pesquisas e a experiência clínica ampliam o nosso conhecimento, são necessárias modificações no tratamento e na farmacoterapia. O autor desta obra consultou as fontes consideradas confiáveis, num esforço para oferecer informações completas e, geralmente, de acordo com os padrões aceitos à época da publicação. Entretanto, tendo em vista a possibilidade de falha humana ou de alterações nas ciências médicas, os leitores devem confirmar estas informações com outras fontes. Por exemplo, e em particular, os leitores são aconselhados a conferir a bula de qualquer medicamento que pretendam administrar, para se certificar de que a informação contida neste livro está correta e de que não houve alteração na dose recomendada nem nas contraindicações para o seu uso. Essa recomendação é particularmente importante em relação a medicamentos novos ou raramente usados.

Reservados todos os direitos de publicação, em língua portuguesa, à
AMGH EDITORA LTDA., uma parceria entre GRUPO A EDUCAÇÃO S.A. e McGRAW-HILL EDUCATION
Av. Jerônimo de Ornelas, 670 – Santana
90040-340 – Porto Alegre – RS
Fone: (51) 3027-7000   Fax: (51) 3027-7070

É proibida a duplicação ou reprodução deste volume, no todo ou em parte, sob quaisquer
formas ou por quaisquer meios (eletrônico, mecânico, gravação, fotocópia, distribuição na Web
e outros), sem permissão expressa da Editora.

Unidade São Paulo
Av. Embaixador Macedo Soares, 10.735 – Pavilhão 5 – Cond. Espace Center
Vila Anastácio – 05095-035 – São Paulo – SP
Fone: (11) 3665-1100   Fax: (11) 3667-1333

SAC 0800 703-3444 – www.grupoa.com.br

IMPRESSO NO BRASIL
PRINTED IN BRAZIL

Para Carol, Caitlin, Emma e Rachel

Agradecimentos

Aproveito a oportunidade para agradecer a ajuda recebida na preparação desta 4ª edição de *Neuroanatomia: texto e atlas*. Sou grato aos amigos e colegas que leram partes do original ou forneceram materiais histológicos ou radiológicos para as edições anteriores: Dimitris Agamanolis, David Amaral, Richard Axel, Bertil Blok, Eric Bushong, Bud Craig, Mike Crutcher, Maurice Curtis, Adrian Danek, Aniruddha Das, Sam David, Mony deLeon, John Dowling, Mark Ellisman, Susan Folstein, Blair Ford, Peter Fox, Stephen Frey, Eitan Friedman, Guido Gainotti, Lice Ghilardi, Mickey Goldberg, James Goldman, Pat Goldman-Rakic, Suzanne Haber, Shaheen Hamdy, Andrei Holodny, Jonathan Horton, David Hubel, Matilde Inglese, Sharon Juliano, Joe LeDoux, Kevin Leung, Marge Livingstone, Camillo Marra, Randy Marshall, Etienne Olivier, Elizabeth Pimentel, Jesús Pujol, Josef Rauschecker, David Ruggiero, Neal Rutledge, Thomas Schultz, Brian Somerville, Bob Vassar, Bob Waters, Torsten Wiesel, Rachel Wong, e Semir Zeki. Agradeço também a Alice Ko, pela ajuda com as reconstruções tridimensionais que proporcionaram a base para diversas ilustrações, e ao Dr. Frank Galliard, que criou o *site* Radiopaedia.com, permitindo a seleção de muitas imagens de ressonância magnética primorosas que ilustram lesões neurológicas. Gostaria especialmente de destacar e agradecer ao Dr. Joy Hirsch – e aos colaboradores associados do College of Physicians and Surgeons of Columbia University, Steve Dashnaw e Glenn Castilo –, pelas imagens de ressonância magnética de alta resolução utilizadas nesta edição.

Gostaria de fazer um agradecimento especial aos membros do corpo docente de neuroanatomia do College of Physicians and Surgeons e da Sophie Davis School of Biomedical Education da City University of New York pelas argumentações muito oportunas. Pelas ilustrações, agradeço ao Dragonfly Media Group, e, especialmente, a Rob Fedirko por executar os diversos aspectos do complexo programa de arte, acrescentando cor, de forma notável, às ilustrações e a todo o trabalho ilustrativo recente. Pelo trabalho ilustrativo feito nas edições anteriores, agradeço também a Michael Leonard, o ilustrador original, e ao Dragonfly Media Group. Um agradecimento especial a Howard Radzyner pelas fotografias de excelente qualidade das secções do encéfalo com coloração para mielina que ajudaram a definir *Neuroanatomia: texto e atlas* desde a 1ª edição. Na editora McGraw-Hill, agradeço muito a Armen Ovespyan pela cuidadosa administração do programa de arte. Sou muito grato ao trabalho diligente e à paciência de Christie Naglieri, editora de desenvolvimento de projeto sênior, e a Catherine Saggese, supervisora de produção sênior. Agradeço a Sandhya Gola, do Cenveo Publisher Services, e a Sheryl Krato pelas permissões. Finalmente, gostaria de agradecer a meu editor, Michael Weitz, pelo apoio, paciência e orientação – sem mencionar a pressão adequada – na preparação da 4ª edição. Por último, e não menos importante, agradeço à Carol S. Martin pelo apoio inestimável durante a preparação desta edição e em todas as edições anteriores do livro.

John H. Martin

Guia para o Uso deste Livro

Neuroanatomia: texto e atlas proporciona uma abordagem regional e funcional para o ensino de neuroanatomia: o conhecimento das inter-relações espaciais e das conexões entre regiões do encéfalo desenvolve-se em relação às funções dos diversos componentes encefálicos. Inicialmente, há uma introdução dos principais conceitos da organização do sistema nervoso central. Capítulos subsequentes consideram os sistemas neurais como auxiliares específicos das funções integrativa, motora e sensitiva. No final do livro encontra-se um atlas da anatomia de superfície do encéfalo, cortes histológicos corados para mielina e um glossário dos principais termos e estruturas.

Visão geral dos capítulos

A organização estrutural do sistema nervoso central maduro é analisada no Capítulo 1. Este capítulo também introduz a nomenclatura neuroanatômica e as técnicas de imagem fundamentais e histológicas para o estudo da função e estrutura do encéfalo. As formas tridimensionais das principais estruturas profundas também são consideradas neste capítulo. A organização funcional do sistema nervoso central é apresentada no Capítulo 2. Este capítulo estuda como diferentes circuitos neurais, que abrangem todo o sistema nervoso central, cumprem funções específicas. Os circuitos para a percepção tátil e o movimento voluntário são usados como exemplos. Os principais sistemas neurotransmissores também são estudados.

No Capítulo 3, são abordados os vasos do sistema nervoso central e o líquido cerebrospinal. Ao estudar os vasos no início do livro, o leitor será capaz de compreender melhor por que funções específicas tornam-se intensamente desestruturadas quando regiões do encéfalo são privadas de suprimento. Esses três capítulos proporcionam uma síntese dos conceitos básicos da estrutura do sistema nervoso central e de sua arquitetura funcional. Termos neuroanatômicos básicos são introduzidos nesses capítulos.

Os 13 capítulos subsequentes analisam os principais sistemas neurais funcionais: sensitivo, motor e integrativo. Esses capítulos reexaminam, agora a partir da perspectiva dos diferentes sistemas neurais funcionais, os aspectos das estruturas internas e superficiais do sistema nervoso central apresentados nos capítulos introdutórios. Esses últimos capítulos relacionados com a arquitetura funcional do encéfalo permitem ao leitor construir gradualmente um conhecimento neuroanatômico da organização funcional

e regional da medula espinal e do encéfalo, um sistema de cada vez.

Os capítulos relacionados aos sistemas neurais têm uma organização diferente daquela dos capítulos introdutórios: cada um é dividido em duas partes, a neuroanatomia regional e a funcional. A parte inicial, relacionada com a neuroanatomia funcional, leva em consideração como as regiões do encéfalo que compreendem o sistema neural específico funcionam em conjunto para produzirem as funções pretendidas. Essa parte do capítulo apresenta uma visão geral da função em relação à estrutura antes de considerar a organização anatômica detalhada do sistema neural. Junto com as descrições das funções dos diversos componentes, diagramas ilustram a organização anatômica de cada sistema, incluindo as principais conexões que ajudam a mostrar como o sistema específico realiza suas tarefas. Os circuitos neurais que percorrem as várias divisões do encéfalo são representados no formato-padrão: representações de cortes corados para mielina através de níveis selecionados da medula espinal e do tronco encefálico são apresentadas com o circuito neural sobreposto.

A neuroanatomia regional é enfatizada na última parte do capítulo. Aqui, as estruturas são representadas em cortes histológicos corados para mielina através do encéfalo, bem como nas imagens de ressonância magnética (RM). Esses cortes revelam os locais das principais vias e regiões integrativas neuronais. Caracteristicamente, essa parte examina a sequência de cortes corados para mielina ordenados de acordo com o fluxo de processamento de informações no sistema. Por exemplo, a cobertura da anatomia regional do "sistema auditivo" começa com a orelha, na qual os sons são recebidos e inicialmente processados, e termina com o córtex cerebral, no qual as percepções são formuladas. A relação entre a estrutura e a função das regiões distintas do encéfalo é enfatizada e está de acordo com o tema geral do livro.

A ênfase é dada à relação íntima entre a neuroanatomia e a neurorradiologia, especialmente pelo uso dos exames de imagem de ressonância magnética. Esses exames pretendem facilitar a transmissão decorrente do aprendizado da estrutura real do encéfalo, como revelado pelos cortes histológicos, para aquela que é representada nas imagens radiológicas. "Como ler" os exames é um aprendizado indispensável e uma habilidade clínica importante.

Guia para o Uso deste Livro

No entanto, não há substituto para os cortes reais corados na compreensão da estrutura tridimensional do encéfalo.

Atlas do sistema nervoso central

O atlas deste livro oferece em duas partes uma referência completa da estrutura anatômica. A primeira parte apresenta os aspectos principais da anatomia de superfície do sistema nervoso central. Essa coleção de desenhos baseia-se em amostras reais, porém realça as caraterísticas comuns. Assim, nenhum encéfalo tem precisamente a forma ilustrada no atlas. A segunda parte do atlas apresenta um conjunto completo de fotografias de cortes corados para mielina através do sistema nervoso central nos três planos anatômicos.

Com raras exceções, as mesmas projeções de superfície e cortes histológicos utilizados nos capítulos também estão presentes no atlas. Dessa forma, o leitor não precisa lidar com a variabilidade anatômica e, portanto, é capaz de compreender um conjunto maior de informações. Além do mais, as projeções e cortes histológicos do encéfalo mostrados nos capítulos identificam apenas as estruturas principais e aquelas essenciais para o estudo dos tópicos. No atlas, todas as ilustrações são marcadas detalhadamente como referência. Ele também serve com um guia útil durante as aulas no laboratório de neuroanatomia.

Quadros didáticos

Tópicos selecionados que complementam o assunto principal abordado são apresentados em quadros didáticos. Em muitos deles, é apresentada uma nova perspectiva relacionada à neuroanatomia originada de pesquisas recentes. A comunidade neurocientífica está entusiasmada, porque muitas dessas novas perspectivas podem ajudar a explicar alterações na função do encéfalo que ocorrem após um trauma ou podem ser utilizadas para reparação de um sistema nervoso comprometido.

Casos clínicos

Cada capítulo começa com um caso clínico, escolhido para dar ênfase a uma característica clínica fascinante do sistema neural estudado. Embora alguns dos casos sejam raros e dificilmente vistos na prática médica de rotina, eles mostram como a percepção, o comportamento motor ou a personalidade e as emoções são alterados após um acidente vascular encefálico ou lesões tumorais comprometem o encéfalo, ou como a estrutura e a função do encéfalo se alteram após uma mutação genética seletiva. A descrição do caso é acompanhada por uma explicação sobre quais estruturas e sistemas neurais comprometidos produzem sinais neurológicos. Apresentamos questões que são respondidas com base na leitura das explicações do caso e no texto do capítulo. Fornecemos respostas detalhadas no final do livro.

Questões de estudo

Cada capítulo termina com um conjunto de questões para estudo. As respostas constam no final do livro, junto com uma breve explicação das questões mais difíceis e integrativas.

Glossário

O glossário contém uma lista dos termos e estruturas essenciais. Caracteristicamente, esses termos estão grafados em negrito ao longo do texto. Os termos essenciais são resumidos brevemente no contexto a que se referem no capítulo. As estruturas essenciais são identificadas pela localização e função.

Auxílios adicionais para estudo

Este livro oferece três características utilizadas como apoio na aprendizagem inicial de neuroanatomia, bem como no estudo e preparo para provas, incluindo exames de competência profissionais:

- Resumos no final de cada capítulo apresentam descrições concisas das estruturas essenciais em relação às suas funções.
- Glossário de termos essenciais.
- O atlas apresenta o encéfalo e cortes histológicos corados para mielina sob diferentes perspectivas.

Esses auxílios para estudo foram elaborados para ajudar o leitor na assimilação rápida e eficiente da quantidade extraordinária de detalhes exigidos quando se está aprendendo sobre neuroanatomia humana.

Prefácio

A neuroanatomia exerce uma função essencial no currículo das ciências da saúde, pois prepara os estudantes para a compreensão da base anatômica da neurologia e da psiquiatria. A imagem clínica do encéfalo humano, tanto na área clínica como na pesquisa, nos ajuda a identificar as conexões e estrutura básicas. Quando há dano ao encéfalo decorrente de doença ou trauma, a imagem determina a extensão da lesão. A imagem clínica funcional ajuda na identificação de partes do encéfalo que estão ativas durante pensamentos e ações e revela as regiões encefálicas nas quais os medicamentos atuam, produzindo efeitos psiquiátricos e neurológicos. Abordagens experimentais complementares em animais – como mapeamento das conexões neurais, localização de compostos químicos específicos dentro de diferentes regiões do encéfalo e determinação dos efeitos das lesões – fornecem a neurocientistas e clínicos as ferramentas para o estudo dos substratos biológicos de distúrbios do comportamento e transtornos do pensamento. Interpretar essa profusão de informações requer um nível elevado de competência neuroanatômica.

Desde a 3ª edição de *Neuroanatomia: texto e atlas*, a neurociência clínica tornou-se ainda mais dependente da localização da função para tratamento de doenças. Procedimentos eletrofisiológicos, como a estimulação encefálica profunda (EEP) para a doença de Parkinson, buscam atingir pequenas regiões no interior dos núcleos de base. A EEP, como também é chamada, é rotina em muitos centros médicos de grande porte. A neurologia intervencionista é a abordagem de escolha para o tratamento de muitas anormalidades vasculares, como correção (reparação/plastia) de aneurismas arteriais. A operação para remoção de pequenas partes do lobo temporal é o tratamento de escolha para muitos pacientes com epilepsia. Os neurocirurgiões habitualmente usam dispositivos de imagem de alta resolução para caracterizar as funções e, até mesmo, as conexões de regiões circunvizinhas ao tumor, para removê-lo com segurança e atenuar o risco de perda da função motora ou da fala. Cada uma dessas abordagens inovadoras requer nitidamente que a equipe clínica tenha um conhecimento muito detalhado da neuroanatomia funcional, a fim de planejar e executar essas tarefas. Essa exigência de conhecimento da estrutura, função e conectividade do encéfalo será cada vez mais importante no futuro, quando forem desenvolvidas abordagens mais eficientes e de alta resolução para reparar o encéfalo comprometido.

A neuroanatomia nos proporciona uma percepção intuitiva (*insight*) básica da doença, pois fornece uma ponte entre a neurociência clínica e molecular. Estamos aprendendo as bases moleculares e genéticas para muitas doenças neurológicas e psiquiátricas, como a esclerose lateral amiotrófica e a esquizofrenia. A localização de genes defeituosos em regiões específicas do encéfalo e circuitos neurais ajuda a melhorar nossa compreensão de como as alterações patológicas na estrutura modificam a função encefálica. E esse conhecimento, por sua vez, poderá levar a grandes avanços nos tratamentos e, até mesmo, à cura.

Um objetivo importante deste livro é preparar o leitor para interpretar a recente profusão de imagens do encéfalo humano – conectiva, estrutural e funcionalmente –, desenvolvendo uma compreensão da localização anatômica das funções do encéfalo. Para proporcionar um melhor aproveitamento da informação, este livro se restringirá especificamente ao sistema nervoso central. Uma abordagem tradicional é necessária para que se aprimore uma competência neuroanatômica: como a imagem básica é um quadro de fotografia bidimensional do encéfalo, os locais das estruturas são examinados em cortes bidimensionais corados para mielina através do sistema nervoso central.

Quais as novidades da 4ª edição de *Neuroanatomia: texto e atlas*? Todos os capítulos foram revisados para refletir os avanços nas neurociências desde a última edição. Além das ilustrações a cores, encontram-se muitas características novas:

- Os capítulos começam com um caso clínico ilustrando as conexões e funções do material básico. Alguns desses casos são especializados e raramente vistos na prática diária. Foram escolhidos para mostrar como o comportamento humano se altera de forma notável após lesão a uma região localizada do encéfalo; algumas vezes, uma região muito pequena.
- Os capítulos terminam com uma série de questões de estudo de múltipla escolha.
- O conteúdo relativo ao desenvolvimento do sistema nervoso central foi inserido em específicos capítulos relevantes, e não em um único capítulo.
- Há capítulos separados relacionados ao tato e à dor.

Elaborado como um guia de autoaprendizagem e instrumento de informações relacionadas à estrutura e função do sistema nervoso central humano, este livro é útil como atlas e como livro-texto na disciplina de neuroanatomia humana.

Durante mais de 23 anos, na Columbia University's College of Physicians and Surgeons e, atualmente, na City University of New York's Medical School, temos usado este livro em conjunto com uma série de exercícios de laboratório em neuroanatomia durante as aulas de neurociências constantes do currículo. Em vez de apresentarmos o material tradicional em formato de aula tradicional, ensinamos neuroanatomia com sucesso em um ambiente educacional dinâmico em pequenos grupos. Apoiados pelo uso de exemplares/amostras e modelos de encéfalos, sessões de neuroanatomia com pequenos grupos complementam os textos de aula de neurociências e enriquecem a experiência educacional de médicos, estudantes de medicina, bem como da área da saúde em geral e ciências correlatas.

A organização deste livro continua análoga ao *Princípios de neurociências*, organizado por Eric R. Kandel, James H. Schwartz, Thomas Jessell, Steven A. Siegelbaum e A. James Hudspeth. Da mesma forma como o livro de Kandel, este é direcionado a estudantes de medicina e estudantes em programas de pós-graduação em neurociências, biologia e psicologia. O conteúdo de muitos dos capítulos destina-se a estudantes de odontologia quando o capítulo contempla o "sistema trigeminal", assim como a estudantes de fisioterapia e terapia ocupacional ao dar ênfase aos detalhes dos sistemas motores.

John H. Martin

Quadros de Texto

Quadro 1-1 Desenvolvimento do plano básico do encéfalo e da medula espinal ... 11

Quadro 1-2 Desenvolvimento do hemisfério cerebral em forma de C ... 20

Quadro 2-1 Técnicas anatômicas para o estudo da anatomia regional e microscópica do sistema nervoso central humano ... 36

Quadro 2-2 Imagem de ressonância magnética visualiza a estrutura e a função do encéfalo humano *"in vivo"* ... 39

Quadro 3-1 Imagem radiológica da vasculatura cerebral ... 68

Quadro 5-1 Os padrões de deficiências somatossensoriais após lesão medular ... 116

Quadro 6-1 Nomenclatura histórica dos nervos e núcleos cranianos ... 134

Quadro 7-1 As funções das diferentes áreas visuais de ordem superior são reveladas pelo exame de imagem e pela análise dos déficits produzidos pelas lesões ... 173

Quadro 9-1 Neurogênese adulta no bulbo olfatório ... 218

Quadro 10-1 Lesões das vias corticais descendentes no encéfalo e na medula espinal produzem paralisia flácida acompanhada por alterações na função reflexa espinal ... 238

Quadro 11-1 Controle cortical da deglutição ... 269

Quadro 13-1 Circuitos inibitórios do cerebelo ... 315

Quadro 14-1 O conhecimento dos circuitos intrínsecos dos núcleos da base ajuda a explicar sinais hipocinéticos e hipercinéticos ... 334

Quadro 15-1 Lesões em diferentes locais podem produzir a síndrome de Horner ... 378

Quadro 16-1 Circuitos da formação hipocampal e o córtex entorrinal são importantes para a memória ... 392

Sumário

SEÇÃO I | O Sistema Nervoso Central

1. Organização do Sistema Nervoso Central — 3
Neurônios e glia são os dois principais componentes celulares do sistema nervoso — 5
- Todos os neurônios possuem um plano morfológico comum — 6
- Neurônios comunicam-se uns com os outros nas sinapses — 7
- As células da glia fornecem suporte metabólico e estrutural para os neurônios — 8

O sistema nervoso consiste em componentes centrais e periféricos separados — 9
A medula espinal apresenta a organização mais simples das sete principais divisões — 10
O tronco encefálico e o cerebelo regulam funções corporais e movimentos — 11
O diencéfalo consiste no tálamo e no hipotálamo — 12
Os hemisférios cerebrais possuem a forma mais complexa de todas as divisões do sistema nervoso central — 12
- Os componentes subcorticais dos hemisférios cerebrais medeiam diversas funções motoras, cognitivas e emocionais — 13
- Cada um dos quatro lobos do córtex cerebral possui funções distintas — 15

Cavidades no interior do sistema nervoso central contêm líquido cerebrospinal — 17
O sistema nervoso central é revestido por três camadas meníngeas — 19
Introdução aos termos neuroanatômicos — 20

2. Organização Estrutural e Funcional do Sistema Nervoso Central — 29
O sistema funículo posterior-lemnisco medial e o trato corticospinal possuem um componente em cada nível do neuroeixo — 32
Os sistemas moduladores do encéfalo possuem conexões difusas e utilizam neurotransmissores diferentes — 34
- Neurônios na parte basilar do telencéfalo e no diencéfalo contêm acetilcolina — 34
- A substância negra e a área tegmental ventral contêm neurônios dopaminérgicos — 34
- Neurônios no *locus ceruleus* dão origem a uma projeção noradrenérgica — 34
- Neurônios dos núcleos da rafe usam serotonina como neurotransmissor — 35

Orientações para o estudo da anatomia regional e interconexões do sistema nervoso central — 37
A medula espinal possui uma região celular central circundada por uma região contendo axônios mielinizados — 37
- A direção do fluxo de informação possui seu próprio conjunto de termos — 38

Características superficiais do tronco encefálico distinguem estruturas internas básicas — 40
- A organização do bulbo varia de caudal para rostral — 42
- Os núcleos da ponte circundam os axônios do trato corticospinal na base da ponte — 43
- A face posterior do mesencéfalo contém os colículos — 44

O tálamo transmite informação das estruturas subcorticais para o córtex cerebral — 45
A cápsula interna contém axônios ascendentes e descendentes — 48

Neurônios do córtex cerebral são organizados em camadas — 48
- O córtex cerebral possui uma organização de aferência-eferência — 50
- O mapa citoarquitetônico do córtex cerebral é a base para um mapa da função cortical — 51

3. Vascularização do Sistema Nervoso Central e Líquido Cerebrospinal — 57
O tecido neural depende da oferta contínua de sangue arterial — 59
As artérias vertebrais e carótidas suprem sangue ao sistema nervoso central — 60
As artérias espinais e radiculares suprem sangue à medula espinal — 62
As artérias vertebral e basilar suprem sangue ao tronco encefálico — 62
A artéria carótida interna tem quatro porções principais — 64
As circulações anterior e posterior suprem o diencéfalo e os hemisférios cerebrais — 64
- A circulação colateral pode salvar regiões cerebrais privadas de sangue — 65
- Ramos profundos das circulações anterior e posterior suprem estruturas subcorticais — 66
- Diferentes áreas funcionais do córtex cerebral são supridas por diferentes artérias cerebrais — 66

Veias cerebrais drenam para os seios da dura-máter — 69
A barreira hematoencefálica isola o meio químico do sistema nervoso central do restante do corpo — 71
O líquido cerebrospinal apresenta diversas funções — 72
- A maior parte do líquido cerebrospinal é produzida pelo plexo coroide — 74
- O líquido cerebrospinal circula pelos ventrículos e espaço subaracnóideo — 76
- O líquido cerebrospinal é puncionado da cisterna lombar — 76
- Os seios da dura-máter proveem a via de retorno do líquido cerebrospinal — 76

SEÇÃO II | Sistemas Sensoriais

4. Sensação Somática: Sistemas Mecanossensoriais Espinais — 85
Sensações somáticas — 87
Anatomia funcional do sistema mecanossensorial espinal — 88
- Sensações mecânicas são mediadas pelo sistema funículo posterior-lemnisco medial — 88

Anatomia regional do sistema mecanossensorial espinal — 91
- Os axônios terminais dos neurônios do gânglio da raiz posterior contêm os receptores somatossensoriais — 91
- Os dermátomos têm uma organização segmentar — 93
- A substância cinzenta da medula espinal tem uma organização sensorimotora posteroanterior — 93
- Os axônios mecanossensoriais terminam nas porções profundas da substância cinzenta espinal e no bulbo — 93
- Os ramos ascendentes das fibras sensoriais mecanorreceptoras percorrem a coluna posterior — 96
- Os núcleos da coluna posterior são organizados somatotopicamente — 98
- A decussação do sistema funículo posterior-lemnisco medial está na parte caudal do bulbo — 98

xvi Sumário

A informação mecanossensorial é processada no núcleo ventral
posterior 98
O córtex somatossensorial primário tem uma organização
somatotópica 98
O córtex somatossensorial primário tem uma organização colunar 100
Áreas corticais somatossensoriais de ordem superior estão
localizadas no lobo parietal, opérculo parietal e lobo insular 103

5. Sensação Somática: Sistemas Espinais para Dor, Temperatura e Prurido — 107

Anatomia funcional dos sistemas protetores espinais 109
Dor, temperatura e prurido são mediados pelo sistema anterolateral 109
A dor visceral é mediada por neurônios do corno posterior cujos
axônios ascendem nas colunas posteriores 111
Anatomia regional dos sistemas protetores espinais 113
Fibras sensoriais de pequeno diâmetro medeiam dor, temperatura
e prurido 113
Fibras sensoriais de pequeno diâmetro terminam primariamente
na lâmina superficial do corno posterior 113
Projeções neuronais do sistema anterolateral estão localizadas no
corno posterior e decussam na comissura anterior 114
Lesões vasculares do bulbo afetam diferentemente a função
somatossensorial 116
Vias descendentes supressoras de dor originam-se do
tronco encefálico 117
Três núcleos diferentes no tálamo processam dor, temperatura
e prurido 118
Áreas límbicas e insulares contêm as representações corticais
das sensações de dor, prurido e temperatura 119

6. Sensação Somática: Sistemas Trigeminal e Viscerossensorial — 127

Núcleos e nervos cranianos 129
Existem diferenças importantes entre a inervação sensorial e
motora das estruturas cranianas e aquelas dos membros e tronco 129
Há sete categorias funcionais de nervos cranianos 131
Os núcleos dos nervos cranianos são organizados em colunas
distintas 134
Anatomia funcional dos sistemas trigeminal e viscerossensorial 137
Vias trigeminais distintas medeiam sensações táteis, dolorosas
e térmicas 138
O sistema viscerossensorial origina-se da parte caudal do núcleo
solitário 141
Anatomia regional dos sistemas trigeminal e viscerossensorial 141
Raízes sensoriais separadas inervam partes distintas da face e
das túnicas mucosas da cabeça 141
Os componentes básicos do sistema trigeminal estão presentes
em todos os níveis do tronco encefálico 144
Os núcleos parabraquial e solitário inferior (caudal) são centros
de integração viscerossensoriais básicos do tronco encefálico 149
Sensações somática e visceral são processadas por núcleos
talâmicos diferentes 149

7. O Sistema Visual — 155

Anatomia funcional do sistema visual 157
Vias visuais separadas anatomicamente medeiam a percepção
e a função do reflexo ocular 157
A via para o córtex visual primário é importante para a percepção
da forma, da cor e do movimento dos estímulos visuais 157
A via para o mesencéfalo é importante no controle reflexo e
voluntário do bulbo dos olhos 157
Anatomia regional do sistema visual 159
O campo visual de cada olho se sobrepõe parcialmente 159
Propriedades ópticas do olho transformam os estímulos visuais 159
A retina contém três camadas celulares principais 160
Cada nervo óptico contém todos os axônios das células
ganglionares na parte ipsilateral da retina 164

O colículo superior é importante no controle motor e na
orientação oculares 165
O núcleo geniculado lateral transmite informações retinotópicas
para o córtex visual primário 166
O córtex visual primário possui uma organização colunar 168
Os sistemas magnocelular e parvocelular possuem projeções
laminares diferenciais no córtex visual primário 170
Áreas corticais visuais de ordem superior analisam aspectos
distintos dos estímulos visuais 171
O reconhecimento de objetos é transmitido pelo fluxo ventral,
e a localização e a ação espaciais pelo fluxo dorsal 172
O campo visual se altera de formas características após lesão
ao sistema visual 174

8. O Sistema Auditivo — 181

Anatomia funcional do sistema auditivo 183
Vias auditivas ascendentes paralelas participam nos diferentes
aspectos da audição 183
Anatomia regional do sistema auditivo 185
Os órgãos sensoriais auditivos estão localizados dentro do
labirinto membranáceo 185
Os núcleos cocleares são os primeiros relés do sistema nervoso
central para informação auditiva 187
O núcleo olivar superior processa estímulos provenientes de
ambas as orelhas para localização sonora horizontal 189
O sistema olivococlear regula a sensibilidade auditiva
na periferia 190
Axônios auditivos do tronco encefálico sobem no lemnisco
lateral 190
O colículo inferior está localizado no teto do mesencéfalo 190
O núcleo geniculado medial é o núcleo relé auditivo do tálamo 191
O córtex auditivo primário inclui diversas representações
organizadas de forma tonotópica no interior dos giros
temporais transversos (de Heschl) 192
Áreas auditivas secundárias inferiores (caudais) e de ordem
superior dão origem a projeções para diferenciação da
localização sonora 193
Áreas auditivas secundárias superiores (rostrais) e de ordem
superior dão origem a projeções para o processamento das
características linguísticas dos sons 193
Lesão às regiões frontotemporais no hemisfério esquerdo
produz afasias 196

9. Sensações Químicas: Paladar e Olfato — 201

O sistema gustatório: paladar 203
A via gustatória ascendente projeta-se para o córtex insular
ipsilateral 203
Anatomia regional do sistema gustatório 205
Ramos dos nervos facial, glossofaríngeo e vago inervam
partes diferentes da cavidade oral 205
O núcleo solitário é o primeiro relé do sistema nervoso central
para o paladar (gustação) 206
A parte parvocelular do núcleo ventral posteromedial retransmite
informações gustatórias para o córtex insular e o opérculo 206
O sistema olfatório: olfato 208
A projeção olfatória para o córtex cerebral não é retransmitida
através do tálamo 208
Anatomia regional do sistema olfatório 211
Os neurônios olfatórios primários estão localizados na túnica
mucosa nasal 211
O bulbo olfatório é o primeiro relé do sistema nervoso central
para o influxo olfatório 214
O bulbo olfatório projeta-se para estruturas situadas na parte
anterior (ventral) do encéfalo através do trato olfatório 214
O córtex olfatório primário recebe uma aferência direta do
bulbo olfatório 217
Informações olfatórias e gustatórias interagem no lobo insular
e no córtex orbitofrontal para sensações gustatórias 218

Sumário   **xvii**

SEÇÃO III | Sistemas Motores

10. Vias Motoras Descendentes e Função Motora da Medula Espinal — 227

Anatomia funcional dos sistemas motores para controle dos membros e postura — 229
- Diversas estruturas do sistema nervoso central abrangem os sistemas motores — 229
- Muitas regiões corticais são recrutadas na ação durante movimentos guiados visualmente — 231

Anatomia funcional das vias motoras descendentes — 231
- Múltiplas vias de controle motor paralelo originam-se do córtex e do tronco encefálico — 231
- Três regras regem a lógica da organização das vias motoras descendentes — 233
- Duas vias descendentes laterais controlam os músculos dos membros — 235
- Quatro vias descendentes mediais controlam os músculos axiais e da cintura para regular a postura — 236

Anatomia regional dos sistemas motores e as vias motoras descendentes — 237
- As áreas motoras corticais estão localizadas no lobo frontal — 238
- A projeção das regiões motoras corticais passa através da cápsula interna a caminho do tronco encefálico e da medula espinal — 243
- O trato corticospinal transita na base do mesencéfalo — 243
- A formação reticular pontina e bulbar dá origem aos tratos reticulospinais — 245
- O trato corticospinal lateral decussa no bulbo inferior — 246
- A zona intermediária e o corno anterior da medula espinal recebem aferência das vias descendentes — 246
- Os núcleos lateral e medial têm diferentes distribuições superoinferiores — 251

11. Núcleos Motores dos Nervos Cranianos e Funções Motoras do Tronco Encefálico — 255

Organização dos núcleos motores dos nervos cranianos — 257
- Existem três colunas de núcleos motores dos nervos cranianos — 257
- Neurônios na coluna motora esquelética somática inervam os músculos da língua e extraoculares — 259
- A coluna motora branquiomérica inerva os músculos esqueléticos que se desenvolvem a partir dos arcos branquiais — 259
- A coluna motora autônoma contém neurônios pré-ganglionares parassimpáticos — 261

A organização funcional do trato corticobulbar — 261
- Os núcleos motores dos nervos cranianos são controlados pelo córtex cerebral e pelo diencéfalo — 261
- Projeções bilaterais do trato corticobulbar inervam os núcleos dos nervos hipoglosso, trigêmeo e ambíguo — 263
- Projeções corticais para o núcleo motor do nervo facial possuem um padrão complexo — 263

Anatomia regional dos núcleos motores dos nervos cranianos e do trato corticobulbar — 265
- Lesão no joelho da cápsula interna interrompe o trato corticobulbar — 265
- O núcleo motor do nervo trigêmeo encontra-se medialmente ao núcleo sensorial principal do nervo trigêmeo — 265
- As fibras do nervo facial possuem uma trajetória complexa pela ponte — 266
- O nervo glossofaríngeo entra e sai da parte rostral (superior) do bulbo — 268
- Um plano passando pela parte média do bulbo revela as localizações dos seis núcleos dos nervos cranianos — 269
- O núcleo do nervo acessório está localizado na junção da medula espinal com o bulbo — 271

12. O Sistema Vestibular e os Movimentos dos Olhos — 277

Anatomia funcional do sistema vestibular — 279
- Uma via ascendente proveniente dos núcleos vestibulares para o tálamo é importante para percepção, orientação e postura — 281

- O sistema vestibular regula a pressão arterial em resposta às alterações na postura corporal e na gravidade — 281
- Os núcleos vestibulares possuem projeções espinais descendentes funcionalmente distintas para o controle do músculo axial — 281

Anatomia funcional do controle do movimento dos olhos — 281
- Os neurônios motores extraoculares estão localizados em três núcleos motores dos nervos cranianos — 283
- O reflexo vestíbulo-ocular mantém a direção do olhar fixo durante movimento da cabeça — 284
- Os movimentos voluntários dos olhos são controlados pelos neurônios presentes no lobo frontal e no córtex de associação parietal-temporal-occipital — 284

Organização regional dos sistemas de controle dos movimentos vestibular e ocular — 287
- Órgãos sensoriais vestibulares estão contidos no interior do labirinto membranáceo — 287
- Os núcleos vestibulares possuem projeções funcionalmente distintas — 288
- Os núcleos motores extraoculares estão localizados adjacentes ao fascículo longitudinal medial na ponte e no bulbo — 290
- Neurônios parassimpáticos no mesencéfalo regulam o tamanho da pupila — 291
- O controle do movimento do olho compreende as funções integradas de muitas estruturas do tronco encefálico — 292
- O núcleo ventral posterior inferior do tálamo transmite informações vestibulares para as áreas corticais dos lobos parietal e insular — 293
- Função de múltiplas áreas do córtex cerebral no controle do movimento do olho — 294

13. O Cerebelo — 299

Anatomia macroscópica do cerebelo — 301
Anatomia funcional do cerebelo — 304
- O cerebelo tem um circuito básico — 304
- As três divisões funcionais do cerebelo exibem uma organização de aferências e eferências de informações similares — 304
- Lesões ao cerebelo produzem sinais motores nos membros do mesmo lado da lesão — 310

Anatomia regional do cerebelo — 312
- Secções na medula espinal e no bulbo revelam núcleos e vias transmitindo informações somatossensoriais para o cerebelo — 312
- O núcleo olivar inferior é apenas uma fonte de fibras trepadeiras — 314
- O vestibulocerebelo recebe aferências de neurônios vestibulares primários e secundários — 314
- Os núcleos pontinos fornecem as principais aferências para o cerebrocerebelo — 315
- Os circuitos intrínsecos do córtex cerebelar são os mesmos para as diferentes divisões funcionais — 315
- Os núcleos profundos do cerebelo estão localizados dentro da substância branca — 317
- O núcleo ventrolateral retransmite eferências cerebelares para as áreas corticais pré-motora e motora primária — 317
- O cerebelo é importante para muitas funções não motoras — 318
- A projeção corticopontina traz informações de diversas áreas corticais ao cerebelo para controle motor e funções cerebrais superiores — 321

14. Os Núcleos da Base — 325

Organização e desenvolvimento dos núcleos da base — 327
- Componentes distintos dos núcleos da base processam entradas de informações e medeiam saídas — 327
- Os complexos fracionamentos e formas dos componentes dos núcleos da base são entendidos pela maneira como os núcleos da base se desenvolvem — 327

Anatomia funcional dos núcleos da base — 331
- Vias diretas e indiretas formam circuitos comuns ao longo de todas as divisões funcionais dos núcleos da base — 331
- O conhecimento das conexões dos núcleos da base e neurotransmissores fornece discernimento sobre suas funções na saúde e na doença — 331

xviii Sumário

Circuitos paralelos cursam através dos núcleos da base	336
Integração das informações entre os *loops* dos núcleos da base	337
Anatomia regional dos núcleos da base	337
A parte anterior da cápsula interna separa a cabeça do núcleo caudado do putame	339
Os três componentes do estriado estão localizados no nível do corno frontal do ventrículo lateral	339
O segmento externo do globo pálido e o pálido anterior são separados pela comissura anterior	343
A alça lenticular e o fascículo lenticular são tratos eferentes do segmento interno do globo pálido	343
Lesão no núcleo subtalâmico produz hemibalismo	343
A substância negra contém duas divisões anatômicas	345
O núcleo pedunculopontino é parte da via paralela dos núcleos da base para os centros de controle locomotor do tronco encefálico	346
Tratamento baseado em estimulação para distúrbios motores e não motores depende do conhecimento da anatomia regional e da circuitaria dos núcleos da base	346
O suprimento vascular dos núcleos da base é provido pela artéria cerebral média	348\

SEÇÃO IV | Sistemas Integrativos

15. O Hipotálamo e a Regulação de Funções Corporais — **355**

Anatomia macroscópica do hipotálamo	358
Anatomia funcional do hipotálamo	358
Os sistemas neurossecretores parvocelular e magnocelular regulam a liberação de hormônios dos lobos anterior e posterior da hipófise	358
As divisões simpática e parassimpática do sistema nervoso autônomo se originam de diferentes locais do sistema nervoso central	364
Núcleos hipotalâmicos coordenam respostas de integração visceral para o corpo e estímulos ambientais	367
O hipotálamo coordena respostas circadianas, sono e vigília	369
Anatomia regional do hipotálamo	371
A área pré-óptica influencia a liberação dos hormônios da reprodução pela adeno-hipófise	372
Uma secção através da eminência medial revela os núcleos parvocelular e magnocelular	372
O hipotálamo posterior contém os corpos mamilares	375
Fibras autônomas descendentes cursam na substância cinzenta periaquedutal e no tegmento lateral	375
Núcleos da ponte são importantes para o controle da bexiga	377
Lesões no tronco encefálico posterolateral interrompem fibras descendentes simpáticas	377
Neurônios pré-ganglionares são localizados na zona intermediolateral da medula espinal	379

16. O Sistema Límbico e Circuitos Cerebrais para Recompensa, Emoções e Memória — **385**

Revisão anatômica e funcional dos sistemas neurais para recompensa, emoções e memória	387
O córtex associado límbico está localizado na superfície medial dos lobos frontal, parietal e temporal	387
A formação hipocampal desempenha um papel na consolidação de memórias explícitas	389
A amígdala contém três grandes divisões funcionais para emoções e sua expressão comportamental	394
Os sistemas dopaminérgicos mesolímbico e estriado anterior são importantes na recompensa	397
Conexões existentes entre componentes do sistema límbico e os três sistemas efetores	397
Todos os principais sistemas de neurotransmissores reguladores têm projeções para o sistema límbico	400
Anatomia regional dos sistemas neurais para emoções, aprendizagem, memória e recompensa	400
O *nucleus accumbens* e tubérculo olfatório compreendem a parte do prosencéfalo basal	401
Sistemas colinérgicos do prosencéfalo basal têm projeções límbicas e neocorticais difusas	402
O cíngulo segue abaixo dos giros cingulado e para-hipocampal	402
As três divisões nucleares da amígdala são reveladas em um corte coronal	402
A formação hipocampal está localizada no soalho do corno temporal do ventrículo lateral	404
Um corte através dos corpos mamilares revela o fórnice e o trato mamilotalâmico	406
Núcleos no tronco encefálico conectam estruturas límbicas telencefálicas e diencefálicas com o sistema nervoso autônomo e a medula espinal	409

SEÇÃO V | Atlas

Atlas I	**Superfície Topográfica do Sistema Nervoso Central**	**417**
Atlas II	**Secções com Coloração para Mielina Através do Sistema Nervoso Central**	**433**

Respostas aos Casos Clínicos	497
Respostas das Questões de Estudo	499
Glossário	505
Índice	527

O SISTEMA NERVOSO CENTRAL

Capítulo 1

Organização do Sistema Nervoso Central

CASO CLÍNICO | Doença de Alzheimer

Um homem de 79 anos vem se tornando desatento, às vezes coloca itens fora do lugar em casa e algumas vezes fica confuso quando paga pelas compras no armazém. A família informa que o esquecimento parece estar piorando. No exame neurológico, com a fala normal, o paciente diz a data correta e sabe onde está e por que está lá. No entanto, é incapaz de lembrar-se de três palavras aleatórias cinco minutos após repeti-las corretamente. Quando é solicitado a realizar adição e subtração simples, é lento e tem dificuldade. O estado mental do paciente foi avaliado mais detalhadamente, revelando comprometimento cognitivo adicional. O homem foi diagnosticado com doença de Alzheimer, com base nos exames neuropsiquiátricos e estudos de imagem do encéfalo.

A Figura 1-1 mostra, lado a lado, uma imagem do encéfalo de uma pessoa que teve doença de Alzheimer (A1) e uma imagem de um encéfalo normal (B1). Imagens de ressonância magnética (RM) são apresentadas abaixo (A2-5; B2-5). A aparência dos cortes do encéfalo será explorada mais adiante, começando com o Capítulo 2, à medida que é estudada a estrutura interna do encéfalo. Entretanto, pode-se aproveitar esta oportunidade para estudar as alterações no córtex e no sistema ventricular, como revelado nos cortes do encéfalo *in vivo*. As partes 2-4 apresentam uma série de RMs próximas do plano transverso (ver detalhe; Figuras 1-16 e 1-17). Nestas imagens, as substâncias branca e cinzenta aparecem com matizes diferentes de cinza, e o líquido cerebrospinal em preto. Substâncias adiposas do crânio (p. ex., pele e órbitas ósseas) são brancas. Observa-se como os ventrículos são finos no encéfalo saudável (coluna direita), mas dilatados no encéfalo comprometido (coluna esquerda).

A formação hipocampal (Figura 1-10A; ver Capítulo 16) também se torna atrófica na doença de Alzheimer. Isso é visto nas RMs frontais na Figura 1-1. A atrofia cortical generalizada e o aumento ventricular também são aparentes na RM transversal.

Deve-se tentar responder as seguintes perguntas com base na leitura do capítulo e na inspeção das ima-

Neurônios e glia são os dois principais componentes celulares do sistema nervoso

Todos os neurônios possuem um plano morfológico comum

Neurônios comunicam-se uns com os outros nas sinapses

As células da glia fornecem suporte metabólico e estrutural para os neurônios

O sistema nervoso consiste em componentes centrais e periféricos separados

A medula espinal apresenta a organização mais simples das sete principais divisões

O tronco encefálico e o cerebelo regulam funções corporais e movimentos

O diencéfalo consiste no tálamo e no hipotálamo

Os hemisférios cerebrais possuem a forma mais complexa de todas as divisões do sistema nervoso central

Os componentes subcorticais dos hemisférios cerebrais medeiam diversas funções motoras, cognitivas e emocionais

Cada um dos quatro lobos do córtex cerebral possui funções distintas

Cavidades no interior do sistema nervoso central contêm líquido cerebrospinal

O sistema nervoso central é revestido por três camadas meníngeas

Introdução aos termos neuroanatômicos

Quadro 1-1 Desenvolvimento do plano básico do encéfalo e da medula espinal

Quadro 1-2 Desenvolvimento do hemisfério cerebral em forma de C

Resumo

Leituras selecionadas

Referências

Questões de estudo

gens. A descrição dos sinais neurológicos principais que acompanham as perguntas também fornece as respostas.

1. **Por que o "sistema ventricular" é afetado, embora não seja uma estrutural neuronal?**

2. **Algumas áreas do encéfalo são mais intensamente afetadas do que outras?**

— Continua na página seguinte

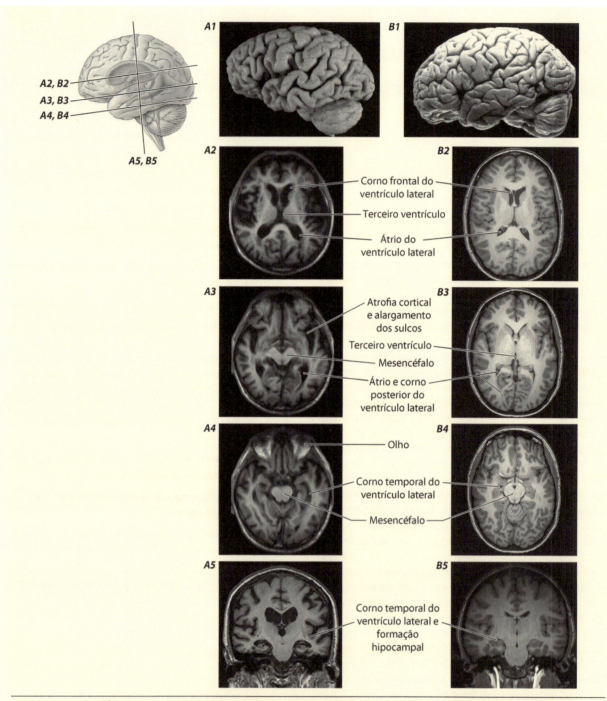

FIGURA 1-1 Encéfalo (parte superior) e RMs (plano transverso, 2-4; plano frontal, 5) de uma pessoa com doença de Alzheimer (**A**) e de uma pessoa saudável (**B**). As projeções do encéfalo mostram atrofia generalizada na doença de Alzheimer. As RMs (2-5) mostram atrofia cortical e o aumento ventricular. As imagens de RM são ponderadas em T1; os tecidos encefálicos têm matizes de cinza, e o líquido cerebrospinal é preto/escuro. (**A1**, cortesia de Dr. Mony J de Leon [NYU School of Medicine, EUA], Dr. Jerzy Wegiel [Institute for Basic Research, EUA] e Dr. Thomas Wisniewski [NYU School of Medicine, EUA]; NIH Alzheimer's Disease Center P30 AG08051. **A2**, **A3**, **A4**, imagens reproduzidas com permissão do Dr. Frank Galliard, Radiopaedia. com. **A5**, cortesia do Dementia Research Center, UCL Institute of Neurology, Reino Unido.)

Sinais neurológicos principais e estruturas do encéfalo danificadas correspondentes

Encéfalo de uma pessoa com doença de Alzheimer e um encéfalo saudável

Nenhuma descrição é necessária; o desgaste e a extensão da atrofia cortical são óbvios no encéfalo da pessoa com doença de Alzheimer (A1). A atrofia cortical é acompanhada igualmente pela atrofia nas estruturas subcorticais. Como o volume do crânio é fixo, conforme os tecidos encefálicos diminuem de volume, há um aumento correspondente no volume ventricular. Assim, o aumento ventricular é uma consequência da perda de tecido neural.

Imagens de ressonância magnética

Tanto a atrofia cortical generalizada como o aumento ventricular são vistos nas imagens de ressonância magnética (RM) do encéfalo. É apresentada uma sequência de superior para inferior de três imagens no plano transverso (ver inserções). A RM, na parte 2, penetra através do corno anterior e do átrio dos ventrículos laterais, nos quais o aumento é enorme. Em função da extensa atrofia cortical, os sulcos corticais são mais largos e preenchidos com mais líquido cerebrospinal. Observar a região em torno do sulco lateral e do lobo insular (Figura 1-1A2), na qual a mistura de um grande volume de líquido cerebrospinal e um córtex delgado produz uma grande região escura. O detalhe na Figura 1-11A ilustra o lobo insular. A formação hipocampal é a chave para a consolidação da memória de curto e longo prazos (ver Capítulo 16). A redução da memória na doença de Alzheimer, junto com a degeneração do lobo temporal do córtex cerebral, deixa uma lacuna aberta no lobo temporal. A degeneração hipocampal explica por que o paciente tem uma recordação deficiente das palavras. Essas imagens também revelam que o tronco encefálico não é totalmente comprometido. Embora não esteja visível nessas imagens, um pequeno núcleo na face inferior do encéfalo, o núcleo basilar, é gravemente comprometido no início da doença de Alzheimer. Esse núcleo contém neurônios que utilizam acetilcolina. Visto que esses neurônios se projetam amplamente por todo o córtex, com sua perda, muitos neurônios corticais ficam sem uma aferência excitatória forte. Isso, juntamente com a degeneração total, ajuda a explicar os comprometimentos cognitivos no paciente. Os tamanhos do mesencéfalo (partes 3 e 4) e da ponte (parte 5) aparecem normais.

Referência

Brust, JCM. The Practice of Neural Science. New York, NY: McGraw-Hill, 2000

O sistema nervoso humano executa uma enorme quantidade de funções por meio de muitas subdivisões. De fato, a complexidade do encéfalo tradicionalmente torna o estudo da neuroanatomia uma tarefa exigente. Pode-se simplificar muito essa tarefa abordando o estudo do sistema nervoso a partir de perspectivas dicotômicas de sua anatomia regional e funcional. A **neuroanatomia regional** examina as relações espaciais entre as estruturas do encéfalo contidas em uma parte do sistema nervoso. A neuroanatomia regional define as principais divisões do encéfalo, assim como as relações contíguas locais dentro das divisões. Ao contrário, a **neuroanatomia funcional** examina aquelas partes do sistema nervoso que atuam em conjunto para concluir uma tarefa específica, por exemplo, a percepção visual. Os sistemas funcionais são formados por conexões neurais específicas dentro e entre regiões do sistema nervoso; conexões que formam circuitos neurais complexos. A finalidade da neuroanatomia funcional é desenvolver uma compreensão do circuito neural subjacente ao comportamento. Ao conhecer a anatomia regional juntamente com as funções de estruturas específicas do encéfalo, o médico consegue determinar a localização da lesão ao sistema nervoso em um paciente com um comprometimento psiquiátrico ou neurológico específico. O conhecimento combinado de quais estruturas executam e onde se localizam é essencial para uma compreensão completa da organização do sistema nervoso. O termo *neuroanatomia* é, por consequência, enganoso, porque implica que o conhecimento da estrutura é suficiente para dominar essa disciplina. Certamente, no estudo da neuroanatomia, estrutura e função estão estreitamente entrelaçadas, de modo que não devem ser separadas. As inter-relações entre estrutura e função formam a base da **localização funcional**, um princípio básico da organização do sistema nervoso.

Este capítulo estuda a organização do sistema nervoso e os meios para estudá-lo desenvolvendo o vocabulário para descrever sua anatomia regional. Primeiro, os componentes celulares do sistema nervoso são descritos resumidamente. A seguir, o capítulo aborda as principais regiões do sistema nervoso e as funções dessas regiões. Essas informações prévias (*background*) fornecem ao leitor uma percepção intuitiva (*insight*) da localização funcional.

Neurônios e glia são os dois principais componentes celulares do sistema nervoso

Uma célula nervosa, ou **neurônio**, é a unidade celular funcional do sistema nervoso. Os neurocientistas tentam seriamente compreender a miríade de funções do sistema nervoso, parcialmente em termos das interconexões entre os neurônios. O outro componente celular principal do sistema nervoso é a célula da neuróglia, ou célula da **glia.** A célula da glia fornece suporte metabólico e estrutural aos neurônios durante o desenvolvimento e na maturidade.

Todos os neurônios possuem um plano morfológico comum

Estima-se que existam aproximadamente cem bilhões de neurônios no encéfalo humano adulto. Embora os neurônios ocorram em formas e tamanhos diferentes, cada um possui quatro regiões especializadas morfologicamente com funções específicas: dendritos, corpo celular, axônio e terminações axônicas (Figura 1-2A). Os **dendritos** recebem informações provenientes de outros neurônios. O **corpo celular** contém o núcleo e as organelas celulares essenciais à sobrevivência e à função dos neurônios. O corpo celular também recebe informações de outros neurônios e desempenha funções integrativas importantes. O **axônio** conduz informações codificadas na forma de potenciais de ação para a **terminação axônica.** As conexões entre dois neurônios em um circuito neural são estabelecidas pelas terminações axônicas de um e os dendritos e o corpo celular do outro na sinapse (estudada a seguir).

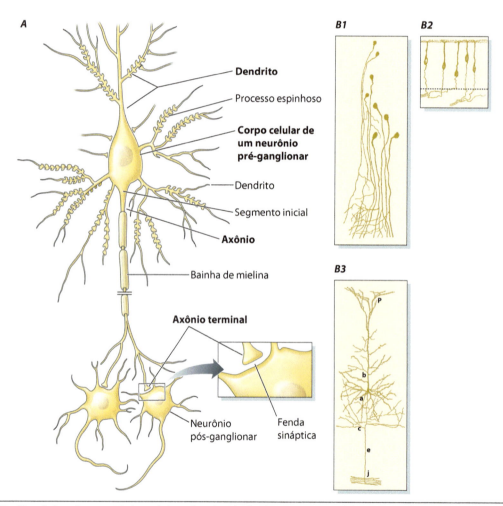

FIGURA 1-2 Neurônios são as unidades celulares funcionais do sistema nervoso. (**A**) Esquema de uma célula nervosa é mostrado com ilustrações de dendritos, corpo celular e axônio. Espinhas dendríticas estão localizadas nos dendritos. Estes são locais de sinapses excitatórias. Sinapses inibitórias estão localizadas na haste dos dendritos, no corpo celular e no segmento inicial. O axônio é visto emergindo do corpo celular. As terminações pré-sinápticas do neurônio são mostradas fazendo sinapses nos corpos celulares dos neurônios pós-ganglionares. Os detalhes mostram as relações espaciais de três componentes da sinapse: a terminação axônica pré-ganglionar, a fenda sináptica e o neurônio pós-ganglionar. (**B**) Exemplos selecionados de três classes de neurônios: (**B1**) unipolar, (**B2**) bipolar e (**B3**) multipolar. (**A**, adaptada de Kandel ER, Schwartz JH, and Jessell TM, eds. Principles of Neural Science, 4th ed. New York, NY: McGraw-Hill, 2000. **B**, reproduzida com permissão de Cajal SR. Histologie du système nerveux de l'homme et des vertébres. 2 vols. Maloine, 1909-1911.)

Apesar de uma ampla variação na morfologia, conseguimos diferenciar três classes de neurônios com base na configuração dos dendritos e axônios: unipolar, bipolar e multipolar (Figura 1-2B). Esses neurônios foram desenhados pelo renomado neuroanatomista espanhol Santiago Ramón y Cajal no início do século XX. **Neurônios unipolares** têm a forma mais simples (Figura 1-2B1), não possuindo dendritos. O corpo celular dos neurônios unipolares recebe e integra informações aferentes. Um axônio simples, que se origina de um corpo celular, dá origem a processos múltiplos na terminação axônica. No sistema nervoso humano, neurônios unipolares são os menos comuns, controlando as secreções das glândulas exócrinas e a contratilidade do músculo liso.

Neurônios bipolares possuem dois processos que se originam dos polos opostos do corpo celular (Figura 1-2B2). O fluxo de informação nos neurônios bipolares é de um dos processos que atua como um dendrito, passando pelo corpo celular até o outro processo, que atua como um axônio. Um subtipo de neurônio bipolar é um neurônio pseudounipolar (ver Figura 6-2, superior). Durante o desenvolvimento, os dois processos do neurônio bipolar embrionário se fundem em um único processo no neurônio pseudounipolar, que se bifurca por uma curta distância a partir do corpo celular. Muitos neurônios sensoriais, como aqueles que transmitem informações relacionadas com odores e tato para o encéfalo, são neurônios bipolares e pseudounipolares.

Neurônios multipolares apresentam um arranjo complexo de dendritos no corpo celular e um único axônio que se ramifica extensamente (Figura 1-2B3). A maioria dos neurônios no encéfalo e na medula espinal é multipolar. Os neurônios multipolares que possuem axônios longos, com terminações axônicas localizadas em locais distantes, são denominados **neurônios de projeção**. Os neurônios de projeção medeiam a comunicação entre as regiões do sistema nervoso e entre o sistema nervoso e os alvos periféricos, como células musculares estriadas. O neurônio na Figura 1-2B3 é um neurônio de projeção particularmente complexo. Os terminais desse neurônio não são mostrados porque estão muito afastados do corpo celular. Para esse tipo de neurônio no ser humano, o axônio pode medir até 1 m de comprimento, aproximadamente 50 mil vezes a extensão do corpo celular! Outros neurônios multipolares, comumente chamados de **interneurônios**, possuem axônios curtos que permanecem na mesma região do sistema nervoso na qual o corpo celular se localiza. Interneurônios ajudam a processar a informação neuronal dentro de uma região local do encéfalo.

Neurônios comunicam-se uns com os outros nas sinapses

O fluxo de informação ao longo de um neurônio é polarizado. Os dendritos e o corpo celular recebem e integram informações aferentes, que são transmitidas ao longo dos axônios para as terminações. A comunicação da informação de um neurônio para outro também é polarizada e ocorre em locais especializados de contato, chamados de **sinapses**. O neurônio que envia informações é o neurônio **pré-ganglionar**, e aquele que recebe as informações é o **neurônio pós-ganglionar**. As informações transmitidas pelo neurônio pré-ganglionar são mais comumente transduzidas na sinapse em um sinal químico, que é recebido por receptores de membrana especializados nos dendritos e no corpo celular do neurônio pós-ganglionar.

A sinapse consiste em três elementos distintos: (1) o **terminal pré-ganglionar**, a terminação axônica do neurônio pré-sináptico, (2) a **fenda sináptica**, o espaço intercelular estreito entre os neurônios e (3) a **membrana receptora** do neurônio **pós-sináptica**. As sinapses estão presentes nos dendritos, no corpo celular, no **segmento inicial** do axônio ou na parte do axônio mais próxima do corpo celular e na terminação axônica pré-sináptica. Sinapses localizadas em diferentes locais cumprem funções diferentes.

Para enviar uma mensagem a seus neurônios pós-ganglionares, um neurônio pré-ganglionar libera **neurotransmissores**, embalados em vesículas, na fenda sináptica. Os neurotransmissores são compostos de peso molecular pequeno; entre estes encontram-se os aminoácidos (p. ex., glutamato; glicina; e ácido γ-aminobutírico [GABA]), acetilcolina e compostos monoaminérgicos, como a noradrenalina e a serotonina. Moléculas maiores, como peptídeos (p. ex., encefalina e substância P) também atuam como neurotransmissores. Após a liberação na fenda sináptica, as moléculas do neurotransmissor difundem-se pela fenda e ligam-se aos receptores na membrana pós-sináptica. Neurotransmissores alteram a permeabilidade de íons específicos através da membrana neuronal. Um neurotransmissor consegue excitar o neurônio pós-sináptico, despolarizando-o, ou inibindo o neurônio, hiperpolarizando-o. Por exemplo, a excitação é produzida por um neurotransmissor que aumenta o fluxo de íons sódio para um neurônio (i.e., despolarização), e a inibição é produzida por um neurotransmissor que aumenta o fluxo de íons cloro para um neurônio (i.e., hiperpolarização). Glutamato e acetilcolina normalmente excitam neurônios, ao passo que o GABA e a glicina normalmente inibem os neurônios. Muitos neurotransmissores, como a dopamina e a serotonina, têm ações mais variadas, excitando alguns neurônios e inibindo outros. A ação deles depende de uma miríade de fatores, como o subtipo de receptor específico que o neurotransmissor atrai e se a ligação do neurotransmissor leva diretamente à alteração na permeabilidade do íon ou se a alteração é mediada por ações nos mensageiros secundários e outras vias de sinalização intracelular (p. ex., receptores associados à proteína G). Por exemplo, o subtipo 1 de receptor de dopamina é despolarizante, ao passo que o subtipo 2 é hiperpolarizante; ambos atuam por meio dos mecanismos associados de proteína G. Um neurotransmissor tem até mesmo ações de oposição no mesmo neurônio, dependendo da composição dos subtipos de receptores na membrana do neurônio. A ação por meio de mensageiros secundários e outras vias de sinalização intracelular têm efeitos a curto prazo, como alterar a permeabilidade da membrana ao íon, ou efeitos a longo prazo, como a expressão genética. Muitas moléculas pequenas que produzem efeitos intensos nos neurônios não são embaladas em vesículas. Considera-se que atuem por meio de difusão. Esses compostos, por exemplo, o óxido nítrico, são produzidos no neurônio pós-ganglionar e são considerados atuantes como mensageiros retrógrados que exercem funções reguladoras importantes nos neurônios pré- e pós-ganglionares, incluindo a manutenção e a modulação de força das conexões sinápticas. Essas ações são importantes para o aprendizado e a memória.

Embora a transmissão da sinapse química seja uma das formas mais comuns de enviar mensagens de um neurônio para outro, a comunicação puramente elétrica ocorre entre os neurônios. Nessas **sinapses elétricas**, há continuidade citoplásmica direta entre os neurônios pré- -sinápticos e pós-ganglionares.

As células da glia fornecem suporte metabólico e estrutural para os neurônios

As células da neuróglia constituem o outro principal componente do sistema nervoso, superando os neurônios em aproximadamente 10 por 1. Em função desta proporção elevada, o suporte metabólico e estrutural fornecido pelas

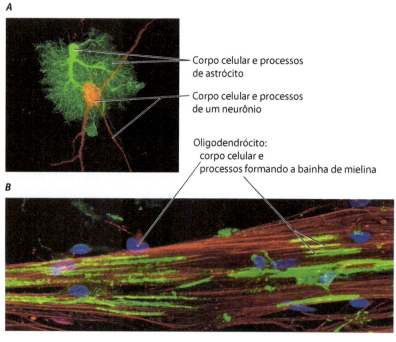

FIGURA 1-3 Astrócitos e oligodendrócitos são os tipos de células da neuróglia mais onipresentes no sistema nervoso central. Partes *A* e *B* são cortes histológicos mostrando exemplos desses tipos de células. (*A*) Um astrócito (verde) é mostrado envolvendo um corpo celular neuronal (vermelho).
(*B*) Oligodendrócitos formando as bainhas de mielina dos axônios circunjacentes. Um corante azul (corante Dapi) marca os núcleos nos corpos celulares. Os processos (verde) são corados, em busca de um importante componente da bainha de mielina, a proteína básica de mielina (MBP). (Parte *A*, cortesia de Ellisman M and Bushong E, Univ. California, San Diego, EUA. Allen NJ, Barres BA. Neuroscience Glia: More than just brain glue. *Nature*. 2009;457[7230]:675-677. Parte *B*, reproduzida com a permissão de Lee PR, Fields RD. Regulation of myelin genes implicated in psychiatric disorders by functional activity in axons. *Front Neuroanat*. 2009;3:4. Parte *C*, adaptada de Kandel ER, Schwartz JS, and Jessell TM, eds. Principles of Neural Science, 4th ed. New York, NY: McGraw-Hill, 2000.)

células da neuróglia aos neurônios é uma tarefa descomunal! Há duas classes principais de células da neuróglia: micróglia e macróglia. A **micróglia** é útil à função fagocítica ou de remoção de detritos celulares ("lixeiro"), respondendo à lesão ou à infecção no sistema nervoso. As células se mobilizam rapidamente, tornando-se ativadas, em resposta a diferentes condições fisiopatológicas e trauma. A micróglia ativada consegue destruir microrganismos, remove detritos e promove a reparação tecidual. De forma interessante, essas células também medeiam alterações nas propriedades neuronais após lesão ao sistema nervoso; algumas vezes, alterações mal-adaptadas, de modo que também podem impedir a recuperação após a lesão. Por exemplo, neurônios frequentemente tornam-se hiperexcitáveis após lesão ao sistema nervoso, e as micróglias participam nesse processo. Existem quatro tipos separados de **macróglia** – oligodendrócitos, células de Schwann, astrócitos e células ependimárias – que possuem uma variedade de funções de nutrição e suporte. As **células de Schwann** e os **oligodendrócitos** formam a **bainha de mielina** em torno dos axônios periféricos e centrais, respectivamente (Figuras 1-2A e 1-3).

A bainha de mielina aumenta a velocidade de condução do potencial de ação. Ela tem uma aparência esbranquiçada em razão do alto índice da substância adiposa chamada de **mielina**, que é composta por muitos tipos diferentes de proteínas de mielina. As células de Schwann também exercem funções importantes na organização da formação das bainhas de tecido conectivo que envolve os nervos periféricos durante o desenvolvimento e na regeneração do axônio após lesão na maturidade. **Astrócitos** têm funções metabólicas e estruturais importantes. Por exemplo, no desenvolvimento do sistema nervoso, os astrócitos atuam como arcabouços/armações para os axônios em crescimento e como guias para a migração dos neurônios imaturos. Muitas sinapses estão associadas aos processos dos astrócitos, que podem monitorar as ações sinápticas e fornecer *feedback* químico. Astrócitos também contribuem para a barreira hematoencefálica que protege o ambiente vulnerável do encéfalo contra a invasão de substâncias químicas provenientes da periferia que influenciam a ativação ou deflagração de um neurônio. A última classe de macróglia, as **células ependimárias**, revestem as cavidades cheias de líquido no sistema nervoso central (ver a seguir). Elas exercem uma função importante na regulagem do fluxo de substâncias químicas provenientes dessas cavidades no encéfalo.

O sistema nervoso consiste em componentes centrais e periféricos separados

Os neurônios e as células da neuróglia do sistema nervoso são organizados em duas partes anatomicamente separadas, porém funcionalmente interdependentes: o **sistema nervoso central** e o **periférico** (Figura 1-4A). O sistema nervoso periférico é subdividido nas divisões **somática** e **autônoma**. A divisão somática contém os neurônios sensoriais que inervam a pele, os músculos e as articulações.

Esses neurônios detectam e, por sua vez, informam ao sistema nervoso central a origem dos estímulos. Essa divisão também contém os axônios dos neurônios motores que inervam o músculo esquelético, embora os corpos celulares dos neurônios motores situem-se dentro do sistema nervoso central. Esses axônios transmitem sinais de controle para o músculo regular a força de contração. A divisão autônoma contém neurônios que inervam as glândulas e o músculo liso das vísceras e vasos sanguíneos (ver Capítulo 15). Essa divisão, com suas subdivisões **simpática**, **parassimpática** e **entérica** separadas, regula as funções corporais com base, em parte, nas informações sobre o estado interno do corpo.

O sistema nervoso central consiste na **medula espinal** e no **encéfalo** (Figura 1-4B), e o encéfalo é ainda subdividido em bulbo, ponte, cerebelo, mesencéfalo, diencéfalo e hemisférios cerebrais (Figura 1-4C). Dentro de cada uma das sete divisões do sistema nervoso central encontra-se um componente do "**sistema ventricular**", um labirinto de cavidades cheias de líquido que possuem diversas funções de suporte (ver Figura 1-13). O Quadro 1-1 mostra como todas as divisões do sistema nervoso central e os componentes do "sistema ventricular" estão presentes desde muito cedo no desenvolvimento, aproximadamente desde o primeiro mês após a concepção.

Corpos celulares neuronais e axônios não estão distribuídos uniformemente dentro do sistema nervoso. No sistema nervoso periférico, os corpos celulares agrupam-se nos **gânglios** periféricos, e os axônios ficam contidos nos **nervos periféricos**. No sistema nervoso central, os corpos celulares neuronais e os dendritos estão localizados nas áreas **corticais**, que são lâminas planas de células localizadas basicamente na superfície dos hemisférios cerebrais, e nos **núcleos**, que são aglomerações de neurônios localizadas abaixo da superfície de todas as divisões do sistema nervoso central. Os núcleos ocorrem em tamanhos e formas variadas, sendo comumente ovais e colunares, mas algumas vezes ocorrem em configurações tridimensionais complexas (ver Figura 1-10). As regiões do sistema nervoso central que contêm axônios possuem uma grande quantidade de nomes, dos quais o mais comum é **trato**. No tecido fresco, os núcleos e as áreas corticais aparecem acinzentadas, e os tratos aparecem esbranquiçados; por essa razão, os termos são conhecidos como **substância cinzenta** e **substância branca**. A aparência esbranquiçada dos tratos é provocada pela presença da bainha de mielina envolvendo os axônios (Figura 1-3). As substâncias cinzenta e branca são diferenciadas no tecido fixado utilizando-se métodos anatômicos, e no encéfalo *in vivo* por meio de métodos radiológicos (ver Capítulo 2, Quadros 2-1, 2-2).

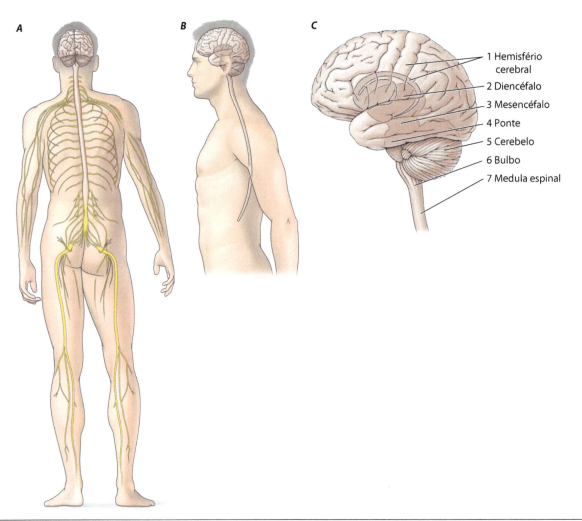

FIGURA 1-4 (**A**) Localização do sistema nervoso central e periférico no corpo. Os principais nervos periféricos são mostrados em amarelo. (**B**) O encéfalo e a medula espinal, vistos lateralmente. (**C**) Há sete divisões principais do sistema nervoso central: (1) hemisférios cerebrais, (2) diencéfalo, (3) mesencéfalo, (4) ponte, (5) cerebelo, (6) bulbo e (7) medula espinal. O mesencéfalo, a ponte e o bulbo formam o tronco encefálico.

A medula espinal apresenta a organização mais simples de todas as sete principais divisões

A medula espinal participa no processamento da informação sensorial proveniente dos membros, tronco e de muitos órgãos internos; no controle direto dos movimentos corporais; e na regulação das muitas funções viscerais (Figura 1-6). Também fornece um conduto para a transmissão de informação sensorial nos tratos que sobem até o encéfalo e informação motora nos tratos descendentes. A medula espinal é o único componente do sistema nervoso central que possui uma organização externa **segmentar** (Figura 1-6B,C).

A medula espinal possui uma organização modular, na qual cada segmento possui uma estrutura básica (Figura 1-6C).

Cada segmento da medula espinal contém um par de raízes nervosas (e radículas associadas) chamadas de **raízes posteriores** e **anteriores**. (Os termos *posterior* e *anterior* descrevem as relações espaciais das estruturas; estes e outros termos anatômicos são explicados posteriormente neste capítulo.) As raízes posteriores contêm apenas axônios sensoriais que transmitem informação sensorial para a medula espinal. Já as raízes anteriores contêm axônios motores que transmitem comandos motores para os músculos e outros órgãos do corpo. As raízes posterior e anterior exemplificam a separação de função no sistema nervoso, um princípio que é estudado mais adiante nos capítulos subsequentes. Esses axônios motores e sensoriais, que são componentes da do sistema nervoso periférico, se misturam nos **nervos espinais** no trajeto para seus alvos periféricos (Figura 1-6C).

Quadro 1-1

Desenvolvimento do plano básico do encéfalo e da medula espinal

O sistema nervoso central desenvolve-se a partir de uma parte especializada do ectoderma embrionário, a placa neural. Originalmente uma lâmina plana de células, a placa neural forma uma estrutura tubuliforme – denominada tubo neural – conforme neurônios e células da neuróglia se proliferam. As paredes do tubo neural formam as estruturas neurais do sistema nervoso central. A cavidade do tubo neural forma o sistema ventricular.

No início do desenvolvimento, a extremidade rostral/superior do tubo neural forma três tumefações ocas, ou vesículas, correspondendo ao local em que há enorme proliferação de neurônios em desenvolvimento (Figura 1-5): (1) o **prosencéfalo** ou **cérebro anterior**, (2) o **mesencéfalo** ou **cérebro médio** e (3) o **rombencéfalo** ou **cérebro posterior**. A extremidade caudal/inferior do tubo neural permanece relativamente indiferenciada e forma a **medula espinal**. Duas vesículas secundárias emergem do prosencéfalo mais tarde no desenvolvimento, o **telencéfalo** (ou hemisfério cerebral) e o **diencéfalo** (ou tálamo e hipotálamo). Enquanto o mesencéfalo permanece sem sofrer divisão durante todo o desenvolvimento, o rombencéfalo dá origem ao **metencéfalo** (ou ponte e cerebelo) e ao **mielencéfalo** (ou bulbo). As cinco vesículas do encéfalo e a medula espinal primitiva, já identificáveis por volta da quinta semana de vida fetal, dão origem às sete principais divisões do sistema nervoso central (ver Figura 1-4).

A configuração complexa do encéfalo maduro é determinada, em parte, em função de como o encéfalo em desenvolvimento se curva ou **dobra**. As flexuras ocorrem porque a proliferação das células no tronco encefálico e nos hemisférios cerebrais é imensa, e o espaço que o encéfalo em desenvolvimento ocupa no crânio torna-se restrito. No estágio de três vesículas, há duas flexuras proeminentes: a **flexura cervical**, na junção da medula espinal com a extremidade caudal/inferior do rombencéfalo (ou futuro bulbo), e a **flexura cefálica**, no nível do mesencéfalo (Figura 1-5, inferior). No estágio de cinco vesículas, uma terceira flexura torna-se proeminente, a **flexura pontina**. Ao nascimento, as flexuras pontina e cervical já se endireitaram. A flexura cefálica, no entanto, permanece proeminente, provocando o afastamento do eixo longitudinal do prosencéfalo daquele do mesencéfalo, rombencéfalo e medula espinal (ver Figura 1-16B).

As extensas cavidades dentro das vesículas encefálicas desenvolvem-se no sistema ventricular do encéfalo, e a cavidade caudal/inferior torna-se o canal central da medula espinal (Figura 1-5). O sistema ventricular contém o **líquido cerebrospinal** (**LCS**), que é produzido principalmente pelo **plexo coróideo** (ver Capítulo 3). Conforme as vesículas encefálicas se desenvolvem, a cavidade dentro dos hemisférios cerebrais se divide nos dois **ventrículos laterais** (antigamente denominados como primeiro e segundo ventrículos) e no **terceiro ventrículo** (Figura 1-5B). Os ventrículos laterais que se desenvolvem como invaginações da extremidade rostral/superior do terceiro ventrículo estão, cada um, interconectados com o terceiro ventrículo por meio de um **forame interventricular** (Forame de Monro) (Figura 1-5, detalhe). O **quarto ventrículo**, o ventrículo mais caudal/inferior, desenvolve-se a partir da cavidade dentro do rombencéfalo. Está conectado ao terceiro ventrículo pelo **aqueduto do mesencéfalo** (aqueduto de Sílvio) e funde-se inferiormente com o **canal central** (da parte caudal/inferior do bulbo e da medula espinal).

O LCS normalmente deixa o sistema ventricular em direção ao espaço sobrejacente à superfície do sistema nervoso central através de forames no quarto ventrículo (estudado no Capítulo 3). (O canal central não possui uma abertura semelhante para o efluxo de LCS.) Processos patológicos podem impedir o fluxo de LCS proveniente do sistema ventricular. Por exemplo, posteriormente no desenvolvimento, o aqueduto do mesencéfalo torna-se muito estreito em razão da proliferação celular no mesencéfalo. Esse diâmetro estreito o torna vulnerável aos efeitos constringentes das anormalidades congênitas, tumores ou tumefações decorrentes de traumatismo. Pode ocorrer oclusão; no entanto, o LCS continua a ser produzido apesar da oclusão. Se a oclusão ocorrer antes da fusão dos ossos do crânio (i.e., na vida embrionária ou na infância), o volume ventricular aumenta, o encéfalo se dilata rostral/superiormente à oclusão e o tamanho da cabeça aumenta. Essa condição é chamada de **hidrocefalia.** Se a oclusão ocorrer após a fusão dos ossos do crânio, o tamanho do ventrículo não aumenta sem o aumento da pressão intracraniana. Esta é uma condição fatal.

O tronco encefálico e o cerebelo regulam funções corporais e movimentos

As três divisões seguintes – bulbo, ponte e mesencéfalo – formam o **tronco encefálico** (Figura 1-7), o qual possui três funções gerais. Primeiro, recebe informação sensorial das estruturas cranianas e controla os músculos da cabeça. Essas funções são semelhantes àquelas da medula espinal. Os **nervos cranianos**, as raízes nervosas motoras e sensoriais que entram e saem do tronco encefálico são componentes do sistema nervoso periférico e são análogos aos nervos espinais (Figura 1-7). Segundo, semelhante à medula espinal, o tronco encefálico é um conduto para o fluxo de informação, visto que tratos ascendentes sensoriais e descendentes motores percorrem o trato. Finalmente, os núcleos no tronco encefálico integram informações provenientes de uma variedade de fontes para a excitação e outras funções superiores do encéfalo.

Além dessas três funções gerais, cada uma das diversas divisões do tronco encefálico auxilia funções motoras e sensoriais específicas. Por exemplo, partes do **bulbo** participam nos mecanismos reguladores da respiração e da pressão arterial. De fato, uma lesão a essas partes do encéfalo é quase sempre fatal. Partes da **ponte** e do **mesencéfalo** exercem uma função no controle do movimento dos olhos.

As funções principais do **cerebelo** são a regulação dos movimentos dos membros e dos olhos e a manutenção da postura e do equilíbrio (Figura 1-8). Os movimentos dos

12 Seção I O Sistema Nervoso Central

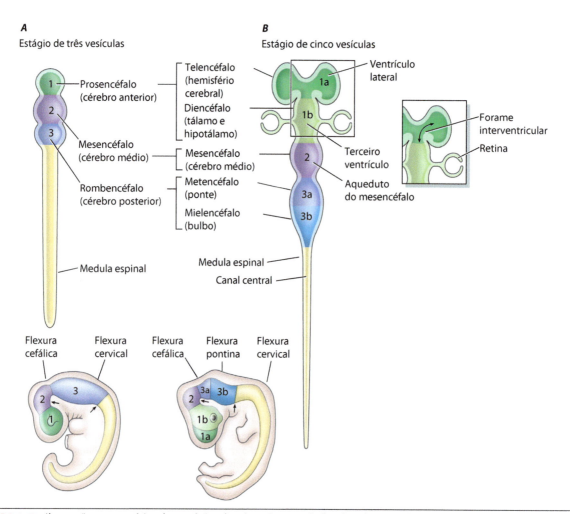

FIGURA 1-5 Ilustração esquemática dos estágios de três e cinco vesículas do tubo neural. A parte superior da figura mostra as projeções dorsais do tubo neural desenhado sem as flexuras. A parte inferior da figura apresenta as projeções laterais. (**A**) Estágio de três vesículas. (**B**) Estágio de cinco vesículas. Observa-se que a linhagem de cada vesícula no estágio de cinco vesículas é indicada pelo sombreado. As duas vesículas secundárias provenientes do prosencéfalo possuem diferentes matizes de verde, e as duas vesículas derivadas do rombencéfalo possuem diferentes matizes de azul. O detalhe mostra o local do forame interventricular em um lado do estágio das cinco vesículas. (Adaptada de Kandel ER, Schwartz JH, and Jessell TM, eds. *Principles of Neural Science*, 3rd ed. McGraw-Hill, 1991.)

membros tornam-se inadequadamente coordenados quando o cerebelo é lesado. Além disso, partes do cerebelo têm uma participação especial nas funções superiores do encéfalo, incluindo linguagem, cognição e emoção (Capítulo 13).

O diencéfalo consiste no tálamo e no hipotálamo

Os dois componentes principais do **diencéfalo** participam em diversas funções integrativas, motoras e sensoriais. Um componente, o **tálamo** (Figura 1-9), é uma estrutura essencial para a transmissão de informações aos hemisférios cerebrais. O tálamo é composto por numerosos núcleos. Neurônios em núcleos talâmicos distintos transmitem informações para diferentes áreas corticais. Nos encéfalos da maioria das pessoas, uma pequena parte do tálamo de cada lado adere-se à linha mediana, a **aderência intertalâmica**. O outro componente do diencéfalo, o **hipotálamo** (Figura 1-9A; ver também Figura 1-12A), controla a liberação de hormônio endócrino pela hipófise e as funções gerais da divisão autônoma do sistema nervoso.

Os hemisférios cerebrais possuem a forma mais complexa de todas as divisões do sistema nervoso central

Os **hemisférios cerebrais** são os componentes mais bem desenvolvidos do sistema nervoso central. Cada hemisfério é uma metade distinta que possui quatro componentes principais: córtex cerebral, formação hipocampal, corpo

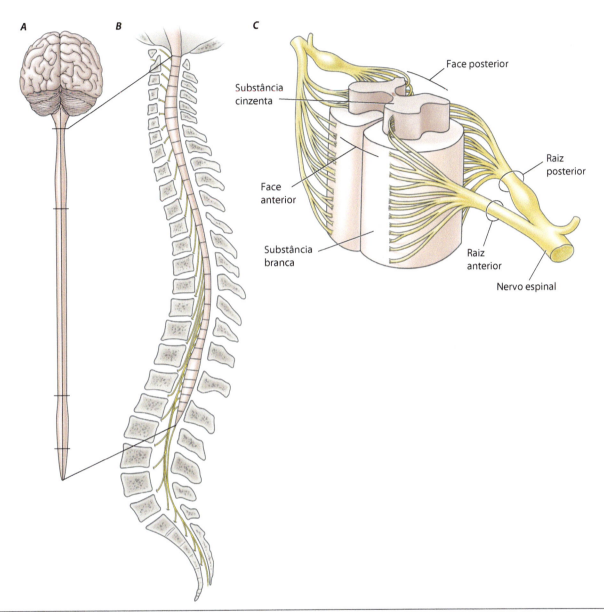

FIGURA 1-6 Organização da medula espinal. (**A**) Visualização posterior do sistema nervoso central. As linhas horizontais cortando a medula espinal marcam os locais das diferentes divisões da medula espinal. Estas são estudadas com mais detalhes nos capítulos posteriores. (**B**) Visualização lateral da medula espinal e da coluna vertebral. (**C**) Topografia da superfície e estrutura interna da medula espinal.

amigdaloide ou amígdala e núcleos da base. Juntas, essas estruturas medeiam a maioria dos comportamentos humanos sofisticados e o fazem por meio de conexões anatômicas complexas.

Os componentes subcorticais dos hemisférios cerebrais medeiam diversas funções motoras, cognitivas e emocionais

A formação **hipocampal** é importante no aprendizado e na memória, enquanto **o corpo amigdaloide** ou **amígdala** não apenas participa nas emoções, mas também ajuda a coordenar a resposta corporal às situações de ameaça e estressantes, como ao preparar-se para lutar (Figura 1-10A). Essas duas estruturas são componentes do **sistema límbico** (ver Capítulo 16), que inclui outras partes dos hemisférios cerebrais, diencéfalo e mesencéfalo. Como as partes do sistema límbico exercem uma função essencial no humor, não é surpresa que os transtornos psiquiátricos sejam frequentemente associados à disfunção do sistema límbico.

Os **núcleos da base** são outro conjunto de neurônios profundamente localizado. A parte dos núcleos da base que possui a forma mais complexa é denominada **estriado** (Figura 1-10B). A importância dos núcleos da base no contro-

14 Seção I O Sistema Nervoso Central

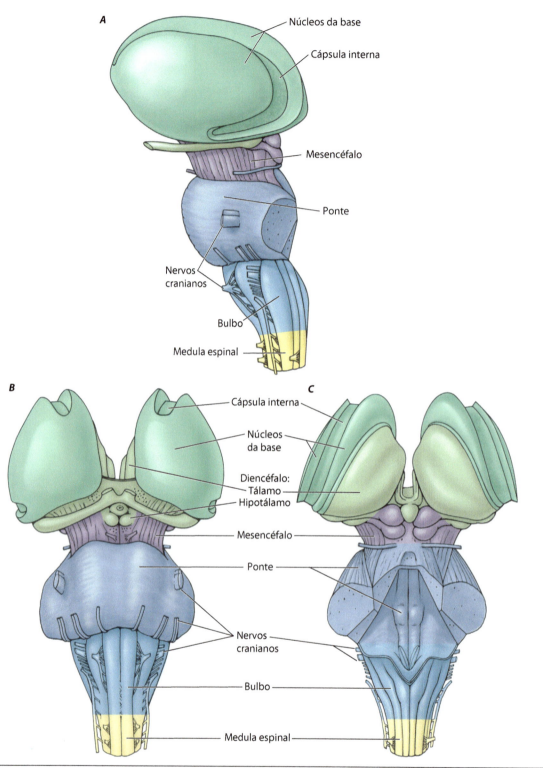

FIGURA 1-7 Faces lateral (**A**), anterior (**B**) e posterior (**C**) do tronco encefálico. O tálamo e os núcleos da base também são mostrados. As diferentes divisões do encéfalo são sombreadas com cores diferentes.

le do movimento é claramente revelada quando são comprometidos, como na doença de Parkinson. Tremores e uma diminuição de movimento são alguns dos sinais evidentes dessa doença. Os núcleos da base também participam na cognição e emoção em combinação com o córtex cerebral e são estruturas encefálicas essenciais ativas na dependência psicológica e fisiológica habitual de uma substância ou prática que esteja além do controle voluntário.

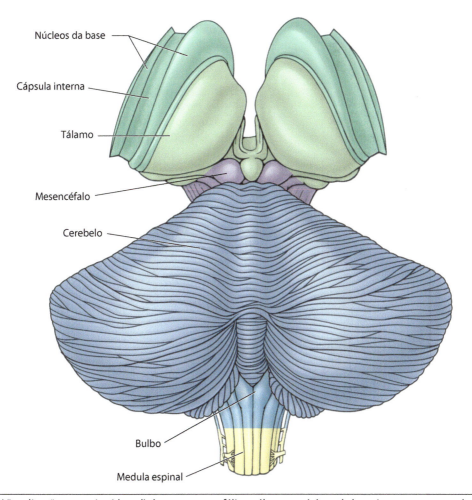

FIGURA 1-8 Visualização posterior (dorsal) do tronco encefálico, tálamo e núcleos da base juntos com o cerebelo.

Cada um dos quatro lobos do córtex cerebral possui funções distintas

O **córtex cerebral**, que está localizado na superfície do encéfalo, é muito convoluto (Figuras 1-11 e 1-12). O córtex cerebral humano mede aproximadamente 2.500 cm². As convoluções são uma adaptação evolucionária para ajustar-se a uma de superfície maior dentro do espaço confinado da cavidade do crânio. Na realidade, apenas de um quarto a um terço do córtex cerebral fica exposto na superfície. As convoluções elevadas na superfície/face cortical, chamadas de **giros**, são separadas por ranhuras chamadas de **sulcos** ou **fissuras** (que são especialmente mais profundas que os sulcos). Os hemisférios cerebrais são separados um do outro pela **fissura longitudinal** (ou "inter-hemisférica") (Figura 1-12B).

Os quatro **lobos** do córtex cerebral são nomeados segundo os ossos cranianos que os recobrem: frontal, parietal, occipital e temporal (Figura 1-11, detalhe). As funções dos diferentes lobos são singularmente distintas, assim como são as funções dos giros individuais dentro de cada lobo.

O **lobo frontal** auxilia diversas funções comportamentais, desde pensamentos a ações, cognição e emoções. O **giro pré-central** contém o **córtex motor primário**, que participa no controle das ações mecânicas do movimento, como a direção e a velocidade que se pode alcançar.

Muitos neurônios de projeção no córtex motor primário possuem um axônio que termina na medula espinal. Os giros frontais superior, médio e inferior formam a maioria da parte restante do lobo frontal. As áreas pré-motoras que são importantes na tomada de decisão motora e no planejamento dos movimentos são adjacentes ao córtex motor primário nesses giros. O giro frontal inferior no hemisfério esquerdo na maioria das pessoas contém a área da fala de Broca, que é essencial para a articulação da fala. Grande parte do lobo frontal é o **córtex de associação**. As áreas corticais de associação participam no processamento complexo das informações sensoriais e outras para as funções superiores do encéfalo, incluindo emoções, comportamento organizacional, pensamentos e memórias. Áreas mais próximas do polo frontal compreendem o **córtex de associação frontal**. O **córtex de associação pré-frontal** é importante no pensamento, na cognição

16 Seção I O Sistema Nervoso Central

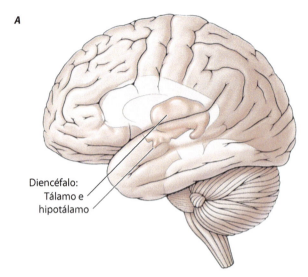

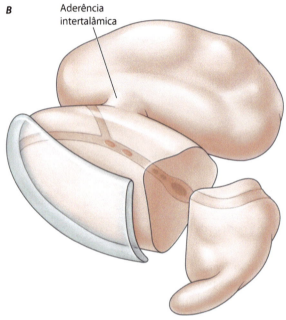

FIGURA 1-9 (**A**) Face lateral dos hemisférios cerebrais e do tronco encefálico ilustrando a localização do tálamo e do hipotálamo. (**B**) A estrutura tridimensional do tálamo. A estrutura separada lateral à parte principal do tálamo é o núcleo reticular do tálamo que forma a lâmina recobrindo as laterais do tálamo.

e nas emoções. O **giro do cíngulo** (Figura 1-11B), lobo frontal medial, e mais os **giros orbitais** (Figura 1-12A) são importantes nas emoções. Os transtornos psiquiátricos do pensamento, como na esquizofrenia, e transtornos do humor, como a depressão, estão ligados a funções anormais do córtex frontal de associação. O **prosencéfalo basal**, que se encontra na face ventral do lobo frontal (Figura 1-12A), contém uma população especial de neurônios que usam acetilcolina para regular a excitabilidade cortical. Esses neurônios são estudados posteriormente no Capítulo 2. Embora o órgão sensorial do olfato, o **bulbo olfatório**, esteja localizado na face ventral do lobo frontal, suas conexões estão predominantemente no lobo temporal (Figura 1-12A).

O **lobo parietal**, que é separado do lobo frontal pelo **sulco central**, medeia nossas percepções de tato, dor e posição dos membros. Essas funções são realizadas pelo **córtex somatossensorial primário**, que está localizado no **giro pós-central**. As áreas sensoriais primárias são os estágios inicias do processamento cortical para as informações sensoriais. O restante da parte do lobo parietal na face lateral do encéfalo consiste nos lóbulos parietais superior e inferior, que são separados pelo sulco intraparietal. O **lóbulo parietal superior** contém áreas somatossensoriais de ordem superior, para processamento posterior das informações somatossensoriais, e outras áreas sensoriais. Juntas, essas áreas são essenciais para uma autoimagem completa do corpo e medeiam as interações comportamentais com o mundo a nossa volta. Uma lesão nessa parte do lobo parietal no hemisfério direito, o lado do encéfalo humano especializado pela consciência espacial, produz sinais neurológicos bizarros que incluem a negligência de uma parte do corpo no lado oposto da lesão. Por exemplo, um paciente pode não vestir uma parte do corpo ou pentear apenas metade do cabelo. O **lóbulo parietal inferior** participa na integração de diversas informações sensoriais para percepção e linguagem, raciocínio matemático e cognição visuoespacial.

O **lobo occipital** é separado do lobo parietal na face medial do encéfalo pelo **sulco parietoccipital** (Figura 1-11B). Nas faces lateral e inferior, não há limites distintos, apenas uma linha imaginária conectando a **incisura pré-occipital** (Figura 1-11A) ao sulco parietoccipital. A função mais notável é a do lobo occipital que atua na visão. O córtex visual primário está localizado nas paredes e partes mais profundas da **fissura calcarina** na face medial do encéfalo (Figura 1-11B). Enquanto o córtex visual primário é importante nos estágios iniciais do processamento visual, as áreas visuais adjacentes de ordem superior exercem uma função na elaboração da mensagem sensorial, permitindo que sejam vistos a forma e a cor dos objetos. Por exemplo, na face ventral do encéfalo encontra-se uma parte do giro occipitotemporal no lobo occipital (também chamado de "giro fusiforme"), importante para o reconhecimento facial (Figura 1-12A). Pacientes com uma lesão nessa área confundem faces com objetos inanimados, uma condição denominada *prosopagnosia*.

O **lobo temporal**, separado dos lobos frontal e parietal pela **fissura lateral** (ou **fissura de Sílvio**) (Figura 1-11A), medeia uma variedade de funções sensoriais e participa na memória e nas emoções. O **córtex auditivo primário**, localizado no **giro temporal superior**, atua nas áreas circunvizinhas no giro temporal superior e dentro da fissura lateral, e o sulco temporal superior na percepção e localização de sons (Figura 1-11A). O giro temporal superior no lado esquerdo é especializado na fala. Lesão da

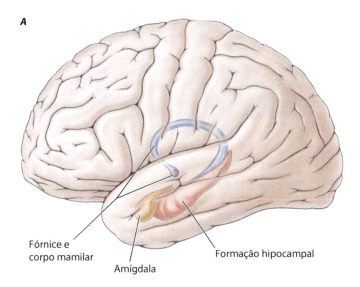

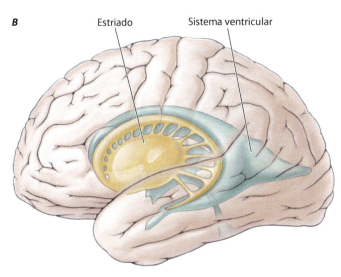

FIGURA 1-10 Projeções tridimensionais das estruturas profundas do hemisfério cerebral. (**A**) A formação hipocampal (vermelho) e a amígdala (cor de laranja). O fórnice (azul) e o corpo mamilar (púrpura) são estruturas anatômica e funcionalmente relacionadas à formação hipocampal. (**B**) O estriado é um componente dos núcleos da base com um formato tridimensional complexo. O sistema ventricular também está ilustrado. Observa-se a semelhança nas formas gerais do estriado e do ventrículo lateral.

parte posterior desse giro, que está localizada na área de Wernicke, compromete a compreensão da fala.

O **giro temporal médio**, especialmente a parte próxima do lobo occipital, é essencial para a percepção do movimento visual. O **giro temporal inferior** medeia a percepção da forma visual e das cores (Figuras 1-11A e 1-12A). O córtex localizado no **polo temporal** (Figura 1-12A), juntamente com as partes adjacentes do lobo temporal medial e as partes medial e inferior do lobo frontal, é importante para as emoções.

Profundamente na fissura lateral encontram-se partes dos lobos frontal, parietal e temporal. Esse território é denominado **lobo insular** (**ínsula**) (Figura 1-11, detalhe). Posteriormente, durante o desenvolvimento pré-natal, ele torna-se encoberto (ver Figura 1-14). Partes do lobo insular são importantes no paladar, nas percepções corporais internas, na dor e no equilíbrio.

O **corpo caloso** contém axônios que interconectam o córtex nos dois lados do encéfalo (Figura 1-11B). Os tratos contendo axônios que interconectam os dois lados do encéfalo são denominados **comissuras**, e o corpo caloso é a maior das comissuras do encéfalo.

Para integrar as funções das duas metades do córtex cerebral, axônios do corpo caloso seguem por meio de cada uma de suas quatro partes principais: rostro, joelho, corpo e esplênio (Figura 1-11B). As informações entre os lobos occipital percorrem o esplênio do corpo caloso, ao passo que as informações provenientes de outros lobos percorrem rostro, joelho e corpo.

Cavidades no interior do sistema nervoso central contêm líquido cerebrospinal

O sistema nervoso central possui uma organização tubular. No seu interior encontram-se cavidades, coletivamente denominadas **sistema ventricular**, que contém **líquido**

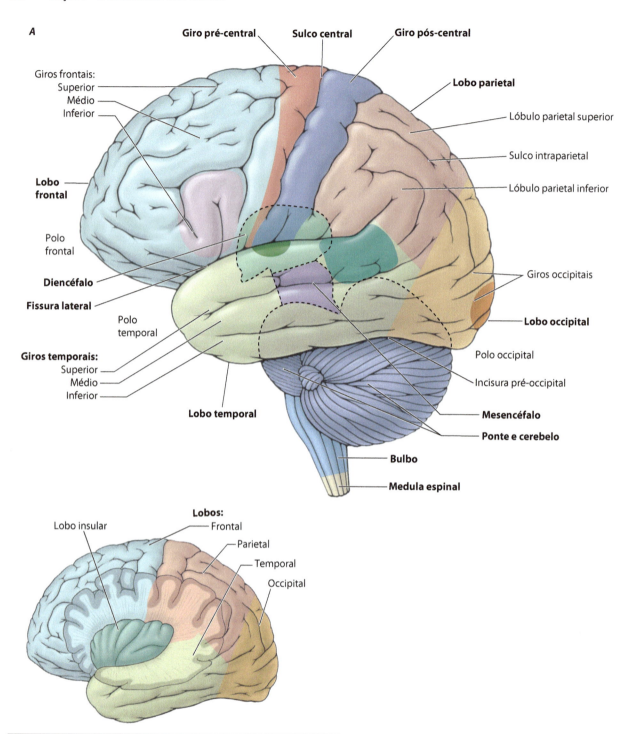

FIGURA 1-11 (**A**) Face lateral do hemisfério cerebral e do tronco encefálico e uma parte da medula espinal. As diferentes cores das regiões correspondem às áreas funcionais do córtex. As áreas sensoriais motoras e sensoriais primárias localizam-se nos giros pré- e pós-central, respectivamente. O córtex auditivo primário situa-se no giro temporal superior adjacente às áreas sensorial e motora. A área de Broca compreende a maior parte do giro frontal inferior, e a área de Wernicke é a parte posterior do giro temporal superior. Os dísticos em negrito indicam as estruturas-chave. O detalhe mostra os quatro lobos do córtex cerebral e o lobo insular em relação aos quatros lobos. *(Continua)*

Capítulo 1 Organização do Sistema Nervoso Central **19**

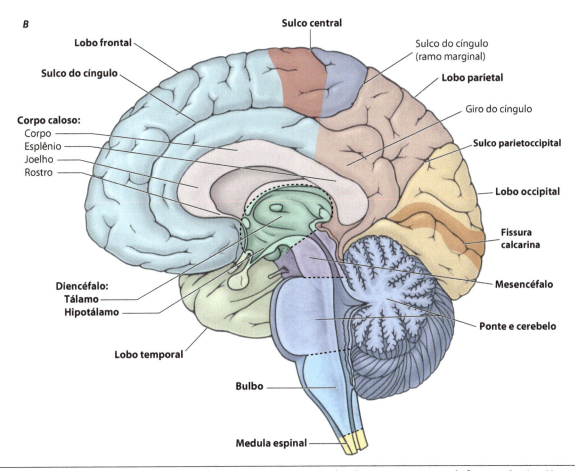

FIGURA 1-11 *(Continuação)* (**B**) Face medial. O córtex visual primário localiza-se nas margens da fissura calcarina. Uma pequena parte estende-se sobre a face lateral. As divisões do tronco encefálico e do cerebelo também são mostradas em A e B.

cerebrospinal (**LCS**) (Figura 1-13). O LCS é um líquido aquoso que atua como um amortecedor para o sistema nervoso central contra choques físicos e é um agente para a comunicação química. Uma estrutura intraventricular, o **plexo coróideo**, produz a maior parte do LCS. A produção de LCS é estudada no Capítulo 3.

O sistema ventricular consiste nos ventrículos, nos quais o LCS se acumula, e nos canais de comunicação estreitos. Há dois **ventrículos laterais**, cada um dentro de um hemisfério cerebral; o **terceiro ventrículo**, entre as duas metades do diencéfalo; e o **quarto ventrículo**, localizado entre o tronco encefálico e o cerebelo.

O desenvolvimento dos ventrículos laterais, juntamente com os sulcos e giros do córtex cerebral, é estudado no Quadro 1-2. Os ventrículos são interconectados por canais estreitos: os **forames interventriculares** (de Monro) conectam cada um dos ventrículos laterais ao terceiro ventrículo, e o **aqueduto do mesencéfalo** (**de Sílvio**), no mesencéfalo, conecta o terceiro e quarto ventrículos. O sistema ventricular estende-se para dentro da medula espinal como o **canal central**. O LCS deixa o sistema ventricular através de diversas aberturas no quarto ventrículo e banha a face de todo o sistema nervoso central.

O sistema nervoso central é revestido por três camadas meníngeas

As **meninges** consistem em dura-máter, aracnoide-máter e pia-máter (Figura 1-15). (As meninges são mais comumente chamadas de dura, aracnoide e pia, sem o uso do termo *máter*.) A **dura-máter** é a mais espessa e externa dessas membranas e possui uma função protetora. (*Dura-máter* significa literalmente "mãe dura" em Latim)*. Cirurgiões antigos sabiam que os pacientes conseguiam sobreviver até mesmo a fraturas mais graves no crânio, caso fragmentos ósseos não penetrassem a dura-máter. Duas divisões importantes originam-se da dura-máter e separam componentes diferentes dos hemisférios cerebrais e do tronco encefálico (Figura 1-15B): (1) a **foice do cérebro** separa os dois hemisférios cerebrais e (2) o **tentório do cerebelo** separa o cerebelo dos hemisférios cerebrais.

---

* N. de T. Tradução incorreta do árabe *umm al-jQfUyah*, proteção ou revestimento firme.

Seção I O Sistema Nervoso Central

Quadro 1-2

Desenvolvimento do hemisfério cerebral em forma de C

A estrutura dos hemisférios cerebrais é acentuadamente transformada durante o desenvolvimento, ao contrário da medula espinal, do tronco encefálico e do diencéfalo que mantêm, de modo geral, sua organização longitudinal. Essa transformação é basicamente o resultado da imensa proliferação de células do **córtex cerebral**, o principal componente dos hemisférios cerebrais, e a consequente migração das células ao longo de eixos predeterminados. Isso leva a uma forma inconfundível do córtex cerebral e de muitas estruturas subjacentes.

A área de superfície do córtex cerebral aumenta consideravelmente durante o desenvolvimento. Conforme o córtex se desenvolve, circunda o diencéfalo e toma a forma de um **C**. Primeiro, a área de superfície do lobo parietal aumenta, acompanhada por um aumento no lobo frontal. A seguir, o córtex se expande posterior e inferiormente, formando os lobos occipital e temporal (Figura 1-14; 50 a 100 dias). Como a cavidade do crânio não aumenta de tamanho na proporção do aumento da área de superfície do córtex, essa expansão é acompanhada por um pregueamento enorme. Independentemente do sulco lateral, o córtex cerebral permanece liso ou lissencefálico até o sexto ou sétimo mês, quando desenvolve giros e sulcos. Aproximadamente um terço do córtex cerebral está exposto, e o restante localiza-se dentro dos sulcos. O interessante é que a formação hipocampal (Figura 1-10A) localiza-se na face medial do encéfalo desde o início do desenvolvimento. À medida que se desenvolve, torna-se convoluta abaixo do córtex do lobo temporal.

Mesmo antes da formação da grande maioria dos giros e sulcos na face cortical, a região lateral torna-se encoberta pelos lobos frontal, parietal e temporal em desenvolvimento. Essa região, o **lobo insular** (Figura 1-14; 7 a 9 meses; ver Figura 1-11), está localizada profundamente na fissura late-ral, um dos primeiros sulcos a se formar na face lateral. No encéfalo maduro, o lobo insular é revelado apenas quando as margens da fissura lateral são parcialmente separadas ou quando o encéfalo é seccionado (ver Figura 8-7). As partes dos córtices frontal, parietal e temporal que recobrem o lobo insular são denominadas **opérculos**. O opérculo frontal do hemisfério dominante (geralmente o hemisfério esquerdo em indivíduos destros) contém a área de Broca, que é importante na articulação da fala (ver Capítulo 8). As regiões dos opérculos parietal e temporal e o lobo insular possuem importantes funções sensoriais.

Conforme o córtex cerebral cresce, também força muitas das estruturas subcorticais subjacentes a assumirem a forma de um C, incluindo o ventrículo lateral (Figura 1-10B), o estriado (Figura (1-10A), a formação hipocampal e o fórnice (Figura 1-10A). O ventrículo lateral tem um formato aproximadamente esférico aos 2 meses e assume o formato de um C à medida que o córtex se desenvolve (Figura 1-14; 100 dias). Por volta do quinto e do sexto meses, o ventrículo lateral sofre uma expansão anteriormente para formar o **corno frontal**, caudalmente para formar o corpo e o **corno occipital** e inferiormente para formar o **corno temporal** (Figura 1-14; observado em um encéfalo de 9 meses).

A formação **hipocampal**, juntamente com o **fórnice**, sua via eferente, bem como o **estriado** também assumem o formato de um C (Figura 1-10), como aquele do ventrículo lateral. A formação hipocampal (Figura 1-10A) é essencial para a consolidação das memórias de curto prazo em memórias de longo prazo, e o estriado (Figura 1-10B) exerce uma função essencial nessas funções superiores do encéfalo, como a cognição, o controle dos movimentos dos membros e olhos e as emoções.

A **aracnoide-máter** é contígua, porém não se fixa firmemente à dura-máter, permitindo, portanto, que um espaço potencial, o **espaço subdural***, exista entre elas. Esse espaço é clinicamente importante. Como a dura--máter contém vasos sanguíneos, a ruptura de um desses vasos decorrente de traumatismos craniocerebrais leva à hemorragia subdural e à formação de coágulo sanguíneo (um **hematoma subdural**). Nessa condição, o coágulo sanguíneo afasta a aracnoide-máter da dura-máter, preenche o espaço subdural e comprime o tecido neural subjacente.

A camada meníngea mais interna, a **pia-máter**, é muito delicada e adere-se à superfície do encéfalo e da medula espinal. (*Pia-máter* significa "mãe afetuosa, sensível" em Latim). O espaço entre a aracnoide-máter e a pia-máter é o **espaço subaracnóideo**. Filamentos da aracnoide-máter atravessam o espaço subaracnóideo e se conectam à pia-máter, dando a esse espaço a aparência de teia de aranha. (Por essa razão o nome *aracnoide*, que deriva da palavra grega *arachne*, que significa "aranha").

Introdução aos termos neuroanatômicos

A terminologia da neuroanatomia é especializada na descrição da organização tridimensional complexa do encéfalo. O sistema nervoso central está organizado ao longo dos eixos rostrocaudal (inferossuperior) e dorsoventral (anteroposterior) do corpo (Figura 1-16). Esses eixos são mais facilmente compreendidos em animais com um sistema nervoso central mais simplificado do que aquele dos seres humanos. No rato, por exemplo, o eixo rostrocaudal se estende aproximadamente em linha reta desde o nariz até a cauda (Figura 1-16A). Esse eixo é o **eixo longitudinal** do sistema nervoso e é frequentemente denominado **neuroeixo,** porque o sistema nervoso central possui uma organização longitudinal predominante. O eixo dorso-

---

* N. de T. Embora este termo esteja em uso comum, sob condições normais a aracnoide está fixada à dura e a dura presa ao crânio; não há espaço natural ocorrendo nessa interface. O espaço é o resultado de trauma ou de processos patológicos que, artificialmente, separam a aracnoide da dura ou a dura do crânio.

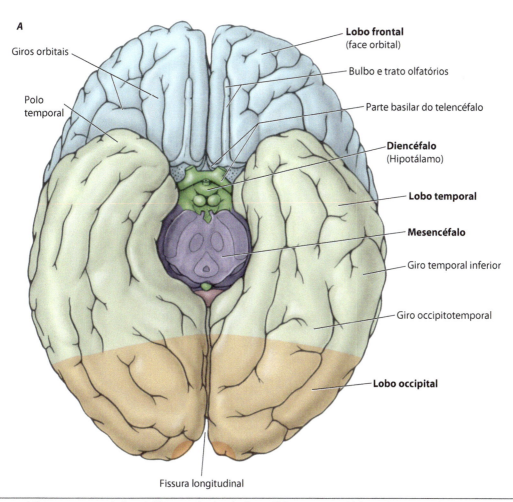

FIGURA 1-12 (**A**) Face anterior do hemisfério cerebral e do diencéfalo; o mesencéfalo está seccionado em corte transversal. O córtex visual primário é mostrado no polo occipital. *(Continua)*

ventral, perpendicular ao eixo rostral, se estende desde o dorso até o abdome. Os termos **posterior** e **anterior** são sinônimos de dorsal e ventral, respectivamente.

O eixo longitudinal do sistema nervoso humano não é reto como no rato (Figura 1-16B). Durante o desenvolvimento, o encéfalo – e consequentemente seu eixo longitudinal – sofre uma curvatura proeminente, ou **flexura**, no mesencéfalo. Em vez de descrever as estruturas localizadas rostral a essa flexura, normalmente utilizam-se os termos **superior** e **inferior**. Como descrito no Quadro 1-1, essa curvatura do eixo reflete a persistência da flexura cefálica (ver Figura 1-5).

Definem-se três planos principais em relação ao eixo longitudinal do sistema nervoso nos quais os cortes anatômicos são realizados (Figura 1-17). Cortes **horizontais** são feitos paralelamente ao eixo longitudinal, de um lado a outro. Cortes **transversos** são feitos perpendicularmente ao eixo longitudinal, entre as faces posterior e anterior. Os cortes transversos do hemisfério cerebral são aproximadamente paralelos à sutura coronal do crânio e, como consequência, também denominados cortes **coronais**. Cortes **sagitais** são feitos paralelamente tanto ao eixo longitudinal do sistema nervoso central como à linha mediana, entre as faces posterior e anterior. Um corte **mediossagital** divide o sistema nervoso central em duas metades simétricas, enquanto um corte **parassagital** é feito fora da linha mediana. Imagens radiológicas também são obtidas nesses planos. Isso será descrito no Capítulo 2.

Resumo

Organização celular do sistema nervoso

Componentes celulares do sistema nervoso são os *neurônios* (Figura 1-2) e as células da *glia* (neuróglia) (Figura 1-3). Neurônios possuem quatro regiões especializadas: (1) os *dendritos*, que recebem informações, (2) o *corpo celular*, que recebe e integra as informações, e (3) o *axônio*, que transmite informações do corpo celular para (4) as *ter-*

22 Seção I O Sistema Nervoso Central

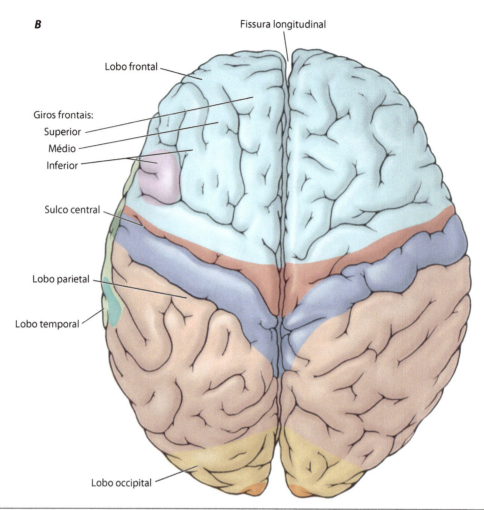

FIGURA 1-12 *(Continuação)* (**B**) Face superior do hemisfério cerebral. As áreas corticais somatossensoriais e motoras primárias estão localizadas anterior e posteriormente ao sulco central. A área de Broca encontra-se no giro frontal inferior, e a área de Wernicke encontra-se no lobo temporal posterior. O córtex visual primário é mostrado no polo occipital.

minações axônicas. Há três classes de neurônios: *unipolar, bipolar* e *multipolar* (Figura 1-2B). A comunicação intercelular ocorre nas *sinapses*, nas quais ocorre a liberação de um *neurotransmissor*. As células da glia (neuróglia) incluem quatro tipos de *macróglia*. *Oligodendrócitos* e *células de Schwann* formam a bainha de mielina nos sistemas nervoso central e periférico, respectivamente.

Os *astrócitos* fornecem suporte metabólico e estrutural para os neurônios. As *células ependimárias* revestem o sistema ventricular. As células da glia (neuróglia) também consistem em *micróglia*, que são fagocíticas.

Anatomia regional do sistema nervoso

O sistema nervoso contém duas divisões separadas, o *sistema nervoso periférico* e o *sistema nervoso central*

(Figura 1-4). Cada sistema pode ser subdividido. A *divisão autônoma* do sistema nervoso periférico controla as glândulas e o músculo liso das vísceras e vasos sanguíneos, ao passo que a *divisão somática* fornece a inervação sensorial dos tecidos corporais e a inervação motora do músculo esquelético. Há sete componentes separados do sistema nervoso central (Figuras 1-4 e 1-6 até 1-12): (1) *medula espinal*, (2) *bulbo*, (3) *ponte*, (4) *cerebelo*, (5) *mesencéfalo*, (6) *diencéfalo*, contendo o *hipotálamo* e o *tálamo*, e (7) *hemisférios cerebrais*, contendo os *núcleos da base*, a *amígdala*, o *hipocampo* e o *córtex cerebral*. A face externa do córtex cerebral é caracterizada pelos *giros* (convoluções) (Figura 1-14). O córtex cerebral consiste em quatro lobos: *frontal, parietal, temporal* e *occipital*. O *lobo insular* está encoberto abaixo dos lobos frontal, parietal e temporal. O *corpo caloso*, uma *comis-*

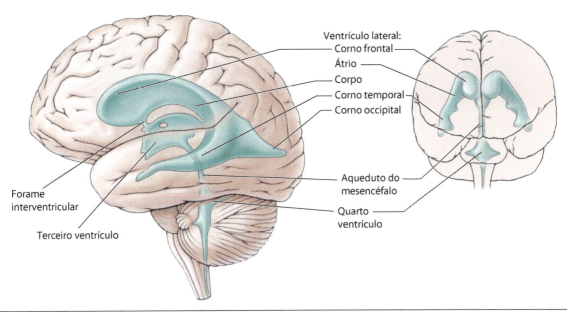

FIGURA 1-13 Sistema ventricular. Os ventrículos laterais, o terceiro ventrículo, o aqueduto do mesencéfalo e o quarto ventrículo são vistos a partir das faces lateral (esquerda) e frontal (direita) do encéfalo. O ventrículo lateral é dividido em quatro componentes principais: corno frontal, corpo, corno temporal e corno occipital. O átrio do ventrículo lateral é a região de confluência do corpo, do corno temporal e do corno occipital. O forame interventricular (de Monro) conecta cada ventrículo lateral ao terceiro ventrículo. O aqueduto do mesencéfalo conecta o terceiro e o quarto ventrículos.

sura, interconecta cada um dos lobos. Três conjuntos de estruturas encontram-se abaixo da superfície cortical: o *hipocampo*, a *amígdala* e os *núcleos da base*. O *sistema límbico* compreende um conjunto diverso de estruturas corticais e subcorticais. O *bulbo olfatório* situa-se na face orbital dos lobos frontais.

Sistema ventricular

O *sistema ventricular* consiste em cavidades preenchidas com o *LCS* e localizadas dentro do sistema nervoso central (Figura 1-13). Cada um dos ventrículos laterais está localizado em um dos hemisférios cerebrais; o *terceiro ventrículo* esta localizado no diencéfalo; e o *quarto ventrículo* encontra-se entre o tronco encefálico (ponte e bulbo) e o cerebelo. O *canal central* é o componente do sistema ventricular na medula espinal. Os *forames interventriculares* conectam os dois ventrículos laterais ao terceiro ventrículo. O *aqueduto do mesencéfalo* encontra-se no mesencéfalo e conecta o terceiro e o quarto ventrículos.

Meninges

O sistema nervoso central é recoberto por três camadas meníngeas, da mais externa para a mais interna: *dura-máter, aracnoide-máter* e *pia-máter* (Figura 1-15). A aracnoide-máter e a pia-máter são separadas pelo *espaço subaracnóideo*, que também contém LCS. Duas pregas proeminentes na dura-máter separam estruturas encefálicas: *foice do cérebro* e o *tentório do cerebelo* (Figura 1-15). Encontram-se localizados na dura-máter os *seios da dura-máter*, vasos sanguíneos de baixa pressão (Figura 1-15).

Eixos e planos de cortes

O sistema nervoso central está orientado ao longo de dois eixos principais (Figura 1-16): o *eixo rostrocaudal*, que também é denominado *eixo longitudinal*, e o *eixo dorsoventral*, perpendicular ao eixo longitudinal. Cortes através do sistema nervoso central são feitos em relação ao eixo longitudinal (Figura 1-17). Cortes *horizontais* são realizados paralelamente ao eixo longitudinal, de um lado a outro. Cortes *transverso* ou *coronal (frontal)* são realizados perpendicularmente ao eixo longitudinal, entre as faces posterior e anterior. Cortes *sagitais* são realizados de forma paralela ao eixo longitudinal e a linha mediana, também entre as faces posterior e anterior.

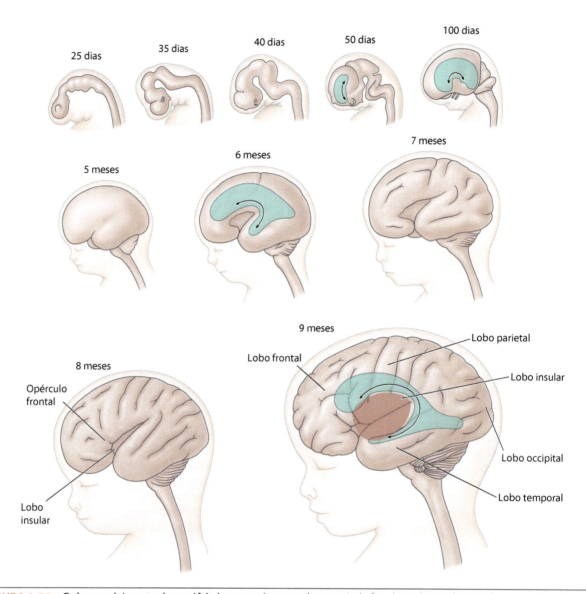

FIGURA 1-14 O desenvolvimento do encéfalo humano é mostrado a partir da face lateral em relação à face e ao formato geral do crânio. O ventrículo lateral está em verde. As setas desenhadas no ventrículo lateral mostram o desenvolvimento do formato em C. (Cortesia de Tom Prentiss, ilustrador.)

Capítulo 1   Organização do Sistema Nervoso Central   25

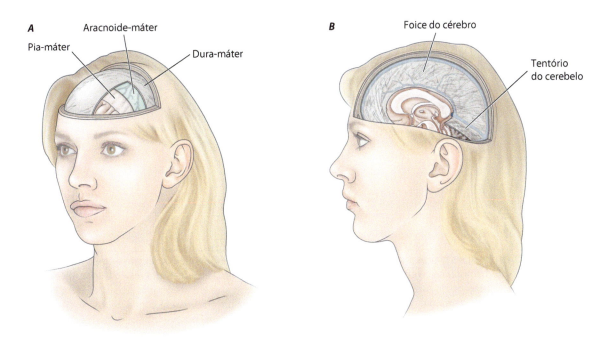

FIGURA 1-15 (**A**) As meninges consistem em dura-máter, aracnoide-máter e pia-máter. (**B**) As duas principais pregas da dura-máter são a foice do cérebro, que separa parcialmente os dois hemisférios cerebrais, e o tentório do cerebelo, que separa o cerebelo do hemisfério cerebral. (**A**, adaptada com permissão de Snell RS. Clinical Neuroanatomy. 7th ed. Lippincott Williams & WIlkins, 2010.)

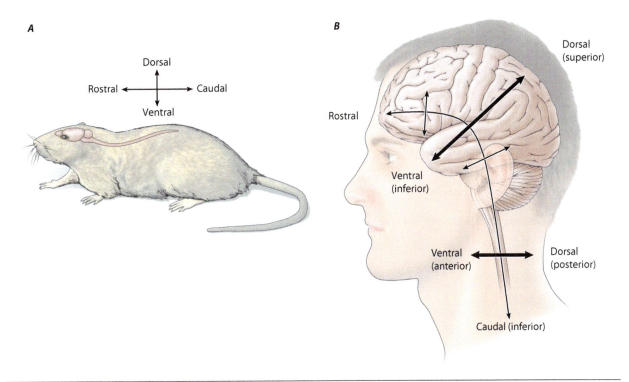

FIGURA 1-16 A ilustração dos eixos do sistema nervoso central corresponde ao de um rato (**A**), animal cujo sistema nervoso central é organizado de forma linear, e ao do ser humano (**B**), cujo sistema nervoso central possui uma flexura proeminente no mesencéfalo. (Reproduzida com permissão de Martin JH. *Neuroanatomy: Text & Atlas*, 2nd ed. Stamford, CT: Appleton & Lange, 1996.)

A Plano horizontal   **B** Plano frontal   **C** Plano sagital

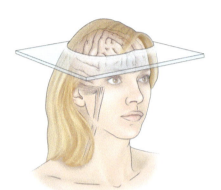 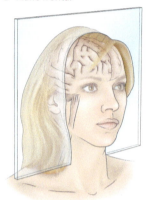 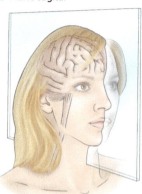

FIGURA 1-17 Os três principais planos anatômicos: (**A**) horizontal, (**B**) frontal e (**C**) sagital. Observa-se que o plano horizontal é mostrado por meio dos hemisférios cerebrais e diencéfalo. Um corte no mesmo plano, mas através do tronco encefálico ou da medula espinal, é chamado de corte transverso, porque secciona o neuroeixo em um ângulo reto (ver Figura 1-16B). O plano frontal é algumas vezes denominado transverso, porque também forma um ângulo reto com o neuroeixo (ver Figura 1-16B). Infelizmente, a terminologia fica ainda mais confusa. Um corte frontal (coronal) através dos hemisférios cerebrais e do diencéfalo secciona o tronco encefálico e a medula espinal paralelamente ao eixo longo das estruturas. No sentido exato da palavra, esse seria um corte horizontal. No entanto, esse termo não é útil para o encéfalo humano, por que um corte "horizontal" é orientado verticalmente.

Leituras selecionadas

Amaral DG, Strick PL. The organization of the central nervous system. In: Kandel ER, Schwartz JH, Jessell TM, Siegelbaum SA, and Hudspeth AJ, eds. *Principles of Neural Science*. 5th ed. New York, NY: McGraw-Hill, in press.

Kandel ER, Hudspeth AJ. The brain and behavior. In: Kandel ER, Schwartz JH, Jessell TM, Siegelbaum SA, and Hudspeth AJ, eds. *Principles of Neural Science*. 5th ed. New York, NY: McGraw-Hill, in press.

Suk I, Tamargo RJ. Concealed neuroanatomy in Michelangelo's separation of light from darkness in the Sistine Chapel. *Neurosurgery*. 2010;66(5):851-861.

Referências

Allen NJ, Barres BA. Glia: More than just brain glue. *Nature*. 2009;457:675-677.

Duvernoy HM. *The Human Hippocampus*. Munich, Germany: J. F. Bergmann Verlag; 1988.

Lee PR, Fields RD. Regulation of myelin genes implicated in psychiatric disorders by functional activity in axons. *Front Neuroanat*. 2009;3:4.

Paxinos G, Mai JK, eds. *The Human Nervous System*. London: Elsevier; 2004.

Raichle ME. A brief history of human brain mapping. *TINS*. 2009;32(2):118-126.

Sherman DL, Brophy PJ. Mechanisms of axon ensheathment and myelin growth. *Nat Rev Neurosci*. 2005;6(9): 683-690.

Volterra A, Meldolesi J. Astrocytes, from brain glue to communication elements: The revolution continues. *Nat Rev Neurosci*. 2005;6(8):626-640.

Questões de estudo

1. Qual das seguintes analogias melhor descreve a relação funcional entre partes diferentes de um neurônio?
    A. Um dendrito está para uma terminação axônica, assim como uma aferência pré-sináptica está para uma eferência pós-sináptica.
    B. Um corpo celular está para um dendrito, assim como a eferência sináptica está para a integração sináptica.
    C. Um corpo celular está para uma eferência sináptica, assim como um axônio está para a condução de um potencial de ação.
    D. Um dendrito está para a liberação de um neurotransmissor, assim como uma terminação axônica está para os receptores de neurotransmissores da membrana pós-sináptica.

Capítulo 1 Organização do Sistema Nervoso Central **27**

2. Qual dos componentes do neurônio a seguir está localizado dentro do trato da substância branca?
   A. Dendrito
   B. Corpo celular
   C. Axônio
   D. Terminação axônica

3. Qual das analogias seguintes melhor registra as partes de neurônios localizadas no núcleo?
   A. Apenas o corpo celular
   B. Corpos celulares e dendritos
   C. Corpos celulares, axônios e dendritos
   D. Corpos celulares, dendritos, axônios e terminações axônicas

4. Qual das analogias seguintes melhor descreve a função das células de Schwann e dos oligodendrócitos?
   A. A bainha de mielina dos axônios do sistema nervoso central está para a bainha de mielina dos axônios do sistema nervoso periférico
   B. A bainha de mielina dos axônios do sistema nervoso periférico está para a bainha de mielina dos axônios do sistema nervoso central
   C. A condução do potencial de ação do sistema nervoso central está para a condução do potencial de ação do sistema nervoso periférico
   D. A estrutura de um axônio do sistema nervoso periférico está para a estrutura de um axônio do sistema nervoso central

5. Uma pessoa sofre uma lesão traumática no encéfalo. Ocorrem hemorragia e inflamação no local da lesão. Quais dos tipos de células seguintes exercem uma função fagocítica na eliminação de resíduos sanguíneos e teciduais?
   A. Astrócitos
   B. Micróglia
   C. Células de Schwann
   D. Neurônios

6. Células ependimárias estão localizadas em quais das seguintes estruturas do sistema nervoso?
   A. Artéria do cérebro
   B. Ventrículos
   C. Córtex cerebral
   D. Gânglios sensoriais

7. Qual dos seguintes NÃO é componente do sistema nervoso periférico?
   A. Corpo celular de neurônio motor
   B. Gânglios simpáticos
   C. Raiz posterior
   D. Raiz anterior

8. Qual das seguintes NÃO é uma característica da divisão autônoma do sistema nervoso?
   A. Inervação das glândulas
   B. Inervação do músculo liso do intestino
   C. Inervação dos neurônios motores somáticos que inervam os músculos dos membros
   D. Inervação do músculo liso nas paredes dos vasos sanguíneos

9. Qual dos seguintes melhor descreve sulco e giros?
   A. Regiões funcionais do encéfalo localizadas nos giros
   B. Sulcos separados dos lobos do encéfalo
   C. Giros são as proeminências, e sulcos são fendas que separam os giros
   D. Sulcos são as proeminências, e os giros são fendas que separam os sulcos

10. Qual dos seguintes melhor descreve a localização das principais regiões do encéfalo?
    A. O tálamo está localizado posteriormente (rostral) ao mesencéfalo.
    B. Os núcleos da base estão localizados anteriormente (ventrais) ao cerebelo.
    C. O mesencéfalo está localizado inferiormente (caudal) ao bulbo.
    D. O cerebelo está localizado anteriormente (ventral) à ponte.

11. Um paciente possui um tumor na região do lobo insular. Qual das seguintes escolhas melhor descreve a localização do tumor?
    A. Está encoberto abaixo da face do encéfalo, sob o lobo frontal.
    B. Está encoberto abaixo dos lobos frontal e parietal.
    C. Está encoberto abaixo dos lobos frontal, parietal e temporal
    D. Está encoberto abaixo dos lobos frontal, parietal, temporal e occipital

12. Um lançador de beisebol foi atingido na cabeça por uma bola. O impacto da bola atingindo a cabeça provocou uma fratura no crânio, na órbita esquerda. Qual das seguintes estruturas do encéfalo está localizada mais próxima do local da fratura?
    A. Lobo frontal inferior
    B. Giro pós-central
    C. Fissura calcarina
    D. Corno frontal do ventrículo lateral

13. Complete a frase a seguir usando a opção mais apropriada: A foice do cérebro separa
    A. os lobos occipitais e o cerebelo
    B. o cerebelo e o bulbo
    C. os dois hemisférios cerebrais
    D. as duas metades do diencéfalo

14. O átrio do ventrículo lateral está localizado dentro de qual divisão principal do sistema nervoso central?
    A. Ponte
    B. Cerebelo
    C. Córtex cerebral
    D. Diencéfalo

15. Uma RM do encéfalo, no plano frontal (coronal), não mostraria em uma única fatia de imagem qual par de estruturas das regiões do encéfalo listadas a seguir?
    A. Lobo frontal e lobo temporal
    B. Lobo frontal e lobo occipital
    C. Lobo parietal e cerebelo
    D. Lobo temporal e ventrículo lateral

Capítulo 2

Organização Estrutural e Funcional do Sistema Nervoso Central

CASO CLÍNICO | Paralisia do olhar fixo horizontal com escoliose progressiva

Paralisia do olhar fixo horizontal com escoliose progressiva (HGPPS, de *horizontal gaze palsy with progressive escoliosis*) é uma síndrome genética extremamente rara. É o resultado da mutação do gene ROBO3, essencial para a orientação do axônio normal em muitos neurônios em desenvolvimento, incluindo-se aqueles do trato corticospinal e do lemnisco medial. As mutações nesse gene estão associadas a uma falha do cruzamento (decussação) axônico em determinadas regiões do encéfalo. Como é muito rara, essa síndrome provavelmente não é encontrada na prática médica de rotina. Apesar disso, ao se examinarem imagens de encéfalos de pacientes com HGPPS, foi possível ver como a estrutura do encéfalo muda quando a decussação não ocorre. Além disso, ao avaliarem-se os sinais neurológicos e os resultados do teste eletrofisiológico, foi possível notar de que maneira a mutação afeta a forma como a informação motora e sensorial é processada pelo encéfalo.

Um menino de 12 anos com mutação geneticamente determinada do gene ROBO3 foi examinado com relação às funções somatossensorial, motora dos membros e oculomotora. O teste sensorial não revelou comprometimento. O menino tem instabilidade moderada da marcha e um tremor durante o desempenho de movimentos corporais (**tremor de intenção**). Ele é capaz de acompanhar um estímulo visual movendo verticalmente os olhos, porém é incapaz de acompanhar um estímulo de movimento horizontal. Os olhos permanecem fixos olhando para frente, bilateralmente.

A Figura 2-1A1 é uma imagem de ressonância magnética (RM) mediossagital de uma pessoa com HGPPS. O tecido encefálico é composto por matizes de cinza (substância cinzenta mais escura do que a substância branca) e líquido cerebrospinal (LCS) preto. O colchete está localizado posteriormente à ponte e bulbo. O LCS penetra nessa região na linha mediana em virtude de um sulco raso. Observa-se que este não está presente na

---

O sistema funículo posterior-lemnisco medial e o trato corticospinal possuem um componente em cada nível do neuroeixo

Os sistemas moduladores do encéfalo possuem conexões difusas e utilizam neurotransmissores diferentes

Neurônios na parte basilar do telencéfalo e no diencéfalo contêm acetilcolina

A substância negra e a área tegmental ventral contêm neurônios dopaminérgicos

Neurônios no *locus ceruleus* dão origem a uma projeção noradrenérgica

Neurônios dos núcleos da rafe usam serotonina como neurotransmissor

Orientações para o estudo da anatomia regional e interconexões do sistema nervoso central

A medula espinal possui uma região celular central circundada por uma região contendo axônios mielinizados

A direção do fluxo de informação possui seu próprio conjunto de termos

Características superficiais do tronco encefálico distinguem estruturas internas básicas

A organização do bulbo varia de caudal para rostral

Os núcleos da ponte circundam os axônios do trato corticospinal na base da ponte

A face posterior do mesencéfalo contém os colículos

O tálamo transmite informação das estruturas subcorticais para o córtex cerebral

A cápsula interna contém axônios ascendentes e descendentes

Neurônios do córtex cerebral são organizados em camadas

O córtex cerebral possui uma organização de aferência-eferência

O mapa citoarquitetônico do córtex cerebral é a base para um mapa da função cortical

Quadro 2-1 Técnicas anatômicas para o estudo da anatomia regional e microscópica do sistema nervoso central humano

Quadro 2-2 Imagem de ressonância magnética visualiza a estrutura e a função do encéfalo humano *"in vivo"*

Resumo
Leituras selecionadas
Referências
Questões de estudo

— Continua na página seguinte

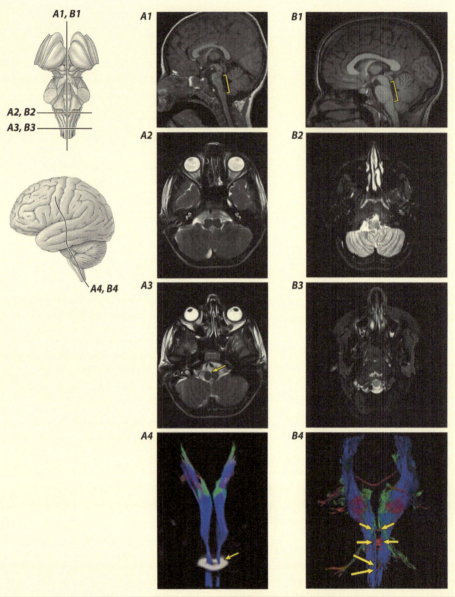

FIGURA 2-1 Imagens do encéfalo de pacientes com paralisia de olhar fixo horizontal com escoliose progressiva (HGPPS) são mostradas à esquerda, e imagens do encéfalo de uma pessoa saudável, à direita. 1. RM mediossagital. O colchete marca a região de um sulco mediano em um paciente com HGPPS. 2. RM em secções transversais pelo bulbo. Há um achatamento anormal da parte superior (rostral) do bulbo (**A2**) e um sulco anterior (ventral) na parte inferior (caudal) do bulbo (**A3**). 4. A imagem por tensor de difusão (DTI) dos tratos corticospinais. Os tratos são mostrados aproximadamente a partir do nível da cápsula interna (parte superior) até a parte inferior (caudal) do bulbo (parte inferior). Os tratos corticospinais do paciente (A4) não mostram decussação de fibras, ao passo que o trato de uma pessoa saudável (B4) mostra muitos locais de decussação de fibras. A decussação do trato corticospinal (vermelho) está no nível das duas setas grandes. Outras decussações são identificadas pelas setas menores. As inserções na parte inferior direita mostram os planos de imagem para as partes 1-4. (**A1**, reproduzida com a permissão de Bosley TM, Salih MA, Jen JC, et al. Neurologic features of horizontal gaze palsy and progressive scoliosis with mutations in ROBO3. *Neurology.* 2005;64(7):1196-1203. **A2**, **A3** e **A4**, reproduzidas com a permissão de Haller S, Wetzel SG, and Lutschg J. Functional MRI, DTI, and neurophysiology in horizontal gaze palsy with progressive scoliosis. *Neuroradiology.* 2008;50(5):453-459. **B1**, **B2** e **B3**, cortesia do Dr. Joy Hirsch, Columbia University. **B4**, reproduzida com a permissão de Poretti A, Boltshauser E, Loenneker T, et al. Diffusion tensor imaging in Joubert syndrome. *AJNR. Am J Neuroradiol.* 2007;28(10):1929-1933.)

Capítulo 2 Organização Estrutural e Funcional do Sistema Nervoso Central

RM-controle (Figura 2-1B1). A RM transversal através da parte superior do bulbo (A2) revela uma anormalidade de aparência achatada no paciente com HGPPS em comparação ao encéfalo-controle (B2). Um corte através da parte inferior (caudal) do bulbo revela um sulco mediano profundo e aberrante (A3, seta; B3).

O teste neurofisiológico foi conduzido para avaliar-se a integridade do tato e das vias de passagem motoras corticospinais (ver Figura 2-2). Para determinar a função da via de passagem sensorial, a pele é estimulada eletricamente, e a mudança geral na atividade neural contínua do lobo parietal (i.e., EEG) é registrada. O registro do EEG na região do córtex somatossensorial em resposta ao estímulo elétrico da pele revelou ativação ipsilateral, não a ativação contralateral habitual. Para determinar-se a função do trato corticospinal, utilizou-se estimulação magnética transcraniana (TMS) a fim de ativar-se o córtex motor, e registrou-se a mudança produzida na atividade muscular. A estimulação magnética transcraniana do córtex motor ativou os músculos no lado ipsilateral, e não no lado contralateral típico.

Finalmente, a **imagem por tensor de difusão** (DTI, estudada no Quadro 2-2) foi realizada nas RMs do paciente com a finalidade de acompanhar-se o trato corticospinal. Esse método permite obterem-se imagens das vias de passagem neurais no encéfalo. A Figura 2-1A4 mostra a representação da DTI de um paciente com HGPPS. Há duas vias de passagem paralelas. As setas mostram a parte inferior (caudal) do bulbo, na qual a decussação normalmente ocorre. Além disso, não há outras decussações ao longo da via de passagem. B4 é uma DTI de um paciente-controle saudável. As setas grandes apontam para a decussação das pirâmides (vermelho), e as setas menores estão voltadas para outras decussações do tronco encefálico da via de passagem. Aprenderemos sobre essas vias de passagem nos capítulos finais.

A partir dessas informações:

1. **Em que nível posteroanterior (dorsoventral) os axônios das vias de passagem motora e sensorial cruzam a linha mediana?**
2. **A decussação de todos os axônios da parte central do sistema nervoso é evitada nessa síndrome genética?**

Sinais neurológicos principais e estruturas do encéfalo danificadas correspondentes

Sulcos medianos posterior e anterior

As vias de passagem sofrem decussação na linha mediana. Além da presença de muitas proteínas estruturais, os axônios em decussação também fornecem alguma fixação física dos dois lados do tronco encefálico. Con-

clui-se que, sem a decussação ou com uma quantidade reduzida de axônios em decussação, os dois lados do encéfalo naquele ponto não se aderem. Um espaço é revelado indiretamente em razão da presença do LCS. Isso é muito semelhante com LCS nos sulcos do córtex cerebral. Como essa síndrome é muito rara, não há amostras histopatológicas. Essencialmente, a Figura 2-1A1 mostra que o corpo caloso está presente no paciente, indicando que nem toda decussação é evitada nessa síndrome genética. Os neurônios do corpo caloso usam um mecanismo diferente para guiar os axônios pela linha mediana em vez do trato corticospinal. Ainda não compreende-se como esse defeito genético produz escoliose, que é a curvatura da coluna vertebral.

Ausência de movimento horizontais dos olhos

Como será visto no Capítulo 12, os movimentos horizontais dos olhos são coordenados por neurônios que possuem um axônio o qual sofre decussação na parte posterior (dorsal) da ponte. Normalmente, há uma decussação importante onde o sulco posterior mediano está presente (Figura 2-1A1). Sem essa decussação e outra alteração no circuito, não há movimentação horizontal dos olhos.

Trato corticospinal ipsilateral e sinalização do funículo posterior-lemnisco medial

Tanto o trato corticospinal como o sistema funículo posterior-lemnisco medial possuem uma decussação na parte inferior (caudal) do bulbo. A decussação motora encontra-se inferior à decussação somatossensorial. Novamente, a fenda estruturalmente anormal presente na parte anterior (ventral) do bulbo aponta a ausência ou poucos axônios em decussação dos dois sistemas. Isso é consistente com os resultados do teste eletrofisiológico e com a imagem por tensor de difusão para o trato corticospinal. O tremor é provavelmente consequência de um circuito anormal entre o córtex e o cerebelo. Neurônios do tronco encefálico transmitem sinais do córtex, de um lado, para o cerebelo, no outro. Essa decussação também não ocorre na HGPPS.

Referências

Bosley TM, Salih MA, Jen JC, et al. Neurologic features of horizontal gaze palsy and progressive scoliosis with mutations in ROBO3. *Neurology*. 2005;64(7):1196-1203.

Haller S, Wetzel SG, Lutschg J. Functional MRI, DTI and neurophysiology in horizontal gaze palsy with progressive scoliosis. *Neuroradiology*. 2008;50(5):453-459.

Jen JC, Chan WM, Bosley TM, et al. Mutations in a human ROBO gene disrupt hindbrain axon pathway crossing and morphogenesis. *Science*. 2004;304(5676):1509-1513.

Martin J, Friel K, Salimi I, Chakrabarty S. Corticospinal development. In: Squire L, ed. *Encyclopedia of Neuroscience*. Vol 3. Oxford: Academic Press; 2009:302-214.

Seção I O Sistema Nervoso Central

A partir de uma consideração da anatomia regional e funcional do sistema nervoso central, surge o princípio da **localização funcional**. Cada divisão principal do sistema nervoso central, cada lobo do córtex e até mesmo giros dentro dos lobos realizam um conjunto de funções limitadas e muitas vezes únicas. Ao contrário da maioria dos órgãos do corpo – como coração, estômago ou músculos dos membros, nos quais a estrutura ajuda a prever a função –, a estrutura macroscópica do encéfalo fornece pouca compreensão da função geral, muito menos das nuances de sua função na percepção, no movimento, no pensamento ou nas emoções. Por exemplo, o lobo frontal inferior e o lobo parietal superior têm praticamente a mesma aparência; ambos possuem uma topografia ondulada de giros e sulcos. Microscopicamente, são notavelmente semelhantes, cada um com neurônios organizados em seis camadas. Contudo, o lobo frontal inferior atua na produção da fala, e o lobo parietal é importante na atenção. Essas diferenças funcionais acontecem em grande parte como resultado das conexões com outras regiões do encéfalo. O lobo frontal inferior recebe informação relacionada com sons da fala e conecta-se com os centros motores do encéfalo, principalmente aqueles que controlam os músculos da face e da boca. Já o lobo parietal superior recebe informação sensorial distinta, sobretudo informação visual, e conecta-se com áreas do encéfalo importantes para o comportamento planejado, em especial prestar atenção àquilo que interessa. Enquanto a lógica da localização funcional é compreendida com base em como os circuitos neuronais desenvolvem conexões específicas, há pouco discernimento da lógica de por que as funções estão localizadas onde estão.

Além de conexões específicas entre estruturas, existem circuitos neurais com conexões muito difundidas que modulam as ações dos sistemas neurais com funções específicas. Considera-se como o estado do encéfalo materno em repouso é mobilizado pelo som do choro do bebê durante a noite. Em um instante, a percepção torna-se aguçada, os movimentos são coordenados, e os julgamentos são sensatos. Os sistemas neurais medeiam o despertar de sentimentos e interesses, e outras funções generalizadas contam com a participação de ações integradas de diferentes partes do tronco encefálico. Efetivamente, esses sistemas reguladores utilizam neurotransmissores específicos, como a serotonina ou dopamina, para executar as ações. Esses sistemas reguladores específicos de neurotransmissores também são importantes na disfunção comportamental humana, porque muitas das ações são anormais na doença psiquiátrica.

Considerando os padrões de conexões neurais entre estruturas específicas, este capítulo começa a explicar como os diversos componentes da medula espinal e do encéfalo alcançam suas funções sensoriais, motoras e de integração específicas. Primeiro, o capítulo estuda a organização geral dos sistemas neurais, considerando o tato e o sentido de posição dos membros e o controle do movimen-

to voluntário. O sentido de posição dos membros é a capacidade de perceber a localização e a orientação dos membros com os olhos fechados. Como esses sistemas estão por todas as principais divisões do encéfalo para executar suas funções, são excelentes para introduzir relações gerais estrutura-função. Finalmente, estuda as principais projeções radiológicas e secções anatômicas de todo o encéfalo e da medula espinal. Uma compreensão dos diferentes sistemas neurais é reforçada pela identificação dos locais desses sistemas no sistema nervoso central. O conhecimento da localização de núcleos e tratos nesses cortes anatômicos é importante não apenas para a compreensão da neuroanatomia, mas também para aprender a identificar a estrutura do encéfalo nas imagens radiológicas.

O sistema funículo posterior-lemnisco medial e o trato corticospinal possuem um componente em cada nível do neuroeixo

A principal via de passagem para o tato e o sentido de posição dos membros, o **sistema funículo posterior-lemnisco medial**, e a via de passagem principal para os movimentos voluntários, o **trato corticospinal**, possuem uma organização longitudinal, praticamente estendendo-se por todo o neuroeixo. Essas duas vias de passagem são bons exemplos de como padrões específicos de conexões entre estruturas em níveis diferentes do neuroeixo produzem um circuito com uma quantidade limitada de funções. Isso não significa que não existam outros sistemas neurais para esses sentidos do corpo e funções de controle. De fato, muitos sistemas atuam juntos, até mesmo em função de movimentos e percepções mais simples. Analisar as funções básicas dos circuitos em isolamento, como aqui, proporciona um ponto inicial para compreender a neuroanatomia funcional.

O sistema funículo posterior-lemnisco medial é denominado **via ascendente**, porque transporta informação dos receptores sensoriais na periferia para os níveis inferiores do sistema nervoso central, como o tronco encefálico, e a seguir para os níveis superiores, como o tálamo e o córtex cerebral. Por sua vez, o trato corticospinal, uma **via descendente**, transporta informação do córtex cerebral para um nível inferior do sistema nervoso central, a medula espinal.

O sistema funículo posterior-lemnisco medial (Figura 2-2A) consiste em um circuito de três neurônios que liga a periferia ao córtex cerebral. Embora existam apenas três neurônios nesse circuito, muitos milhares de neurônios, em cada nível, são normalmente empregados durante experiências táteis normais. Cada um dos neurônios na figura representa muitas centenas ou milhares. Os primeiros neurônios no circuito são aqueles dos gânglios sensitivos do nervo espinal, que traduzem estímulo de energia em sinais neurais e transmitem essa informação diretamente

Capítulo 2 Organização Estrutural e Funcional do Sistema Nervoso Central

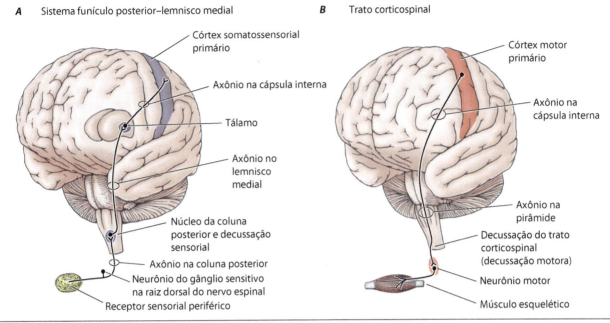

FIGURA 2-2 Organização longitudinal do sistema funículo posterior-lemnisco medial (**A**) e trato corticospinal (**B**).

para a medula espinal e o tronco encefálico. Esse componente do sistema é uma linha de transmissão rápida, estando visível na face dorsal da medula espinal como **coluna posterior** (ver Figura 2-5B).

A primeira sinapse é feita no **núcleo da coluna posterior**, um núcleo relé no bulbo. Um **núcleo relé** processa sinais aferentes e transmite essa informação para o componente seguinte do circuito.

Os corpos celulares dos neurônios secundários na via de passagem estão localizados no núcleo da coluna posterior. Os axônios desses neurônios de segunda ordem cruzam a linha mediana ou sofrem **decussação**. Em razão dessa decussação, a informação sensorial de um lado do corpo é processada pelo lado oposto do encéfalo. Grande parte das vias sensoriais (e motoras) sofre decussação em algum ponto ao longo do trajeto. Enquanto se compreendem os mecanismos moleculares de como alguns axônios cruzam a linha mediana e outros não, surpreendentemente desconhece-se a razão pela qual sistemas neurais específicos sofre decussação. O caso apresentado neste capítulo descreve a perda da decussação do sistema funículo posterior-lemnisco medial em consequência de um defeito genético.

Após cruzar a linha mediana, os axônios sobem no trato do tronco encefálico, o **lemnisco medial**, para realizarem sinapse em um núcleo relé específico no **tálamo**. De lá, os neurônios de terceira ordem enviam axônios através da substância branca subjacente ao córtex, na **cápsula interna**. Esses axônios fazem sinapse nos neurônios presentes no **córtex somatossensorial primário**, que está localizado no giro pós-central do lobo parietal (Figura 2-2A). Cada sistema sensorial possui uma área cortical primária e diversas áreas de ordem superior. A área primá-

ria processa informação sensorial básica, e as áreas de ordem superior participam na elaboração do processamento sensorial que leva à percepção. Um dano a esse sistema, mais comumente no nível espinal, torna as discriminações táteis minuciosas difíceis e prejudica o sentido de posição dos membros.

Axônios do trato corticospinal descem do córtex cerebral para terminarem nos neurônios motores, na medula espinal (Figura 2-2B). Ao contrário do sistema funículo posterior-lemnisco medial, no qual as linhas de transmissão rápida são interrompidas por séries de sinapses nos núcleos relés, o trato corticospinal consiste em neurônios simples que ligam o córtex diretamente à medula espinal. Os corpos celulares de muitos neurônios do trato corticospinal estão localizados no córtex motor primário, no **giro pré-central** do lobo frontal, imediatamente rostrais ao córtex somatossensorial primário. Os axônios desses neurônios deixam o córtex motor e seguem para baixo na cápsula interna, próximos dos axônios talâmicos que transmitem informação para o córtex somatossensorial.

O trato corticospinal emerge inferiormente ao hemisfério cerebral para seguir anteriormente dentro do tronco encefálico. No bulbo, os axônios corticospinais formam a **pirâmide**, um ponto de referência proeminente na face anterior (ventral). Na parte inferior (caudal) do bulbo, grande parte dos axônios corticospinais sofre decussação (decussação piramidal ou motora). No estudo do caso, um comprometimento genético resultou na perda da decussação das pirâmides (Figura 2-1A4). Os axônios do trato corticospinal descem na medula espinal, na qual seguem dentro da substância branca antes de terminarem nos neurônios motores, na substância cinzenta. Esses neurônios motores inervam o músculo esquelético, sendo algumas vezes denominados neurônios motores inferiores. Os neurônios do córtex motor que dão origem ao trato corticospinal são muitas vezes denominados neurônios motores superiores. Pacientes com lesão no trato corticospinal, comumente provocada pela interrupção do suprimento sanguíneo para a cápsula interna ou lesão à medula espinal, demonstram uma abrangência do comprometimento, dependendo da extensão do dano, que varia desde a diminuição das habilidades motoras minuciosas e fraqueza muscular até a paralisia. O acompanhamento dessas vias de passagem mostra quantas regiões encefálicas diferentes são requisitadas para ação em funções motoras e sensórias simples.

Os sistemas moduladores do encéfalo possuem conexões difusas e utilizam neurotransmissores diferentes

A especificidade das conexões neurais caracteriza as vias de passagem sensoriais e motoras somáticas. O sistema funículo posterior-lemnisco medial medeia nossa sensação tátil porque conecta especificamente receptores táteis na pele a regiões específicas do córtex cerebral. De forma semelhante, a função do trato corticospinal no controle do movimento é atribuída por suas conexões específicas com os circuitos neurais na medula espinal. Existem várias exceções primordiais nas quais os sistemas de neurônios possuem projeções mais difundidas, e em cada caso considera-se que esses sistemas auxiliam funções mais generalizadas, incluindo-se motivação, despertar de sentimentos ou interesses e a facilitação do aprendizado e memória. Os corpos celulares de **neurônios de projeção difusa** estão localizados por todo o tronco encefálico, diencéfalo e parte basilar do telencéfalo; alguns são agrupados em núcleos distintos, e outros, dispersos, terminando por todas as divisões do sistema nervoso central.

Quatro sistemas de neurônios de projeção difusa são destacados aqui em razão de sua importância nos sistemas sensorial, motor e de integração, examinados em capítulos subsequentes. Cada sistema utiliza um neurotransmissor diferente: acetilcolina, dopamina, noradrenalina ou serotonina. Muitos dos neurônios que utilizam um desses neurotransmissores também contêm outros compostos neuroativos, como peptídeos, que são liberados nas sinapses simultaneamente. A disfunção desses sistemas ocorre em muitas doenças psiquiátricas e neurológicas.

Neurônios na parte basilar do telencéfalo e no diencéfalo contêm acetilcolina

Os axônios de neurônios contendo **acetilcolina (acetilcolinérgicos)** na parte basilar do telencéfalo (i.e., na base dos hemisférios cerebrais) e em diversos outros locais, incluindo-se a parte lateral do hipotálamo, projetam-se por todo o córtex cerebral e hipocampo (Figura 2-3A). A acetilcolina aumenta a excitabilidade dos neurônios corticais, especialmente nas áreas de associação. Na **doença de Alzheimer**, uma doença neurológica na qual os indivíduos perdem as memórias e as funções cognitivas, esses neurônios colinérgicos se degeneram. Neurônios colinérgicos também existem no núcleo tegmental pedunculopontino, localizado na ponte. Esses neurônios colinérgicos estão implicados no controle do movimento desordenado (sem coordenação) na doença de Parkinson.

A substância negra e a área tegmental ventral contêm neurônios dopaminérgicos

As células de origem do sistema dopaminérgico estão localizadas, na sua maioria, no mesencéfalo (Figura 2-3B1), na **substância negra** e na **área tegmental ventral**; os principais alvos desses neurônios dopaminérgicos são o estriado e partes do lobo frontal. A dopamina influencia intensamente os sistemas do encéfalo utilizados na organização do comportamento e planejamento de movimentos. Existem pelo menos cinco tipos de receptores de dopamina principais, que apresentam distribuições diferentes dentro do sistema nervoso central e ações celulares distintas. Sabe-se mais das consequências clínicas do dano aos sistemas dopaminérgicos do que de outros sistemas específicos de neurotransmissores. Na **doença de Parkinson**, por exemplo, há uma perda de neurônios dopaminérgicos na substância negra. Movimentos tornam-se lentos em pacientes com doença de Parkinson, e estes desenvolvem tremores (ver Capítulo 14). Esses sinais motores melhoram com a terapia de reposição de dopamina. A dopamina também está implicada na esquizofrenia por meio de ações da área tegmental ventral. O hipotálamo também contém neurônios dopaminérgicos importantes no controle neuroendócrino e, por meio das projeções descendentes, na regulação da divisão autônoma do sistema nervoso e no controle do músculo esquelético.

Neurônios no *locus ceruleus* dão origem a uma projeção noradrenérgica

Embora existam numerosos núcleos no tronco encefálico com neurônios noradrenérgicos (Figura 2-3B2), o *locus ceruleus* possui as projeções mais difundidas. Com base nas conexões e propriedades fisiológicas dos neurônios do *locus ceruleus*, considera-se que essa projeção noradrenérgica exerça uma função importante na resposta do encéfalo a estímulos estressantes, especialmente aqueles que despertam medo. O *locus ceruleus*, por meio de suas projeções noradrenérgicas muito difundidas, está implicado na depressão e nos ataques de pânico, um transtorno de ansiedade. Grupos de células noradrenérgicos adicionais estão localizados na parte inferior (caudal) da ponte e bulbo; esses neurônios são ativamente atuantes na manutenção do funcionamento da parte simpática do sistema nervoso, especialmente na regulação da pressão arterial.

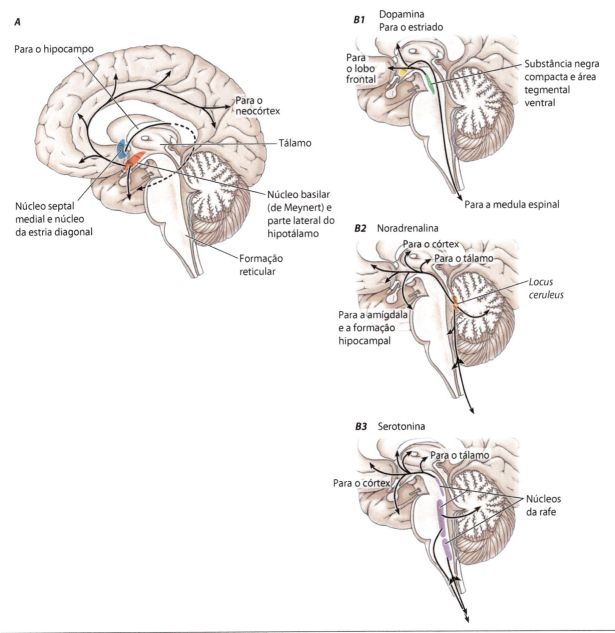

FIGURA 2-3 Grupos de neurônios do tronco encefálico e mesencéfalo possuem projeções difusas para todo o sistema nervoso central. (**A**) Ilustração esquemática do padrão de projeção difusa dos neurônios contendo acetilcolina (acetilcolinérgicos) no núcleo basilar (de Meynert), núcleos septais e núcleos da estria diagonal (de Broca). Muitos dos axônios que se projetam para a formação hipocampal seguem no fórnice (linha tracejada). (**B1**) Neurônios dopaminérgicos na substância negra e área tegmental ventral. O amarelo indica a localização dos neurônios dopaminérgicos no hipotálamo. (**B2**) Neurônios contendo noradrenalina (noradrenérgicos) no *locus ceruleus*. (**B3**) Neurônios contendo serotonina (serotonérgicos) nos núcleos da rafe.

Neurônios dos núcleos da rafe usam serotonina como neurotransmissor

Os **núcleos da rafe** (Figura 2-3B3) consistem em numerosos grupos de neurônios do tronco encefálico localizados próximos da linha mediana. Neurônios nos núcleos da rafe utilizam serotonina como um neurotransmissor. As ações dos sistemas da serotonina são diversificadas porque, assim como a dopamina, existem muitos tipos de receptores da serotonina diferentes. Os núcleos da rafe provenientes da parte superior (rostral) da ponte e do mesencéfalo dão origem a projeções ascendentes.

Disfunções da projeção serotonérgica ascendente para o diencéfalo e telencéfalo estão implicadas nos transtornos do pensamento e de humor. Projeções dos núcleos da rafe no bulbo visam outras regiões do tronco encefálico

Quadro 2-1

Técnicas anatômicas para o estudo da anatomia regional e microscópica do sistema nervoso central humano

Existem dois métodos anatômicos principais para o estudo da neuroanatomia humana regional normal usando-se tecido *post mortem*. **Corantes para mielina** usam pigmentos que se ligam à bainha de mielina envolvendo os axônios. Infelizmente, no material corado para mielina, as substâncias branca e cinzenta coram-se levemente. (Os termos substância branca e substância cinzenta derivam de sua aparência no tecido fresco.) **Corantes celulares** utilizam pigmentos que se ligam a componentes dentro do corpo celular do neurônio. Tecidos preparados com um corante celular ou um corante para mielina possuem uma aparência caracteristicamente distinta (Figura 2-3A, B). Os diversos métodos de coloração são utilizados para revelar traços distintos da organização do sistema nervoso. Por exemplo, corantes celulares são utilizados para caracterizar a arquitetura celular dos núcleos e áreas corticais, e os corantes para mielina para revelar a topografia geral das regiões do encéfalo. O corante para mielina também é utilizado para revelar a localização de axônios danificados, porque, após o dano, a bainha de mielina degenera-se. Isso resulta em tecido sem coloração, o qual, em outras circunstâncias, teria coloração escura (Figura 2-5D).

Outros métodos de coloração revelam detalhes da morfologia dos neurônios – dendritos, corpo celular e axônio (Figura 2-4C) – ou a presença de substâncias químicas neuronais específicas como neurotransmissores, moléculas receptoras ou enzimas (ver Figura 14-12A). Determinados corantes lipofílicos que se difundem preferencialmente ao longo das membranas neurais são aplicados diretamente em exemplares de encéfalo humano *post mortem*. Essa técnica permite o delineamento de algumas conexões neurais no encéfalo humano, porque os axônios no local da aplicação do marcador são detectados.

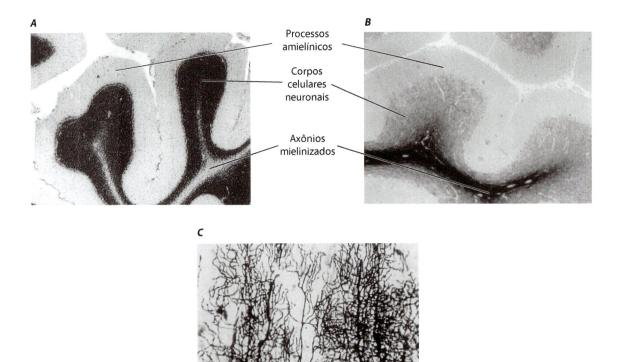

FIGURA 2-4 Coloração anatômica do sistema nervoso central. (**A**) Corte corado com coloração de Nissl através do córtex cerebelar; (**B**) corte corado com pigmento para mielina através do córtex cerebelar; (**C**) coloração de Golgi de uma célula de Purkinje do cerebelo.

e da medula espinal. Uma função da projeção serotonérgica para a medula espinal é controlar o fluxo de informação relacionada à dor proveniente dos membros e tronco para o sistema nervoso central.

Orientações para o estudo da anatomia regional e interconexões do sistema nervoso central

O restante deste capítulo salienta a organização do sistema nervoso central a partir da perspectiva de sua estrutura interna. Neste e nos capítulos subsequentes, cortes corados para mielina e imagens de ressonância magnética (RM) são utilizados como auxílio para ilustrar-se a organização estrutural e funcional do sistema nervoso central. Enquanto muitas estruturas são diferenciadas claramente de suas vizinhas em razão das alterações morfológicas limítrofes, localizar outra estrutura é difícil, em relação aos cortes corados para mielina, porque as estruturas vizinhas coram-se de maneira semelhante. A única maneira de diferenciar estruturas semelhantes nos cortes corados para mielina é examinando o tecido de uma pessoa que teve dano prolongado no sistema nervoso durante a vida. Estruturas comprometidas e intactas, como estudado nesta seção, parecem diferentes. De forma semelhante, estruturas circunvizinhas nas RMs de pessoas saudáveis podem ou não parecer diferentes, dependendo se possuem o mesmo conteúdo de íon hidrogênio (ver Quadro 2-2), a propriedade tecidual básica na imagem de ressonância magnética. Neste caso, também, as imagens de sistemas nervosos saudáveis e comprometidos precisam ser comparadas para revelar os sistemas. Além disso, as RMs frequentemente não fornecem detalhes suficientes para o aprendizado da neuroanatomia. Para evitar essas limitações, é utilizada uma combinação de imagens radiológicas e histológicas em todo o livro, incluindo-se imagens funcionais. Neste capítulo, imagens radiológicas e histológicas da medula espinal, do tronco encefálico (cinco níveis) e diencéfalo e telencéfalo (dois níveis) são utilizadas para ilustrar as funções e localizações de núcleos e tratos.

A medula espinal possui uma região celular central circundada por uma região contendo axônios mielinizados

Um segmento espinal é mostrado na Figura 2-5A. A substância cinzenta da medula espinal contém duas regiões distintas funcionalmente, os **cornos posterior** e **anterior** (Figura 2-5B). O corno posterior é a parte receptora ou sensorial da substância cinzenta da medula espinal, e o corno anterior é a parte motora. A substância branca da medula espinal, que circunda a substância cinzenta, contém três funículos orientados craniocaudalmente, nos

quais os axônios sobem ou descem: os funículos posterior, lateral e anterior. Entre a substância cinzenta nos dois lados da medula espinal encontra-se o **canal central**, um componente do sistema ventricular. Partes do canal central se fecham no adulto.

Neurônios receptores somatossensoriais, **neurônios do gânglio sensitivo da raiz dorsal do nervo espinal** inervam o tecido periférico e transmitem essa informação sensorial para os neurônios do sistema nervoso central (Figura 2-5A, B). Os axônios dos neurônios do gânglio sensitivo do nervo espinal penetram na medula espinal por meio de uma radícula posterior, ramificam-se e projetam seus axônios diretamente nas substâncias branca e cinzenta da medula espinal. Os neurônios do gânglio sensitivo da raiz dorsal que percebem o tato e a posição dos membros possuem um ramo axônico o qual penetra na coluna posterior e sobe até o tronco encefálico para percepção (Figura 2-5A, B). Esses neurônios receptores sensoriais também terminam na medula espinal para a mediação de reflexos.

Os neurônios do corno anterior auxiliam os movimentos do tronco e membros. Os neurônios motores, uma classe especial de neurônios, estão localizados aqui; possuem axônios que deixam a medula espinal por meio da **raiz anterior** para inervar o músculo. Conexões monossinápticas ocorrem entre determinado tipo de neurônio do gânglio sensitivo da raiz dorsal do nervo espinal que inervam receptores de estiramento nos músculos e neurônios motores (Figura 2-5A, B). Em determinados segmentos da medula espinal, esse circuito medeia o **reflexo patelar**. Uma percussão no tendão do músculo quadríceps femoral do joelho estica o músculo quadríceps, estirando dessa forma os receptores no músculo. Dentro da substância cinzenta da medula espinal, os ramos das células do gânglio sensitivo da raiz dorsal do nervo espinal que inervam esses receptores fazem sinapse nos neurônios motores do músculo quadríceps femoral. Como essa sinapse é excitatória, utiliza glutamato como transmissor, os neurônios motores do músculo quadríceps femoral se descarregam, e o músculo se contrai.

Muitos outros músculos da perna e dos braços possuem reflexos de estiramento semelhantes. O ramo axônico que penetra no funículo posterior transmite informação para o encéfalo com relação à posição dos membros. Esse é um exemplo de um neurônio do gânglio sensitivo da raiz dorsal do nervo espinal que possui conexões espinais e ascendentes locais e, como consequência, auxilia tanto reflexos como percepção.

Neurônios motores também recebem conexões diretas provenientes do trato corticospinal, cujos axônios descem no **funículo lateral** da substância branca (Figura 2-5A). Um corte corado para mielina em uma pessoa saudável é apresentado na Figura 2-5B. Enquanto a localização do trato corticospinal é somente deduzida com base na mielina presente no sistema nervoso adulto saudável (Figura 2-5B), sua localização no tecido de uma pessoa que sofreu lesão comprometendo o trato é claramente revelada como

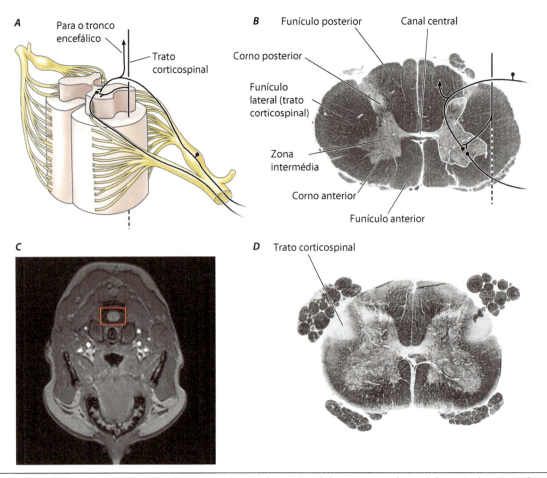

FIGURA 2-5 Medula espinal. (**A**) Visualização esquemática tridimensional do segmento da medula espinal mostrando estruturas básicas, o circuito para o reflexo patelar e a conexão desde o trato corticospinal até um neurônio motor. (**B**) Corte transversal corado para mielina através da parte cervical da medula espinal. As três partes da substância cinzenta da medula espinal – corno posterior, zona intermédia e corno anterior – são evidenciadas. Os circuitos para o reflexo e trato corticospinal também são mostrados. (**C**) RM da parte cervical da medula espinal. A caixa vermelha identifica a medula espinal. (**D**) Corte corado para mielina através da medula espinal mostrando regiões desmielinizadas na parte posterolateral (dorsolateral) dos funículos laterais, nos quais se localizam os tratos corticospinais.

uma região levemente corada (Figura 2-5D). Isso ocorre porque após o dano sofrido por um axônio, como em virtude de uma lesão física ou acidente vascular encefálico (AVE), aparecem alterações estruturais consistentes.

A parte do axônio distal ao corte, agora isolada do corpo celular neuronal, degenera em razão da privação de nutrição. Esse processo é denominado **degeneração walleriana** (ou anterógrada). No sistema nervoso central, quando um axônio mielinizado sofre degeneração, a bainha de mielina em torno do axônio também se degenera. O tecido é corado para a presença de mielina, em cujo caso o território com os axônios degenerados permanece sem coloração, criando uma imagem negativa de suas localizações (Figura 2-5D). O funículo anterior contém os axônios de ambas as vias de passagem motora descendente e sensorial ascendente e é estudado nos capítulos posteriores. Uma RM da medula espinal no pescoço revela pouco de sua organização anatômica e funcional (Figura 2-5C). No entanto, nota-se o tamanho reduzido da medula espinal em relação ao tamanho do pescoço.

A direção do fluxo de informação possui seu próprio conjunto de termos

Para circuitos espinais, os termos *aferente* e *eferente* são frequentemente utilizados no lugar de *sensorial* e *motor* para descrever a direção do fluxo de informação. O termo **aferente** significa que o axônio transmite informação para uma estrutura específica. Para os neurônios do gânglio sensitivo da raiz dorsal do nervo espinal, o fluxo de informação é da periferia para o sistema nervoso central. Os neurônios do gânglio sensitivo da raiz dorsal do nervo espinal são frequentemente denominados fibras aferentes primárias. O termo **eferente** indica que os axônios trans-

Quadro 2-2

Imagem de ressonância magnética visualiza a estrutura e a função do encéfalo humano "in vivo"

Diversas técnicas radiológicas são rotineiramente utilizadas para fazer imagens do encéfalo humano "*in vivo*". A **tomografia computadorizada** (TC) produz varreduras, que são imagens de um plano único ou "fatia" do tecido. A imagem produzida é uma reconstrução computadorizada da intensidade com a qual os diferentes tecidos absorvem os raios X transmitidos. Embora exames com TC sejam utilizados clinicamente para revelar tumores intracranianos e outras alterações patológicas, o nível global de resolução anatômica é deficiente. A imagem de **ressonância magnética** (RM) explora a anatomia regional e funcional do encéfalo em detalhes notavelmente precisos. Uma RM de rotina do sistema nervoso revela os componentes de próton dos tecidos neurais e líquidos; grande parte dos prótons está contida na água. Os prótons em tecidos e compartimentos de líquidos diferentes, quando submetidos a um campo magnético potente, possuem propriedades ligeiramente distintas. A RM tira proveito dessas diferenças para construir uma imagem da estrutura ou até mesmo da função do encéfalo.

A RM apoia-se na propriedade simples de que prótons conseguem emitir sinais que refletem o ambiente do tecido local. Por essa razão, os prótons em tecidos diferentes emitem sinais distintos. Isso é alcançado excitando-se os prótons com níveis baixos de energia, que são transmitidos para o tecido por ondas magnéticas emitidas por uma bobina situada sobre o tecido enquanto a pessoa está no escâner de RM. Uma vez excitados/estimulados, os prótons emitem um sinal com três componentes, ou parâmetros, que dependem das características do tecido. O primeiro parâmetro está relacionado à densidade do próton (i.e., basicamente uma medida do conteúdo de água) no tecido. O segundo e o terceiro parâmetro estão relacionados aos tempos de relaxamento do próton; isto é, os tempos que os prótons levam para retornar ao estado de energia em que estavam antes da excitação pelas ondas magnéticas. Os dois tempos de relaxamento são denominados T1 e T2. O tempo de relaxamento T1 (ou tempo de relaxamento longitudinal) está relacionado ao ambiente tecidual geral, e o tempo de relaxamento T2 (ou tempo de relaxamento transversal) a interações entre os prótons. Quando uma RM é gerada, é realizada para ser dominada por um desses parâmetros. Essa dependência diferencial é alcançada pelo ajuste preciso das ondas eletromagnéticas utilizadas para excitar o tecido. A escolha da imagem a ser utilizada para refletir a densidade do próton, o tempo de relaxamento T1 ou T2, depende da finalidade da imagem. Por exemplo, nas imagens ponderadas em T2, que são dominadas pelo tempo de relaxamento T2, os constituintes hídricos do encéfalo produzem um sinal mais intenso do que os constituintes adiposos (p. ex., substância branca); por essa razão, o líquido cerebrospinal (LCS) é brilhante, e a substância branca, escura. Essas imagens são utilizadas para diferenciar uma região edematosa da substância branca após um acidente vascular encefálico (AVE), por exemplo, de uma região normal.

Quatro constituintes do sistema nervoso central são diferenciados usando-se RM: (1) LCS, (2) sangue, (3) substância branca e (4) substância cinzenta. A aparência exata desses constituintes do sistema nervoso central depende de qual imagem reflete a densidade do próton, o tempo de relaxamento T1 (Figura 2-6A) ou o tempo de relaxamento T2 (Figura 2-6B). Para as imagens T1, os sinais produzidos pelos prótons no LCS são fracos, e, nessa imagem, o LCS possui sombreado escuro. O LCS nos ventrículos e na face sobrejacente do encéfalo, no espaço subaracnóideo, possui a mesma aparência escura. Nas imagens T2, o LCS aparece claro, porque o sinal que gera é forte. Nas imagens T1, os prótons no sangue, nas artérias e veias, produz um sinal forte, e esses constituintes teciduais aparecem claros. Nas imagens T2, o sangue produz um sinal fraco. Esse sinal fraco deriva de dois fatores: movimento tecidual (i.e., normalmente o sangue flui, e os sinais do fluxo sanguíneo são dispersos e fracos) e presença de hemoglobina, uma proteína contendo ferro que atenua o sinal da RM em razão de suas propriedades paramagnéticas. As substâncias branca e cinzenta também são distintas, porque seus prótons emitem sinais de intensidade ligeiramente diferentes. Por exemplo, na imagem ponderada em T1 (Figura 2-6A), a substância branca aparece clara, e a substância cinzenta, escura.

Diversas estruturas profundas principais são visualizadas nas RMs na Figura 2-6A, B: o tálamo, o estriado, outro componente dos núcleos da base, denominado núcleo lenticular, e a cápsula interna. A Figura 2-6D mostra uma RM ponderada em T1 no plano mediano (sagital), próximo da linha mediana. Os giros e o LCS nos sulcos parecem a imagem desenhada da face medial do encéfalo (Figura 2-6C). A imagem do tronco encefálico e do cerebelo é uma "fatia virtual".

Houve dois avanços expressivos na técnica básica da RM. A **imagem de ressonância magnética ponderada de difusão (DWI, de *diffusion-weighted image*)** tira proveito de um componente do sinal da RM que depende da direção da difusão dos prótons da água dentro do tecido, o qual é muito restrito dentro dos tratos de substância branca. Essa abordagem é utilizada para examinar vias de passagem de fibras no encéfalo, ou **tractografia.** A imagem de ressonância magnética ponderada de difusão na Figura 2-7A demonstra as redes extensas de conexões entre regiões diferentes do córtex cerebral. A outra abordagem é a **RM funcional** (ou **fMRI**; Figura 2-7B). Essa técnica gera uma imagem das alterações na atividade neural relacionada com o fluxo sanguíneo em regiões diferentes do encéfalo. Essa RM foi obtida enquanto a pessoa experimentava o dano da exclusão social. A imagem mostra que a parte anterior do giro do cíngulo está ativada, indicando sua importância nesse tipo de emoção.

portam informação para longe de uma estrutura específica. Para neurônios motores, o fluxo de informação é do sistema nervoso central às fibras musculares. Os termos *aferente* e *eferente* também são comumente utilizados para descrever a direção do fluxo de informação no interior do sistema nervoso central em relação a um alvo espe-

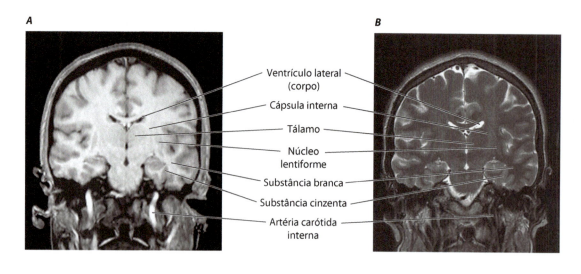

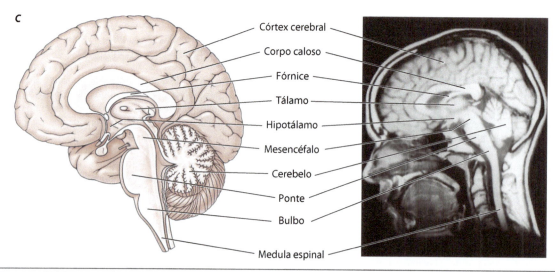

FIGURA 2-6 RM. Imagens de ressonância magnética ponderadas em T1 (**A**) e T2 (**B**) produzem imagens opostas. O LCS aparece claro nas RMs ponderadas em T1 e escuro nas RMs ponderadas em T2. Imagens ponderadas em T1 parecem uma lâmina do encéfalo, porque a substância cinzenta aparece escura, e a substância branca, clara. Os planos de imagem para as duas RMs são os mesmos, e semelhantes aos da Figura 2-17. (**C**) RM esquemática e mediossagital correspondente em T1. (Cortesia do Dr. Neal Rutledge, University of Texas em Austin, EUA.)

cífico. Por exemplo, com relação ao neurônio motor, tanto os axônios do gânglio sensitivo da raiz dorsal do nervo espinal como os axônios no trato corticospinal conduzem informação aferente. No entanto, há uma distinção, porque apenas os primeiros transmitem informação sensorial.

Características superficiais do tronco encefálico distinguem estruturas internas básicas

A parte rostral da medula espinal funde-se com o tronco encefálico (Figura 2-8). Na face dorsal do tronco encefálico encontram-se quatro pontos de referência principais: colunas posteriores, tubérculos da coluna posterior, o quarto ventrículo e os colículos. As colunas posteriores e os **tubérculos** são parte do sistema funículo posterior-lemnisco medial e são estudados posteriormente na próxima seção deste capítulo. Com o cerebelo removido, é possível identificar o soalho (parte inferior) do **quarto ventrículo** por meio de seu formato romboide.

Os **colículos** são quatro protuberâncias localizadas na face dorsal do mesencéfalo. O par posterior de protuberâncias, denominado *colículos superiores*, é importante no controle dos movimentos dos olhos. O par inferior (caudal), denominado *colículos inferiores*, participa no processamento de sons.

Quatro pontos de referência principais são identificados na face ventral (Figura 2-8A): pirâmides, olivas, base da ponte e base do pedúnculo; todos os quatro são compo-

Capítulo 2 Organização Estrutural e Funcional do Sistema Nervoso Central   **41**

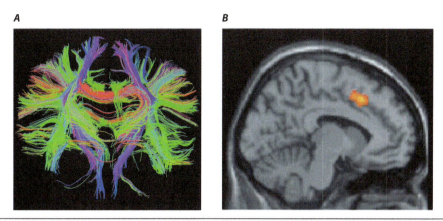

FIGURA 2-7 (**A**) Imagem por tensor de difusão (DTI) das conexões entre áreas diferentes do córtex. (Cortesia do Dr. Thomas Schultz, Max Planck Institute for Intelligent Systems, Tübingen.) (**B**) Imagem de ressonância magnética funcional (fMRI) mostrando a região na parte anterior do giro do cíngulo que se tornou ativa em uma pessoa passando pela mágoa da exclusão social. (De Eisenberger NI, Lieberman MD, Williams KD. Does rejection hurt? An FMRI study of social exclusion. *Science.* 2003;302[5643]:290-292.)

nentes-chave do sistema motor. No bulbo, os axônios do trato corticospinal estão localizados nas **pirâmides**, e imediatamente laterais a elas estão as **olivas**. Os neurônios nas olivas, juntamente com aqueles na **base da ponte**, a face basal larga da ponte, são as principais fontes de informação aferente para o cerebelo. Utilizando essa informação, o cerebelo controla a precisão do movimento. Finalmente, muitos dos axônios imediatamente abaixo da face ventral do mesencéfalo, na **base do pedúnculo**, são do trato corticospinal, os mesmos daqueles encontrados nas pirâmides. Esses axônios descem pela base da ponte e emergem na face medular, na pirâmide. Outra característica do tronco encefálico é a presença dos **nervos cranianos** (Figura 2-8). O conhecimento das localizações dos nervos cranianos ajuda no desenvolvimento de uma compreensão geral da anatomia do tronco encefálico. Há 12 pares de nervos

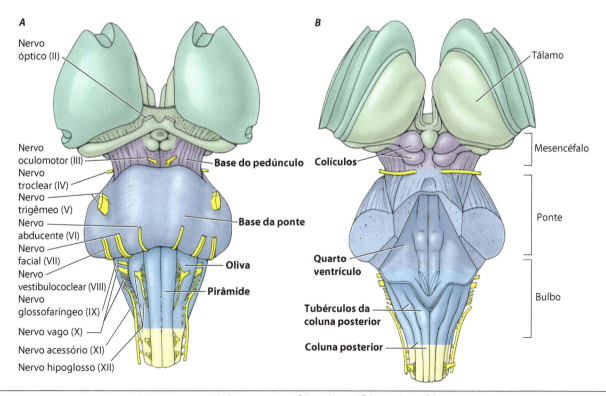

FIGURA 2-8 Faces anterior (**A**) e posterior (**B**) do tronco encefálico, diencéfalo e telencéfalo.

42 Seção I O Sistema Nervoso Central

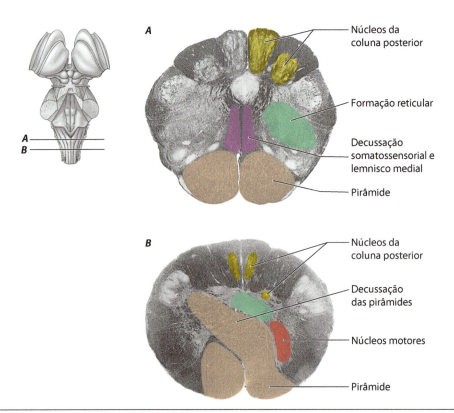

FIGURA 2-9 Cortes corados para mielina através de dois níveis do bulbo, através dos núcleos da coluna posterior (**A**) e decussação das pirâmides (**B**). Planos de cortes são indicados no detalhe. Estruturas medulares-chave são realçadas.

cranianos que, como os nervos espinais, medeiam função sensorial e motora, mas das estruturas cranianas.

A **formação reticular**, a qual compreende o núcleo central de grande parte do tronco encefálico, contém neurônios que regulam o despertar de sentimentos e interesses, influenciando a excitabilidade dos neurônios por todo o sistema nervoso central. Alguns neurônios dos sistemas moduladores descritos anteriormente estão localizados na formação reticular. Ao receber aferências de todas as modalidades sensoriais, os neurônios da formação reticular afetam a excitabilidade neuronal por meio de projeções difusas em todo o sistema nervoso.

Muitos dos núcleos do tronco encefálico são análogos em conexões e funções às regiões da substância cinzenta da medula espinal. Por exemplo, núcleos no tronco encefálico recebem aferência sensorial diretamente dos neurônios receptores que inervam estruturas cranianas. Esses são os núcleos sensoriais dos nervos cranianos, que possuem funções gerais semelhantes aos neurônios do corno posterior. De forma semelhante, os núcleos motores dos nervos cranianos no tronco encefálico inervam os músculos cranianos e são semelhantes aos núcleos motores do corno anterior.

As diversas seções seguintes estudam a anatomia regional e funcional do tronco encefálico, examinando os cortes transversais através de cinco níveis principais: (1) medula espinal-junção medular, (2) a parte inferior do bulbo, (3) a parte média do bulbo, (4) a parte inferior da ponte e (5) a parte superior do mesencéfalo.

O conhecimento das características superficiais do tronco encefálico ajuda no reconhecimento do nível de um corte específico.

A organização do bulbo varia de caudal para rostral

Existem três níveis característicos no bulbo. O nível mais inferior encontra-se na junção com a medula espinal. A característica-chave desse nível é a **decussação das pirâmides** (ou motora) (Figura 2-9B). Em razão dessa decussação, um lado do encéfalo controla os músculos do lado oposto do corpo (ver Figura 2-2B).

O próximo nível encontra-se na parte média do bulbo, nos núcleos da coluna posterior (Figura 2-9A), que retransmitem informação relacionada com o tálamo. Nesse nível, os núcleos da coluna posterior tornam-se salientes para formar os pontos de referência da face dorsal, os tubérculos da coluna posterior (Figura 2-9A). Os neurônios de segunda ordem do sistema funículo posterior-lemnisco medial originam-se nesses núcleos, cujos axônios sofrem decussação e sobem até o tálamo no lemnisco medial (Figura 2-9A). Em razão dessa decussação, a informação sensorial de um lado do corpo é processada pelo outro

Capítulo 2 Organização Estrutural e Funcional do Sistema Nervoso Central 43

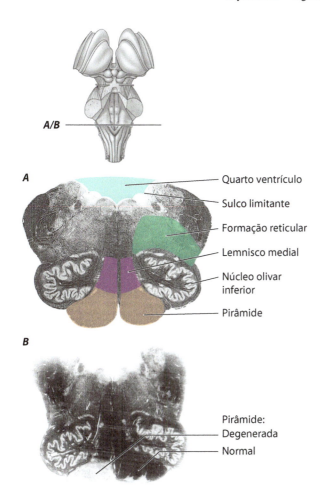

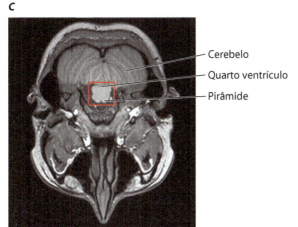

FIGURA 2-10 Imagens do bulbo. (**A**) Corte corado para mielina do bulbo. (**B**) Corte transversal corado para mielina através do bulbo de alguém que sofreu uma grande lesão na cápsula interna e por isso teve o trato corticospinal destruído de um lado. Compare esse corte com aquele em A. A margem entre o lemnisco medial e a pirâmide é estimada em A, mas revelada claramente em B. (**C**) RM através do nível é mostrada em A. Regiões básicas são realçadas em A. Plano de imagem é mostrado no detalhe.

lado do encéfalo (ver Figura 2-2A). Isso é semelhante à decussação motora.

O terceiro nível medular principal encontra-se na oliva, uma protuberância localizada na face medular anterior, lateralmente à parte lateral da pirâmide, que assinala a posição do **núcleo olivar inferior** (Figura 2-10A). Esse núcleo contém neurônios cujos axônios se projetam até o cerebelo, no qual formam uma das sinapses excitatórias mais intensas em todo o sistema nervoso central (ver Capítulo 13). Em todo o bulbo, o trato corticospinal localiza-se anteriormente ao lemnisco medial, na pirâmide do bulbo (Figura 2-9A e Figura 2-10). O corte do bulbo na Figura 2-10B é de uma pessoa que sofreu lesão no sistema corticospinal decorrente de um AVE localizado no hemisfério cerebral (estudado mais adiante na seção relacionada à cápsula interna). Axônios na pirâmide do mesmo lado da lesão sofreram degeneração. Em razão da ausência de coloração daquela pirâmide, a margem anterior do lemnisco medial torna-se aparente.

Uma RM da parte superior do bulbo e cerebelo é mostrada na Figura 2-10C. Esse nível proporciona uma visão nítida do sistema ventricular. O canal central, que é uma estrutura microscópica na medula espinal, expande-se para formar o quarto ventrículo na parte superior do bulbo. Enquanto o soalho (parte inferior) do ventrículo é formado pelo bulbo, o teto (parte superior) é formado pelo cerebelo.

> **Quadro INFO: Consenso da imagem radiológica**
>
> Considerando que a face posterior do encéfalo em fatias anatômicas é, por consenso geral, mostrada como a parte superior da imagem, as imagens de ressonância magnética, bem como outras imagens radiológicas em seres humanos, apresentam a parte posteroinferior. Com relação aos cortes do tronco encefálico, isso resulta em confusão inicialmente quando se aprende neuroanatomia. Com relação aos cortes através dos hemisférios cerebrais e diencéfalo, consensos anatômicos e radiológicos são os mesmos (superoposterior). Outro consenso radiológico é que o lado direito de uma imagem é o lado esquerdo da pessoa. Essa troca deriva da posição tradicional de que o médico observa um paciente ao pé da cama; por essa razão, olhar uma imagem é como estar ao pé da cama do paciente.

Os núcleos da ponte circundam os axônios do trato corticospinal na base da ponte

A face posterior da ponte forma parte do soalho do quarto ventrículo; o cerebelo forma o teto, que é visto nos cortes corados para mielina e na RM normal no mesmo nível (Figura 2-11A, B). O lemnisco medial, que é menos distinto do que no bulbo em razão das fibras mielinizadas circunvizinhas, turva suas margens e é deslocado posteriormente pelos **núcleos da ponte**. Neurônios nos núcleos da ponte, que transmitem informação do córtex

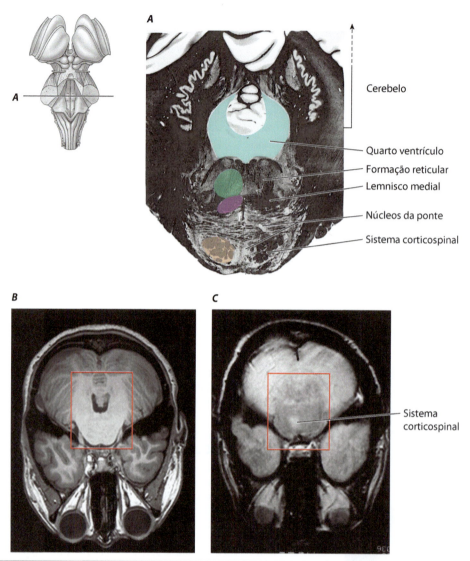

FIGURA 2-11 Imagens da ponte. Cortes corados para mielina através da parte média da ponte (**A**); RM da ponte aproximadamente no mesmo nível de A (**B**); RM de um paciente com lesão no trato corticospinal (**C**). O plano de imagem é mostrado no detalhe. Observa-se que, nessas imagens, dorsal é a parte superior da figura, tanto para os cortes corados para mielina como para a RM. (**C**, cortesia do Dr. Jesús Pujol; de Pujol J, Martí-Vilalta JL, Junque C, Vendrell P, Fernández J, Capdevila A. Wallerian degeneration of the pyramidal tract in capsular infarction studied by magnetic resonance imaging. *Stroke*. 1990;21:404-409.)

cerebral para o cerebelo, participam no controle de movimentos especializados. Os núcleos da ponte circundam os axônios corticospinais; núcleos e axônios estão localizados no interior da base da ponte (Figura 2-8A). A outra RM (Figura 2-11C) é de um paciente que sofreu lesão no sistema corticospinal em um nível mais superior. A região contendo fibras em degeneração é revelada por um sinal brilhante.

A face posterior do mesencéfalo contém os colículos

O mesencéfalo está dividido em três regiões, partindo da face posterior para a anterior (Figura 2-12A): (1) **teto**, (2) **tegmento** (do Latim, cobertura) e (3) **base do pedúnculo**. O tegmento e a base do pedúnculo compreendem o **pedúnculo cerebral**. Os colículos localizam-se no teto (Figura 2-8B). Os colículos superiores (Figura 2-12) exercem uma função importante no controle dos movimentos sacádicos, movimentos rápidos dos olhos que pulam de uma região de interesse para a seguinte, e os colículos inferiores (localizados mais inferiormente; ver Atlas II-13) são importantes na audição. Todas essas regiões principais do mesencéfalo são vistas na RM.

O **aqueduto do mesencéfalo** (**de Sílvio**), que liga o terceiro e quarto ventrículos, está localizado na margem do teto e do tegmento. Esse conduto ventricular está circundado por uma região nuclear, denominada **substância**

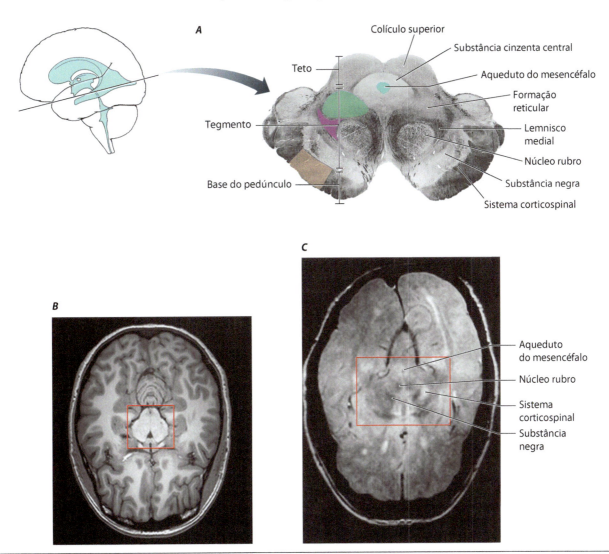

FIGURA 2-12 Corte corado para mielina (**A**) e imagens de ressonância magnética (**B, C**) do mesencéfalo. O detalhe mostra planos de corte e o plano aproximado para RM em relação ao sistema ventricular (ciano). O aqueduto do mesencéfalo, a formação reticular, o lemnisco medial e o sistema corticospinal estão destacados em **A**. Observa-se que os axônios corticais descendentes em **C** sofreram degeneração. (**C**, cortesia do Dr. Jesús Pujol; de Pujol J, Martí-Vilalta JL, Junqué C, Vendrell P, Ternández J, Capdevila A. Wallerian degeneration of the pyramidal tract in capsular infarction studied by magnetic resonance imaging. *Stroke*. 1990;21:404-409.)

cinzenta central, contendo neurônios que são parte do circuito para supressão de dor endógena. Por exemplo, a dor pode ser percebida como menos grave durante experiências emocionais intensas, como um parto ou combate militar, e esse sistema neural participa na diminuição da dor. O lemnisco medial está localizado dentro do tegmento. O aqueduto do mesencéfalo é visto na RM, mas não a substância cinzenta central (Figura 2-12B).

O trato corticospinal está localizado na base do pedúnculo. Essa via de passagem é, portanto, vista na face ventral do mesencéfalo, descendo na face ventral do bulbo como a pirâmide. As fibras do trato corticospinal estão danificadas na RM, na Figura 2-12C. A margem ventral aproximada da base do pedúnculo é delineada na imagem.

A substância negra, contendo neurônios dopaminérgicos importantes no controle do movimento (ver Figura 2-3B1), separa as fibras corticospinais e o lemnisco medial. O **núcleo rubro** é outro núcleo do mesencéfalo que ajuda a controlar o movimento.

O tálamo transmite informação das estruturas subcorticais para o córtex cerebral

Grande parte da informação sensorial chega ao córtex indiretamente pelos neurônios relés, presentes no tálamo (Figura 2-13). Esse é também o caso de sinais neurais para

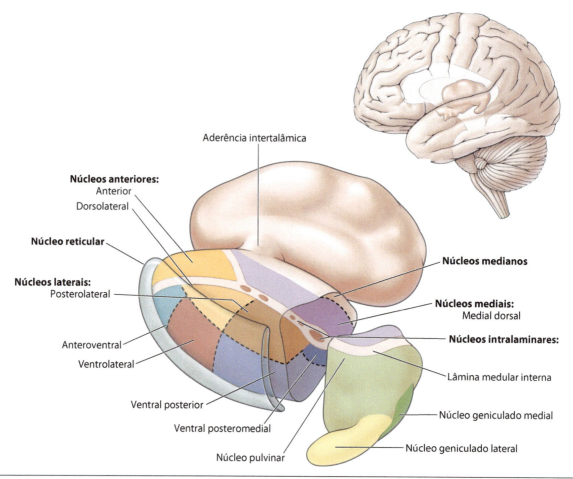

FIGURA 2-13 Uma visão tridimensional do tálamo, assim como de sua localização aproximada nos hemisférios cerebrais. Os núcleos principais estão identificados. Os núcleos do grupo lateral estão numerados. O detalhe mostra o diencéfalo, com o hipotálamo localizado anteriormente e estendendo-se superiormente ao tálamo.

o controle dos movimentos, processos cognitivos, aprendizagem e memória e emoções. Neurônios em cada metade do tálamo projetam-se no córtex cerebral no mesmo lado (ipsilateral). Neurônios talâmicos estão agrupados em núcleos discretos. A organização dos núcleos talâmicos é abordada a partir de perspectivas anatômicas e funcionais. Com base nas localizações, seis grupos de núcleos são diferenciados no tálamo (Figura 2-13). Os quatro principais grupos são nomeados de acordo com suas localizações em relação às faixas de axônios mielinizados, chamadas de **lâminas medulares mediais:** (1) núcleos anteriores, (2) núcleos mediais, (3) núcleos laterais e (4) núcleos intralaminares, que se situam no interior das lâminas. Os dois outros grupos de núcleos são os (5) núcleos mediais e (6) núcleos reticulares (Tabela 2-1).

Com base nas funções e na extensão de suas conexões corticais, os diversos núcleos talâmicos são divididos em duas classes funcionais principais: (1) núcleos relés e (2) núcleos de projeção difusa (Tabela 2-1). **Núcleos relés** transmitem informação de influxos subcorticais específicos para uma parte restrita do córtex cerebral. Em função dessa especificidade de conexões, cada núcleo relé auxilia uma função distinta na percepção, volição, emoção ou cognição. Por outro lado, considera-se que os **núcleos de projeção difusa** atuem no despertar de sentimentos e interesses e na regulação da excitabilidade de regiões amplas do córtex cerebral. Os padrões de terminação dos neurônios nos núcleos de projeção difusa são descritos como regionais, porque podem cruzar limites funcionais no córtex. Em contrapartida, as terminações de um núcleo relé individual estão confinadas a uma única área cortical funcional.

As projeções corticais de alguns dos principais núcleos relés do tálamo são mostradas na Figura 2-14. Núcleos relés que medeiam sensação e movimento estão localizados na parte lateral do tálamo e projetam seus axônios até as áreas corticais sensoriais e motoras. Para cada modalidade sensorial existe um núcleo relé diferente. A única exceção é o olfato, na qual a informação da periferia é transmitida diretamente para o córtex, no lobo temporal medial (ver Capítulo 9). Cada modalidade sensorial possui uma área primária que recebe influxo diretamente dos

Capítulo 2 Organização Estrutural e Funcional do Sistema Nervoso Central 47

TABELA 2-1 Núcleos talâmicos: principais conexões e funções

Núcleo	Classe funcional	Principais influxos	Principais efluxos	Funções
Grupo anterior				
Anterior	Relé	Hipotálamo (corpo mamilar), formação hipocampal	Giro cingulado (córtex de associação límbico)	Aprendizado, memória e emoções
Dorsolateral	Relé	Formação hipocampal, área pré-tetal	Giro cingulado	
Grupo medial				
Medial dorsal	Relé	Núcleos da base, amígdala, sistema olfatório, hipotálamo	Córtex de associação pré-frontal	Emoções, cognição, aprendizado e memória
Grupo lateral				
Ventral anterior	Relé	Núcleos da base	Córtex motor suplementar	Planejamento do movimento
Ventral lateral	Relé	Cerebelo	Córtex pré-motor e motor primário	Controle e planejamento do movimento
Ventral posterior	Relé	Medula espinal, tronco encefálico, lemnisco medial, lemnisco trigeminal	Córtex somatossensorial primário	Tato, sensação de posição dos membros e sensação de temperatura
Geniculado lateral	Relé	Retina	Córtex visual primário	Visão
Geniculado medial	Relé	Colículo inferior	Córtex auditivo primário	Audição
Pulvinar	Relé	Colículo superior; lobos parietal, temporal, occipital	Córtex de associação parietal, occipital, temporal	Integração sensorial, percepção e linguagem
Posterolateral	Relé	Colículo superior, área pré-tetal, lobo occipital	Córtex de associação parietal posterior	Integração sensorial
Núcleos intralaminares				
Centromediano	Projeção difusa	Tronco encefálico, núcleos da base, medula espinal	Córtex cerebral, núcleos da base	Regulação da atividade cortical
Central lateral	Projeção difusa	Medula espinal, tronco encefálico	Córtex cerebral, núcleos da base	Regulação da atividade cortical
Parafascicular	Projeção difusa	Medula espinal, tronco encefálico	Córtex cerebral, núcleos da base	Regulação da atividade cortical
Núcleos medianos	Projeção difusa	Formação reticular, hipotálamo	Córtex cerebral, alocórtex do mesencéfalo basilar	Regulação da excitabilidade neuronal do mesencéfalo
Núcleo reticular		Tálamo, córtex	Tálamo	Regulação da atividade neuronal do tálamo

núcleos relés do tálamo para aquela. Por exemplo, o núcleo ventral posterior é o núcleo relé para o sistema funículo posterior-lemnisco medial, que transmite informação somatossensorial do lemnisco medial ao córtex somatossensorial primário para tato e outras sensações mecânicas (Figura 2-14, cinza escuro).

As áreas motoras diferentes do lobo frontal também recebem influxos diretamente dos núcleos relés motores. Um núcleo importante no controle do movimento voluntário, o núcleo ventral lateral, transmite sinais do cerebelo para o córtex motor (Figura 2-14), que dá origem ao trato corticospinal.

Núcleos relés localizados nos segmentos anterior, medial e outros da parte lateral do tálamo projetam-se na **área de associação**, as regiões corticais que se situam fora das áreas sensoriais e motoras. Existem três regiões principais no "córtex de associação" que auxiliam conjuntos distintos de funções: (1) os "córtices parietal-temporal-occipital", (2) o "córtex frontal" e (3) o "córtex límbico". O **córtex de associação parietal-temporal-occipital**, localizado na junção desses lobos (Figura 2-14, azul), recebe informação basicamente do núcleo pulvinar, bem como de áreas corticais sensoriais distintas.

Essa área é essencial para a percepção e orientação sensorial do movimento, como pegar um copo de água ou examinar um objeto de interesse. O **"córtex pré-frontal de associação"** é importante para as funções cognitivas e comportamentais organizacionais, incluindo-se memó-

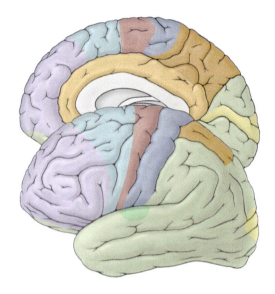

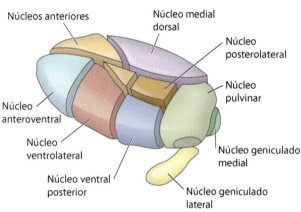

FIGURA 2-14 A relação entre os núcleos talâmicos principais e as regiões corticais nas quais se projetam.

A cápsula interna contém axônios ascendentes e descendentes

A cápsula interna (Figura 2-14) é um trato, mas diferente do lemnisco medial e do trato corticospinal; é uma via de passagem de mão dupla para a transmissão de informações do tálamo ao córtex cerebral e do córtex cerebral às estruturas subcorticais. Os axônios dos neurônios talâmicos que recebem influxos do lemnisco medial atravessam a cápsula interna a caminho do córtex somatossensorial primário. Os axônios corticospinais descem pela cápsula interna. As fibras descendentes da cápsula interna que se projetam até o tronco encefálico ou ainda mais longe, até a medula espinal, formam a base do pedúnculo do mesencéfalo. Embora pareça que os axônios da cápsula interna se condensem à medida que seguem em direção ao tronco encefálico, seus números na realidade diminuem: o contingente de axônios ascendentes não está presente na base do pedúnculo, respondendo por uma ampla redução, e os axônios descendentes terminam no tálamo, tronco encefálico e medula espinal, resultando em mais reduções nos números de axônios.

Quando os hemisférios cerebrais são fatiados horizontalmente (ver linha de corte na Figura 2-16A), a cápsula interna assemelha-se a uma ponta de flecha apontando medialmente. Essa configuração dá à cápsula interna três divisões: (1) ramo anterior, (2) joelho (do latim *genu*) e (3) ramo posterior. O tálamo está localizado medialmente ao ramo posterior. A cápsula interna também separa diversos componentes dos núcleos da base. As diferentes partes da cápsula interna contêm axônios com funções relativamente distintas. Por exemplo, dano ao ramo anterior produz fraqueza muscular profunda ou paralisia, uma vez que é nesse ramo que o trato corticospinal desce. A RM correspondente de uma pessoa saudável (Figura 2-16B) mostra muitas das estruturas presentes no corte corado para mielina. A via de passagem das fibras descendentes da cápsula interna, dos hemisférios cerebrais para a ponte, é acompanhada em um corte coronal corado para mielina (Figura 2-17A) e na RM correspondente de um paciente com lesão no trato corticospinal (Figura 2-17B).

Neurônios do córtex cerebral são organizados em camadas

O sistema funículo posterior-lemnisco medial projeta-se até o córtex cerebral, que também é a origem do trato corticospinal. Seus neurônios são organizados em camadas discretas.

A laminação é uma característica de todas as regiões corticais. Aproximadamente 95% de todo o córtex cerebral contém, pelo menos, seis camadas celulares; esse córtex é comumente chamado de **neocórtex**, uma vez que domina o córtex cerebral de vertebrados filogeneticamente superiores, como os mamíferos. As áreas corticais somáticossensorial e motora são parte do neocórtex. Os restantes

rias e planos motores necessários para interação com o ambiente (Figura 2-14, pontilhado claro). Por exemplo, pacientes com dano no "córtex pré-frontal" repetem automaticamente atos motores sem considerar sua eficiência. O "córtex de associação pré-frontal" recebe uma projeção principal do núcleo medial dorsal, com um influxo menor proveniente do núcleo pulvinar. O **"córtex de associação límbico"** é essencial para as emoções, assim como para o aprendizado e a memória, estando localizado basicamente na face medial do encéfalo, no giro do cíngulo e no "lobo frontal medial", e na parte orbital do lobo frontal (Figura 2-14). Pacientes com anormalidades estruturais ou funcionais do córtex límbico, como epilepsia do lobo temporal, frequentemente também têm transtornos de humor, como depressão e alterações de personalidade (ver caso clínico do Capítulo 16). O córtex de associação límbico recebe influxos do núcleo anterior, do núcleo medial dorsal e do núcleo pulvinar.

Capítulo 2   Organização Estrutural e Funcional do Sistema Nervoso Central   49

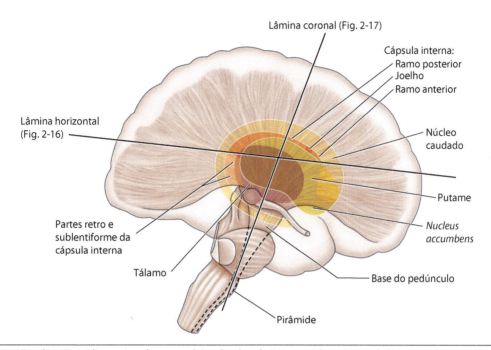

FIGURA 2-15   Visualização tridimensional esquemática da cápsula interna e de outros axônios ascendentes e descendentes. Três ramos da cápsula interna são diferenciados, assim como as partes retro e sublentiforme. Os axônios corticais descendentes reúnem-se em um trato discreto no tronco encefálico. Linhas indicam planos de cortes horizontal (p. ex., Figura 2-16) e coronal (p. ex., Figura 2-17). Parte dos núcleos da base também é mostrada. (Adaptada com a permissão de Parent A. *Carpenter's Human Neuroanatomy*, 9th ed. Williams & Wilkins, 1996.)

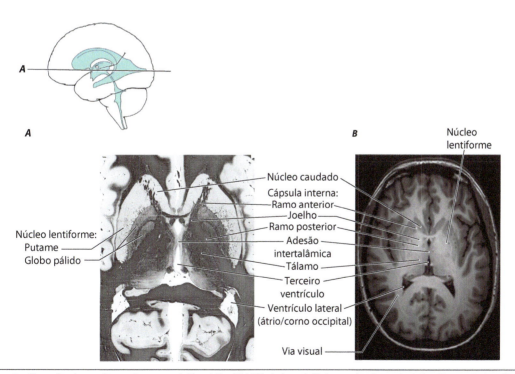

FIGURA 2-16   Corte horizontal corado para mielina (**A**) e RM (**B**) do hemisfério cerebral no nível do tálamo. O detalhe mostra os planos de corte e a RM.

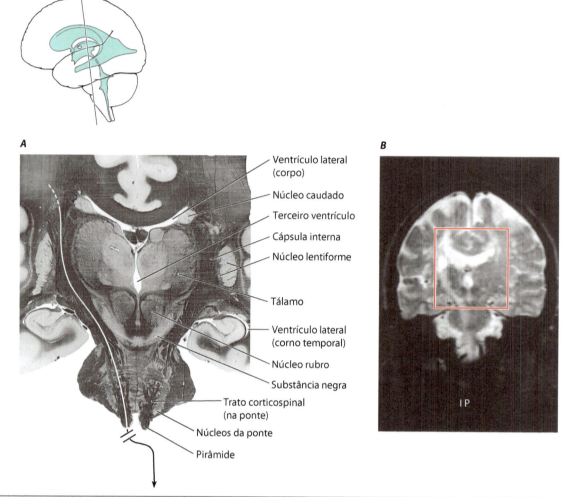

FIGURA 2-17 Corte corado para mielina (**A**) e RM (**B**) do hemisfério cerebral no nível do tálamo. A via de passagem dos axônios corticais descendentes é delineada em **A**. O detalhe mostra os planos de corte e a RM. A região clara em **B** contém axônios corticais descendentes degenerados no ramo posterior da cápsula interna, base do pedúnculo e pirâmides. (Cortesia do Dr. Jesús Pujol; de Pujol J, Martí-Vilalta JL, Junqué C, Vendrell P, Fernández J, Capdevila A. Wallerian degeneration of the pyramidal tract in capsular infarction studied by magnetic resonance imaging. *Stroke*. 1990;21:404-409.)

5% do córtex compõem o **alocórtex**, que é morfologicamente distinto (ver Figura 16-16). O alocórtex, localizado em grande parte na face ventral do encéfalo, participa no olfato e nos aspectos do aprendizado e memória.

O córtex cerebral possui uma organização de aferência-eferência

A espessura de cada uma das seis camadas celulares do neocórtex varia, assim como a densidade dos neurônios em cada camada. Cada região do neocórtex que auxilia uma função distinta possui sua própria anatomia microscópica, que é um determinante importante da função. Os neurônios talâmicos que se projetam até o córtex enviam seus axônios basicamente para a lâmina granular interna [IV] (Figura 2-18B). Esta é a camada aferente do córtex, que é mais espessa nas áreas sensoriais. Nessa camada, os axônios fazem sinapse nos dendritos dos neurônios da lâmina granular interna [IV], assim como os neurônios cujos corpos celulares estão localizados em outras lâminas, mas possuem dendritos na lâmina granular interna [IV].

Neurônios na lâmina granular interna [IV] distribuem essa informação aferente para neurônios em outras lâminas. As lâminas granular externa [II], piramidal externa [III] piramidal interna [V] e multiforme [VI] são as camadas eferentes do córtex. A lâmina molecular [I] não contém muitos neurônios no encéfalo maduro, com os dendritos dos neurônios principalmente localizados nas camadas mais profundas e em outras partes.

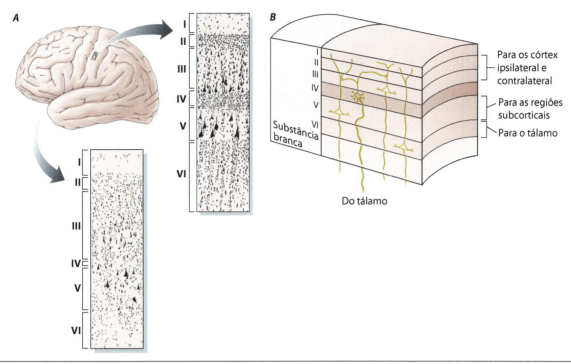

FIGURA 2-18 Esquema tridimensional de uma parte do córtex cerebral. As peças são provenientes dos giros pós-central e pré-central. No interior do córtex encontram-se seis camadas nas quais as células e seus processos estão localizados. (**A**) O padrão de laminação dos neurônios do córtex somatossensorial (giro pós-central) é mostrado à direita, e o do córtex motor (giro pré-central), abaixo. (**B**) Neurônios cujos corpos celulares estão localizados nas lâminas granular externa [II] e piramidal externa [III] projetam-se para outras áreas corticais; aqueles na lâmina piramidal interna [V] projetam seus axônios para as regiões subcorticais; e aqueles na lâmina multiforme [VI] projetam-se de volta para o tálamo.

Neurônios piramidais nas lâminas granular externa [II], piramidal externa [III], piramidal interna [V] e multiforme [VI] projetam-se para outras áreas corticais, assim como para estruturas subcorticais. Essas são três classes separadas de neurônios piramidais, cada uma com seu próprio padrão de projeção: (1) associação cortical, (2) calosal e (3) projeção descendente. Os neurônios de projeção eferente com alvos distintos estão localizados em lâminas corticais diferentes:

- **Neurônios de associação corticocortical**, localizados predominantemente nas lâminas granular externa [II] e piramidal externa [III], projetam-se para áreas corticais no mesmo lado.
- **Neurônios do corpo caloso** também estão localizados nas lâminas granular externa [II] e piramidal externa [III]. Projetam seus axônios para o córtex contralateral via **corpo caloso** (ver Figura 1-11B).
- **Neurônios de projeção descendente** são classes separadas de neurônios de projeção, cujos axônios descem para (1) partes dos núcleos da base (estriado), (2) tálamo, (3) tronco encefálico ou (4) medula espinal. Neurônios de projeção descendente que terminam no estriado, tronco encefálico e medula espinal são encontrados na lâmina piramidal interna [V], enquanto aqueles que se projetam para o tálamo estão localizados na lâmina multiforme [VI].

O mapa citoarquitetônico do córtex cerebral é a base para um mapa da função cortical

O anatomista alemão Korbinian Brodmann identificou mais de 50 divisões morfologicamente distintas do córtex (atualmente denominadas **áreas de Brodmann**; Figura 2-16, inferior). Essas divisões baseiam-se apenas nas diferenças na arquitetura neuronal, ou **citoarquitetura**, do córtex, como tamanhos e formas dos neurônios em diferentes lâminas e seus dendritos de inclusão (Figura 2-19, superior). É notável que a pesquisa relacionada às funções do córtex cerebral mostre que áreas distintas do córtex possuem uma citoarquitetura diferente. Em seres humanos, ao observarem-se alterações comportamentais específicas que acompanham lesões corticais distintas e ao usarem-se abordagens imageológicas funcionais, como a RM funcional (Quadro 2-2; Figura 2-7B), obtém-se um pouco de conhecimento (*insight*) das funções de grande parte das divisões citoarquitetônicas identificadas por Brodmann (Tabela 2-2).

52 Seção I O Sistema Nervoso Central

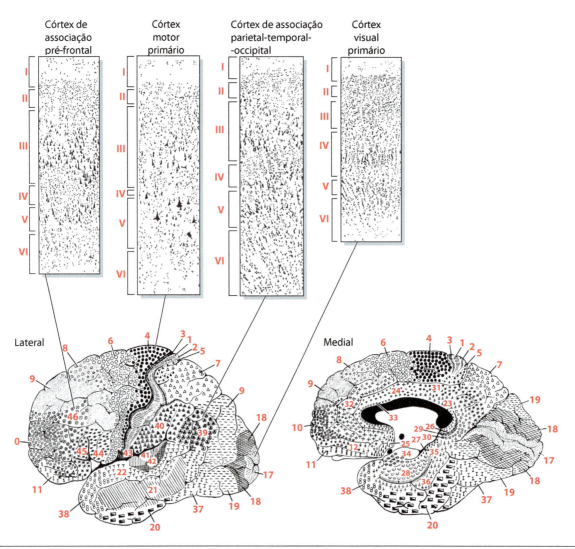

FIGURA 2-19 Regiões diferentes do córtex cerebral possuem uma citoarquitetura distinta. (*Superior*) Desenhos de cortes corados com corante de Nissl de várias partes do córtex cerebral. (*Inferior*) Áreas de citoarquitetura de Brodmann do córtex cerebral. (**Superior**, adaptada de Campbell AW. *Histological Studies on the Localisation of Cerebral Function*. Cambridge University Press, 1905. **Inferior**, adaptada de Campbell 1905 e Brodmann K. *Vergleichende Lokalisationslehre der Grosshirnrinde in ihren Prinzipien dargestellt auf Grund des Zellen-baues*. Barth, 1909.)

Capítulo 2   Organização Estrutural e Funcional do Sistema Nervoso Central   53

TABELA 2-2   Áreas de Brodmann

Área de Brodmann	Área funcional	Localização	Função
1, 2, 3	Córtex somatossensorial primário	Giro pós-central	Propriocepção tátil
4	Córtex motor primário	Giro pré-central	Controle do movimento voluntário
5	Córtex somatossensorial de ordem superior; área de associação parietal posterior	Lóbulo parietal superior	Esterognosia
6	Córtex motor suplementar; campo visual suplementar; córtex pré-motor; campos visuais frontais	Giro pré-central e córtex adjacente rostral (superior)	Planejamento dos movimentos dos membros e olhos
7	Área de associação parietal posterior	Lóbulo parietal superior	Consciência espacial visuomotora, percepção
8	Campos visuais frontais	Giros frontais superior e médio, lobo frontal medial	Movimentos sacádicos dos olhos
9, 10, 11, 12	Córtex de associação pré-frontal; campos visuais frontais	Giros frontais superior e médio, lobo frontal medial	Pensamento, cognição e planejamento do movimento
17[1]	Córtex visual primário	Margens da fissura calcarina	Visão
18	Córtex visual secundário	Giros occipitais medial e lateral	Visão, profundidade
19	Córtex visual de ordem superior, área visual temporal média	Giros occipitais medial e lateral	Visão, cor, movimento, profundidade
20	Área inferotemporal visual	Giro temporal inferior	Visão de formas
21	Área inferotemporal visual	Giro temporal médio	Visão de formas
22	Córtex auditivo de ordem superior	Giro temporal superior	Audição, fala
23, 24, 25, 26, 27	Córtex de associação límbico	Giro cingulado; área subcalosa, área retroesplênica e giro para-hipocampal	Emoções, aprendizado e memória
28	Córtex olfatório primário; córtex de associação límbico	Giro para-hipocampal	Odor/olfato, emoções, aprendizado e memória
29, 30, 31, 32, 33	Córtex de associação límbico	Giro cingulado e área retrosplênica	Emoções
34, 35, 36	Córtex olfatório primário; córtex de associação límbico	Giro para-hipocampal	Odor/olfato, emoções
37	Córtex de associação parietal-temporal-occipital; área visual temporal média	Giros temporais médio e inferior na junção dos lobos temporal e occipital	Percepção, visão, leitura, fala
38	Córtex olfatório primário; córtex de associação límbico	Polo temporal	Odor/olfato, emoções, personalidade
39	Córtex de associação parietal-temporal-occipital	Lóbulo parietal inferior (giro angular)	Percepção, visão, leitura, fala
40	Córtex de associação parietal-temporal-occipital	Lóbulo parietal inferior (giro supramarginal)	Percepção, visão, leitura, fala
41	Córtex auditivo primário	Giros temporais transversos (de Heschl) e giro temporal superior	Audição
42	Córtex auditivo secundário	Giros temporais transversos (de Heschl) e giro temporal superior	Audição
43[2]	Córtex gustatório	Lobo insular, opérculo frontal e parietal	Paladar
44	Área de Broca; córtex pré-motor lateral	Giro frontal inferior (opérculo frontal)	Fala, planejamento do movimento
45	Córtex de associação pré-frontal	Giro frontal inferior (opérculo frontal)	Pensamento, cognição, planejamento do comportamento
46	Córtex de associação pré-frontal (córtex pré-frontal dorsolateral)	Giro frontal medial	Pensamento, cognição, planejamento do comportamento, aspectos do controle dos movimentos dos olhos
47	Córtex de associação pré-frontal	Giro frontal inferior (opérculo frontal)	Pensamento, cognição, planejamento do comportamento

[1] As áreas 13, 14, 15 e 16 são parte do lobo insular. A relação entre a citoarquitetura e função não está estabelecida para o lobo insular.
[2] A area 43 pode auxiliar a função gustatória (paladar), que é representada mais profundamente no lobo insular (ver Capítulo 19).

Resumo

Sistemas moduladores do encéfalo

Quatro sistemas específicos de neurotransmissores essenciais possuem corpos celulares localizados por todo o tronco encefálico, diencéfalo e parte basilar do telencéfalo, e terminam em todo o sistema nervoso central (Figura 2-3). Os neurônios contendo *acetilcolina* (*acetilcolinérgicos*), na ponte, na parte basilar do telencéfalo e na parte lateral do hipotálamo, projetam-se por todo o córtex cerebral e hipocampo. A perda de muitos desses neurônios ocorre na doença de Alzheimer. Neurônios contendo *dopamina* (*dopaminérgicos*), na substância negra e na área tegmental ventral, visam o estriado e o lobo frontal. Essas células degeneram-se na doença de Parkinson. Neurônios *noradrenérgicos*, no *locus ceruleus*, possuem projeções corticais muito difundidas, e aqueles na ponte e bulbo projetam-se para a medula espinal. Neurônios *serotonérgicos*, nos núcleos da rafe do tronco encefálico, possuem projeções difusas importantes para a supressão da dor e aspectos do humor e do despertar de sentimentos e interesses.

Organização da medula espinal

A medula espinal, a parte mais inferior (caudal) das divisões do sistema nervoso central, possui uma região central que contém predominantemente corpos celulares de neurônios (substância cinzenta), circundada por uma região que contém, em grande parte, axônios mielinizados (substância branca) (Figura 2-5). Ambas as regiões são subdivididas. O *corno posterior* da substância cinzenta auxilia a sensação somática, e o *corno anterior,* a função motora esquelética. O funículo *posterior* da substância branca transporta informação somatossensorial para o encéfalo; os *funículos lateral* e *anterior* transportam tanto informação somatossensorial como motora (Figura 2-5).

Organização do tronco encefálico

A parte inferior (caudal) do bulbo (Figura 2-8 e Figura 2-9B) tem organização semelhante à da medula espinal. No nível mais superior (rostral) (Figura 2-8 e Figura 2-9A), o bulbo contém núcleos na sua face dorsal – os *núcleos da coluna posterior* – que auxiliam a sensação tátil e uma via na sua face ventral – o trato corticospinal, localizado na *pirâmide* – que auxilia o movimento voluntário. O *lemnisco medial* está localizado dorsalmente à pirâmide. A via de passagem somatossensorial sofre decussação dorsal à via de passagem motora. No nível do *complexo olivar inferior* (Figura 2-10), o quarto ventrículo forma a face dorsal do bulbo. A ponte (Figura 2-11) contém núcleos na sua parte ventral – os *núcleos da ponte* – que transferem informação do córtex cerebral para o cerebelo. O mesencéfalo (Figura 2-12) contém os *colículos* na sua face dorsal (Figura 2-8B) e a *base do pedúnculo* na face ventral (Figura 2-8A).

Organização do diencéfalo e dos hemisférios cerebrais

O *diencéfalo* e os *hemisférios cerebrais* possuem uma organização mais complexa do que aquela do tronco encefálico ou da medula espinal. O *tálamo*, que retransmite informação das estruturas subcorticais para o córtex cerebral, contém duas classes funcionais distintas de núcleos: (1) *relé* e (2) de *projeção difusa* (Tabela 2-1). Três das quatro principais divisões anatômicas do tálamo auxiliam funções relés (Figura 2-13): (1) *núcleos anteriores*, (2) *núcleos mediais* e (3) *núcleos laterais*. A quarta principal divisão anatômica do tálamo, os *núcleos intralaminares*, contém núcleos de projeção difusa. As divisões anatômicas baseiam-se na localização espacial dos núcleos com relação à *lâmina medular interna*, faixas de fibras mielinizadas no tálamo. Existe uma relação topográfica entre as projeções de núcleos talâmicos distintos e o córtex cerebral (Figura 2-14). As projeções talamocorticais (assim como as projeções corticais descendentes) seguem ao longo da *cápsula interna* (Figura 2-15, Figura 2-16 e Figura 2-17).

O principal tipo de córtex é o *neocórtex* (ou *isocórtex*), que possui seis lâminas, e as diferentes lâminas possuem espessuras distintas, dependendo da função da área cortical específica (Figura 2-18). A lâmina granular interna [VI] é a principal lâmina de influxo (Figura 2-18B). As lâminas granular externa [II] e piramidal externa [III] contêm neurônios de associação cortical e do corpo caloso e projetam-se para outras áreas corticais. A lâmina piramidal interna [V] contém neurônios de projeção descendentes que terminam no estriado, no tronco encefálico e na medula espinal. A lâmina granular interna [VI] contém neurônios de projeção descendentes que terminam no tálamo. Com base nos padrões de laminação cortical, assim como nos tamanhos e formatos dos neurônios corticais, ou *citoarquitetura*, aproximadamente 50 áreas diferentes do córtex cerebral foram identificadas (Figura 2-19; Tabela 2-2). Essas são denominadas *áreas de Brodmann*.

Leituras selecionadas

Amaral D. The functional organization of perception and movement. In: Kandel ER, Schwartz JH, Jessell TM, Siegelbaum SA, and Hudspeth AJ, eds. *Principles of Neural Science*. 5th ed. New York, NY: McGraw-Hill, in press.

Raichle ME. A brief history of human brain mapping. *TINS*. 2009;32(2):118-126.

Referências

Berman JI, Berger MS, Mukherjee P, Henry RG. Diffusion-tensor imaging-guided tracking of fibers of the pyramidal tract combined with intraoperative cortical stimulation mapping in patients with gliomas. *J Neurosurg*. 2004;101:66.

Brodmann K. *Vergleichende Lokalisationslehre der Grosshirnrinde in ihren Prinzipien dargestellt auf Grund des Zellenbaues*. Leipzig: Barth, 1909.

Campbell AW. *Histological Studies on the Localisation of Cerebral Function*. New York, NY: Cambridge University Press; 1905.

Dillon WP. Neuroimaging in neurologic disorders. In: Fauci AS, Braunwald E, Kasper D, et al., eds. *Harrison's Principles of Internal Medicine*. 17th ed. New York, NY: McGraw-Hill; 2008.

Gorman DG, Unützer J. Brodmann's missing numbers. *Neurology*. 1993;43:226-227.

Haber SN, Johnson GM. The basal ganglia. In: Paxinos G, Mai JK, eds. *The Human Nervous System*. London: Elsevier; 2004.

Halliday G. Substantia nigra and locus coeruleus. In: Paxinos G, Mai JK, eds. *The Human Nervous System*. London: Elsevier; 2004:451-464.

Hassler R. Architectonic organization of the thalamic nuclei. In: Shaltenbrand G, Warhen WW, eds. *Stereotaxy of the Human Brain*. Stuttgart, New York: G. Thieme Verlag; 1982:140-180.

Hornung J-P. Raphe nuclei. In: Paxinos G, Mai JK, eds. *The Human Nervous System*. London: Elsevier; 2004:424-450.

Koutcherov Y, Juang X-F, Halliday G, Paxinos G. Organization of human brain stem. In: Paxinos G, Mai JK, eds. *The Human Nervous System*. London: Elsevier; 2004.

Percheron G. Thalamus. In: Paxinos G, Mai JK, eds. *The Human Nervous System*. London: Elsevier; 2004:592-676.

Pujol J, Martí-Vilalta JL, Junqué C, Vendrell P, Fernández J, Capdevila A. Wallerian degeneration of the pyramidal tract in capsular infarction studied by magnetic resonance imaging. *Stroke*. 1990;21:404-409.

Rexed B. The cytoarchitectonic organization of the spinal cord in the cat. *J Comp Neurol*. 1952;96:415-495.

Saper CB. Hypothalamus. In: Paxinos G, Mai JK, eds. *The Human Nervous System*. London: Elsevier; 2004.

Zilles K. Architecture of the human cerebral cortex. In: Paxinos G, Mai JK, eds. *The Human Nervous System*. London: Elsevier; 2004:997-1055.

Questões de estudo

1. Um homem de 72 anos é levado à emergência com fraqueza e sensação tátil comprometida no lado esquerdo do corpo. Qual das seguintes afirmações melhor descreve a localização da lesão encefálica produzindo esses sinais neurológicos?
   A. AVE na parte esquerda do córtex cerebral.
   B. AVE na parte direita do córtex cerebral.
   C. AVE afetando o lado direito da medula espinal.
   D. Lesão aos nervos periféricos no lado esquerdo do corpo.

2. Uma pessoa envolveu-se em um acidente de carro e lesou a parte lateral da substância branca da medula espinal e ficou parcialmente paralisada. Qual das seguintes escolhas melhor explica por que a pessoa ficou paralisada como consequência da lesão?
   A. A lesão produziu dano extenso aos corpos celulares neuronais dentro da substância branca.
   B. A lesão produziu dano extenso aos astrócitos na substância branca.
   C. A lesão destruiu o componente do sistema ventricular que está localizado na medula espinal.
   D. A lesão danificou extensamente os axônios dentro da substância branca.

3. Um paciente tem doença de Alzheimer, que, entre outros comprometimentos, está associada à perda de acetilcolina no prosencéfalo. Qual das seguintes é uma fonte básica de acetilcolina no prosencéfalo?
   A. Núcleo basilar
   B. Área tegmental ventral
   C. *Locus ceruleus*
   D. Núcleos da rafe

4. Qual dos seguintes é uma fonte essencial de noradrenalina?
   A. Núcleo septal medial
   B. Substância negra compacta
   C. *Locus ceruleus*
   D. Núcleos da rafe

5. Muitos dos sinais neurológicos da doença de Parkinson são produzidos por uma perda de dopamina no encéfalo. Qual das seguintes é a principal fonte de dopamina?
   A. Núcleo basilar
   B. Área tegmental ventral e substância negra compacta
   C. *Locus ceruleus* e formação reticular
   D. Núcleos da rafe

56 **Seção I** O Sistema Nervoso Central

6. Qual dos seguintes é a principal fonte de serotonina (5-HT)?
   A. Núcleo basilar
   B. Núcleos da coluna posterior
   C. *Locus ceruleus*
   D. Núcleos da rafe

7. Dano aos funículos posteriores e corno posterior da medula espinal, como o que pode ocorrer após uma lesão traumática à medula espinal, resultaria no rompimento de qual dos seguintes circuitos?
   A. Somatossensorial
   B. Somático motor
   C. Função motora visceral
   D. Todas acima

8. Qual das seguintes escolhas lista corretamente a ordem superoinferior (rostrocaudal) das divisões do tronco encefálico?
   A. Bulbo, mesencéfalo e ponte
   B. Mesencéfalo, ponte e bulbo
   C. Mesencéfalo, bulbo e ponte
   D. Ponte, mesencéfalo e bulbo

9. Um paciente sofre AVE cerebelar. O principal sinal motor que a pessoa apresenta é denominado ataxia, uma incoordenação característica após dano cerebelar. Qual das seguintes afirmações descreve precisamente a localização do AVE no encéfalo?
   A. Inferior (caudal) ao tentório e posterior (dorsal) à ponte
   B. Superior (rostral) ao tentório e posterior à ponte
   C. Inferior (caudal) ao tentório e anterior (ventral) à ponte
   D. Superior ao tentório e anterior (ventral) à ponte

10. Uma pessoa leva um tiro na cabeça. A bala entrou no crânio acima da orelha direita. Na sequência, qual das seguintes escolhas melhor descreve as estruturas do encéfalo pelas quais a bala passaria, de lateral para medial?
    A. Lobo parietal, lobo insular, putame, globo pálido, ramo anterior da cápsula interna, tálamo
    B. Lobo parietal, lobo insular, putame, globo pálido, ramo posterior da cápsula interna, tálamo
    C. Lobo insular, putame, ramo posterior da cápsula interna, globo pálido, tálamo
    D. Lobo insular, putame, globo pálido, ramo anterior da cápsula interna, tálamo

Capítulo 3

Vascularização do Sistema Nervoso Central e Líquido Cerebrospinal

CASO CLÍNICO | Oclusão da artéria cerebral média, paralisia do lado direito e afasia global

Um homem de 57 anos foi encaminhado à sala de emergência após sua esposa detectar que ele era incapaz de mover o braço ou a perna direita. No teste muscular, a força do membro superior direito era 0/5 e do membro inferior 1/5. Os membros esquerdos tinham força normal e movimentos voluntários. Além disso, havia desvio da comissura labial direita. Comprimir o leito ungueal – um estímulo nocivo suave que elicia uma retirada – revelou retirada do braço esquerdo, mas nenhuma resposta no braço direito. O paciente era capaz de olhar para a esquerda, mas não para a direita; não havia movimentos oculares sacádicos (rápidos, conjugados) para a direita. O paciente foi incapaz de falar e somente seguia comandos simples.

A Figura 3-1A mostra uma RM horizontal. O grande território branco corrresponde à região infartada no lado esquerdo do hemisfério cerebral. A Figura 3-18B é uma angiografia por ressonância magnética (ARM), mostrando a distribuição das artérias com sangue fluindo. Nota-se a assimetria na ARM, com ausência de perfusão da artéria cerebral média no lado esquerdo.

Com base no relato de caso e neste capítulo:

1. **A lesão do paciente é grande. A oclusão de qual artéria cerebral produz a lesão, e qual foi a contribuição de seus ramos superficiais e profundos?**

2. **Qual estrutura-chave deve ser lesada para produzir intensos sinais motores na face e membros?**

O tecido neural depende da oferta contínua de sangue arterial

As artérias vertebrais e carótidas suprem sangue ao sistema nervoso central

As artérias espinais e radiculares suprem sangue à medula espinal

As artérias vertebral e basilar suprem sangue ao tronco encefálico

A artéria carótida interna tem quatro porções principais

As circulações anterior e posterior suprem o diencéfalo e os hemisférios cerebrais

A circulação colateral pode salvar regiões cerebrais privadas de sangue

Ramos profundos das circulações anterior e posterior suprem estruturas subcorticais

Diferentes áreas funcionais do córtex cerebral são supridas por diferentes artérias cerebrais

Veias cerebrais drenam para os seios da dura-máter

A barreira hematoencefálica isola o meio químico do sistema nervoso central do restante do corpo

O líquido cerebrospinal apresenta diversas funções

A maior parte do líquido cerebrospinal é produzida pelo plexo coroide

O líquido cerebrospinal circula pelos ventrículos e espaço subaracnóideo

O líquido cerebrospinal é puncionado da cisterna lombar

Os seios da dura-máter proveem a via de retorno do líquido cerebrospinal

Quadro 3-1 Imagem radiológica da vasculatura cerebral

Resumo

Leituras selecionadas

Referências

Questões de estudo

— Continua na página seguinte

A

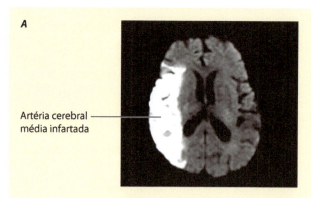

Artéria cerebral média infartada

B

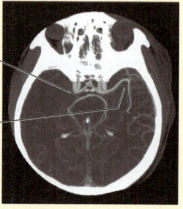

Artéria cerebral média ausente no lado infartado

Mas presente no lado não afetado

FIGURA 3-1 Imagem neurorradiológica após um acidente vascular encefálico (AVE). (**A**) Imagem ponderada de difusão (DWI) mostrando um grande infarto da artéria cerebral média esquerda. A região branca corresponde ao território infartado da artéria cerebral média. (**B**) Angiografia por ressonância magnética (ARM) mostrando uma falta completa de perfusão da artéria cerebral média esquerda. Isto demonstra oclusão em sua porção proximal. (Reproduzida com permissão de Ropper AH et al. *Adams & Victor's Principles of Neurology*, 9th ed. AccessMedicine; 2009, Fig. 34-3.)

Sinais neurológicos principais e estruturas do encéfalo danificadas correspondentes

Paralisia do braço e da perna direita

O trato corticospinal, o principal em controlar braço e perna contralateral, descende subcorticalmente e então percorre a borda posterior da cápsula interna (ver Figura 2-17). Essa substância branca subcortical e a porção mais dorsal da parte posterior da cápsula interna são supridas por ramos profundos da artéria cerebral média. O infarto também teria destruído parte lateral do giro pré--central, onde o trato corticospinal origina os segmentos da medula espinal para o braço. Este é suprido por ramos superficiais da artéria cerebral média. Por outro lado, o infarto poupa a área motora cortical da perna (ver Figura 10-8). Considerando que os axônios descendentes são destruídos quando estão na cápsula interna, como será visto em capítulos posteriores, conservadores do córtex podem ajudar durante a neurorreabilitação.

Desvio da comissura labial direita

O trato corticobulbar controla os músculos faciais. Este é o componente da via motora descendente cortical que controla núcleos motores cranianos no tronco encefálico. (Bulbo é um termo arcaico para descrever a porção inferior do tronco encefálico.) O trato percorre subcorticalmente da parte lateral do giro pré-central (área cortical motora da face) à parte posterior e ao joelho da cápsula interna, superior aos axônios do trato corticospinal. A substância branca subcortical e partes dorsais da cápsula interna são amplamente supridas pelos ramos profundos da artéria cerebral média. A área cortical motora que controla a face é suprida por ramos superficiais da artéria cerebral média. É interessante notar que o controle do quadrante inferior da face – assim como dos braços e das pernas – é estritamente contralateral, mas o controle muscular do quadrante superior da face é bilateral. Portanto, dano ao trato corticobulbar em um lado elimina o controle do quadrante inferior da face no lado oposto, resultando em paralisia ou maior fraqueza. Músculos do quadrante superior da face, pelo fato de receberem o controle de ambos os lados do cérebro, são funcionais após uma lesão unilateral do trato corticobulbar.

Ausência de retirada do membro em resposta ao estímulo nocivo

O dano à cápsula interna pode destruir a projeção talamocortical ascendente, levando as informações sensoriais somáticas ao giro pós-central. Isto resulta em perda de sensação somática. Entretanto, no caso deste paciente, não há nenhum movimento voluntário do braço direito, e não há força no membro superior. Por esse motivo, é pouco provável que ele teria sido capaz de mover o membro tendo sentido o estímulo nocivo.

Ausência de movimento ocular para a direita

O infarto danificou as regiões corticais e suas vias descendentes de controle para movimentos sacádicos dos olhos. Estes são movimentos oculares rápidos e oscilantes que são utilizados para mudar o olhar de um objeto de interesse para outro.

Inabilidade para falar e entender a linguagem

Os centros corticais que controlam a fala estão localizados no hemisfério esquerdo na maioria dos indivíduos destros. Essas áreas são a área de Wernicke no giro temporal superior, para processamento sensorial da fala, e área de Broca no lobo frontal inferior, para produzir a fala. Ambas as áreas são supridas por ramos superficiais da artéria cerebral média. Suas interconexões axonais também são supridas, em grande parte, pela artéria cerebral média. Na ausência dessas estruturas, há perda de linguagem, tanto na fala como no entendimento.

Distúrbios cerebrovasculares constituem a principal classe das doenças do sistema nervoso. A principal fonte de nutrição para o sistema nervoso central é a glicose, e, uma vez que tanto a glicose como o oxigênio são armazenados em quantidades apreciáveis, quando o suprimento sanguíneo do sistema nervoso central é interrompido, mesmo que brevemente, as funções cerebrais são gravemente interrompidas.

Muito do que se sabe a respeito do suprimento arterial ao sistema nervoso central deriva de três abordagens. Primeiro, estudos clássicos em tecidos normais *post mortem* usam corantes injetados em um vaso sanguíneo para identificar as áreas que ele supre. Segundo, em tecidos *post mortem* ou em exames radiológicos, a porção do sistema nervoso central suprida por uma artéria particular pode ser inferida ao se observar a extensão do dano que ocorreu após a artéria tornar-se ocluída. Terceiro, técnicas radiológicas, como angiografia cerebral e ARM, tornam possível a visualização da circulação arterial e venosa no cérebro vivente (ver Quadro 3-1). Essas importantes ferramentas clínicas também permitem localizar uma obstrução vascular ou outra patologia.

Como discutido nos capítulos anteriores, a vascularização cerebral é intimamente relacionada com o sistema ventricular e com o líquido aquoso nele contido, o líquido cerebrospinal (LCS). Isto porque a maior parte do LCS é produzida por secreção ativa de íons do plasma sanguíneo pelo plexo coroide. Além disso, para manter um volume cerebral constante, o LCS retorna ao sangue pelas válvulas entre o espaço subaracnóideo e os seios da dura-máter.

Este capítulo inicialmente focaliza o suprimento arterial devido à importância de distribuição de sangue oxigenado ao cérebro e à medula espinal para função normal, seguido por drenagem venosa. A barreira hematoencefálica, a qual isola o compartimento intravascular do compartimento extracelular do sistema nervoso central, é considerada em seguida. Finalmente, a produção e a circulação do LCS nos diferentes componentes do sistema ventricular são examinadas.

O tecido neural depende da oferta contínua de sangue arterial

Regiões locais do sistema nervoso central recebem sangue de pequenos conjuntos de artérias penetrantes que recebem sangue de artérias maiores (Tabela 3-1). Interrupção ou redução no suprimento arterial para uma área resulta em oferta diminuída de sangue oxigenado ao tecido, uma condição conhecida por **isquemia**. Diminuição do suprimento sanguíneo geralmente ocorre quando uma artéria torna-se ocluída ou quando a pressão arterial sistêmica decresce substancialmente, como durante um infarto. A oclusão frequentemente ocorre devido a um bloqueio agudo, como um êmbolo ou estreitamento gradual do lúmen arterial (estenose), como na aterosclerose.

Uma breve redução no fluxo sanguíneo produz sinais neurológicos transitórios, atribuíveis à perda de funções das áreas privadas de oxigênio. Este evento é denominado **ataque isquêmico transitório** (**AIT**). Se a isquemia for persistente e não corrigida por vários minutos, isto pode causar a morte do tecido normalmente suprido, condição chamada de **infarto**. Isto pode resultar em mais prejuízos, até mesmo permanentes. Esses eventos descrevem um **acidente vascular encefálico isquêmico**. Sob condições especiais, o local de redução do fluxo sanguíneo arterial pode não produzir um acidente isquêmico ou um infarto, porque estes tecidos recebem um redundante suprimento de outra artéria. Isto é denomidado **circulação colateral**, a qual é discutida adiante na seção de circulação anterior e posterior.

Um **acidente vascular encefálico hemorrágico** pode ocorrer quando uma artéria se rompe, desse modo liberando sangue no tecido circundante. Um AVE hemorrágico não só produz perda de fluxo adiante, mas também pode causar dano ao tecido cerebral no local da ruptura devido ao volume agora ocupado pelo sangue fora do vaso. Uma causa comum de AVE hemorrágico é quando se rompe um **aneurisma**, ou balonismo de uma artéria devido à fraqueza da parede muscular.

Seção I O Sistema Nervoso Central

TABELA 3-1 Suprimento sanguíneo do sistema nervoso central

Estrutura	Nível	Sistema	Artéria principal[1]	Estrutura	Nível	Sistema	Artéria principal[1]
Medula espinal		P	Artéria espinal anterior	Subtálamo		A	Coróidea anterior
		P	Artéria espinal posterior			A	Comunicante posterior
		S	Artérias radiculares			P	Coróidea posterior
						P	Cerebral posterior
Bulbo	Caudal	P	Artéria espinal anterior	**Núcleos da base**			
				Globo pálido	Superior	A	Cerebral média: lenticuloestriada
		P	Artéria espinal posterior		Média inferior	A	Coróidea anterior
	Superior (rostral)	P	Vertebral	Estriado	Superior	A	Cerebral média: lenticuloestriada
		P	Vertebral: ACIP		Inferior	A	Cerebral anterior: lenticuloestriada
Ponte	Caudal e média	P	Basilar	**Núcleo septal**		A	Cerebral anterior
		P	Basilar: ACIA			A	Comunicante anterior
	Superior	P	Basilar: ACS			A	Coróidea anterior
Cerebelo	Caudal	P	Vertebral: ACIP	**Amígdala Formação hipocampal Cápsula interna**		A	Coróidea anterior
	Média	P	Basilar: ACIA			A	Cerebral posterior
	Superior	P	Basilar: ACS				
Mesencéfalo	Caudal (colículo inferior)	P	Basilar	Parte anterior	Superior	A	Cerebral média
		P	Basilar: ACS		Média	A	Cerebral anterior
	Superior (colículo superior)	P	Cerebral posterior		Inferior	A	Cápsula interna
					Inferior	A	Coróidea anterior
Diencéfalo				Joelho	Superior	A	Cerebral média
Tálamo		A	Comunicante posterior		Média	A	Cerebral anterior
		P	Cerebral posterior; coróidea posterior		Inferior	A	Coróidea anterior; cerebral anterior
		P	Cerebral posterior; talamogeniculada	Parte posterior	Superior	A	Cerebral média
		P	Cerebral posterior: talamoperfurante		Inferior	A	Coróidea anterior
				Retrolenticular		A	Coróidea anterior
Hipotálamo		A	Cerebral anterior	**Córtex cerebral**			
		A	Comunicante anterior	Lobo frontal		A	Cerebral anterior
						A	Cerebral média
		A	Comunicante posterior	Lobo parietal		A	Cerebral anterior
						A	Cerebral média
		P	Cerebral posterior	Lobo occipital		P	Cerebral posterior
				Lobo temporal		P	Cerebral posterior

[1]Distribução arterial baseada em dados radiológicos e de contraste; artérias que suprem aproximadamente mais que 80% da estrutura.

Legenda das abreviaturas: A, circulação anterior; ACIA, artéria cerebelar inferior anterior; P, circulação posterior; ACIP, artéria cerebelar inferior posterior; S, circulação sistêmica; ACS, artéria cerebelar superior

As artérias vertebrais e carótidas suprem sangue ao sistema nervoso central

O principal suprimento sanguíneo para o cérebro vem de dois sistemas arteriais que recebem sangue de diferentes sistemas arteriais: a **circulação anterior**, alimentada pe-

las **artérias carótidas internas**, e a **circulação posterior**, que recebe sangue das **artérias vertebrais** (Figura 3-2, gravura complementar; Tabela 3-1). As artérias vertebrais encontram-se na junção do bulbo e da ponte (ou junção bulbopontina) para formar a **artéria basilar**, que repousa sozinha pela linha média (Figura 3-2). A circulação anterior é também chamada de **circulação carótida**; e a

Capítulo 3   Vascularização do Sistema Nervoso Central e Líquido Cerebrospinal   61

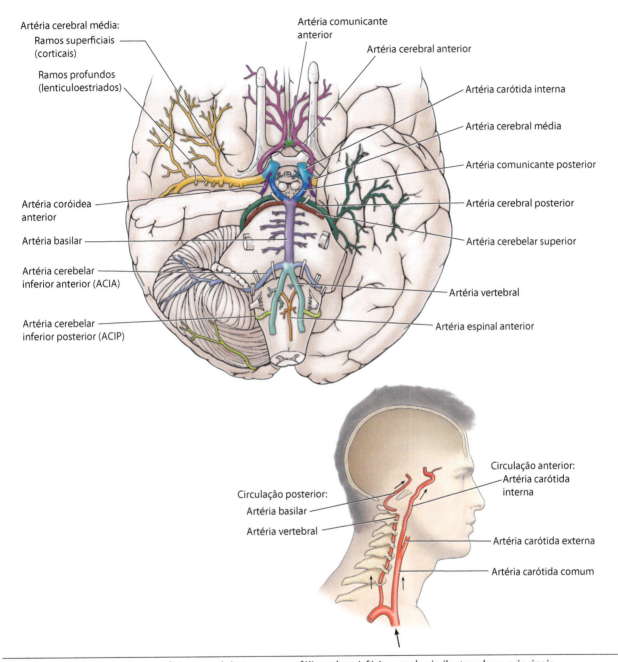

FIGURA 3-2   Diagrama da superfície ventral do tronco encefálico e hemisférios cerebrais, ilustrando os principais componentes da circulação anterior (carótida) e posterior (vertebrobasilar). A porção anterior do lobo frontal do hemisfério direito está removida para ilustrar o curso da artéria cerebral média pela fissura lateral (fissura de Sílvio) e os ramos penetrantes (artérias lenticuloestriadas). O círculo de Willis é formado pela artéria comunicante anterior, as duas artérias comunicantes posteriores e as três artérias cerebrais. A gravura complementar (**margem**) mostra o curso craniano e extracraniano das artérias vertebrais, basilar e carótidas. Setas indicam a direção normal do fluxo sanguíneo.

circulação posterior, de **circulação vertebrobasilar**. A circulação anterior e a posterior não são independentes, são conectadas por redes de artérias na superfície ventral do diencéfalo e do mesencéfalo e na superfície cortical (ver adiante).

Os hemisférios cerebrais recebem sangue de ambas as circulações anterior e posterior, ao passo que o tronco encefálico recebe sangue somente da circulação posterior. O suprimento arterial para a medula espinal é fornecido pela circulação sistêmica – a qual também supre músculos, pele e ossos – e, em menor grau, pelas artérias vertebrais. Artérias cerebrais e espinais drenam nas veias. Embora as veias espinais sejam parte da circulação sistêmica geral e retornem o sangue diretamente ao coração, a maioria das

62 **Seção I** O Sistema Nervoso Central

veias cerebrais primeiro drena nos **seios da dura-máter**, um conjunto de grandes canais venosos.

As artérias espinais e radiculares suprem sangue à medula espinal

A medula espinal recebe sangue de duas fontes. A primeira são as **artérias espinais anterior e posterior** (Figura 3-2), ramos das artérias vertebrais. A segunda são as **artérias radiculares**, que são ramos de vasos segmentares, como das artérias cervicais, intercostais e lombares. Em geral, nem a artéria espinal anterior nem a posterior formam um vaso único e contínuo por todo o comprimento da medula espinal ventral ou dorsal. Preferencialmente, cada uma forma uma rede de canais comunicantes orientados pelo eixo craniocaudal da medula espinal. As artérias radiculares alimentam esta rede por todo o comprimento da medula espinal.

Embora as artérias espinais e radiculares supram sangue a todos os níveis medulares, diferentes segmentos medulares são preferencialmente supridos por uma ou outra dessas artérias. A medula cervical é suprida por ambas as artérias vertebrais e radiculares (em particular a artéria cervical ascendente). Em contrapartida, os segmentos torácicos, lombares e sacrais são nutridos primariamente pelas artérias radiculares (artérias intercostais e lombares). Quando segmentos medulares são nutridos por uma única artéria, eles são particularmente suscetíveis a lesão após oclusão arterial. Em contrapartida, segmentos que recebem suprimento sanguíneo redundante (ou colateral) tendem a se recuperar melhor após a oclusão de um único vaso. Por exemplo, segmentos torácicos superiores são supridos por menos artérias radiculares do que os segmentos caudais. Quando uma artéria radicular que serve aos segmentos torácicos superiores se torna ocluída, é mais comum ocorrer lesão grave devido a não haver um sistema de apoio para perfusão de sangue oxigenado. A interrupção de suprimento sanguíneo a áreas críticas da medula espinal pode produzir prejuízos sensoriais e motores semelhantes àqueles produzidos por uma lesão traumática mecânica, como a resultante de um acidente automobilístico.

As artérias vertebral e basilar suprem sangue ao tronco encefálico

Cada uma das três divisões do tronco encefálico e o cerebelo recebem seu suprimento arterial da circulação posterior (Figura 3-3A). Em contrapartida às artérias espinais, localizadas ambas ventral e dorsalmente, as artérias que suprem a maior parte do tronco encefálico emergem somente da superfície ventral. Ramos emergem dessas artérias ventrais e penetram diretamente ou correm ao longo da circunferência do tronco encefálico para suprir as estruturas dorsais do tronco encefálico e o cerebelo. Três grupos de ramos emergem das artérias vertebrais e basilar: (1) paramediano, (2) circunferencial curto e (3) circunferencial longo (Figura 2-3B). Os **ramos paramedianos** suprem regiões próximas à linha média. Os **ramos circunferenciais curtos** suprem regiões laterais, frequentemente em forma de cunha, e os **ramos circunferenciais longos** suprem as porções dorsolaterais do tronco encefálico e do cerebelo.

Apesar de as artérias espinais primariamente suprirem a medula espinal, elas também suprem uma pequena porção caudal do bulbo. As artérias espinais repousam próximo à linha média dorsal e ventral e nutrem a maioria das áreas mediais (Figura 3-3B4). A área mais lateral é servida por ramos diretos das artérias vertebrais, que são equivalentes aos ramos circunferenciais mais superiores.

O restante do bulbo é suprido por artérias vertebrais. Ramos pequenos (não nomeados) que saem de artérias principais suprem o bulbo medial (ou seja, ramos circunferenciais curtos e paramedianos). Pelo fato de essas artérias suprirem os axônios do trato corticospinal e do lemnisco medial (ver Figura 2-2), quando as artérias se tornam ocluídas, o paciente desenvolve prejuízos no movimento voluntário do membro e mecanossensoriais. O principal ramo lateralmente emergente (circunferencial longo) da artéria vertebral, a **artéria cerebelar inferior posterior** (**ACIP**), nutre a maior parte da região dorsolateral (Figura 3-3B3). Esta região do bulbo não recebe sangue de nenhuma outra artéria. A ausência de um suprimento de circulação colateral faz a artéria cerebelar inferior posterior ser particularmente importante, porque a oclusão quase sempre resulta em significativo tecido danificado. Quando isso ocorre, pacientes com frequência desenvolvem características de prejuízos motores e sensoriais devido à destruição dos núcleos e tratos no bulbo dorsolateral. Os sinais neurológicos comuns incluem perda de sensação dolorosa na face e movimentos descoordenados dos membros, ambos no lado da oclusão, e perda da sensação de dor no membro e no tronco, no lado oposto. Um entendimento desse padrão complexo de perda sensorial e motora será alcançado quando os circuitos de controle motor e de dor forem descritos nos capítulos seguintes.

As duas artérias juntam-se para formar a artéria basilar na junção bulbopontina (Figura 3-3A), a partir da qual as artérias paramedianas e circunferenciais curtas suprem a base da ponte, onde as fibras corticospinais estão localizadas. A porção dorsolateral da parte caudal da ponte é suprida por um ramo circunferencial longo da artéria basilar, denominado **artéria cerebelar inferior anterior** (**ACIA**). A região na porção superior da ponte que é suprida pela artéria cerebelar inferior anterior é nutrida pela **artéria cerebelar superior**, outro ramo circunferencial longo da artéria basilar (Figura 3-3A).

Capítulo 3 Vascularização do Sistema Nervoso Central e Líquido Cerebrospinal 63

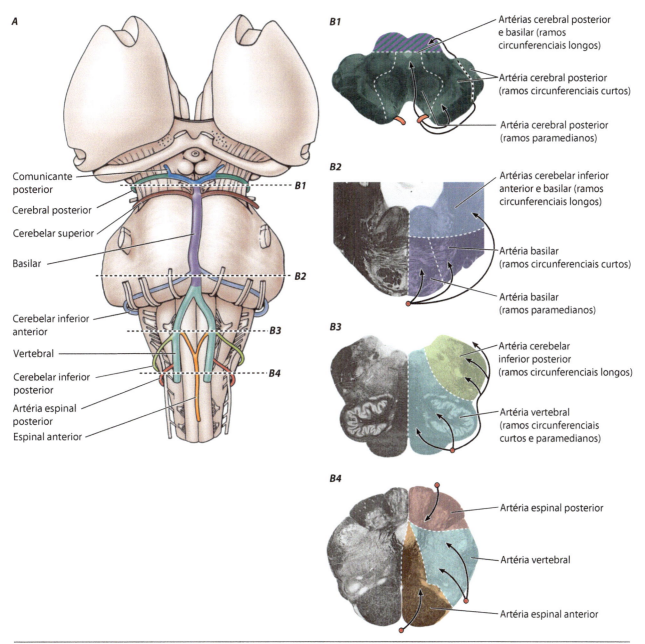

FIGURA 3-3 (**A**) A circulação arterial do tronco encefálico é esquematicamente ilustrada em uma visualização da superfície ventral do tronco encefálico. (**B**) Quatro cortes transversais ao longo do tronco encefálico são mostrados, ilustrando a distribuição do suprimento arterial. Na porção superior do bulbo (**B3**), ponte (**B2**) e mesencéfalo (**B1**), as porções de tecido da parte medial à dorsolateral são supridas por ramos paramedianos, circunferenciais curtos e circunferenciais longos. A porção caudal do bulbo recebe seu suprimento arterial das artérias vertebrais e espinais (**B4**). A linha tracejada em **A** indica os planos de secção de **B**.

Ramos circunferenciais longos das artérias vertebrais e basilar suprem o cerebelo. A artéria cerebelar inferior posterior supre a porção caudal do cerebelo. Porções mais superiores são supridas pela artéria cerebelar inferior anterior (Figura 3-2 e Figura 3-3A).

A artéria basilar divide-se em duas artérias cerebrais posteriores na fronteira entre ponte e mesencéfalo. Embora a **artéria cerebral posterior** seja parte do sistema vertebrobasilar, ela se desenvolve no sistema anterior, e assim recebe sangue das artérias carótidas. No entanto, mais tarde no desenvolvimento, muito mais sangue provém da artéria basilar, fazendo a artéria cerebral posterior funcionalmente parte da circulação posterior na maturidade. A artéria cerebral posterior nutre a maior parte do mesencéfalo (Figura 3-3B1). Ramos paramedianos e circunferenciais curtos suprem a base e o tegmento, enquanto os ramos circunferenciais longos suprem o teto. O colículo, a principal porção do teto, também recebe um pequeno suprimento pela artéria cerebelar superior.

A artéria carótida interna tem quatro porções principais

A **artéria carótida interna** consiste em quatro segmentos (Figura 3-4A): (1) o **segmento cervical** se estende desde a bifurcação da carótida comum (nas artérias carótidas internas e externas; ver Figura 3-2) para onde entra no canal carotídeo; (2) o segmento intrapetroso cursa pela porção petrosa do osso temporal; (3) o segmento intracavernoso percorre pelo seio cavernoso, uma estrutura venosa sobrejacente ao osso esfenoide (ver Figura 3-15); e (4) o **segmento cerebral** estende-se para onde a artéria carótida interna bifurca-se nas artérias cerebrais anterior e média. As porções intracavernosas e cerebrais formam o **sifão carotídeo**, um importante ponto de referência radiológica.

Ramos que emergem diretamente do segmento cerebral da artéria carótida interna suprem estruturas cerebrais profundas e outras estruturas cranianas. Os principais ramos desta artéria (Figura 3-4B), em uma ordem caudal para cranial, são (1) a **artéria oftálmica**, a qual supre o nervo óptico e a porção interna da retina, (2) a **artéria comunicante posterior**, que primariamente nutre estruturas do diencéfalo, e (3) a **artéria coróidea anterior**, que supre estruturas diencefálicas e subcorticais telencefálicas.

As circulações anterior e posterior suprem o diencéfalo e os hemisférios cerebrais

A artéria carótida interna divide-se próximo à superfície da base do hemisfério cerebral para formar as **artérias cerebral anterior** e **cerebral média** (Figura 3-2). Assim,

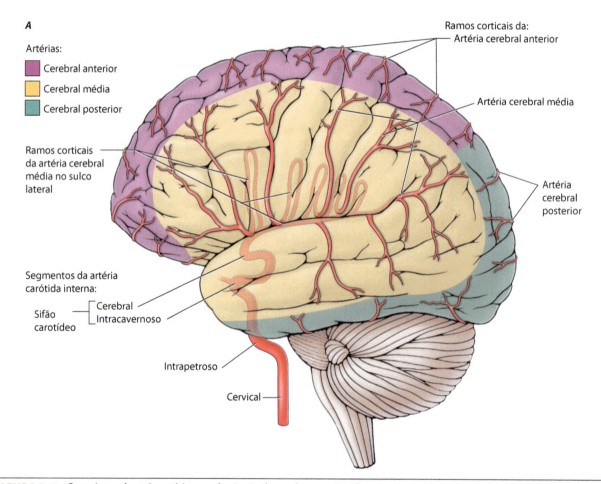

FIGURA 3-4 Os trajetos das três artérias cerebrais são ilustrados nas visualizações lateral (**A**) e mediossagital (**B**) da superfície do hemisfério cerebral. Os territórios supridos por cada artéria cerebral são mostrados em diferentes cores. Observa-se que a artéria cerebral anterior (**B**) percorre ao redor do joelho do corpo caloso. *(Continua)*

Capítulo 3 Vascularização do Sistema Nervoso Central e Líquido Cerebrospinal 65

B

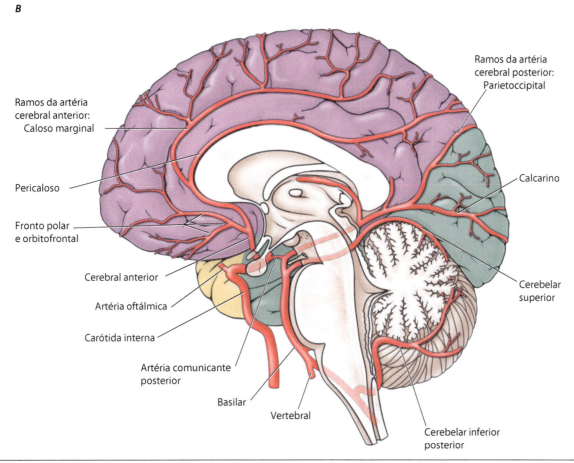

FIGURA 3-4 *(Continuação)*

as artérias cerebrais anterior e média recebem seu sangue da circulação anterior e, como descrito, a artéria cerebral posterior recebe sangue da circulação posterior. Cada uma das três artérias cerebrais compreende ramos profundos e corticais. Os ramos profundos saem das artérias proximalmente. Os ramos profundos das três artérias cerebrais, juntamente com as artérias que se ramificam do segmento cerebral da artéria carótida interna, suprem as regiões de substância cinzenta e substância branca profunda. Os ramos corticais são terminações distais ou terminais das artérias cerebrais; eles suprem lâminas neuronais diversas do córtex cerebral.

A circulação colateral pode salvar regiões cerebrais privadas de sangue

Existem dois locais onde as circulações anterior e posterior se comunicam, nas superfícies ventral e dorsal do cérebro. A comunicação entre as circulações é clinicamente importante porque a diminuição no fluxo de um sistema pode ser compensada por aumento do fluxo em outro. No local ventral, a porção proximal das artérias cerebral e comunicante forma o **círculo de Willis**. Este é um exemplo de rede de artérias interconectadas, ou uma **anastomose**.

As duas **artérias comunicantes posteriores** permitem ao sangue fluir entre as artérias cerebrais média e posterior em cada lado, e a **artéria comunicante anterior** permite fluir sangue entre as artérias cerebrais anteriores (Figura 3-2). Quando ambas as circulações arteriais, a posterior ou a anterior, tornam-se ocluídas, a circulação colateral pode ocorrer através do círculo de Willis para salvar a região privada de sangue. Muitos indivíduos, entretanto, carecem de um dos componentes do círculo de Willis. Nesses indivíduos, um "círculo" funcional pode não ser alcançado, resultando em perfusão cerebral incompleta pelo sistema sobrevivente.

O segundo local de comunicação é onde as terminações finais das artérias cerebrais anastomosam na convexidade do hemisfério cerebral (Figura 3-5). Estas interconexões ocorrem entre os ramos somente quando eles estão localizados na superfície cortical e não quando a artéria penetra o cérebro. Quando uma artéria principal se torna comprometida, essas anastomoses limitam a extensão do dano. Por exemplo, se um ramo da artéria cerebral posterior torna-se ocluído, os tecidos com suprimento sanguíneo comprometido no lobo occipital podem ser salvos por uma circulação colateral a partir da artéria cerebral média

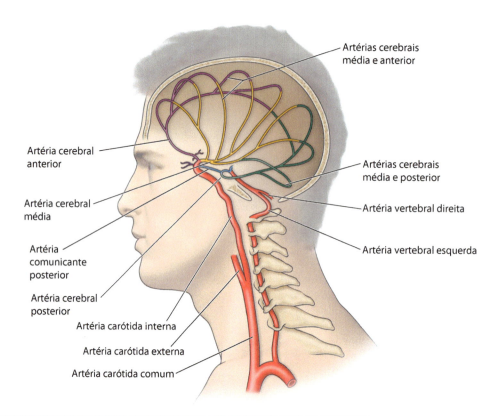

FIGURA 3-5 Vias para suprimento sanguíneo colateral e o trajeto das principais artérias cerebrais sobre as superfícies corticais lateral e medial. Canais de anastomose entre as artérias cerebrais média e anterior e as artérias cerebrais média e posterior são retratadas. O lado esquerdo do círculo de Willis é mostrado: artéria comunicante anterior (roxo; sem legenda), artéria comunicante posterior e artéria cerebral posterior (ver também a Figura 3-1).

que se conecta anastomosicamente com o vaso obstruído. Esta circulação colateral pode salvar a substância cinzenta do córtex cerebral. Em contrapartida, pouca circulação colateral existe na substância branca.

Embora a circulação colateral provenha o córtex cerebral com uma margem segura durante oclusão arterial, a rede dorsal de anastomose que provê tal segurança também cria uma vulnerabilidade. Quando a pressão sanguínea sistêmica é reduzida, a região guarnecida por esta rede é particularmente suscetível à isquemia, porque tal anastomose ocorre nas terminações finais das artérias, regiões onde a perfusão foi perdida. As bordas periféricas do território suprido por vasos principais são chamadas de **zonas de fronteira**, e um infarto que ocorra nessas regiões é denominado **infarto em zona de fronteira**.

Ramos profundos das circulações anterior e posterior suprem estruturas subcorticais

O suprimento arterial do diencéfalo, núcleos da base e cápsula interna derivam de ambas as circulações, anterior e posterior (Figuras 3-6 e 3-7; Tabela 3-1). Este suprimento é complexo e existem muitas variações individuais. Como discutido, os ramos que suprem essas estruturas emergem a partir das porções proximais das artérias cerebrais ou diretamente a partir da artéria carótida interna. A metade superior da **cápsula interna** é suprida primariamente pelos ramos da artéria cerebral média (Figura 3-7). A metade inferior da parte anterior e o joelho da cápsula interna são supridos primariamente pela artéria cerebral anterior e a parte posterior pela artéria coróidea anterior (ver Figuras 4-5 e 4-6). Os **núcleos da base** recebem seu suprimento sanguíneo arterial das artérias cerebrais anterior e média e da artéria coróidea anterior (Figura 3-6). Muitos dos ramos proximais das artérias cerebrais anterior e média são também denominados **artérias lenticuloestriadas**. O **tálamo** é nutrido por ramos das artérias cerebrais posteriores e comunicante posterior. O **hipotálamo** é alimentado por ramos das artérias cerebrais anterior e posterior e das duas artérias comunicantes.

Diferentes áreas funcionais do córtex cerebral são supridas por diferentes artérias cerebrais

O córtex cerebral é suprido pelos ramos distal, ou cortical, das artérias cerebrais anterior, média e posterior (Figura 3-8 e Figura 3-4). A **artéria cerebral anterior** é em forma de C, assim como muitas partes dos hemisférios cerebrais (ver Quadro 1-2). Ela se origina onde a artéria

Capítulo 3 Vascularização do Sistema Nervoso Central e Líquido Cerebrospinal 67

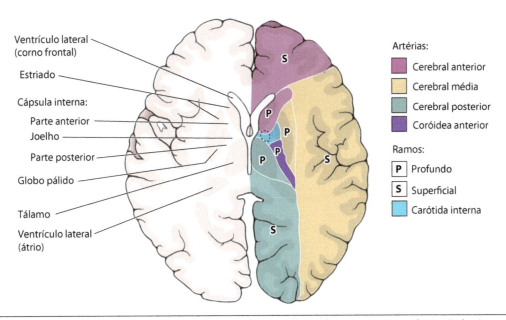

FIGURA 3-6 A circulação arterial das estruturas cerebrais profundas é ilustrada neste esquema de secção horizontal. As distribuições dos ramos profundos e superficiais são mostradas.

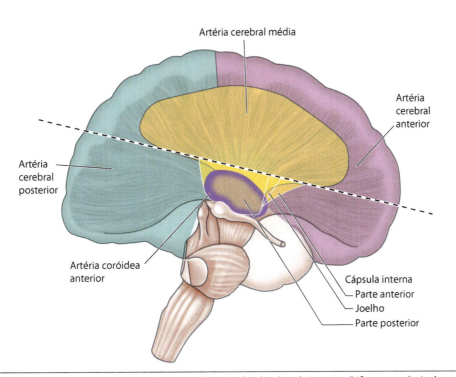

FIGURA 3-7 Suprimento arterial da substância branca subcortical e da cápsula interna. Diferentes níveis dorsoventrais da cápsula interna e suas partes recebem seu suprimento arterial de diferentes artérias cerebrais. A linha tracejada indica o plano da secção horizontal na Figura 3-6. São mostrados os territórios supridos por cada artéria cerebral.

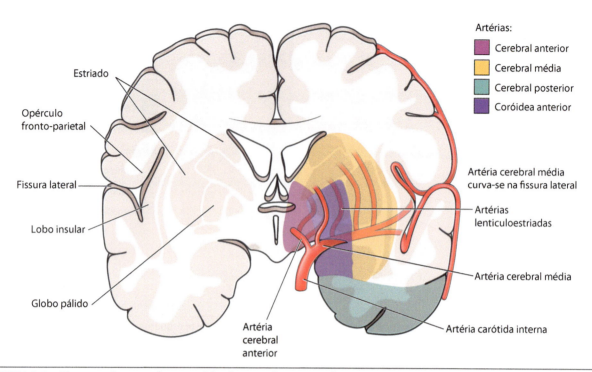

FIGURA 3-8 Nesta secção coronal esquemática é mostrado o trajeto da artéria cerebral média pela fissura lateral e ao longo das superfícies insular e opercular do córtex cerebral. (Adaptada de DeArmond SJ, Fusco MM, Dewey MM. Structure of the Human Brain, 3rd ed. Oxford University Press; 1989.)

carótida interna se bifurca e cursa dentro da fissura sagital e em torno da terminação superior (denominada *joelho*; ver Figura 1-11B) do corpo caloso (Figura 3-4B). O conhecimento dos limites aproximados das regiões corticais supridas por diferentes artérias cerebrais ajuda a explicar as perturbações funcionais que se seguem após uma obs-

Quadro 3-1

Imagem radiológica da vasculatura cerebral

Vasos cerebrais podem ser observados *in vivo* por meio da **angiografia cerebral**. Primeiro, um material radiopaco é injetado no sistema arterial anterior e posterior. Em seguida, uma série de imagens de raios X do crânio é feita em rápida repetição conforme o material circula. As imagens obtidas enquanto o material radiopaco está dentro das artérias cerebrais são denominadas **angiogramas** ou **arteriogramas**. As imagens também podem ser obtidas mais tarde, após a substância radiopaca ter alcançado as veias cerebrais ou os seios da dura-máter (**venogramas**). O trajeto completo da artéria carótida interna é mostrado em um angiograma cerebral na Figura 3-9. As imagens podem ser obtidas de diferentes ângulos em relação ao crânio. Duas visões são comuns – a partir da fronte (projeção frontal, Figura 3-9A) e a partir da lateral (projeção lateral, Figura 3-9B). A visão lateral mostra a forma de C da artéria cerebral anterior (e seus ramos). O curso mediolateral da artéria cerebral média é revelado em uma visão frontal.

O curso craniocaudal da artéria cerebral média, a partir do ponto em que ela entra no sulco lateral até o ponto em que ela emerge e se distribui sobre a superfície lateral do córtex cerebral, é revelado em uma visão lateral (Figura 3-9B). A artéria cerebral média forma curvas na junção dorsal do lobo insular e na superfície opercular dos lobos frontal e parietal (ver Figura 3-8). Essas curvas servem como ponto de referência radiológica que auxiliam em estimar a posição do cérebro em relação ao crânio. A Figura 3-10 mostra a circulação posterior vista de uma perspectiva lateral. A Figura 3-11 mostra as duas artérias vertebrais unindo-se para formar a artéria basilar e a subsequente bifurcação da artéria basilar nas duas artérias cerebrais posteriores.

A angiografia cerebral envolve injeção intravascular de material radiopaco. O processo de injetar esse material e, o material por si só, pode produzir complicações neurológicas; portanto, seu uso não é sem risco. A ressonância magnética também tem sido aplicada para estudar a vasculatura cerebral, porque ela pode detectar o movimento de moléculas de água. Esta aplicação, denominada **angiografia por ressonância magnética** (ARM), seletivamente reflete o sangue em movimento. A observação por ARM na Figura 3-12 é uma reconstrução dorsoventral (ou seja, como se alguém olhasse para cima a partir do fundo). A artéria comunicante posterior está presente somente no lado esquerdo. Este paciente não tem um círculo de Willis completo. A circulação cerebral por completo pode ser reconstruída a partir da localização das artérias cerebrais ou veias em múltiplos níveis.

trução vascular ou outra patologia dos vasos cerebrais. Como sua distribuição bruta sugere, a artéria cerebral anterior supre as porções dorsal e medial dos lobos frontal e parietal (Figura 3-4B).

A **artéria cerebral média** supre sangue à convexidade lateral do córtex (Figura 3-4A). A artéria cerebral média tem início na bifurcação da artéria carótida interna e faz um trajeto indireto por meio do sulco lateral (Figura 3-8), ao longo da superfície do **lobo insular** e por cima da superfície interna dos lobos frontal, temporal e parietal. Por fim, ela emerge na convexidade lateral. Essa complexa configuração da artéria cerebral média pode ser vista em imagens radiológicas da vasculatura cerebral (Quadro 3-1).

A **artéria cerebral posterior**, originada da bifurcação da artéria basilar (Figura 3-2 e Figura 3-3A), cursa em torno da margem lateral do mesencéfalo (Figura 3-4B). Essa artéria supre o lobo occipital e as porções medial e inferior do lobo temporal (Figura 3-4B).

Veias cerebrais drenam para os seios da dura-máter

A drenagem venosa dos hemisférios cerebrais é proporcionada por veias superficiais e profundas (Figura 3-13). Veias superficiais, surgindo do córtex cerebral e da substância branca subjacente, são variáveis em distribuição. Dentre as mais proeminentes e consistentes estão a veia anastomótica superior, repousando sobre o lobo parietal, e a veia anastomótica inferior, na superfície do lobo temporal. As **veias cerebrais profundas**, como a veia cerebral interna (Figura 3-13, gravura complementar), drenam as porções mais interiores da substância branca, incluindo os núcleos da base e partes do diencéfalo. Numerosas veias cerebrais profundas drenam na **veia cerebral magna (de Galeno)** (Figura 3-13, gravura complementar e Figura 3-15).

A drenagem do sangue a partir do sistema nervoso central para dentro dos vasos principais desaguando no coração – a circulação sistêmica – é alcançada por meio de vias diretas e indiretas. As veias da medula espinal e do bulbo drenam diretamente na circulação sistêmica por meio de uma rede de veias e plexos. Por outro lado, o restante do sistema nervoso central drena por uma via indireta: as veias primeiro desaguam nos **seios da dura-máter** antes de retornar o sangue à circulação sistêmica. Os seios da dura-máter funcionam como canais de baixa pressão para o fluxo de sangue venoso voltar à circulação sistêmica. Eles são localizados nas camadas da dura-máter. A porção de dura-máter sobrejacente aos hemisférios cerebrais e ao tronco encefálico contém duas camadas separadas: (1) uma camada externa periósteca, que está ligada ao osso, e (2) uma camada meníngea interna, que contrapõe a aracnoide (Figura 3-14A, B). Os seios da dura-máter estão localizados entre as camadas perióstica e meníngea da dura-máter (Figura 3-14A, B).

As veias cerebrais superficiais drenam nos seios sagitais superior e inferior (Figura 3-15A). O **seio sagital superior** prossegue ao longo da linha média na margem superior da foice cerebral. O **seio sagital inferior** cursa ao longo da margem inferior da foice cerebral logo abaixo

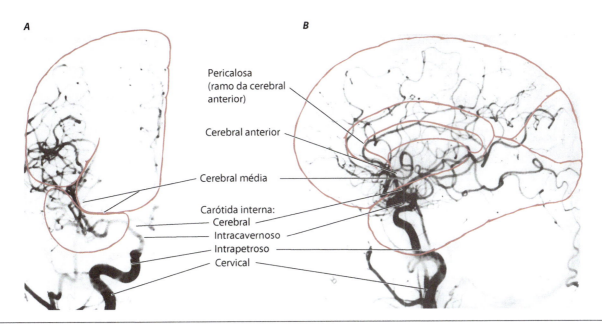

FIGURA 3-9 Angiogramas cerebrais da circulação anterior são apresentados em projeções frontal (**A**) e lateral (**B**). Sobrejacente a cada angiograma está um desenho esquemático dos hemisférios cerebrais, mostrando aproximadamente a localização da superfície de ponto de referência em relação às artérias. (Angiogramas cortesia do Dr. Neal Rutledge, University of Texas at Austin, EUA.)

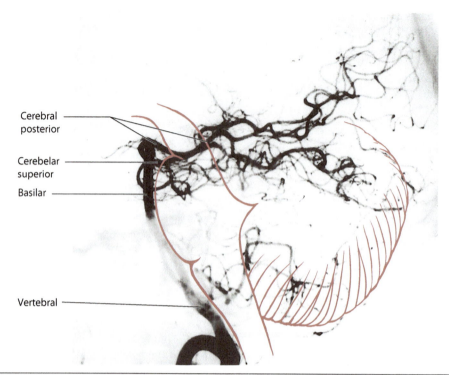

FIGURA 3-10 Angiograma cerebral da circulação posterior (projeção lateral). O desenho sobrejacente é uma ilustração esquemática do tronco encefálico em relação à distribuição da circulação posterior. (Angiograma cortesia do Dr. Neal Rutledge, University of Texas at Austin, EUA.)

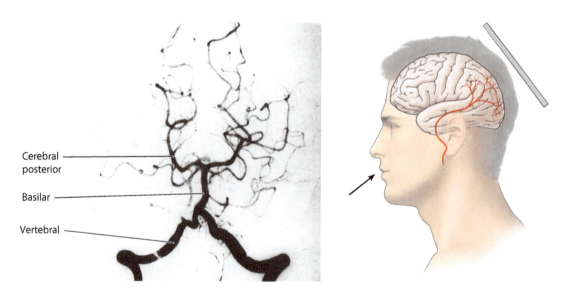

FIGURA 3-11 Angiograma cerebral da circulação posterior (visualizações anterior e inferior). A gravura inserida mostra a cabeça e a vasculatura cerebral selecionada no lado esquerdo (artérias vertebral, basilar e cerebral posterior) em relação à direção dos raios X transmitidos e o plano da imagem. (Angiograma cortesia do Dr. Neal Rutledge, University of Texas at Austin, EUA.)

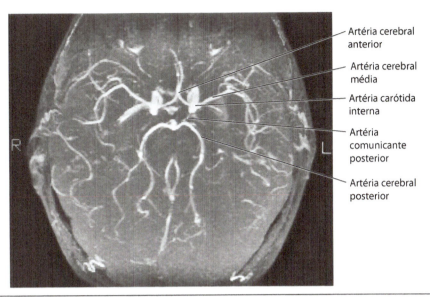

FIGURA 3-12 Angiograma por ressonância magnética. Esta imagem é uma reconstrução das artérias das circulações anterior e posterior se vistas de baixo. Assim como nos angiogramas convencionais, angiogramas por ressonância magnética são representações bidimensionais do sistema arterial tridimensional.

do corpo caloso. O seio sagital inferior, juntamente com a veia cerebral magna (de Galeno), retorna sangue venoso ao **seio reto** (algumas vezes chamado de *rectus*) (Figura 3-15). No polo occipital, o seio sagital superior e o seio reto encontram-se para formar dois **seios transversos**. Finalmente, estes seios drenam nos **seios sigmoides** (Figura 3-15B), que retornam o sangue para as veias jugulares internas. O seio cavernoso, no qual drenam as veias oftálmica e facial, também está ilustrado na Figura 3-15B.

Veias do mesencéfalo drenam na veia cerebral magna (Figura 3-13, Figura 3-15A), que desagua no seio reto, enquanto a ponte e a parte superior do bulbo drenam no **seio petroso superior** (Figura 3-15B). Veias cerebelares drenam na veia cerebral magna e no seio petroso superior.

A barreira hematoencefálica isola o meio químico do sistema nervoso central do restante do corpo

O compartimento intravascular é isolado do compartimento extracelular do sistema nervoso central (Figura 3-16A). Esta característica, a **barreira hematoencefálica**, foi descoberta quando uma injeção intravenosa de corante tingiu a maioria dos tecidos e órgãos do corpo, mas não o cérebro. Esta barreira de permeabilidade protege o cérebro de compostos neuroativos no sangue, assim como modifica rapidamente os constituintes iônicos do sangue que podem afetar a excitabilidade neuronal.

A barreira hematoencefálica resulta de duas características únicas das células endoteliais dos capilares do cérebro e da medula espinal (Figura 3-16A). Primeiro, nos capilares periféricos, células endoteliais têm fenestrações (poros) que permitem moléculas grandes fluírem ao espaço extracelular. Além disso, os espaços intercelulares entre as células adjacentes são mal vedados. Em contrapartida, nos capilares do sistema nervoso central, as células endoteliais adjacentes são firmemente unidas, prevenindo movimento de componentes do compartimento extracelular do sistema nervoso central (Figura 3-16A). Segundo, existe um pequeno movimento transcelular dos componentes do compartimento intravascular ao extracelular no sistema nervoso central, porque as células endoteliais carecem dos mecanismos de transporte necessário. Além do mais, relativo transporte não seletivo pode ocorrer por pinocitose na periferia, mas não nos capilares do sistema central.

Embora a maior parte do sistema nervoso central esteja protegida pela barreira hematoencefálica, oito estruturas cerebrais carecem dessa barreira. Estas estruturas estão próximas à linha média e, por serem intimamente associadas com o sistema ventricular, elas são chamadas de **órgãos circunventriculares** (Figura 3-16B). Em cada uma dessas estruturas, produtos neurossecretores também são secretados no sangue, ou neurônios locais detectam compostos transmissíveis pelo sangue como parte de um mecanismo para regular o ambiente corporal interno. Um órgão circunventricular, a área postrema (Figura 3-16B), é importante para desencadear o reflexo do vômito em resposta a estímulos químicos presentes no sangue circulante. Uma faixa de células gliais especializadas com junções estreitas está presente e forma uma barreira hematoencefálica entre a área postrema e o restante do bulbo.

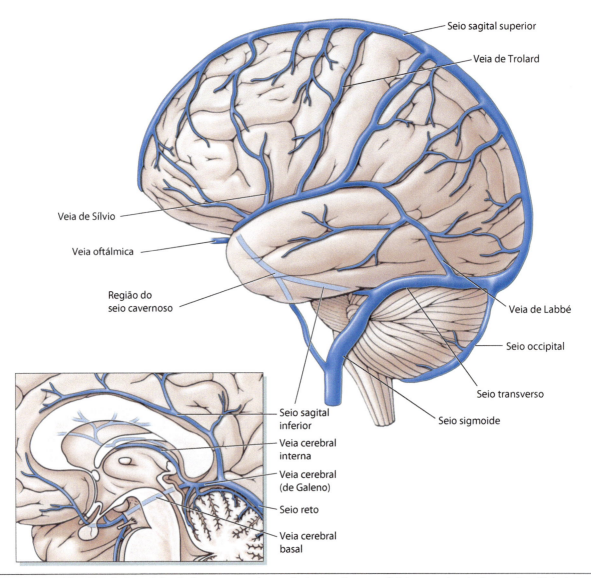

FIGURA 3-13 Visualização lateral do cérebro, mostrando as principais veias superficiais e os seios da dura-máter. O destaque mostra veias na linha média.

O líquido cerebrospinal apresenta diversas funções

O LCS ocupa os ventrículos. Ele também ocupa o espaço subaracnóideo e, deste modo, banha a superfície cerebral externa. Juntos, os ventrículos e o espaço subaracnóideo contêm aproximadamente 140 mL de LCS, dos quais 25 mL estão nos ventrículos e o restante no espaço subaracnóideo. A pressão intraventricular está normalmente em torno de 10 a 15 mmHg.

O LCS apresenta ao menos três funções essenciais. Primeiro, provê suporte físico para o cérebro, o qual flutua no líquido. O LCS amortece o cérebro de choques físicos. Segundo, ele apresenta uma função excretora e regula o ambiente químico do sistema nervoso central. Pelo fato de o cérebro não ter sistema linfático, metabólitos solúveis em água, os quais têm limitada capacidade em atravessar a barreira hematoencefálica, difundem do cérebro no LCS. Terceiro, ele age como um canal de comunicação química no sistema nervoso central. Neuroquímicos liberados por neurônios podem entrar no LCS e ser absorvidos pelas células no soalho ventricular e nas paredes. Além disso, uma vez no LCS, estes compostos também têm relativo acesso livre aos tecidos neurais adjacentes aos ventrículos porque, em contraste com a barreira hematoencefálica, a maior parte do revestimento ventricular não apresenta barreira entre o compartimento do LCS e o compartimento extracelular do cérebro.

Capítulo 3 Vascularização do Sistema Nervoso Central e Líquido Cerebrospinal 73

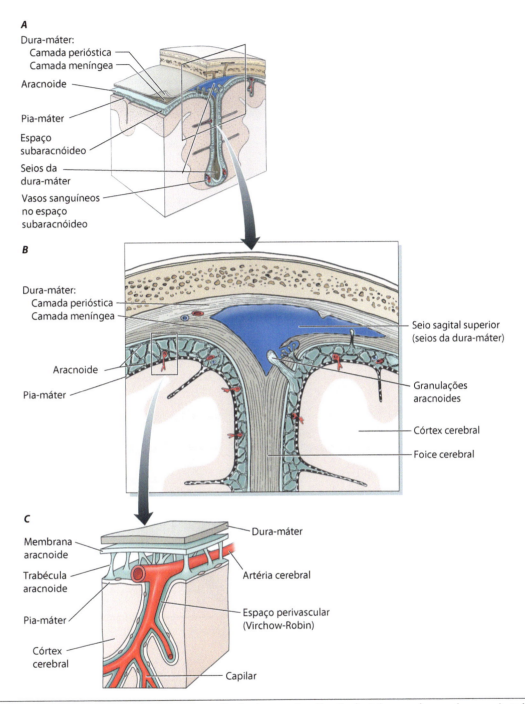

FIGURA 3-14 Camadas meníngeas. (**A**) Pequena ampliação de uma visualização das três camadas meníngeas: pia-máter, aracnoide e dura-máter. (**B**) Grande ampliação de um visualização da região enquadrada em **A** mostrando um corte esquemático através do seio sagital superior, ilustrando as granulações aracnoides e conjuntos de vilosidades aracnoides contendo as válvulas unidirecionais por meio das quais o LCS passa à circulação venosa. (**C**) Invaginação arterial do cérebro em relação às meninges e espaços associados. (**B**, adaptada com permissão de Parent A. Carpenter's Human Neuroanatomy, 9th ed. Williams & Wilkins; 1996. **C**, adaptada com permissão de Parent A. Carpenter's Human Neuroanatomy, 9th ed. Williams & Wilkins; 1996.)

74 Seção I O Sistema Nervoso Central

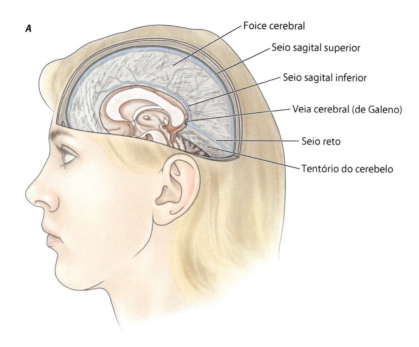

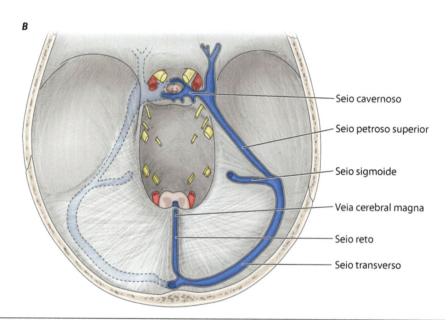

FIGURA 3-15 Foice cerebral e seio sagital superior a partir de uma perspectiva lateral (**A**). (**B**) Visualização da cavidade craniana com remoção do cérebro mostrando o retorno do sangue dos seios ao sistema venoso.

A maior parte do líquido cerebrospinal é produzida pelo plexo coroide

O LCS é secretado principalmente pelo **plexo coroide**. Os constituintes celulares do plexo coroide são vasos sanguíneos e pia-máter, a qual forma a parte central do plexo coroide e o **epitélio coroide**, especializado em secretar LCS. O plexo coroide está presente somente nos ventrículos; no teto do terceiro e quarto ventrículos. No ventrículo lateral, o plexo coroide está localizado no teto e no soalho do ventrículo. Uma barreira imposta pelo epitélio coroide evita o transporte de materiais do sangue ao LCS. Esta é a **barreira hematoliquórica,** análoga à barreira hematoencefálica. O epitélio coroide é inervado

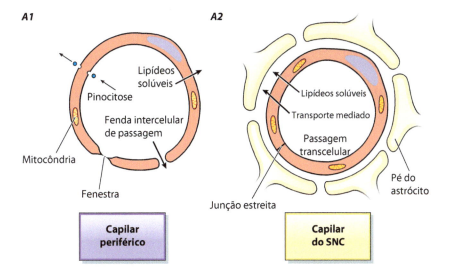

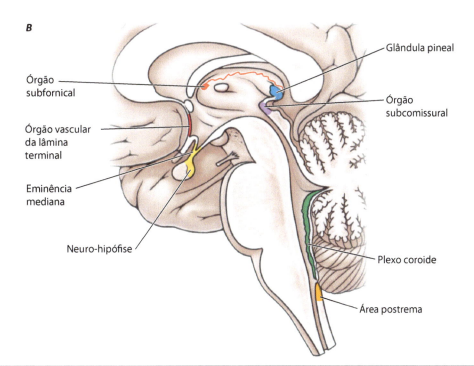

FIGURA 3-16 Barreira hematoencefálica e órgãos circunventriculares. (**A**) Ilustração esquemática de um corte através dos capilares periférico (**A1**) e do sistema nervoso central (**A2**). Há menor restrição ao transporte no endotélio do capilar periférico do que do central. (**B**) Órgãos circunventriculares são regiões cerebrais que não têm barreira hematoencefálica. Os locais dos oito órgãos circunventriculares são mostrados em uma visualização mediossagital do cérebro: neuro-hipófise (também denominada lobo posterior da glângula hipófise), eminência mediana, órgão vascular da lâmina terminal, órgão subfornical, glândula pineal, órgão subcomissural, plexo coroide e área postrema. Deve-se notar que todos os órgãos circunventriculares estão localizados centralmente, em íntima associação com os componentes do sistema ventricular.

76 Seção I O Sistema Nervoso Central

por fibras autônomas, que apresentam uma função regulatória. Por exemplo, denervação das fibras simpáticas produz hidrocefalia em animais. Uma segunda barreira hematoliquórica existe entre os vasos sanguíneos da aracnoide e da dura-máter.

O restante de LCS é secretado pelos capilares cerebrais. Esta fonte extracoroide de LCS adentra o sistema ventricular pelas células ependimais, as células epiteliais cuboides ciliadas que forram o ventrículo. A produção total de LCS por ambas as fontes é de aproximadamente 500 mL por dia. Embora a principal função do plexo coroide seja a secreção de LCS, o plexo também tem uma função reabsortiva. O plexo coroide pode eliminar do LCS uma variedade de componentes introduzidos nos ventrículos.

O líquido cerebrospinal circula pelos ventrículos e espaço subaracnóideo

O LCS produzido pelo plexo coroide no ventrículo lateral (Figura 3-17) flui através do forame interventricular e mistura-se ao LCS produzido no terceiro ventrículo. O ventrículo lateral é uma estrutura em forma de C, assim como são muitas regiões neuronais profundas dos hemisférios cerebrais (ver Quadro1-2). A partir dos ventrículos laterais, o LCS flui pelo aqueduto do mesencéfalo e dentro do quarto ventrículo, outro local principal para produção de LCS, porque o plexo coroide está também localizado lá. Três aberturas no teto do quarto ventrículo drenam LCS do sistema ventricular no espaço subaracnóideo: o **forame de Magendie**, localizado na linha média, e os dois **forames de Luschka**, localizados nas margens laterais do quarto ventrículo (Figura 3-17, gravura complementar).

O espaço subaracnóideo é dilatado em certas localidades, chamadas de **cisternas**; o LCS mina neste lugar. Cinco cisternas proeminentes estão localizadas na linha média: (1) a **cisterna interpenduncular**, entre a base do pedúnculo na superfície ventral do mesencéfalo, (2) a **cisterna quadrigeminal**, dorsal aos colículos superior e inferior (os quais são também denominados corpos quadrigêmeos), (3) a **cisterna pontina**, na porção ventral da junção pontobulbar, (4) a **cisterna magna**, dorsal ao bulbo, e (5) a **cisterna lombar**, na porção caudal do canal vertebral. O espaço subaracnóideo também contém os vasos sanguíneos do sistema nervoso central (Figura 3-18B). Os vasos sanguíneos penetram o cérebro juntamente com a pia-máter, criando um espaço perivascular entre os vasos e a pia-máter por uma curta distância e um caminho para o LCS fluir do espaço subaracnóideo ao espaço intersticial do cérebro e da medula espinal. Esses espaços, denominados *espaços de Virchow-Robin*, contêm LCS (Figura 3-17B).

O líquido cerebrospinal é puncionado da cisterna lombar

O LCS pode ser seguramente puncionado da cisterna lombar sem risco de lesão à medula espinal. Isto pode ser entendido por considerar o desenvolvimento da coluna vertebral caudal e da medula espinal. Durante os primeiros três meses do desenvolvimento, a medula espinal cresce aproximadamente na mesma proporção que a coluna vertebral (Figura 3-18A). Durante este período, a medula espinal ocupa por completo o **canal vertebral**, o espaço no interior da coluna vertebral. As raízes dorsais e ventrais associadas com cada segmento passam diretamente pelo forame intervertebral para alcançar suas estruturas-alvo. Mais tarde, o crescimento da coluna vertebral excede o da medula espinal. No adulto, o segmento da medula espinal mais caudal está localizado no nível da **primeira vértebra lombar**. Esse crescimento diferenciado produz a **cisterna lombar**, um alargamento do espaço subaracnóideo na porção caudal do canal medular (Figura 3-18B). As raízes dorsais e ventrais dos segmentos lombares e sacrais, que são úteis para a sensação e movimento das pernas, percorrem a cisterna lombar antes de saírem do canal vertebral (Figura 3-18B). Essas raízes assemelham-se à cauda de um cavalo em uma dissecção bruta, daí o nome **cauda equina**. O LCS pode ser retirado da cisterna lombar sem risco de danificar a medula espinal inserindo uma agulha no espaço intervertebral entre a terceira e a quarta vértebras (ou quarta e quinta) (Figura 3-18B). As raízes são deslocadas pela agulha em vez de serem penetradas. Este procedimento é conhecido por **punção espinal** ou **lombar**.

Os seios da dura-máter proveem a via de retorno do líquido cerebrospinal

O LCS passa do espaço subaracnóideo ao sangue venoso por meio de estruturas especializadas denominadas **vilosidades aracnoides**. Essas vilosidades são evaginações microscópicas da aracnoide que formam saliência nos **seios da dura-máter**, bem como diretamente em certas veias. O LCS flui através de um sistema de grandes vacúolos nas células aracnoides das vilosidades e através de uma via extracelular entre as células das vilosidades; elas não são efetivamente válvulas. Numerosos feixes de vilosidades aracnoides estão presentes sobre a convexidade dorsal (superior) dos hemisférios cerebrais no seio sagital superior, onde eles formam uma estrutura macroscópica chamada de **granulação aracnoide** (Figuras 4-13B e 4-16). As granulações aracnoides podem ser observadas na RM (Figura 3-17C). As vilosidades aracnoides também estão presentes onde os nervos espinais deixam o saco dural espinal. Estas vilosidades direcionam do fluxo de LCS nas veias radiculares.

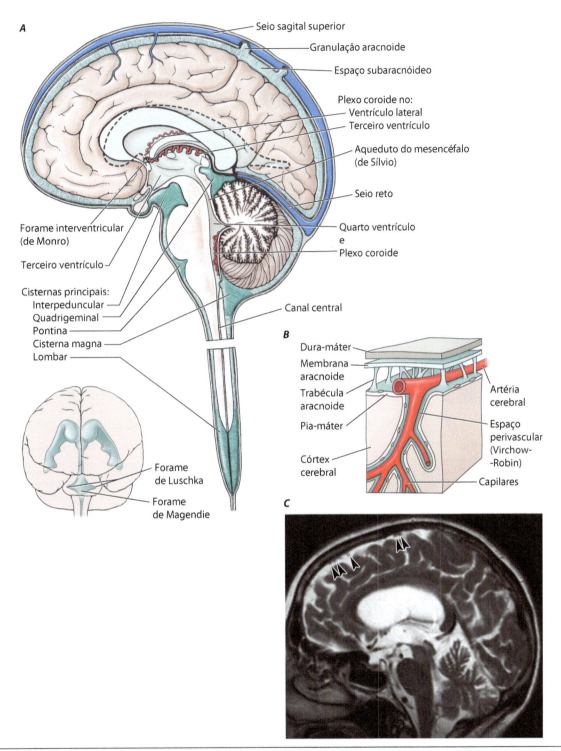

FIGURA 3-17 (**A**) O espaço subaracnóideo e o sistema ventricular são mostrados em uma visão mediossagital da superfície do sistema nervoso central. (Adaptada de Nicholls JG et al. From Neuron to Brain. Sinauer Associates Inc., 3rd ed. Publishers; 1992.) A gravura complementar (abaixo, à esquerda) mostra as localizações dos orifícios pelos quais o LCS deixa o sistema ventricular. (**B**) A relação entre as camadas meníngeas e o compartimento no qual o LCS flui, que está entre a membrana pia-máter e a aracnoide. (**C**) RM ponderada em T2 mostrando as localizações das granulações aracnoides (setas). (**B**, adaptada com permissão de Parent A. Carpenter's Human Neuroanatomy, 9th ed. Williams & Wilkins; 1996. **C**, Adaptada de Brodbelt A, Stoodley M. CSF pathways: A review. Br J Neurosurg. 2007;21[5]:510-520.)

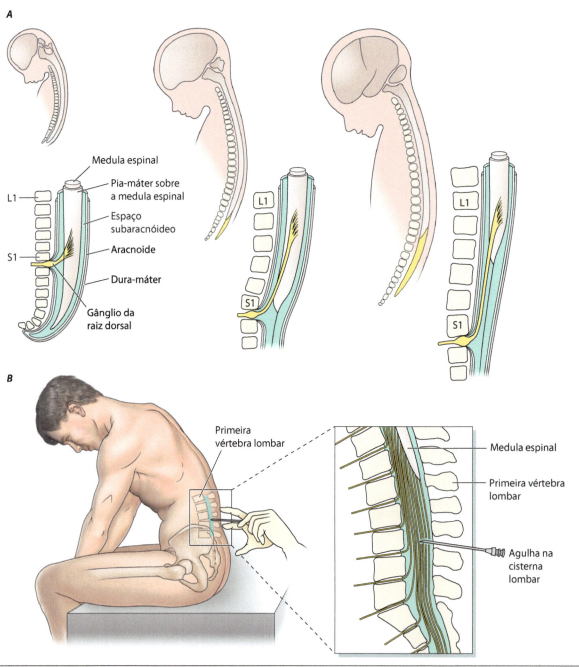

FIGURA 3-18 A cisterna lombar forma-se porque o crescimento da coluna vertebral em comprimento é maior do que o da medula espinal. (**A**) Visualização lateral da medula espinal lombossacral e da coluna vertebral em três estágios de desenvolvimento: 3 meses, 5 meses e no recém-nascido. As gravuras complementares mostram o feto nesses estágios. (**B**) Esquema mostrando o princípio da punção do LCS da cisterna lombar (punção lombar). A agulha é inserida no espaço subaracnóideo da cisterna lombar. A visualização da direita mostra a relação entre a agulha e as raízes na cisterna. Deve-se notar que a punção lombar é realizada com o paciente em decúbito lateral. Nesta figura, o paciente está sentado para simplificar a visualização do procedimento e comparar com a anatomia das vértebras. (**A**, adaptada de House EL, Pansky B, and Siegel A. *A Systematic Approach to Neuroscience*, 3rd ed. New York, NY: McGraw-Hill; 1979. **B**, adaptada de House EL, Pansky B, Siegel A. *A Systematic Approach to Neuroscience*. 3rd ed. New York, NY: McGraw-Hill; 1979.)

Resumo

Suprimento arterial da medula espinal e do tronco encefálico

O suprimento arterial da medula espinal é fornecido pelas *artérias vertebrais* e *radiculares* (Figura 3-3A). O cérebro é suprido pelas *artérias carótidas internas (circulação anterior)* e pelas *artérias vertebrais*, as quais unem-se na junção bulbopontina para formar a *artéria basilar* (coletivamente denominada *circulação posterior*) (Figura 3-2). O tronco encefálico e o cerebelo recebem sangue somente do sistema posterior (Figura 3-3 e Figura 3-4B; Tabela 3-1). O bulbo recebe sangue diretamente de pequenos ramos das *artérias vertebrais*, das *artérias espinais* e da *artéria cerebelar inferior posterior* (ACIP) (Figura 3-3B3,4). A ponte é suprida por *ramos paramedianos e circunferenciais curtos* da *artéria basilar*. Dois ramos circunferencias longos principais são a *artéria cerebelar inferior anterior* (ACIA) e a *artéria cerebelar superior* (Figura 3-3B2). O mesencéfalo recebe seu suprimento arterial primariamente da *artéria cerebral posterior*, assim como da artéria basilar (Figura 3-3B1). A ACIP supre a parte caudal do cerebelo, e a ACIA e a artéria cerebelar superior suprem a parte superior do cerebelo (Figura 3-4B).

Acidente vascular encefálico e circulação colateral

Os tecidos neurais dependem de um suprimento contínuo de sangue arterial. A interrupção ou redução do suprimento arterial para uma área pode produzir *isquemia* e *infarto*. Uma breve interrupção no fluxo sanguíneo produz um *ataque isquêmico transitório* (AIT), ou perda temporária de função da região afetada. Perda persistente de fluxo sanguíneo por oclusão arterial produz um *acidente vascular encefálico isquêmico*. Quando uma artéria rompe-se, um *acidente vascular encefálico hemorrágico* acontece. Um *aneurisma*, que é um balonismo de uma artéria, pode romper-se e produzir um AVE hemorrágico. Os sistemas anterior e posterior são interligados por duas redes de artérias que podem prover suprimento arterial redundante, ou circulação colateral: (1) o *círculo de Willis* – que é formado pelas *artérias cerebrais* anterior, média e posterior; *artérias comunicantes posteriores;* e a *artéria comunicante anterior* (Figura 3-2); e (2) ramos terminais das artérias cerebrais, que anastomosam na convexidade superior do córtex cerebral (Figura 3-5).

Suprimento arterial do diencéfalo e hemisférios cerebrais

O diencéfalo e os hemisférios cerebrais são supridos pelas *circulações anterior e posterior* (Figura 3-2 e Figuras 3-4 a 3-8). O córtex cerebral recebe seu suprimento sanguíneo de três artérias cerebrais: as *artérias cerebrais anterior e média*, as quais são parte da circulação anterior, e a *artéria cerebral posterior*, que é parte da circulação posterior (Figura 3-2). O diencéfalo, os núcleos da base e a cápsula interna recebem sangue de ramos da *artéria carótida interna*, das três *artérias cerebrais* e da *artéria comunicante posterior* (Figura 3-2; Tabela 4-1).

Drenagem venosa

A drenagem venosa da medula espinal e da parte caudal do bulbo é direcionada à circulação sistêmica. Por outro lado, as veias que drenam os hemisférios cerebrais, diencéfalo, mesencéfalo, ponte, cerebelo e parte superior do bulbo (Figura 3-13) drenam nos *seios da dura-máter* (Figuras 3-14 e 3-15). Os principais seios da dura-máter são os seguintes: *sagital superior, sagital inferior, reto, transverso, sigmoide, petroso superior* e *inferior*.

Barreira hematoencefálica

O ambiente interno da maior parte do sistema nervoso central é protegido de agentes neuroativos circulantes no sangue pela *barreira hematoencefálica* (Figura 3-16A). Essa barreira é formada por um número de especializações no *endotélio do capilar* do sistema nervoso central. As regiões cerebrais sem a barreira hematoencefálica, denominadas *órgãos circunventriculares* (Figura 3-16B), incluem a (1) *área postrema no bulbo*, (2) *órgão subcomissural*, (3) *órgão subfornical*, (4) *órgão vascular da lâmina terminal*, (5) *eminência mediana*, (6) *neuro-hipófise*, (7) *plexo coroide* e (8) *glândula pineal*.

Produção e circulação do líquido cerebrospinal

A maior parte do LCS é produzida pelo *plexo coroide*, localizado nos *ventrículos* (Figura 3-17). Ele deixa o sistema ventricular por meio de orifícios no quarto ventrículo – os dois *forames de Luschka* (localizados lateralmente) e o *forame de Magendie* (localizado na linha média) – diretamente no *espaço subaracnóideo*. O

80 Seção I O Sistema Nervoso Central

LCS mina nas cisternas do espaço subaracnóideo sobre o cérebro e em direção caudal à medula espinal (Figura 3-18). O LCS passa nos *seios da dura-máter* (Figura 3-14) por meio de válvulas unidirecionais chamadas de *vilosidades aracnoides,* agrupadas nas *granulações aracnoides* (Figura 3-17).

Leituras selecionadas

Laterra J, Goldstein GW. The blood-brain barrier, choroid plexus, and cerebrospinal fluid. In: Kandel ER, Schwartz JH, Jessell TM, Siegelbaum SA, and Hudspeth AJ, eds. Principles of Neural Science. 5th ed. New York, NY: McGraw-Hill, in press.

Referências

Abbott NJ, Ronnback L, Hansson E. Astrocyte-endothelial interactions at the blood-brain barrier. *Nat Rev Neurosci.* 2006;7(1):41-53.

Bourque CW. Central mechanisms of osmosensation and systemic osmoregulation. *Nat Rev Neurosci.* 2008;9(7): 519-531.

Brodbelt A, Stoodley M. CSF pathways: A review. *Br J Neurosurg.* 2007;21(5):510-520.

Choi JH, Mohr JP. Brain arteriovenous malformations in adults. *Lancet Neurol.* 2005;4:299.

Davson H, Keasley W, Segal MB. *Physiology and Pathophysiology of the Cerebrospinal Fluid.* New York, NY: Churchill Livingstone; 1987.

Duvernoy HM. *The Superficial Veins of the Human Brain.* Heidelberg, Germany: Springer-Verlag; 1975.

Duvernoy HM. *The Human Brain Stem and Cerebellum: Surface, Structure, Vascularization, and Three-dimensional Sectional Anatomy with MRI.* Vienna, Austria: Springer-Verlag; 1995.

Duvernoy HM. *Human Brain Stem Vessels: Including the Pineal Gland and Information on Brain Stem Infarction.* Springer; 1999.

Fisher CM. Modern concepts of cerebrovascular disease. In: Meyer JS, ed. *The Anatomy and Pathology of the Cerebral Vasculature.* Spectrum Publications; 1975:1-41.

Fishman RT. *Cerebrospinal Fluid in Diseases of the Nervous System.* 2nd ed. Saunders; 1992.

Gross PM. Morphology and physiology of capillary systems in subregions of the subfornical organ and area postrema. *Can J Physiol Pharmacol.* 1991;69(7):1010-1025.

Karibe H, Shimizu H, Tominaga T, Koshu K, Yoshimoto T. Diffusion-weighted magnetic resonance imaging in the early evaluation of corticospinal tract injury to predict functional motor outcome in patients with deep intra-cerebral hemorrhage. *J Neurosurg.* 2000;92:58-63.

McKinley MJ, Clarke IJ, Oldfield BJ. Circumventricular organs. In: Paxinos G, ed. *The Human Nervous System.* London: Elsevier; 2004:563-591.

McKinley MJ, McAllen RM, Davern P, et al. The sensory circumventricular organs of the mammalian brain. *Adv Anat Embryol Cell Biol.* 2003;172:III-XII, 1-122.

Noda M. The subfornical organ, a specialized sodium channel, and the sensing of sodium levels in the brain. *Neuroscientist.* 2006;12(1):80-91.

Price CJ, Hoyda TD, Ferguson AV. The area postrema: A brain monitor and integrator of systemic autonomic state. *Neuroscientist.* 2008;14(2):182-194.

Ropper AH, Samuels MA. Cerebrovascular diseases. In: *Adams & Victor's Principles of Neurology.* 9th ed. McGraw-Hill; 2009.

Savitz SI, Caplan LR. Vertebrobasilar disease. *N Engl J Med.* 2005;352:2618.

Scremin OU. Cerebral vascular system. In: Paxinos G, Mai JK, eds. *The Human Nervous System.* London: Elsevier; 2004:1326-1348.

Segal MB. The choroid plexuses and the barriers between the blood and the cerebrospinal fluid. *Cell Mol Neurobiol.* 2000;20:183-196.

Smith WS, English JD, Johnston SC. Cerebrovascular diseases. In: Fauci AS, Braunwald E, Kasper D, et al., eds. *Harrison's Principles of Internal Medicine.* New York, NY: McGraw-Hill; 2008.

Questões de estudo

1. Qual alternativa melhor completa a seguinte analogia: A circulação anterior está para a circulação posterior como:

    A. hemisférios cerebrais anteriores, núcleos da base, tálamo, parte ventral do tronco encefálico e parte ventral da medula espinal estão para os hemiférios cerebrais posteriores, cerebelo, parte dorsal do tronco encefálico e parte dorsal da medula espinal

    B. artéria carótida interna está para as artérias vertebrais e basilar

    C. artérias vertebral e basilar estão para a artéria carótida interna

    D. artéria cerebelar inferior anterior está para artéria cerebral inferior posterior

2. Qual das afirmações seguintes melhor descreve a via normal que o sangue segue da artéria vertebral ao lobo occipital?

    A. Artéria basilar, artéria cerebral posterior esquerda

    B. Artéria basilar, artéria comunicante posterior esquerda, artéria cerebral média esquerda

    C. Artéria basilar, artéria cerebelar superior esquerda, artéria cerebral posterior esquerda

    D. Artéria cerebelar inferior posterior esquerda, artéria cerebral posterior esquerda

3. Qual das artérias seguintes NÃO é um ramo da artéria carótida interna?

    A. Artéria cerebelar inferior posterior

    B. Artéria oftálmica

    C. Artéria coróidea anterior

    D. Artéria comunicante posterior

Capítulo 3 Vascularização do Sistema Nervoso Central e Líquido Cerebrospinal **81**

4. Qual das alternativas melhor completa a analogia sobre a distribuição arterial cerebral: A artéria cerebral média está para artéria cerebral anterior como
   A. o núcleo da base está para o tálamo
   B. o lobo frontal inferior está para o polo occipital
   C. o giro cingulado anterior está para o giro temporal superior
   D. o giro pós-central lateral está para o giro pós-central medial

5. Qual descrição da distribuição arterial do tronco encefálico é mais precisa?
   A. Ramos arteriais suprem tecido em forma de cunha, iniciando na parte dorsal da linha média e estendendo-se circunferencialmente
   B. Ramos circunferenciais curtos suprem a parte dorsal do tronco encefálico; ramos circunferenciais longos suprem a parte ventral do tronco encefálico
   C. Artérias cursam na superfície ventral e enviam ramos dorsalmente
   D. A artéria basilar supre a linha média, artérias vertebrais, o território lateral próximo e as artérias cerebelares suprem mais lateralmente

6. Quais interfaces arteriais não são localizações de circulação colateral?
   A. Artéria cerebral anterior e artéria média cerebral
   B. Artéria cerebral média e artéria cerebral posterior
   C. Artéria cerebral anterior e artéria cerebral posterior
   D. Artéria cerebelar inferior posterior e artérias vertebrais

7. Qual das seguintes artérias supre parte da porção posterior da cápsula interna?
   A. Artéria coróidea anterior
   B. Artéria cerebral posterior
   C. Artéria coróidea posterior
   D. Artéria oftálmica

8. Artérias lenticuloestriadas não suprem:
   A. A cápsula interna
   B. O giro pós-central
   C. O globo pálido
   D. O putame

9. O trajeto da artéria cerebral anterior é bem demonstrado com um arteriograma que provê uma:
   A. Visualização frontal do cérebro
   B. Visualização medial ou lateral do cérebro
   C. Visualização frontal inferior do cérebro
   D. Visualização posterior do cérebro

10. Um paciente tem um hematoma subdural. Qual das seguintes alternativas melhor descreve o espaço no qual o sangue se acumula?
    A. O espaço entre a dura-máter e a aracnoide
    B. O espaço entre a dura-máter e a pia-máter
    C. O espaço entre a dura-máter e a superfície cortical
    D. Qualquer espaço dentro da parte do sistema nervoso central coberta pela dura-máter

11. Qual das seguintes alternativas melhor descreve a principal fonte de líquido cerebrospinal (LCS)?
    A. Plexo coroide nos ventrículos laterais
    B. Plexo coroide nos ventrículos laterais e terceiro ventrículo
    C. Plexo coroide nos ventríulos laterais, terceiro e quarto ventrículos
    D. Plexo coroide nos ventrículos e canal central da medula espinal

12. O LCS deixa os ventrículos através _____ e em seguida parte do espaço subaracnóideo aos seios venosos por meio _____.
    A. do forame de Luschka; do forame de Magendie
    B. do forame de Magendie; do forame de Luschka
    C. dos forames de Luschka e Magendie; das granulações aracnoides
    D. das granulações aracnoides; dos forames de Luschka e de Magendie

13. Um bebê nasceu com hidrocefalia. Isto provavelmente foi causado pela constrição do aqueduto do mesencéfalo durante o desenvolvimento precoce. Em qual parte do sistema nervoso central esta constrição poderia ter ocorrido?
    A. No bulbo olfatório
    B. No diencéfalo
    C. No mesencéfalo
    D. No bulbo

14. Qual das seguintes alternativas melhor descreve a causa mais provável de hidrocefalia congênita?
    A. Mais LCS é produzido pelo plexo coroide. Com a constrição do aqueduto do mesencéfalo, o LCS continua a ser produzido. Isto leva ao alargamento dos ventrículos laterais e do terceiro ventrículo
    B. Mais LCS é produzida pelo plexo coroide do que pode ser absorvido pelas granulações aracnoides
    C. É aumentada a produção do LCS que vem de fontes que não o plexo coroide
    D. Há um alargamento do espaço subaracnóideo, em seguida o LCS sai das granulações aracnoides

15. Um homem de 38 anos com suspeita de síndrome de Guillain-Barré fará uma punção lombar para colher uma amostra do conteúdo proteico do LCS. Qual das seguintes alternativas melhor explica por que a amostra de LCS é puncionada da lombar?
    A. O LCS mina no espaço subaracnóideo localizado na porção mais inferior do sistema nervoso central
    B. O LCS deixa o sistema ventricular a partir da terminação caudal da coluna vertebral
    C. A cisterna lombar é a única parte do espaço subaracnóideo na qual há LCS suficiente para amostra
    D. Coleta-se LCS em múltiplas cisternas subaracnóideas. A cisterna lombar é segura para amostragem porque contém somente raízes nervosas, uma vez que a terminação da cauda da medula espinal é superior à cisterna lombar.

SISTEMAS SENSORIAIS

Capítulo 4

Sensação Somática: Sistemas Mecanossensoriais Espinais

CASO CLÍNICO | Neurossífilis e perda da sensação de vibração e propriocepção no membro

Um homem de 36 anos foi admitido no hospital por instabilidade na marcha e diversos outros sinais sensoriais e motores, incluindo-se dor e prejuízos à força no membro. A sensação de toque, alfinetada e temperatura eram normais. A percepção de vibração e o sentido de posição do membro estavam ausentes. Quando ele era solicitado a ficar de pé com os olhos fechados, ele oscilava e perdia o equilíbrio. Este é o "sinal de Romberg" positivo. Sua marcha era de base alargada, desajeitada e cambaleante. A RM de seu cérebro era normal, mas a RM de sua medula espinal mostrava um sinal intenso nos funículos posteriores, bilateralmente (Figura 4-1A), o qual parecia ser o mesmo que LCS.

O homem tinha uma infecção sifilítica não tratada por 10 anos ou mais. Ele foi diagnosticado com neurossífilis, também chamada de *tabes dorsalis*, com base em diversos testes laboratoriais e neurológicos, incluindo-se RM e perda sensorial indicada acima. Esse é o estágio avançado da sífilis, quando infecta o sistema nervoso.

Com base na leitura do capítulo, inspeção das imagens e consideração dos sinais neurológicos:

1. **Qual sistema funcional torna-se prejudicado quando há degeneração neuronal no funículo posterior?**
2. **Por que o paciente demonstra o sinal de Romberg?**

Sinais neurológicos principais e estruturas do encéfalo danificadas correspondentes

Neurossífilis

A sífilis é normalmente tratada com penicilina. Deixado sem tratamento, o agente infeccioso – a espiroqueta, *Treponema pallidum* – infecta o sistema nervoso. Em tempo, isso pode resultar em disfunção ou degeneração de seus alvos neuronais. Os alvos neuronais comuns

Sensações somáticas

Anatomia funcional do sistema mecanossensorial espinal

Sensações mecânicas são mediadas pelo sistema funículo posterior-lemnisco medial

Anatomia regional do sistema mecanossensorial espinal

Os axônios terminais dos neurônios do gânglio da raiz posterior contêm os receptores somatossensoriais

Os dermátomos têm uma organização segmentar

A substância cinzenta da medula espinal tem uma organização sensorimotora posteroanterior

Os axônios mecanossensoriais terminam nas porções profundas da substância cinzenta espinal e no bulbo

Os ramos ascendentes das fibras sensoriais mecanorreceptoras percorrem a coluna posterior

Os núcleos da coluna posterior são organizados somatotopicamente

A decussação do sistema funículo posterior-lemnisco medial está na parte caudal do bulbo

A informação mecanossensorial é processada no núcleo ventral posterior

O córtex somatossensorial primário tem uma organização somatotópica

O córtex somatossensorial primário tem uma organização colunar

Áreas corticais somatossensoriais de ordem superior estão localizadas no lobo parietal, opérculo parietal e córtex insular

Resumo
Leituras selecionadas
Referências
Questões de estudo

são os neurônios sensoriais do gânglio da raiz posterior, importantes para a sensação mecânica. Especialmente vulneráveis são a sensação de posição do membro (ou propriocepção do membro), que é sinalizada pelos receptores articulares e musculares, e a sensação de vibração, sinalizada pelos corpúsculos de Pacini. Na necropsia, os pacientes tabéticos podem mostrar degeneração dos funículos posteriores. Isso pode ser revelado por coloração de cortes histológicos de mielina da medula espinal. Oligodendrócitos também degeneram nas regiões onde os axônios degeneraram, portanto mostrando desmielinização (Figura4-1B). A região de sinal intenso na RM demonstra fibras do funículo posterior danificadas.

— Continua na página seguinte

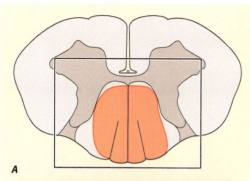
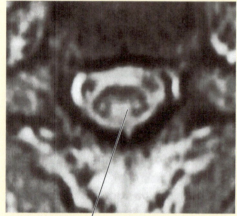
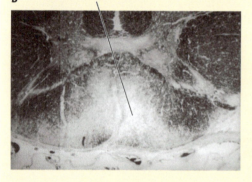

B — Região de degeneração nos funículos posteriores

FIGURA 4-1 Alterações degenerativas no funículo posterior por neurossífilis. (**A**) RM (ponderada em T2) no nível da segunda vértebra torácica. (**B**) Um corte na medula espinal de uma pessoa que tinha neurossífilis ainda viva. Este é um corte corado da mielina. As regiões brancas no funículo posterior correspondem à desmielinização devida à degeneração axonal. Um desenho esquemático da medula espinal é mostrado na parte superior e realça a região degenerada no funículo posterior (vermelho) e a área da imagem histológica (quadro) em B. Observa-se que a superfície posterior da medula espinal está embaixo nestas ilustrações. (**A** reproduzida com permissão de Stepper F, Schroth G, Sturzenegger M. Neurosyphilis mimicking Miller-Fisher syndrome: a case report and MRI findings. *Neurology*. 1998;51[1]: 269-271.)

Perda da propriocepção do membro e da sensação de vibração

Essas duas sensações são mediadas pelos neurônios do gânglio da raiz posterior que têm um axônio de grande diâmetro, o qual se projeta superiormente no funículo posterior. Na ausência de aferentes proprioceptivos do membro, os pacientes contam com a visão para compensar a perda da percepção sensorial de seus membros. Isso explica a perda de equilíbrio quando o paciente fecha seus olhos. O tato está preservado neste paciente; pode haver sensibilidade diminuída, mas isso não foi testado. Neurônios mecanossensoriais do gânglio da raiz posterior com axônio de pequeno diâmetro podem desempenhar um papel adicional no tato após a degeneração dos neurônios do gânglio da raiz posterior com axônios de grande diâmetro. Essa sensação residual é denominada tato grosseiro.

Referência

Stepper F, Schroth G, Sturzenegger M. Neurosyphilismimicking Miller-Fisher syndrome: A casereportand MRI findings. *Neurology*. Jul 1998;51(1):269-271.

Capítulo 4 Sensação Somática: Sistemas Mecanossensoriais Espinais **87**

Os sistemas somatossensoriais medeiam as sensações corporais, incluindo-se sensações mecânicas, sentidos de proteção, assim como uma vasta gama de experiências sensoriais viscerais. Independentemente das habilidades sensoriais básicas – como discriminar texturas e formas de objetos apreendidos ou garantir que alguém não se queime quando segura algo muito quente –, sensações somáticas são também essenciais para diversas funções integrativas. Considera-se a capacidade de toque para acalmar um bebê que chora ou para despertar alguém de um sono profundo. A informação somatossensorial é decisiva para controlar os movimentos, desde o mais simples dos reflexos – como o reflexo de estiramento e retirada – aos movimentos finos voluntários. Pode-se lembrar como se tornam estranhos a fala e o controle dos músculos faciais quando a sensação do queixo e dos lábios é bloqueada por uma injeção de anestesia local no preparo para um tratamento dentário. As sensações somáticas são clinicamente importantes: a dor geralmente faz a pessoa procurar um médico; toque, sensação de vibração, um componente mecanossensorial e picada de alfinete são rotineiramente utilizados para examinar a função sensorial em humanos com suspeita de lesão nervosa periférica ou do sistema nervoso central.

Os sistemas somatossensoriais recebem informação dos membros, pescoço e tronco, enquanto o sistema trigeminal recebe informação da cabeça. Os sistemas espinal e trigeminal permanecem distintos à medida que cursam ao córtex cerebral, contatando populações separadas de neurônios a cada estágio de processamento. No entanto, apesar de as vias ascendentes espinais e trigeminais serem anatomicamente distintas, sua organização geral é notavelmente similar.

Este e os dois próximos capítulos focam nos sistemas somatossensoriais. Os dois primeiros capítulos consideram os sistemas espinais mediando sensação mecânica e os sentidos de proteção, porque eles têm organizações anatômicas distintas. O terceiro capítulo examina os sistemas trigeminal e viscerossensorial. Essas duas funções somatossensoriais são consideradas juntas porque são ambas mediadas, em grande parte, por nervos cranianos específicos, e seus principais centros de processamento do sistema nervoso central estão intimamente alinhados.

Neste capítulo, são discutidas inicialmente as sensações somáticas e a organização funcional somática dos sistemas espinais sensoriais. A anatomia regional do sistema mecanossensorial é examinada em diferentes níveis por intermédio do sistema nervoso, iniciando-se com a morfologia dos neurônios receptores somatossensoriais e continuando-se ao córtex cerebral.

Sensações somáticas

As sensações somáticas consistem em muitos componentes distintos que podem ser adicionalmente subdivididos, denominando modalidades e submodalidades. Essa diversidade contribui para a riqueza das sensações somáticas (Tabela 4-1). Uma submodalidade somatossensorial é considerada mediada por um único tipo de receptor sensorial.

- O **tato** compreende distintas submodalidades superficial e profunda que permitem ao homem sentir

TABELA 4-1 Modalidades e submodalidades da sensação somática e grupos de fibras aferentes

Modalidade e submodalidade	Tipo de receptor	Diâmetro da fibra (μm)	Grupo	Mielinização
Tato				
Textura/superficial	Receptores de Meissner e de Merkel	6-12	A-β (2)	Mielinizado
Pressão profunda	Mecanorreceptores			
Vibração	Pacini			
Toque sensual	Mecanorreceptores	0,2-1,5	C	Não mielinizado
Propriocepção do membro				
Estática/dinâmica (cinestesia)	Elasticidade muscular e força tendínea (primária e secundária; órgão tendinoso de Golgi)	13-20; 6-12	A-α (1) A-β (2)	Mielinizado
Sensação térmica				
Frio	Receptores de frio	1-5	A-δ (3), C(4)	Mielinizado; não mielinizado
Calor	Receptores de calor	0,2-1,5		
Dor				
Aguda (alfinetada; rápida)	Nociceptores	1-5	A-δ (3), C(4)	Mielinizado; não mielinizado
Crônica (ardente; lenta)		0,2-1,5		Mielinizado; não mielinizado
Prurido	Receptores de prurido	0,2-1,5	C (4)	Não mielinizado
Sensação visceral				
Pressão sanguínea, quimiossensorial; sensoriamento iônico, etc.	Receptores mecânicos, térmicos e químicos	Variado; não muito bem conhecido	Variado; não muito bem conhecido	Mielinizado; não mielinizado

88 **Seção II** Sistemas Sensoriais

texturas lisas e ásperas, formas dos objetos e pressão exercida por objetos pressionados sobre a pele acima do músculo (pressão profunda). A sensibilidade de vibração é utilizada rotineiramente para teste sensorial. Pessoas com danos nessas modalidades experimentam falta de habilidade e incoordenação. O toque sensual é uma forma de toque sedativa, mas mal localizada. Ele é mais importante em afetar as emoções do que a discriminação. Essas diversas submodalidades são mediadas por diferentes tipos de mecanorreceptores.

- A **propriocepção** é o senso de posição do membro e de movimento do membro (cinestesia). Enquanto a visão suplementa a propriocepção, indivíduos saudáveis são também sutilmente informados sobre onde seus membros estão em relação ao eixo do corpo, gravidade e um com o outro. Em conjunto com o toque, a propriocepção é crítica para o controle do movimento.
- As sensações térmicas, separadamente calor e frio, fornecem informação decisiva sobre a segurança e o conforto do ambiente, assim como permitem manter a temperatura corporal dentro de limites estreitos.
- A **dor** alerta o indivíduo de uma lesão ao tecido, presente ou iminente. Ela é mediada por nociceptores específicos, compreendendo dor aguda cortante e dor crônica em queimação.
- O **prurido** é desencadeado seletivamente por irritação química da pele, especialmente em resposta a agentes inflamatórios específicos no tecido. Ele provoca o impulso de coçar-se, tendendo assim a remover a substância nociva.
- A sensação visceral provê não somente consciência de nosso estado corporal interno, mas também a informação para regular diversas funções corporais, como pressão arterial e respiração. Muitos aspectos de sensação visceral não são conscientes, como a pressão arterial, e outros são conscientes unicamente em circunstâncias especiais, como náusea e plenitude.

Muitas dessas modalidades e submodalidades estão envolvidas durante as atividades de rotina. Por exemplo, ao pegar-se uma xícara de café, utiliza-se propriocepção para identificar-se o local de a mão segurar a alça; o contato com o copo é detectado pelo toque. Se a xícara está morna, a sensação de temperatura é recrutada, e se estiver quente, a experiência de dor será recrutada. Após o consumo da cafeína do café, o coração pode bater mais rápido, o que é sentido tanto por receptores sensoriais viscerais como por mecanorreceptores no tórax.

Anatomia funcional do sistema mecanosensorial espinal

Sensações mecânicas são mediadas pelo sistema funículo posterior-lemnisco medial

O tato e a sensação de posição do membro são mediados pelo sistema funículo posterior-lemnisco medial (Figura 4-2), nomeado devido aos seus dois componentes principais. Após uma lesão no sistema funículo posterior-lemnisco medial, os limites táteis da pessoa tornam-se elevados, e capacidades discriminativas são reduzidas marcadamente. Um indivíduo com uma lesão, por exemplo, pode não ser capaz de distinguir graduações de aspereza e maciez (i.e., graduações de lixas). Além disso, esse indivíduo também terá dificuldade em manter equilíbrio com seus olhos fechados devido à ausência da sensação da posição da perna. Esse conjunto de danos ocorre na *tabes dorsalis*, um estágio avançado da neurossífilis, porque os neurônios do gânglio da raiz posterior com grande diâmetro degeneram-se. Felizmente, a *tabes dorsalis* é rara hoje em dia devido aos antibióticos. Uma sensação grosseira de tato permanece após uma lesão do funículo posterior, indicando que outra via espinal recebe entrada de neurônios mecanorreceptores, mas essa informação não é organizada para discriminação fina. Isso é discutido brevemente no Capítulo 5, a respeito da sensação de dor e temperatura.

Um circuito de três neurônios transmite informação sensorial da periferia ao córtex cerebral. A Figura 4-2A sobrepõe o circuito nas visões da medula espinal, posterior ao tronco encefálico e tálamo; a Figura 4-2B apresenta o circuito em relação a uma sequência de fatias da medula espinal e do cérebro. **Mecanorreceptores**, um tipo específico de neurônio do gânglio da raiz posterior, fornecem a principal entrada sensorial para o sistema funículo posterior-lemnisco medial. Os ramos centrais dos mecanorreceptores fazem sinapse tanto na medula espinal, o que é fundamentalmente importante para trazer informação aos circuitos espinais motores para função reflexa, como no bulbo. A sinapse neste está localizada no primeiro relé principal, no sistema funículo posterior-lemnisco medial, nos **núcleos da coluna posterior**. Nesse local, os neurônios de primeira ordem na via, os mecanossensoriais primários, fazem sinapse nos neurônios de segunda ordem no sistema nervoso central (Figura 4-2). Os axônios dos neurônios de segunda ordem entrecruzam-se no bulbo. Esses axônios percorrem o **lemnisco medial**, o qual transmite informação fundamental ao **núcleo ventral posterolateral do tálamo**. Neurônios talâmicos nesse núcleo projetam seus axônios ao **córtex somatossensorial primário** no giro pós-central (Figura 4-2). Essa área cortical é importante na localização do estímulo mecânico e na identificação da qualidade de tal estímulo.

A partir do córtex somatossensorial primário, a informação é transmitida para áreas corticais superiores, localizadas anterior e posteriormente, as quais desempenham um papel em aspectos mais complexos do toque e sensação de posição. Áreas corticais que estão localizadas anteriormente, incluindo-se o córtex somatossensorial secundário (ver Figura 4-2, detalhe), são importantes para reconhecerem-se objetos pelo toque e apreensão isolada ou "o que" alguma coisa é. Áreas dorsais, incluindo-se área 5 (ver Figura 4-12), são importantes na localização espacial ou "onde" alguma coisa

Capítulo 4 Sensação Somática: Sistemas Mecanossensoriais Espinais   **89**

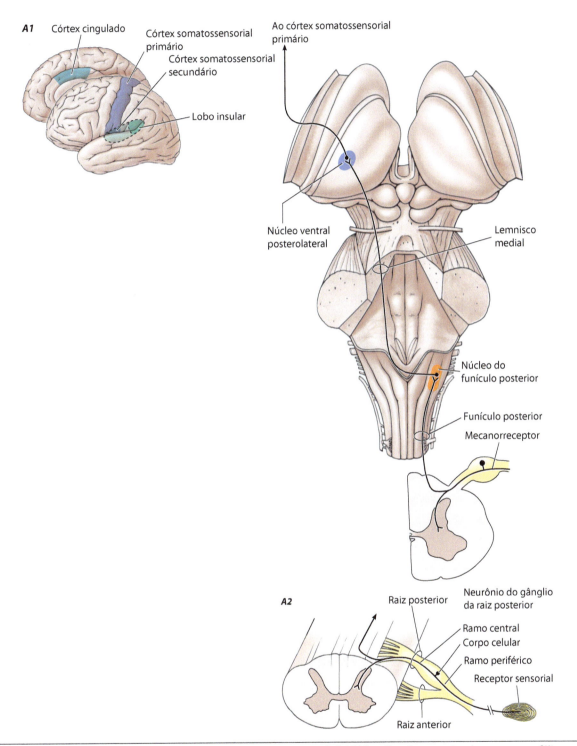

FIGURA 4-2 Organização do sistema funículo posterior-lemnisco medial. (**A**) Visualização posterior do tronco encefálico sem o cerebelo, ilustrando o trajeto do sistema funículo posterior-lemnisco medial. A2 mostra o neurônio do gânglio da raiz posterior e a organização da fibra aferente primária. O receptor sensorial ilustrado em A2 é um mecanorreceptor, um corpúsculo de Pacini. A gravura em destaque mostra visualizações das superfícies lateral e medial do córtex cerebral. *(Continua)*

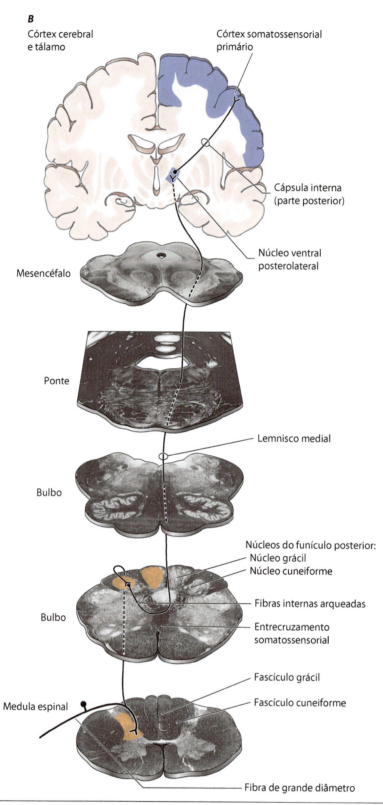

FIGURA 4-2 *(Continuação)* (**B**) A via funículo posterior-lemnisco medial, como vista por uma série de fatias transversas do tronco encefálico e fatia coronal do tálamo e córtex cerebral.

está localizada. As áreas dorsais também são importantes para utilizar informação mecanossensorial a fim de guiar os movimentos da mão e do braço. Será visto ainda que as áreas corticais visuais e auditivas também têm área posterior, ou "onde", e anterior, "o que".

Anatomia regional do sistema mecanossensorial espinal

O restante deste capítulo toma uma abordagem regional ao sistema mecanossensorial espinal. Progredindo em uma sequência da periferia ao córtex cerebral, são examinados os principais componentes do sistema funículo posterior-lemnisco medial. O conhecimento da anatomia regional é importante para entender-se como uma lesão a uma porção discreta do sistema nervoso central afeta diferentes sistemas funcionais.

Os axônios terminais dos neurônios do gânglio da raiz posterior contêm os receptores somatossensoriais

Os **neurônios do gânglio da raiz posterior**, termo para os **gânglios da raiz dorsal** nos quais seus corpos celulares estão localizados, são **neurônios pseudounipolares** (Figura 4-2A2). Um único axônio emerge do corpo celular e bifurca-se; um ramo axonal é direcionado para a periferia, onde inerva a pele e outros tecidos, e o outro, direcionado centralmente, faz sinapse com neurônios do sistema nervoso central. Os ramos axonais periféricos e centrais dos neurônios do gânglio da raiz posterior são frequentemente chamados de **fibras sensoriais primárias** (**ou aferentes**).

O axônio terminal periférico é uma porção receptiva do neurônio. Aqui, a energia do estímulo é transcodificada em sinais neurais por complexos canais da membrana do receptor que responde a um estímulo específico (p. ex., mecânico ou térmico). Os **mecanorreceptores** são ativados quando energia mecânica é conduzida a partir da superfície do corpo, onde ocorre estimulação, para a membrana dos receptores, onde canais ativados por estiramento estão localizados. Mecanorreceptores para sensação de posição do membro são sensíveis ao estiramento muscular ou tendíneo, assim como às alterações mecânicas nos tecidos em torno dos músculos e articulações.

Os mecanorreceptores têm **axônios terminais encapsulados**. Cinco tipos principais de neurônios receptores sensoriais encapsulados estão localizados na pele e subjacentes ao tecido profundo que medeia sensações mecânicas: corpúsculos de Ruffini, receptores de Merkel, corpúsculos de Meissner, corpúsculos de Pacini e receptores dos pelos (Figura 4-3A). Receptores de Merkel e corpúsculos de Meissner estão localizados na borda epiderme-derme. Eles são sensíveis à estimulação em uma região bem pequena da pele sobrejacente; por isso têm um campo receptivo muito pequeno. Esses receptores são importantes

para a discriminação tátil fina, como leitura em braille. Os corpúsculos de Ruffini e de Pacini estão localizados na derme. Aqueles são sensíveis ao estiramento da pele e importantes em discriminar a forma de objetos apreendidos. Estes são os mecanorreceptores mais sensíveis, respondendo ao deslocamento da pele tão pequeno quanto 500 nM. Os receptores de Merkel e os corpúsculos de Pacini são de **adaptação rápida**, respondendo a modificações nos estímulos, como quando eles começam ou quando terminam. Os corpúsculos de Meissner e os receptores de Ruffini são de adaptação lenta, disparando potencial de ação para a duração do estímulo. Receptores dos pelos podem ser tanto de adaptação curta como rápida. Cada fibra sensorial tem múltiplos ramos terminais e, portanto, múltiplas terminações receptivas.

O principal receptor para propriocepção é o **fuso neuromuscular**, o qual está localizado no ventre muscular. Ele mede o estiramento muscular (Figura 4-3B). Essa estrutura é inervada por múltiplas fibras sensoriais com diferentes propriedades. O fuso neuromuscular é mais complexo que outro mecanorreceptor encapsulado, porque ele também contém minúsculas fibras musculares, controladas pelo sistema nervoso central, que regula a sensibilidade do neurônio receptor. Existe outro mecanorreceptor profundo, o **órgão tendinoso de Golgi**, o qual está entrelaçado nas fibras colágenas do tendão e é sensível à força gerada pela contração muscular. Ele pode ter um papel na sensação do indivíduo de quanto esforço é necessário para produzir um ato motor em particular. O fuso neuromuscular e o receptor tendinoso de Golgi também têm um papel-chave no controle reflexo do músculo. As articulações são inervadas por mecanorreceptores, mas eles têm uma função maior em sentir pressão articular e os extremos de movimento do que em propriocepção.

A cápsula que recobre os corpúsculo de Pacini, Ruffini e Meissner e estruturas não neurais associadas com o fuso neuromuscular e receptor tendinoso de Golgi não participam diretamente na transdução de estímulos. Em vez disso, elas modificam a resposta do mecanorreceptor a um estímulo. Por exemplo, corpúsculos de Pacini são normalmente de rápida adaptação, mas tornam-se de adaptação lenta quando a cápsula é dissecada. Os receptores de Merkel são diferentes em sua organização. Os terminais periféricos da fibra sensorial contatam células de Merkel localizadas na pele. Estas parecem formar uma sinapse como aposição com a fibra terminal, sugerindo que a transdução mecanossensorial é realizada pelas células de Merkel, as quais sinapticamente ativam a fibra sensorial.

Os sentidos de proteção têm seus próprios receptores especializados. **Nociceptores** respondem a estímulo nocivo e medeiam a dor, enquanto neurônios **pruridos-sensitivos**, ou **receptores pruriginosos**, respondem à histamina. Neurônios receptores sensíveis ao frio ou calor são denominados **termorreceptores**. A morfologia dessas três classes de neurônios receptores é simples; eles são **terminações nervosas livres** (Figura 4-3A). As vísceras

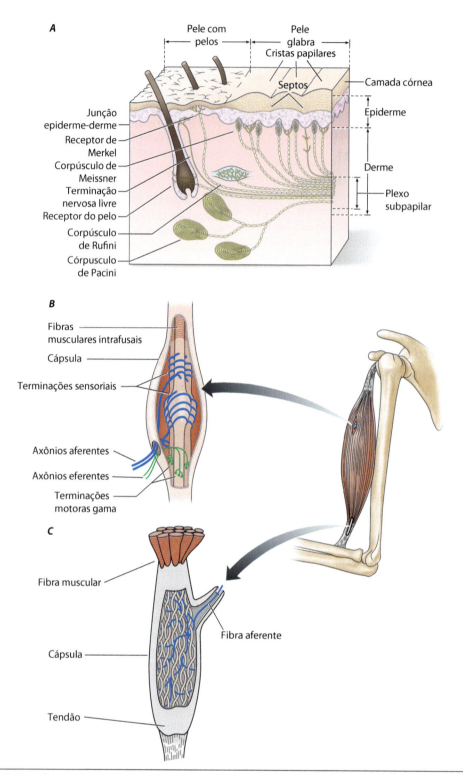

FIGURA 4-3 (**A**) A morfologia de receptores somatossensoriais periféricos na pele com pelos (***esquerda***) e sem pelo, ou glabra (***direita***). (**B**) O órgão do fuso (***detalhe no topo***) é um receptor de estiramento localizado no músculo. Ele recebe uma inervação eferente da medula espinal que mantém a sensibilidade do receptor durante a contração. Neurônios motores especializados, denominados neurônios motores gama, inervam fibras musculares (fibras intrafusais) na cápsula do receptor. A sinapse entre o neurônio motor gama e a fibra intrafusal é denominada terminação motora gama. (**C**) O órgão tendinoso de Golgi, localizado nos tendões, é mais sensível à força ativa gerada pela contração muscular. (**A**, adaptada de Light AR, Perl ER. Peripheralsensory systems. In: Dyck P, Thomas PK, Lambert EH, Bruge R, eds. *Peripheral Neuropathy*, 3rd ed. Vol 1. Philadelphia, PA: W. B. Saunders; 1993. **B**, adaptada de Schmidt RF. *Fundamentals of Neurophysiology*, 3rd ed. Berlin, Heidelberg, New York: Springer; 1985.)

também são inervadas. Esses receptores serão discutidos no Capítulo 6.

A modalidade sensitiva de um neurônio receptor também determina o diâmetro de seu axônio e o padrão de conexões que ele faz no sistema nervoso central. A maioria dos mecanorreceptores tem um **axônio de diâmetro grande** recoberto por uma espessa bainha de mielina. Quanto maior o diâmetro do axônio, mais rápido ele conduz o potencial de ação. Os mecanorreceptores são os condutores mais rápidos dos neurônios receptores sensoriais do sistema somatossensorial. O sistema funículo posterior-leminsco medial recebe entrada principalmente desses mecanorreceptores condutores rápidos de axônios de grande diâmetro. Por outro lado, neurônios do gânglio da raiz posterior que são sensíveis ao estímulo nocivo, temperatura e prurido têm **axônios de diâmetro pequeno** os quais são de outro modo mal mielinizados ou não mielinizados. A Tabela 4-1 lista as categorias das fibras sensoriais primárias, incluindo-se as duas nomenclaturas de fibras baseada no diâmetro axonal: A-α (grupo 1), A-β (grupo2), A-δ (grupo 3) e C (grupo 4).

Os dermátomos têm uma organização segmentar

Os ramos centrais dos neurônios do gânglio da raiz posterior reúnem-se nas raízes posteriores (Figura 4-2A2). A medula espinal tem uma organização segmentar craniocausal, que se forma no início do desenvolvimento. O tecido mesodérmico divide-se em 38 a 40 pares de unidades repetidas chamadas de **somitos** (Figura 4-4A). Esses somitos – dos quais os músculos, ossos e outras estruturas do pescoço, membros e tronco se desenvolvem – têm uma organização craniocaudal. Existem oito somitos cervicais, 12 torácicos, cinco lombares, cinco sacrais e 8 a 10 coccígeos. De modo importante, para cada um desses somitos, existe uma vértebra correspondente e um segmento espinal, com as raízes anterior e posterior associadas. Cada segmento medular (Figura 4-4B) fornece a inervação motora e sensorial da pele e do músculo da parte do corpo derivada desse somito associado. Assim, cada segmento contém repetidos elementos de circuitos somatossensoriais e motores que estão presentes nos segmentos cranial e caudal adjacentes. Na medula espinal madura, a segmentação é aparente conforme as séries de raízes nervosas anterior e posterior emergem de suas superfícies. Os segmentos cervicais (Figura 4-4C) inervam a pele e os músculos da parte posterior da cabeça, pescoço e braços. Os segmentos torácicos inervam o tronco, e os segmentos lombares e sacrais inervam as pernas e região perineal. (A maior parte dos segmentos coccígeos desaparece mais tarde no desenvolvimento.) Os segmentos que fornecem a inervação motora e sensorial das extremidades superiores e inferiores são mais largos para acomodar mais neurônios do corno posterior, necessários à maior sensibilidade das extremidades, e mais neurônios motores ao controle fino; as intumescências cervical (C5-T1) e lombossacra (L1-S2) (Figuras 4-4C e 4-5).

A área da pele inervada por axônios de uma única raiz posterior é denominada **dermátomo**. Assim como as raízes, os dermátomos têm uma organização segmentar. Dermátomos das raízes posteriores adjacentes sobrepõem-se extensivamente com aqueles de seus próximos (Figura 4-5, detalhe). Isso acontece porque as fibras sensoriais primárias têm ramos craniocaudais extensivos na medula espinal o que explica a observação clínica comum de que, quando um médico examina a capacidade sensorial após lesão de uma única raiz posterior, geralmente nenhuma área anestésica é observada, embora pacientes com tais danos algumas vezes experimentem formigamento ou mesmo uma capacidade sensorial diminuída. Lesão de uma única raiz posterior geralmente produz **dor radicular**, que está localizada no dermátomo da raiz lesada. Ao comparar a localização da dor radicular ou outro distúrbio sensorial com o mapa de dermátomos, como na Figura 4-5, o médico pode localizar o local e a extensão do dano.

A substância cinzenta da medula espinal tem uma organização sensorimotora posteroanterior

Muito cedo durante o desenvolvimento, as metades posterior e anterior da substância cinzenta da medula espinal tornam-se empenhadas em mediar funções motoras e somatossensoriais. A metade posterior torna-se o **corno posterior**, que medeia funções sensoriais; diversos neurônios do corno posterior projetam-se ao tronco encefálico ou diencéfalo; outros são interneurônios. A metade anterior torna-se o **corno anterior**, que medeia funções motoras. Neurônios motores estão localizados no corno anterior; eles projetam seus axônios à periferia via raízes anteriores (Figura 4-6). Em razão de a medula espinal ter uma organização longitudinal, os cornos anterior e posterior formam colunas de neurônios que prosseguem de modo craniocaudal. Entre os cornos posterior e anterior está uma região de sobreposição (zona intermediária; Figura 4-6B), que será considerada adicionalmente nos Capítulos 5 e 10. A substância cinzenta tem uma organização laminar (I-X; Figura 4-6A), isso é importante para dor e função motora, e também será considerado nos Capítulos 5 e 10.

Neurônios do gânglio da raiz posterior que são sensíveis a estímulos mecânicos, por um lado, e dor, temperatura e prurido, por outro lado, fazem sinapse em diferentes partes do corno posterior. Será visto em capítulos adiante que neurônios motores somáticos os quais controlam a musculatura estriada estão localizados em partes diferentes do corno anterior em relação a neurônios que controlam estruturas viscerais.

Os axônios mecanossensoriais terminam nas porções profundas da substância cinzenta espinal e no bulbo

O ramo central do neurônio do gânglio da raiz posterior entra na medula espinal em sua margem posterolateral

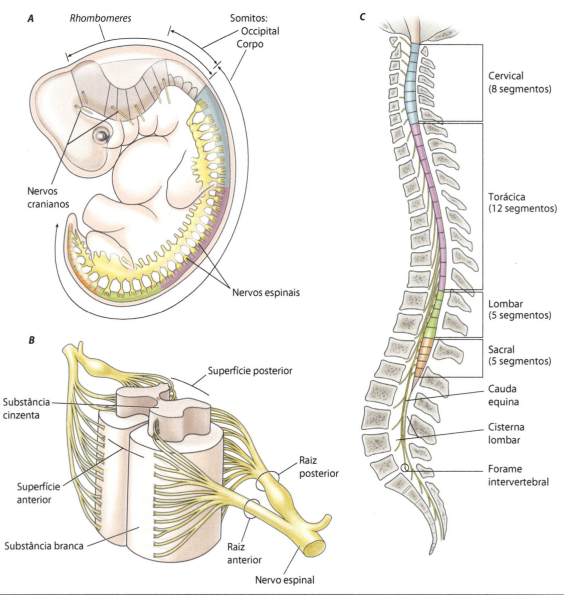

FIGURA 4-4 O rombencéfalo e a medula espinal são estruturas segmentadas. Na porção caudal do tronco encefálico os segmentos são chamados de *rhombomeres*; na medula espinal eles são chamados de somitos. Quatro somitos occipitais formam estruturas da cabeça. Estes são mostrados na porção caudal do bulbo (A). (**A**) A posição do sistema nervoso em desenvolvimento no embrião é ilustrada, assim como a organização segmentar dos *rhombomeres* e somitos. Os nervos cranianos que contêm axônios dos neurônios motores do tronco encefálico também são mostrados. De cranial para caudal os seguintes nervos são ilustrados: IV, V, VI, VII, IX, X e XII. Os dois segmentos mesencefálicos e o segmento entre o metencéfalo e o mesencéfalo não são mostrados. (**B**) Desenho de um único segmento medular do sistema nervoso maduro. (**C**) Visualização lateral da medula espinal madura no canal vertebral. Observa-se que os nervos espinais saem do canal vertebral por meio de forames intervertebrais. (**A**, adaptada de Lumsden A. The cellular basis of segmentation in the developing hindbrain. *Trends Neurosci*. 1990;13[8]:329-335.)

(Figura 4-6A). Uma vez dentro da medula espinal, axônios do gânglio da raiz posterior ramificam-se extensivamente. Fibras mecanossensoriais, que têm grande diâmetro, entram na medula espinal medialmente ao trato de Lissauer (Figura 4-6B), uma região contendo a maioria das fibras não mielinizadas e com fina camada de mielina para as sensações de dor e temperatura (ver Capítulo 5). Os axônios margeiam por cima da capa da substância cinzenta para entrar na coluna posterior (Figura 4-6A), onde soltam um ramo ascendente na coluna posterior e numerosos ramos segmentares na substância cinzenta. Os ramos segmentares terminam nas camadas profundas do corno

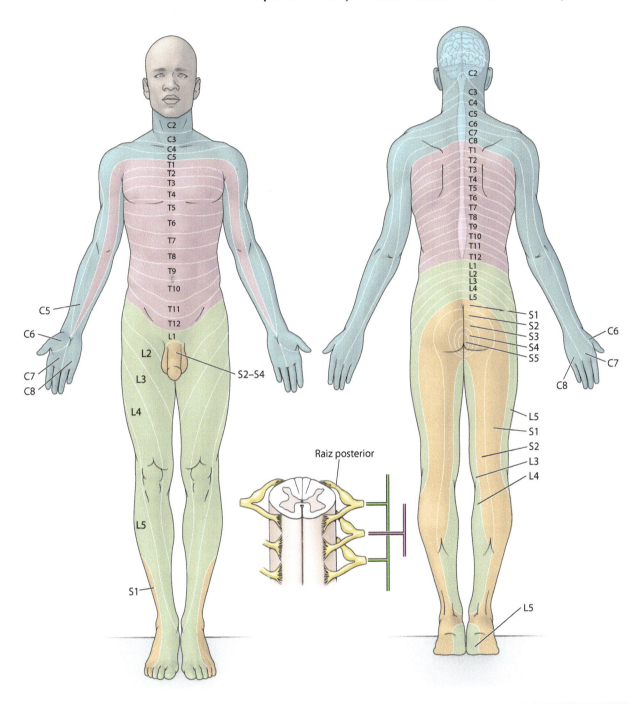

FIGURA 4-5 Os dermátomos do corpo têm uma organização segmentar. O detalhe ilustra a sobreposição de dermátomo. O cérebro e a medula espinal são visíveis em uma visualização posterior (direita). Observa-se que a medula espinal termina no nível do segmento L1. Este é o lugar em que o LCS pode ser retirado por punção lombar (Figura 3-18B).

posterior e no corno anterior (Figura 4-6A) e desempenham papéis complexos nos reflexos do tronco e membros. Enquanto todas as classes de mecanorreceptores têm ramos que terminam no interior do corno posterior, os receptores do fuso neuromuscular são os únicos mecanorreceptores a terminar nos núcleos motores (Figura 4-6A). O receptor fuso neuromuscular medeia o reflexo de estiramento monossináptico (p. ex., reflexo patelar) (ver Figura 2-5A). O ramo ascendente de um neurônio do gânglio da raiz posterior é o principal para percepção e transmite informação aos núcleos da coluna posterior. Enquanto a maioria dos axônios na coluna posterior é composta pelos ramos centrais de mecanorreceptores, um pequeno número de neurônios do corno posterior projeta seus axônios

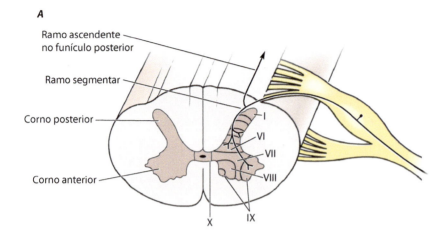

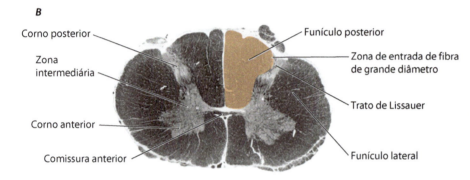

FIGURA 4-6 Organização segmentar da medula espinal. (**A**) Terminações e projeções medulares de uma fibra de grande diâmetro. Observa-se que as fibras de pequeno diâmetro também terminam em outras lâminas. (**B**) Corte da medula espinal cervical corado para mielina.

para dentro das colunas posteriores, compreendendo aproximadamente 10 a 15% dos axônios na via. Surpreendentemente, eles são importantes para dor visceral (Capítulo 5). Os padrões de ramificação das fibras de dor, temperatura e prurido, que têm axônio de pequeno diâmetro, são diferentes daqueles das fibras mecanossensoriais, terminando no interior da porção mais posterior do corno posterior (ver Figura 5-3).

Os ramos ascendentes das fibras sensoriais mecanorreceptoras percorrem a coluna posterior

Cada coluna posterior transmite informação somatossensorial do lado ipsilateral do corpo para o ipsilateral do bulbo. Axônios de cada dermátomo repousam no interior de finas camadas que são paralelas à linha média. Axônios que inervam a maioria dos dermátomos caudais estão localizados próximo à linha média. Axônios dos dermátomos progressivamente mais superiores são adicionados lateralmente. Axônios que transmitem informação do membro inferior ascendem na porção mais medial da coluna posterior, denominada **fascículo grácil** (Figura 4-7A). Axônios do tronco inferior ascendem lateralmente àqueles do membro inferior, mas ainda no interior do fascículo grácil. No interior do **fascículo cuneiforme**, ascendem axônios do tronco superior, membro superior, pescoço e occipital. O fascículo cuneiforme inicia aproximadamente no nível do sexto segmento torácico. Os fascículos grácil e cuneiforme são separados pelo **septo intermédio posterior**, e os funículos posteriores das duas metades da medula espinal são separados pelo **septo mediano posterior** (Figura 4-7A). Uma lesão da medula espinal pode interromper os axônios da coluna posterior, resultando em perda mecanossensorial abaixo do nível da lesão. Isso é discutido no Capítulo 5, onde será visto que a lesão medular geralmente produz um complexo padrão de dano mecanossensorial ipsilateral e de dor contralateral (ver Quadro 5-1).

A organização dermatomal das colunas posteriores pode ser examinada no tecido *post mortem* de indivíduos que tinham lesão medular. Os cortes mostrados na Figura 4-7B1 foram obtidos de uma pessoa cuja medula espinal lombar fora esmagada em uma lesão espinal traumática. Os cortes são corados para mielina. Axônios que têm degeneração perderam sua camada de mielina e não são corados. Na medula espinal torácica (Figura 4-7B1, seção inferior), próximo à região esmagada, quase todos os axônios em ambos os fascículos gráceis foram degenerados. Em níveis superiores, a região degenerada torna-se confinada medialmente à medida que novos contingentes de axônios saudáveis continuam a entrar na medula espinal lateral aos axônios degenerados da medula espinal lombar. O padrão pelo qual axônios entram e ascendem

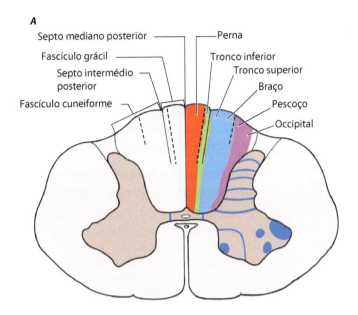

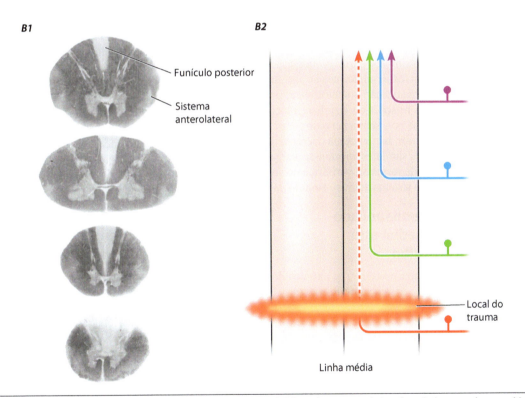

FIGURA 4-7 Organização somatotópica dos funículos posteriores. (**A**) Arranjo somatotópico de axônios que chegam. Marcos espinais posteriores são mostrados na esquerda. (**B**) A organização somatotópica dos funículos posteriores pode ser demonstrada ao examinarem-se cortes da medula espinal de um paciente que teve uma lesão na medula espinal lombar. (**B1**) Quatro níveis ao longo da medula espinal são mostrados, craniocaudalmente do superior ao inferior: um corte superior da intumescência cervical e dois cortes torácicos. (**B2**) O curso tomado pelos ramos centrais das fibras da raiz posterior conforme entram na medula espinal e ascendem nos funículos posteriores. A linha tracejada retrata o curso de um axônio degenerado seccionado por esmagamento. O sistema anterolateral é para sensação de dor e temperatura; isso será considerado no Capítulo 5.

98 **Seção II** Sistemas Sensoriais

nas colunas posteriores é mostrado esquematicamente na Figura 4-7B2. Essa lesão também afeta as vias de dor e temperatura (Figura 4-7; sistema anterolateral), que serão consideradas no Capítulo 5.

Os núcleos da coluna posterior são organizados somatotopicamente

Axônios da coluna posterior fazem sinapse em neurônios nos **núcleos da coluna posterior** (Figura 4-8D), o primeiro maior relé na via ascendente para sensações de tato e posição do membro. Estes e outros núcleos relés sensoriais somáticos têm circuitos locais que aumentam a sensibilidade, de modo que quando porções adjacentes da pele são tocadas, a pessoa pode discernir a diferença. Axônios do fascículo grácil fazem sinapse no **núcleo grácil**, localizado próximo à linha média, enquanto aqueles do fascículo cuneiforme fazem sinapse no **núcleo cuneiforme**.

Do começo ao fim dos sistemas somatossensoriais existe uma relação sistemática entre a posição dos axônios nos tratos e neurônios nos núcleos e córtex. Essa organização é denominada **somatotopia**. Iniciando com a ordem sequencial das raízes posteriores (Figura 4-5) e a organização dermatomal das colunas posteriores, os planos organizacionais aderem a uma regra simples: partes corporais adjacentes são representadas em locais adjacentes no sistema nervoso central. Essa é a organização somatotópica, um arranjo o qual garante que as relações de vizinhança local na periferia sejam preservadas no sistema nervoso central. Nos núcleos da coluna posterior, há um mapa coerente da superfície corporal. Princípios similares aplicam-se à organização topográfica da camada receptiva periférica no sistema visual (retinotopia) e no sistema auditivo (tonotopia).

A decussação do sistema funículo posterior-lemnisco medial está na parte caudal do bulbo

A partir dos núcleos da coluna posterior, os axônios dos neurônios de segunda ordem varrem anteriormente pelo bulbo, onde são chamados de **fibras arqueadas internas**, e entrecruzam-se (Figura 4-8D). Imediatamente após cruzar a linha média, as fibras ascendem ao tálamo no **lemnisco medial**. Axônios do núcleo grácil entrecruzam-se anteriormente aos axônios do núcleo cuneiforme e ascendem na parte anterior do lemnisco medial, em comparação a axônios do núcleo cuneiforme. Devido a esse padrão, a organização somatotópica do lemnisco medial no bulbo assemelha-se a uma pessoa de pé. Na ponte, o lemnisco medial está localizado mais posteriormente do que no bulbo e é orientado de medial para lateral (Figura 4-8B); no mesencéfalo, o lemnisco medial é localizado mais lateralmente (Figura 4-8A). Axônios no lemnisco medial ascendem ininterruptamente pelo tronco encefálico e fazem sinapse no tálamo.

A porção caudal do tronco encefálico recebe sangue dos ramos perfurantes da **circulação vertebrobasilar** ou

posterior (ver Figura 3-3B). A oclusão de pequenos ramos (não nomeados) da artéria vertebral pode danificar axônios do lemnisco medial (Figura 4-8C). Como consequência, as sensações de tato e posição do membro são interrompidas. O infarto da artéria vertebral produz déficits mecanossensoriais no lado contralateral do corpo, porque as fibras arqueadas internas entrecruzam-se no nível mais caudal do bulbo (Figura 4-8D). Esse tipo de infarto também destrói axônios do trato corticospinal na pirâmide.

A informação mecanossensorial é processada no núcleo ventral posterior

O tálamo (Figura 4-9) é um ponto nodal para a transmissão de informação sensorial ao córtex cerebral. Na verdade, com exceção ao olfato, informação de todos os sistemas sensoriais é processada no tálamo e então transmitida ao córtex cerebral. O sistema funículo posterior-lemnisco medial não é exceção. Os vários aspectos das sensações mecânicas são processados no núcleo ventral posterior (Figura 4-9A). O **núcleo ventral posterior** tem uma divisão lateral, o **núcleo ventral posterolateral** (Figuras 4-9 e 4-10A), que recebe entrada do lemnisco medial e se projeta ao **córtex somatossensorial primário** (Figura 4-9B). O núcleo ventral posterior também tem uma divisão medial, o **núcleo ventral posteromedial** (Figuras 4-9 e 4-10A), que medeia aspectos das sensações somáticas da face e das estruturas periorais (Capítulo 6). O núcleo ventral posterior é importante em aspectos discriminativos das sensações mecânicas, como ser capaz de localizar precisamente o local de estimulação no corpo. A RM na Figura 4-10B revela o tálamo, medial à parte posterior da cápsula interna, mas tem uma resolução insuficiente para revelar o núcleo componente.

O córtex somatossensorial primário tem uma organização somatotópica

A informação mecanorreceptora sensorial é processada primariamente por três áreas corticais: (1) o córtex somatossensorial primário, (2) o córtex somatossensorial secundário e (3) o lobo parietal posterior. (As áreas motoras corticais também recebem informação mecanorreceptiva, mas essa informação é importante para controlarem-se os movimentos.) Localizado no giro pós-central do lobo parietal (Figura 4-10), o **córtex somatossensorial primário** é a principal região do lobo parietal para o qual o núcleo ventral posterior se projeta. Axônios a partir desse núcleo cursam ao córtex cerebral por meio da **parte posterior da cápsula interna** (Figuras 4-9A e 4-10; ver também Figura 2-14). O córtex somatossensorial primário recebe entradas somatotopicamente organizadas dos núcleos ventrais posterolateral e posteromedial (Figura 4-9B). Essa projeção talamocortical forma a base do mapa corporal no giro pós-central, o **homúnculo sensorial**, originalmente descrito em humanos pelo neurocirurgião canadense Wilder Penfield. Circuitos de conexões

Capítulo 4 Sensação Somática: Sistemas Mecanossensoriais Espinais   99

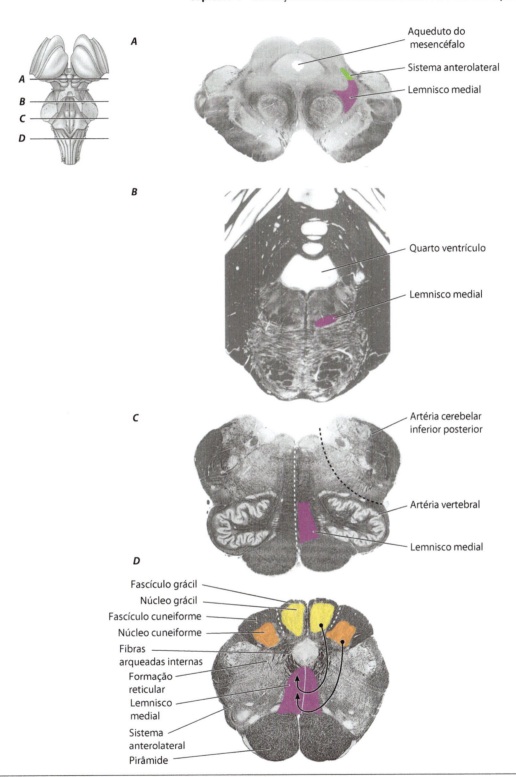

FIGURA 4-8 Curso do lemnisco medial ao longo do tronco encefálico. (**A**) Corte transverso corado para mielina no mesencéfalo. (**B**) Ponte. (**C**) Bulbo mediano. (**D**) Bulbo caudal. Corte transverso corado para mielina dos núcleos da coluna posterior. São mostradas as trajetórias das fibras arqueadas internas dos núcleos grácil e cuneiforme. O detalhe mostra o plano aproximado de corte.

100 Seção II Sistemas Sensoriais

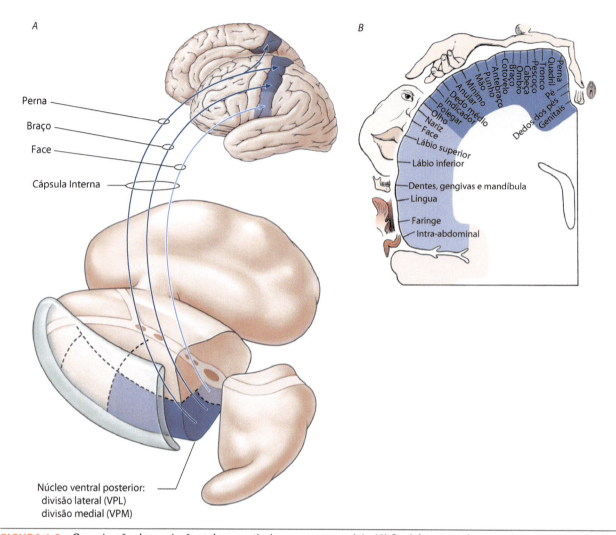

FIGURA 4-9 Organização das projeções talamocorticais somatossensoriais. (**A**) O núcleo ventral posterior tem uma organização somatotópica: neurônios que recebem aferência da perna e do braço estão localizados na divisão lateral do núcleo (núcleo ventral posterolateral, VPL; sombreamento mais escuro), enquanto neurônios que recebem entrada da face estão localizados na divisão medial (núcleo ventral posteromedial, VPM; sombreamento mais claro). Axônios do núcleo ventral posterior ascendem ao córtex somatossensorial primário na cápsula interna. (**B**) Uma fatia esquemática do giro pós-central, mostrando a organização somatotópica do córtex somatossensorial primário. O território que recebe aferência do núcleo ventral posterolateral é um sombreado mais escuro do que o território que recebe aferência do núcleo ventral posteromedial.

locais, tanto excitatórias como inibitórias, utilizam essa informação para construir representações de várias partes do corpo no mapa sensorial. As representações de diferentes partes do corpo não têm as mesmas proporções do próprio corpo (Figura 4-9B). Preferencialmente, as porções do corpo utilizadas em tarefas táteis discriminativas comuns, como os dedos, têm uma representação desproporcionalmente maior no mapa do que áreas não importantes para o tato, como o cotovelo. Pensava-se que essas diferenças eram fixas, estabelecidas geneticamente para determinar a capacidade discriminativa de diferentes partes do corpo. Agora sabe-se que o mapa corporal do cérebro não é estático, e sim dinamicamente controlado pelo padrão de uso das diferentes partes do corpo em exploração do tato.

O córtex somatossensorial primário tem uma organização colunar

O córtex cerebral é uma estrutura laminada; a maioria das regiões tem ao menos seis camadas celulares (Figura 4-11). O tálamo projeta-se primariamente para a camada IV (e porção contígua à camada III), e essa informação de entrada é distribuída aos neurônios nas camadas mais superficiais e profundas. A maioria das conexões excitatórias no interior de uma área local do córtex permanece um pouco confinada a uma faixa vertical do córtex, denominada **coluna cortical** (Figura 4-11). A coluna cortical constitui uma unidade funcional. Neurônios no interior de uma coluna no córtex somatossensorial primário, abrangendo todas as camadas corticais, recebem entrada da

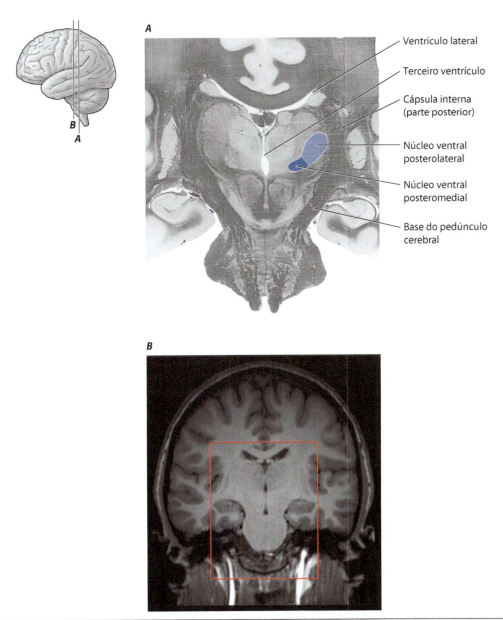

FIGURA 4-10 Cortes transversos corados para mielina no núcleo ventral posterior (**A**) e RM correspondente (**B**). A região em destaque sobre a RM corresponde ao corte corado para mielina na parte A. A forma do tálamo e do tronco encefálico pode ser discernida, mas não os núcleos componentes. O detalhe mostra os planos aproximados de corte.

mesma localização periférica do corpo e da mesma classe, ou classes, de mecanorreceptor. Outras regiões corticais têm uma organização colunar. Por exemplo, no córtex auditivo primário, neurônios no interior de uma coluna são sensíveis a uma mesma frequência de som, e, no córtex motor, neurônios em uma coluna participam do controle de movimentos da mesma articulação ou conjunto de articulações.

Projeções eferentes originam-se do córtex somatossensorial primário (Figura 4-11). Como discutido no Capítulo 2, neurônios piramidais em diferentes camadas projetam-se a diferentes alvos. **Neurônios corticocorticais de associação**, localizados nas camadas II e III, projetam-se para outras áreas corticais no mesmo lado, incluindo-se áreas corticais somatossensoriais superiores (ver próxima seção) para processamento adicional de informação sensorial e o córtex motor para controle do movimento. **Neurônios calosos**, também localizados nas camadas II e III, projetam seus axônios ao córtex somatossensorial contralateral por meio do corpo caloso. Uma das funções dessas conexões calosas pode ser unir as representações de cada metade do corpo no córtex somatossensorial primário de cada hemisfério. **Projeções neuronais descendentes**, localizadas nas camadas V e VI, enviam seus

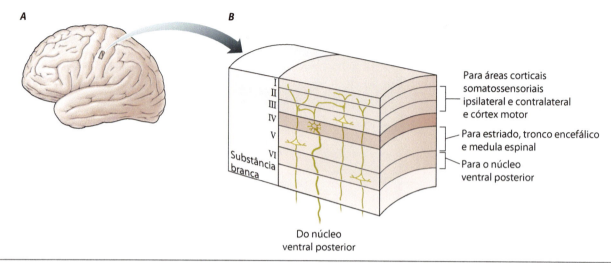

FIGURA 4-11 Esquema tridimensional de uma porção do giro pós-central (**A**). O córtex compreende seis camadas (**B**) onde os corpos celulares dos neurônios e seus processos estão localizados. Neurônios cujos corpos celulares estão localizados nas camadas II e III projetam-se para outras áreas corticais; aqueles na camada V projetam seus axônios para regiões subcorticais; e aqueles na camada VI projetam-os ao tálamo. Neurônios na camada IV recebem aferência talâmica e transmitem informação aos neurônios das outras camadas corticais.

axônios primariamente ao tálamo, ao tronco encefálico e à medula espinal – onde informação somatossensorial é processada – para agir como porteiros que regulam a quantidade de informação mecanossensorial a qual ascende pelo sistema nervoso central.

Com base nesse padrão estratificado, o córtex somatossensorial primário consiste em quatro divisões citoarquitetônicas, ou **áreas de Brodmann** (ver Figura 2-19), numeradas 1, 2, 3a e 3b (Figura 4-12). Como em outras áreas corticais, regiões do córtex somatossensorial primário com uma citoarquitetura diferente apresentam funções diferentes. A área 3a processa informação dos mecanorreceptores localizados nas estruturas profundas, como músculos e articulações, e desempenha um importante papel na sensação de posição do membro. As áreas 3b e 1 processam informação dos mecanorreceptores da pele e são importantes na discriminação de texturas. A área 2 recebe informação tanto de estruturas profundas como da pele e é importante na discriminação da forma de objetos que são apreendidos.

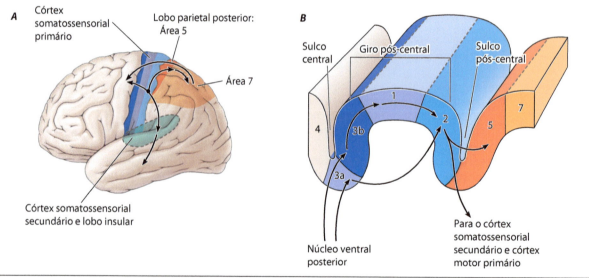

FIGURA 4-12 (**A**) As localizações das áreas somatossensoriais primária e de ordem superior são indicadas em uma visualização lateral do córtex cerebral. A região em verde-claro corresponde a áreas abaixo da superfície, no lobo insular e nos opérculos parietal e temporal. (**B**) Um corte esquemático perpendicular ao eixo mediolateral do giro pós-central. (Adaptada de Marshall WH, Woolsey CN, Bard P. Observations on cortical somatic sensory mechanisms of cat and monkey. *J Neurophysiol*. 1941;4:1-24.)

Áreas corticais somatossensoriais de ordem superior estão localizadas no lobo parietal, opérculo parietal e lobo insular

Projeções da área cortical sensorial primária distribuem a informação para múltiplas regiões corticais, embora essas outras áreas possam também receber aferências talâmicas diretas. As áreas acima parecem ser devotadas para processar um aspecto específico da experiência sensorial. Embora vias sequenciais de uma região a outra possam ser identificadas, as áreas sensoriais primária e de ordem superior são igualmente interconectadas extensivamente, e operações de qualquer conjunto de conexões são dependentes das operações das outras. As áreas sensoriais de ordem superior geralmente projetam-se para regiões corticais que recebem entradas de múltiplas modalidades sensoriais e são chamadas áreas de associação. Tal zona de convergência multimodal é a grande expansão do córtex na junção dos lobos parietal, temporal e occipital.

Existem três projeções principais que correm do córtex somatossensorial primário: anterior, posterior e superior. As projeções anterior e posterior compreendem as vias "o que" e "onde", respectivamente. A via "o que" tem como alvo o **córtex somatossensorial secundário**, localizado no opérculo parietal e no lobo insular (Figura 4-12A). Semelhante à área primária, o córtex somatossensorial secundário é somatotopicamente organizado. Essa parte do córtex inicia uma sequência de projeções soma-tossensoriais a áreas corticais insulares e ao lobo temporal, importantes para reconhecer objetos somente pelo tato, sem a visão, como distinguir uma moeda de outra no bolso.

A via "onde" tem como alvo o córtex posterior parietal (Figura 4-12A), o qual inclui a área 5 de Brodmann, algumas vezes chamada de córtex somatossensorial terciário, e a área 7. Além da consciência da localização do objeto, a projeção para o lobo parietal posterior desempenha duas outras funções importantes. Primeiro, essas áreas desempenham um papel importante na percepção da imagem corporal. Uma lesão dessa área no hemisfério não dominante (geralmente o hemisfério direito) produz uma complexa síndrome sensorial na qual o indivíduo negligencia a metade contralateral do corpo. Por exemplo, um paciente pode deixar de vestir um lado de seu corpo ou pentear metade dos seus cabelos. Segundo, porções do lobo parietal posterior recebem entradas visuais e auditivas, assim como informação somatossensorial. Essas áreas estão envolvidas em integrar informação sensorial, visual e auditiva para percepção e atenção.

A via "onde", juntamente com a projeção superior, tem por alvo áreas motoras do lobo frontal, especialmente o córtex motor. Essa projeção é importante para a utilização de informações sensoriais mecanorreceptoras a fim de guiar movimentos de alcance. O córtex motor é essencial para a produção e controle dos movimentos voluntários. A via "onde" é também a via "como" para ação.

Resumo

Neurônios receptores sensoriais

O *sistema funículo posterior-lemnisco medial* medeia toque e sensação de posição do membro (Figura 4-2; Tabela 4-1). *Neurônios do gânglio da raiz posterior* são *neurônios pseudounipolares* (Figura 4-2A). Eles recebem informação somatossensorial e transmitem-na da periferia à medula espinal. A terminação distal dos neurônios do gânglio da raiz posterior é o *receptor sensorial*. Neurônios sensíveis a estímulos mecânicos têm terminações encapsuladas e *axônios de grande diâmetro* (A-α; A-β). Quatro mecanorreceptores principais inervam a pele glabra e o tecido subcutâneo (Figura 4-3): *corpúsculos de Meissner, corpúsculos de Pacini, receptores de Merkel e corpúsculos de Ruffini*. O *fuso neuromuscular,* é o receptor principal para comprimento muscular, e o *órgão tendinoso de Golgi* para força (Figuras 4-3B e 4-3C).

Medula espinal e tronco encefálico

A medula espinal tem uma organização segmentar superoinferior, com *oito somitos cervicais*, 12 *torácicos*, cinco *lombares*, cinco *sacrais* e 8 a 10 *coccígeos* (Figura 4-4). Os axônios dos neurônios mecanorreceptores do gânglio da raiz posterior adentram a medula espinal via *raiz poste-*

rior. Um *dermátomo* é uma área de pele inervada por uma única raiz posterior (Figura 4-5). A informação aferente transportada por raízes posteriores adjacentes cobre quase completamente a superfície do corpo. O principal padrão de ramificação das fibras de grande diâmetro é ascender para o tronco encefálico nas colunas posteriores (Figuras 4-6 e 4-7).

As colunas posteriores têm dois fascículos (Figuras 4-6 e 4-7). O *fascículo grácil* é um trato que conduz axônios da perna e do tronco inferior, e o *fascículo cuneiforme* conduz axônios do tronco superior, braço, pescoço e parte posterior da cabeça. A maioria dos axônios nas colunas posteriores é composta de ramos centrais dos neurônios do gânglio da raiz posterior. Axônios da coluna posterior terminam nos *núcleos da coluna posterior,* na parte inferior do bulbo (Figura 4-8D). Axônios de neurônios nos núcleos da coluna posterior entrecruzam-se e ascendem no *lemnisco medial* (Figura 4-8A-C) e terminam no tálamo.

Tálamo e córtex cerebral

Os axônios do lemnisco medial fazem sinapse no *núcleo ventral posterolateral* (Figuras 4-9 e 4-10), o qual se projeta ao *córtex somatossensorial primário* (Figuras 4-9, 4-11 e 4-12) via *parte posterior da cápsula interna* (Fi-

104   Seção II Sistemas Sensoriais

guras 4-9 e 4-10). O *córtex somatossensorial secundário* e o *lobo parietal posterior* recebem entrada do córtex somatossensorial primário (Figura 4-12). Cada uma dessas áreas corticais é somatotopicamente organizada.

Entradas do tálamo chegam à camada IV do córtex (Figura 4-11). Projeções eferentes de áreas somatossensoriais chegam dos neurônios cujos corpos celulares são de camadas corticais específicas. *Conexões corticocorticais*

de associação com outras áreas corticais no mesmo lado do córtex cerebral são feitas pelos neurônios nas camadas II e III. Conexões calosas com o outro lado do córtex cerebral são igualmente feitas por neurônios nas camadas II e III. Projeções descendentes ao estriado, tronco encefálico e medula espinal originam-se dos neurônios localizados na camada V, enquanto a projeção ao tálamo origina-se dos neurônios localizados na camada VI.

Leituras selecionadas

Gardner E, Johnson K. The bodily senses. In: Kandel ER, Schwartz JH, Jessell TM, Siegelbaum SA, Hudspeth AJ, eds. *Principles of Neural Science*. 5th ed. New York, NY: McGraw-Hill; 2008.

Brust, JCM. *The Practice of Neural Science*. New York, NY: McGraw-Hill; 2000.

Referências

Beauchamp MS. See me, hear me, touch me: multisensory integration in lateral occipital-temporal cortex. *Curr Opin Neurobiol*. Apr 2005;15(2):145-153.

Brown AG. *Organization in the Spinal Cord: The Anatomy and Physiology of Identified Neurons*. New York, NY: Springer; 1981.

Collins RD. *Illustrated Manual of Neurologic Diagnosis*. Philadelphia, PA: Lippincott; 1962.

Dum RP, Levinthal DJ, Strick PL. The spinothalamic system targets motor and sensory areas in the cerebral cortex of monkeys. *J Neurosci*. Nov 11 2009;29(45):14223-14235.

Friedman DP, Murray EA, O'Neil JB, Mishkin M. Cortical connections of the somatosensory fields of the lateral sulcus of macaques: evidence for a corticolimbic pathway for touch. *J Comp Neurol*. 1986;252:323-347.

Haeberle H, Lumpkin EA. Merkel cells in somatosensation. *Chemosens Percept*. Jun 1 2008;1(2):110-118.

Haggard P. Sensory neuroscience: from skin to object in the somatosensory cortex. *Curr Biol*. Oct 24 2006;16(20):R884-886.

Hayward V. A brief taxonomy of tactile illusions and demonstrations that can be done in a hardware store. *Brain Res Bull*. Apr 15 2008;75(6):742-752.

Jones EG. Organization of the thalamocortical complex and its relation to sensory processes. In: Darian-Smith I, ed. *Handbook of Physiology, Section 1: The Nervous System, Vol. 3: Sensory Processes*. American Physiological Society; 1984:149-212.

Jones EG, Friedman DP. Projection pattern of functional components of thalamic ventrobasal complex on monkey somatosensory cortex. *J Neurophysiol*. 1982;48:521-544.

Kass JH. Somatosensory system. In: Paxinos G, Mai JK, eds. *The Human Nervous System*. London: Elsevier; 2004.

Kung C. A possible unifying principle for mechanosensation. *Nature*. Aug 4 2005;436(7051):647-654.

Lackner JR, DiZio P. Vestibular, proprioceptive, and haptic contributions to spatial orientation. *Annu Rev Psychol*. 2005;56:115-147.

Maricich SM, Wellnitz SA, Nelson AM, et al. Merkel cells are essential for light-touch responses. *Science*. Jun 19 2009;324(5934):1580-1582.

Nicolson T. Fishing for key players in mechanotransduction. *TINS*. Mar 2005;28(3):140-144.

Noble R, Riddell JS. Cutaneous excitatory and inhibitory input to neurones of the postsynaptic dorsal column system in the cat. *J Physiol*. 1988;396:497-513.

Olausson H, Lamarre Y, Backlund H, et al. Unmyelinated tactile afferents signal touch and project to insular cortex. *Nat Neurosci*. Sep 2002;5(9):900-904.

Rustioni A, Weinberg RJ. The somatosensory system. In: Bjumörklund A, Hökfelt T, Swanson LW, eds. *Handbook of Chemical Neuroanatomy, Vol. 7: Integrated Systems of the CNS, Part II: Central Visual, Auditory, Somatosensory, Gustatory*. London: Elsevier; 1989:219-321.

Questões de estudo

1. Um homem de 25 anos sofreu uma grave lesão da medula espinal em um acidente automobilístico. Ele apresentou múltiplos sinais somatossensoriais e motores. Focando somente na sensação mecânica, ele não apresentava sensação de tato em sua perna direita e tórax inferior no nível da cicatriz umbilical. Qual das seguintes declarações melhor descreve o lado e nível da lesão?
   A. Lado direito da medula espinal no 10º segmento torácico
   B. Direito, T4

   C. Esquerdo, T10
   D. Esquerdo, T4

2. De qual das regiões do corpo listadas o núcleo grácil recebe aferência mecanorreceptora?
   A. Braço contralateral
   B. Perna contralateral
   C. Braço ipsilateral
   D. Perna ipsilateral

Capítulo 4 · Sensação Somática: Sistemas Mecanossensoriais Espinais · **105**

3. O lemnisco medial – no bulbo, no nível onde há o quarto ventrículo – recebe seu suprimento sanguíneo de qual das seguintes artérias?
   A. Artéria cerebelar inferoposterior
   B. Artéria vertebral
   C. Artéria espinal posterior
   D. Artéria espinal anterior

4. Um médico testa a sensação de vibração tocando um diapasão na superfície corporal. Qual dos seguintes receptores medeia a sensação de vibração?
   A. Receptor térmico
   B. Corpúsculo de Pacini
   C. Corpúsculo de Ruffini
   D. Corpúsculo de Meissner

5. Qual das seguintes declarações melhor descreve a organização dos dermátomo associados às raízes posteriores adjacentes?
   A. Dermátomos são adjacentes, com mínima sobreposição, assim a perda de uma raiz posterior dá origem a uma perda de sensação somática dentro do limite do dermátomo, como mostrado nos mapas de dermátomos.
   B. Dermátomos sobrepõem-se parcialmente, mas a perda de uma raiz posterior não origina uma perda notável de sensação.
   C. Dermátomos sobrepõem-se parcialmente, assim a perda de uma raiz posterior geralmente origina uma notável perda de sensação nos limites dos dermátomos.
   D. Dermátomos sobrepõem-se quase completamente, assim a perda de uma raiz posterior geralmente não origina uma notável perda de sensação.

6. Fibras aferentes de grande diâmetro não terminam dentro de qual região da substância cinzenta medular?
   A. Lâminas superficiais do corno posterior
   B. Camadas profundas do corno posterior
   C. Zona intermediária
   D. Corno anterior

7. Um paciente tem um pequeno acidente vascular talâmico que afeta a sensação mecânica do pé contralateral. Qual núcleo é mais comumente afetado?
   A. Divisão medial do núcleo ventral posterior ipsilateral
   B. Divisão medial do núcleo ventral posterior contralateral
   C. Divisão lateral do núcleo ventral posterior ipsilateral
   D. Divisão lateral do núcleo ventral posterior contralateral

8. A oclusão de qual artéria mais provavelmente danificaria o núcleo ventral posterior?
   A. Ramos da artéria média cerebral
   B. Ramos da artéria cerebral anterior
   C. Ramos da artéria cerebral posterior
   D. Ramos da artéria basilar

9. Complete a seguinte analogia:
   A área da face do córtex somatossensorial primário está para a área da perna como
   A. a artéria cerebral média está para a artéria cerebral posterior
   B. a artéria cerebral média está para a artéria cerebral anterior
   C. a artéria cerebral posterior está para a artéria cerebral anterior
   D. a artéria cerebral posterior está para a artéria cerebral média

10. Após uma lesão traumática da cabeça, uma mulher de 45 anos desenvolveu uma convulsão. Inicialmente, ela sentia uma sensação de formigamento na perna direita. Isso era seguido por sensação de formigamento nas costas à direita e, em seguida, palma da mão direita, dedos e, finalmente, lado direito da face. Qual das seguintes localizações melhor descreve o início e o fim da crise?
    A. Início: giro pós-central esquerdo medial; fim: giro pós-central esquerdo lateral
    B. Início: giro pós-central esquerdo medial; fim: córtex insular esquerdo
    C. Início: núcleo ventral posteromedial esquerdo; fim: núcleo ventral posterolateral esquerdo
    D. Início: núcleo ventral posterolateral esquerdo; fim: núcleo ventral posteromedial esquerdo

Capítulo 5

Sensação Somática: Sistemas Espinais para Dor, Temperatura e Prurido

Anatomia funcional dos sistemas protetores espinais

Dor, temperatura e prurido são mediados pelo sistema anterolateral

A dor visceral é mediada por neurônios do corno posterior cujos axônios ascendem nas colunas posteriores

Anatomia regional dos sistemas protetores espinais

Fibras sensoriais de pequeno diâmetro medeiam dor, temperatura e prurido

Fibras sensoriais de pequeno diâmetro terminam primariamente na lâmina superficial do corno posterior

Projeções neuronais do sistema anterolateral estão localizadas no corno posterior e decussam na comissura anterior

Lesões vasculares do bulbo afetam diferentemente a função somatossensorial

Vias descendentes supressoras de dor originam-se do tronco encefálico

Três núcleos diferentes no tálamo processam dor, temperatura e prurido

Áreas límbicas e insulares contêm as representações corticais das sensações de dor, prurido e temperatura

Quadro 5-1 Os padrões de deficiências somatossensoriais após lesão medular

Resumo
Leituras selecionadas
Referências
Questões de estudo

CASO CLÍNICO | Siringomielia

Há aproximadamente um ano, um homem de 41 anos sofreu uma queimadura indolor em sua mão direita. O paciente reportou, naquela ocasião, que o cigarro que estava segurando queimou. Ele notou que seus dedos indicador e médio direitos sofreram uma queimadura, embora não sentisse dor. Relatou que não havia notado nenhum outro problema motor ou sensorial, especialmente tato. Durante o ano seguinte, começou a sentir redução de força de preensão na mão direita associada a perda sensorial. Então solicitou cuidado médico.

O exame neurológico revelou um extensivo território, bilateralmente, sobre os membros superiores e o pescoço onde havia mínima dor e sensação térmica (ver Figura 5-1A). A região de analgesia estendia-se dos dermátomo C5 a T1. A essa ocasião, a sensação tátil da extremidade superior e a propriocepção do membro estavam agora afetadas. Testes motores revelaram denervação de diversos músculos intrínsecos da mão direita.

A Figura 5-1A mostra a distribuição clássica de perda de dor e temperatura na siringomielia cervical. A Figura 5-1B é uma RM mostrando uma siringe medular, cavidade patológica percorrendo central e longitudinalmente o interior da medula espinal. A siringe produz o mesmo sinal na RM que o LCS.

Com base na leitura do capítulo, inspeção das imagens e consideração dos sinais neurológicos:

1. **Quais são as principais diferenças na localização dos axônios do sistema anterolateral e via funículo posterior-lemnisco medial que permitem à siringe inicialmente interromper a dor, mas não o tato ou a propriocepção do membro?**
2. **Por que a siringe inicialmente desfez a sensação de dor, mas somente mais tarde afetou a força?**

Sinais neurológicos principais e estruturas do encéfalo danificadas correspondentes

Perda bilateral das sensações de dor e temperatura

Inicialmente, a siringe seletivamente danifica a decussação de fibras anterolaterais, produzindo perda bilateral das sensações de dor e temperatura, poupando tato e proprioceptores aferentes nos funículos posteriores. A Figura 5-1C é um esquema que ilustra a localização de uma siringe típica em relação aos neurônios de comando secundário os quais decussam na via anterolateral. A região central escurecida corresponde ao tamanho da siringe quando o paciente primeiro notou perda de dor, sem associação de sinais neurológicos.

— Continua na próxima página

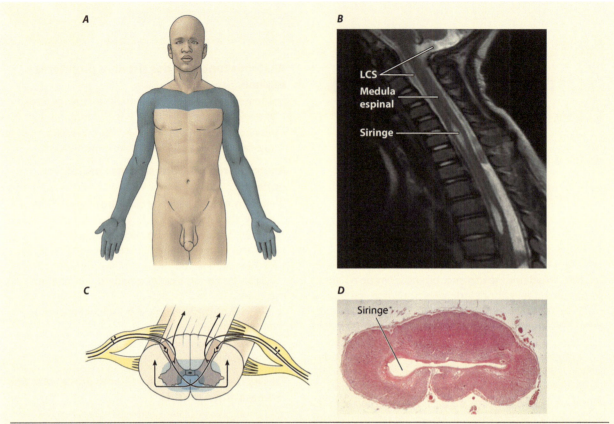

FIGURA 5-1 Siringomielia. (**A**) Distribuição de perda da sensação de dor e temperatura sobre o corpo. (**B**) RM mediossagital mostrando uma siringe medular cervical localizada centralmente. (**C**) Corte transversal da medula espinal mostrando os padrões de terminações de axônios de pequeno e grande diâmetros e como os componentes do sistema anterolateral decussam e ascendem. O sistema funículo posterior-lemnisco medial, em contrapartida, ascende ipsilateralmente nas colunas posteriores da medula espinal. A região tingida mais escura é afetada pela formação de uma siringe quando o paciente primeiro notou o prejuízo sensorial. A região alargada mais clara corresponde à siringe quando a fraqueza foi notada. (**D**) Corte histológico através da siringe medular. A cavidade central nesse corte medular é a siringe. (**B**, reproduzida com permissão de Struck AF, Haughton VM. Idiopathic syringomyelia: phase-contrast MR of cerebrospinal fluid flow dynamics at level of forame magnum. *Radiology*. 2009;253[1]:184-190. **D**, imagem cortesia de Dr. D.P. Agamanolis http://neuropathology-web.org.)

Perda bilateral das sensações de dor e temperatura associada com perda das sensações de tato e propriocepção e fraqueza na mão

Um ano depois, devido ao seu tamanho aumentado, a siringe estende-se às colunas posteriores, desse modo produzindo perda tátil e proprioceptiva. A siringe é grande o suficiente também para danificar neurônios motores, produzindo fraqueza da mão (Figura 5-1C; região mais clara corresponde à siringe alargada). A Figura 5-1D é um corte histológico através da medula espinal de uma pessoa que teve uma siringe na autópsia. A cavidade teria sido preenchida por líquido durante a vida, mostrando mais claramente o dano produzido pela siringe.

Dor, temperatura e prurido são sensações protetoras. Estímulos que evocam essas sensações são bons indicadores de dano tecidual. Ao tocar um fogão quente, uma pessoa retira a mão rapidamente para evitar uma queimadura. Ao sentir a coceira de uma picada de mosquito, rapidamente golpeia sobre ele para evitar uma segunda picada. A temperatura o tira do frio ou faz um indivíduo procurar uma sombra quando está quente. A dor de uma natureza mais persistente ou recorrente geralmente leva o paciente a procurar um médico, que usará essa informação diagnosticamente. Prurido persistente pode sinalizar doença hepática.

Os estímulos que produzem dor, temperatura e prurido são percebidos por conjuntos específicos de neurônios receptores sensoriais que inervam todo a superfície corporal – a partir da pele na superfície aos músculos, ossos e órgãos viscerais, internamente – para garantir a melhor proteção possível. Esses neurônios receptores sensoriais têm conexões específicas com estruturas do sistema nervoso central que, quando se tornam ativas, orquestram um complexo conjunto de eventos fisiológicos e comportamentais. As percepções evocadas permitem reconhecer precisamente a modalidade do estímulo e onde ele ocorre no corpo. As emoções produzidas pelas sensações protetoras ajudam a identificar o contexto no qual os estímulos foram recebidos, o valor negativo da dor abdominal após ingerir-se alimento contaminado ou o lado positivo de uma fresca brisa tropical. As sensações protetoras mobilizam as ações do indivíduo para ajudar a garantir a remoção do estímulo e evitar dano corporal. Não surpreendentemente, os sistemas de dor, temperatura e prurido conectam-se diretamente com diversas regiões cerebrais, muito mais do que para o tato. Uma característica única das sensações protetoras é que elas envolvem áreas do córtex cerebral as quais são mais conhecidas por seus envolvimentos nas emoções do que nas sensações. Infelizmente, as sensações protetoras podem ser facilmente enganadas; elas podem ser ativadas em um estado persistente de alarme falso.

Neste capítulo, serão examinados os sistemas neurais para dor, temperatura e prurido. Primeiro serão estudados os sistemas em uma visão geral e, então, serão considerados os diferentes níveis de processamento sensorial, da periferia ao córtex cerebral. O enfoque será na dor, porque se sabe mais sobre seus substratos anatômicos. No entanto, à medida que se aprende mais sobre as sensações de temperatura e prurido, parece que todas as três sensações protetoras envolvem semelhantes circuitos medulares e cerebrais.

Anatomia funcional dos sistemas protetores espinais

Dor, temperatura e prurido são mediados pelo sistema anterolateral

O **sistema anterolateral** (Figura 5-2A, B) é um conjunto de vias ascendentes que percorrem a porção anterior do funículo lateral da medula espinal e fazem sinapse em diferentes regiões cerebrais. A destruição cirúrgica do sistema anterolateral poupa as sensações de tato e posição do membro, mas torna a pessoa insensível ou menos sensível a dor. Denominado cordotomia anterolateral, esse procedimento era frequentemente utilizado para curar dor intratável antes de os analgésicos eficazes tornarem-se disponíveis. O sistema anterolateral também medeia uma sensação de tato residual ou grosseira após dano ao sistema funículo posterior-lemnisco medial. Normalmente, pensa-se que essa forma de tato desempenha um papel na sensação de bem-estar, o qual por vezes é denominado **toque sensual**.

Neurônios receptores sensoriais para estímulos **nocivos** (i.e., doloroso), **pruriginosos** (i.e., provocante de coceira) e térmicos fornecem as principais entradas sensoriais ao sistema anterolateral. O primeiro relé do sistema anterolateral é no **corno posterior** da medula espinal (Figura 5-2A, B). Neste lugar, fibras sensoriais fazem sinapse nas projeções ascendentes de neurônios dos sistemas anterolaterais. O axônio da projeção ascendente do neurônio dos sistemas anterolaterais cruza a linha média na medula espinal. Curiosamente, tanto para o sistema anterolateral como para o sistema funículo posterior-lemnisco medial o axônio do neurônio secundário decussa no circuito.

O sistema anterolateral compreende múltiplas vias para várias funções distintas. O papel dessas vias será enfatizado em três aspectos de dor, mas, como indicado anteriormente, existem muitas similaridades com temperatura e prurido: (1) aspectos sensoriais discriminativos da dor, (2) aspectos emocionais da dor e (3) excitação e controle de *feedback* da transmissão de dor. Central aos aspectos sensoriais discriminativos da dor – onde o estímulo e sua intensidade estão localizados – é a projeção espinotalâmica para o **núcleo ventral posterolateral**, que por sua vez transmite a informação ao córtex somatossensorial primário (Figura 5-2A). Essa projeção é somatotopicamente organizada. Estudos de imagem funcional têm demonstrado que essa projeção codifica a intensidade física do estímulo, não a impressão subjetiva que a pessoa tem da intensidade.

Estímulos não dolorosos podem ter conotações emocionais, mas não precisam. Por outro lado, a dor parece sempre levar a uma emoção negativa. Por essa razão, a maior parte da via de dor também tem como alvo centros corticais e subcorticais para emoções (Figura 5-2B; ver Capítulo 16). Projeções espinotalâmicas para o **núcleo posterior ventromedial**, que se projeta ao lobo insular posterior, e para o **núcleo medial dorsal** do tálamo, que transmite informação ao **giro cingulado anterior**, são importantes nos aspectos emocionais do estímulo (Figura 5-2B). Também acredita-se que a projeção do córtex insular seja importante para a percepção da qualidade do estímulo. A projeção de dor do cingulado anterior é intimamente ligada a uma valência negativa de dor. O córtex cingulado anterior torna-se ativo tanto durante a dor real (i.e., estimulação nociva) como durante a dor emocional, como se sentir magoado (ver Figura 2-7B).

O trato espinorreticular envolve uma via subcortical emocional (Figura 5-2B). Esta via retransmite no **núcleo parabraquial**, que, por sua vez, atinge a **amígdala** (ver Figura 1-10A). A amígdala tem diversas projeções às estruturas dos hemisférios cerebrais, sendo, assim, capaz de influenciar os pensamentos, emoções e comportamentos. A amígdala, juntamente com o lobo insular, ajuda a organizar as respostas comportamentais que acompanham a dor, como um aumento na pressão arterial ou a fricção do local lesado.

110 Seção II Sistemas Sensoriais

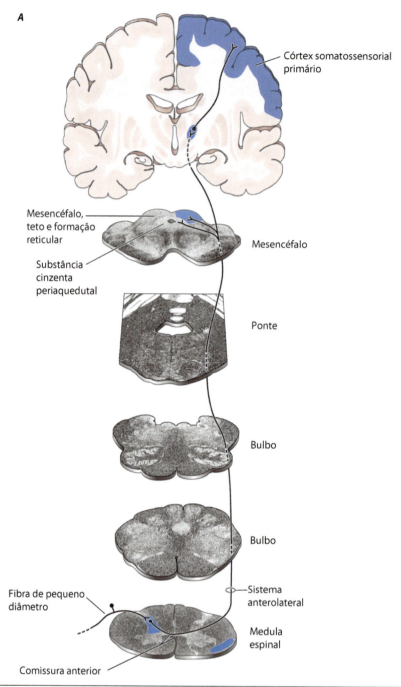

FIGURA 5-2 Vias de dor. (**A**) O trato espinotalâmico é a via ao córtex somatossensorial primário para localizar estímulos e discriminar suas intensidades. *(Continua)*

A excitação e o controle de *feedback* da transmissão de dor se concentram no tronco encefálico. Núcleos na formação reticular do tronco encefálico, na ponte e bulbo recebem informação sensorial de diversos tipos – estímulos somáticos dolorosos e não dolorosos, sons e visões – e utilizam essa informação para regular a excitação. O trato espinorreticular traz informação sobre dor para esses núcleos. Muitos desses neurônios da formação reticular projetam-se aos núcleos talâmicos intralaminares que têm amplas projeções aos núcleos da base e ao córtex cerebral para excitação. O **trato espinomesencefálico** termina essencialmente no teto do mesencéfalo e na susbstância cinzenta periaquedutal. A projeção ao teto integra informação somatossensorial

Capítulo 5 Sensação Somática: Sistemas Espinais para Dor, Temperatura e Prurido 111

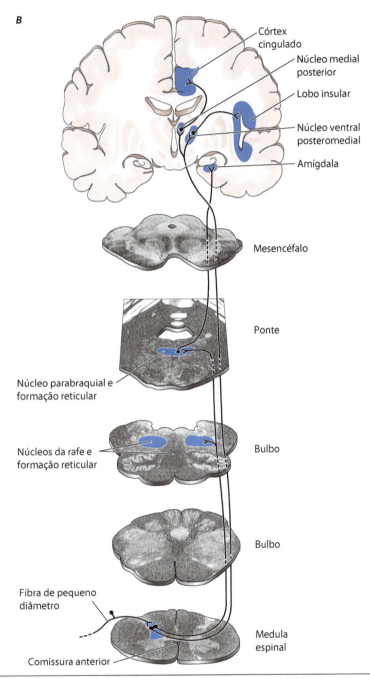

FIGURA 5-2 *(Continuação)* A projeção ao mesencéfalo, o trato espinomesencefálico, é também mostrada. (**B**) Vias para aspectos afetivos da dor. O trato espinotalâmico projeta a outros núcleos talâmicos para aspectos emocionais da dor. O trato espinorreticular é também importante para os aspectos afetivos da dor, sensações térmicas e prurido. *(Continua)*

com visão e audição para orientar a cabeça e o corpo quanto a estímulos salientes, notáveis e nocivos (ver Capítulo 7). Projeções à **substância cinzenta periaquedutal** desempenham um papel no *feedback* de regulação da transmissão de dor na medula espinal (ver seção a seguir sobre controle descendente de transmissão de dor).

A dor visceral é mediada por neurônios do corno posterior cujos axônios ascendem nas colunas posteriores

Existe uma via especial para dor a partir de estruturas viscerais inferiores – como na região pélvica e partes inferiores do intestino – que é diferente daquela que se origina

112 Seção II Sistemas Sensoriais

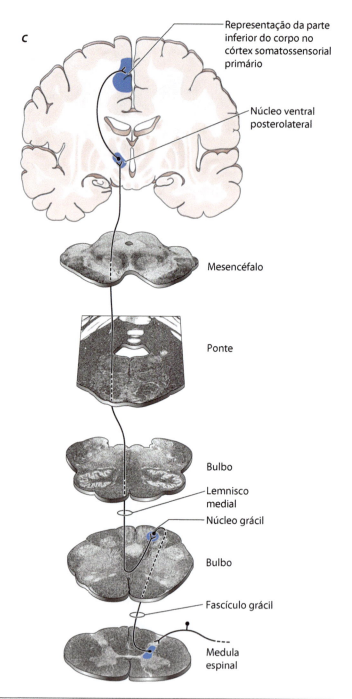

FIGURA 5-2 *(Continuação)* **(C)** Via de dor visceral.

em outras partes do corpo (Figura 5-2C). Em vez de fazer sinapse em neurônios do corno posterior que enviam seus axônios à substância branca anterolateral, neurônios de dor visceral do corno posterior enviam seus axônios à porção medial das colunas posteriores, o fascículo grácil. A maior parte dos axônios nas colunas posteriores, aproximadamente 85%, é de ramos centrais dos mecanorreceptores (Capítulo 4); os 15% remanescentes recebem informação nociceptiva. Surpreendentemente, a via de dor visceral segue um trajeto similar à via mecanossensorial, fazendo sinapse nos núcleos da coluna posterior, decussando no bulbo, ascendendo no tronco encefálico, no lemnisco medial, e fazendo sinapse com o tálamo. Existe uma diferença significativa; a via de dor visceral faz sinapse em porções separadas dos núcleos da coluna posterior e do tálamo, diferente da via mecanossensorial. Muito menos se sabe dessa via potencialmente importante do que das vias anterolaterais.

Anatomia regional dos sistemas protetores espinais

Fibras sensoriais de pequeno diâmetro medeiam dor, temperatura e prurido

Nociceptores são neurônios receptores sensoriais sensíveis a estímulos nocivos ou danos teciduais e medeiam dor. Esses neurônios receptores respondem a agentes químicos liberados a partir dos tecidos traumatizados. Existem três classes principais de nociceptores: térmico, mecânico e polimodal. Nociceptores térmicos são ativados por temperaturas menores que cerca de 5° e maiores que 45°. Nociceptores mecânicos são ativados por estímulos mecânicos de dano tecidual, como uma agulha. Nociceptores polimodais são ativados por estímulos nocivos térmicos ou mecânicos. **Receptores sensíveis ao prurido**, ou **pruridoceptores**, respondem à histamina. O prurido é evocado quando a histamina é injetada intradermicamente. Neurônios receptores sensíveis a frio ou calor são denominados **termorreceptores**.

A morfologia dessas três classes de neurônios receptores é simples; eles são **terminações nervosas** não encapsuladas (ver Figura 4-3). Em contrapartida aos mecanorreceptores, os quais têm um axônio de grande diâmetro e densamente mielinizado (A-α e A-β), nociceptores, termorreceptores e pruridoceptores têm axônios de pequeno diâmetro, que caracterizam as categorias A-δ e fibra C (ver Tabela 4-1). Nociceptores são tanto pouco mielinizados (A-δ) como não mielinizados (fibras C). Um breve estímulo nocivo evoca inicialmente uma dor aguda e formigamento, algumas vezes chamada de dor "rápida", mediada pelos nociceptores A-δ, seguida por uma dor maçante, em queimação, algumas vezes chamada de dor "lenta", mediada por nociceptores fibras C. Axônios dos termorreceptores também conduzem potenciais de ação nas faixas A-δ e fibra C. Pruridoceptores são somente fibras C.

Tem havido muita investigação sobre os mecanismos de transdução dos estímulos nocivos em potenciais sensoriais despolarizantes. Importantes entre os vários receptores de membrana dos nociceptores são os diversos membros receptores de potencial receptor transiente (TRP). Por exemplo, os receptores TRPV1, TRPV2, TRPV3 e TRVP4 são responsáveis pela sensibilidade térmica na faixa do morno (i.e., inócuo) ao quente (nocivo). Receptores TRPV1 medeiam o picante da capsaicina, e os receptores TRPV2 são ativados por temperaturas muito elevadas (TRPV2). Em contrapartida, receptores TRPM8 são ativados a temperaturas muito baixas e por certos compostos químicos, como o mentol (TRPM8). Existem diversos receptores de membrana candidatos a mecanotransdução nos mecanonociceptores. Pruridoceptores são sensíveis à histamina.

A sensibilidade dolorosa naturalmente muda, e muito dessa plasticidade ocorre na periferia. Nociceptores podem se tornar sensibilizados – isto é, desenvolvem uma memória de lesão prévia –, e o sistema de dor torna-se mais responsivo. Isso pode ser produzido por fatores que são liberados no local da lesão como consequência do dano tecidual e consequente inflamação. **Hiperalgesia** é uma resposta exagerada ao estímulo nocivo. **Alodinia** é sentir dor a um estímulo que normalmente não a produz, como um toque suave. A dor também pode sair do controle, sinalizando um "alarme falso" persistente. Esses estados crônicos de dor podem ser debilitantes. Eles têm os componentes do sistema nervoso periférico e central, incluindo-se plasticidade mal adaptativa no corno posterior (ver próxima seção) e sinais modulatórios anormais a partir do cérebro.

Fibras sensoriais de pequeno diâmetro terminam primariamente na lâmina superficial do corno posterior

Axônios de pequeno diâmetro – os quais são úteis para as sensações de dor, prurido e temperatura – adentram a medula espinal no **trato de Lissauer**, a região de substância branca que cobre o corno posterior (ver Figura 5-4). Observa-se que, embora o trato de Lissauer seja parte da substância branca, ele se mancha levemente porque um ou outro de seus axônios tem uma fina camada de mielina ou é não mielinizado. No interior do trato, as fibras bifurcam-se e ascendem e descendem antes de ramificar-se na substância cinzenta.

Fibras de pequeno diâmetro têm um padrão de terminação muito específico. Para melhor entender o significado desse padrão, é preciso primeiro considerar a organização laminar da substância cinzenta espinal (Figura 5-3). Semelhantes a outras áreas do sistema nervoso central, os neurônios medulares são agrupados. O neuroanatomista sueco Bror Rexed reconheceu ainda que os grupos de neurônios na medula espinal geralmente formam lâminas achatadas, denominadas lâminas de Rexed (Tabela 5-1; Figura 5-3), que correm paralelamente ao eixo longitudinal da medula espinal. Ele distinguiu 10 lâminas. Considera-se que o corno posterior agora abrange a lâmina I até a V; e o corno ventral, a lâmina VI até a IX. A lâmina X abrange a substância cinzenta circundante ao canal central. Entretanto, por razões funcionais também diferenciam-se a lâmina VI, a parte posterior da VII e a X das lâminas VIII e IX. Muitos interneurônios importantes para o controle do movimento estão localizados nas lâminas VI, VII e X, sendo denominada zona intermediária; neurônios motores que inervam músculos axiais, proximais e distais estão localizados anteriormente à zona intermediária, nas lâminas VIII e IX.

Como as áreas de Brodmann do córtex cerebral (Figura 1-19), neurônios agrupados de acordo com as lâminas de Rexed têm uma organização funcional. As lâminas I e II somente recebem informação de fibras mielinizadas de pequeno diâmetro (A-δ) e de fibras não mielinizadas (C), indicando um papel seletivo no processamento de

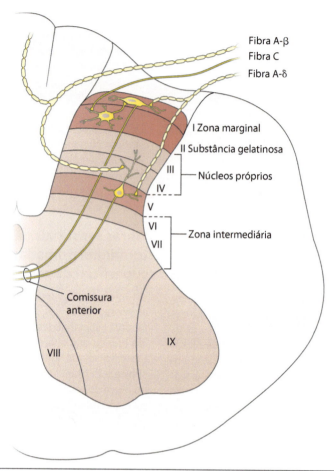

FIGURA 5-3 Padrões de terminação laminar dos terminais do axônio sensorial primário no corno posterior. Fibras A-δ e C terminam superficialmente no corno posterior, com uma ramificação da fibra A-δ também terminando nas camadas mais profundas. Fibras A-β terminam nas camadas mais profundas do corno posterior. Entretanto, a principal ramificação A-β ascende no funículo posterior. Projeções neuronais do sistema anterolateral são mostradas, localizadas nas lâminas I e V. Seus axônios decussam na comissura espinal anterior. Observa-se que, enquanto as lâminas I-VI se assemelham a lâminas achatadas, as lâminas VII-IX têm mais forma colunar. (Adaptada de Rexed B. A cytoarchitectonic atlas of the spinal cord in the cat. *J Comp Neurol*, 1954;100[2]:297-379.)

dor, temperatura e prurido. Em contrapartida, as lâminas III e IV recebem somente terminações de fibras de grande diâmetro (A-α, A-β). Estas lâminas servem a funções mecanossensoriais e reflexas. A lâmina V recebe informação tanto das fibras de pequeno diâmetro como das fibras de grande diâmetro (Figura 5-3), permitindo que os neurônios da região processem uma ampla faixa de intensidades de estímulo somático, desde um tato leve até dor. As lâminas mais profundas, VI a IX, tendem muito menos a receber informação de fibra aferente diretamente. Há uma importante exceção: receptores primários do fuso neuromuscular e os órgãos tendinosos de Golgi terminam nas regiões motoras (lâminas VII e IX), e os receptores primários do fuso neuromuscular fazem sinapse diretamente nos neurônios motores.

TABELA 5-1 Correspondência entre as lâminas de Rexed e núcleos

Lâminas de Rexed	Núcleo da medula espinal
Lâmina I	Zona marginal
Lâmina II	Substância gelatinosa
Lâminas III e IV	Núcleo próprio
Lâmina V	Base do corno posterior
Lâminas VI e VII	Zona intermediária
Lâmina IX	Núcleos motores

Projeções neuronais do sistema anterolateral estão localizadas no corno posterior e decussam na comissura anterior

A organização laminar do corno posterior é também importante para as projeções ao tronco encefálico e ao tála-

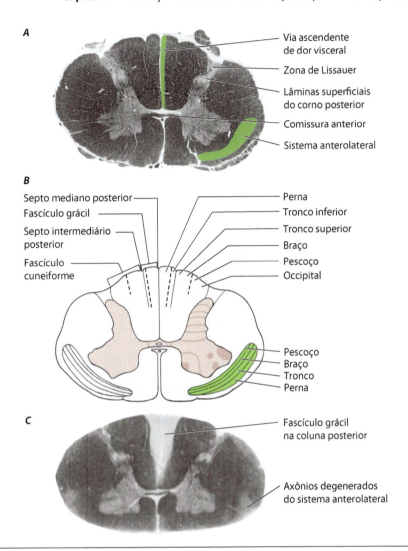

FIGURA 5-4 Anatomia da medula espinal. (**A**) Corte corado para mielina mostrando as principais estruturas da via de dor. (**B**) Desenho da medula espinal com somatotopia do sistema anterolateral. (**C**) Localização das vias somatossensoriais degeneradas após uma lesão medular lombar.

mo. A via para os núcleos talâmicos, importante para as sensações de dor, prurido e temperatura, origina-se primariamente de neurônios da lâmina I, que por sua vez recebe entrada direta de fibras sensoriais de pequeno diâmetro (Figura 5-3), e da lâmina V, onde neurônios recebem entradas de fibras tanto de pequeno como de grande diâmetro e respondem a uma variedade de estímulos. Os neurônios da medula espinal dos quais os axônios se projetam aos núcleos intralaminares e à formação reticular da ponte e do bulbo, envolvidos essencialmente na excitação, estão localizados mais ventralmente na substância cinzenta, nas lâminas VI a VIII. A projeção ao mesencéfalo, importante para orientar estímulos proeminentes e supressão de dor, também se origina de neurônios nas lâminas I a V, semelhante à projeção ao núcleo ventral posterolateral.

A maioria dos axônios do sistema anterolateral decussa na medula espinal antes de ascender ao tronco encefá-lico ou tálamo (Figuras 5-2 e 5-3). Decussações ocorrem nas **comissuras**, nesse caso na comissura ventral, anterior ao canal central (Figura 5-4A). Durante o desenvolvimento inicial, essa região corresponde à lâmina do soalho, um importante local para orientar os axônios espinais pela linha média. Axônios em desenvolvimento são atraídos à linha média na lâmina do soalho. Entretanto, uma vez que os axônios cruzam a linha média, há um interruptor molecular. A atração que eles têm pela linha média da lâmina do soalho é convertida a uma repulsão a qual evita que os axônios se recruzem. Embora haja um grande conhecimento de como os axônios cruzam a linha média, não se sabe por que eles o fazem. Uma vez no lado oposto, os axônios em desenvolvimento são agora atraídos para crescer em direção a regiões particulares da substância branca, onde ascendem ao cérebro. Sabe-se menos sobre a orientação de longa distância do axônio em direção

116 **Seção II** Sistemas Sensoriais

Quadro 5-1

Os padrões de deficiências somatossensoriais após lesão medular

A lesão medular resulta em déficits na sensação somática e controle da musculatura corporal no nível da lesão e inferior a este. Deficiências motoras que acompanham tal lesão são consideradas no Capítulo 10. Aqui, somente as deficiências somatossensoriais são consideradas. O conhecimento das vias de dor, assim como o das mecanossensoriais, será integrado, porque a lesão traumática medular não pode distinguir um sistema do outro. Em geral, as deficiências somatossensoriais após lesão medular têm três características principais: (1) a **modalidade** sensorial que é afetada, por exemplo, quer dor ou tato sejam prejudicados em uma parte corporal em particular; (2) a **lateralidade**, ou lado do corpo onde as deficiências são observadas (i.e., ipsilateral *versus* contralateral); e (3) as **regiões corporais** afetadas. O dano a uma metade da medula espinal, ou hemissecção, ilustra todos os três desses déficits característicos (Figura 5-5). A hemissecção medular pode ocorrer, por exemplo, quando a medula é lesada traumaticamente, como em uma ferida por bala ou quando um tumor invade um lado da medula. As deficiências sensoriais e motoras que acompanham a hemissecção medular são coletivamente chamadas de **síndrome de Brown-Séquard**.

Os axônios nas colunas posteriores são ipsilaterais às suas origens na medula espinal; por isso, déficits na sensação de tato e posição do membro estão presentes ipsilateralmente ao lado da lesão medular (Figura 5-5). Em contrapartida, os axônios do sistema anterolateral decussam na medula espinal. Assim, as sensações de dor e temperatura são prejudicadas no lado corporal contralateral à lesão. (Deve-se notar que o prurido não é com frequência testado, mas provavelmente também está prejudicado contralateralmente.)

O nível da medula espinal no qual a lesão ocorre pode ser determinado pela comparação da distribuição de perda sensorial com os padrões de inervação das raízes posteriores (i.e., o mapa de dermátomo; Figura 4-5). Devido a essas diferenças na organização anatômica dos dois sistemas que medeiam as sensações somáticas, um único nível de lesão medular resultará em diferentes níveis de deficiência sensorial para as sensações de tato e dor. Para a sensação de tato, o dermátomo mais superior no qual a sensação está debilitada corresponde ao nível da lesão na medula espinal. Para a sensação de dor, o dermátomo mais superior no qual a sensação está debilitada é cerca de dois segmentos inferior ao nível da lesão medular. Isso porque os axônios do sistema anterolateral decussam sobre uma distância de um a dois segmentos medulares antes de ascender ao tronco encefálico e diencéfalo. Isso é clinicamente significativo porque dá à pessoa que sofreu a lesão uma consciência sensorial protetora mais caudal, a qual pode ajudar a detectar eventos debilitantes que de outra forma seriam despercebidos, como lesões por pressão.

---

ao cérebro do que sobre a decussação. A localização dos axônios ascendentes do sistema anterolateral é revelada ao examinar-se a área degenerada na coluna lateral, na Figura 5-4C. Embora o sistema anterolateral seja somatotopicamente organizado (Figura 5-4B), a localização não é precisa como aquela para as colunas posteriores, e somente uma tendência é perceptível. Axônios que transmitem informação sensorial a partir de segmentos mais inferiores estão localizados lateralmente àqueles que transmitem os de segmentos mais superiores.

Neurônios do corno posterior nos segmentos medulares sacral, lombar e torácico recebem entradas nociceptivas de estruturas viscerais. Em vez de projetar seus axônios para a substância branca contralateral, eles os projetam ao fascículo grácil ipsilateral e seguem um trajeto muito similar à via mecanossensorial (Figura 5-2C). Diversos neurônios da lâmina V nos segmentos medulares sacral, lombar e torácico recebem informação convergente de nociceptores viscerais e receptores cutâneos. Isso fornece o substrato anatômico para "dor referida", na qual a dor resultante de dano tecidual visceral é percebida como originária de uma parte da superfície corporal. Por exemplo, dor associada com infarto do miocárdio é percebida no braço esquerdo e no peito, possivelmente porque as fibras sensoriais do coração detectam falta de oxigênio no tecido e convergem para neurônios da medula espinal cervical superior.

Lesões vasculares do bulbo afetam diferentemente a função somatossorial

Axônios do sistema anterolateral ascendem ao longo da margem anterolateral da substância branca da medula espinal (Figura 5-4A). Quando as fibras alcançam o bulbo, elas se deslocam dorsalmente, sendo deslocadas pelo grande núcleo olivar inferior (Figura 5-6A). Como visto no Capítulo 3, o bulbo dorsolateral e medial recebe seus suprimentos arteriais a partir de pequenos ramos diretos da artéria vertebral e da **artéria cerebelar inferior posterior** (**ACIP**), respectivamente (Figura 5-6A). A oclusão da ACIP causa danos às fibras ascendentes de dor, temperatura e prurido, mas não ao lemnisco medial. Um paciente que sofre um infarto da ACIP pode ter sensação de dor diminuída nos membros e tronco, mas a sensação de tato não é afetada. A perda sensorial é contralateral ao lado da lesão porque os axônios do sistema anterolateral decussam na medula espinal (Figura 5-5). (Tal perda sensorial é um dos múltiplos sinais neurológicos que compreende a **síndrome medular lateral**, ou **síndrome de Wallenberg**, a qual é discutida nos Capítulos 6 e 15.)

Mais rostralmente na ponte e no mesencéfalo, o sistema anterolateral une-se ao lemnisco medial (Figura 5-7). O **trato espinotalâmico**, assim como o lemnisco medial, cursam através da ponte e do mesencéfalo a ca-

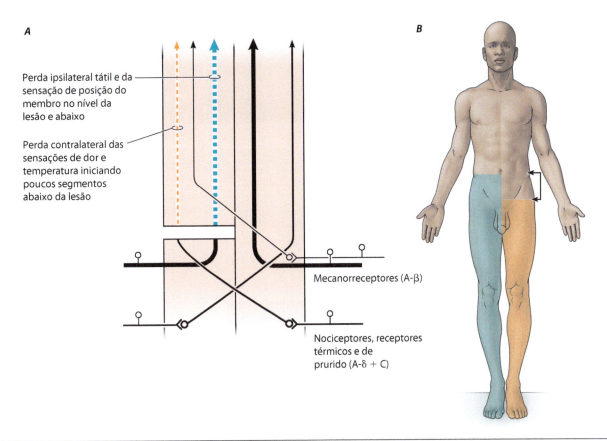

FIGURA 5-5 (**A**) Os padrões de decussação dos sistemas anterolateral e funículo posterior-lemnisco medial são ilustrados em relação à hemissecção da medula espinal (síndrome de Brown-Séquard). (**B**) Pela razão de projeções neurais do sistema anterolateral ascenderem conforme decussam, a hemissecção medular produz perda de dor, temperatura e prurido em um a dois segmentos inferiores à lesão. Em contrapartida, perda de sensações mecânicas inicia-se no nível da lesão.

minho do tálamo. O **trato espinotalâmico** termina centralmente no interior do bulbo e da ponte, em uma região denominada formação reticular. Uma vez considerado para servir um discreto conjunto de funções de excitação relacionadas, o que é chamado de formação reticular é um conjunto heterogêneo de núcleos servindo a diversas funções somáticas, viscerais e regulatórias. Uma importante projeção do trato espinorreticular é para o núcleo parabraquial (Figura 5-7B). Este é um relé principal para informação aferente visceral – tanto nociceptivas como inócuas – ao hipotálamo e à amígdala. Uma projeção do **trato espinomesencefálico** que é importante para orientar estímulos somáticos é aquela ao colículo superior (Figura 5-7A; ver Capítulo 7).

Vias descendentes supressoras de dor originam-se do tronco encefálico

Enquanto toda sensação é mutável, sendo criticamente dependente do contexto e da experiência, a modulação da percepção de dor é saliente e clinicamente relevante. Considera-se como a dor se torna diminuída durante um combate físico ou no parto. A supressão de dor pode ser um mecanismo de sobrevivência que permite às pessoas "funcionar" melhor apesar da dor súbita. O circuito de supressão de dor usa mecanismos serotonérgicos e noradrenérgicos para inibir a transmissão de dor no corno posterior (Figura 5-8). Iniciando no prosencéfalo, estruturas envolvidas nas emoções, assim como no processamento de dor – incluindo-se amígdala, hipotálamo, lobo insular e córtex cingulado anterior –, projetam-se aos neurônios excitatórios glutamanérgicos da **substância cinzenta periaquedutal** (Figuras 5-7 e 5-8), que, por sua vez, regula um conjunto de neurônios bulbares nos **núcleos da rafe**, os quais utilizam **serotonina** como neurotransmissor (5-HT; Figura 5-8, detalhe). Os núcleos da rafe dão origem a uma via serotonérgica descendente para a medula espinal. Semelhantemente, outras regiões no tronco encefálico, incluindo-se o *locus ceruleus* (ver Figura 2-3) e a formação reticular bulbar lateral, dão origem a projeções noradrenérgicas descendentes para a medula espinal (NA; Figura 5-8). A transmissão de dor no corno posterior é suprimida por promover ações inibitórias dos interneurônios da co-

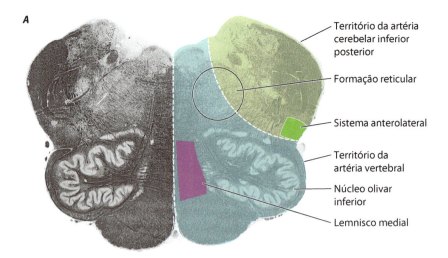

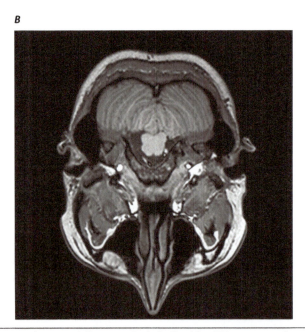

FIGURA 5-6 Corte corado para mielina através do bulbo (**A**) e RM correspondente (**B**). O padrão de perfusão arterial do bulbo superior é também mostrado na parte A.

luna posterior, incluindo-se aqueles que usam **encefalina** como neurotransmissor, diminuindo a capacidade para os nociceptores ativarem seus alvos pós-sinápticos e inibindo diretamente as projeções neurais ascendentes de dor.

Três núcleos diferentes no tálamo processam dor, temperatura e prurido

O núcleo ventral posterior é um importante recipiente tanto do sistema anterolateral como do sistema da coluna posterior para dor visceral (Figura 5-2C). Embora igualmente as projeções mecanossensoriais e de dor, temperatura e prurido terminem no núcleo ventral poste-rolateral, suas áreas terminais dificilmente se sobrepõem, um exemplo de localização funcional no sistema nervoso central. As projeções mecanossensoriais tendem a estar localizadas rostralmente às projeções de dor, temperatura e prurido.

O **núcleo ventral posteromedial** (Figura 5-9 A) é caudal ao núcleo ventral posterior. Ele se projeta ao **córtex insular** (Figura 5-10), o qual, como discutido, é importante para a percepção da qualidade e intensidade da dor, temperatura e prurido e para mediar respostas comportamentais e autonômicas. O **núcleo medial dorsal** (Figura 5-9B) também recebe entrada espinotalâmica e projeta-se ao **giro cingulado anterior** (Figura 5-10), o

Capítulo 5 Sensação Somática: Sistemas Espinais para Dor, Temperatura e Prurido 119

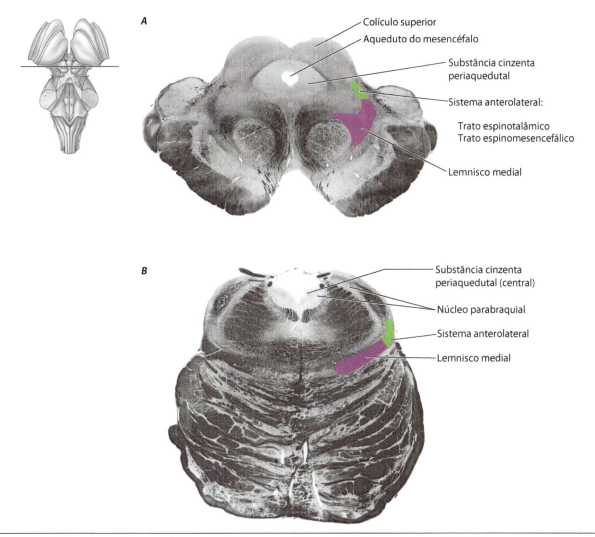

FIGURA 5-7 Cortes corados para mielina através do mesencéfalo (**A**) e junção ponte-mesencéfalo (**B**).

qual está envolvido nos aspectos emocionais da estimulação somatossensorial. Os **núcleos intralaminares** (ver Figura 2-13) também recebem entrada espinotalâmica, entrada de dor visceral a partir dos núcleos da coluna posterior, bem como informação da formação reticular. Entretanto, as funções de dor dos núcleos intralaminares não são entendidas. Os núcleos intralaminares são projeções difusas e podem participar na excitação e atenção (ver Tabela 2-1).

Áreas límbicas e insulares contêm as representações corticais das sensações de dor, prurido e temperatura

As vias ascendentes de dor, temperatura e prurido influenciam diversas áreas do córtex cerebral. Para dor aguda, a qual tem sido estudada mais exaustivamente, um complexo conjunto de áreas ativa-se: as áreas somatossensoriais primárias e secundárias, o lobo insular, o córtex cingulado anterior e o córtex pré-frontal. Para isso, podem-se adicionar diversas áreas do tálamo e da amígdala. Esse conjunto complexo de estruturas tem sido denominado "matriz da dor". Muitas dessas áreas também são ativadas durante estimulação térmica e prurido.

Estudos de imagem não invasivos em humanos apresentando-se com estímulos nocivos, bem como estudos em animais anestesiados, estão começando a elucidar as contribuições particulares dos componentes individuais da matriz da dor. O **córtex somatossensorial primário** é considerado por ser importante para localizar o estímulo e discernir a intensidade. O **lobo insular** (Figuras 5-10 e 5-11) é importante para discriminar a qualidade e intensidade do estímulo e possíveis aspectos afetivos da dor. De modo importante, o lobo insular é a área mais consistentemente ativada de todas as áreas corticais durante estímulos dolorosos. A representação de dor no lobo insular, jun-

120 Seção II Sistemas Sensoriais

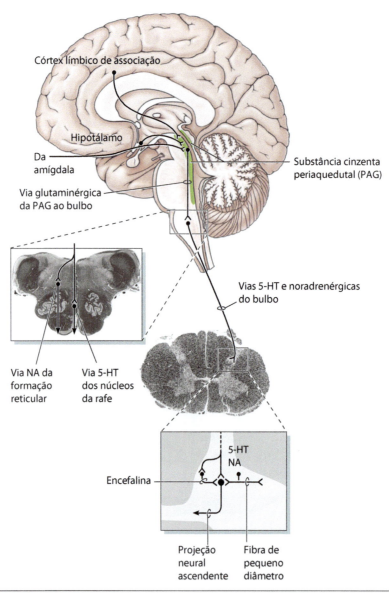

FIGURA 5-8 Sistema modulatório da dor. Informação de diversas regiões prosencefálicas convergem na substância cinzenta periaquedutal (PAG). A PAG, por sua vez, projeta-se a núcleos serotonérgicos (5-HT) no bulbo, nos núcleos da rafe, bem como a núcleos noradrenérgicos (NA) bulbares na formação reticular. Vias descendentes 5-HT e NA promovem inibição na medula espinal, assim suprimindo a transmissão de dor.

tamente com representações adjacentes de sabor e órgãos internos (ver Capítulos 6 e 9), pode também ser parte de uma rede de regiões corticais que medeiam a homeostase corporal. Essas áreas também podem regular respostas comportamentais e autônomas à dor. O **giro cingulado anterior** (área 24 de Brodmann; ver Figura 2-19) é parte do sistema límbico para emoções. Não surpreendentemente, o cingulado anterior torna-se mais ativado quando estímulos dolorosos e térmicos são julgados, sendo mais inquietantes e desconfortáveis. A mesma área cingulada que é importante para sinalizar aspectos emocionais de dor é também importante a aspectos emocionais da estimulação somatossensorial e à "dor" da exclusão social (Figura 2-7B).

Capítulo 5 Sensação Somática: Sistemas Espinais para Dor, Temperatura e Prurido 121

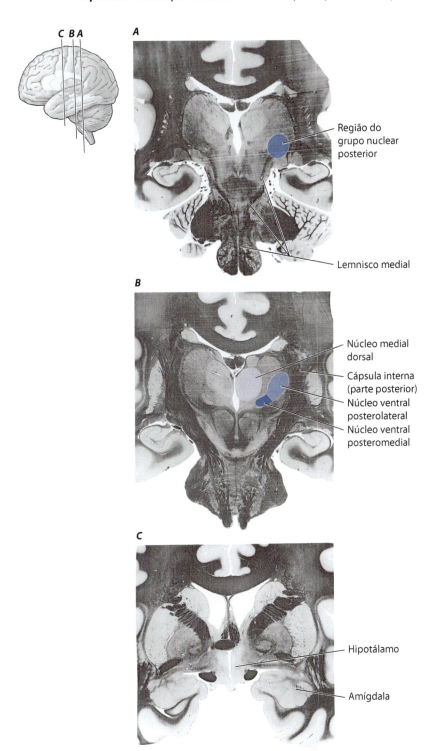

FIGURA 5-9 Cortes corados para mielina através dos núcleos talâmicos de dor. (**A**) Tálamo posterior, o qual é a localização do núcleo ventral posteromedial. (**B**) Núcleo medial dorsal e núcleo ventral posterior. Observa-se que o núcleo ventral posterior compreende duas divisões nucleares. O núcleo ventral posterolateral é para processamento somatossensorial espinal, e o núcleo ventral posteromedial é para o sistema trigeminal. (**C**) Amígdala e hipotálamo.

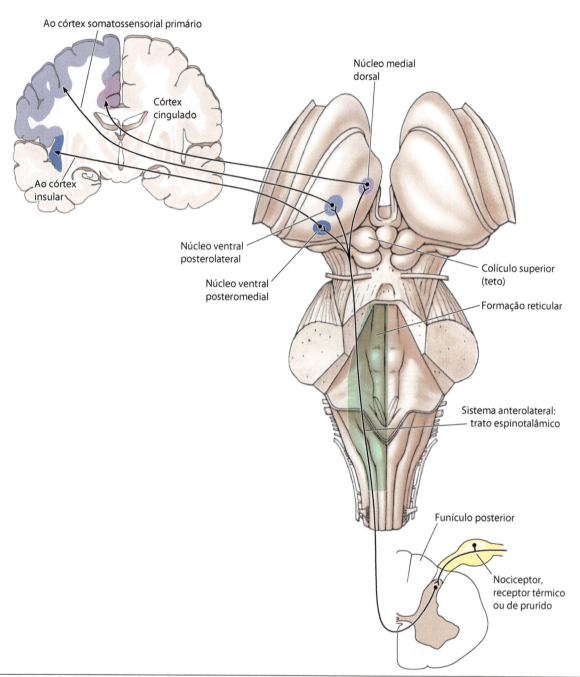

FIGURA 5-10 Vias de dor e relações talamocorticais. Um único nociceptor esquemático é mostrado para projetar informação aos três núcleos talâmicos, que, por sua vez, se projetam às três áreas corticais separadas. O núcleo ventral posterior projeta-se ao córtex somatossensorial primário. O núcleo ventral posteromedial projeta-se ao lobo insular de dor. O núcleo medial dorsal, o qual tem diversas projeções ao lobo frontal, transmite informação de dor ao córtex cingulado anterior.

Resumo

Neurônios receptores sensoriais

O *sistema anterolateral* medeia sensações de *dor*, temperatura e prurido e *tato grosseiro* (Figura 5-2A, B). A dor visceral é processada por um pequeno contingente de axônios da *coluna posterior* (Figura 5-2C). *Neurônios do gânglio da raiz posterior* sensíveis a *estímulos dolorosos*, de calor, frio ou prurido (histamina) têm *terminações nervosas não encapsuladas* e *axônios de pequeno diâmetro* (A-δ; C; ver Tabela 4-1).

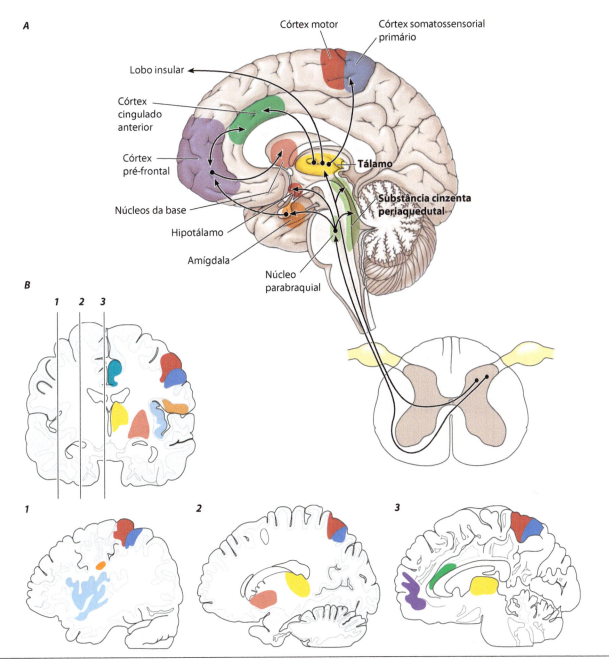

FIGURA 5-11 A estimulação nociva ativa diversas regiões subcorticais que, por sua vez, ativam diversas áreas corticais, as quais são chamadas de matriz da dor. (**A**) Características proeminentes da divergência da informação de dor ao tronco encefálico e córtex são mostradas em uma visualização mediossagital do cérebro. Essas estruturas têm sido identificadas com base em estudos de imagem do cérebro. As principais áreas são: córtex somatossensorial, lobo insular, córtex cingulado e córtex pré-frontal. O córtex motor também é mostrado porque ele é importante nas respostas motoras voluntárias evocadas por estímulos dolorosos. (**B**) Desenho semiesquemático através das estruturas da matriz da dor: um corte coronal é mostrado acima de três cortes sagitais, cujos planos são indicados no corte coronal. (Baseada na metanálise em Apkarian AV, Bushnell MC, Treede RD, Zubieta JK. Human brain mechanisms of pain perception and regulation in health and disease. *Eur J Pain*. 2005;9[4]:463-484.)

Medula espinal

Os axônios dos neurônios do gânglio da raiz posterior entram na medula espinal via *raízes posteriores*. Um *dermátomo* é a área da pele inervada por uma única raiz posterior (ver Figura 4-5). Fibras de pequeno diâmetro entram na medula espinal e ascendem e descendem no *trato de Lissauer* (Figuras 5-2 e 5-4); eles terminam, por fim, na substância cinzenta da medula espinal (Figura 5-3). Os axônios do sistema anterolateral provêm dos neurônios do

Seção II Sistemas Sensoriais

corno dorsal e decussam na comissura ventral (anterior) (Figuras 5-2, 5-3 e 5-5). O sistema anterolateral ascende no funículo lateral (Figura 5-4). Fibras ascendentes viscerais ascendem medialmente nas colunas posteriores, no *fascículo grácil* (Figura 5-4). A hemissecção medular tem um efeito diferente nas modalidades somatossensoriais inferiores à lesão, produzindo perda da sensação de tato e de posição no lado da lesão e perda das sensações de dor e temperatura no lado oposto (Figura 5-5).

Tronco encefálico

Fibras do sistema anterolateral terminam na *formação reticular* (Figura 5-6; trato espinorreticular), *núcleo parabraquial* (Figura 5-7), *mesencéfalo*, incluindo-se a *substância cinzenta periaquedutal* (Figura 5-7; trato espinomesencefálico), e *tálamo* (trato espinotalâmico) (Figuras 5-7 e 5-9). As fibras de dor visceral fazem sinapse no *núcleo grácil*, em região separada a partir das fibras mecanossensoriais, e ascendem ao tálamo no *lemnisco medial* (Figuras 5-6 e 5-7). Fibras do sistema anterolateral recebem seu suprimento arterial no bulbo por meio da *ACIP* (Figura 5-6).

Sistemas descendentes modulatórios de dor

Estruturas prosencefálicas para emoções e processamento de dor – incluindo-se amígdala, hipotálamo, lobo insular e córtex cingulado anterior – projetam-se a neurônios excitatórios glutaminérgicos da *substância cinzenta periaquedutal* (Figura 5-8). Esses neurônios regulam *neurônios serotonérgicos* nos *núcleos da rafe* e neurônios noradrenérgicos na *formação reticular* que se projetam ao *corno posterior* (Figura 5-8). A transmissão de dor no corno posterior é suprimida por promover as ações inibitórias dos neurônios do corno dorsal (posterior).

Córtex cerebral e tálamo

Axônios do trato espinotalâmico e possivelmente fibras viscerossensoriais fazem sinapse em três núcleos talâmicos principais que, por sua vez, se projetam a diferentes áreas corticais. O *núcleo ventral posterolateral* (Figura 5-10), que se projeta ao córtex somatossensorial primário (Figuras 5-10 e 5-11), é importante para a percepção da intensidade dos estímulos e localização. O *núcleo ventral posteromedial* (Figura 5-9A), o qual se projeta ao córtex insular (Figuras 5-10 e 5-11), é também importante na percepção dos estímulos, bem como em aspectos afetivos dos estímulos de dor e temperatura. O terceiro núcleo, o *núcleo medial dorsal* (Figuras 5-9 e 5-10), projeta-se ao córtex cingulado (Figura 5-11) para as respostas emocionais à dor. As regiões insular e cortical anterior são também importantes nas respostas comportamentais e autonômicas para as sensações de dor, temperatura e prurido e as emoções e memórias que esses estímulos evocam.

Leituras selecionadas

Basbaum A, Jessell TM, Foley KM. The perception of pain. In: Kandel ER, Schwartz JH, Jessell TM, Siegelbaum SA, Hud-speth AJ, eds. *Principles of Neural Science.* 5th ed. New York, NY: McGraw-Hill.

Basbaum AI, Bautista DM, Scherrer G, Julius D. Cellular and molecular mechanisms of pain. *Cell.* 2009;139(2):267-284.

Referências

Altschuler SM, Bao XM, Bieger D, Hopkins DA, Miselis RR. Viscerotopic representation of the upper alimentary tract in the rat: sensory ganglia and nuclei of the solitary and spinal trigeminal tracts. *J Comp Neurol.* 1989;283(2):248-268.

Andrew D, Craig AD. Spinothalamic lamina I neurons selectively sensitive to histamine: a central neural pathway for itch. *Nat Neurosci.* 2001;4:72-77.

Apkarian AV, Bushnell MC, Treede RD, Zubieta JK. Human brain mechanisms of pain perception and regulation in health and disease. *Eur J Pain.* 2005;9(4):463-484.

Appelberg AE, Leonard RB, Kenshalo DR Jr., et al. Nuclei in which functionally identified spinothalamic tract neurons terminate. *J Comp Neurol.* 1979;188:575-586.

Augustine JR. The insular lobe in primates including humans. *Neurol Res.* 1985;7:2-10.

Belmonte C, Viana F. Molecular and cellular limits to somatosensory specificity. *Mol Pain.* 2008;4:14.

Berkley KJ, Hubscher CH. Are there separate central nervous system pathways for touch and pain? *Nat Med.* 1995;1(8):766-773.

Blomqvist A, Zhang ET, Craig AD. Cytoarchitectonic and immunohistochemical characterization of a specific pain and temperature relay, the posterior portion of the ventral medial nucleus, in the human thalamus. *Brain.* 2000;123(part 3): 601-619.

Bogdanov EI, Heiss JD, Mendelevich EG, Mikhaylov IM, Haass A. Clinical and neuroimaging features of "idiopathic" syringomyelia. *Neurology.* 2004;62(5):791-794.

Bove SE, Flatters SJ, Inglis JJ, Mantyh PW. New advances in musculoskeletal pain. *Brain Res Rev.* Apr 2009;60(1):187-201.

Bushnell MC, Duncan GH, Hofbauer RK, Ha B, Chen JI, Carrier B. Pain perception: is there a role for primary somatosensory cortex? *Proc Natl Acad Sci USA.* 1999;96:7705-7709.

Casey KL. Forebrain mechanisms of nociception and pain: analysis through imaging. *Proc Natl Acad Sci USA.* 1999;96: 7668-7674.

Capítulo 5 Sensação Somática: Sistemas Espinais para Dor, Temperatura e Prurido **125**

Coghill RC, Talbot JD, Evans AC, et al. Distributed processing of pain and vibration by the human brain. *J Neurosci.* 1994;14:4095-4108.

Collins RD. *Illustrated Manual of Neurologic Diagnosis.* Philadelphia, PA: Lippincott; 1962.

Cortright DN, Krause JE, Broom DC. TRP channels and pain. *Biochim Biophys Acta.* 2007;1772(8):978-988.

Craig AD. How do you feel—now? The anterior insula and human awareness. *Nat Rev Neurosci.* 2009;10(1):59-70.

Craig AD. Interoception: the sense of the physiological condition of the body. *Curr Opin Neurobiol.* 2003;13(4):500-505.

Craig AD. Retrograde analyses of spinothalamic projections in the macaque monkey: input to ventral posterior nuclei. *J Comp Neurol.* 2006;499(6):965-978.

Craig AD, Bushnell MC. The thermal grill illusion: unmasking the burn of cold pain. *Science.* 1994;265:252-255.

Craig AD, Bushnell MC, Zhang ET, Blomqvist A. A thalamic nucleus specific for pain and temperature sensation. *Nature.* 1994;372:770-773.

Craig AD, Zhang ET. Retrograde analyses of spinothalamic projections in the macaque monkey: input to posterolateral thalamus. *J Comp Neurol.* 2006;499(6):953-964.

Dubner R. Three decades of pain research and its control. *J Dent Res.* 1997;76:730-733.

Dubner R, Gold M. The neurobiology of pain. *Proc Natl Acad Sci USA.* 1999;96:7627-7630.

Dum RP, Levinthal DJ, Strick PL. The spinothalamic system targets motor and sensory areas in the cerebral cortex of monkeys. *J Neurosci.* 2009;29(45):14223-14235.

Fields H. State-dependent opioid control of pain. *Nat Rev Neurosci.* 2004;5(7):565-575.

Fields HL. *Pain.* New York, NY: McGraw-Hill; 1987.

Fitzgerald M. The development of nociceptive circuits. *Nat Rev Neurosci.* 2005;6(7):507-520.

Gandevia SC, Burke DA. Peripheral motor system. In: Paxinos G, Mai JK, eds. *The Human Nervous System.* London: Elsevier; 2004.

Gebhart GF. Descending modulation of pain. *Neurosci Biobehav Rev.* 2004;27(8):729-737.

Giesler GJ Jr., Nahin RL, Madsen AM. Postsynaptic dorsal column pathway of the rat. I. Anatomical studies. *J Neurophysiol.* 1984;51:260-275.

Hucho T, Levine JD. Signaling pathways in sensitization: toward a nociceptor cell biology. *Neuron.* 2007;55(3): 365-376.

Ikoma A, Steinhoff M, Stander S, Yosipovitch G, Schmelz M. The neurobiology of itch. *Nat Rev Neurosci.* Jul 2006;7(7):535-547.

Kass JH. Somatosensory system. In: Paxinos G, Mai JK, eds. *The Human Nervous System.* London: Elsevier; 2004.

Mesulam MM, Mufson EJ. Insula of the old world monkey. Ill: Efferent cortical output and comments on function. *J Comp Neurol.* 1982;212:38-52.

Noble R, Riddell JS. Cutaneous excitatory and inhibitory input to neurones of the postsynaptic dorsal column system in the cat. *J Physiol.* 1988;396:497-513.

Olausson H, Lamarre Y, Backlund H, et al. Unmyelinated tactile afferents signal touch and project to insular cortex. *Nat Neurosci.* 2002;5(9):900-904.

Palecek J. The role of dorsal columns pathway in visceral pain. *Physiol Res.* 2004;53(Suppl 1):S125-130.

Pietrobon D. Migraine: new molecular mechanisms. *Neuroscientist.* 2005;11(4):373-386.

Rinaman L, Schwartz G. Anterograde transneuronal viral tracing of central viscerosensory pathways in rats. *J Neurosci.* 2004;24(11):2782-2786.

Schweinhardt P, Sauro KM, Bushnell MC. Fibromyalgia: a disorder of the brain? *Neuroscientist.* 2008;14(5):415-421.

Struck AF, Haughton VM. Idiopathic syringomyelia: phase--contrast MR of cerebrospinal fluid flow dynamics at level of foramen magnum. *Radiology.* 2009;253(1):184-190.

Suzuki R, Morcuende S, Webber M, Hunt SP, Dickenson AH. Superficial NK1-expressing neurons control spinal excitability through activation of descending pathways. *Nat Neurosci.* 2002;5(12):1319-1326.

Suzuki R, Rygh LJ, Dickenson AH. Bad news from the brain: descending 5-HT pathways that control spinal pain processing. *Trends Pharmacol Sci.* 2004;25(12):613-617.

Talbot JD, Marrett S, Evans AC, et al. Multiple representations of pain in human cerebral cortex. *Science.* 1991;251:1355-1358.

Tracey I. Nociceptive processing in the human brain. *Curr Opin Neurobiol.* 2005;15(4):478-487.

Tracey I, Mantyh PW. The cerebral signature for pain perception and its modulation. *Neuron.* 2007;55(3):377-391.

Treede RD, Apkarian AV, Bromm B, Greenspan JD, Lenz FA. Cortical representation of pain: functional characterization of nociceptive areas near the lateral sulcus. *Pain.* 2000;87:113-119.

Wang CC, Willis WD, Westlund KN. Ascending projections from the area around the spinal cord central canal: a Phaseolus vulgaris leucoagglutinin study in rats. *J Comp Neurol.* 1999;415(3):341-367.

Willis WD, Al-Chaer ED, Quast MJ, Westlund KN. A visceral pain pathway in the dorsal column of the spinal cord. *Proc Natl Acad Sci USA.* 1999;96(14):7675-7679.

Willis WD, Kenshalo DR Jr., Leonard RB. The cells of origin of the primate spinothalamic tract. *J Comp Neurol.* 1979;188: 543-574.

Willis WD Jr., Westlund KN. The role of the dorsal column pathway in visceral nociception. *Curr Pain Headache Rep.* 2001;5(1):20-26.

Woolf CJ, Ma Q. Nociceptors—noxious stimulus detectors. *Neuron.* 2007;55(3):353-364.

Questões de estudo

1. Um homem de 30 anos estava dirigindo uma motocicleta quando saiu da estrada e sofreu uma grave lesão da medula espinal. Ao ser atendido na emergência, no exame neurológico foi observado que ele havia perdido a sensação de tato na perna direita e no tronco inferior, no nível do umbigo. Ele também havia perdido a sensação de dor. Qual das seguintes afirmativas melhor descreve o lado e o nível dermatomal mais inferior de sensação de dor remanescente?

   A. Lado esquerdo da medula espinal no nível do 10° segmento torácico (T10)

   B. Esquerdo, L1

   C. Direito, L1

   D. Direito, T10

126 Seção II Sistemas Sensoriais

2. Qual dos seguintes melhor descreve um nociceptor?
   A. Corpúsculo de Pacini
   B. Corpúsculo de Ruffini
   C. Corpúsculo de Meissner
   D. Receptor não encapsulado

3. Fibras aferentes de pequeno diâmetro terminam no interior de qual região listada da substância cinzenta da medula espinal?
   A. Lâminas superficiais do corno posterior
   B. Camadas profundas do corno posterior
   C. Zona intermediária
   D. Corno anterior

4. Sinais de dor a partir de estruturas viscerais inferiores ascendem no interior de qual via espinal?
   A. Fascículo cuneiforme
   B. Fascículo grácil
   C. Coluna anterolateral
   D. Coluna anterior

5. A oclusão da artéria cerebelar inferior posterior resulta em qual dos seguintes padrões de analgesia?
   A. Perda de dor ipsilateral nos braços e pernas
   B. Perda de dor contralateral nos braços e pernas
   C. Perda bilateral de dor nos braços e pernas
   D. Não haverá nenhuma modificação na dor

6. Um soldado foi ferido no campo de batalha. Apesar da lesão e do dano tecidual que esta causou, o soldado foi capaz de continuar enfrentando o inimigo. Qual das seguintes alternativas melhor explica por que o soldado foi capaz de continuar combatendo o inimigo?
   A. Tratos descendentes noradrenégicos e serotonérgicos do tronco encefálico que inibem a transmissão de dor no corno posterior podem ser ativados por áreas do cérebro envolvidas nas emoções.
   B. Tratos descendentes colinérgicos e serotonérgicos do tronco encefálico que inibem a transmissão de dor no corno posterior podem ser ativados por áreas do cérebro envolvidas nas emoções.

   C. Circuitos nociceptivos espinais envolvem mecanismos de *feedback* inibitórios locais para limitar a transmissão nociceptiva no corno posterior.
   D. Sistemas cognitivos do cérebro podem inibir diretamente os circuitos espinais de dor.

7. Os núcleos da rafe são para a substância cinzenta periaquedutal como
   A. o trato espinorreticular é para o trato espinotalâmico
   B. 5-HT é para o glutamato
   C. a supressão de dor é para a excitação de dor
   D. a dor em queimação é para a dor aguda

8. Qual núcleo talâmico não desempenha um pape-chave nas sensações de dor e temperatura?
   A. Núcleo ventral posterior
   B. Núcleo ventral posteromedial
   C. Núcleo medial dorsal
   D. Núcleo geniculado lateral

9. Qual das seguintes afirmativas melhor descreve como os sinais de dor da medula espinal alcançam a amígdala?
   A. Trato espinorreticular, para o núcleo parabraquial, para a amígdala
   B. Trato espinotalâmico, para o núcleo talâmico reticular, para a amígdala
   C. Trato espinotalâmico, para o núcleo ventral posterolateral, para a amígdala
   D. Trato espinomesencefálico, para o colículo superior, para a substância cinzenta periaquedutal, para a amígdala

10. O giro cingulado anterior não é importante para qual das seguintes funções de dor e conexões das vias de dor?
    A. Localizar um estímulo doloroso
    B. Aspectos emocionais da dor
    C. Dor emocional
    D. Receber aferências do núcleo medial dorsal

Capítulo 6

Sensação Somática: Sistemas Trigeminal e Viscerossensorial

CASO CLÍNICO | Síndrome bulbar lateral e perda somatossensorial dissociada

Um homem de 69 anos repentinamente desenvolveu vertigem e dificuldade de caminhar. Foi para a emergência e no exame descobriu-se que tinha déficits sensoriais e motores adicionais graves. Aqui serão estudados apenas os déficits somatossensoriais. Esse paciente será visto novamente no caso clínico do Capítulo 15, quando serão estudados outros déficits neurológicos.

O exame neurológico do paciente revelou um padrão dissociado evidente de perda mecanossensorial e sensorial dolorosa/térmica. Dor facial e sensação térmica estavam basicamente ausentes no lado esquerdo da face. Notavelmente, as sensações dolorosas e térmicas no braço, tronco e perna estavam ausentes do lado direito. A Figura 6-1A (matiz de cinza) mostra a distribuição aproximada da perda sensorial dolorosa e térmica. A mecanossensação foi separada bilateralmente na face, membros e tronco. A propriocepção da mandíbula e membros também estava separada.

O paciente fez uma RM da cabeça, que estava normal, exceto pelo bulbo (Figura 6-1B), que mostrava dorsolateralmente uma lesão cuneiforme no lado esquerdo. O corte corado para mielina correspondente é mostrado.

Com base na leitura do capítulo, inspeção das imagens e estudo dos sinais neurológicos:

1. Que artéria supre a região infartada no bulbo?
2. Explique por que a dor é perdida ispsilateralmente na face e contralateralmente nos membros.

Núcleos e nervos cranianos

Existem diferenças importantes entre a inervação sensorial e motora das estruturas cranianas e aquelas dos membros e tronco

Há sete categorias funcionais de nervos cranianos

Os núcleos dos nervos cranianos são organizados em colunas distintas

Anatomia funcional dos sistemas trigeminal e viscerossensorial

Vias trigeminais distintas medeiam sensações táteis, dolorosas e térmicas

O sistema viscerossensorial origina-se da parte caudal do núcleo solitário

Anatomia regional dos sistemas trigeminal e viscerossensorial

Raízes sensoriais separadas inervam partes distintas da face e das túnicas mucosas da cabeça

Os componentes básicos do sistema trigeminal estão presentes em todos os níveis do tronco encefálico

Os núcleos parabraquial e solitário inferior (caudal) são centros de integração viscerossensoriais básicos do tronco encefálico

Sensações somática e visceral são processadas por núcleos talâmicos diferentes

Quadro 6-1 Nervo e núcleos cranianos e nomenclatura histórica

Resumo
Leituras selecionadas
Referências
Questões de estudo

Sinais neurológicos principais e estruturas do encéfalo danificadas correspondentes

Perda ipsilateral das sensações dolorosa e térmica da face

A artéria cerebelar inferior posterior (ACIP) supre a parte dorsolateral (posterolateral) do bulbo. A região infarta-

— Continua na próxima página

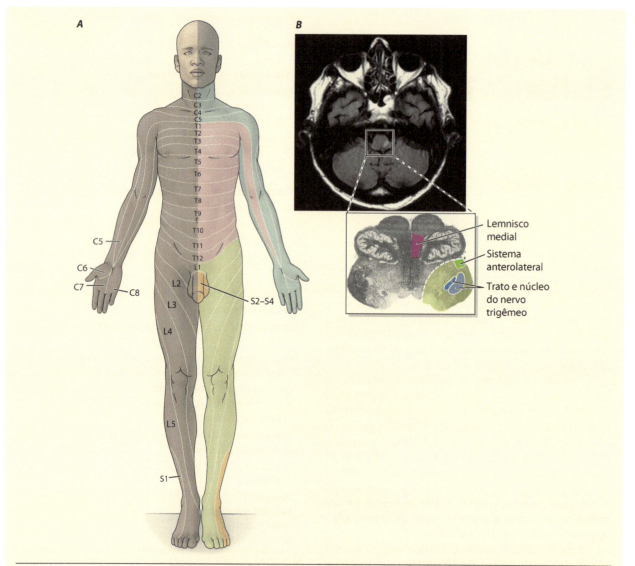

FIGURA 6-1 A perda sensorial dissociada após a oclusão da artéria cerebelar inferior posterior. (**A**) Distribuição da perda sensorial (matiz de cinza). (**B**) RM mostrando a região de oclusão (sinal brilhante). Um corte corado para mielina no nível da RM é mostrado, indicando as estruturas principais afetadas pela lesão. (Imagem reproduzida com a permissão do Dr. Frank Gaillard, Radiopaedia.org.)

da na RM, na Figura 6-1B, foi produzida pela oclusão da ACIP, que comprometeu o trato e núcleo espinais do nervo trigêmeo no nível da parte média do bulbo. Os locais dessas estruturas são mostrados na Figura 6-1B, detalhe. A lesão do trato resulta na perda da maioria dos axônios a partir do nível de oclusão, inferiormente. Como a lesão ocorreu antes da decussação, a inervação térmica e nociceptiva da parte ipsilateral da face foi eliminada.

Perda contralateral das sensações dolorosa e térmica

Houve também perda da sensação dolorosa e térmica no tronco e nos membros contralaterais. Isso ocorre porque a oclusão da ACIP comprometeu a via anterolateral ascendente, que sofreu decussação na medula espinal (Figura 6-1B, detalhe; Figura 6-12B).

Conservação das sensações mecânicas e propriocepção da mandíbula e membros

A oclusão da ACIP conservou o lemnisco medial, que transporta informação proprioceptiva ascendente dos membros e informação mecanossensorial (Figura 6-1B, detalhe). Além disso, conservou também as mecanossensações trigeminais (sensação tátil, vibratória, propriocepção da mandíbula), porque as fibras calibrosas que medeiam essas sensações não descem no trato espinal do nervo trigêmeo. Ao contrário, fazem sinapse nos neurônios no núcleo sensorial principal do nervo trigêmeo na ponte.

a neuroanatomia, o estudo da sensação e controle motor das estruturas cranianas é tradicionalmente separado daquele dos membros e tronco. Isso ocorre porque os nervos cranianos inervam a cabeça e os nervos espinais inervam os membros e o tronco. No entanto, é possível ver as semelhanças na organização funcional dos nervos cranianos e espinais e das divisões do sistema nervoso central com as quais se conectam diretamente. Por exemplo, axônios sensoriais nos nervos cranianos fazem sinapse nos núcleos dos nervos cranianos sensoriais, no tronco encefálico. De forma semelhante, axônios sensoriais nos nervos espinais fazem sinapse nos neurônios do corno posterior da medula espinal e nos núcleos da coluna posterior. Os núcleos do nervo craniano motor, no tronco encefálico, como os núcleos motores do corno anterior, contêm os neurônios motores cujos axônios se projetam para a periferia.

Este capítulo estuda o sistema trigeminal, que medeia sensações somáticas – mecanossensações e sensações de proteção, dor, temperatura e prurido – da face e cabeça. Esse sistema é análogo ao sistema funículo posterior--lemnisco medial e sistemas anterolaterais da medula espinal (ver Capítulos 4 e 5). O capítulo também aborda o sistema neural do tronco encefálico que processa informações provenientes dos órgãos internos do corpo. Tanto os territórios periféricos inervados como os centros de processamento do sistema nervoso central, do sistema viscerossensorial, estão perfeitamente alinhados com aqueles do sistema trigeminal. Visto que os nervos cranianos inervam a face e a cabeça, inicia-se com uma visão global da organização geral dos nervos cranianos e uma funcionalidade característica dos núcleos dos nervos cranianos, sua organização colunar. O conhecimento da organização colunar ajuda a explicar a organização funcional dos nervos e núcleos cranianos, porque a localização da coluna fornece informações importantes relacionadas à função. A compreensão dos nervos cranianos é uma parte essencial do exame neurológico.

Núcleos e nervos cranianos

Entre os 12 pares de nervos cranianos (Figura 6-2; Tabela 6-1), os dois primeiros – nervo olfatório (I) e nervo óptico (II) – são puramente sensoriais. O nervo olfatório, que medeia o sentido do olfato, entra diretamente no **hemisfério cerebral**, e o nervo óptico para a visão entra no **tálamo**. Os outros 10 nervos cranianos entram e deixam o **tronco encefálico**. Os nervos oculomotor (III) e troclear (IV), que são nervos motores, partem do mesencéfalo e inervam músculos que movimentam os olhos/bulbos dos olhos. O nervo troclear é distinguido como o único nervo craniano encontrado na face dorsal do tronco encefálico.

A ponte contém quatro nervos cranianos. O nervo trigêmeo (V) está localizado na sua metade. É um **nervo misto**, porque possui tanto funções sensoriais como motoras e consiste em raízes sensoriais e motoras. Essa

separação é reminiscente da segregação da função nas raízes posterior e anterior da medula espinal. A raiz sensorial fornece inervação somatossensorial para a pele da face e túnicas mucosas das partes orais e cavidades nasais e dentes. A raiz motora contém axônios que inervam os músculos da mandíbula.

O restante dos nervos da ponte é encontrado na junção pontobulbar. O nervo abducente (VI) é um nervo motor que, como os nervos oculomotor e troclear, inerva os músculos do bulbo dos olhos. O nervo facial (VII) é um nervo misto e possui raízes motora e sensorial separadas. A raiz motora inerva os músculos da face que determinam as expressões, ao passo que a raiz sensorial inerva basicamente os calículos gustatórios e medeia o paladar. A raiz sensorial do nervo facial é algumas vezes chamada de nervo intermédio. (O nervo intermédio também contém axônios que inervam diversos gânglios autônomos cranianos [Capítulo 11].) O nervo vestibulococlear (VIII) é um nervo sensorial e possui dois componentes separados. O componente vestibular inerva os canais semicirculares, sáculo e o utrículo e medeia o equilíbrio, enquanto o componente coclear inerva o órgão espiral (de Corti) e auxilia na audição.

O bulbo possui quatro nervos cranianos, cada um contendo numerosas raízes que partem de locais superoinferiores (rostrocaudais) distintos. Embora o nervo glossofaríngeo (IX) seja um nervo misto, suas principais funções são fornecer inervação sensorial para a faringe e inervar os calículos gustatórios do terço posterior da língua. A função motora do nervo glossofaríngeo é inervar um único músculo da faringe e um gânglio autônomo periférico (ver Tabela 6-1). O nervo vago (X), um nervo misto, possui uma miríade de funções sensoriais e motoras que incluem as sensações somáticas e viscerais, inervação dos músculos da faringe e grande parte da inervação autônoma visceral. Os nervos acessório (XI) e hipoglosso (XII) auxiliam a função motora, inervando músculos do pescoço e da língua, respectivamente (ver Tabela 6-1).

Existem diferenças importantes entre a inervação sensorial e motora das estruturas cranianas e aquelas dos membros e tronco

A organização periférica das fibras sensoriais (aferentes) nos nervos cranianos é semelhante àquela dos nervos espinais. A organização dos neurônios sensoriais primários que inervam a pele e as túnicas mucosas da cabeça – mediando os sentidos/sensações somáticas – é praticamente idêntica àquela da inervação sensorial dos membros e tronco (Figura 6-3). Em ambos os casos, a parte distal do axônio dos neurônios sensoriais primários **pseudounipolares** é sensível à energia de excitabilidade, e os corpos celulares desses neurônios sensoriais primários estão localizados nos **gânglios periféricos**. A parte proximal do axônio se projeta ao sistema nervoso central para fazer

130 Seção II Sistemas Sensoriais

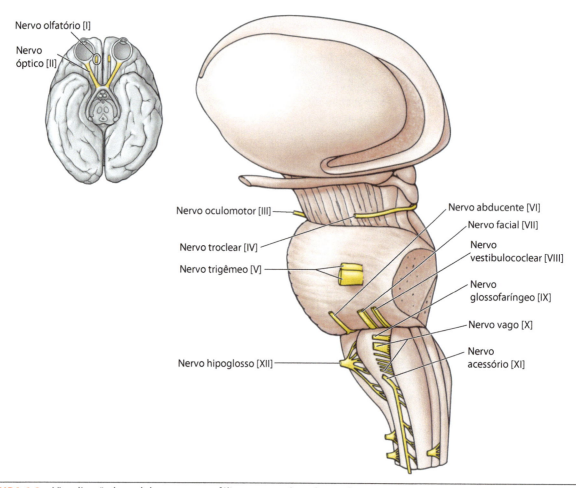

FIGURA 6-2 Visualização lateral do tronco encefálico mostrando os locais dos nervos cranianos que entram e deixam o tronco encefálico e o diencéfalo. O detalhe mostra que o nervo olfatório (I) entra no bulbo olfatório, parte do telencéfalo, e que o nervo óptico (III) entra no diencéfalo via trato óptico.

sinapse nos neurônios do bulbo e da ponte. Os gânglios sensoriais periféricos, contendo os corpos celulares dos neurônios sensoriais primários de nervos cranianos distintos, estão listados na Tabela 6-1.

Apesar dessas semelhanças, três diferenças importantes tornam-se evidentes na organização anatômica dos neurônios sensoriais primários nos nervos espinais e cranianos:

1. Para os sentidos do paladar, visão, audição e equilíbrio, uma **célula receptora** separada transduz energia de excitabilidade (Figura 6-3). O receptor ativa o neurônio sensorial primário de forma sináptica, que transmite informações – codificadas na forma de potenciais de ação – ao sistema nervoso central. Para as sensações espinais e somáticas trigeminais, a terminação distal do neurônio sensorial primário é o receptor sensorial a todos os receptores, com exceção de um (ver Capítulo 4; receptor de Merkel). Portanto o neurônio sensorial primário medeia tanto a transdução do estímulo como a transmissão da informação.

2. Neurônios sensoriais primários nos nervos cranianos possuem uma morfologia **pseudounipolar** ou **bipolar** (Figura 6-3). (Como estudado no Capítulo 7, um neurônio de projeção retiniana é análogo aos neurônios sensoriais primários, pois transmite informação sensorial para o tálamo.)

3. Receptores de estiramento nos músculos da mandíbula, que sinalizam a extensão do seu músculo e, portanto, medeiam a **propriocepção da mandíbula** (ou detecção do ângulo da articulação temporomandibular), são neurônios sensoriais primários pseudounipolares, mas seus corpos celulares estão localizados dentro do sistema nervoso central, e não nos gânglios periféricos. A maioria dos neurônios sensoriais primários deriva das células da crista neural, um grupo de células que emerge da região dorsal do tubo neu-

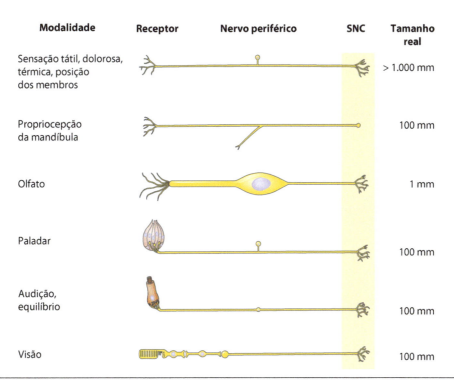

FIGURA 6-3 Ilustração esquemática da morfologia dos neurônios sensoriais primários, a localização dos corpos celulares e as diferenças aproximadas nos tamanhos reais. Enquanto as fibras aferentes primárias na medula espinal possuem uma morfologia pseudounipolar, nos nervos cranianos possuem uma morfologia pseudounipolar ou bipolar. O neurônio sensorial primário para a propriocepção da mandíbula é diferenciado posteriormente, porque seu corpo celular está localizado do sistema nervoso central. Para audição, equilíbrio e paladar, células receptoras distintas transduzem informação de excitabilidade, e as fibras aferentes primárias transmitem os sinais resultantes para o sistema nervoso central. Os neurônios sensoriais para audição, equilíbrio e olfato são bipolares. Para sensações táteis, dolorosas e térmicas, propriocepção da mandíbula e paladar, os neurônios sensoriais primários são pseudounipolares. Para a visão, a retina desenvolve-se a partir do sistema nervoso central; portanto nenhum dos elementos neurais se encontra na periferia.

ral. As células da crista neural, na maioria, migram perifericamente e dão origem a neurônios, cujos corpos celulares se situam fora do sistema nervoso central. Esses neurônios incluem a maioria dos neurônios sensoriais primários que inervam os tecidos corporais e os componentes periféricos da divisão autônoma do sistema nervoso (ver Capítulos 4 e 15). Os neurônios sensoriais primários que medeiam a propriocepção da mandíbula derivam de um grupo especial de células da crista neural que não migram do sistema nervoso central para a periferia.

As estruturas inervadas pelas fibras motoras dos nervos cranianos, semelhantes às fibras motoras nos nervos espinais, incluem músculo estriado e neurônios pós-ganglionares autônomos. Em comparação ao músculo estriado dos membros e do tronco, que se desenvolve a partir de somitos corporais, o músculo estriado craniano se desenvolve a partir dos **somitos** cranianos ou **arcos branquiais**. Os arcos branquiais correspondem às guelras que estão presentes no início do desenvolvimento humano, representando os derivados evolucionários dos vertebrados aquáticos. Os músculos extrínsecos do bulbo dos olhos e da língua originam-se dos somitos, enquanto os músculos da mandíbula, face, laringe, palato e determinados músculos do pescoço têm origem branquiomérica.

Há sete categorias funcionais de nervos cranianos

Sete categorias de nervos cranianos entram e saem do tronco encefálico. (Ver Quadro 6-1.) Quatro dessas categorias são semelhantes àquelas dos nervos espinais:

1. **Fibras somatossensoriais** nos nervos cranianos auxiliam as sensações táteis, dolorosas, pruriginosas e térmicas, bem como a propriocepção da mandíbula e dos membros.
2. **Fibras viscerossensoriais** medeiam sensações viscerais e quimiorrecepção dos órgãos corporais e ajudam a regular a pressão arterial e outras funções corporais.
3. **Fibras motoras esqueléticas somáticas** são os axônios dos neurônios motores inervando o músculo estriado, que se desenvolvem a partir dos somitos.

TABELA 6-1 Nervos cranianos e núcleos

Nervos cranianos e raízes		Função	Forame craniano	Gânglio sensitivo periférico	Núcleos do SNC	Gânglio autônomo periférico	Estrutura periférica inervada
I	Olfatório	Olfato	Lâmina cribriforme		Bulbo olfatório		Receptores olfatórios do epitélio olfatório
II	Óptico	Visão	Canal óptico		Núcleo geniculado lateral		Retina (células ganglionares)
III	Oculomotor	Motora esquelética somática	Fissura orbital superior		Núcleo do N. oculomotor		Músculos retos medial, superior, inferior, oblíquo inferior e levantador da pálpebra superior
		Autônoma			Núcleos viscerais (Edinger-Westphal)	Ciliar	"Músculos constritores da íris", músculo ciliar
IV	Troclear	Motora esquelética somática	Fissura orbital superior		Núcleo do N. troclear		Músculo oblíquo superior
V	Trigêmeo	Somatossensorial	Fissura orbital superior (N. oftálmico [V₁])	Semilunar	Núcleos espinal, sensorial principal e mesencefálico do NC V		Pele e túnicas mucosas da cabeça, meninges
			Forame redondo (N. maxilar [V₂])				Receptores musculares nos músculos da mandíbula
		Motora braquiomérica	Forame oval (N. mandibular [V₃])		Núcleo motor do NC V		Músculos da mandíbula, M. tensor do tímpano, M. tensor do véu palatino e M. digástrico (ventre anterior)
VI	Abducente	Motora esquelética somática	Fissura orbital superior		Núcleo do nervo abducente		Músculo reto lateral
VII	Intermédio	Paladar	Meato acústico interno	Geniculado	Núcleo solitário		Paladar (dois terços anteriores da língua), palato
		Somatossensorial		Geniculado	Núcleo espinal do NC V	Pterigopalatino, submandibular	Pele da orelha externa
		Autônoma			Núcleo salivatório superior		Glândulas lacrimais, glândulas da túnica mucosa do nariz, glândulas salivares
	Facial	Motora braquiomérica	Meato acústico interno		Núcleo do nervo facial		Músculos da expressão facial, M. digástrico (ventre posterior) e M. estapédio
VIII	Vestibulococlear	Audição	Meato acústico interno	Espiral da cóclea	Núcleo do nervo coclear		Células pilosas no órgão espiral (de Corti)
		Equilíbrio		Vestibular	Núcleo do nervo vestibular		Células pilosas no labirinto vestibular

IX	Glossofaríngeo	Somatossensorial	Forame jugular	Superior Petroso (inferior)	Núcleo espinal do NC V	Pele da orelha externa
		Viscerossensorial			Núcleo solitário (inferior)	Túnicas mucosas na região da faringe, orelha média, glomo e seio caróticos
		Paladar		Petroso	Núcleo solitário (superior)	Gânglio ótico	Paladar (terço posterior da língua)
		Autônoma			Núcleo salivatório inferior	Glândula parótida
		Motora braquiomérica			Núcleo ambíguo (superior)	Músculo estriado da faringe
X	Vago	Somatossensorial	Forame jugular	Jugular (superior)	Núcleo espinal do NC V	Pele da orelha externa, meninges
		Viscerossensorial		Nodoso (inferior)	Núcleo solitário (inferior)	Receptores da laringe, traqueia, intestino e arco da aorta
		Paladar		Nodoso (inferior)	Núcleo solitário (superior)	Gânglio autônomo periférico	Calículos gustatórios (parte posterior da cavidade oral, laringe)
		Autônoma			Núcleo motor dorsal do NC X	Intestino (para a flexura esquerda do colo), estruturas respiratórias, coração
		Motora braquiomérica			Núcleo ambíguo (região média)	Músculos estriados do palato, faringe e laringe
XI	Acessório	Motora braquiomérica	Forame jugular		Núcleo ambíguo (inferior)	Músculos estriados da laringe ("ramos aberrantes" do nervo vago)
		Sem classificação[1]	Forame jugular		Núcleo do N. acessório, decussação das pirâmides para C3-C5	Músculo esternocleidomastóideo e parte dos músculos trapézio
XII	Hipoglosso	Motora esquelética somática	Canal do N. hipoglosso		Núcleo do N. hipoglosso	Músculos intrínsecos da língua, músculos hioglosso, genioglosso e estiloglosso

Legenda da abreviatura: NC - nervo craniano

[1] O núcleo acessório não é classificado porque alguns dos músculos (ou partes dos músculos) inervados por este núcleo desenvolvem-se dos somitos occipitais.

134   **Seção II**   Sistemas Sensoriais

Quadro 6-1

Nomenclatura histórica dos nervos e núcleos cranianos

Os nervos cranianos são historicamente classificados de acordo com um esquema abreviado misterioso, e não de acordo com suas funções. Esse esquema diferencia nervos cranianos (e seus núcleos centrais correspondentes) com base em se os axônios de componentes individuais fornecem inervação **sensorial** (aferente) ou **motora** (eferente) da cabeça, se as estruturas inervadas desenvolvem-se a partir de somitos (e consequentemente são estruturas "**somáticas**") ou dos arcos branquiais (que são considerados "**viscerais**") e se a estrutura inervada possui morfologia simples (**geral**) ou complexa (**especial**):

- Somatossensorial geral (SSG) corresponde à inervação somatossensorial, como descrito no Capítulo 11.
- Viscerossensorial geral (VSG) corresponde à inervação viscerossensorial.
- Motora somática geral (MSG) corresponde à inervação motora somática, como a inervação nos músculos dos membros.
- Motora visceral geral (MVG) corresponde à inervação visceral, motora ou autônoma, como a inervação do músculo liso e glândulas.

- Somatossensorial especial (SSE) corresponde à visão e audição.
- Viscerossensorial especial (VSE) corresponde ao paladar e olfato.
- Motora visceral especial (MVS) corresponde à inervação dos músculos braquioméricos, como aqueles da faringe.

A nomenclatura abreviada é repleta de problemas e não é intuitiva. Por exemplo, fibras nervosas motoras viscerais especiais (MVE) inervam os músculos estriados que atuam exatamente como músculos inervados pelas fibras motoras somáticas gerais (MSG). A visão é descrita como uma modalidade somatossensorial especial (SSE), e o olfato como uma modalidade viscerossensorial especial (VSE), mas pouco tem a ver com outras funções somáticas ou viscerais. Em razão dessas inconsistências e da natureza contraintuitiva desse sistema, os nervos cranianos e seus núcleos centrais são caracterizados aqui com base nas suas funções (ver Tabela 6-1).

---

4. **Fibras motoras (autônomas) viscerais** são os axônios dos neurônios pós-ganglionares autônomos.

Como os nervos cranianos inervam estruturas que são mais complexas do que aquelas inervadas pelos nervos espinais – órgãos sensoriais muito especializados dos olhos, orelhas e língua, assim como os músculos que se desenvolvem a partir dos arcos branquiais –, existem três categorias adicionais de nervos cranianos:

5. Axônios que inervam os bulbos dos olhos auxiliam a **visão**, e aqueles que inervam a orelha interna mediam a **audição** e o **equilíbrio**.
6. Fibras que inervam os calículos gustatórios e a túnica mucosa olfatória mediam o **paladar** e o **olfato**, respectivamente.
7. **Fibras motoras esqueléticas braquioméricas** são os axônios dos neurônios motores os quais inervam o músculo estriado que se desenvolve a partir dos arcos branquiais.

Os núcleos dos nervos cranianos são organizados em colunas distintas

Como será visto no Capítulo 11, a medula espinal possui uma organização segmentar que emerge no início do desenvolvimento. Cada segmento da medula espinal fornece inervação sensorial e motora para um segmento correspondente do corpo, ou somito (ver Figura 4-5). A parte caudal em desenvolvimento do tronco encefálico, a ponte e o bulbo, também é segmentada. A segmentação pode ser um mecanismo para o estabelecimento de um plano básico de organização ou "componentes estrutu-

rais" para as diversas partes da medula espinal e do tronco encefálico. Esse plano segmentar é mantido até o desenvolvimento completo da medula espinal. No entanto, no tronco encefálico maduro, a segmentação é obscurecida pela elaboração posterior de interconexões neurais. A ponte e o bulbo em desenvolvimento possuem oito segmentos, denominados **rombômeros** (Figura 6-4A), que fornecem inervação sensorial e motora para grande parte da cabeça por meio das projeções periféricas dos nervos cranianos. O mesencéfalo e a região da junção mesencéfalo-ponte provavelmente também têm uma organização segmentar rombomérica inicial. Ao contrário da medula espinal, na qual cada segmento contém um par de raízes posteriores e anteriores, nenhum rombômero está associado a um único par de raízes sensoriais e motoras dos nervos cranianos.

Os núcleos sensoriais e motores dos nervos cranianos são análogos aos cornos posterior e anterior, respectivamente. Os núcleos sensoriais dos nervos cranianos contêm neurônios que recebem informações sensoriais diretamente das estruturas cranianas via nervos cranianos sensoriais. Os núcleos motores dos nervos cranianos contêm corpos celulares de neurônios motores, cujos axônios seguem ao longo dos nervos cranianos motores para inervar seus alvos periféricos. Enquanto essa organização é semelhante àquela das regiões espinais sensorial e motora, existem três diferenças importantes entre os planos de desenvolvimento da medula espinal e do tronco encefálico.

Primeiro, as colunas de núcleos sensoriais e motores no bulbo e na ponte estão alinhadas aproximadamente a partir da face lateral com a linha mediana, e não estão

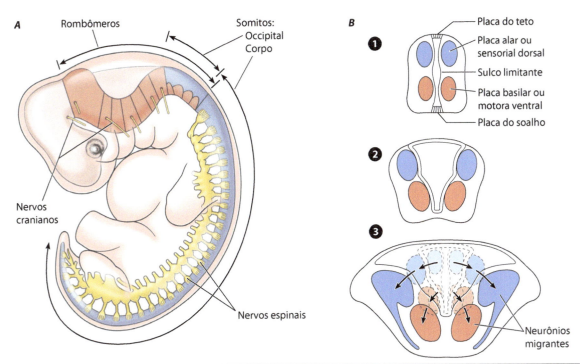

FIGURA 6-4 Desenvolvimento da organização segmentar e colunar. (**A**) A posição do sistema nervoso em desenvolvimento é ilustrada nesta visualização lateral do embrião. O rombencéfalo e a medula espinal são estruturas segmentadas. Na parte caudal do tronco encefálico, os segmentos são chamados de rombômeros. Quatro somitos occipitais formam as estruturas da cabeça. Esses estão localizados na parte caudal do bulbo. Os músculos, ossos e muitas outras estruturas dos membros e tronco a partir dos somitos corporais. Os nervos cranianos que contém os axônios dos neurônios motores do tronco encefálico também são mostrados. De superior para inferior, os seguintes nervos cranianos estão ilustrados: IV, V, VI, VII, IX, X e XII. Os dois segmentos mesencefálicos e o segmento entre o metencéfalo e o mesencéfalo não são mostrados. (**B**) Cortes esquemáticos da parte inferior do tronco encefálico em três idades pré-natais. À medida que ocorre a proliferação de neurônios e células da neuróglia no encéfalo, o canal central expande-se ao longo de sua margem dorsal. Isso possui um efeito de transformação sobre a organização nuclear posteroanterior (dorsoventral) da medula espinal na organização lateromedial dos núcleos na parte caudal do tronco encefálico (os futuros bulbo e ponte).

orientadas no eixo superoanterior (dorsoventral), como na medula espinal. Isso ocorre porque, durante o desenvolvimento, a cavidade no tubo neural do rombencéfalo se expande dorsalmente ("se abre") para formar o quarto ventrículo (Figura 6-4B). Compara-se a organização posteroanterior (dorsoventral) na Figura 6-4B1, que ocorre antes da expansão do tubo neural e, consequentemente, é organizada como aquela da medula espinal, com a Figura 6-4B3, na qual os núcleos se situam obliquamente de lateral para medial.

Segundo, no desenvolvimento do tronco encefálico, neurônios imaturos migram mais extensamente do soalho do ventrículo para locais distantes do que na medula espinal. Os núcleos dos nervos cranianos possuem funções relativamente simples no processamento de informações aferentes ou na transmissão de sinais de controle motor. No entanto, a maioria dos outros núcleos do tronco encefálico possui funções integrativas mais complexas. Enquanto os núcleos de integração do tronco encefálico também derivam de neurônios em desenvolvimento nas lâminas sensoriais e motoras no soalho do ventrículo, os neurônios imaturos que dão origem a essas estruturas migram para seus destinos nas regiões mais posteriores (dorsais) ou anteriores (ventrais) (Figura 6-4B3). A maioria dos neurônios migra radialmente (i.e., em ângulo reto com o neuroeixo) ao longo de vias locais estabelecidas pelos astrócitos especiais, que são uma classe de células da neuróglia.

Terceiro, como consequência da maior diversidade de estruturas cranianas sensoriais e motoras, há uma diferenciação dos núcleos dos nervos cranianos. Como existem sete categorias funcionais de nervos cranianos, há também sete categorias de núcleos dos nervos cranianos. Os núcleos de cada uma das categorias formam colunas descontínuas que se estendem superoinferiormente (rostrocaudalmente) pelo tronco encefálico (Figura 6-5A). As sete categorias funcionais estão distribuídas ao longo de apenas seis colunas discretas; contudo, duas das categorias sensoriais fazem sinapse nos neurônios em uma única coluna, mas em locais rostrocaudais separados.

136 Seção II   Sistemas Sensoriais

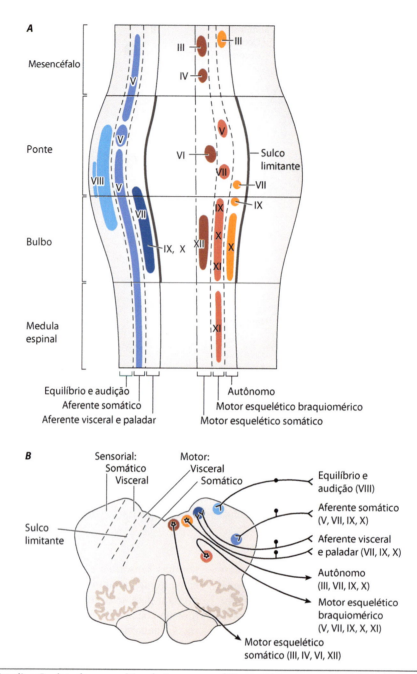

FIGURA 6-5 (**A**) Visualização dorsal esquemática do tronco encefálico mostrando que os núcleos dos nervos cranianos estão organizados em colunas descontínuas. O sulco limitante separa os núcleos aferentes e motores. (**B**) Corte transversal esquemático do bulbo mostrando as localizações das colunas de núcleos dos nervos cranianos.

As colunas sensoriais encontram-se lateralmente às colunas motoras (Figura 6-5A, B). As colunas sensoriais somáticas, auditivas e de equilíbrio tendem a situar-se lateralmente às colunas viscerossensoriais e gustatórias. A coluna motora esquelética somática é medial à coluna motora autônoma. A coluna motora braquiomérica contém neurônios que estão localizados na região da formação reticular. O **sulco limitante**, um sulco raso separando as colunas sensoriais e motoras durante o desenvolvimento, permanece como um ponto de referência no soalho do quarto ventrículo, no encéfalo adulto. No Capítulo 11, serão estudadas as localizações distintas dos neurônios motores que inervam os músculos de origens **somática** e **braquiomérica**.

Como os núcleos dos nervos cranianos que auxiliam funções semelhantes estão alinhados nas mesmas colunas superoinferiores (rostrocaudais), o conhecimento das localizações dessas colunas auxilia na compreensão de suas

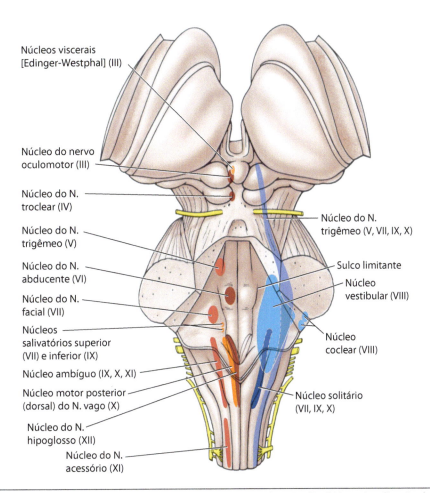

FIGURA 6-6 Os núcleos dos nervos cranianos possuem um organização longitudinal. Uma visualização dorsal do tronco encefálico do sistema nervoso maduro central é ilustrada com as localizações de diversos núcleos dos nervos cranianos indicados. As cores são as mesmas da Figura 6-5.

funções. A Figura 6-6 mostra a organização longitudinal das colunas de células formando os núcleos dos nervos cranianos no tronco encefálico maduro.

Anatomia funcional dos sistemas trigeminal e viscerossensorial

A sensação somática da cabeça, incluindo-se a cavidade oral, é transportada por quatro nervos cranianos. O **nervo trigêmeo** inerva grande parte da cabeça e cavidade oral e é o mais importante dos quatro nervos. Os nervos **facial**, **glossofaríngeo** e **vago** inervam pequenas áreas da pele em torno da orelha externa e as túnicas mucosas e os órgãos do corpo. Os nervos facial, glossofaríngeo e vago também contêm fibras sensoriais que medeiam o paladar (ver Capítulo 9).

As fibras sensoriais que inervam a pele superficial e a túnica mucosa da boca projetam-se para os **núcleos centrais do nervo trigêmeo**, enquanto as fibras senso-riais que inervam as túnicas mucosas da faringe e laringe e outras estruturas (viscerais) internas se projetam para a parte caudal do **núcleo solitário** (Figura 6-7). Existe uma exceção importante: um pequeno número de fibras senso-riais que inervam as túnicas mucosas da faringe e laringe projeta informações para os núcleos do nervo trigêmeo.

Considera-se que as informações sensoriais trans-mitidas para os núcleos do nervo trigêmeo contribuem para o conhecimento consciente das sensações crania-nas. Em comparação, as informações transmitidas para a parte caudal do núcleo solitário não necessariamen-te chegam à consciência. Embora um indivíduo esteja ciente da dor visceral, torna-se consciente de outros es-tímulos viscerais apenas sob circunstâncias especiais, como quando se sente nauseado após comer determina-do alimento ou quando se sente saciado após uma farta refeição. Alguns estímulos internos nunca são percebi-dos. Por exemplo, uma alteração na pressão intra-arte-rial, até mesmo um episódio hipertensivo, ocorre des-percebido.

138 Seção II Sistemas Sensoriais

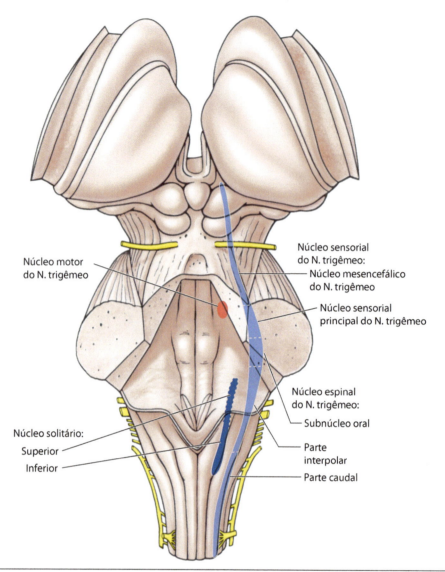

FIGURA 6-7 Visualização dorsal do tronco encefálico sem o cerebelo, indicando as localizações dos núcleos solitário e do nervo trigêmeo.

Vias trigeminais distintas medeiam sensações táteis, dolorosas e térmicas

Três núcleos sensoriais do nervo trigêmeo auxiliam as sensações somáticas cranianas (p. ex., da pele e músculos da mandíbula) a partir dos nervos descritos anteriormente (Figura 6-7). Essas fibras sensoriais terminam em dois dos núcleos sensoriais do nervo trigêmeo, o **núcleo sensorial principal do nervo trigêmeo** e o **núcleo espinal do nervo trigêmeo**. O terceiro núcleo sensorial, o **núcleo mesocefálico do nervo trigêmeo**, não é um local de terminação de fibras sensoriais primárias. Ao contrário, é equivalente ao gânglio sensorial periférico, pois contém os corpos celulares de determinadas fibras sensoriais primárias do nervo trigêmeo (vistas a seguir).

Os axônios sensoriais do nervo trigêmeo entram na parte anterior (ventral) da ponte (Figura 6-2). Axônios sensoriais provenientes dos nervos facial, glossofaríngeo e vago entram no tronco encefálico mais inferiormente (caudalmente). Assim como nos nervos espinais, diferenças funcionais diferenciam axônios sensoriais individuais nesses nervos. Fibras calibrosas (de diâmetro grande), que medeiam sensações mecânicas, terminam em grande parte na ponte dorsal, no núcleo sensorial principal do nervo trigêmeo. Fibras com calibre menor – que medeiam sensações dolorosas, térmicas e prurídicas – em grande parte seguem no **trato espinal do nervo trigêmeo** e terminam no núcleo espinal do nervo trigêmeo. (Algumas fibras mecanorreceptoras calibrosas, situadas no trato e no núcleo espinais do nervo trigêmeo, exercem uma função nos re-

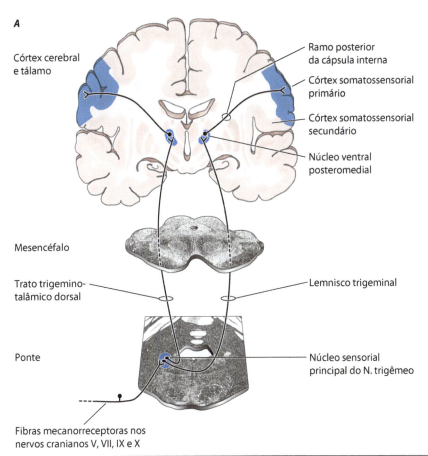

FIGURA 6-8 Organização geral das vias trigeminais ascendentes para as sensações (**A**) táteis e (**B**) dolorosas, térmicas e prurídicas. (*Continua*)

flexos cranianos; ver adiante.) Essas diferenças estabelecem o estágio para dois sistemas sensoriais ascendentes distintos anatômica e funcionalmente (Figura 6-8A, B). Um sistema é basicamente para sensações táteis cranianas e mecânicas dentárias, e é análogo ao sistema funículo posterior-lemnisco medial. O outro sistema é para sensações cranianas dolorosas, térmicas e prurídicas, e é análogo ao sistema anterolateral.

O núcleo sensorial principal do nervo trigêmeo medeia sensações mecânicas da face

A maioria dos neurônios no **núcleo sensorial principal do nervo trigêmeo** recebe informações mecanorreceptoras. Os neurônios de projeção nesse núcleo dão origem a axônios que sofrem decussação na ponte e sobem posteromedialmente (dorsomedialmente) para as fibras dos núcleos da coluna posterior, no lemnisco medial. As fibras de segunda ordem ascendentes do nervo trigêmeo – coletivamente chamadas de **lemnisco trigeminal** – fazem sinapse no tálamo, no **núcleo ventral posteromedial** (Figura 6-8A). (Deve-se lembrar que o núcleo ventral posterolateral é o núcleo relé somatossensorial espinal do tálamo.) A partir daqui, os axônios dos neurônios talâmicos projetam-se, via ramo posterior da cápsula interna, para a parte lateral do **córtex somatossensorial primário**, no **giro pós-central**. O **córtex somatossensorial secundário** e o **lobo parietal posterior** também processam informações mecanossensoriais cranianas (ver Capítulo 11). Essas áreas somatossensoriais de ordem superior recebem seus influxos básicos do córtex somatossensorial primário. Em razão das semelhanças nas conexões, o núcleo sensorial principal do nervo trigêmeo é anatômica e funcionalmente similar aos núcleos da coluna posterior (que compreendem os núcleos grácil e cuneiforme).

Uma via de passagem muito menor origina-se da parte dorsal do núcleo sensorial principal do nervo trigêmeo (Figura 6-7A), algumas vezes denominada trato trigeminotalâmico posterior. Esta via de passagem sobe ipsilateralmente para o núcleo ventral posteromedial e processa estímulos mecânicos dos dentes e tecidos moles da cavidade oral.

A via para a **propriocepção da mandíbula**, a percepção consciente do quanto se abre a boca, começa com

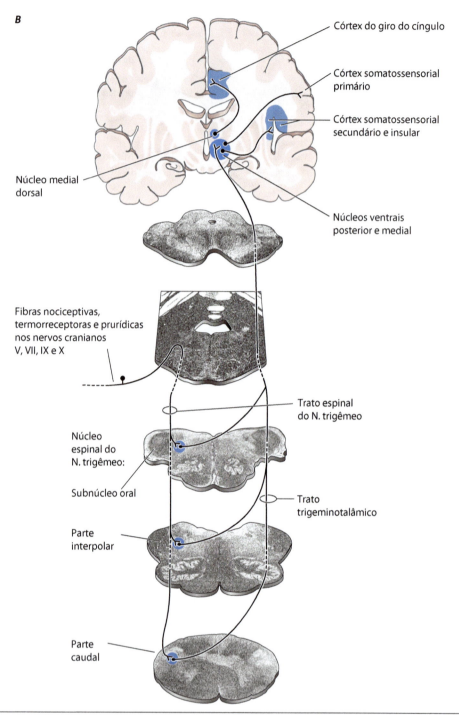

FIGURA 6-8 *(Continuação)*

os receptores de estiramento que codificam o ângulo da mandíbula (ver Figura 6-14). Os corpos celulares para esses mecanorreceptores encontram-se no **núcleo mesencefálico do nervo trigêmeo**, e os receptores projetam-se para o núcleo sensorial principal do nervo trigêmeo e até partes mais superiores (rostrais) do núcleo espinal do nervo trigêmeo. A projeção para o núcleo espinal é análoga à projeção do receptor muscular do ramo para as camadas profundas do corno posterior. Os neurônios do nervo trigêmeo no tronco encefálico projetam-se para o **núcleo ventral posteromedial** e, em seguida, para a área 3a do córtex somatossensorial primário. Essa é a via para a percepção consciente do ângulo da articulação temporomandibular. As informações proprioceptivas da mandíbula também são transmitidas ao cerebelo para controle do músculo da mandíbula (ver Capítulo 13).

O núcleo espinal do nervo trigêmeo medeia a sensação dolorosa craniana

O núcleo espinal do nervo trigêmeo possui uma organização anatômica e funcional com três componentes (Figuras 6-7 e 6-8B): o **subnúcleo oral**, a **parte interpolar** e a **parte caudal**. As funções do núcleo espinal do nervo trigêmeo são semelhantes àquelas do corno posterior da medula espinal, com a qual é contínuo. De forma similar às funções dos ramos e do tronco do corno posterior, o núcleo espinal do nervo trigêmeo exerce uma função essencial na dor facial e dentária, na sensação térmica e no prurido e uma função muito menor nas sensações mecânicas da face. Além disso, a parte interpolar e o subnúcleo oral participam nos reflexos do nervo trigêmeo e na transmissão de informações sensoriais para as estruturas de controle motor da mandíbula, como o cerebelo.

A via trigeminal ascendente principal do núcleo espinal do nervo trigêmeo termina na parte contralateral do tálamo (Figura 6-8). A organização dessa via de passagem, denominada **trato trigeminotalâmico**, é semelhante àquela do **trato espinotalâmico**, e também sobe junto com fibras do **sistema anterolateral**. Axônios trigeminotalâmicos terminam em três principais locais no tálamo: o núcleo ventral posteromedial, o núcleo ventral medial posterior e o núcleo medial dorsal. Como discutido no Capítulo 5, esses locais no tálamo possuem projeções corticais distintas e medeiam aspectos diferentes de sensações dolorosa e térmica. O **núcleo ventral posteromedial** projeta-se para o córtex somatossensorial primário, na parte lateral do giro pós-central, e o **núcleo ventral medial posterior** projeta-se para o lobo insular. Essas projeções são importantes nas percepções de dor, temperatura e prurido. O **núcleo medial dorsal** projeta-se para a parte anterior do giro do cíngulo. Considera-se que o lobo insular e a parte anterior do giro do cíngulo participam nos aspectos afetivos e motivacionais das sensações dolorosas, térmicas e prurídicas da face. Como os sistemas espinais para dor, o sistema trigeminal ascendente para dor emprega o núcleo parabraquial, que contribui para os aspectos afetivos da dor por meio das projeções à amígdala e hipotálamo.

O sistema viscerossensorial origina-se da parte caudal do núcleo solitário

Os ramos centrais dos axônios dos nervos glossofaríngeo e vago inervam: a faringe, o esôfago, outras partes das vísceras torácicas e abdominais e órgãos receptivos à pressão arterial periférica. Após entrar no tronco encefálico, os axônios reúnem-se no **trato solitário** da parte dorsal do bulbo e terminam na **parte caudal do núcleo solitário**. O núcleo solitário é dividido em duas partes funcionalmente distintas (Figura 6-7): uma parte rostral para o paladar (estudada no Capítulo 9) e uma parte caudal que atua nas **funções viscerossensoriais**. A parte caudal do núcleo solitário projeta informações a diversas estruturas encefálicas para uma diversidade de funções. Para a percepção consciente das informações viscerossensoriais, como uma sensação de repleção/saciedade ou náusea, existe uma projeção ascendente (Figura 6-9), via núcleo parabraquial da ponte, à parte do núcleo ventral posterior do tálamo.

Os neurônios viscerossensoriais do tálamo, que são distintos daqueles que processam informações mecânicas e daqueles que processam o paladar (ver Capítulo 11), projetam-se para o **lobo insular**. Outras projeções da parte caudal do núcleo solitário e do núcleo parabraquial participam em uma variedade de reflexos viscerais e funções autônomas, como regulação da pressão arterial ou motilidade gastrintestinal.

Anatomia regional dos sistemas trigeminal e viscerossensorial

Raízes sensoriais separadas inervam partes distintas da face e das túnicas mucosas da cabeça

O nervo trigêmeo consiste em três raízes sensoriais que inervam a pele e as túnicas mucosas de regiões distintas da cabeça: o **nervo oftálmico** [V_1], o **nervo maxilar** [V_2] e o **nervo mandibular** [V_3] (Figura 6-10A). Os nervos maxilar [V_2] e mandibular [V_3] também inervam a cavidade oral. Assim como nos sistemas somatossensoriais espinais, os corpos celulares das fibras sensoriais do nervo trigêmeo que medeiam sensações cranianas de tato, dor, temperatura e prurido são encontrados no **gânglio trigeminal ou seminular**, um gânglio sensorial periférico (ver Tabela 6-1). Em contrapartida, os corpos celulares dos receptores de estiramento encontrados nos músculos da mandíbula estão localizados no sistema nervoso central, no **núcleo mesencefálico do nervo trigêmeo** (Figura 6-7). O nervo trigêmeo também inerva receptores de estiramento nos músculos extraoculares, mas os corpos celulares dessas fibras estão localizados no gânglio trigeminal, e seus axônios seguem dentro do nervo oftálmico [V_1] do nervo trigêmeo.

Diferentemente das raízes posteriores dos segmentos adjacentes da medula espinal, nos quais os dermátomos se sobrepõem extensamente, os dermátomos do nervo trigêmeo (i.e., a área da pele inervada por uma única divisão sensorial do nervo trigêmeo) sobrepõem-se muito pouco. Portanto, uma região anestésica periférica tem mais probabilidade de ocorrer após lesão a uma divisão do nervo trigêmeo do que após lesão a uma única raiz posterior. A neuralgia do trigêmeo é uma condição neurológica extraordinariamente dolorosa, com frequência descrita como uma dor causticante que se irradia próximo da margem das raízes dos nervos oftálmico [V_1] e maxilar [V_2] ou na margem das raízes dos nervos maxilar [V_2] e mandibular [V_3].

Além do nervo trigêmeo, os nervos **intermédio** (um ramo do nervo **facial**), **glossofaríngeo** e **vago** inervam partes da pele da cabeça. A orelha externa é inervada pelos nervos intermédio e glossofaríngeo, e o meato acústico

142 Seção II Sistemas Sensoriais

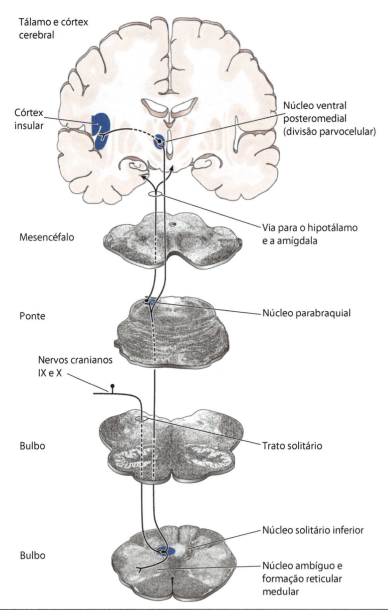

FIGURA 6-9 Organização geral da via viscerossensorial. Observa-se que os neurônios na parte caudal do núcleo solitário contribuem para essa via. Neurônios na parte rostral do núcleo solitário são importantes no paladar (ver Capítulo 9).

externo é inervado pelos nervos intermediário e vago (Figura 6-10A). Ambos os nervos trigêmeo e vago inervam a dura-máter. Os corpos celulares das fibras sensoriais no nervo facial estão localizados no **gânglio geniculado**, e aquelas dos nervos glossofaríngeo e vago localizam-se no **gânglio superior** de cada nervo (ver Tabela 6-1 para nomenclatura).

Embora os nervos glossofaríngeo e vago inervem pequenos retalhos de superfície de pele, eles possuem uma inervação mais extensa nas túnicas mucosas e órgãos do corpo. O nervo glossofaríngeo inerva o terço posterior da língua, a faringe, partes da cavidade nasal e seios e tuba auditiva (trompa de Eustáquio). O nervo vago inerva a parte laríngea da faringe, a laringe, o esôfago e as vísceras torácicas e abdominais. A inervação da faringe e da laringe pelos nervos glossofaríngeo e vago é essencial para a deglutição normal e para manter as vias aeríferas desobstruídas de saliva e outros líquidos durante a deglutição (ver Capítulo 11). Ramos dos nervos glossofaríngeo e vago também inervam os receptores para pressão arterial no **seio carótico** e no **arco da aorta**, respectivamente. Esses ramos são parte do reflexo barorreceptor para a regulação da pressão arterial. Por exemplo, os ramos medeiam a resposta pressórica quando um indivíduo fica ereto (de pé). O nervo vago sozinho inerva as estruturas respiratórias e a parte do intestino rostral à flexura esquerda do

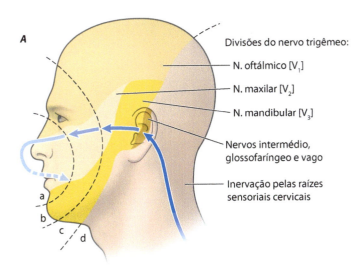

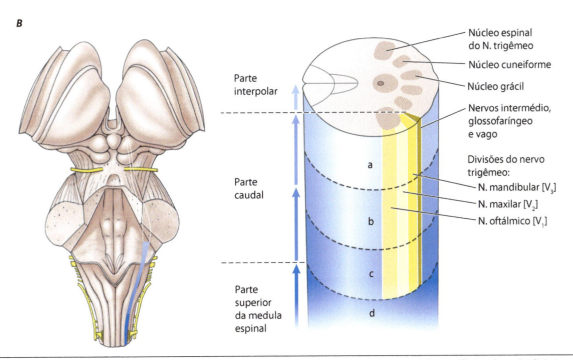

FIGURA 6-10 Organização somatotópica do sistema trigeminal. (**A**) Territórios de inervação periférica das três divisões do nervo trigêmeo e os nervos intermédio e vago. (**B**) A organização do trato espinal do nervo trigêmeo para a parte do bulbo que inclui a parte caudal do núcleo espinal do nervo trigêmeo. O padrão "concêntrico" de representação dos aferentes do nervo trigêmeo na parte caudal corresponde a **a**, **b** e **c**; **d** corresponde à representação da parte rostral da medula espinal. Regiões marcadas **a** (localizada rostralmente), **b** e **c** (localizada caudalmente) correspondem às zonas concêntricas na face indicada em **A**. A representação intraoral está localizada rostralmente à região **a** no bulbo (**B**, *à direita*); a representação cervical está localizada caudalmente (i.e., região **d**). (Adaptada de Brodal A. *Neurological Anatomy*. 3rd ed. New York, NY: Oxford University Press, 1981.)

colo. Os órgãos viscerais da pelve são inervados por fibras sensoriais primárias que se projetam à parte sacral da medula espinal. A via espinal para a sensação visceral da pelve não é bem compreendida, mas é considerada análoga à organização das vias somatossensoriais espinais. A via para a dor pélvica foi descrita no Capítulo 5.

Após entrar na ponte, as fibras de cada divisão do nervo trigêmeo seguem para partes discretas dos tratos espinal do nervo trigêmeo e solitário a caminho dos núcleos solitário e do nervo trigêmeo, onde terminam. O trato espinal do nervo trigêmeo (Figura 6-10B) é organizado como uma face invertida: as raízes dos nervos

144 Seção II   Sistemas Sensoriais

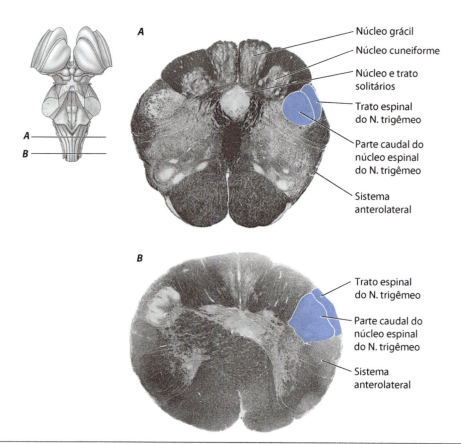

FIGURA 6-11 A organização da junção medula espinal-bulbo e a parte caudal do bulbo. Cortes transversais corados para mielina da junção medula espinal-bulbo (**B**) e a parte caudal do núcleo espinal do nervo trigêmeo rostral à decussação das pirâmides (**A**). Em ambos os níveis, o trato espinal do nervo trigêmeo localiza-se posterolateralmente (dorsolateralmente) ao núcleo. O esquema mostra os planos aproximados de corte.

intermédio, glossofaríngeo e vago, bem como o nervo mandibular [V$_3$] do nervo trigêmeo, estão localizados dorsalmente; o nervo oftálmico [V$_1$] do nervo trigêmeo está localizado anteriormente (ventralmente); e o nervo maxilar [V$_2$] do nervo trigêmeo está no meio. Axônios no trato espinal do nervo trigêmeo, por sua vez, fazem sinapse nos neurônios, no núcleo espinal do nervo trigêmeo (Figuras 6-11A, B e 6-12). A parte caudal do núcleo e trato solitários está localizada na parte caudal do bulbo (Figura 6-11A); sua localização é deduzida a partir dos métodos de coloração que revelam corpos celulares neuronais.

Os componentes básicos do sistema trigeminal estão presentes em todos os níveis do tronco encefálico

Os três núcleos do nervo trigêmeo possuem funções sensoriais distintas. O **núcleo espinal do nervo trigêmeo** é basicamente importante nas sensações dolorosas, térmicas e prurídicas da face. Apesar do nome, está localizado principalmente no bulbo e na parte caudal da ponte. O **núcleo sensorial principal do nervo trigêmeo** medeia sensação de tato facial e mecanossensação oral e está localizado na ponte. O **núcleo mesencefálico do nervo trigêmeo** contém os corpos celulares dos receptores de estiramento que sinalizam a extensão do músculo da mandíbula, o qual é o sinal sensorial básico para a propriocepção da mandíbula. Apesar do nome, localiza-se tanto na parte rostral da ponte como no mesencéfalo.

O núcleo espinal do nervo trigêmeo é a extensão rostral do corno posterior da medula espinal

O corno posterior estende-se rostralmente até o bulbo como o núcleo espinal do nervo trigêmeo. As três subdivisões nucleares compreendem o núcleo espinal do nervo trigêmeo, de caudal para rostral: a parte caudal, a parte interpolar e o subnúcleo oral.

A **parte caudal** e o corno posterior da medula espinal são similares estrutural e funcionalmente. As terminações laminares das fibras aferentes e as origens dos neurônios trigeminotalâmico, trigeminorreticular e trigeminomesencefálico são semelhantes àquelas do corno posterior (ver Figura 5-3). Na realidade, a parte caudal do núcleo espinal do nervo trigêmeo é algumas vezes chamada de "**corno posterior bulbar**", porque é semelhante àquela do corno posterior da medula espinal. Como os componentes nucleares do corno posterior possuem contrapartes no sistema trigeminal, o trato sensorial espinal também as tem. O trato posterolateral (de Lissauer) estende-se no bulbo como o **trato espinal do nervo trigêmeo**.

O trato espinal do nervo trigêmeo está levemente corado (Figura 6-11) porque contém axônios tenuemente mielinizados e amielínicos; este é similar ao trato de Lissauer (ver Figura 5-4).

O núcleo e o trato espinais do nervo trigêmeo possuem uma organização rostrocaudal

Percepções importantes das funções do núcleo e trato espinais do nervo trigêmeo foram alcançadas em razão de um procedimento neurocirúrgico para aliviar a dor facial. Essa cirurgia secciona transversalmente o trato espinal do nervo trigêmeo e produz uma interrupção seletiva das sensações dolorosas e térmicas com pouco efeito sobre o tato. (Entretanto, como ficou comprovado que os medicamentos analgésicos são mais eficazes, atualmente a tratotomia do trato espinal do nervo trigêmeo é raramente realizada.) Caso o trato seja seccionado rostralmente, próximo da margem entre as partes caudal e interpolar, as sensações dolorosas e térmicas por toda a face são interrompidas. A secção transversal do trato entre as margens rostral e caudal alivia as sensações dolorosas e térmicas pela região perioral e nariz.

Esse achado clínico mostra que o trato espinal do nervo trigêmeo possui uma organização somatotópica além de uma organização mediolateral (Figura 6-10B). As fibras do nervo trigêmeo que inervam a parte da cabeça adjacente à representação do segmento cervical da medula espinal (Figura 6-10A) projetam-se mais caudalmente no trato espinal do nervo trigêmeo e terminam nas regiões mais inferiores (caudais) da parte caudal do que aquelas que inervam a cavidade oral, a parte perioral da face e o nariz.

O núcleo espinal do nervo trigêmeo também possui uma organização rostrocaudal. Continuando rostralmente a partir do segmento cervical da medula espinal, os neurônios do corno posterior da medula espinal processam informações somatossensoriais (predominantemente sensações dolorosas, prurídicas e térmicas) provenientes do braço, pescoço e ocipúcio (i.e., a região d na Figura 6-10B). Neurônios da parte caudal do núcleo espinal do nervo trigêmeo, localizados próximo da margem da medula espinal-bulbo, processam informações somatossensoriais provenientes da parte posterior da face e orelha (i.e., regiões b e c na Figura 6-10B). Esses neurônios recebem influxos não apenas do nervo mandibular [V$_3$], mas também dos nervos intermédio, glossofaríngeo e vago. Mais rostralmente, os neurônios processam informações provenientes da região perioral e do nariz (i.e.,

a região a na Figura 6-10B). Finalmente, os neurônios na parte mais rostral da parte caudal do núcleo espinal do nervo trigêmeo, assim como mais rostralmente no núcleo espinal do nervo trigêmeo (não mostrado na Figura 6-10B), processam informações dolorosas e térmicas provenientes da cavidade oral, especialmente dos **dentes**. Essa organização é denominada "estrutura concêntrica", em razão da configuração em anéis concêntricos dos campos periféricos processados em determinado nível pelo corno posterior do bulbo.

A **parte caudal** estende-se aproximadamente desde o primeiro ou o segundo segmento cervical da medula espinal até o nível medular no qual o canal central se "abre" para formar o quarto ventrículo (Figuras 6-7 e 6-11). A **parte interpolar** estende-se a partir do limite rostral da parte caudal até a parte rostral do bulbo (Figuras 6-7 e 6-12). Finalmente, o **subnúcleo oral** estende-se a partir do limite rostral da parte interpolar até o nível no qual o nervo trigêmeo entra na ponte (ver Figuras 6-7 e AII-9).

A **artéria cerebelar inferior posterior** (ACIP) fornece o suprimento arterial para a parte posterolateral (dorsolateral) do bulbo (Figura 6-12; ver Capítulo 3). A ACIP é uma artéria terminal com pouco fluxo colateral proveniente de outros vasos no território que supre. Como consequência, ocorre um infarto da região posterolateral (dorsolateral) do bulbo quando a artéria é ocluída (Figura 6-12). A região medial do bulbo é poupada da oclusão em virtude do suprimento sanguíneo colateral para essa área proveniente da artéria vertebral contralateral e da artéria espinal anterior. A oclusão da ACIP produz um conjunto complexo de déficits sensoriais e motores denominado **síndrome bulbar lateral**, também conhecida como **síndrome da artéria cerebelar inferior posterior** (**síndrome de Wallemberg**). Esta síndrome produz um padrão distinto de sinais somatossensoriais, que são examinados no caso, no início do capítulo.

O núcleo sensorial principal do nervo trigêmeo é o equivalente trigeminal dos núcleos da coluna posterior

Rostralmente ao núcleo espinal do nervo trigêmeo encontra-se o **núcleo sensorial principal do nervo trigêmeo** (Figura 6-13C). Essa parte do complexo de núcleos do nervo trigêmeo medeia sensação tátil da face e cabeça e mecanossensação proveniente dos dentes. A maioria dos neurônios nesse núcleo dá origem aos axônios que sofrem decussação e sobem para o **núcleo ventral posteromedial** do tálamo. Seus axônios estão localizados no **lemnisco trigeminal**, posteromedialmente (dorsomedialmente) aos axônios do lemnisco medial. Esse é outro exemplo de segregação de funções. O núcleo sensorial principal do nervo trigêmeo é o equivalente trigeminal dos núcleos da coluna posterior, porque ambos os núcleos se projetam para o núcleo ventral posterior contralateral (mas separadamente às subdivisões medial e lateral) e ambas as

146 Seção II Sistemas Sensoriais

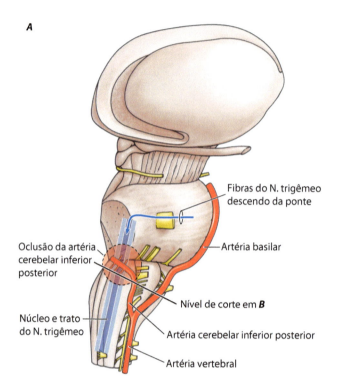

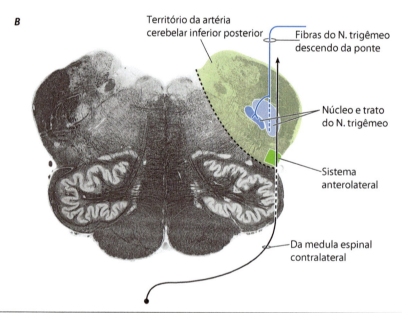

FIGURA 6-12 O suprimento arterial do bulbo. (**A**) O sistema arterial vertebrobasilar em uma secção das partes anterior (ventral) e lateral do tronco encefálico. A oclusão da artéria cerebelar inferior posterior leva ao infarto do território circular. O trato espinal (azul-claro) e o núcleo (azul-escuro) do nervo trigêmeo são mostrados em relação à região infartada. A oclusão da artéria cerebelar inferior posterior leva à lesão de ambos os núcleos localmente e aos axônios descendentes do nervo trigêmeo desse nível caudalmente. (**B**) Corte corado para mielina da parte média do bulbo (plano mostrado em *A*). A oclusão da artéria cerebelar inferior posterior (amarelo): (1) interrompe as fibras descendentes do nervo trigêmeo e compromete o núcleo espinal do nervo trigêmeo (provocando perda ipsilateral das sensações dolorosas e térmicas da face) e (2) interrompe as fibras do sistema anterolateral ascendente (provocando a perda contralateral das sensações dolorosas e térmicas nos membros e tronco). Outra lesão provocada pela oclusão da artéria cerebelar inferior posterior será estudada em capítulos posteriores.

Capítulo 6 Sensação Somática: Sistemas Trigeminal e Viscerossensorial 147

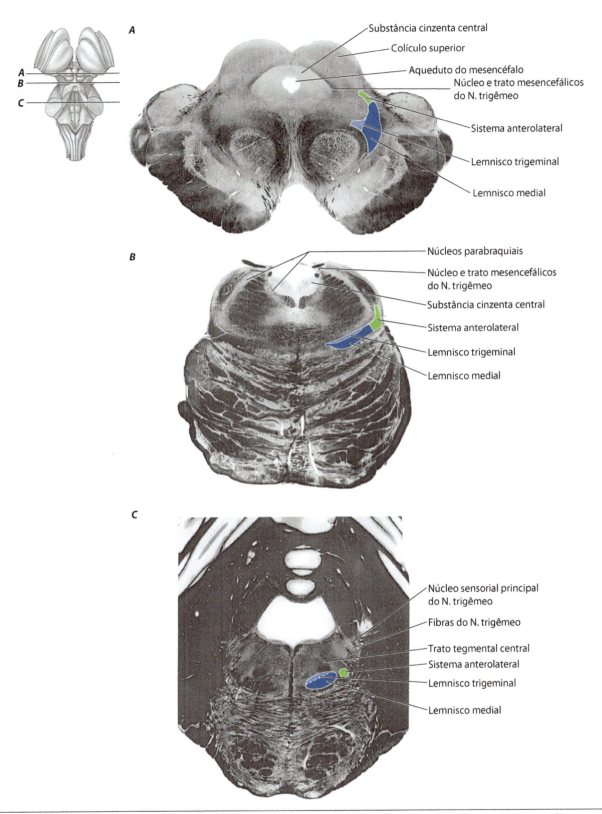

FIGURA 6-13 Cortes corados para mielina da ponte, no nível do mesencéfalo (**A**), o núcleo parabraquial (**B**) e o núcleo sensorial principal da ponte (**C**).

148 Seção II Sistemas Sensoriais

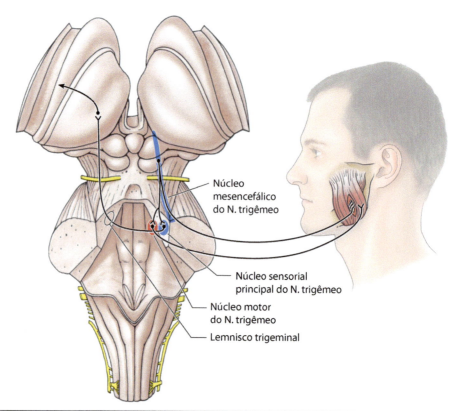

FIGURA 6-14 Reflexo de propriocepção e mandibular. O núcleo mesencefálico do nervo trigêmeo, que contém corpos celulares de neurônios sensoriais primários inervando os receptores de estiramento nos músculos da mandíbula, e o núcleo motor do nervo trigêmeo, contendo os neurônios motores do músculo da mandíbula, são parte do circuito de reflexo mandibular. O ramo ascendente do núcleo sensorial do nervo trigêmeo é importante na propriocepção da mandíbula.

estruturas auxiliam na sensação tátil (mas de regiões distintas do corpo). O lemnisco medial também contém um pequeno número de axônios provenientes de neurônios no núcleo espinal do nervo trigêmeo.

Uma parte do núcleo sensorial principal do nervo trigêmeo recebe sinais mecanorreceptores provenientes dos tecidos moles da cavidade oral e dos dentes e dá origem à **via ipsilateral**, que termina no núcleo ventral posteromedial do tálamo.

Além de transmitir informações mecânicas provenientes da cavidade oral, a função específica dessa via ipsilateral, em relação ao lemnisco trigeminal contralateral, é desconhecida.

O núcleo e trato mesencefálicos do nervo trigêmeo contêm os corpos celulares e axônios dos receptores de estiramento do músculo da mandíbula

O núcleo mesencefálico do nervo trigêmeo, localizado na parte lateral da substância cinzenta central e "periventricular" (Figura 6-12A, B), contém os corpos celulares dos receptores sensoriais do músculo fusiforme que inervam os músculos da mandíbula. Portanto esse núcleo é equivalente ao gânglio sensorial periférico. O ramo periférico do neurônio sensorial primário (Figura 6-3), transportando informações sensoriais para a parte central do sistema nervoso central, sobe até o núcleo mesencefálico do nervo trigêmeo, no **trato trigeminal mesencefálico** (observam-se seus axônios mielinizados laterais ao núcleo na Figura 6-13A). O ramo central também projeta-se pelo trato mesencefálico do nervo trigêmeo, para terminar em diversos locais do tronco encefálico importantes ao controle do músculo da mandíbula e propriocepção da mandíbula. Por exemplo, uma projeção monossináptica para o núcleo motor do nervo trigêmeo medeia o **reflexo mandibular** (ou de **fechamento**) (Figura 6-14), que é análogo ao reflexo patelar. Os aferentes do músculo da mandíbula terminam nos núcleos espinal rostral e principal do nervo trigêmeo (Figuras 6-13A e 6-14). Juntas, essas regiões exercem uma função na propriocepção da mandíbula. No mesencéfalo, o lemnisco medial e o lemnisco trigeminal migraram lateralmente (Figura 6-13A). O lemnisco trigeminal termina na divisão medial do núcleo ventral posterior.

Os núcleos parabraquial e solitário inferior (caudal) são centros de integração viscerossensoriais básicos do tronco encefálico

A **parte caudal do núcleo solitário** (Figuras 6-7 e 6-11A) recebe influxos dos receptores viscerais – quimiorreceptores (como os receptores sensíveis ao dióxido de carbono no sangue), mecanorreceptores (como os barorreceptores no glomo carótico) e nociceptores. Neurônios nesse núcleo possuem projeções ascendentes diversas. Ocorrem também projeções locais no bulbo e na ponte que exercem funções importantes no controle da pressão arterial e frequência respiratória e na regulação das secreções e motilidade gastrintestinais. Informações sensoriais processadas aqui, sobretudo os estímulos mecânicos e nocivos provenientes da laringe e faringe, são importantes para iniciarem-se os reflexos de proteção, como o **reflexo de fechamento da laringe**, a fim de evitar aspiração de líquido para os pulmões. A parte caudal do núcleo solitário possui **projeções descendentes** para a medula espinal a fim de controlar diretamente partes da divisão autônoma do sistema nervoso.

As projeções ascendentes da parte caudal do núcleo solitário são dedicadas ao **núcleo parabraquial** (Figura 6-13B; ver Figura AII-12), que, por sua vez, possui diversas projeções no prosencéfalo. Uma projeção ascendente do núcleo parabraquial é para a divisão parvocelular (células pequenas) do **núcleo ventral posteromedial** do tálamo, que é um relé viscerossensorial deste (ver seção seguinte). O núcleo parabraquial também transmite informações viscerossensoriais rostralmente ao **hipotálamo** e à **amígdala** (ver Figura 6-9), para duas estruturas encefálicas consideradas participantes em uma variedade de funções autônomas e endócrinas como, por exemplo, comportamentos alimentar e reprodutor (ver Capítulo 15).

Como discutido no Capítulo 5, o núcleo parabraquial também participa na transmissão de informações relacionadas com a dor somática para áreas do córtex importantes nas emoções. O controle viscerossensorial das funções corporais é considerado mais adiante, no Capítulo 15, que trata do hipotálamo e da divisão autônoma do sistema nervoso.

Sensações somática e visceral são processadas por núcleos talâmicos diferentes

A divisão ventral posteromedial do núcleo ventral posterior, frequentemente denominado simplesmente **núcleo ventral posteromedial** (Figura 6-15A), processa informações mecanossensoriais provenientes da cabeça. Essas informações, por sua vez, são projetadas para o giro pós-central, formando as representações sensoriais corticais da face e da cabeça (Figura 6-16). O núcleo ventral posteromedial é o complemento trigeminal para o núcleo espinal mecanossensorial, o núcleo ventral posterolateral. Semelhantes à desproporção da representação das mãos (ver Capítulo 4), as representações da língua e região perioral no córtex somatossensorial primário são maiores do que as representações corticais de outras partes do corpo, pois são usadas mais extensamente durante a fala e a mastigação, por exemplo. Em muitas espécies de roedores e carnívoros, a representação da face é mais extensa do que aquela dos dedos ou da língua e regiões perioriais, porque os pelos do bigode dessas espécies são os principais órgãos táteis discriminativos e exploratórios. O córtex somatossensorial primário, por sua vez, projeta-se para áreas somatossensoriais de ordem superior localizadas nos lobos parietal e insular, para elaboração adicional de mensagem sensorial (ver Figura 4-12). A RM (Figura 6-15B) é obtida por meio de uma parte semelhante do tálamo como na parte A, mostrando a localização aproximada do núcleo ventral posterior.

Semelhante aos sistemas para o processamento de informações somatossensoriais espinais, dor, prurido e temperatura são transmitidos para os **núcleos ventral posterior** e **ventromedial posterior**. Esses núcleos do tálamo projetam-se para o giro pós-central e o lobo insular, respectivamente. Como estudado no Capítulo 5, essas regiões corticais exercem uma função na percepção das sensações dolorosas, prurídicas e térmicas. Além disso, a representação insular pode ser importante nas memórias de experiências dolorosas e nos comportamentos somáticos e autônomos que evocam dor.

O **núcleo medial dorsal** (Figura 6-15) é a terceira área do tálamo a receber informações relacionadas a dor, temperatura e prurido, recebendo influxos trigeminais talâmicos e espinotalâmicos, e projeta-se para o córtex do giro anterior do cíngulo, importante nos aspectos emocionais de percepção de dor, prurido e temperatura.

Informações viscerossensoriais provenientes da faringe, laringe, esôfago e outros órgãos internos são processadas por uma região do tálamo que está localizada posteriormente ao núcleo ventral posteromedial, e essa área projeta-se para o córtex dentro do sulco lateral, no qual as vísceras são representadas (Figura 6-16B). Esse núcleo, localizado dentro de uma região do tálamo mal definida, pode receber um de diversos nomes, incluindo-se núcleo ventral posteromedial parvocelular (que também processa o paladar; Capítulo 9) e núcleo posterior.

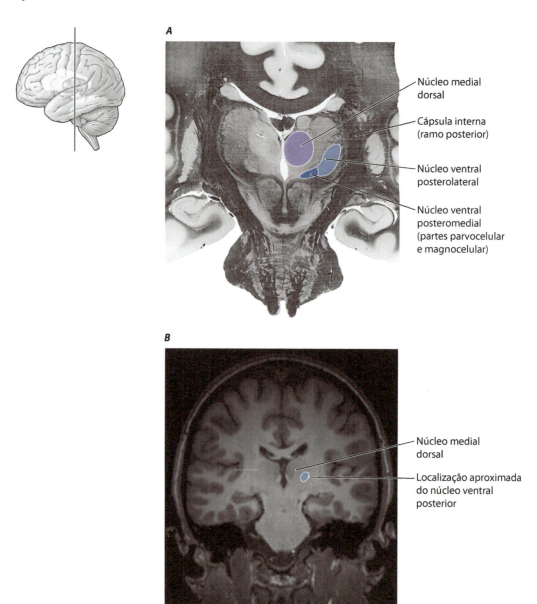

FIGURA 6-15 Tálamo. (**A**) Corte corado para mielina do núcleo ventral posterior. (**B**) Corte coronal corado para mielina do núcleo ventral posterior do tálamo. As partes magnocelular e parvocelular da divisão medial (núcleo ventral posteromedial) são os núcleos relés do paladar e do nervo trigêmeo, enquanto a divisão lateral (núcleo ventral posterolateral) é o núcleo relé para o lemnisco medial (i.e., influxo sensorial espinal).

Resumo

Nervos cranianos

Dos 12 nervos cranianos (Tabela 6-1 e Figura 6-2), os dois primeiros, os nervos *olfatório* (I) e *óptico* (II), são sensoriais e entram diretamente no telencéfalo e diencéfalo. Os nervos cranianos, 3º até o 12º, entram e deixam o tronco encefálico diretamente. Dois nervos cranianos, o *oculomotor* (III) e o *troclear* (IV), são nervos motores localizados no mesencéfalo. A ponte contém o nervo *trigêmeo* (V), um nervo misto; o nervo *abducente* (VI), um nervo motor; o nervo *facial* (VII), um nervo misto; e o nervo *vestibulococlear* (VIII), um nervo sensorial. O bulbo também contém quatro nervos cranianos: os nervos *glossofaríngeo* (IX) e *vago* (X) são mistos, enquanto os nervos *acessório* (XI) e *hipoglosso* (XII) são motores.

Colunas de núcleos dos nervos cranianos

Colunas distintas de núcleos dos nervos cranianos seguem ao longo do tronco encefálico, longitudinais ao

Capítulo 6 Sensação Somática: Sistemas Trigeminal e Viscerossensorial **151**

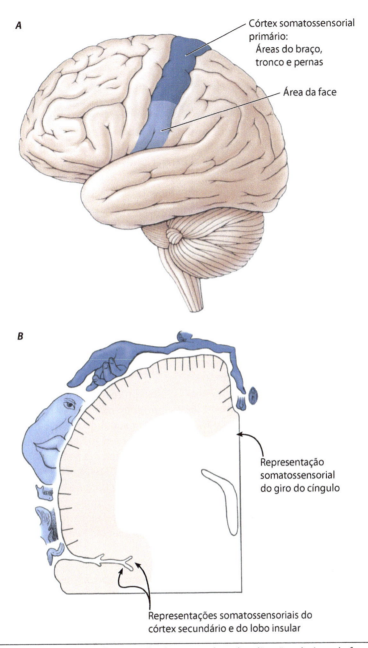

FIGURA 6-16 (**A**) Visualização lateral do hemisfério cerebral mostrando as localizações da área da face lateralmente e a área dos membros e tronco medialmente. (**B**) Uma lâmina coronal do giro pós-central mostrando a organização somatotópica, como representado pelo homúnculo. (**B**, adaptada de Penfield W, Rasmussen T. *The Cerebral Cortex of Man: a Clinical Study of Localization of Function*. New York, NY: Macmillan; 1950.)

eixo rostrocaudal (Figuras 6-4 até 6-7). Cada coluna possui uma função sensorial (aferente) e motora separada, e a nomenclatura segue aquela dos nervos cranianos: (1) *motora somática esquelética*, (2) *motora esquelética braquiomérica*, (3) *motora (autônoma) visceral*, (4) *viscerossensorial* e *paladar*, (5) *somatossensorial* e (6) *audição* e *equilíbrio* (Tabela 6-1). Cada coluna possui sua própria localização mediolateral (Figuras 6-4 e 6-6). O *sulco limitante* separa as colunas de núcleos sensoriais dos motores (Figuras 6-4 e 6-5).

Sistema sensorial trigeminal

A sensação somática das estruturas do crânio é mediada predominantemente pelo nervo trigêmeo, que possui três divisões sensoriais (Figura 6-10A): os nervos *oftálmico* [V_1], *maxilar* [V_2] e *mandibular* [V_3]. Os corpos celulares dos neurônios sensoriais primários que inervam a pele das túnicas mucosas da cabeça estão localizados no *gânglio trigeminal*. Três outros nervos cranianos também inervam partes da cabeça: o nervo *intermédio* (VII) (um ramo do nervo *facial*) inerva a pele da orelha; (2) o nervo *glosso-faríngeo* (IX) inerva a parte posterior da língua e partes da cavidade oral, cavidade nasal, faringe e orelha média (Figura 6-10A); e (3) o nervo *vago* (X) inerva a pele da orelha e túnicas mucosas da laringe. Os corpos celulares das fibras aferentes primárias no nervo facial estão localizados no *gânglio geniculado,* e aqueles dos nervos glossofaríngeo e vago localizam-se no *gânglio superior* de cada nervo. Fibras aferentes nesses quatro nervos cranianos entram no encéfalo e sobem e descem no *trato espinal do núcleo do nervo trigêmeo* (Figuras 6-8 e 6-11). As fibras do nervo trigêmeo, cujos corpos celulares se situam no gânglio trigeminal, terminam em dois dos três componentes principais do complexo nuclear do nervo trigêmeo: o *núcleo sensorial principal do nervo trigêmeo* (Figuras 6-8A e 6-13C) e o *núcleo espinal do nervo trigêmeo* (Figuras 6-7, 6-8B, 6-10 e 6-11). O núcleo espinal do nervo trigêmeo possui três subdivisões: o *subnúcleo oral, parte interpolar* e *parte caudal* (Figura 6-7). As fibras aferentes dos nervos facial, glossofaríngeo e vago terminam no núcleo espinal do nervo trigêmeo.

Fibras aferentes mecanorreceptoras do nervo trigêmeo terminam predominantemente no *núcleo sensorial principal do nervo trigêmeo.* A maioria dos neurônios de projeção ascendente desse núcleo envia seus axônios para o *núcleo ventral posteromedial* no lado oposto do tálamo (Figura 6-15). A partir daí, os neurônios do tálamo projetam-se, via ramo posterior da cápsula interna, para a representação da face do *córtex somatossensorial primário,* que se encontra na parte lateral do *giro pós--central* (Figura 6-16). Projeções do córtex primário lançam-se para o córtex somatossensorial secundário e para a parte posterior do lobo parietal. Uma pequena via sobe ispilateralmente para o tálamo e o córtex, conduzindo informações mecânicas da boca, especialmente dos dentes (Figura 6-8A).

Dor, temperatura e *prurido* aferentes das estruturas do crânio entram e descem ao longo do trato espinal do nervo trigêmeo. A via ascendente para as sensações dolorosas e térmicas origina-se do *núcleo espinal do nervo*

trigêmeo, basicamente das *partes caudal* e *interpolar* (Figuras 6-7 e 6-10). Os axônios da maioria dos neurônios de projeção ascendente nesses núcleos sofrem decussação. As fibras ascendentes seguem com o sistema anterolateral na parte lateral do bulbo e da ponte a caminho da parte rostral do tronco encefálico e do tálamo. Os núcleos do tálamo nos quais as fibras terminam são o *núcleo ventral posteromedial,* o *núcleo ventromedial posterior* e o *núcleo medial dorsal* (Figura 6-15).

Fibras aferentes conduzindo informações proprioceptivas dos músculos da mandíbula formam o *trato mesencefálico do nervo trigêmeo* (Figura 6-14). Seus corpos celulares estão localizados no *núcleo mesencefálico do nervo trigêmeo* e são únicos, porque são os únicos neurônios sensoriais primários com corpos celulares localizados no sistema nervoso central (Figura 6-3). Essas fibras aferentes projetam-se para o *núcleo principal do nervo trigêmeo* e partes superiores (rostrais) do *núcleo espinal do nervo trigêmeo,* que dá origem a uma via para o *núcleo ventral posteromedial* e para o *córtex somatossensorial primário.*

Sistema viscerossensorial

Receptores viscerossensoriais são inervados pelos nervos *glossofaríngeo* (IX) e *vago* (X), que se projetam para a parte caudal do núcleo solitário (Figuras 6-7 e 6-9). Axônios sobem ipsilateralmente a partir do núcleo solitário para o *núcleo parabraquial,* na parte rostral da ponte (Figura 6-13B). Os neurônios de terceira ordem projetam-se para o *hipotálamo* e o *sistema límbico,* estruturas para regulação de comportamento e respostas autônomas. Outros neurônios de terceira ordem projetam-se para a parte medial do *núcleo ventral posterior* e, em seguida, para a representação visceral no *lobo insular* (Figuras 6-9 e 6-16). Os órgãos viscerais pélvicos são inervados pelas fibras sensoriais primárias que se projetam para a parte sacral da medula espinal. Não se levando em consideração a coluna posterior (Capítulo 5), os circuitos encefálicos para a sensação visceral da pelve não são bem compreendidos.

Leituras selecionadas

Saper CB, Lumsden A, Richerson GB. The sensory, motor, and reflex functions of the brain stem. In: Kandel ER, Schwartz JH, Jessell TM, Siegelbaum SA, Hudspeth AJ, eds. *Principles of Neural Science.* 5th ed. New York, NY: McGraw-Hill; in press.

Referências

Al-Chaer ED, Feng Y, Willis WD. Comparative study of viscerosomatic input onto postsynaptic dorsal column and spinothalamic tract neurons in the primate. *J Neurophysiol.* 1999;82:1876-1882.

Altschuler SM, Bao XM, Bieger D, Hopkins DA, Miselis RR. Viscerotopic representation of the upper alimentary tract in the rat: sensory ganglia and nuclei of the solitary and spinal trigeminal tracts. *J Comp Neurol.* 1989;283:248-268.

Altschuler SM, Escardo J, Lynn RB, Miselis RR. The central organization of the vagus nerve innervating the colon of the rat. *Gastroenterology.* 1993;104:502-509.

Arvidsson J, Gobel S. An HRP study of the central projections of primary trigeminal neurons which innervate tooth pulp in the cat. *Brain Res.* 1981;210:1-16.

Arvidsson J, Thomander L. An HRP study of the central course of sensory intermediate and vagal fibers in peripheral facial nerve branches in the cat. *J Comp Neurol*. 1984;223:35-45.

Barnett EM, Evans GD, Sun N, Perlman S, Cassell MD. Anterograde tracing of trigeminal afferent pathways from the murine tooth pulp to cortex using herpes simplex virus type 1. *J Neurosci*. 1995;15:2972-2984.

Beck PD, Kaas JH. Thalamic connections of the dorsomedial visual area in primates. *J Comp Neurol*. 1998;396:381-398.

Blomqvist A, Zhang ET, Craig AD. Cytoarchitectonic and immunohistochemical characterization of a specific pain and temperature relay, the posterior portion of the ventral medial nucleus, in the human thalamus. *Brain*. 2000;123(part 3):601-619.

Broussard DL, Altschuler SM. Brainstem viscerotopic organization of afferents and efferents involved in the control of swallowing. *Am J Med*. 2000;108(suppl 4a):79S-86S.

Bruggemann J, Shi T, Apkarian AV. Viscero-somatic neurons in the primary somatosensory cortex (SI) of the squirrel monkey. *Brain Res*. 1997;756:297-300.

Burton H, Craig AD Jr. Distribution of trigeminothalamic projection cells in cat and monkey. *Brain Res*. 1979;161:515-521.

Capra NF. Mechanisms of oral sensation. *Dysphagia*. 1995;10:235-247.

Capra NF, Ro JY, Wax TD. Physiological identification of jaw-movement-related neurons in the trigeminal nucleus of cats. *Somatosens Mot Res*. 1994;11:77-88.

Chien CH, Shieh JY, Ling EA, Tan CK, Wen CY. The composition and central projections of the internal auricular nerves of the dog. *J Anat*. 1996;189:349-362.

Dubner R, Gold M. The neurobiology of pain. *Proc Natl Acad Sci USA*. 1999;96:7627-7630.

Esaki H, Umezaki T, Takagi S, Shin T. Characteristics of laryngeal receptors analyzed by presynaptic recording from the cat medulla oblongata. *Auris Nasus Larynx*. 1997;24:73-83.

Grelot L, Barillot JC, Bianchi AL. Central distributions of the efferent and afferent components of the pharyngeal branches of the vagus and glossopharyngeal nerves: an HRP study in the cat. *Exp Brain Res*. 1989;78:327-335.

Hanamori T, Smith DV. Gustatory innervation in the rabbit: central distribution of sensory and motor components of the chorda tympani, glossopharyngeal, and superior laryngeal nerves. *J Comp Neurol*. 1989;282:1-14.

Hayakawa T, Takanaga A, Maeda S, Seki M, Yajima Y. Sub-nuclear distribution of afferents from the oral, pharyngeal and laryngeal regions in the nucleus tractus solitarii of the rat: a study using transganglionic transport of cholera toxin. *Neurosci Res*. 2001;39:221-232.

Hayashi H, Sumino R, Sessle BJ. Functional organization of trigeminal subnucleus interpolaris: nociceptive and innocuous afferent inputs, projections to thalamus, cerebellum, and spinal cord, and descending modulation from periaqueductal gray. *J Neurophysiol*. 1984;51:890-905.

Hu JW, Sessle BJ. Comparison of responses of cutaneous nociceptive and nonnociceptive brain stem neurons in trigeminal subnucleus caudalis (medullary dorsal horn) and subnucleus oralis to natural and electrical stimulation of tooth pulp. *J Neurophysiol*. 1984;52:39-53.

Jones EG, Schwark HD, Callahan PA. Extent of the ipsilateral representation in the ventral posterior medial nucleus of the monkey thalamus. *Exp Brain Res*. 1984;63:310-320.

Kruger L. Functional subdivision of the brainstem sensory trigeminal nuclear complex. In: Bonica JJ, Liebeskind JC, Albe-Fessard DG, eds. *Advances in Pain Research and Therapy*, Vol. 3. New York, NY: Raven Press; 1984:197-209.

Kuo DC, de Groat WC. Primary afferent projections of the major splanchnic nerve to the spinal cord and gracile nucleus of the cat. *J Comp Neurol*. 1985;231:421-434.

Kuo DC, Nadelhaft I, Hisamitsu T, de Groat WC. Segmental distribution and central projections of renal afferent fibers in the cat studied by transganglionic transport of horseradish peroxidase. *J Comp Neurol*. 1983;216:162-174.

Lenz FA, Gracely RH, Zirh TA, Leopold DA, Rowland LH, Dougherty PM. Human thalamic nucleus mediating taste and multiple other sensations related to ingestive behavior. *J Neurophysiol*. 1997;77:3406-3409.

Martin GF, Holstege G, Mehler WR. Reticular formation of the pons and medulla. In: Paxinos G, ed. *The Human Nervous System*. Amsterdam: Academic Press; 1990:203–220.

Menetrey D, Basbaum AI. Spinal and trigeminal projections to the nucleus of the solitary tract: a possible substrate for somatovisceral and viscerovisceral reflex activation. *J Comp Neurol*. 1987;255:439-450.

Mifflin SW. Laryngeal afferent inputs to the nucleus of the solitary tract. *Am J Physiol*. 1993;265:R269-R276.

Nomura S, Mizuno N. Central distribution of primary afferent fibers in the Arnold's nerve (the auricular branch of the vagus nerve): a transganglionic HRP study in the cat. *Brain Res*. 1984;292:199-205.

Paxinos G, Tork I, Halliday G, Mehler WR. Human homologs to brainstem nuclei identified in other animals as revealed by acetylcholinesterase activity. In: Paxinos G, ed. *The Human Nervous System*. Amsterdam: Academic Press; 1990:149-202.

Ro JY, Capra NF. Physiological evidence for caudal brain-stem projections of jaw muscle spindle afferents. *Exp Brain Res*. 1999;128:425-434.

Ropper AH, Samuels MA. *Adams & Victor's Principles of Neurology*. 9th ed. New York, NY: McGraw-Hill; 2009.

Satoda T, Takahashi O, Murakami C, Uchida T, Mizuno N. The sites of origin and termination of afferent and efferent components in the lingual and pharyngeal branches of the glossopharyngeal nerve in the Japanese monkey (Macaca fuscata). *Neurosci Res*. 1996;24:385-392.

Shigenaga Y, Chen IC, Suemune S, et al. Oral and facial representation within the medullary and upper cervical dorsal horns in the cat. *J Comp Neurol*. 1986;243:388-408.

Shigenaga Y, Nishimura M, Suemune S, et al. Somatotopic organization of tooth pulp primary afferent neurons in the cat. *Brain Res*. 1989;477:66-89.

Smith RL. Axonal projections and connections of the principal sensory trigeminal nucleus in the monkey. *J Comp Neurol*. 1975;163:347-376.

Sweazey RD, Bradley RM. Central connections of the lingual-tonsillar branch of the glossopharyngeal nerve and the superior laryngeal nerve in lamb. *J Comp Neurol*. 1986;245:471-482.

Sweazey RD, Bradley RM. Response characteristics of lamb pontine neurons to stimulation of the oral cavity and epiglottis with different sensory modalities. *J Neurophysiol*. 1993;70:1168-1180.

Takagi S, Umezaki T, Shin T. Convergence of laryngeal afferents with different natures upon cat NTS neurons. *Brain Res Bull*. 1995;38:261-268.

154 Seção II Sistemas Sensoriais

Takemura M, Nagase Y, Yoshida A, et al. The central projections of the monkey tooth pulp afferent neurons. *Somatosens Mot Res*. 1993;10:217-227.

Topolovec JC, Gati JS, Menon RS, Shoemaker JK, Cechetto DF. Human cardiovascular and gustatory brainstem sites observed by functional magnetic resonance imaging. *J Comp Neurol*. 2004;471(4):446-461.

Treede RD, Apkarian AV, Bromm B, Greenspan JD, Lenz FA. Cortical representation of pain: functional characterization of nociceptive areas near the lateral sulcus. *Pain*. 2000;87:113-119.

Wild JM, Johnston BM, Gluckman PD. Central projections of the nodose ganglion and the origin of vagal efferents in the lamb. *J Anat*. 1991;175:105-129.

Questões de estudo

1. Qual das seguintes opções não lista os nervos cranianos na ordem correta de rostral para caudal?
   A. Óptico, troclear, abducente, glossofaríngeo, acessório
   B. Olfatório, oculomotor, facial, trigêmeo, glossofaríngeo, vago
   C. Oculomotor, facial, vago, acessório
   D. Troclear, trigêmeo, vestibular, glossofaríngeo, acessório

2. Qual das afirmativas listadas melhor descreve o desenvolvimento dos núcleos sensorial e motor dos nervos cranianos?
   A. Os núcleos sensoriais dos nervos cranianos desenvolvem-se a partir da placa alar, e os núcleos motores, da placa basilar.
   B. Núcleos motores são deslocados dorsalmente à medida que o quarto ventrículo amadurece.
   C. Núcleos sensoriais são deslocados ventralmente à medida que o quarto ventrículo amadurece.
   D. Os somitos corporais determinam o plano de desenvolvimento do tronco encefálico.

3. Qual das seguintes afirmativas melhor descreve as relações espaciais entre duas colunas de núcleos de nervos cranianos?
   A. A coluna motora braquiomérica está localizada dorsalmente à coluna motora somática.
   B. A coluna para sensações viscerais está localizada lateralmente à coluna para sensação somática.
   C. A coluna motora somática está localizada medialmente à coluna somatossensorial.
   D. A coluna de núcleos autônomos está localizada ventralmente à coluna somatossensorial.

4. A parte caudal do núcleo espinal do nervo trigêmeo é para o núcleo parabraquial como
   A. a mecanossensação é para a sensação visceral
   B. a sensação visceral é para a sensação térmica
   C. a sensação visceral é para a dor
   D. a dor é para a sensação visceral

5. Os corpos celulares dos receptores do músculo da mandíbula estão localizados
   A. no gânglio sensitivo do nervo espinal
   B. no gânglio trigeminal
   C. no núcleo mesencefálico do nervo trigêmeo
   D. na parte interpolar do núcleo espinal do nervo trigêmeo

6. Qual das seguintes afirmativas melhor descreve a organização somatotópica da parte caudal e interpolar dos núcleos espinais do nervo trigêmeo?
   A. A parte interpolar representa a cavidade oral, incluindo os dentes, o segmento rostral da parte caudal representa a face perioral e o segmento caudal da parte caudal representa o dorso da face, próximo da orelha.
   B. A parte interpolar representa a cavidade oral, incluindo os dentes, o segmento rostral da parte caudal representa o dorso da face, próximo da orelha, e o segmento caudal da parte caudal representa a face perioral.
   C. A parte interpolar representa o nervo oftálmico [V_1] do nervo trigêmeo, o segmento superior da parte caudal representa o nervo maxilar [V_2], e o segmento inferior da parte caudal representa o nervo mandibular [V_3].
   D. A parte interpolar representa o nervo oftálmico [V_1] do nervo trigêmeo, o segmento rostral da parte caudal representa os nervos maxilar [V_2] e mandibular [V_3], e o segmento caudal da parte caudal representa os nervos intermédio, vago e glossofaríngeo.

7. A artéria cerebelar inferior posterior supre quais das estruturas seguintes?
   A. Núcleo solitário
   B. Subnúcleo oral do nervo trigêmeo
   C. Lemnisco medial
   D. Pirâmide

8. Um paciente sofre de oclusão da artéria cerebelar inferior posterior. Qual das seguintes alternativas melhor descreve o comprometimento neurológico?
   A. Perda contralateral da dor facial; perda contralateral de dor nos membros
   B. Perda ipsilateral da dor facial; perda contralateral da dor nos membros
   C. Perda contralateral da dor facial; perda ipsilateral do tato facial
   D. Perda contralateral do paladar; perda contralateral da dor facial e nos membros

9. Um paciente tem o reflexo de fechamento da laringe comprometido. Qual dos seguintes núcleos é importante no processamento das informações mecanossensoriais provenientes das membranas mucosas próximas da laringe?
   A. Parte caudal do núcleo solitário
   B. Núcleo cuneiforme
   C. Núcleo sensorial principal do nervo trigêmeo
   D. Núcleo grácil

10. O lobo insular representa
    A. os órgãos viscerais
    B. a face contralateral
    C. informações sensoriais provenientes dos nervos cranianos
    D. informações sensoriais provenientes dos nervos espinais

Capítulo 7

O Sistema Visual

CASO CLÍNICO | Hemianopsia homônima

Uma mulher de 70 anos desenvolveu subitamente dificuldade de enxergar no lado esquerdo, sendo levada para a emergência. Relatou que, quando olhava diretamente para o marido, via apenas o lado direito da face. No teste na emergência, descobriram que tinha cegueira no campo esquerdo, chamada de hemianopsia homônima. A paciente não tinha heminegligência esquerda ou dificuldade de desenhar formas ou descrever relações espaciais entre objetos. A Figura 7-1A é uma RM mostrando o dano à parte esquerda do lobo occipital e à substância branca adjacente. A lesão foi produzida pela oclusão da artéria cerebral posterior distal ao tálamo.

Com base na leitura do capítulo, inspeção das imagens e exame dos sinais neurológicos:

1. **Delineie o comprometimento do campo visual.**
2. **Explique por que a paciente não tem alteração da função macular.**
3. **Por que a capacidade visuoespacial da paciente não é prejudicada, e por que ela não tem heminegligência?**

Sinais neurológicos principais e estruturas do encéfalo danificadas correspondentes

Hemianopsia homônima

É a perda da visão nos campos visuais contralaterais (ver Figura 7-3), sendo consequência de lesão à via visual proximal ao quiasma óptico, de um lado: ao longo do trato óptico, núcleo dorsal do corpo geniculado lateral, radiações ópticas e lobo occipital. Os córtices visual primário e de ordem superior estão localizados aqui. A perda visual básica é atribuída à lesão ao córtex visual primário.

Ausência de alteração macular

Após oclusão da artéria occipital da artéria cerebral posterior, uma artéria distal suprindo mais seletivamente o córtex visual, o polo occipital pode permanecer relativamente intacto. Isso ocorre em razão do suprimento de

Anatomia funcional do sistema visual

Vias visuais separadas anatomicamente medeiam a percepção e a função do reflexo ocular

A via para o córtex visual primário é importante para a percepção da forma, da cor e do movimento dos estímulos visuais

A via para o mesencéfalo é importante no controle reflexo e voluntário do bulbo dos olhos

Anatomia regional do sistema visual

O campo visual de cada olho se sobrepõe parcialmente

Propriedades ópticas do olho transformam os estímulos visuais

A retina contém três camadas celulares principais

Cada nervo óptico contém todos os axônios das células ganglionares na parte ipsilateral da retina

O colículo superior é importante no controle motor e na orientação oculares

O núcleo geniculado lateral transmite informações retinotópicas para o córtex visual primário

O córtex visual primário possui uma organização colunar

Os sistemas magnocelular e parvocelular possuem projeções laminares diferenciais no córtex visual primário

Áreas corticais visuais de ordem superior analisam aspectos distintos dos estímulos visuais

O reconhecimento de objetos é transmitido pelo fluxo ventral, e a localização e a ação espaciais pelo fluxo dorsal

O campo visual se altera de formas características após lesão ao sistema visual

Quadro 7-1 As funções das diferentes áreas visuais de ordem superior são reveladas pelo exame de imagem e pela análise dos déficits produzidos pelas lesões

Resumo
Leituras selecionadas
Referências
Questões de estudo

sangue colateral proveniente da artéria cerebral média. A Figura 7-1B mostra esquematicamente essa sobreposição. Na paciente, o infarto não ficou limitado à substância cinzenta do córtex visual, visto que houve participação das radiações ópticas.

— Continua na página seguinte

156 Seção II Sistemas Sensoriais

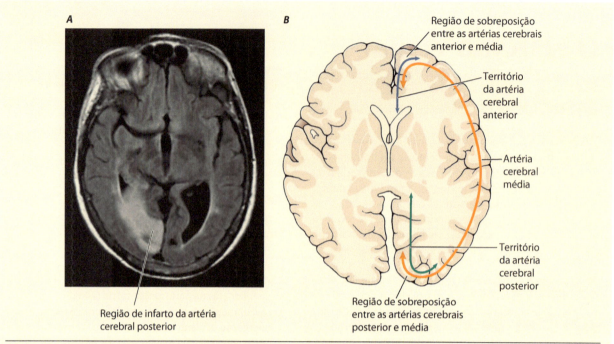

FIGURA 7-1 Hemianopsia homônima. (**A**) RM mostrando lesão ao lobo occipital direito. (**B**) Representação esquemática de lâmina horizontal mostrando a sobreposição das distribuições das artérias cerebrais média e posterior.

Ausência de heminegligência e preservação da capacidade visuoespacial

Lesão à região direita dos lobos occipital e parietal posterior produz heminegligência e distúrbios da capacidade visuoespacial. Isso é produzido pela oclusão/hemorragia dos ramos superficiais da artéria cerebral média que supre a parte posterior do lobo parietal ou os ramos profundos dessas duas artérias, que suprem partes da substância branca subjacente. Esses comprometimentos estão notavelmente ausentes nessa paciente. Isso ocorre porque a lesão preserva a parte posterior do lobo parietal e a parte lateral do lobo occipital.

Como espécie, os seres humanos dependem mais da visão do que de qualquer outra modalidade sensorial. Caso a intensidade dos números seja uma indicação da importância da visão, então uma simples contagem dos axônios e um inventário das áreas do encéfalo comprometidas com a visão são muito eficazes. Os nervos ópticos, que conectam os bulbos dos olhos aos centros de processamento visual, contêm cada um aproximadamente 1 milhão de axônios. O córtex cerebral, no qual as mensagens visuais dos bulbos dos olhos são analisadas e as percepções são formadas, contém uma grande quantidade de áreas distintas – algumas estimativas relatam duas dúzias – comprometidas com um ou outro aspecto do processamento visual.

Em muitos aspectos, o sistema visual é organizado como os sistemas somatossensoriais, estudados nos Capítulos 4 e 5. Por exemplo, a topografia das conexões no sistema visual é amplamente determinada da forma como a lâmina receptora está organizada. Na realidade, essas conexões são tão sistematizadas e prognosticáveis que os médicos usam um defeito sensorial visual para identificar com notável precisão o local da lesão do sistema nervoso central.

Outra semelhança é que ambos os sistemas possuem uma **organização hierárquica** e **paralela**. No sistema organizado hierarquicamente, níveis funcionais distintos são diferenciados com relação um ao outro, cada um com substratos anatômicos evidentes. Na visão, como na sensação somática, múltiplas vias organizadas hierarquicamente transportam informações dos receptores para estruturas no sistema nervoso central. Cada via processa informações visuais com um propósito diferente, como percepção de formato, movimento e cor dos objetos.

A percepção visual, como a percepção para outras sensações, não é um processo passivo; os olhos não recebem simplesmente estimulação visual. Ao contrário, a posição dos olhos é precisamente controlada para varrer o ambiente, observar seletivamente e orientar-se na direção de estímulos visuais específicos. Além das vias provenientes da retina para o córtex, para percepção, existe uma via separada para o tronco encefálico, para controle dos movimentos dos bulbos dos olhos. Este capítulo começa com uma visão geral das vias visuais para percepção e controle do movimento dos bulbos dos olhos. Em seguida, estuda a estrutura e as conexões anatômicas dos componentes dessas vias. Finalmente, o capítulo estuda como os médicos conseguem localizar perturbações da função encefálica com precisão, utilizando o conhecimento da organização do sistema visual. A via visual para o controle do movimento do bulbo do olho será vista novamente quando forem estudados os circuitos para o controle do movimento do bulbo do olho (ver Capítulo 12).

Anatomia funcional do sistema visual

Vias visuais separadas anatomicamente medeiam a percepção e a função do reflexo ocular

A via visual que medeia percepção e a via que controla o movimento do bulbo do olho originam-se na retina, uma lâmina fina de neurônios e células da neuróglia aderente à face interna posterior do bulbo do olho (Figura 7-2A). Aqui também estão localizados os fotorreceptores (Figura 7-2A, detalhe), que fazem sinapse com os interneurônios da retina que, por sua vez, fazem sinapse nas células ganglionares. As **células ganglionares** são os neurônios de projeção da retina que fazem sinapse no tálamo e no tronco encefálico. Os axônios das células ganglionares seguem no **nervo óptico** (nervo craniano II), e as células ganglionares de cada olho contribuem com axônios para o nervo óptico no mesmo lado. Alguns axônios das células ganglionares sofrem decussação no **quiasma óptico** (Figura 7-2A, B) a caminho do tálamo e do tronco encefálico, enquanto outros axônios não sofrem decussação. Juntos, os axônios das células ganglionares que sofreram e os que não sofreram decussação, reordenados de acordo com um plano preciso (ver a seguir), seguem no **trato óptico** (Figura 7-2B). Portanto, cada trato óptico contém axônios de ambos os olhos.

A via para o córtex visual primário é importante para a percepção da forma, da cor e do movimento dos estímulos visuais

O principal alvo no tálamo para as células ganglionares é o **núcleo dorsal do corpo geniculado lateral**. Este núcleo relé do tálamo é análogo ao núcleo ventral posterior, o principal núcleo somatossensorial relé do tálamo. O núcleo dorsal do corpo geniculado lateral se projeta para o **córtex visual primário** por meio de uma via chamada de **radiações ópticas**. Essa projeção é importante para a percepção, pois compreende múltiplas vias funcionais, cujos axônios misturam-se: um que é mais importante para a percepção da forma dos estímulos visuais, outro para cor e um terceiro para a localização e velocidade dos movimentos de estímulos.

O córtex visual primário, ou V1, está localizado no lobo occipital, ao longo das margens e nas profundezas da **fissura calcarina** (Figura 7-2A). O córtex visual primário também é referido como *córtex estriado* (córtex

visual), porque os axônios mielinizados (denominados estria occipital; linha de Gennari) formam uma estrição proeminente. Projeções eferentes do córtex visual primário seguem uma das três vias principais. Uma via se projeta para as **áreas corticais visuais secundárias** ou **de ordem superior**, no lobo occipital (ver Figura 7-16). Áreas visuais de ordem superior circundam parcialmente o córtex visual primário. Cada uma dessas áreas corticais visuais é organizada de forma retinotópica. Enquanto o córtex visual primário é importante no processamento do sinal visual, que é fundamental para todos os aspectos da percepção visual, cada uma das muitas áreas corticais de ordem superior é importante em aspectos distintos da visão. Por exemplo, o córtex visual primário processa informações para estímulos de forma, cor e movimento; uma das áreas de ordem superior (V4) é importante para a visão de cores; e uma área diferente é importante para a discriminação da direção e velocidade de um estímulo em movimento (V5; ver Figura 7-15). Os axônios da segunda via do córtex visual primário sofrem decussação no corpo caloso e terminam no córtex visual primário contralateral. Essa projeção também atua na percepção visual, ajudando a unificar imagens dos dois olhos em uma percepção única do mundo visual. Finalmente, a terceira via proveniente do córtex visual primário desce até os centros visuomotores do mesencéfalo para concentrar as imagens de interesse na retina e para mover os olhos para objetos salientes.

A via para o mesencéfalo é importante no controle reflexo e voluntário do bulbo dos olhos

Determinadas células ganglionares da retina se projetam diretamente para o mesencéfalo (Figura 7-2A, C), principalmente para duas estruturas: o **colículo superior** e os **núcleos pré-tetais**. Axônios das células ganglionares seguindo para o mesencéfalo margeiam o núcleo do corpo geniculado lateral e seguem em um trato denominado **braço do colículo superior** (Figura 7-2B; ver também Figura 7-9). O colículo superior encontrado no **teto** do mesencéfalo (ver Figura 2-9) encontra-se dorsal ao aqueduto do mesencéfalo (Figura 7-2C). Nos vertebrados inferiores, como os anfíbios e pássaros, o colículo superior é denominado **teto óptico** e é a principal estrutura do encéfalo para a visão, em lugar de um córtex visual. Nos mamíferos, especialmente nos seres humanos, o colículo superior possui uma função mínima na percepção, mas uma função importante no controle das **sacadas**, movimentos rápidos dos olhos (oculares) que rapidamente mudam o olhar fixo de um objeto para outro. Os núcleos pré-tetais encontram-se rostrais ao teto, na junção mesencéfalo-diencéfalo (ver Figura 7-9). Os núcleos pré-tetais participam nos **reflexos pupilares**, que regulam a quantidade de luz que entra na retina, assim como em outros reflexos visuais (ver Capítulo 12).

158 Seção II Sistemas Sensoriais

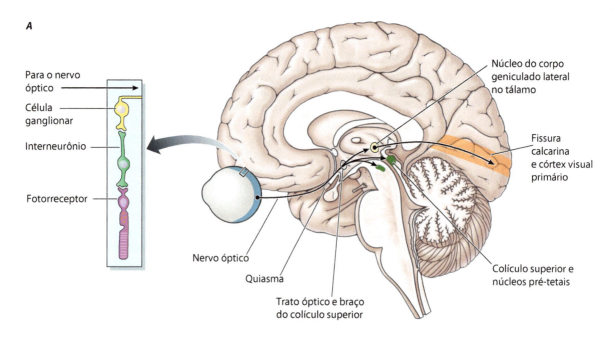

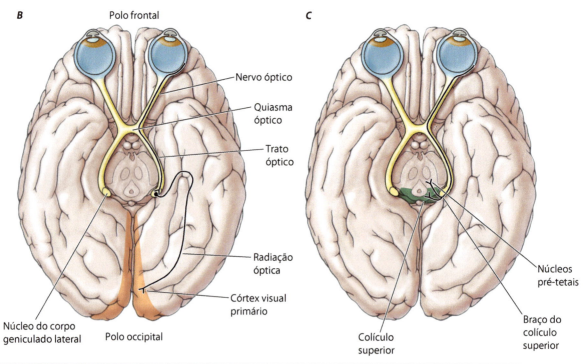

FIGURA 7-2 Organização das duas vias visuais, a via retina-corpo geniculado-fissura calcarina (**A**, **B**) e a via para o mesencéfalo (**A**, **C**). O detalhe à esquerda mostra a organização geral da retina. O fotorreceptor transduz estímulos visuais e transmite informações sensoriais, codificadas na forma de potenciais não propagados, para interneurônios da retina. Os interneurônios transmitem informações visuais para as células ganglionares. Axônios das células ganglionares formam o nervo óptico assim que deixam o bulbo dos olhos. (**A**) Visualização sagital mediana do encéfalo mostrando as vias visuais para o tálamo e o córtex, e a via para o mesencéfalo. (**B**) Visualização inferior do encéfalo mostrando a via retina-corpo geniculado-fissura calcarina. (**C**) Visualização inferior do encéfalo mostrando a via para o mesencéfalo.

Projeções adicionais do tronco encefálico e do diencéfalo do trato óptico auxiliam outras funções. Por exemplo, uma projeção chega aos núcleos do mesencéfalo, que são importantes no controle reflexo da posição dos olhos para estabilização de imagens na retina quando a cabeça está em movimento. Esses núcleos incluem o **sistema óptico acessório**. Como outro exemplo, uma projeção retiniana para o hipotálamo é importante para o ritmo circadiano (ver Capítulo 15).

Anatomia regional do sistema visual

O campo visual de cada olho se sobrepõe parcialmente

Quando os olhos estão fixos, olhando diretamente para frente, a área total vista é chamada de **campo visual**, os campos visuais combinados de cada olho (Figura 7-3A). Embora o campo visual seja dividido em hemicampos, o campo visual de cada olho não é simplesmente um hemicampo. Semelhante a quando um indivíduo olha por um binóculo, o campo de visão de cada olho se sobrepõe extensamente. Como resultado, o campo visual inclui uma zona binocular central (Figura 7-3A, sombreado escuro), na qual ocorre a visão esteroscópica, e duas zonas monoculares (Figura 7-3A, sombreado claro). Portanto, cada hemicampo é visto por partes da retina da cada olho.

Propriedades ópticas do olho transformam os estímulos visuais

Após entrar na **córnea**, a parte avascular transparente da **esclera**, a luz é concentrada na superfície da retina pela **lente** (Figura 7-4A). A lente inverte e reverte a imagem visual projetada na retina. Quando um indivíduo olha um objeto, move os olhos de modo que a imagem do objeto recaia na **fóvea**, uma parte especializada de alta resolução da retina. A fóvea está centralizada no interior de uma região distinta morfologicamente da retina, chamada de **mácula lútea** (Figura 7-4B). O encéfalo controla precisamente a posição dos olhos para garantir que a parte básica de uma imagem recaia na fóvea de cada olho. Uma linha vertical que passa pela fóvea divide a retina em duas metades, **metade nasal da retina** (hemirretina nasal) e **metade temporal da retina** (hemirretina temporal). Cada metade da retina inclui metade da fóvea e o restante das partes perifoveal e periférica da retina. As partes anteriores da metade nasal da retina (hemirretina nasal) correspondem às crescentes temporais, que são zonas monoculares de recepção de informações visuais provenientes das partes temporais dos campos visuais (Figura 7-5).

Considera-se a relação entre um objeto sendo visto e o local onde a imagem recai na retina (Figura 7-5). Quando uma pessoa olha para a face de outra e, por exemplo, fixa o olhar no nariz desta, o lado esquerdo da face está dentro do hemicampo visual esquerdo. A imagem do lado esquerdo recai na metade nasal da retina (hemirretina nasal) do olho esquerdo e na metade temporal da retina (hemirretina temporal) do olho direito. Embora cada olho veja toda a face, as informações visuais provenientes do hemicampo visual de um lado são processadas pelo córtex visual no lado oposto (ver a seguir).

A Figura 7-4B também mostra o **disco do nervo óptico**, no qual axônios retinianos deixam o bulbo do olho, e os vasos sanguíneos que suprem uma parte da retina entram e saem do olho. Isso corresponde ao **ponto cego** (Figura 7-3B), porque o disco do nervo óptico não possui fotorreceptores. Curiosamente, um indivíduo não está consciente de seu próprio ponto cego até que este seja mostrado. A fóvea e o disco do nervo óptico são examinados clinicamente usando-se um oftalmoscópio para observar atentamente a parte posterior do olho.

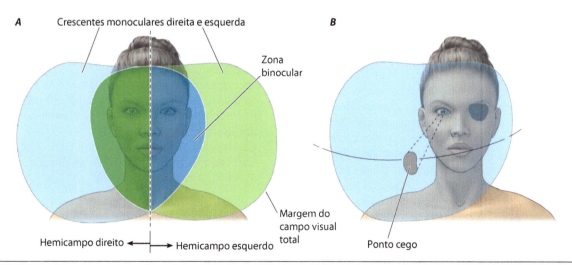

FIGURA 7-3 Diagrama esquemático do campo visual. (**A**) Sobreposição dos campos visuais de ambos os olhos. (**B**) Campo visual para o olho direito (com um tampão no olho esquerdo) com a projeção indicada do ponto cego.

160 Seção II Sistemas Sensoriais

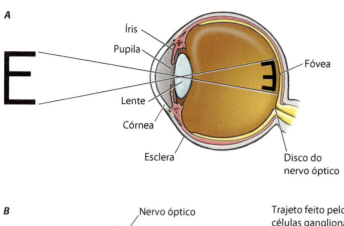

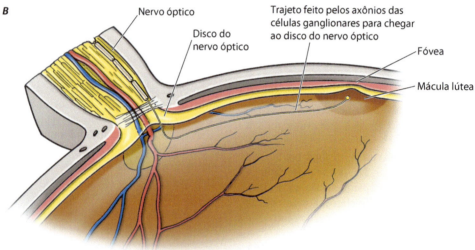

FIGURA 7-4 (**A**) Visualização sagital mostra as características principais das propriedades ópticas do olho. (**B**) Trajeto dos axônios das células ganglionares ao longo da superfície da retina e entrando no nervo óptico no disco do nervo óptico. (**B**, adaptada de Patten H. *Neurological Differential Diagnosis*. 2nd ed. New York, NY: Springer-Verlag; 1998.) E, *eye* (olho).

A retina contém três camadas celulares principais

A retina é uma estrutura laminada, como revelado em um corte orientado em ângulo reto com a superfície (Figura 7-6). Outros componentes do sistema visual também possuem uma estrutura laminar.

A laminação é uma forma de o sistema nervoso acondicionar consecutivamente neurônios com padrões e funções semelhantes de conexões. O ponto de referência espacial para a descrição do local dos estratos é o **centro tridimensional** do olho. Os estratos nucleares **internos** ou proximais da retina encontram-se distantes do centro (Figura 7-6, detalhe).

Embora a retina possua muitos estratos anatomicamente distintos (Figura 7-6), os corpos celulares da maioria dos neurônios retinianos estão localizados dentro dos três estratos. Isso é mais bem observado em uma micrografia da retina do camundongo (Figura 7-7), na qual os diversos tipos de células são identificados genética ou imuno-histologicamente.

1. Os corpos celulares das duas classes de fotorreceptores – bastonetes para visão noturna e cones para a visão com alta acuidade à luz do dia – estão localizados no **estrato nuclear externo**.
2. Os corpos celulares e muitos processos dendríticos de interneurônios retinianos – células bipolares, horizontais e amácrinas – estão localizados no **estrato limitante interno**.
3. Células ganglionares, os neurônios de projeção da retina, estão localizados no estrato celular mais interno da retina, o **estrato ganglionar**.

Cones contêm os fotopigmentos para visão de cores e estão disponíveis em três classes diferentes de acordo com os espectros de absorção: vermelho, verde ou azul. A densidade do cone é mais alta na fóvea e diminui continuamente em direção à parte periférica da retina. Isso ocorre

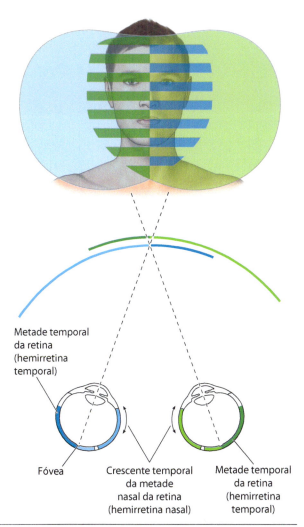

FIGURA 7-5 Visualização horizontal esquemática dos olhos olhando em direção a uma pessoa, mostrando o local dos campos visuais para cada olho e como as informações se projetam nas duas retinas. Os campos visuais direito e esquerdo são mostrados em azul e verde; as regiões sobrepostas são listradas. Para o olho esquerdo, as informações visuais provenientes da região azul-escuro recaem na metade temporal esquerda da retina (hemirretina temporal) e as provenientes da região azul-claro recaem na metade nasal esquerda da retina (hemirretina nasal). Para o olho direito, informações visuais provenientes da região verde-escuro recaem na metade temporal direita da retina (hemirretina temporal) e provenientes da região verde-claro recaem na metade nasal da retina (hemirretina nasal).

porque a acuidade visual é maior na fóvea e diminui em direção à parte periférica da retina. **Bastonetes** contêm o fotopigmento **rodopsina** e são idealmente apropriados para a detecção de níveis baixos de iluminação, como no anoitecer ou à noite. De fato, um único fóton ativa uma célula em bastonete. Os bastonetes estão ausentes na fóvea e são mais densos ao longo de um anel elíptico na região perifoveal, que é o local de máxima sensibilidade à luz. Isso ajuda a explicar porque quando um indivíduo discerne um objeto indistinto à noite, o faz melhor desviando o olhar para um lado e não olhando diretamente para o objeto.

Células bipolares conectam os fotorreceptores diretamente com as células ganglionares (Figura 7-7). Das duas classes principais de células bipolares, **cones bipolares** e **bastonetes bipolares**, a primeira recebe influxos sinápticos de um número menor de cones para dar acuidade visual intensa e visão para cores. Em contrapartida, os bastonetes bipolares recebem influxos convergentes de muitos bastonetes para menor acuidade visual, mas sensibilidade maior a baixos níveis de iluminação. As ações das **células horizontais** e **amácrinas** intensificam o contraste por meio de interações entre fotorreceptores e células bipolares localizadas lateralmente. As células horizontais estão localizadas na parte externa do estrato nuclear interno, enquanto as células amácrinas são encontradas na parte interna. Muitas células amácrinas contêm **dopamina**, que exerce uma função na adaptação da atividade sináptica da retina ao escuro.

Existem duas classes principais de **células ganglionares na retina** – as células M e P. A **célula M** (ou **magnocelular**) possui uma árvore dendrítica grande, permitindo a integração das informações visuais vindas de uma parte maior da retina. Considera-se que as células M exerçam uma função básica na análise do movimento do estímulo, assim como das características espaciais macroscópicas de um estímulo. A **célula P** (ou **parvocelular**), com uma pequena árvore dendrítica, processa informações visuais provenientes de uma pequena parte da retina. Essas células são sensíveis à cor e importantes para os aspectos discriminatórios da visão, como a diferenciação de forma e cor. Axônios das células ganglionares reúnem-se ao longo da superfície da retina (Figuras 7-4B, 7-6 e 7-7) e deixam o olho no disco do nervo óptico (Figura 7-4B), no qual formam o **nervo óptico**.

Conexões entre muitos neurônios da retina também são feitas dentro de lâminas específicas (Figura 7-7). Conexões entre fotorreceptores e interneurônios da retina ocorrem no **estrato plexiforme externo**. Células bipolares fazem sinapse nas células ganglionares no **estrato plexiforme interno**.

A organização celular da retina pode parecer inesperada porque a luz precisa passar pelos estratos da retina contendo axônios, neurônios de projeção e interneurônios para chegar aos fotorreceptores. As consequências dessa organização na acuidade visual são minimizadas por uma especialização anatômica presente na fóvea. Aqui, os interneurônios da retina e as células ganglionares são deslocados, expondo diretamente os fotorreceptores aos estímulos visuais e otimizando a qualidade óptica da imagem (Figura 7-7, detalhe). Além do mais, os axônios das células ganglionares são amielínicos enquanto estão na retina, o que aumenta a trans-

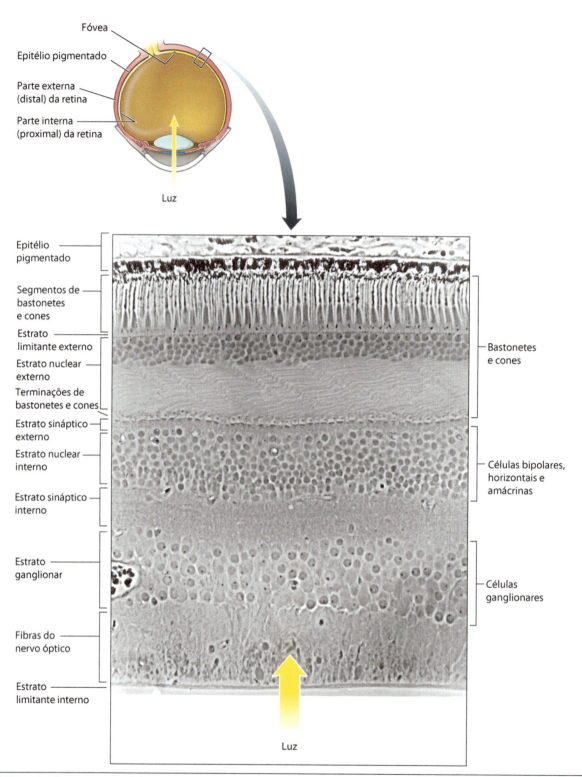

FIGURA 7-6 Corte transversal da retina. O detalhe mostra um diagrama esquemático do bulbo do olho, indicando as partes interna e externa da retina. (Cortesia do Dr. John E. Dowling, Harvard University.)

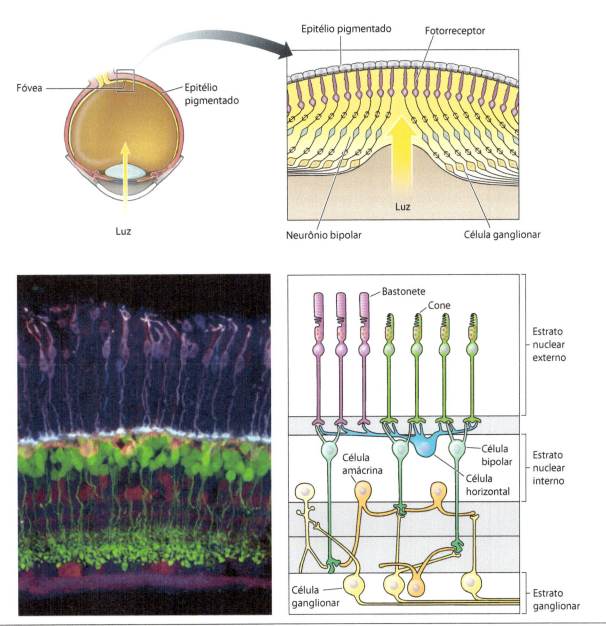

FIGURA 7-7 Na fóvea, interneurônios e neurônios ganglionares retinianos são deslocados, de modo que a luz recaia diretamente nos fotorreceptores (parte superior). Corte transversal da retina de um camundongo mostrando a laminação dos corpos celulares e sinapses (parte inferior esquerda). Fotorreceptores estão corados em azul-púrpura (usando um anticorpo para cone arrestina). Células amácrinas e ganglionares estão coradas em vermelho (proteína de ligação de cálcio calbidina). Células bipolares estão em verde. (Micrografia, cortesia da Dra. Rachel Wong, University of Washington. Diagrama esquemático mostrando tipos principais de células e conexões na retina de um vertebrado. Adaptada de Dowling JE, Boycott BB. Organization of the primate retina: electron microscopy. *Proc R Soc Lond B.* 1966;166:80-111.)

parência da retina e facilita a transmissão da luz para o estrato fotorreceptor. Axônios de células ganglionares tornam-se mielínicos assim que entram no nervo óptico. Visto que a retina desenvolve-se a partir do sistema nervoso central, a bainha de mielina envolvendo os axônios das células ganglionares é formada por oligodendrócitos (ver a próxima seção).

Existem células não neurais importantes na retina. As **células radiais** de **Müller**, um tipo de astrócito, possuem funções estruturais e metabólicas importantes. Os núcleos dessas células estão localizados no estrato nuclear interno e os processos prolongam-se verticalmente pela maior parte da retina (Figura 7-6). O outro elemento não neural associado com a retina, o **epitélio pigmentado**, localiza-se externamente ao estrato fotorreceptor (Figura 7-5A) e auxilia as funções metabólicas e fagocíticas. Por exemplo, as células no epitélio pigmentado ajudam a remover os bastonetes dos discos do segmento externo que são descartados como parte de um processo de renovação normal. Como a retina não se adere firmemente ao epitélio pigmentado, pode se desprender após uma pancada na cabeça ou no olho. Isso resulta no **deslocamento da retina** e na perda de visão na parte deslocada.

A circulação da retina possui uma organização dupla. O suprimento arterial da parte interna da retina é fornecido pelos ramos da artéria oftálmica, que é um ramo da artéria carótida interna. A parte externa da retina é desprovida de vasos sanguíneos, portanto, sua nutrição deriva das artérias presentes na coroide, a lâmina de tecido ocular entre a parte interna da retina e a parte externa da esclera. Isso pode ocorrer porque os fotorreceptores encontram-se na parte externa da retina.

Cada nervo óptico contém todos os axônios das células ganglionares na parte ipsilateral da retina

O nervo óptico é o **nervo craniano II**, mas é na realidade uma via do sistema nervoso central e não um nervo periférico. Isso ocorre porque a retina se desenvolve a partir de uma parte deslocada do diencéfalo e não das células da crista neural como os neurônios somatossensoriais primários. Os nervos ópticos de ambos os olhos convergem no **quiasma óptico** (Figura 7-8). Os axônios das células ganglionares de cada **metade nasal da retina** (hemirretina nasal) sofrem decussação no quiasma óptico e entram no trato óptico contralateral, enquanto aqueles de cada **metade temporal da retina** (hemirretina temporal) permanecem no mesmo lado e entram no trato óptico ipsilateral (Figura 7-8). Portanto, cada trato óptico contém axônios da metade nasal (hemirretina nasal) contralateral e da metade temporal (hemirretina temporal) ipsilateral da retina (Figura 7-8). Apesar da decussação incompleta dos nervos ópticos no quiasma, há um cruzamento completo das informações visuais: estímulos visuais provenientes de uma metade do **campo visual** são processados dentro da parte **contralateral do tálamo**, **córtex cerebral** e **mesencéfalo**.

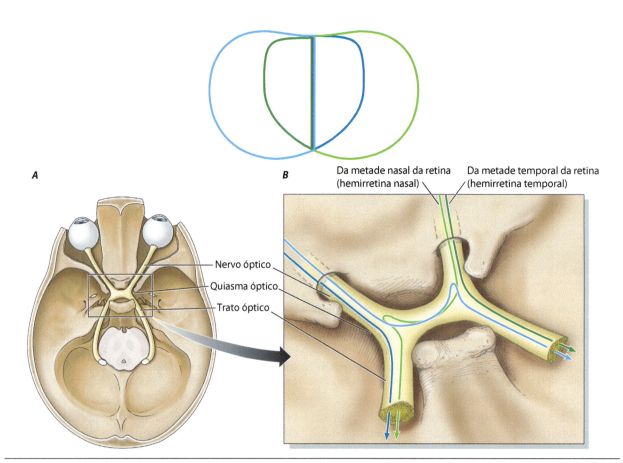

FIGURA 7-8 Visualização horizontal do sistema visual mostrando as partes da retina de cada olho que recebem informações do campo visual esquerdo. Axônios dos neurônios ganglionares provenientes da metade nasal da retina (hemirretina nasal) sofrem decussação; aqueles provenientes da metade temporal da retina (hemirretina temporal) se projetam ipsilateralmente para o encéfalo. (**A**) Visualização da base do crânio mostrando a anatomia regional do quiasma óptico. (**B**) Vias seguidas pelos axônios das células ganglionares a partir de partes diferentes das retinas de cada olho. (**B**, adaptada de Patten H. *Neurological Differential Diagnosis*. 2nd ed. New York, NY: Springer-Verlag; 1998.)

O colículo superior é importante no controle motor e na orientação oculares

O trato óptico se divide na face ventral do diencéfalo. O contingente maior de axônios termina no núcleo dorsal do corpo geniculado lateral e dá origem à via para a percepção visual (ver seção seguinte). Um contingente menor margeia o núcleo dorsal do corpo geniculado lateral e atravessa a face do núcleo do corpo geniculado medial, que é o "núcleo auditivo do tálamo" (ver Capítulo 8). Coletivamente, esses axônios são denominados **braço do colículo superior** (Figura 7-9C), porque o local principal de terminação é o colículo superior.

O colículo superior tem aparência microscópica laminada: informações visuais aferentes são processadas pelas camadas dorsais (Figura 7-9C), enquanto infor-

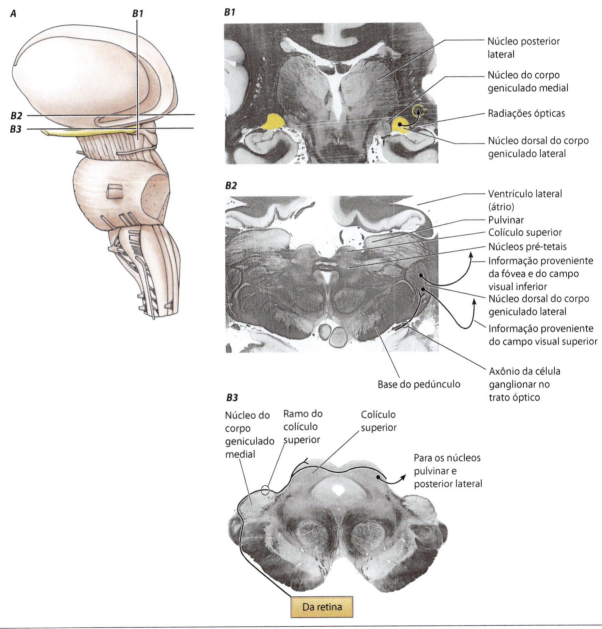

FIGURA 7-9 Face lateral do tronco encefálico e diencéfalo (**A**; com remoção do cerebelo). (**B**) Cortes coronal (**B1**) e transversais (**B2**, **B3**) corados para mielina do núcleo dorsal do corpo geniculado lateral e da parte superior (rostral) do mesencéfalo. A via de um axônio de neurônio talâmico nas radiações ópticas é mostrada em **B1**. A via de um axônio de célula ganglionar proveniente da retina para o núcleo dorsal do corpo geniculado lateral é mostrada em **B2**, e para o colículo superior em **B3**. As linhas em **A** mostram os planos de corte em **B**.

mações somatossensoriais, auditivas e outras são processadas por neurônios na camada ventral. As camadas ventrais do colículo superior contêm parte do aparelho neural para o controle dos músculos do olho e pescoço (ver Capítulo 10). Uma função do colículo superior é combinar informações visuais e outras informações sensoriais para gerar sinais de controle motor e assim ajudar na orientação dos olhos e da cabeça aos estímulos salientes no ambiente.

Os sistemas neurais para função visuomotora e percepção visual parecem convergir no córtex cerebral. Determinados neurônios do colículo superior possuem um axônio que sobe até dois núcleos do tálamo, os quais auxiliam funções mais integrativas do que apenas relés sensoriais, os núcleos **posterior lateral** e **pulvinar** do tálamo (ver Tabela 2-1; Figura 2-13). Esses núcleos do tálamo se projetam basicamente para **áreas visuais de ordem superior** e para **áreas de associação parietal-occipital-temporal**. Uma função dessa projeção ascendente do colículo superior pode ser a de informar áreas corticais importantes para a percepção visual sobre a velocidade e a direção dos movimentos oculares. Essa informação é importante para diferenciar entre movimento de um estímulo e movimento dos olhos.

O núcleo geniculado lateral transmite informações retinotópicas para o córtex visual primário

A principal projeção da retina é a para o **núcleo dorsal do corpo geniculado lateral** do tálamo. Este núcleo forma um ponto de referência superficial na parte ventral do diencéfalo, que é algumas vezes chamada de corpo geniculado lateral (Figuras 7-10 e 7-11). Imediatamente lateral ao núcleo do corpo geniculado medial está o "núcleo auditivo do tálamo" (ver Capítulo 8). O núcleo dorsal do corpo geniculado lateral é organizado de forma retinotópica. A fóvea é representada posteriormente no núcleo dorsal do corpo geniculado lateral, com partes mais progressivamente periféricas da retina representadas anteriormente. A parte medial superior do núcleo dorsal do corpo geniculado lateral representa o campo visual inferior, e a parte lateral inferior, o campo visual superior.

O núcleo dorsal do corpo geniculado lateral envia seus axônios para o córtex visual primário via **radiações ópticas** (Figuras 7-10 e 7-9A, B). As radiações ópticas seguem um trajeto indireto em torno do ventrículo lateral para chegar aos alvos corticais. Uma parte das radiações ópticas que transmite informações visuais provenientes do

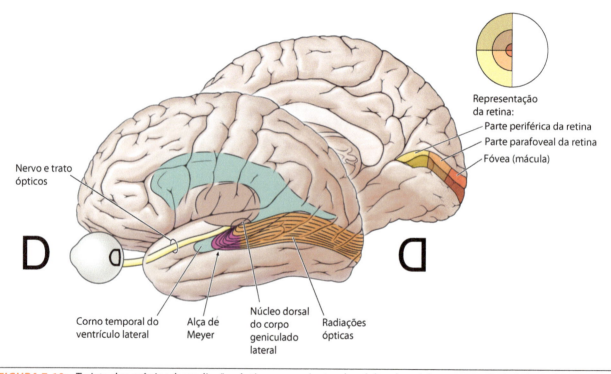

FIGURA 7-10 Trajeto dos axônios das radiações ópticas provenientes do núcleo dorsal do corpo geniculado lateral, no ventrículo lateral, para chegar ao córtex visual primário. O córtex visual primário possui uma organização retinotópica, na qual a mácula está localizada caudalmente, e as partes perimacular e periférica da retina são representadas rostralmente. As partes do campo visual esquerdo (detalhe) são codificadas para correlacionarem-se com as representações correspondentes no córtex visual direito.

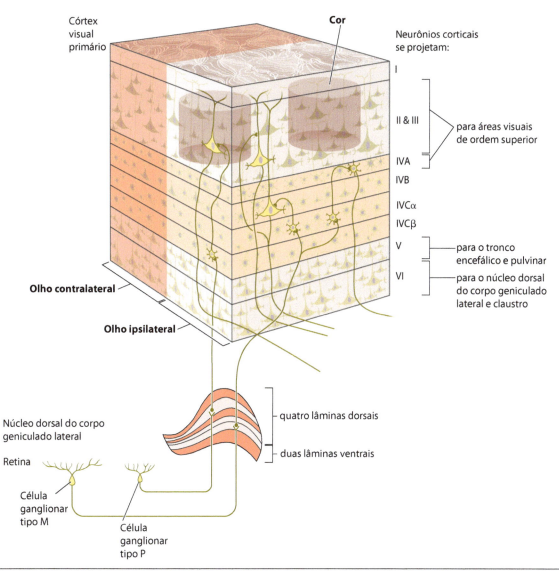

FIGURA 7-11 Sistemas magnocelular e parvocelular. As projeções dos sistemas visuais magnocelular e parvocelular para o córtex visual primário, representadas como um cubo com a superfície da pia-máter na parte superior e a substância branca na parte inferior. A projeção magnocelular proveniente do núcleo dorsal do corpo geniculado lateral termina basicamente na lâmina granular interna [IV]Cα, enquanto a projeção parvocelular termina basicamente na lâmina granular interna [IV]Cβ. Além disso, ambas as projeções terminam na lâmina multiforme [VI], que contém neurônios que se projetam de volta para o tálamo. (Apenas lâminas que recebem as projeções principais do tálamo estão sombreadas.)

campo visual superior segue rostralmente dentro do lobo temporal (denominado **alça de Meyer**), antes de seguir cauldamente para o córtex visual primário.

O córtex visual primário, localizado em sua maior parte na face medial do encéfalo, corresponde à área 17 citoarquitetônica de Brodmann (ver Tabela 2-2; Figura 2-19). A retina e, em consequência, o espaço visual são precisamente representados no córtex visual primário (Figura 7-10) em razão da projeção ordenada do tálamo para o córtex. A representação da fóvea, correspondente à visão central, é caudal às partes perifoveal e periférica. A parte inferior da retina, recebendo informações provenientes do campo visual superior, é representada na margem inferior da fissura calcarina. A parte superior da retina, recebendo influxos visuais provenientes do campo visual inferior, é representada na margem superior. Embora a região da fóvea seja uma parte pequena da retina, a área do córtex visual primário destinada a ela é muito expandida com relação ao resto da retina. Essa organização é semelhante à ampla representação das pontas dos dedos no córtex somatossensorial primário (ver Figura 4-9B).

O córtex visual primário possui uma organização colunar

Áreas diferentes do córtex cerebral possuem uma organização anatômica semelhante: cada uma delas possui seis camadas de células principais, frequentemente com sublâminas múltiplas, e o núcleo relé do tálamo faz a maioria das sinapses dentro da lâmina granular interna [IV].

Áreas corticais diferentes também compartilham uma organização funcional similar: neurônios localizados acima e abaixo um do outro – mas em camadas diferentes – possuem propriedades semelhantes. Essa é a **organização colunar** do córtex cerebral. No córtex somatossensorial primário, todos os neurônios na coluna cortical processam informações sensoriais provenientes da mesma **localização periférica** e da mesma **submodalidade** somática (ver Capítulo 4; Figura 4-11).

O córtex visual primário também possui uma organização colunar (Figura 7-11). Neurônios na coluna cortical possuem funções e propriedades semelhantes, porque as conexões básicas distribuem influxos talâmicos verticalmente, da lâmina granular interna [IV] para os estratos superficiais e mais profundos em vez de horizontalmente dentro do mesmo estrato. Existem conexões horizontais, no entanto, elas medeiam outros tipos de funções, como intensificação do contraste que ajuda na associação da informação visual proveniente de partes distintas de um cenário para percepções de forma. Essas conexões horizontais seguem na **estria occipital** (**linha de Gennari**).

O córtex visual primário possui pelo menos três tipos de colunas (Figuras 7-11): (1) **colunas de dominância ocular** contêm neurônios que recebem influxo visual basicamente do olho ipsilateral ou contralateral; (2) co-

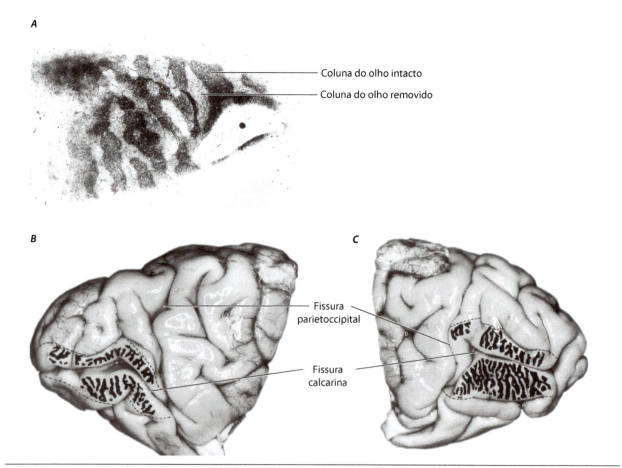

FIGURA 7-12 Colunas de dominância ocular no encéfalo de uma pessoa que teve um dos olhos removidos 23 anos antes de morrer. (**A**) Um corte feito aproximadamente paralelo à superfície do córtex corado para a presença da enzima mitocondrial citocromo oxidase. As faixas claras e escuras alternadas correspondem aos locais das colunas de dominância ocular para olhos intacto e removido. A enucleação resultou em níveis muito baixos da enzima nas colunas para aquele olho. (**B** e **C**) Fotografias dos lobos occipitais esquerdo (**B**) e direito (**C**), com as colunas de dominância ocular provenientes do olho intacto delineadas diretamente na superfície do córtex. Os espaços interpostos correspondem às colunas para o olho removido. A barra de calibração é de 1 cm. (Cortesia do Dr. Jonathan C. Horton. Adaptado de Horton JC, Hedley-White ET. Mapping of cytochrome oxidase patches and ocular dominance columns in human visual cortex. *Phil Trans R Soc Lond B.* 1984;304, 255-272.)

Capítulo 7 O Sistema Visual   169

lunas de orientação contêm neurônios que são muito sensíveis aos estímulos visuais com orientações espaciais similares (ver Figura 7-13); e (3) **colunas para cores**, denominadas *blobs*, que são agregados de neurônios orientados verticalmente nas lâminas granular externa [II] e piramidal externa [III] sensíveis aos estímulos visuais para cores.

Colunas de dominância ocular segregam influxos provenientes de ambos os olhos

O núcleo dorsal do corpo geniculado lateral contém seis camadas de células principais empilhadas. Cada camada recebe informações exclusivamente das células ganglionares provenientes da parte **ipsilateral** ou **contralateral da retina**. Neurônios nas quatro camadas dorsais possuem funções diferentes daqueles nas duas camadas ventrais (ver a seguir). Na lâmina granular interna [IV] do córtex visual primário, as terminações axônicas dos neurônios dorsais do corpo geniculado lateral, que recebem influxos provenientes da parte ipsilateral da retina, permanecem separados das terminações dos neurônios que recebem influxos provenientes da parte contralateral da retina (Figuras 7-11 e 7-12).

As colunas de dominância ocular são mostradas no córtex visual primário do ser humano na necropsia de uma pessoa que teve ambos os olhos removidos antes da morte, por exemplo, em razão de um tumor ocular. Quando corados para a enzima mitocondrial citocromo oxidase, os cortes teciduais mostram estrias alternadas de coloração reduzida ou normal (Figura 7-12A). As estrias com cloração reduzida correspondem às colunas de dominância ocular do olho removido, que ficaram inativas após a enucleação. A coloração normal corresponde às colunas do olho intacto, ativas até a morte. As colunas de dominância ocular são analisadas nos cortes histológicos e na configuração tridimensional das colunas delineadas na superfície do córtex visual primário (Figura 7-12B, C).

A mistura de informações provenientes de ambos os olhos, dando origem a influxos binoculares, ocorre em neurônios localizados acima e abaixo da lâmina granular interna [IV]. Essas interações binoculares são mediadas amplamente pelos interneurônios corticais. Os neurônios binoculares recebem um intenso influxo sináptico proveniente do mesmo olho que projetou informações para os neurônios monoculares na lâmina granular interna [IV] e um influxo menos intenso proveniente do outro olho. Esse padrão das terminações axônicas do corpo geniculado lateral na lâmina granular interna [IV] (Figura 7-11) e a combinação das conexões acima e abaixo da lâmina granular interna [IV] formam a base anatômica das **colunas de dominância ocular**. Uma dada posição retinal em cada olho é representada no córtex por um par de colunas de dominância ocular adjacentes. As conexões horizontais entre neurônios nas colunas de dominância ocular adjacentes são consideradas importantes para a percepção da profundidade.

Colunas de orientação são reveladas mapeando-se a organização da função cortical

Estudos fisiológicos mostraram que a maioria dos neurônios no córtex visual primário responde aos estímulos em forma de barra simples com uma orientação específica. No entanto, diferentemente da dominância ocular, que é um atributo baseado nas conexões anatômicas proveniente de um dos olhos, a especificidade de orientação de neurônios em uma coluna no córtex visual primário é uma propriedade produzida pelas conexões sinápticas entre neurônios corticais locais. As colunas de orientação são reveladas em experimentos animais utilizando métodos que fornecem uma imagem da função neuronal, como a atividade neuronal ou fluxo sanguíneo local, que se correlaciona com a atividade neural. A Figura 7-13 é uma imagem de uma pequena parte da superfície do córtex

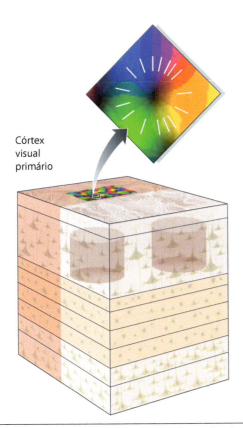

FIGURA 7-13 Colunas de orientação no córtex visual primário. Esta é uma imagem de uma parte do córtex visual primário de um macaco, obtida por meio de uma técnica de imagem óptica que mensura alterações locais na refletância tecidual, que indica atividade neuronal. Neurônios sensíveis à orientação de um estímulo específico estão localizados em áreas com diferentes cores (detalhe, direita). Observa-se o padrão espiral de orientação de sensibilidade, assemelhando-se a um cata-vento, que corresponderia a uma coluna na qual os neurônios são sensíveis a todas as orientações dentro da área local do espaço visual. (Cortesia do Dr. Aniruddha Das, Columbia University.)

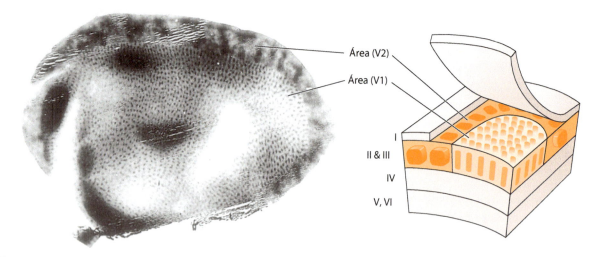

FIGURA 7-14 Aglomerações de neurônios implicados na visão para cores são identificados pela localização histoquímica da citocromo oxidase. O corte foi realizado paralelo à superfície da pia-máter e predominantemente através das lâminas granular externa [II] e piramidal externa [III] do lobo occipital do córtex visual em um macaco Rhesus (detalhe). A atividade da citocromo oxidase é maior nas regiões escuras do que nas regiões claras. Na área 17 (córtex visual primário), as regiões que possuem intensa atividade da citocromo oxidase possuem uma forma esférica em corte transversal e são cilíndricas em três dimensões. A citocromo oxidase corando a área 18 (córtex visual secundário) revela estrias grossas e finas em vez do padrão salpicado. (Cortesia dos Drs. Margaret Livingstone e David Hubel, Harvard University, EUA.)

visual primário de um símio quando viu contornos de orientações distintas. A figura mostra o padrão de ativação dos neurônios corticais em resposta aos estímulos de orientações distintas. Neurônios sensíveis a orientações de estímulos específicos estão localizados dentro de territórios de uma ou outra cor. Neurônios sensíveis a todas as orientações estão presentes dentro da área local, mas são distribuídos em um padrão radial, assemelhando-se a um cata-vento de papel. Células seletivas às orientações de estímulo (e consequentemente às próprias colunas de orientação) estão localizadas da lâmina granular externa [II] à lâmina multiforme [VI] e poupam uma parte da lâmina granular interna [IV], que contém neurônios insensíveis à orientação de estímulo.

Aglomerados de neurônios sensíveis a cores nas lâminas granular externa [II] e piramidal externa [III] são diferenciados por níveis intensos de atividade da citocromo oxidase

Neurônios sensíveis ao comprimento de onda dos estímulos visuais estão agrupados dentro das colunas de dominância ocular nas lâminas granular externa [II] e piramidal externa [III]. As localizações dessas células sensíveis para cores correspondem a regiões do córtex visual primário com níveis intensos de atividade da enzima mitocondrial **citocromo oxidase** (Figura 7-14). As regiões de aumento de atividade enzimática, que correspondem aos agrupamentos de neurônios sensíveis a cores, são denominadas *blobs* (Figura 7-14, pontos pequenos). O córtex visual secundário adjacente (área 18; V2) não possui *blobs*, mas mostra estrias alternadas de aumento (estrias grossas e finas) ou diminuição (interestrias descoradas) da atividade da citocromo oxidase (Figura 7-14). O corte nas áreas de ordem superior mostra como os neurônios nas estrias grossas e finas e nas interestrias são parte de canais de processamento visual distintos.

Os sistemas magnocelular e parvocelular possuem projeções laminares diferenciais no córtex visual primário

As células ganglionares M (**magnocelular**) e P (**parvocelular**) dão origem aos canais de informações visuais que processam funcionalidades de estímulos distintos. As células ganglionares M fazem sinapse nas lâminas ventrais do núcleo dorsal do corpo geniculado lateral, ao passo que as células P fazem sinapse nas lâminas dorsais; isso é, além do recebimento de influxos provenientes de células ganglionares das metades ipsilateral ou contralateral da retina (Figura 7-11).

Como os neurônios talamocorticais localizados nas lâminas ventrais são maiores do que aqueles nas lâminas dorsais, também são chamados de *lâminas* magnocelular e parvocelular, respectivamente. As células M são os principais influxos para o circuito visual em razão da análise do movimento do estímulo e dos aspectos generalizados da forma, enquanto as células P fornecem influxos para análise da cor e de detalhes precisos dos estímulos.

Neurônios nas lâminas magnocelular e parvocelular do núcleo dorsal do corpo geniculado lateral se projetam para sublâminas distintas na lâmina granular interna [IV] do córtex visual primário. O sistema magnocelular

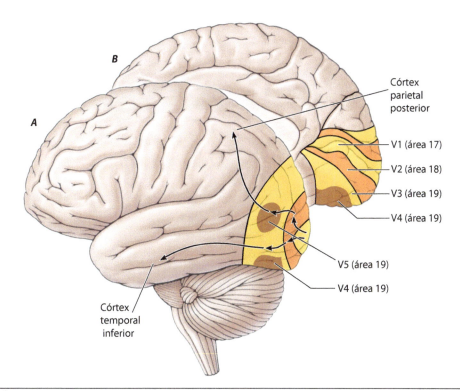

FIGURA 7-15 Áreas do córtex visual e principais projeções. V1 até V5 são mostradas. Vias separadas projetando-se dorsalmente para o lobo parietal e ventralmente para o lobo temporal são consideradas mediadoras da visão espacial (a análise do movimento e a localização dos estímulos visuais) e da visão do objeto (a análise da forma e cor dos estímulos visuais), respectivamente.

se projeta basicamente para a lâmina granular interna [IV]Cα, enquanto o sistema parvocelular se projeta basicamente para as lâminas granular interna [IV]A e [IV]Cβ. Interneurônios nas sublâminas da lâmina granular interna [IV] conectam-se com neurônios nas lâminas corticais superficiais e profundas, que distribuem informações visuais para outras regiões corticais e subcorticais (Figura 7-11). As projeções laminares diferenciais dos sistemas magnocelular e parvocelular estabelecem o estágio para os canais de processamento visuais distintos que distribuem informações relacionadas aos diferentes aspectos de um estímulo para as áreas corticais visuais de ordem superior.

Áreas corticais visuais de ordem superior analisam aspectos distintos dos estímulos visuais

As áreas visuais de ordem superior, localizadas nas áreas de Brodmann 18 e 19, estão localizadas no lobo occipital; essas áreas envolvem parcialmente a área 17 (Figura 7-15). As áreas recebem informações visuais direta ou indiretamente da área visual primária, assim como dos núcleos de integração do tálamo, os núcleos pulvinar e posterior lateral. Cada um também é organizado de forma retinotópica. (Áreas visuais de ordem superior são coletivamente denominadas **córtex extraestriado**, porque se situam fora da área primária, ou "córtex estriado [córtex visual]", que contém as estriais occipitais [linhas de Gennari]). Conexões intracorticais entre as áreas visuais são desconcertantemente complexas, pois possuem tanto um componente hierárquico como paralelo. Por exemplo, o córtex visual primário se projeta para o córtex visual secundário (V2) que, por sua vez, se projeta para V5. Esta é uma projeção organizada hierarquicamente para V5. A projeção paralela para V5 é direta, pulando V2. Embora seja possível deduzir que ocorre menos processamento de informação na projeção paralela, ainda não está claro como as vias paralela e hierárquica diferem-se funcionalmente.

Pesquisas analisando conexões do sistema visual do macaco mostram que, da miríade de projeções corticocorticais entre as áreas visuais primária e de ordem superior, diferentes vias estão implicadas na percepção de movimento do estímulo, cor e forma (Figura 7-16A). O córtex visual secundário (V2) exerce uma função essencial em todas as três vias.

1. A **via de movimento** deriva das células ganglionares do tipo M. Informações atravessam as camadas magnocelulares do núcleo dorsal do corpo geniculado lateral em direção aos neurônios presentes na lâmina granular interna [IV]Cα do córtex visual primário

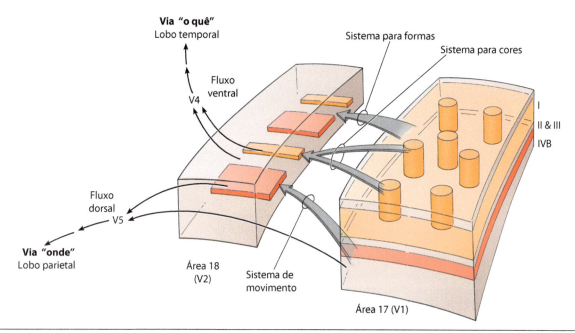

FIGURA 7-16 Fluxos eferentes provenientes do córtex visual primário (V1). Há origens separadas da lâmina multiforme [VI] para movimento, cor e forma. O córtex visual primário (área 17) é mostrado à direita, e o córtex visual secundário (área 18) é mostrado à esquerda. O sistema de movimento também é utilizado para geração e controle dos movimentos dos membros e olhos.

(Figura 7-11), e da lâmina para os neurônios na lâmina granular interna [IV]B (figura 7-11). Neurônios na lâmina granular interna [IV]B se projetam diretamente para V5 e indiretamente via neurônios nas espessas estrias de citocromo oxidase de V2 (Figura 7-16).

No macaco Rhesus, V5 corresponde a uma região denominada MT, área temporal média. Esta região é importante não apenas para a percepção de movimento, mas também para regulação dos movimentos lentos dos olhos (ver Capítulo 12). A via da lâmina multiforme [VI] (e V2) para V3 pode ser importante na análise dos aspectos da **forma visual em movimento**. Pode-se obter a imagem de uma região considerada análoga à V5 no ser humano enquanto a pessoa vê o movimento dos estímulos visuais (Quadro 7-1).

2. A **via para cores** deriva das células ganglionares tipo P, que terminam nas lâminas parvocelulares do núcleo dorsal do corpo geniculado lateral. De lá, as projeções talamocorticais, via neurônios na lâmina granular interna [IV]Cβ (Figura 7-11), são para os neurônios presentes nas *blobs* para cores (lâminas granular externa [II] e piramidal externa [III]), em seguida, para as estrias delgadas em V2 (Figura 7-16) e a seguir para V4.

Uma região que provavelmente é equivalente à V4 no córtex humano foi descrita utilizando-se imagem funcional (Quadro 7-1). As *blobs* para cores também recebem uma projeção direta dos neurônios interlaminares presentes nos neurônios do corpo geniculado lateral, que estão localizados na região entre as camadas de células magnocelular e parvocelular.

3. A **via de forma** também deriva basicamente das células ganglionares tipo P e das camadas parvocelulares do núcleo dorsal do corpo geniculado lateral. Em V1, os neurônios na lâmina granular interna [IV]Cβ (Figura 7-11) se projetam para as regiões *interblobs* das lâminas granular externa [II] e piramidal externa [III], e de lá para a parte pálida de interestria de V2 (Figura 7-16). A seguir, os neurônios de V2 se projetam para V4. Embora os sistemas de movimento e forma sejam considerados contribuintes da percepção de profundidade, o sistema para cores não.

O reconhecimento de objetos é transmitido pelo fluxo ventral, e a localização e a ação espaciais pelo fluxo dorsal

A noção de vias funcionalmente distintas para diferentes atributos de um estímulo visual ajuda a explicar os defeitos perceptivos evidentes que ocorrem nos seres humanos após uma lesão aos lobos parietal e temporal. Lesão ao lobo temporal inferior produz um defeito seletivo no **reconhecimento de objetos**. Em contrapartida, lesão ao lobo parietal posterior compromete a capacidade do paciente para **localização de objetos** no ambiente, mas conserva a capacidade do paciente em reconhecer objetos. Esses achados indicam que há dois fluxos de processamento visual no córtex (Figuras 7-15 e 7-16): o fluxo ventral para

Quadro 7-1

As funções das diferentes áreas visuais de ordem superior são reveladas pelo exame de imagem e pela análise dos déficits produzidos pelas lesões

As funções das diferentes áreas visuais de ordem superior do córtex são tão suficientemente distintas que a lesão seletiva a uma compromete significativamente aspectos específicos da visão. Essa especificidade deriva, em parte, da dualidade das vias parvocelular e magnocelular, assim como das projeções provenientes dos neurônios interlaminares do corpo geniculado lateral para as *blobs* para cores presentes nas lâminas granular externa [II] e piramidal externa [III] do córtex visual primário. Porém, como os diferentes sistemas permanecem completamente separados no córtex (p. ex., ver Figura 7-11), maior especificidade funcional parece ser alcançada pela combinação de informações provenientes dos dois sistemas de forma complexa, provavelmente pelos circuitos dentro das diversas áreas corticais.

A localização funcional no sistema visual é revelada por técnicas de imagem, como tomografia por emissão de pósitrons (PET) e imagem de ressonância magnética funcional (fMRI), assim como ao se levarem em consideração os déficit na percepção visual que ocorrem após a localização da lesão nas diferentes áreas corticais visuais. A Figura 7-17A é uma fMRI da primeira até a quarta áreas visuais do encéfalo humano. A imagem foi criada tirando-se vantagem da organização retinotópica das diferentes áreas.

Enquanto as áreas visuais primária e secundária ficam ativas independentemente de se um indivíduo vê uma cena monocromática em movimento ou uma cena em cores estacionária, as áreas visuais de ordem superior são estimuladas por padrões de estimulação específicos. Existe uma situação paralela com traumatismo ao sistema visual. Lesão às áreas visuais de ordem inferior (e centros subcorticais) produz **escotomas** ou ponto cego de configurações distintas (ver seção relacionada com alterações do campo visual). Em contrapartida, lesão às áreas visuais de ordem superior produz defeitos mais sutis.

Imagem e lesão da via "onde" (fluxo dorsal)

Uma área na face lateral do lobo occipital, próximo da junção do sulco temporal inferior e aquele dos "giros occipitais laterais", torna-se ativada seletivamente por meio do movimento visual (Figura 7-18B). Essa área corresponde exatamente à V5. Lesão a essa região produz um distúrbio visual significativo, cegueira de movimento (hemiacinetopsia), no campo visual contralateral. Pacientes com esse distúrbio não relatam a visão de um objeto em movimento. Pelo contrário, os objetos sofrem mudanças episódicas na localização. Uma forma de aproximação encontra-se à distância em um momento e perto no próximo.

Lesões adicionais ao longo da via "onde" (fluxo dorsal), no córtex de associação parietal posterior (Figura 7-17B), prejudicam a visão e a orientação espaciais. Uma lesão neste local altera aspectos complexos de percepção que abrangem mais do que a visão, porque essa região recebe influxos convergentes das áreas somatossensorial e cortical auditiva. Pacientes experimentam déficit na ação de apontar e alcançar e evitar objetos. Como estudado no Capítulo 4, pacientes com lesão nessa área do lobo parietal também descuidam de uma parte do corpo e de uma parte do mundo externo ao redor. Déficit são mais profundos quando o hemisfério direito é lesado, uma reflexão da alteração da consciência espacial. Esse padrão de comprometimento comportamental e sensorial mais específico e complexo ilustra a organização hierárquica das vias visual superiores.

Infarto da artéria cerebral posterior produz uma lesão na via "que" (fluxo ventral)

Uma região na face medial do encéfalo, na parte caudal do giro occipitotemporal lateral, é ativada quando uma pessoa vê uma cena em cores (Figura 7-18C). Isso provavelmente corresponde à área V4 no encéfalo humano. Uma lesão a essa parte do giro occipitotemporal lateral produz cegueira cortical para cores (hemiacromatopsia) no campo visual contralateral. Indivíduos com essa lesão provavelmente não vivenciam perda grave da visão de forma, presumivelmente em razão da capacidade residual das áreas visuais de ordem inferior intactas. Enquanto a cegueira para cores (daltonismo), em virtude da ausência de determinados fotopigmentos, é uma condição comum, o daltonismo decorrente de uma lesão cortical é raro, porque depende da lesão a uma parte localizada do córtex. Lesões maiores, comuns com infarto no território da artéria cerebral posterior, normalmente produziriam alguma forma de cegueira contralateral, em virtude da lesão ao córtex visual primário.

Medial ao território para cores, na parte posterior do giro occipitotemporal lateral, encontra-se uma área ativada pela visão de faces. Pacientes com uma lesão às partes medial e posterior do giro occipitotemporal lateral têm uma condição bizarra denominada **prosopagnosia**, na qual perdem a capacidade de reconhecer faces, mesmo de pessoas familiares. Semelhante à consciência espacial, que é preferencialmente organizada pelo hemisfério direito, o reconhecimento de face é também dominante no lado direito. No entanto, lesões unilaterais produzem efeitos menos acentuados. Infelizmente, lesões vasculares bilaterais ocorrem porque essa região está dentro do território da artéria cerebral posterior. Deve-se lembrar que a artéria cerebral posterior recebe seu suprimento sanguíneo da artéria basilar, uma artéria ímpar. Dependendo da eficiência da circulação colateral, a oclusão da artéria basilar oclui as artérias cerebrais posteriores bilateralmente (ver Capítulo 3). Lesões que produzem prosopagnosia também comumente produzem algum grau de deficiência na percepção das cores (acromatopsia), bem como comprometimento generalizado de reconhecer objetos (agnosia). Isso ocorre porque as lesões vasculares são frequentemente grandes o suficiente para envolver diversas regiões funcionais distintas.

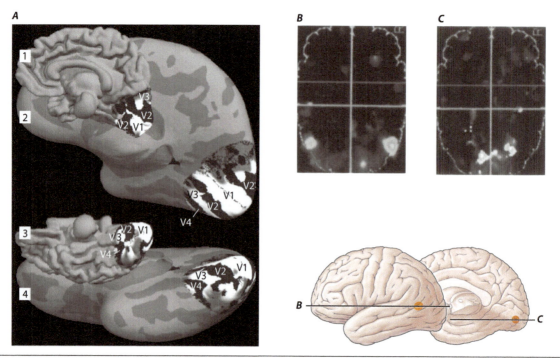

FIGURA 7-17 Imagens das áreas visuais corticais no encéfalo humano. (**A**) Imagens de ressonância magnética funcional de encéfalos humanos mostrando diversas áreas corticais no lobo occipital. **A1** e **A3** são visualizações laterais e ventrais do encéfalo reconstruído a partir de RM. **A2** e **A4** são dados provenientes de encéfalos "lisos", nos quais dados de dentro dos sulcos são revelados na superfície exposta sem convoluções do encéfalo. Essas imagens foram obtidas enquanto as pessoas visualizavam como estímulo um tabuleiro de xadrez, que girava lentamente. (**B**) Tomografia por emissão de pósitrons (PET) do encéfalo humano mostrando aumento no fluxo sanguíneo do encéfalo, em uma região cortical considerada como V5, enquanto a pessoa visualiza uma cena monocromática em movimento. (**C**) PET mostrando aumento do fluxo sanguíneo do cérebro em uma região cortical considerada como V4, enquanto a pessoa visualiza uma cena estacionária em cores. (**A**, conforme Sereno MI, Dale AM, Reppas JB, et al. Borders of multiple visual areas in humans revealed by functional magnetic resonance imaging. *Science*. 1995;268:889-893. **B**, cortesia do Professor S. Zeki, Oxford University, Reino Unido.)

o lobo temporal transmite informações relacionadas a traços específicos dos objetos e cenas, e o fluxo dorsal para o lobo parietal transmite informações espaciais. Portanto, o fluxo ventral está relacionado com visualizando *o quê*, em oposição a *onde*, que é função do fluxo dorsal. Embora existam interconexões extensas, o fluxo ventral para o reconhecimento de objetos pode receber um influxo preferencial proveniente do sistema parvocelular ou do sistema de formas e cores. Em comparação, o fluxo dorsal para localização recebe influxos basicamente do sistema magnocelular. O fluxo dorsal para o estímulo de localização é também importante utilizando-se informações visuais para guiar o movimento. Por meio de conexões para o lobo frontal, o fluxo "onde" também é uma ação, ou o sistema "como". A distinção da via dorsal-ventral também está presente nos sistemas mecanossensorial e auditivo (Capítulo 8).

O campo visual se altera de formas características após lesão ao sistema visual

O padrão de projeção das células ganglionares da retina para o núcleo dorsal do corpo geniculado lateral e, em seguida, para o córtex cerebral é notavelmente preciso, definido pela organização retinotópica. Lesão a localizações específicas nas vias visuais produz alterações características na percepção visual. Esta seção estuda como os médicos aplicam o conhecimento da topografia das projeções da retina para localizar lesão no sistema nervoso central.

Conexões funcionais no sistema visual são compreendidas pelo delineamento do campo visual. Deve-se lembrar que o **campo visual** corresponde ao campo total de visão de ambos os olhos quando a posição permanece fixa (Figura 7-3). Os campos visuais de ambos os olhos se sobrepõem extensamente. Uma mudança no tamanho e na forma do campo visual – um **defeito no campo visual** – com frequência aponta para processos patológicos específicos no sistema nervoso central (Tabela 7-1). Esses defeitos provavelmente refletem lesão a quaisquer dos seis componentes básicos do sistema visual (Figura 7-18).

Nervo óptico: a destruição completa do nervo óptico produz cegueira em um dos olhos (Figura 7-18A; Tabela 7-1), e lesão parcial frequentemente produz um **escotoma**, um pequeno ponto cego. Quando ocorre

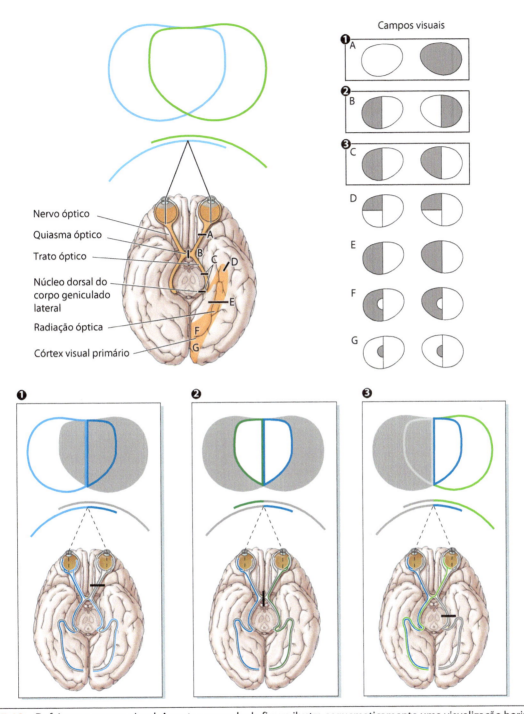

FIGURA 7-18 Defeitos no campo visual. A parte esquerda da figura ilustra esquematicamente uma visualização horizontal do sistema visual, como se fosse visualizado de cima, mostrando o campo visual direito no lado direito e o campo visual esquerdo no lado esquerdo. Defeitos no campo visual são mostrados à direita e listados na Tabela 7-1. Para cada defeito, os campos visuais dos olhos direito e esquerdo são separados. Todos os defeitos são apresentados esquematicamente. Na realidade, raramente tais defeitos se apresentam como bilateralmente simétricos. (**A**) Nervo óptico; (**B**) quiasma óptico; (**C**) trato óptico (que é semelhante ao núcleo dorsal do corpo geniculado lateral); (**D**) componente da alça de Meyer das radiações ópticas; (**E**) componente principal das radiações ópticas; (**F** e **G**) córtex visual primário (**F** –infarto produzindo conservação macular, **G** – traumatismo direto ao polo occipital). Detalhes nos retângulos *1-3* mostram os componentes do circuito essencial da via de passagem visual que são afetados pelas lesões mostradas nas partes **A**, **B** e **C**, respectivamente. (**1**) Com lesão ao nervo óptico, as metades nasal e temporal da retina do olho direito são afetadas. (**2**) Com uma lesão ao quiasma óptico, as metades nasais das retinas de ambos os olhos são afetadas. (**3**) Com lesão ao trato óptico, a metade nasal da retina do olho esquerdo e a metade temporal da retina do olho direito são afetadas.

176   Seção II   Sistemas Sensoriais

TABELA 7-1   Defeitos do campo visual[1]

Local da lesão	Localização na Figura 7-18	Déficit
Nervo óptico	A	Cegueira unilateral
Quiasma óptico	B	Hemianopsia heterônima bitemporal
Defeitos contralaterais		
Trato óptico	C	Hemianopsia homônima
Núcleo dorsal do corpo geniculado lateral	C	Hemianopsia homônima
Radiações ópticas		
Alça de Meyer	D	Hemianopsia homônima do quadrante visual superior (quadrantanopia)
Radiações principais	E	Hemianopsia homônima
Córtex visual		
Rostral	F	Hemianopsia homônima com conservação macular
Caudal	G	Hemianopsia homônima da região macular

[1]Defeitos do campo visual são denominado *homônimos* (ou congruentes) se afetam locais semelhantes para os dois olhos e são denominados *heterônimos* (ou incongruentes) se são diferentes. Hemianopsia é a perda de metade do campo visual em cada olho.

um escotoma no campo central da visão, por exemplo, na fóvea, o paciente percebe redução na acuidade visual. Em geral, um escotoma periférico é muitas vezes despercebido. Isso enfatiza a importância da visão foveal nas atividades diárias (ver a seguir). Lesão ao nervo óptico também produz alterações características na aparência do disco do nervo óptico (Figura 7-4B), porque os axônios das células ganglionares danificadas se degeneram. Tumores e doença vascular comumente provocam lesão ao nervo óptico.

Quiasma óptico: axônios das células ganglionares provenientes das metades nasais da retina sofrem decussação no quiasma óptico (Figura 7-8). Essas fibras transmitem informações visuais dos campos visuais temporais. Uma causa comum de dano ao quiasma óptico é um **tumor na hipófise**. A hipófise está localizada ventralmente ao quiasma óptico. À medida que o tumor cresce, expande dorsalmente, porque o soalho ósseo da cavidade na qual a hipófise está localizada (a sela turca) situa-se ventralmente à hipófise. A massa invade o quiasma óptico a partir da face ventral. Isso resulta em lesão preferencial das fibras em decussação e produz um **defeito bilateral no campo visual temporal** (hemianopia heterônima bitemporal) (Figura 7-18B; Tabela 7-1). Os pacientes podem não perceber esse defeito porque ocorre na visão periférica. Comumente, pacientes vão ao pronto-socorro após um acidente provocado por perda de visão periférica, por exemplo, uma lesão traumática sofrida lateralmente, como ser atingido por um carro.

Trato óptico ou **núcleo dorsal do corpo geniculado lateral**: lesão ao trato óptico ou ao núcleo dorsal do corpo geniculado lateral, também decorrente de tumores ou acidente vascular, produz um defeito no

campo visual contralateral (hemianopia homônima) (Figura 7-18C; Tabela 7-1). Se a lesão é consequência de compressão, como a produzida por um tumor, a base do pedúnculo é afetada (Figura 7-9C), resultando em comprometimentos do controle motor dos membros contralaterais.

Radiações ópticas: axônios dos neurônios do corpo geniculado lateral seguem em volta das faces rostral e lateral do ventrículo lateral a caminho do córtex visual primário no polo occipital (Figura 7-9B2). Neurônios no núcleo dorsal do corpo geniculado lateral que medeiam a visão dos **campos visuais superiores** possuem axônios que seguem rostralmente no lobo temporal (**alça de Meyer**) antes de seguirem caudalmente para o córtex visual primário. Lesões ao lobo temporal produzem um defeito no campo visual limitado ao **quadrante superior contralateral** de cada campo visual (quadrantanopia) (Figura 7-18D; Tabela 7-1). Isso é algumas vezes referido como um defeito "*pie in the sky*", porque é frequentemente cuneiforme. Neurônios no núcleo dorsal do corpo geniculado lateral que servem a região macular e o campo visual inferior projetam seus axônios lateralmente em torno do ventrículo e caudalmente pela substância branca subjacente ao lobo parietal. Uma lesão na substância branca dentro do lobo parietal afeta as radiações ópticas e produz defeitos no campo visual (hemianopsia homônima) (Figura 7-18E; Tabela 7-1).

Córtex visual primário: lesão ao córtex visual primário, que comumente ocorre após um infarto da **artéria cerebral posterior**, produz um **defeito no campo visual contralateral** que algumas vezes conserva a **região macular** do campo visual (hemianopsia homônima com conservação macular) quando a lesão afeta a substância cinzenta do córtex visual, não

Capítulo 7 O Sistema Visual **177**

a substância branca subcortical (Figura 7-18F; Tabela 7-1). Dois fatores contribuem para a **conservação macular**. Primeiro, no caso de infartos, o suprimento arterial para a área cortical que serve a região macular é basicamente pela **artéria cerebral posterior**, com um suprimento colateral vindo da **artéria cerebral média** (ver Figura 3-4B). Após a oclusão da artéria cerebral posterior, a artéria cerebral média resgata a representação macular. Segundo, a área do córtex que medeia a visão central é tão grande que um simples infarto ou outro processo patológico raramente a destrói completamente. Embora rara, a lesão traumática ao polo occipital produz um defeito incluindo apenas a região macular (Figura 7-18G; Tabela 7-1).

Resumo

Retina

A retina é a parte periférica do sistema visual (Figuras 7-6 e 7-7). Os neurônios da retina estão localizados em três camadas de células. Os corpos celulares dos fotorreceptores estão localizados no *estrato nuclear externo* (1): *Cones* são fotorreceptores para a *visão para cores* e *visão de alta acuidade*; *bastonetes* são para a *visão noturna*. Os corpos celulares dos interneurônios da retina – células bipolares, amácrinas e horizontais – estão localizados no *estrato nuclear interno* (2). Células ganglionares estão localizadas no *estrato ganglionar* (3) (Figuras 7-6 e 7-7). Conexões entre os muitos neurônios da retina também são feitas dentro de estratos específicos (Figura 7-7). Conexões entre os fotorreceptores e interneurônios da retina estão no "*estrato sináptico externo*". As células bipolares fazem sinapse nas células ganglionares no "*estrato sináptico interno*". A luz precisa passar através das células ganglionares e interneurônios antes de chegar aos fotorreceptores. As *células radiais de Müller* são as principais células da neuróglia da retina.

Campo visual e nervos ópticos

A retina recebe uma imagem visual que é transformada pelos elementos ópticos do olho (Figura 7-5): a imagem é invertida e em sentido contrário. As imagens de uma metade do *campo visual* (Figura 7-3) são projetadas na *metade nasal ipsilateral da retina* e *na metade temporal contralateral da retina* (Figura 7-5). Os axônios das células ganglionares deixam o olho no disco do nervo óptico (Figura 7-8B). Axônios das células ganglionares na metade temporal da retina se projetam no *nervo e trato ópticos ipsilaterais* (Figura 7-8B). Axônios das células ganglionares da metade nasal da retina se projetam no nervo óptico ipsilateral, sofrem decussação no *quiasma óptico* e seguem pelo *trato óptico contralateral* (Figura 7-8).

Projeções do mesencéfalo para controle do movimento ocular

Axônios das células ganglionares destinados para o mesencéfalo deixam o trato óptico e seguem no *braço do colículo superior* (Figuras 7-2C e 7-9). Um local básico no mesencéfalo para as terminações axônicas das células ganglionares é o *colículo superior*, uma estrutura laminada (Figura 7-9). As *camadas superficiais* do colículo superior medeiam a *função reflexa visual e visuomotora,* e as *lâminas profundas* auxiliam a *orientação dos olhos* e da *cabeça nos estímulos salientes*. Os *núcleos pré-tetais*, nos quais os interneurônios para o reflexo pupilar à luz estão localizados, também recebem influxos da retina (Figura 7-9B; ver Capítulo 12).

Projeções talâmicas e corticais para percepção

O *núcleo dorsal do corpo geniculado lateral* é o núcleo do tálamo que recebe a principal projeção da retina (Figuras 7-9 e 7-10). Como outras estruturas no sistema visual, o núcleo dorsal do corpo geniculado lateral é laminado, e cada uma das *seis camadas* recebe influxos da retina *ipsilateral* ou *contralateral*. Informações visuais originam-se do *hemicampo visual contralateral*.

Áreas corticais visuais

O núcleo dorsal do corpo geniculado lateral se projeta para o *córtex visual primário* via *radiações ópticas* (Figuras 7-9 e 7-10), que seguem pela substância branca dos lobos temporal, parietal e occipital. Os influxos talâmicos terminam principalmente na *lâmina granular interna [IV]*, nas sublâminas A e C, do córtex visual primário (Figura 7-12). Influxos provenientes dos olhos ipsilateral e contralateral permanecem segregados nessa lâmina. Este é o substrato anatômico das *colunas de dominância ocular* (Figuras 7-11 e 7-12). Outro tipo de coluna é a *coluna de orientação* (Figuras 7-11 e 7-13). Agregados de neurônios orientados verticalmente nas lâminas granular externa [II] e piramidal externa [III], centrados nas colunas de dominância ocular, são *colunas sensíveis para cores* (ou *blobs* para cores) (Figuras 7-11 e 7-14), o terceiro tipo de coluna.

O córtex visual primário é organizado de forma retinotópica (Figura 7-10B). A área primária se projeta para as áreas visuais de ordem superior dos lobos occipital, parietal e temporal (Figuras 7-15 e 7-17). Há pelo menos três vias funcionais do córtex visual primário para as áreas visuais de ordem superior: (1) para a percepção do estímulo da *forma*, (2) para percepção do

Seção II Sistemas Sensoriais

estímulo para *cores* e (3) para a percepção do estímulo de *movimento*. O *fluxo ventral* é a via para estímulo de localização e ação.

Defeitos do campo visual

Lesão à via visual produz alterações características na percepção visual (Figura 7-18; Tabela 7-1): (1) transecção completa do nervo óptico, *cegueira total no olho ip-* *silateral*, (2) quiasma óptico, *hemianopsia heterônima* *bitemporal*, (3) trato óptico e núcleo dorsal do corpo geniculado lateral, *hemianopsia homônima contralateral*, (4) radiação óptica no lobo temporal (alça de Meyer), *hemianopsia homônima do quadrante superior contralateral*, (5) radiações ópticas nos lobos parietal e occipital, *hemianopsia homônima contralateral* e (6) córtex visual primário, *hemianopsia homônima contralateral* *com conservação macular.*

Leituras selecionadas

Albright T. High-level vision and cognitive infl uences. In: Kandel ER, Schwartz JH, Jessell TM, Siegelbaum SA, Hudspeth AJ, eds. *Principles of Neural Science*. 5th ed. New York, NY: McGraw-Hill; in press.

Gilbert C. Visual primitives and intermediate-level vision. In: Kandel ER, Schwartz JH, Jessell TM, Siegelbaum SA, Hudspeth AJ, eds. *Principles of Neural Science*. 5th ed. New York, NY: McGraw-Hill; in press.

Meister M, Tessier-Lavigne M. The retina. In: Kandel ER, Schwartz JH, Jessell TM, Siegelbaum SA, Hudspeth AJ, eds.

Principles of Neural Science. 5th ed. New York, NY: McGraw-Hill; in press.

Wurtz R, Goldberg M. Vision for action. In: Kandel ER, Schwartz JH, Jessell TM, Siegelbaum SA, Hudspeth AJ, eds. *Principles of Neural Science*. 5th ed. New York, NY: McGraw-Hill; in press.

Patten H. *Neurological Differential Diagnosis*. 2nd ed. London: Springer-Verlag; 1996.

Referências

Adams MM, Hof PR, Gattass R, Webster MJ, Ungerleider LG. Visual cortical projections and chemoarchitecture of macaque monkey pulvinar. *J Comp Neurol*. 2000;419:377-393.

Bachevalier J, Meunier M, Lu MX, Ungerleider LG. Thalamic and temporal cortex input to medial prefrontal cortex in rhesus monkeys. *Exp Brain Res*. 1997;115:430-444.

Baleydier C, Morel A. Segregated thalamocortical pathways to inferior parietal and inferotemporal cortex in macaque monkey. *Vis Neurosci*. 1992;8:391-405.

Beauchamp MS. See me, hear me, touch me: multisensory integration in lateral occipital-temporal cortex. *Curr Opin Neurobiol*. 2005;15(2):145-153.

Beck PD, Kaas JH. Thalamic connections of the dorsomedial visual area in primates. *J Comp Neurol*. 1998;396:381-398.

Chen W, Zhu XH, Thulborn KR, Ugurbil K. Retinotopic mapping of lateral geniculate nucleus in humans using functional magnetic resonance imaging. *Proc Natl Acad Sci USA*. 1999;96(5): 2430-2434.

Clarke S, Miklossy J. Occipital cortex in man: organization of callosal connections, related myelo and cytoarchitecture, and putative boundaries of functional visual areas. *J Comp Neurol*. 1990;298:188-214.

Curcio CA, Sloan KR, Kalina RE, Hendrickson AE. Human photoreceptor topography. *J Comp Neurol*. 1990;292:497-523.

Das A, Huxlin KR. New approaches to visual rehabilitation for cortical blindness: outcomes and putative mechanisms. *Neuroscientist*. 2010;16(4):374-387.

DeYoe EA, Van Essen DC. Concurrent processing streams in monkey visual cortex. *Trends Neurosci*. 1988;11:219-226.

Dowling JE. *The Retina: An Approachable Part of the Brain*. Cambridge, MA: Harvard University Press; 1987.

Dowling JE, Boycott BB. Organization of the primate retina: electron microscopy. *Proc R Soc Lond B*. 1966;166:80-111.

Fox PT, Miezin FM, Allman JM, et al. Retinotopic organization of human visual cortex mapped with positron emission tomography. *J Neurosci*. 1987;7:913-922.

Gilbert CD, Li W, Piech V. Perceptual learning and adult cortical plasticity. *J Physiol*. 2009;587(Pt 12):2743-2751.

Goebel R, Muckli L, Kim D-S. Visual system. In: Paxinos G, Mai JK, eds. *The Human Nervous System*. 2nd ed. London: Elsevier; 2004.

Gray D, Gutierrez C, Cusick CG. Neurochemical organization of inferior pulvinar complex in squirrel monkeys and macaques revealed by acetylcholinesterase histochemistry, calbindin and Cat-301 immunostaining, and Wisteria floribunda agglutinin binding. *J Comp Neurol*. 1999;409:452-468.

Gutierrez C, Cola MG, Seltzer B, Cusick C. Neurochemical and connectional organization of the dorsal pulvinar complex in monkeys. *J Comp Neurol*. 2000;419:61-86.

Harting JK, Updyke BV, Van Lieshout DP. Corticotectal projections in the cat: anterograde transport studies of twenty-five cortical areas. *J Comp Neurol*. 1992;324(3):379-414.

Hendry SH, Reid RC. The koniocellular pathway in primate vision. *Annu Rev Neurosci*. 2000;23:127-153.

Hendry SH, Yoshioka T. A neurochemically distinct third channel in the macaque dorsal lateral geniculate nucleus. *Science*. 1994;264:575-577.

Horton JC, Hedley-Whyte ET. Mapping of cytochrome oxidase patches and ocular dominance columns in human visual cortex. *Philos Trans R Soc Lond B*. 1984;304:255-272.

Horton JC, Hocking DR. Effect of early monocular enucleation upon ocular dominance columns and cytochrome oxidase activity in monkey and human visual cortex. *Vis Neurosci*. 1998;15:289-303.

Horton JC, Hocking DR. Monocular core zones and binocular border strips in primate striate cortex revealed by the contrasting effects of enucleation, eyelid suture, and retinal laser lesions on cytochrome oxidase activity. *J Neurosci.* 1998;18:5433-5455.

Hubel DH, Wiesel TN. Ferrier lecture: functional architecture of macaque monkey visual cortex. *Proc R Soc Lond B.* 1977;198:l-59.

Huerta MF, Harting JK. Connectional organization of the superior colliculus. *Trends Neurosci.* 1984;7:286-289.

Kosslyn SM, Pascual-Leone A, Felician O, et al. The role of area 17 in visual imagery: convergent evidence from PET and rTMS. *Science.* 1999;284:167-170.

Levitt JB. Function following form. *Science.* 2001;292:232-233.

Livingston CA, Mustari MJ. The anatomical organization of the macaque pregeniculate complex. *Brain Res.* 2000;876: 166-179.

Livingstone MS, Hubel DH. Anatomy and physiology of a color system in the primate visual cortex. *J Neurosci.* 1984;4:309-356.

Markowitsch HJ, Emmans D, Irle E, Streicher M, Preilowski B. Cortical and subcortical afferent connections of the primate's temporal pole: a study of rhesus monkeys, squirrel monkeys, and marmosets. *J Comp Neurol.* 1985;242:425-458.

Merigan WH. Human V4? *Curr Biol.* 1993;3:226-229.

Merigan WH, Maunsell JHR. How parallel are the primate visual pathways? *Annu Rev Neurosci.* 1993;16:369-402.

Mishkin M, Ungerleider LG, Macko KA. Object vision: two cortical pathways. *Trends Neurosci.* 1983;6:414-416.

Nassi JJ, Callaway EM. Parallel processing strategies of the primate visual system. *Nat Rev Neurosci.* 2009;10(5):360-372.

Newman E, Reichenbach A. The Müller cell: a functional element of the retina. *Trends Neurosci.* 1996;19:307-312.

Reppas JB, Niyogi S, Dale AM, Sereno MI, Tootell RB. Representation of motion boundaries in retinotopic human visual cortical areas. *Nature.* 1997;388(6638):175-179.

Robinson DL, Petersen SE. The pulvinar and visual salience. *Trends Neurosci.* 1992;15:127-132.

Ropper AH, Samuels MA. *Disturbances of Vision. Adams & Victor's Principles of Neurology.* 9th ed. McGraw-Hill; 2009.

Scares JG, Gattass R, Souza AP, Rosa MG, Fiorani M Jr., Brandao BL. Connectional and neurochemical subdivisions of the pulvinar in Cebus monkeys. *Vis Neurosci.* 2001;18:25-41.

Schneider KA, Richter MC, Kastner S. Retinotopic organization and functional subdivisions of the human lateral geniculate nucleus: a high-resolution functional magnetic resonance imaging study. *J Neurosci.* 2004;24(41):8975-8985.

Sereno MI, Dale AM, Reppas JB, et al. Borders of multiple visual areas in humans revealed by functional magnetic resonance imaging. *Science.* 1995;268:889-893.

Sereno MI, Pitzalis S, Martinez A. Mapping of contralateral space in retinotopic coordinates by a parietal cortical area in humans. *Science.* 2001;294:1350-1354.

Stepniewska I, Qi HX, Kaas JH. Do superior colliculus projection zones in the inferior pulvinar project to MT in primates? *Eur J Neurosci.* 1999;11:469-480.

Stepniewska I, Qi HX, Kaas JH. Projections of the superior colliculus to subdivisions of the inferior pulvinar in New World and Old World monkeys. *Vis Neurosci.* 2000;17: 529-549.

Tootell RB, Mendola JD, Hadjikhani NK, et al. Functional analysis of V3A and related areas in human visual cortex. *J Neurosci.* 1997;17(18):7060-7078.

Tovée M. *An Introduction to the Visual System.* 2nd ed. New York, NY: Cambridge University Press; 2008.

Tsao DY, Vanduffel W, Sasaki Y, et al. Stereopsis activates V3A and caudal intraparietal areas in macaques and humans. *Neuron.* 2003;39(3):555-568.

Yabuta NH, Sawatari A, Callaway EM. Two functional channels from primary visual cortex to dorsal visual cortical areas. *Science.* 2001;292:297-300.

Yeterian EH, Pandya DN. Corticothalamic connections of extrastriate visual areas in rhesus monkeys. *J Comp Neurol.* 1997;378:562-585.

Yoshioka T, Levitt JB, Lund JS. Independence and merger of thalamocortical channels within macaque monkey primary visual cortex: anatomy of interlaminar projections. *Vis Neurosci.* 1994;11:467-489.

Zeki S. *A Vision of the Brain.* Boston: Blackwell Scientific Publications; 1993.

Zeki S, Watson JDG, Lueck CJ, et al. A direct demonstration of functional specialization in human visual cortex. *J Neurosci.* 1991;11:641-649.

Questões de estudo

1. Qual das seguintes afirmações melhor descreve como uma imagem visual é transmitida pela lente para a superfície da retina?
   A. A imagem visual é projetada na retina sem distorção.
   B. A imagem é revertida apenas da direita para a esquerda.
   C. A imagem é revertida da direita para a esquerda e invertida de cima para baixo.
   D. A imagem é invertida de cima para baixo.

2. Axônios das células ganglionares da retina deixam o olho no(a)
   A. disco do nervo óptico
   B. fóvea
   C. mácula
   D. nervo óptico

3. Um paciente é cego de um dos olhos. Qual das seguintes não descreve os campos visuais do paciente?
   A. O campo visual do olho bom corresponde precisamente a um hemicampo no olho de um indivíduo com boa visão.

B. O crescente monocular do olho bom não é afetado pela cegueira no outro olho.
   C. Há perda de sobreposição dos dois campos visuais.
   D. O campo visual do olho bom estende-se além da linha mediana.

4. Uma pessoa com retinite pigmentar possui um comprometimento funcional em que lâmina da retina?
   A. Lâmina ganglionar
   B. Lâmina bipolar
   C. Epitélio pigmentado
   D. Lâmina de fibras do nervo óptico

5. Qual das seguintes melhor descreve a localização na retina de todas as células ganglionares que enviam axônios pela linha mediana no quiasma óptico?
   A. Metade nasal da retina
   B. Metade temporal da retina
   C. Parte superior da retina
   D. Parte inferior da retina

6. O núcleo dorsal do corpo geniculado lateral recebe influxos proveniente das
   A. células ganglionares ipsilaterais
   B. células ganglionares contralaterais
   C. células ganglionares ispilaterais e contralaterais dispostas em lâminas separadas
   D. células ganglionares ispilaterais e contralaterais com convergência de ambos os olhos em determinadas lâminas

7. A margem inferior da fissura calcarina, no polo occipital, recebe informações via tálamo, provenientes das células ganglionares
   A. da parte periférica inferior da retina
   B. da parte central inferior da retina
   C. da parte periférica superior da retina
   D. da parte central superior da retina

8. Qual das seguintes afirmações melhor descreve a função de projeção das células ganglionares da retina para o mesencéfalo?
   A. Controle do movimento do olho e reflexos pupilares
   B. Detecção do movimento visual
   C. Visão para cores
   D. Visão para formas

9. Um paciente possui um escotoma, obstruindo uma parte do campo visual direito superior. Qual das seguintes afirmativas melhor descreve a localização de uma lesão que produz esse defeito do campo visual?
   A. Lobo parietal
   B. Lobo occipital
   C. Lobo temporal
   D. Onde as fibras deixam o núcleo dorsal do corpo geniculado lateral

10. Qual das afirmativas melhor completa a analogia seguinte? A via visual magnocelular é para a via parvocelular como
    A. a visão para cores é para a visão acromática
    B. a visão para luz do dia é para a luz noturna
    C. a visão para formas e cores é para o movimento visual
    D. o movimento visual é para a visão para formas e cores

11. Qual das afirmativas melhor completa a analogia seguinte? A via visual "o que" está para a visa "onde", como
    A. a artéria cerebral média está para a artéria cerebral posterior
    B. a área 3 de Brodmann está para a área 17
    C. o lobo temporal está para o parietal
    D. o reconhecimento de objetos está para a distância de objetos

12. Qual das seguintes não é um tipo de coluna principal do córtex visual?
    A. Orientação
    B. Dominância ocular
    C. Cor
    D. Direção do movimento

13. Um paciente tem visão central, mas possui visão periférica comprometida. Dada essa informação limitada, qual dos seguintes locais tem mais probabilidade de lesão?
    A. Quiasma óptico
    B. Trato óptico
    C. Núcleo dorsal do corpo geniculado lateral
    D. Córtex visual primário

Capítulo 8

O Sistema Auditivo

CASO CLÍNICO | Neuroma do acústico

Uma mulher de 40 anos observa que está tendo dificuldade de compreender o que as pessoas estão dizendo quando estão à sua esquerda, percebendo também que ouve melhor com o telefone na orelha direita e não na esquerda. No exame, quando um diapasão em vibração foi colocado a determinada distância das orelhas direita ou esquerda, a paciente ouvia melhor na orelha direita. Quando o diapasão era colocado no processo mastoide, eliminado dessa forma a condução de ar, o mesmo padrão de capacidade de audição persistia melhor no lado direito do que no esquerdo. Em ambos os lados, quando colocado em um dos processos mastoides, as vibrações do diapasão pareciam mais fracas do que quando aproximado da orelha. Observou-se também que a paciente tinha uma instabilidade branda na marcha e um achatamento suave no sulco nasolabial esquerdo.

A Figura 8-1 A1 é uma imagem de RM com gadolínio mostrando uma lesão no meato acústico interno, indicativa de neuroma do acústico. A Figura 8-1 A2 mostra uma RM aproximadamente no mesmo nível de uma pessoa saudável.

Com base na leitura deste capítulo:

1. **Explique por que essa paciente tem os seguintes três sinais: perda da audição unilateral, instabilidade na marcha e achatamento suave do sulco nasolabial.**
2. **Qual é a consequência da preservação do comprometimento da audição esquerda se o diapasão for mantido a determinada distância da orelha da paciente ou quando entra em contato com o processo mastoide?**

Sinais neurológicos principais e estruturas do encéfalo danificadas correspondentes

Perda da audição unilateral

Um neuroma do acústico – em geral um tumor das células de Schwann, ou schwannoma – preferencialmente compromete a função da divisão auditiva do nervo vestibulococlear [VIII]. Conforme o tumor cresce, expande o meato acústico interno, através do qual o

Anatomia funcional do sistema auditivo
Vias auditivas ascendentes paralelas participam nos diferentes aspectos da audição

Anatomia regional do sistema auditivo
Os órgãos sensoriais auditivos estão localizados dentro do labirinto membranáceo

Os núcleos cocleares são os primeiros relés do sistema nervoso central para informação auditiva

O núcleo olivar superior processa estímulos provenientes de ambas as orelhas para localização sonora horizontal

O sistema olivococlear regula a sensibilidade auditiva na periferia

Axônios auditivos do tronco encefálico sobem no lemnisco lateral

O colículo inferior está localizado no teto do mesencéfalo

O núcleo geniculado medial é o núcleo relé auditivo do tálamo

O córtex auditivo primário compreende diversas representações organizadas de forma tonotópica no interior dos giros temporais transversos (de Heschl)

Áreas auditivas secundárias inferiores (caudais) e de ordem superior dão origem a projeções para diferenciação da localização sonora

Áreas auditivas secundárias superiores (rostrais) e de ordem superior dão origem a projeções para o processamento das características linguísticas dos sons

Lesão às regiões frontotemporais no hemisfério esquerdo produz afasias

Resumo
Leituras selecionadas
Referências
Questões de estudo

nervo passa a caminho da periferia (Figura 8-1B1-3). As estruturas do nervo vestibulococlear [VIII], um nervo auditivo periférico, e os núcleos cocleares são os únicos locais em que as lesões produzem um comprometimento unilateral. Lesões ao sistema auditivo central não produzem surdez em uma orelha, em razão das numerosas oportunidades de decussação das informações auditivas.

Achatamento do sulco nasolabial

O nervo facial se une ao nervo vestibulococlear [VIII] para sair através do meato acústico interno (Figura 8-1B1). Como consequência, a função do nervo facial também é comprometida com neuromas do acústico.

— Continua na próxima página

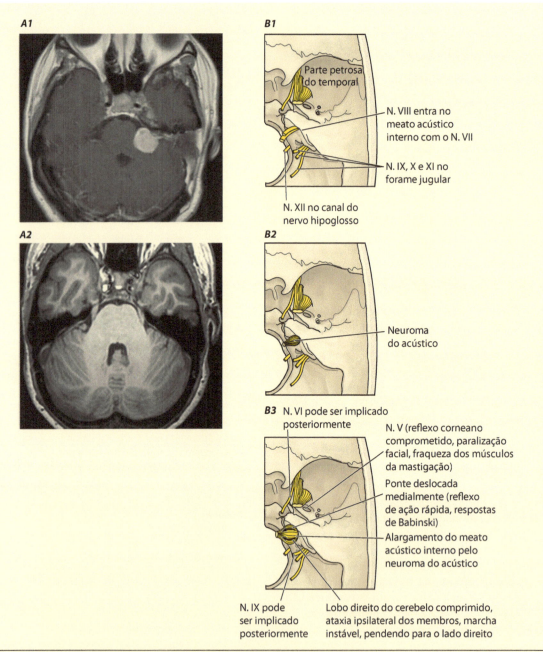

FIGURA 8-1 Neuroma o acústico. (**A**) RM. (**A1**) RM de um paciente com material de contraste gadolínio, que produz melhor delineação do tumor a partir dos tecidos adjacentes que apresentam o tumor. (**A2**) RM de uma pessoa saudável. (**B**) Face interna do crânio na região do ângulo cerebelopontino, com o tronco encefálico e o cerebelo removidos para mostrar os nervos cranianos e forames associados, através dos quais deixam a cavidade do crânio. (**B1**) Normal. (**B2**) Neuroma do acústico em um estágio inicial, quando é pequeno e não desloca o tronco encefálico. (**B3**) Neuroma do acústico em um estágio mais avançado, quando desloca a ponte e o cerebelo e afeta também as funções dos nervos cranianos próximos, como mostrado na figura. Estas incluem: (1) sensação somática facial e reflexo corneano em razão da participação do quinto nervo; (2) paladar, em razão das fibras sensoriais no sétimo nervo; (3) controle do músculo do bulbo do olho devido ao sexto nervo; (4) controle do músculo da face devido ao sétimo nervo; e (5) funções sensoriais da boca e da faringe do nervo glossofaríngeo. Além disso, maior expansão em direção à ponte leva a comprometimentos no trato corticospinal, porque essa via motora está localizada na parte anterior da ponte e há mais comprometimentos motores graves do cerebelo. (**A1**, cortesia do Dr. Frank Gaillard, Radiopaedia.com. **A2**, cortesia do Dr. Joy Hirsch, Columbia University, EUA.)

Capítulo 8 O Sistema Auditivo **183**

O nervo facial, como será visto no Capítulo 11, inerva unilateralmente os músculos da expressão facial. Um sinal claro de fraqueza desses músculos faciais é o achatamento da prega de pele que se estende do nariz até a margem lateral da boca; algumas vezes é denominada linha do sorriso. Além dos músculos da parte inferior da face, uma lesão ao nervo vestibulococlear [VIII] também enfraquece outros músculos da face. As funções do nervo vestibulococlear [VIII] são discutidas no Capítulo 11.

Instabilidade na marcha

A instabilidade é produzida pelo comprometimento da função da divisão mandibular do nervo vestibulococlear [VIII] ou por compressão da ponte e do cerebelo pelo tumor em expansão. Essa paciente não relata vertigem, um sinal de disfunção vestibular. A instabilidade da marcha é um sinal comum de disfunção cerebelar (Capítulo 13). Ataxia é uma forma de incoordenação associada com lesão ou doença cerebelar. A instabilidade da marcha é consequência de ataxia na extremidade inferior. Observa-se na RM que o tumor está deslocando a ponte e o cerebelo, tornando a disfunção pontocerebelar uma explicação plausível para a instabilidade.

Condução aerífera *versus* condução óssea

Como estudado neste capítulo (ver também Figura 8-3A), o som é conduzido até a orelha interna via membrana timpânica e ossículos da orelha média. Esta é a via de condução ideal. Alternativamente, vibrações sonoras ativam a orelha interna indiretamente (i.e., vibram a lâmina basilar) pela condução através do osso. Sob condições normais, a condução aerífera é muito melhor do que a condução óssea e, em consequência, sons são mais bem ouvidos pelo ar e não pelo osso. A paciente mostra esse padrão normal. Esperava-se que isso ocorresse porque o problema da paciente não era o comprometimento dos ossículos da orelha média, mas sim a condução de sinais neurais para o encéfalo.

O sistema auditivo medeia a audição, uma experiência sensorial tão ampla quanto o próprio espectro sonoro. A partir de sinais de perigo iminente, como a buzina de um carro, até sons agradáveis que preenchem uma sala de concerto, muito do comportamento diário é determinado pelos sons que rodeiam um indivíduo. O sistema auditivo também é o principal portal de comunicação, permitindo que a fala seja compreendida. Essa sistema, como os sistemas somatossensorial e visual, possui uma organização topográfica determinada pela lâmina de recepção periférica. E semelhante a outros sistemas, o sistema auditivo consiste em vias paralelas múltiplas que ocupam regiões corticais múltiplas, diretamente ou via redes corticais complexas. Cada via auditiva é organizada hierarquicamente e possui as conexões e propriedades para mediar aspectos distintos da audição.

A complexidade das vias auditivas deriva de propriedades específicas dos sons naturais com características de frequência diversas, múltiplas fontes de origem e amplitudes dinâmicas extensas. No entanto, um acréscimo na mensuração de complexidade é imposto ao sistema auditivo humano pelas demandas de produção e compreensão da fala. Embora as características físicas de uma palavra falada possam ser mais simples do que muitos sons que não fazem parte do léxico, a qualidade linguística do estímulo engloba áreas corticais únicas. Este capítulo considera inicialmente a organização funcional geral do sistema auditivo. Em seguida, analisa os níveis básicos pelo tronco encefálico e pelo tálamo, nos quais as informações auditivas são processadas. Finalmente, as conexões complexas dos centros auditivo e da fala do córtex cerebral são estudadas.

Anatomia funcional do sistema auditivo

Vias auditivas ascendentes paralelas participam nos diferentes aspectos da audição

O processo da audição começa na superfície do corpo conforme os sons são conduzidos pela orelha e pelo meato acústico externo até a membrana timpânica. O deslocamento mecânico da membrana timpânica, produzido por alterações nas ondas de pressão sonora, é transmitido para a orelha interna por ossos minúsculos denominados ossículos da orelha média (ver Figura 8-3). O mecanismo transdutor da orelha interna está localizado dentro do temporal em uma estrutura espiralada chamada de **cóclea**. Este é o local dos receptores auditivos, denominados **células ciliadas** porque cada um possui um feixe de estereocílios pilosos na face apical. Cada receptor auditivo é sensível a uma amplitude de frequência limitada de sons. As células ciliadas na cóclea humana não são substituídas mitoticamente e diminuem durante a vida. Essa redução é exacerbada por condições, como infecções na orelha, exposição a sons altos ou medicamentos com propriedades ototóxicas.

Existe uma relação topográfica entre a localização das células ciliadas na cóclea e a frequência sonora à qual os receptores são mais sensíveis. Como estudado posteriormente, desde a base da cóclea até o ápice, a frequência à qual as células ciliadas são mais sensíveis muda sistematicamente das mais altas para as mais baixas. Essa sensibilidade diferencial de frequência das

184 Seção II Sistemas Sensoriais

células ciliadas ao longo da extensão da cóclea é a base da **organização tonotópica** da lâmina receptora auditiva. Muitos dos componentes do sistema auditivo são organizados de forma tonotópica. A relação topográfica entre a lâmina receptora e o sistema nervoso central é semelhante àquela dos sistemas somatossensorial e visual, nos quais os núcleos corticais e subcorticais possuem uma organização retinotópica e somatotópica. Em cada um desses casos, a organização topográfica das representações centrais é determinada pela organização espacial da lâmina receptora periférica. Contudo, existe uma diferença importante. As lâminas receptoras dos sistemas somatossensorial e visual são mapas espaciais representando locais de estímulo (p. ex., mão *versus* pé, visão central *versus* periférica). A cóclea representa a frequência dos sons. A localização de origem de um som é de responsabilidade dos neurônios auditivos do sistema nervoso central, calculada com base na sincronização, sonoridade e características espectrais dos sons (ver a seguir).

As células ciliadas são inervadas pelos processos distais dos neurônios sensoriais primários bipolares localizados no **gânglio espiral da cóclea**. Os processos centrais dos neurônios bipolares formam o **nervo coclear**, uma divisão do **nervo vestibulococlear** (**nervo craniano VIII**). Esses axônios se projetam para os **núcleos cocleares** ipsilaterais (Figura 8-2), que estão localizados na parte rostral do bulbo. Os núcleos cocleares consistem no núcleo coclear anterior, que possui subdivisões anterior e posterior, e no núcleo coclear posterior. Neurônios nesses três componentes possuem conexões distintas com o resto do sistema auditivo e dão origem a vias auditivas paralelas que atuam em diferentes aspectos da audição. A função básica do núcleo coclear anterior é a **localização horizontal do som**. Além disso, alguns neurônios na divisão posteroanterior contribuem para um sistema de conexões que regula a sensibilidade das células ciliadas. O núcleo coclear anterior se projeta para o **núcleo olivar superior**, um aglomerado de núcleos na parte inferior (caudal) da ponte. A maioria dos neurônios no núcleo olivar superior se projeta por meio de uma via ascendente, chamada de **lemnisco lateral**, para o **colículo inferior**, localizado no mesencéfalo. A projeção do núcleo coclear anterior para o colículo inferior é bilateral, refletindo a importância dos mecanismos binauriculares para a **localização de sons horizontais** (**laterolaterais**). O núcleo coclear posterior exerce uma função na identificação da magnitude da fonte sonora, bem como na identificação das características espectrais complexas dos sons. Projeta-se diretamente para o **colículo inferior** contralateral também via lemnisco lateral. O colículo inferior é o local de convergência de todos os núcleos auditivos da parte inferior do tronco encefálico. É organizado de forma tonotópica e contém um mapa espacial da localização dos sons.

Na sequência, o segmento seguinte da via auditiva ascendente é o **núcleo do corpo geniculado medial**, o núcleo relé auditivo do tálamo. O núcleo do corpo geniculado medial se projeta para o córtex auditivo primário, localizado dentro da fissura lateral (também chamada de fissura de Sílvio), na face superior do lobo temporal. O córtex auditivo primário contém múltiplos territórios organizados de forma tonotópica, todos localizados nos **giros temporais transversos** (giros de Heschl) (Figura 8-2B, detalhe; ver Figura 8-8). O córtex primário forma um núcleo central circundado por **áreas auditivas secundárias** múltiplas que formam um cinturão em torno do núcleo primário. Neurônios no núcleo primário são ativados por tons simples, enquanto aqueles no cinturão adjacente de áreas secundárias são mais bem ativados por sons complexos. Diversas **áreas auditivas de primeira ordem** são contíguas às áreas secundárias nas faces superior e lateral do lobo temporal no **giro e sulco temporais superiores** (Figura 8-2B), locais em que diversas áreas importantes para a compreensão da fala estão situadas (ver a seguir).

Há uma lógica na organização das projeções do córtex primário, muito semelhante àquela das vias "o quê" e "onde" ("como") do sistema visual (ver Figura 7-15). Há um fluxo anterior (ventral) que se origina anteriormente e se projeta para a parte anterior (ventral) do lobo frontal, incluindo a área de Broca. Essa via pode ser análoga a via "o quê" e é considerada importante na identificação da fonte da fala, como o latido de um cão ou o miado de um gato, estando também atuante na análise do significado linguístico dos sons. Existe um fluxo posterior (dorsal) que se origina inferiormente (caudalmente) e se projeta para o lobo parietal e, deste, preferencialmente para as áreas corticais pré-frontal posterolateral e pré-motora. Essa via é considerada mais importante para a localização espacial da fonte de sons e para o uso sonoro para ações.

As vias auditivas contêm decussações e comissuras – nas quais os axônios cruzam a linha mediana – em múltiplos níveis, de forma que os sons provenientes de uma orelha são processados por ambos os lados do encéfalo. A representação bilateral dos sons fornece um mecanismo para localização sonora (ver adiante) e intensifica a detecção dos sons por meio de influxos de convergência. Não considerando a localização sonora, qual é a importância clínica dessa organização bilateral das conexões auditivas centrais? Uma lesão unilateral ao encéfalo não provoca surdez em uma orelha, a menos que destrua os núcleos cocleares ou os fascículos aferentes do nervo coclear. A surdez unilateral é, portanto, um sinal de lesão ao órgão auditivo periférico ou ao nervo coclear. Como estudado em seções posteriores do capítulo, lesão unilateral aos centros auditivos centrais produz comprometimento na localização e interpretação de sons ou distúrbios linguísticos, não surdez.

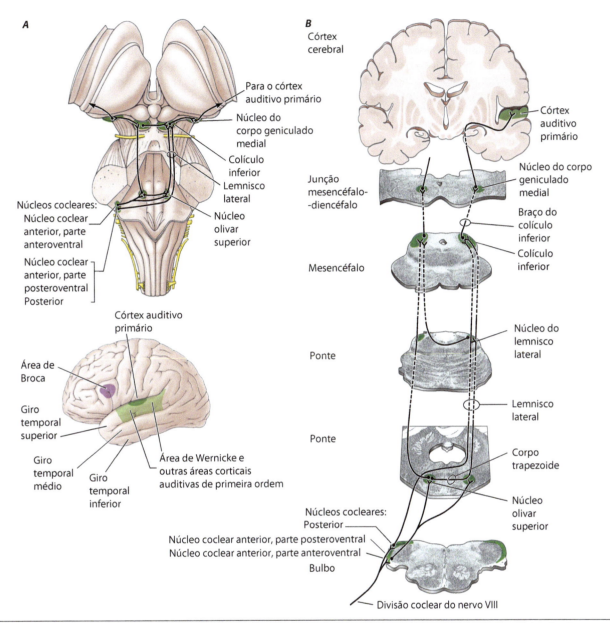

FIGURA 8-2 Organização do sistema auditivo. (**A**) Visualização dorsal do tronco encefálico ilustrando a organização dos componentes principais do sistema auditivo. (**B**) Organização do sistema auditivo revelada em corte transversal em níveis diferentes do tronco encefálico e em corte coronal do diencéfalo e hemisférios cerebrais. O detalhe mostra esquematicamente as localizações das áreas auditiva e relacionadas à fala do córtex cerebral. A área de Wernicke, para a compreensão da fala, está localizada no giro temporal superior. A área de Broca, para articulação da fala, está localizada no giro frontal inferior. Os giros temporais transversos (de Heschl) estão localizados dentro da fissura lateral e não são vistos na superfície.

Anatomia regional do sistema auditivo

Os órgãos sensoriais auditivos estão localizados dentro do labirinto membranáceo

O labirinto membranáceo é um saco complexo dentro do labirinto ósseo, cavidades na parte petrosa do osso temporal (Figura 8-3). O labirinto membranáceo consiste no órgão sensorial auditivo, a **cóclea**, e em cinco órgãos sensoriais vestibulares, os três **ductos semicirculares**, o **sáculo** e o **utrículo** (Figura 8-3A). (Outro nome para os ductos semicirculares, utrículo e sáculo é labirinto vestibular.) A complexidade morfológica dos órgãos sensoriais auditivo e vestibular concorre com aquela do bulbo do olho. Órgãos sensoriais vestibulares medeiam a sensação de aceleração, como durante a decolagem de um avião, e são importantes no equilíbrio e no controle do movimento ocular. O sistema vestibular é estudado no Capítulo 12. Grande parte do labirinto membranáceo é preenchida com **endolinfa**, um líquido extracelular assemelhando-se ao líquido intracelular nos seus componentes iônicos. A endolinfa possui alta concentração de potássio e baixa concentração de sódio. A **perilinfa**, um líquido semelhante aos líquidos extracelular e cerebrospinal, preenche o espaço entre o labirinto membranáceo e o temporal.

A cóclea é uma estrutura espiralada com aproximadamente 30 mm de comprimento (Figura 8-3A). As células ciliadas estão localizadas no **órgão espiral** (**de Corti**), uma parte especializada do ducto coclear que repousa na **lâmina basilar** (Figura 8-3C). As células ciliadas do órgão espiral (de Corti) são recobertas pela **membrana tectória** (Figura 8-3C). A lâmina basilar, as células ciliadas e a membrana tectória coletivamente formam o aparelho transdutor auditivo básico. Dois tipos de células ciliadas são encontrados no órgão espiral, e seus nomes refletem sua posição com relação ao eixo da cóclea espiralada: **células ciliadas internas** e **externas**. As células ciliadas internas estão dispostas em uma única fileira, enquanto as células ciladas externas estão dispostas em três ou quatro fileiras. Embora existam menos células ciliadas internas do que externas (aproximadamente 3.500 *versus*

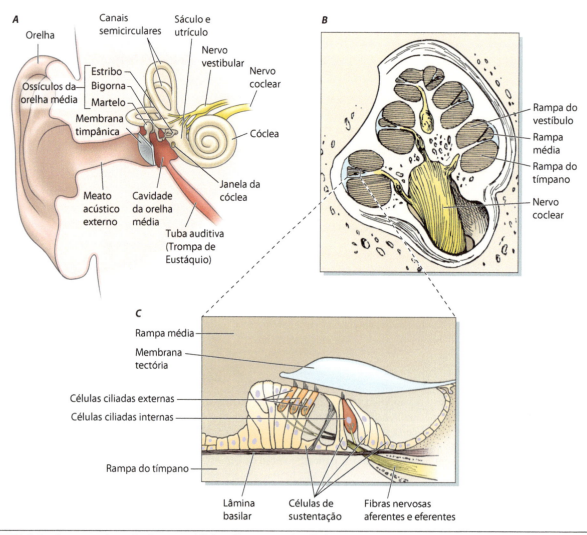

FIGURA 8-3 Estrutura da orelha humana. (**A**) A orelha externa (orelha) concentra o som no meato acústico externo. A elevação e a diminuição alternadas da pressão atmosférica vibram a membrana timpânica. Essas vibrações são conduzidas pela orelha média por três ossículos da orelha: martelo, bigorna e estribo. A vibração dos estribos estimula a cóclea. (**B**) Recorte de uma visualização da cóclea mostrando os três canais espiralados: rampa do vestíbulo, rampa média e rampa do tímpano. (**C**) Visualização expandida de um corte do ducto coclear ilustrando o órgão espiral (de Corti). (**A**, adaptada de Noback CR. *The Human Nervous System: Basic Elements of Structure and Function*. New York, NY: McGraw-Hill; 1967, **C**, adaptada de Dallas P. Peripheral mechanisms of hearing. In: Darian-Smith I, ed. *Handbook of Physiology*. Vol.3. Sensory Processes. Bethesda, MA: American Physiological Society; 1984:595-637.)

12.000), as células ciliadas internas são responsáveis pela frequência e outras discriminações distintas na audição. Isso ocorre porque a maioria dos axônios no nervo coclear do nervo vestibulococlear [VIII] inerva as células ciliadas internas. Cada célula cilada interna é inervada por até 10 fibras nervosas auditivas, e cada fibra auditiva faz contato com apenas uma única célula ciliada interna, ou, quando muito, com algumas. Esse é um sistema de alta resolução, semelhante àquele da inervação das pontas dos dedos e da fóvea. Em contrapartida, apenas uma pequena fração das fibras nervosas auditivas inerva a população de células ciliadas externas. Cada fibra se ramifica para fazer contatos múltiplos com as células ciliadas externas. Uma pesquisa mostrou que as células ciliadas externas são importantes como estruturas **eferentes**, modulando a sensibilidade do órgão espiral (de Corti) (ver seção sobre sistema olivococlear, a seguir).

O órgão espiral (de Corti) transduz sons em sinais neurais. Esse órgão está mecanicamente acoplado ao ambiente externo pela membrana timpânica e pelos ossículos da audição da orelha média (martelo, bigorna e estribo), os menores ossos do corpo (Figura 8-3A). Alterações de pressão no meato acústico externo, resultantes de ondas sonoras, provocam vibração da **membrana timpânica**. Os **ossículos da audição da orelha média** – o **martelo**, a **bigorna** e o **estribo** – conduzem as alterações da pressão externa da membrana timpânica para a **rampa do vestíbulo** da orelha interna (Figura 8-3B). Essas alterações de pressão são conduzidas pelo líquido até outros compartimentos da cóclea, a **rampa média** para a **rampa do tímpano** (Figura 8-3C). As alterações de pressão resultantes de sons estabelecem uma onda progressiva ao longo da **lâmina basilar** complacente (Figura 8-3C), na qual as células ciliadas e suas estruturas de apoio repousam. Como as células ciliadas têm feixes pilosos que estão encrustados na **membrana tectória**, menos complacente, as ondas progressivas resultam em forças de cisalhamento entre as duas membranas. Essas forças de cisalhamento provocam o arqueamento dos feixes pilosos, resultando na alteração da condutância de membrana nas células ciliadas.

Portanto, a audição depende do movimento da lâmina basilar produzido pelos sons. As células ciliadas externas conseguem intensificar esse movimento, amplificando, dessa foram, o sinal gerado pelo órgão espiral em resposta ao som. As células conseguem fazer isso mudando seu comprimento em resposta aos sons (ver seção sobre o sistema olivococlear, a seguir). Isso resulta em um pequeno deslocamento adicional da membrana basilar que aumenta a oscilação mecânica produzida pelas alterações na pressão sonora na membrana timpânica.

A onda progressiva na lâmina basilar, estabelecida pelas alterações na pressão sonora incidindo na orelha, resultantes de sons, é extraordinariamente complexa. Sons de alta frequência geram uma onda na lâmina basilar com uma amplitude de pico próxima da base da cóclea; consequentemente, esses sons ativam preferencialmente as **células ciliadas basais**. Conforme a frequência da fonte sonora diminui, a localização da amplitude de pico da onda na lâmina basilar muda continuamente na direção da **cúpula da cóclea**. Isso resulta na ativação de frequência preferencial das células ciliadas que estão localizadas mais próximas da cúpula da cóclea. Embora as propriedades mecânicas da lâmina basilar sejam um determinante básico da sintonização auditiva das células ciliadas e da organização tonotópica do órgão espiral, outros fatores exercem influências importantes. Por exemplo, o comprimento do feixe ciliado (fascículo ciliado) varia com a posição dentro da cóclea. Os feixes atuam como diapasões em miniatura: os feixes menores estão sintonizados nas frequências altas (e estão localizados nas células ciliadas na base da cóclea), enquanto os feixes mais longos estão sintonizados nas frequências baixas (e estão localizados nas células ciliadas na cúpula da cóclea). As características da membrana elétrica das células ciliadas também contribuem para a sintonização da frequência. Como é estudado na seção seguinte, a organização tonotópica sustenta a topografia de conexões nas vias auditivas centrais.

Os núcleos cocleares são os primeiros relés do sistema nervoso central para informação auditiva

Os **núcleos cocleares**, localizados na parte superior do bulbo, incluem o **núcleo coclear anterior**, que possui subdivisões anterior e posterior, e o **núcleo coclear posterior** (Figura 8-4C). Os núcleos cocleares anterior e posterior têm organização tonotópica e possuem funções distintas. O núcleo coclear anterior é importante para a localização sonora horizontal. Além disso, alguns dos neurônios no componente posteroanterior empregam um sistema para regulação da sensibilidade da célula ciliada. O núcleo coclear anterior se projeta bilateralmente para o **núcleo olivar superior**. Enquanto sabe-se muito com relação às características fisiológicas dos neurônios no núcleo coclear posterior – muitos processam as características espectrais dos sons –, suas funções perceptivas não são bem compreendidas. O núcleo coclear posterior é considerado importante para a localização sonora vertical, que depende das informações espectrais (ver seção seguinte) e para análise de sons complexos. O núcleo projeta-se diretamente para o **colículo inferior** contralateral, desviando do núcleo olivar superior.

A maioria dos axônios provenientes de cada divisão do núcleo coclear sofre decussação e alcança o núcleo olivar superior ou o colículo inferior por meio de uma das três vias, todas localizadas na parte inferior (caudal) da ponte. Primeiro, a principal decussação auditiva é o **corpo trapezoide** (Figura 8-4B), que contém axônios entrecruzados do núcleo coclear anterior conforme eles seguem para o núcleo olivar superior. Segundo, as estrias medulares do quarto ventrículo transportam os axônios do núcleo coclear posterior à medida que se entrecruzam para se projetarem ao colículo inferior. Terceiro, alguns axônios da divisão posterior do núcleo coclear anterior sofrem decussação na estria coclear intermédia. Das três decussações auditivas, apenas o corpo trapezoide é mostrado na Figura 8-4B, porque é o único reconhecido sem o uso de técnicas de marcação especiais; é também o mais anterior. O corpo trapezoide obscurece, neste nível, o lemnisco medial.

O núcleo coclear é o local mais central no qual uma lesão produz surdez na **parte ipsilateral da orelha**. Isso ocorre porque o núcleo recebe projeção apenas da parte

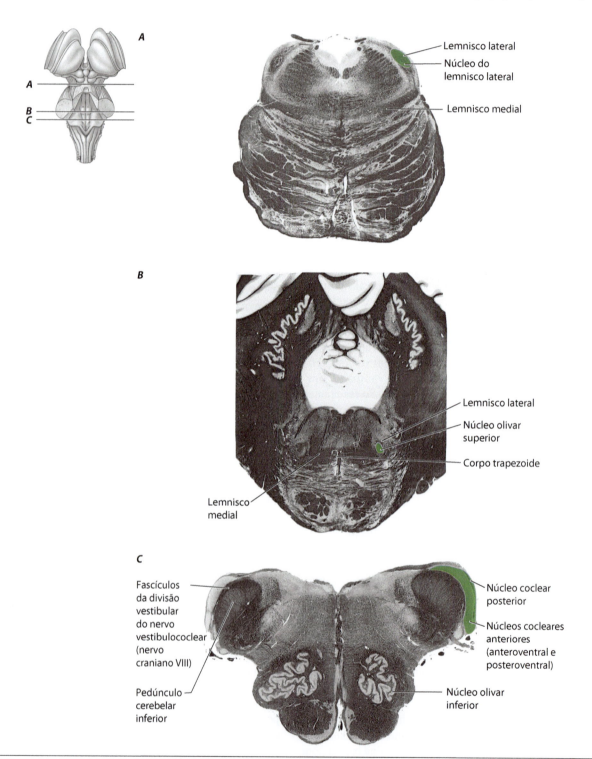

FIGURA 8-4 Cortes transversais corados para mielina da parte superior (rostral) da ponte (**A**) no nível da parte inferior (caudal) da ponte (**B**) e dos núcleos cocleares (**C**). O detalhe mostra os planos de corte.

ipsilateral da orelha. Lesões de outros núcleos auditivos centrais não produzem surdez, porque em cada um desses locais ocorre convergência dos influxos auditivos provenientes de ambas as orelhas. A **artéria cerebelar inferior anterior** (ACIA) supre os núcleos cocleares, e uma oclusão unilateral produz surdez em um ouvido (ver Figura 3-2).

O núcleo olivar superior processa estímulos provenientes de ambas as orelhas para localização sonora horizontal

O **núcleo olivar superior** (Figura 8-4B) contém três componentes principais: o núcleo olivar superior medial, o núcleo olivar superior lateral e os núcleos do corpo trapezoide. O núcleo olivar superior deve ser diferenciado do núcleo olivar inferior (Figura 8-4C), que contém neurônios importantes no controle do movimento (ver Capítulo 13). O núcleo olivar superior recebe influxos provenientes do núcleo coclear anterior e dá origem à via para a **localização horizontal dos sons** (Figura 8-5).

Para compreender como as conexões anatômicas entre o núcleo coclear anterior e o núcleo olivar superior contribuem para essa função, deve-se refletir sobre como são localizados os sons no plano horizontal. Um som é reconhecido como originário de um lado ou do outro da cabeça por dois meios, dependendo de sua frequência. **Sons de baixa frequência** ativam os dois ouvidos em tempos ligeiramente diferentes, produzindo uma **diferença temporal interaural** característica. Quanto mais afastada da linha mediana uma fonte sonora está localizada, maior a diferença temporal interaural. Para sons de alta frequência, a diferença temporal interaural é muito pequena, e, portanto, é uma informação ambígua. No entanto, a cabeça atua como um escudo e atenua esses sons. Um som de alta frequência chegando à orelha distante é mais brando do que na orelha mais próxima. Isso ocorre porque a energia sonora é absorvida pela cabeça, resultando em uma **diferença de intensidade interaural**. Esta é a teoria dupla de localização sonora, porque os mecanismos para frequências altas e baixas diferem.

Há distintos substratos neuroanatômicos para a localização de sons de alta e baixa frequência (Figura 8-5). Neurônios no **núcleo olivar superior medial** são sensíveis às **diferenças temporais interaurais**, e de acordo com a teoria dupla, respondem seletivamente a tons de baixa frequência. Neurônios individuais no núcleo olivar superior medial recebem conexões monossinápticas provenientes dos núcleos cocleares anteriores de ambos os lados. Notavelmente, esses influxos são espacialmente segregados nos dendritos dos neurônios dos núcleos olivares superiores mediais (Figura 8-5). Essa segregação de influxos é considerada a base da sensibilidade das diferenças temporais interaurais. Em comparação, os neurônios no **núcleo olivar superior lateral** são sensíveis às **diferenças de intensidade interaural** e são ajustados (sintonizados) para estímulos de alta frequência. Considera-se que a sensibilidade às diferenças de intensidade interaural é determinada pela convergência de um influxo excitatório monossináptico proveniente do núcleo coclear anterior e de uma conexão inibitória dissináptica proveniente do núcleo coclear anterior contralateral, retransmitida por meio do **núcleo do corpo trapezoide** (Figura 8-5).

Sons também são localizados ao longo do eixo vertical. Aqui a estrutura da orelha externa é importante. As cristas na orelha refletem a pressão sonora de maneiras complexas, criando espectros sonoros que dependem da

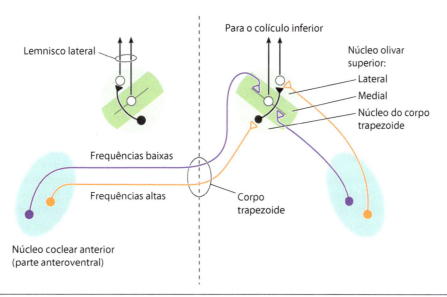

FIGURA 8-5 Conexões básicas entre o núcleo coclear anterior, no bulbo, e o núcleo olivar superior, na ponte. Dentro do núcleo olivar superior, os neurônios com corpos celulares e terminações abertas são excitatórios, enquanto aqueles com corpos celulares e terminações sólidas (preto) são inibitórios.

190   **Seção II**   Sistemas Sensoriais

direção da fonte. Neurônios especializados dentro do núcleo coclear posterior parecem utilizar essa informação para determinar a elevação da fonte de som. É natural que a projeção ascendente dos núcleos cocleares posteriores desvie do núcleo olivar superior para chegar diretamente ao colículo inferior.

O sistema olivococlear regula a sensibilidade auditiva na periferia

Alguns neurônios no núcleo olivar superior não participam diretamente no processamento da localização horizontal das fontes sonoras. Esses neurônios recebem informações auditivas provenientes do núcleo coclear anterior (basicamente da subdivisão posteroanterior) e dão origem aos axônios que se projetam de volta para a cóclea via nervo vestibulococlear. Essa via eferente é chamada de **trato olivococlear**. Essa **projeção olivococlear** regula a sensibilidade do sistema auditivo periférico. Considera-se que esse sistema melhora a detecção do sinal auditivo para ajudar o ouvinte a prestar atenção a estímulos específicos em um ambiente barulhento e a proteger o sistema auditivo periférico de dano provocado por sons excessivamente altos.

Há sistemas eferentes de controle medial e lateral separados, ambos utilizando acetilcolina como neurotransmissor, mas afetando a sensibilidade de modos diversos. O sistema medial se origina a partir de neurônios próximos do núcleo olivar superior medial e faz sinapse diretamente nas células ciliadas externas. Esse sistema influencia as propriedades mecânicas da lâmina basilar. Estudos *in vitro* mostraram que as células ciliadas externas se contraem quando a acetilcolina é aplicada diretamente na célula receptora. Essa alteração mecânica consegue modular a sensibilidade e a sincronização da frequência da cóclea ao impulsionar uma onda progressiva da lâmina basilar. O outro sistema eferente olivococlear origina-se mais lateralmente no núcleo olivar superior e faz sinapse nas fibras aferentes auditivas, logo abaixo das células ciliadas internas. Esse sistema afeta a atividade eferente diretamente, não por meio da ação mecânica na lâmina basilar.

Axônios auditivos do tronco encefálico sobem no lemnisco lateral

O **lemnisco lateral** é a via auditiva ascendente do tronco encefálico (Figura 8-4A, B). (O lemnisco lateral deve ser diferenciado do lemnisco medial [Figura 8-4B], que retransmite informações somatossensoriais para o tálamo.) O lemnisco lateral transporta axônios basicamente do núcleo coclear posterior contralateral e do núcleo olivar superior (núcleos medial e lateral) para o colículo inferior (Figura 8-6). Muitos dos axônios no lemnisco lateral, sobretudo aqueles provenientes da parte do núcleo coclear anterior, também enviam ramos colaterais (i.e., laterais) para o **núcleo do lemnisco lateral** (Figura 8-4A).

O núcleo do lemnisco lateral contém principalmente neurônios inibidores que se projetam ao colículo inferior. É outro local na via auditiva na qual as informações cruzam a linha mediana.

O colículo inferior está localizado no teto do mesencéfalo

O colículo inferior está localizado na face posterior (dorsal) do mesencéfalo, inferior (caudal) ao colículo superior (Figura 8-6A). O colículo inferior é um núcleo relé auditivo no qual praticamente todas as fibras ascendentes no lemnisco lateral fazem sinapse. Deve-se lembrar que o colículo superior é parte do sistema visual, porém não é um núcleo relé, mas ao contrário, participa no controle visuomotor (ver Capítulos 7 e 12). Embora os dois colículos pareçam semelhantes nos cortes corados para mielina, são diferenciados pela configuração das estruturas no interior do centro do mesencéfalo em dois níveis (Figura 8-6B1, 2). A Figura 8-6B3 mostra imagens parassagitais de ressonância magnética dos colículos superior e inferior.

Três núcleos componentes compreendem o colículo inferior: os núcleos central e externo e o "córtex posterior (dorsal)". O **núcleo central** do colículo inferior é o local principal da terminação do lemnisco lateral. Esse núcleo recebe influxos convergentes de três fontes básicas: (1) vias originando-se dos **núcleos olivares superiores**, (2) vias diretas provenientes do **núcleo coclear posterior** e (3) axônios provenientes do **núcleo do lemnisco lateral**. O núcleo central, recebendo informações convergentes dos núcleos cocleares anterior e dorsal para localização da fonte sonora horizontal e vertical, contém um mapa do espaço auditivo. O núcleo central é **organizado de forma tonotópica e laminada** (embora não esteja aparente nos cortes corados para mielina): neurônios em uma única lâmina são muito sensíveis a frequências semelhantes de tonalidade. Como nos sistemas somatossensorial e visual, a laminação é utilizada no sistema auditivo para enfardar neurônios com conexões e atributos funcionais semelhantes. O núcleo central dá origem a uma via auditiva ascendente organizada de forma tonotópica para o tálamo, que continua até o córtex auditivo primário.

As funções do **núcleo externo** e do **"córtex posterior (dorsal)"** não são bem compreendidas. Estudos em animais indicam que o núcleo externo pode ter uma participação na **função acusticomotora**, como na orientação da cabeça e eixo do corpo para os estímulos auditivos. Essa função do núcleo externo também pode utilizar informações somatossensoriais, que são igualmente projetadas para esse núcleo a partir da medula espinal e do bulbo, via tratos espinotetal e trigeminotetal.

O trato por meio do qual o colículo inferior se projeta para o tálamo está localizado logo abaixo da face posterior (dorsal) do mesencéfalo, o **braço do colículo inferior** (Figura 8-6A). Assim como os colículos superior e inferior são diferentes, os braços também o são. O braço do

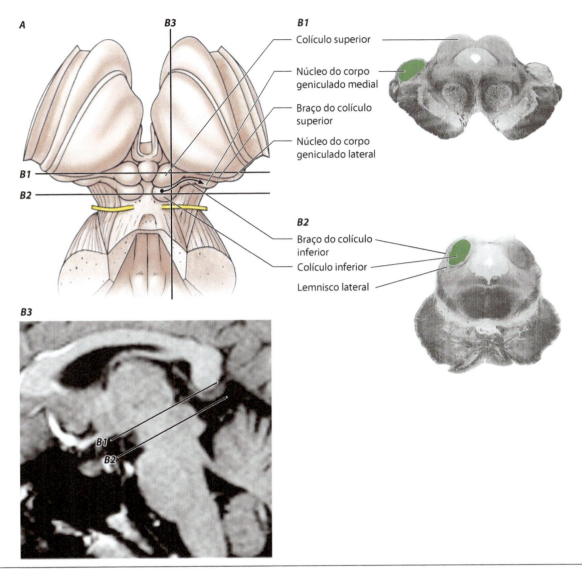

FIGURA 8-6 Centros auditivos do mesencéfalo. Os colículos inferiores e os núcleos do corpo geniculado medial são mostrados na visualização superficial do tronco encefálico (**A**) e nos cortes transversais corados para mielina das partes superior (rostral) (**B1**) e inferior (caudal) (**B2**) do mesencéfalo. Os colículos também são revelados na RM mediossagital em **B3**. Os planos de corte são mostrados em **A** e **B3**.

colículo superior traz informações aferentes para o colículo superior, enquanto aquele do colículo inferior é uma via eferente transportando axônios para longe do colículo inferior, para o núcleo do corpo geniculado medial (ver na seção seguinte).

O núcleo geniculado medial é o núcleo relé auditivo do tálamo

O **núcleo do corpo geniculado medial** está localizado na face inferior do tálamo, medial ao relé visual, o núcleo do corpo geniculado lateral (Figuras 8-6A e 8-7). O núcleo do corpo geniculado medial compreende diversas divisões, mas apenas a divisão anterior (ventral) é o núcleo relé auditivo principal (ver Figura AII-15). Esse componente, referido simplesmente como o núcleo do corpo geniculado medial, é a única parte que possui organização tonotópica, recebendo a projeção auditiva ascendente principal proveniente do núcleo central do colículo inferior. Embora não seja observável no corte corado para mielina, a divisão anterior (ventral) do núcleo do corpo geniculado medial é laminada. Assim como o núcleo central do colículo inferior, lâminas individuais no núcleo do corpo geniculado medial contêm neurônios muito sensíveis a frequências semelhantes. O núcleo do corpo geniculado medial, como o núcleo do corpo geniculado lateral, (Figura 7-11) termina predominantemente na lâmina granular interna [IV] do córtex auditivo primário.

As outras divisões do núcleo do corpo geniculado medial (posterior e medial) recebem influxos prove-

192 Seção II Sistemas Sensoriais

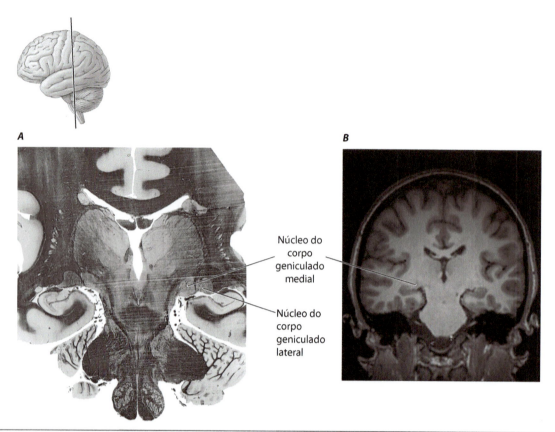

FIGURA 8-7 Corte coronal corado para mielina do núcleo do corpo geniculado medial (**A**) e RM exatamente correspondente (**B**). O detalhe mostra o plano de corte.

nientes de três componentes do colículo inferior, assim como informações somatossensoriais e visuais. Em vez de retransmitir informações auditivas para o córtex, as outras divisões parecem auxiliar funções mais integradas, como participar nos mecanismos de despertar sentimentos e interesses. (A divisão posterior é mostrada na Figura AII-15.)

O córtex auditivo primário compreende diversas representações organizadas de forma tonotópica no interior dos giros temporais transversos (de Heschl)

As áreas corticais auditivas possuem uma organização hierárquica concêntrica. O córtex primário é circundado pelo córtex auditivo secundário, que é circundado por áreas auditivas de ordem superior (Figura 8-8). O córtex auditivo primário (área citoarquitetônica 41) está localizado no lobo temporal, no interior da fissura lateral, nos **giros temporais transversos (de Heschl)** (Figuras 8-8 e 8-9). Esses giros, que variam em número de um a diversos dependendo do lado do encéfalo e do indivíduo, correm obliquamente da face lateral do córtex medialmente para a região insular (Figura 8-9). A orientação dos giros temporais transversos é quase ortogonal aos giros na face lateral do lobo temporal; por essa razão o uso frequente do termo *giros temporais transversos (de Heschl)*. O córtex primário, recebendo influxos diretos do tálamo provenientes do núcleo do corpo geniculado medial, processa atributos estimuladores auditivos básicos. O córtex auditivo primário é organizado de forma tonotópica ao longo do eixo dos giros temporais transversos, a partir de frequências baixas laterais para frequências altas mediais. Embora não sejam ainda bem caracterizadas nos seres humanos, diversas sub-regiões organizadas de forma tonotópica são encontradas no interior da área sensorial primária. Essa organização de representações múltiplas da lâmina receptora pode ser semelhante ao córtex somatossensorial primário, que possui subdivisões múltiplas organizadas de forma somatotópica (ver Figura 4-13).

Como em outras áreas corticais sensoriais, o córtex auditivo primário possui uma organização colunar (ou vertical): neurônios sensíveis a frequências semelhantes estão dispostos em todas as seis lâminas, desde a superfície da pia-máter até a substância branca. No interior do córtex primário, os neurônios representam outras características dos estímulos auditivos além da frequência, incluindo interações binaurais específicas, sincronização de estímulo e características adicionais de regulação.

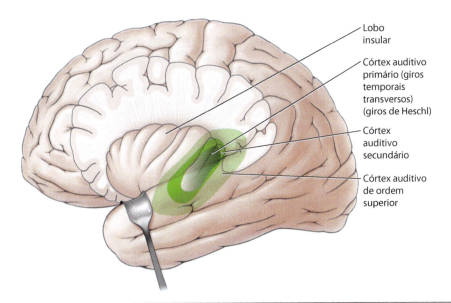

FIGURA 8-8 Áreas corticais auditivas. O córtex auditivo primário está localizado nos giros temporais transversos (de Heschl). Possui uma organização tonotópica, desde frequências altas medialmente (representadas como a região menos transparente na figura) a frequências baixas lateralmente (região mais transparente). O córtex auditivo secundário circunda o córtex primário; as áreas auditivas de ordem superior circundam as áreas secundárias. As áreas auditivas estão localizadas no interior da fissura lateral e estendem-se na face lateral do giro temporal superior.

Áreas auditivas secundárias inferiores (caudais) e de ordem superior dão origem a projeções para diferenciação da localização sonora

Áreas auditivas secundárias e de ordem superior formam cinturões concêntricos circundando grande parte da região central primária (Figura 8-8). As áreas secundárias recebem seus influxos principais das áreas primárias e, por sua vez, fornecem informações para as áreas de ordem superior. Neurônios do córtex primário respondem a atributos estimuladores simples. Não é surpresa que os neurônios do córtex primário respondam a tons puros simples, assim como as qualidades das tonalidades de sons mais complexos. Em contrapartida, os neurônios nas áreas secundárias e de ordem superior respondem seletivamente a aspectos mais complexos dos sons (Figura 8-9). Em animais, os neurônios nas áreas auditivas de ordem superior respondem a chamadas específicas da espécie; e, nos seres humanos, à fala.

Há uma miríade de áreas auditivas corticais, em algumas contagens até 15, com pelo menos duas correntes principais de fluxos de informações auditivas que são semelhantes às vias "o quê" e "onde-como" do sistema visual (ver Figura 7-15). Uma pesquisa em animais, utilizando técnicas de marcação anatômica, e em seres humanos, utilizando técnicas de imagem funcionais não invasivas, revelou uma via posterior (dorsal) para localização de fontes sonoras e uso de sons para guiar movimentos. Essa via "onde-como" origina-se do córtex primário e se projeta para as partes inferiores (caudais) das áreas secundárias e, em seguida, para as áreas de ordem superior no giro temporal superior (Figura 8-10). Estudos em animais, utilizando técnicas de marcação axônicas, e em seres humanos, utilizando imagem por tensor de difusão (DTI; ver Quadro 2-2), revelaram uma conexão de longa distância entre a parte posterior do lobo temporal e o lobo parietal (Figura 8-11A). Ao receber informações convergentes originárias dos sistemas somatossensorial e visual, junto com essas informações auditivas, a parte posterior do lobo parietal constrói uma representação do espaço extrapessoal que o encéfalo usa para ajudar a estabelecer onde um indivíduo está e onde ocorrem os estímulos em relação ao mundo que o rodeia. Ao se utilizar também a imagem por tensor de difusão, outra conexão ficou demonstrada entre o "giro temporal posterossuperior" e as duas áreas do lobo frontal, o córtex pré-motor e o córtex pré-frontal posterolateral (dorsolateral) (Figura 8-11B). Essas áreas frontais participam do planejamento dos movimentos, da recepção de informações sobre para "onde" nosso indivíduo deseja se mover, a partir do lobo parietal (Figura 8-10), e da transmissão de sinais de controle para o córtex motor sobre "como" se mover.

Curiosamente, essa conexão com o lobo frontal segue no fascículo longitudinal superior, uma via em forma de C (Figuras 8-10B e 8-11) que se curva em torno da fissura lateral.

Áreas auditivas secundárias superiores (rostrais) e de ordem superior dão origem a projeções para o processamento das características linguísticas dos sons

Uma segunda via auditiva cortical participa do processamento das características não espaciais dos sons. Essa via

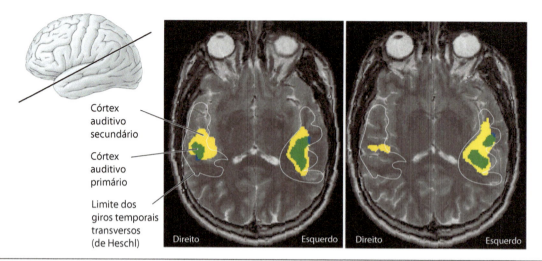

FIGURA 8-9 Imagens de ressonância magnética funcional (fMRI) mostrando a ativação do córtex auditivo humano. A imagem da esquerda é ligeiramente mais anterior (ventral) do que aquela da direita. A região verde corresponde aproximadamente ao córtex auditivo primário; esta área responde tanto a tons puros como a complexos (i.e., relativamente não seletiva). A área amarela circundante corresponde ao córtex auditivo secundário (i.e., o cinturão circundante), que responde preferencialmente aos sons complexos. (Cortesia do Dr. Josef Rauschecker, Georgetown University, EUA. Adaptada de Wessinger CM, VanMeter J, Tian B, Van Lare J, Pekar J, Rauschecker JP. Hierarchical organization of the human auditory cortex revealed by functional magnetic resonance imaging. *J Cogn Neurosci.* 2001;13:1-7.)

se origina do córtex auditivo primário e se projeta para as partes superiores (rostrais) das áreas secundárias e de ordem superior situadas no giro temporal superior e, em seguida, para parte inferior do lobo frontal (Figura 8-10). Nos macacos, os neurônios nessa área respondem a chamadas específicas da espécie. A DTI em seres humanos revelou uma via de longa distância entre a parte superior (rostral) do giro temporal superior e a área de Broca, a área motora da fala (Figura 8-11C). Além de auxiliar uma função linguística, considera-se que as conexões entre a parte superior do giro temporal superior e a parte anterior do lobo frontal são importantes na identificação da fonte

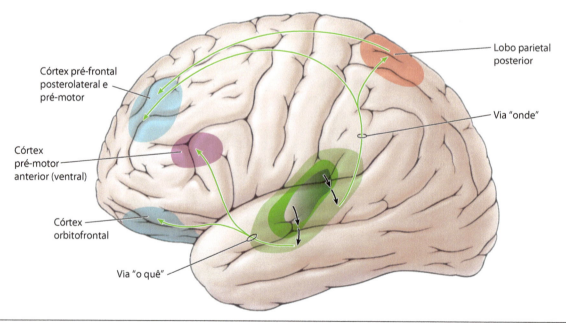

FIGURA 8-10 Vias de passagens "o que" e "onde" separadas se originam do córtex auditivo e se projetam para regiões distintas do córtex pré-frontal e do lobo parietal.

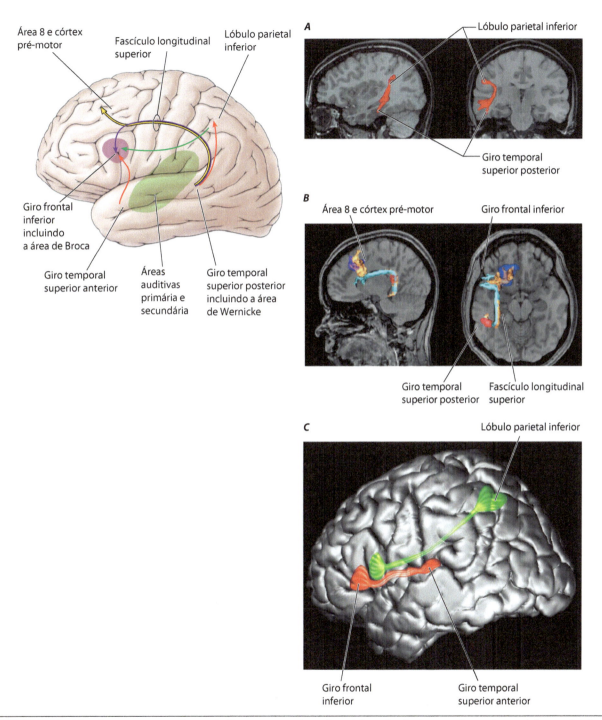

FIGURA 8-11 Vias de passagem em forma de C conectam as áreas linguísticas do giro temporal superior aos lobos parietal e frontal. Uma pesquisa utilizando imagem por tensor de difusão está começando a revelar conexões dos centros de linguagem e cognitivos do encéfalo humano. E algumas dessas conexões correspondem a tratos conhecidos, identificados na dissecção de encéfalos humanos. O fascículo longitudinal superior em forma de C interconecta a parte inferior (caudal) do lobo temporal superior ao lóbulo parietal inferior (**A**), aos centros de ação da parte posterolateral (dorsolateral) do lobo frontal (**B**), e às áreas linguísticas da parte inferior do lobo frontal (**B**), incluindo a área de Broca. Uma via mais direta, possivelmente correspondendo ao fascículo uncinado (ver Figura AII-22), conecta a parte superior (rostral) do giro temporal superior à parte inferior do lobo frontal (**C**; em vermelho). Existe também uma conexão do lobo parietal com a parte inferior do lobo frontal (**C**; em verde) que informa às áreas linguísticas sobre o estado de atenção de uma pessoa. (Reproduzida de Frey S, Campbell JS, Pike GB, Petrides M. Dissociating the human language pathways with high angular resolution diffusion fiber tractography. *J Neurosci.* 2008;28(45):11435-11444.)

196 **Seção II** Sistemas Sensoriais

da fala: quem está falando ou "o quê" está emitindo sons. Essa via pode seguir no interior do **fascículo uncinado** (Figura AII-22). A imagem por tensor de difusão também revela uma ligação entre a área de Broca e a parte inferior do lobo parietal (Figura 8-11C), uma área conhecida por sua importância na linguagem.

Lesão às regiões frontotemporais no hemisfério esquerdo produz afasias

Diversas áreas auditivas corticais de ordem superior, situadas na face lateral do lobo temporal esquerdo, no encéfalo humano (áreas citoarquitetônicas 42 e 22), compreendem substratos importantes para a compreensão da fala. Lesão a determinadas áreas do encéfalo produz um comprometimento da linguagem, ou **afasia**. Lesão ao lobo temporal esquerdo produz comprometimento na compreensão da fala. Notavelmente, palavras são bem faladas, mas suas posições nas sentenças são frequentemente sem sentido. Algumas vezes esse fato é referido como "salada de palavras". Esse tipo de comprometimento foi atribuído a uma interrupção na função da **área de Wernicke** e é denominado afasia de Wernicke. A opinião corrente é que a área de Wernicke está localizada na parte posterior do giro temporal superior, na área citoarquitetônica 22 (ver Tabela 2-2 e Figura 2-19). No entanto, estudos neuropsicológicos modernos indicam distúrbios da fala mais significativos com lesões à parte superior (rostral) do lobo temporal superior. De fato, a descrição original de Wernicke dos efeitos da lesão ao lobo temporal situou a área crítica ao longo de toda a extensão longitudinal superoinferior (rostrocaudal) do giro temporal superior, não apenas inferiormente (caudalmente).

Enquanto o lobo temporal esquerdo é importante na compreensão ou no processamento sensorial da fala, a **área de Broca**, no giro frontal inferior esquerdo, é a área motora da fala. Essa região inclui o opérculo frontal e corresponde aproximadamente às áreas citoarquitetônicas 44 e 45 (ver Tabela 2-2 e Figura 2-19). Lesão à área de Broca compromete a capacidade de expressar linguagem, sendo denominada afasia de Broca. A fala não é natural, sendo lenta no início e frequentemente interrompida.

Áreas homotópicas no hemisfério direito são importantes para o ritmo, entonação e ênfase da fala, não para a escolha das palavras corretas ou para a estruturação de sentenças adequadas. Essas áreas são especialmente importantes na entonação emocional da fala. Por exemplo, lesão ao giro temporal superior direito compromete a compreensão da entonação e o conteúdo emocional, ao passo que lesão ao giro frontal inferior direito compromete a capacidade de comunicar emoções na fala. De maneira interessante, a lesão às áreas linguísticas de ambos os hemisférios compromete a compreensão e a produção da linguagem de sinais.

Resumo

Aparelho auditivo periférico

O aparelho transdutor auditivo, o *órgão espiral* (de Corti), está localizado na *cóclea*, uma estrutura espiralada no interior do osso temporal (Figura 8-3A, B). As *células ciliadas* (Figura 8-3C) são os receptores auditivos e estão organizadas em lâminas receptoras no interior da cóclea. Essas lâminas possuem uma *organização tonotópica* precisa: receptores sensíveis a frequências altas estão localizados próximos da base da cóclea e aqueles sensíveis a frequências baixas estão próximos do ápice da cóclea. As células ciliadas são inervadas pelos processos periféricos das *células bipolares*, cujos corpos celulares estão localizados no *gânglio espiral da cóclea*. Os processos centrais das células bipolares agrupam-se na *divisão coclear* do *nervo vestibulococlear (VIII)* (Figura 8-2).

Bulbo e ponte

A divisão coclear do nervo vestibulococlear (VIII) faz sinapse nos *núcleos cocleares*. Os núcleos cocleares, que estão localizados na parte superior (rostral) do bulbo, possuem três divisões principais (Figuras 8-2A e 8-C): o *núcleo coclear anterior (parte anteroventral),* o *núcleo coclear anterior (parte posteroventral)* e o *núcleo coclear posterior.* Muitos neurônios no núcleo coclear anterior (parte anteroventral) se projetam para o *núcleo olivar superior*, na ponte (Figuras 8-4B e 8-5), em ambos os lados ipsilateral e contralateral. Neurônios no núcleo olivar superior se projetam para o colículo inferior ipsilateral ou contralateral via lemnisco lateral. Alguns desses axônios entrecruzados formam uma comissura discreta, o *corpo trapezoide* (Figuras 8-4B e 8-5). A função dessa via é a *localização horizontal dos sons*. O núcleo coclear anterior (parte posteroventral) participa na regulação da sensibilidade das células ciliadas junto com o sistema coclear da oliva. A maioria dos neurônios no núcleo coclear posterior dá origem a axônios que sofrem decussação e, em seguida, sobem no *lemnisco lateral* (Figura 8-4A, B) para terminar no *colículo inferior* (Figuras 8-6 e 8-7).

Mesencéfalo e tálamo

O colículo inferior contém três núcleos principais (Figura 8-6). O *núcleo central,* o principal núcleo relé auditivo no colículo inferior, possui uma *organização tonotópica* precisa, projetando-se para o núcleo do corpo geniculado medial (Figuras 8-6A e 8-7) que, por sua vez, se projeta para o *córtex auditivo primário* (área citoarquitetônica 41) (Figura 8-8). Os outros dois núcleos, o *núcleo externo* e o *córtex posterior (dorsal)* do colículo inferior, dão origem a projeções talamocorticais difusas, basicamente para *áreas auditivas de ordem superior* (Figura 8-8).

Córtex cerebral

O córtex auditivo primário está localizado, em sua maior parte, na face superior do lobo temporal, nos *giros temporais transversos (de Heschl)* (Figuras 8-8 e 8-9), possuindo uma organização tonotópica. As áreas auditivas de ordem superior, que circundam a área primária (Figuras 8-8 e 8-9), recebem seus influxos principais do córtex auditivo

primário. Pelo menos duas projeções emergem das áreas de ordem superior. Uma projeção, importante para a localização sonora (i.e., onde), tem como objetivo a parte posterior do lobo parietal e a parte posterolateral (dorsolateral) do lobo pré-frontal (Figuras 8-10 e 8-11). Uma segunda projeção – que é considerada importante no processamento de sons complexos, incluindo funções linguísticas nos seres humanos – termina no lobo pré-frontal anterior (ventral) e medial. A *área de Wernicke* é uma parte do córtex auditivo de ordem superior no lado esquerdo que é importante na interpretação da fala (Figuras 8-2B, detalhe, e 8-11).

Leituras selecionadas

Oertel D, Doupe A. The auditory central nervous system. In: Kandel ER, Schwartz JH, Jessell TM, Siegelbaum SA, Hudspeth AJ, eds. *Principles of Neural Science*. 5th ed. New York, NY: McGraw-Hill; in press.

Referências

Augustine JR. The insular lobe in primates including humans. *Neurol Res*. 1985;7:2-10.

Bachevalier J, Meunier M, Lu MX, Ungerleider LG. Thalamic and temporal cortex input to medial prefrontal cortex in rhesus monkeys. *Exp Brain Res*. 1997;115:430-444.

Bernal B, Ardila A. The role of the arcuate fasciculus in conduction aphasia. *Brain*. 2009;132(Pt 9):2309-2316.

Brugge JF. An overview of central auditory processing. In: Popper AN, Fay RR, eds. *The Mammalian Auditory Pathway: Neurophysiology*. New York, NY: Springer-Verlag; 1994:1-33.

Bushara KO, Weeks RA, Ishii K, et al. Modality-specific frontal and parietal areas for auditory and visual spatial localization in humans. *Nat Neurosci*. 1999;2:759-766.

Cant NB, Benson CG. Parallel auditory pathways: projection patterns of the different neuronal populations in the dorsal and ventral cochlear nuclei. *Brain Res Bull*. 2003;60 (5-6): 457-474.

Cooper NP, Guinan JJ, Jr. Efferent-mediated control of basilar membrane motion. *J Physiol*. 2006;576(Pt 1):49-54.

Dronkers NF, Wilkins DP, Van Valin RD, Jr., Redfern BB, Jaeger JJ. Lesion analysis of the brain areas involved in language comprehension. *Cognition*. 2004;92(1-2):145-177.

Frey S, Campbell JS, Pike GB, Petrides M. Dissociating the human language pathways with high angular resolution diffusion fiber tractography. *J Neurosci*. 2008;28(45): 11435-11444.

Galaburda A, Sanides F. Cytoarchitectonic organization of the human auditory cortex. *J Comp Neurol*. 1980;190: 597-610.

Galuske RA, Schlote W, Bratzke H, Singer W. Interhemispheric asymmetries of the modular structure in human temporal cortex. *Science*. 2000;289:1946-1949.

Geniec P, Merest DK. The neuronal architecture of the human posterior colliculus. *Acta Otolaryngol Suppl*. 1971;295:1-33.

Geschwind N, Levitsky W. Human brain: left-right asymmetries in temporal speech region. *Science*. 1968;161:186-187.

Guinan JJ, Jr., Warr WB, Norris BE. Differential olivocochlear projections from lateral versus medial zones of the superior olivary complex. *J Comp Neurol*. 1983;221(3): 358-370.

Hackett TA, Stepniewska I, Kaas JH. Subdivisions of auditory cortex and ipsilateral cortical connections of the parabelt auditory cortex in macaque monkeys. *J Comp Neurol*. 1998;394:475-495.

Hackett TA, Stepniewska I, Kaas JH. Thalamocortical connections of the parabelt auditory cortex in macaque monkeys. *J Comp Neurol*. 1998;400:271-286.

Hackett TA, Stepniewska I, Kaas JH. Prefrontal connections of the parabelt auditory cortex in macaque monkeys. *Brain Res*. 1999;817:45-58.

Hickok G, Poeppel D. The cortical organization of speech processing. *Nat Rev Neurosci*. 2007;8(5):393-402.

Kaas JH, Hackett TA. "What" and "where" processing in auditory cortex. *Nat Neurosci*. 1999;2:1045-1047.

Kaas JH, Hackett TA. Subdivisions of auditory cortex and processing streams in primates. *Proc Natl Acad Sci USA*. 2000;97:11793-11799.

Kaas JH, Hackett TA, Tramo MJ. Auditory processing in primate cerebral cortex. *Curr Opin Neurobiol*. 1999;9:164-170.

Kandler K, Clause A, Noh J. Tonotopic reorganization of developing auditory brainstem circuits. *Nat Neurosci*. 2009;12(6):711-717.

King AJ, Nelken I. Unraveling the principles of auditory cortical processing: can we learn from the visual system? *Nat Neurosci*. 2009;12(6):698-701.

Lim HH, Lenarz T, Joseph G, et al. Electrical stimulation of the midbrain for hearing restoration: insight into the functional organization of the human central auditory system. *J Neurosci*. 2007;27(49):13541-13551.

Markowitsch HJ, Emmans D, Irle E, Streicher M, Preilowski B. Cortical and subcortical afferent connections of the primate's temporal pole: a study of rhesus monkeys, squirrel monkeys, and marmosets. *J Comp Neurol*. 1985;242:425-458.

May BJ. Role of the dorsal cochlear nucleus in the sound localization behavior of cats. *Hear Res*. 2000;148(1-2):74-87.

Merabet LB, Rizzo JF, Amedi A, Somers DC, Pascual-Leone A. What blindness can tell us about seeing again: merging neuroplasticity and neuroprostheses. *Nat Rev Neurosci*. 2005;6(1):71-77.

Merzenich MM, Brugge JF. Representation of the cochlear partition on the superior temporal plane of the macaque monkey. *Brain Res*. 1973;50:275-296.

Mesulam MM, Mufson EJ. Insula of the old world monkey. Ill: Efferent cortical output and comments on function. *J Comp Neurol*. 1982;212:38-52.

Moore JK, Linthicum FH. Auditory system. In: Paxinos G, Mai JK, eds. *The Human Nervous System.* 2nd ed. London: Elsevier; 2004:1242-1279.

Moore JK, Osen KK. The human cochlear nuclei. In: Creutzfeldt O, Scheich H, Schreiner C, eds. *Hearing Mechanisms and Speech.* New York, NY: Springer-Verlag; 1979:36-44.

Moore DR, Shannon RV. Beyond cochlear implants: awakening the deafened brain. *Nat Neurosci.* 2009;12(6):686-691.

Oertel D, Bal R, Gardner SM, Smith PH, Joris PX. Detection of synchrony in the activity of auditory nerve fibers by octopus cells of the mammalian cochlear nucleus. *Proc Natl Acad Sci USA.* 2000;97:11773-11779.

Owen AM, Coleman MR. Functional neuroimaging of the vegetative state. *Nat Rev Neurosci.* 2008;9(3):235-243.

Peretz I, Zatorre RJ. Brain organization for music processing. *Annu Rev Psychol.* 2005;56:89-114.

Pollak GD, Burger RM, Klug A. Dissecting the circuitry of the auditory system. *TINS.* 2003;26(1):33-39.

Pulvermuller F. Brain mechanisms linking language and action. *Nat Rev Neurosci.* 2005;6(7):576-582.

Rauschecker JP. An expanded role for the dorsal auditory pathway in sensorimotor control and integration. *Hear Res.* 2010; 271:16-25.

Rauschecker JP. Processing of complex sounds in the auditory cortex of cat, monkey, and man. *Acta Otolaryngol Suppl.* 1997:532:34-38.

Rauschecker JP, Scott SK. Maps and streams in the auditory cortex: nonhuman primates illuminate human speech processing. *Nat Neurosci.* 2009;12(6):718-724.

Rauschecker JP, Tian B. Mechanisms and streams for processing of "what" and "where" in auditory cortex. *Proc Natl Acad Sci USA.* 2000;97:11800-11806.

Recanzone GH, Schreiner CE, Sutter ML, Beitel RE, Merzenich MM. Functional organization of spectral receptive fields in the primary auditory cortex of the owl monkey. *J Comp Neurol.* 1999;415:460-481.

Recanzone GH, Sutter ML. The biological basis of audition. *Annu Rev Psychol.* 2008;59:119-142.

Romanski LM, Tian B, Fritz J, Mishkin M, Goldman-Rakic PS, Rauschecker JP. Dual streams of auditory afferents target multiple domains in the primate prefrontal cortex. *Nat Neurosci.* 1999;2:1131-1136.

Schreiner CE, Read HL, Sutter ML. Modular organization of frequency integration in primary auditory cortex. *Annu Rev Neurosci.* 2000;23:501-529.

Schwartz IR. The superior olivary complex and lateral lemniscal nuclei. In: Webster DB, Popper AN, Fay RR, eds. *The Mammalian Auditory Pathway: Neuroanatomy.* New York, NY: Springer-Verlag; 1992:117-167.

Scott SK, Blank CC, Rosen S, Wise RJ. Identification of a pathway for intelligible speech in the left temporal lobe. *Brain.* 2000;123(part 12):2400-2406.

Scott SK, Johnsrude IS. The neuroanatomical and functional organization of speech perception. *TINS.* 2003;26(2):100-107.

Scott SK, McGettigan C, Eisner F. A little more conversation, a little less action—candidate roles for the motor cortex in speech perception. *Nat Rev Neurosci.* 2009;10(4):295-302.

Spirou GA, Davis KA, Nelken I, Young ED. Spectral integration by type II interneurons in dorsal cochlear nucleus. *J Neurophysiol.* 1999;82:648-663.

Stone JA, Chakeres DW, Schmalbrock P. High-resolution MR imaging of the auditory pathway. *Magn Reson Imaging Clin N Am.* 1998;6:195-217.

Strominger NL, Nelson LR, Dougherty WJ. Second order auditory pathways in the chimpanzee. *J Comp Neurol.* 1977;172: 349-366.

Tollin DJ. The lateral superior olive: a functional role in sound source localization. *Neuroscientist.* 2003;9(2):127-143.

Vargha-Khadem F, Gadian DG, Copp A, Mishkin M. FOXP2 and the neuroanatomy of speech and language. *Nat Rev Neurosci.* 2005;6(2):131-138.

von Economo C, Horn J. Über windungsrelief, masse und rinderarchitektonik der supratemporalflache, ihre indi-viduellen und ihre seitenunterschiede. *Z Ges Neurol Psychiat.* 1930;130: 678-757.

Webster DB. An overview of mammalian auditory pathways with an emphasis on humans. In: Webster DB, Popper AN, Fay RR, eds. *The Mammalian Auditory Pathway: Neuroanatomy.* New York, NY: Springer-Verlag; 1992:1-22.

Weeks RA, Aziz-Sultan A, Bushara KO, et al. A PET study of human auditory spatial processing. *Neurosci Lett.* 1999;262: 155-158.

Wessinger CM, VanMeter J, Tian B, Van Lare J, Pekar J, Rauschecker JP. Hierarchical organization of the human auditory cortex revealed by functional magnetic resonance imaging. *J Cogn Neurosci.* 2001;13:1-7.

Yu JJ, Young ED. Linear and nonlinear pathways of spectral information transmission in the cochlear nucleus. *Proc Natl Acad Sci USA.* 2000;97:11780-11786.

Zatorre RJ, Penhune VB. Spatial localization after excision of human auditory cortex. *J Neurosci.* 2001;21:6321-6328.

Questões de estudo

1. Uma pessoa tem perda auditiva unilateral. Com base apenas nessa quantidade de informação limitada, qual das seguintes afirmativas melhor indica um local provável da lesão?
   A. Divisão acústica do nervo vestibulococlear (nervo craniano VIII)
   B. Núcleo olivar superior
   C. Lemnisco lateral
   D. Córtex auditivo primário

2. Perda preferencial de percepção de sons de alta frequência é mais bem explicada por qual das seguintes condições?

   A. Degeneração das células ciliadas no ápice da cóclea
   B. Degeneração das células ciliadas na base da cóclea
   C. Lesão ao núcleo olivar superior lateral
   D. Lesão ao colículo inferior

3. Qual das seguintes cede a maioria dos axônios no corpo trapezoide?
   A. Colículo inferior
   B. Núcleo olivar superior
   C. Núcleo coclear posterior
   D. Núcleo coclear anterior (parte anteroventral)

Capítulo 8 O Sistema Auditivo **199**

4. Qual não é uma propriedade do núcleo olivar superior medial?
   A. Importante para o processamento de sons de baixa frequência
   B. Recebe um influxo inibitório do núcleo do corpo trapezoide
   C. Recebe influxos monossináptico dos núcleos anteroventrais ipsilateral e contralateral
   D. Projeta-se para o colículo inferior

5. Qual das seguintes afirmativas melhor descreve as conexões/funções dos braços dos dois colículos?
   A. Os braços dos dois colículos são ambos aferentes, pois transportam informações sensoriais.
   B. Os braços dos dois colículos são ambos estruturas eferentes, pois transportam informações provenientes de cada um dos colículos para outras estruturas do encéfalo.
   C. O braço do colículo inferior é uma estrutura aferente, pois transmite informações auditivas, e o braço do colículo superior é uma estrutura eferente, pois transmite informações relacionadas ao controle do movimento ocular.
   D. O braço do colículo inferior é uma estrutura eferente, pois transmite informações para longe do colículo inferior, e o braço do colículo superior é uma estrutura aferente, pois traz informações para o colículo superior.

6. Qual das seguintes melhor completa essa sentença: O colículo inferior
   A. recebe informações auditivas convergentes de todos os núcleos auditivos inferiores do tronco encefálico.
   B. recebe informações apenas do núcleo coclear posterior.
   C. recebe informações apenas do núcleo coclear anterior (parte anteroventral).
   D. recebe informações convergentes do núcleos olivar superior (partes medial e lateral).

7. O núcleo do corpo geniculado medial se projeta de forma tonotópica para qual das seguintes áreas corticais?
   A. Córtex auditivo primário
   B. Córtex auditivo secundário
   C. Córtex auditivo terciário
   D. Córtex de associação auditiva

8. Qual das seguintes melhor descreve a localização das diversas áreas auditivas corticais?
   A. As áreas são organizadas em faixas desde o corte primário superiormente (rostralmente) até as áreas de ordem superior inferiormente (caudalmente).
   B. As áreas são organizadas em faixas desde o córtex primário inferiormente (caudalmente) até as áreas de ordem superior superiormente (rostralmente).
   C. As áreas são amplamente organizadas em um esquema concêntrico, com a área primária na periferia e a área de ordem superior no centro.
   D. As áreas são amplamente organizadas em um esquema concêntrico, com a área primária no centro e a área de ordem superior na periferia.

9. As vias "o quê" e "onde"
   A. servem para identificação e localização sonora
   B. usam as áreas corticais temporal e parietal, respectivamente
   C. usam as áreas corticais supridas pelas artérias cerebrais média e anterior, respectivamente
   D. estão preferencialmente localizadas nos fascículos longitudinal superior e uncinado

10. Imagens por tensor de difusão são usadas para identificar vias encefálicas de forma não invasiva nos seres humanos. Usando essa abordagem, qual das seguintes melhor descreve o fascículo longitudinal superior?
    A. Essa é uma via relativamente reta entre os lobo temporal e frontal.
    B. Essa é uma estrutura em forma de C conectando os lobos temporal e frontal.
    C. Esse é um trato em forma de C ligando o lobo temporal ao lobo frontal.
    D. Essa é uma via relativamente reta que conecta o lobo temporal ao frontal.

Capítulo 9

Sensações Químicas: Paladar e Olfato

CASO CLÍNICO | Lesão do trato tegmental central e perda unilateral do paladar

Uma mulher de 25 anos subitamente queixou-se de diplopia (visão dupla) e comprometimento da sensação do paladar. No exame, o paladar foi examinado cuidadosamente aplicando-se soluções de qualidades distintas (salgado, doce, ácido e amargo) na língua. O resultado indicou uma perda de todas as qualidades do paladar no lado direito da língua. Um pesquisador em paladar do Departamento de Otorrinolaringologia foi contatado, e a paciente foi examinada subsequentemente, utilizando-se um dispositivo eletrônico para averiguar os limiares do paladar. Isso confirmou a perda de paladar na metade direita da língua e do palato mole.

Uma RM ponderada em T1 com realce por gadolínio (Figura 9-1A) revelou uma lesão focal no tegmento da ponte. A Figura 9-1B é uma correspondente exata do corte corado para mielina. Uma RM de uma pessoa saudável (Figura 9-1C) mostra a localização da ponte nas partes A e B em relação ao encéfalo no crânio. Observa-se que a face posterior (dorsal) do encéfalo está voltada para baixo em todas essas imagens. A lesão em A corresponde à região do trato tegmental central, incluindo também partes do pedúnculo cerebelar superior, que transmite a maioria dos efluxos da parte do cerebelo para controle do movimento, e do fascículo longitudinal medial contendo axônios que coordenam os movimentos oculares. Aqui serão estudadas apenas a perda do paladar e a lesão ao trato tegmental central. Os comprometimentos de controle ocular serão estudados em outro caso no Capítulo 12. Com base na RM e em testes adicionais, a paciente foi diagnosticada com esclerose múltipla, uma doença desmielinizante.

1. Por que a perda unilateral de paladar é mais provavelmente consequência de uma lesão periférica do que central?
2. Por que a perda de paladar é ipsilateral à lesão?
3. Que estrutura gustatória essencial da ponte tem mais probabilidade de sofrer lesão na paciente?

O sistema gustatório: paladar

A via gustatória ascendente projeta-se para o córtex insular ipsilateral

Anatomia regional do sistema gustatório

Ramos dos nervos facial, glossofaríngeo e vago inervam partes diferentes da cavidade oral

O núcleo solitário é o primeiro relé do sistema nervoso central para o paladar (gustação)

A parte parvocelular do núcleo ventral posteromedial retransmite informações gustatórias para o lobo insular e o opérculo

O sistema olfatório: olfato

A projeção olfatória para o córtex cerebral não é retransmitida através do tálamo

Anatomia regional do sistema olfatório

Os neurônios olfatórios primários estão localizados na túnica mucosa nasal

O bulbo olfatório é o primeiro relé do sistema nervoso central para o influxo olfatório

O bulbo olfatório projeta-se para estruturas situadas na parte anterior (ventral) do encéfalo através do trato olfatório

O córtex olfatório primário recebe uma aferência direta do bulbo olfatório

Informações olfatórias e gustatórias interagem no lobo insular e no córtex orbitofrontal para sensações gustatórias

Quadro 9-1 Neurogênese adulta no bulbo olfatório
Resumo
Leituras selecionadas
Referências
Questões de estudo

Sinais neurológicos principais e estruturas do encéfalo danificadas correspondentes

Periférico *versus* central

Primeiro, considera-se que os três nervos suprindo os calículos gustatórios têm, cada um, uma distribuição limitada na língua (ver Figura 9-4). A lesão a um único nervo provavelmente resultaria na perda parcial de paladar, como apenas nos dois terços anteriores da língua com dano a um ramo do nervo facial.

— Continua na página seguinte

202 Seção II Sistemas Sensoriais

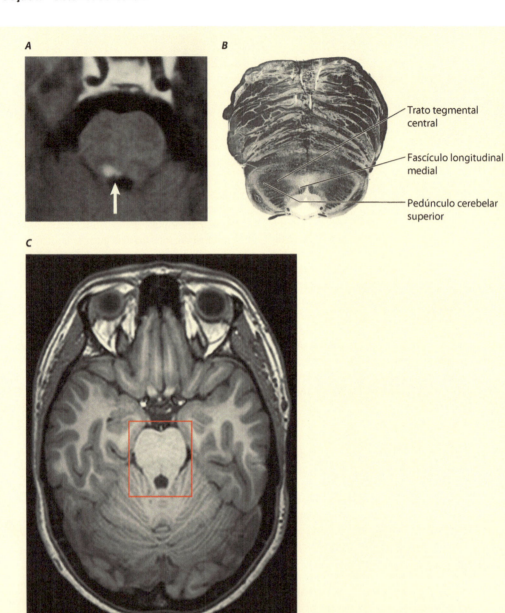

FIGURA 9-1 Lesão da via gustatória. (**A**) RM da paciente com esclerose múltipla mostrando a região de desmielinização (ou placa) no tegmento da ponte. A seta aponta para a placa. (**B**) Corte corado para mielina através da parte superior (rostral) da ponte, próximo dos níveis das RMs em **A** e **C**. (**C**) RM de uma pessoa saudável mostrando a localização das regiões em **A** e **B**. (**A**, reproduzida com permissão de Uesaka Y, Nose H, Ida M. The pathway of gustatory fibers in the human ascends ipsilaterally. *Neurology*. 1998;50:827. **B**, cortesia do Dr. Joy Hirsch, Columbia University, EUA.)

Portanto uma lesão periférica é improvável. A seguir, será considerado que os sistemas sensoriais centrais recebem influxos convergentes de diversos componentes periféricos; assim, um sistema em cada lado representa completamente a lâmina receptora periférica a partir da qual recebe informações (p. ex., o homúnculo, Figura 4-9; indica uma representação corpórea contralateral completa para mecanossensações). Os três nervos suprindo os cálculos gustatórios convergem para a parte superior (rostral) do núcleo solitário.

Perda ipsilateral de paladar

A via gustatória, diferentemente de outras vias sensoriais, é ipsilateral. Assim, a perda de paladar provavelmente inclui lesão em algum lugar ao longo dessa via central.

Estruturas fundamentais

A projeção proveniente do núcleo solitário sobe no trato tegmental central e termina na divisão parvocelular do núcleo ventral posteromedial do tálamo. A lesão à ponte provavelmente também danifica o núcleo parabraquial, que contribui para o comprometimento. No entanto, foi visto no Capítulo 6 que o núcleo parabraquial é mais importante para as sensações viscerais. Além do mais, outros estudos em seres humanos revelam perda de pa-ladar com lesões vasculares pequenas que são mais seletivas ao trato tegmental central, demonstrando, pelo menos, a importância do trato.

Referências

Shikama Y, Kato T, Nagaoka U, et al. Localization of the gustatory pathway in the human midbrain. *Neurosci Lett.* 1996;218(3):198-200.

Uesaka Y, Nose H, Ida M. The pathway of gustatory fibers in the human ascends ipsilaterally. *Neurology.* 1998;50:827.

Dois sistemas neurais distintos são utilizados para perceber-se o ambiente molecular do mundo: o sistema gustatório, que medeia o paladar, e o sistema olfatório, que auxilia o olfato. Esses sistemas estão entre os sistemas neurais filogeneticamente mais antigos do encéfalo. Comparados com aqueles de outros sistemas sensoriais, os sistemas neurais para processamento dos estímulos químicos são notavelmente diferentes. Por exemplo, tanto o paladar como o olfato possuem projeções ascendentes ipsilaterais, enquanto aqueles de outros sistemas sensoriais são contralaterais ou bilaterais. Além do mais, as áreas corticais primárias para paladar e olfato estão no interior das regiões do sistema límbico, no qual se formam as emoções e seus comportamentos associados. Informações provenientes de outras modalidades sensoriais chegam ao sistema límbico apenas após estágios de processamento adicionais. Olfatos e paladares possuem habilidades específicas para recordação evocativa das memórias mais afetuosas. Deve-se lembrar da descrição vívida de Marcel Proust de como uma colher cheia de Madalena encharcada no chá trouxe de volta memórias da infância.

Os sistemas gustatório e olfatório trabalham em conjunto na percepção de substâncias químicas presentes nas cavidades oral e nasal, uma colaboração mais essencial do que aquela que ocorre entre as outras modalidades sensoriais. Por exemplo, embora o sistema gustatório esteja relacionado com as sensações primárias de paladar – como doce ou amargo –, a percepção de aromas mais saborosos e complexos, como aqueles presentes no vinho ou no chocolate, é dependente de um funcionamento adequado da sensação do olfato. A mastigação e a deglutição provocam a liberação de substâncias químicas a partir do alimento que são levadas para a cavidade nasal a partir da parte oral da faringe, na qual estimulam o sistema olfatório. Um dano ao sistema olfatório, como consequência de traumatismos craniocerebrais – ou mesmo de resfriado comum, que temporariamente compromete a condução de moléculas transportadas pelo ar nas passagens nasais –, pode entorpecer a percepção do aroma, embora sensações básicas do paladar sejam preservadas. Conquanto paladar e olfato trabalhem juntos e compartilhem semelhanças nos seus substratos neurais, a organização anatômica desses sistemas é suficientemente distinta para ser considerada separadamente.

O sistema gustatório: paladar

Classicamente existem quatro qualidades de paladar – doce, ácido, amargo e salgado – e há células receptoras gustatórias correspondentes para cada uma dessas modalidades. Uma quinta qualidade foi proposta, denominada saboroso, que está mais bem associada a caldo de carne, porque uma quinta classe de células receptoras gustatórias foi identificada, *umami* (do japonês, carnudo ou saboroso). Enquanto se considera que a função básica do sistema gustatório é identificar alimentos, esta é mais uma função de visão e olfação. Ao contrário, o sistema é perfeitamente organizado para identificar nutrientes ou agentes prejudiciais naquilo que é ingerido, em relação aos processos fisiológicos específicos: doce e saboroso são importantes na manutenção de armazenamentos de energia adequados, salgado para equilíbrio eletrolítico, amargo e ácido para manutenção do pH e amargo também para evitar toxinas.

O paladar é mediado por três nervos cranianos, por meio de suas inervações das estruturas da boca: **facial** (VII), **glossofaríngeo** (IX) e **vago** (X). Como estudado no Capítulo 6, os nervos glossofaríngeo e vago também fornecem muito da inervação aferente do intestino, sistema circulatório e pulmões. Essa inervação aferente visceral abastece o sistema nervoso central com informações relacionadas ao estado interno do corpo.

A via gustatória ascendente projeta-se para o córtex insular ipsilateral

Células receptoras gustatórias estão agrupadas nos **calículos gustatórios**, localizados na língua e em diversos locais intraorais. Substâncias químicas presentes nos alimentos, denominadas *tastants* (**estimulantes gustatórios**), prendem-se aos receptores na superfície da membrana ou passam diretamente pelos canais da membrana, dependendo da substância química específica, para ativar as células gustatórias. As células gustatórias são inervadas pelos ramos distais das fibras aferentes primárias presentes nos nervos facial, glossofaríngeo e vago (Figura 9-2). Essas fibras aferentes possuem uma morfologia pseudounipolar, semelhante àquela dos neurônios do gânglio sensitivo do nervo espinal. Em comparação com os nervos da pele e túnicas mucosas, nos quais geralmente a parte terminal da

204 Seção II Sistemas Sensoriais

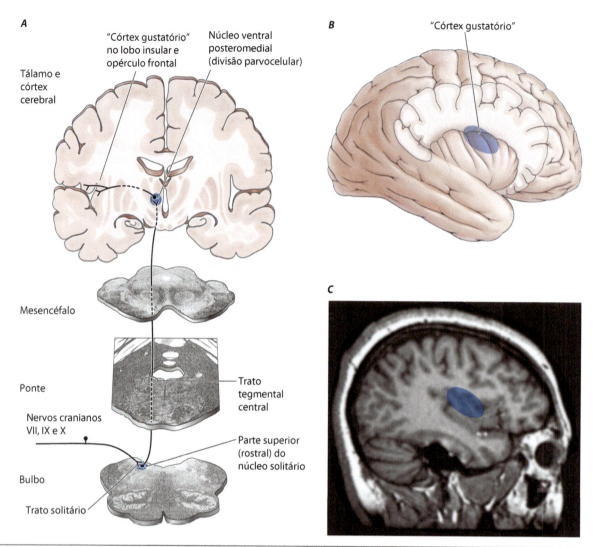

FIGURA 9-2 Organização geral do sistema gustatório. (**A**) Via gustatória ascendente. (**B**) Localização aproximada do córtex gustatório no lobo insular. O opérculo frontal foi removido para mostrar o lobo insular. (**C**) RM mostrando o lobo insular e a região aproximada do córtex gustatório no lobo insular.

fibra aferente é sensível à energia estimulante, as células receptoras gustatórias são separadas das fibras aferentes primárias. Para a gustação, a função da fibra aferente primária é receber informações de classes específicas de células receptoras gustatórias e transmitir essas informações sensoriais para o sistema nervoso central, codificadas como potenciais de ação. Para o tato, a função da fibra aferente primária é transduzir energia estimulante em potenciais de ação e transmitir essas informações para o sistema nervoso central.

Os ramos centrais das fibras aferentes, após entrarem no tronco encefálico, agrupam-se no **trato solitário** (Figura 9-2) da parte posterior (dorsal) do bulbo e terminam na parte superior (rostral) do **núcleo solitário** (Figura 9-2, detalhe inferior). Deve-se lembrar que a parte inferior (caudal) do núcleo solitário é um núcleo viscerossensorial, essencialmente ativo na regulação das funções corporais e na transmissão de informações ao córtex para percepção das informações viscerais, assim como dos aspectos emocionais e comportamentais das sensações viscerais.

Os axônios dos neurônios de segunda ordem, na parte superior (rostral) do núcleo solitário, sobem ipsilateralmente no tronco encefálico, no **trato tegmental central**, e terminam na **divisão parvocelular** do **núcleo ventral posteromedial** (Figura 9-2). A partir do tálamo, neurônios de terceira ordem projetam-se para a o **lobo insular** e para o **opérculo** vizinho, no qual se localizam as áreas corticais gustatórias primárias (Figura 9-2). Essa via é considerada mediadora dos aspectos discriminativos da gustação, que permitem diferenciar uma qualidade da outra. O lobo insular projeta-se a diversas estruturas encefálicas para processamento adicional de estímulos gustatórios. As projeções para o **córtex orbitofrontal** (ver Figura 9-2), assim como as áreas corticais do cíngulo e do lobo insular, são consideradas integradas com as informações olfatórias para consciências dos sabores. Além disso, essas áreas corticais podem ter importância comportamental e afetiva gustatória, como o prazer experimentado com uma refeição fina ou um desprazer após uma refeição mal preparada. Um componente do processamento dos estímulos dolorosos também inclui o córtex do sistema límbico, e a dor nos seres humanos tem importância emocional.

Embora informações aferentes gustatórias e viscerais (ver Capítulo 6) sejam modalidades distintas e possuam vias centrais separadas, as duas modalidades interagem. De fato, informações vinculadas com relação ao sabor de um alimento e seu efeito nas funções corporais influenciadas pela ingestão são a chave para a sobrevivência de um indivíduo. Uma das formas mais vigorosas de aprendizagem, chamada de **aversão condicionada ao paladar (aversão condicionada gustatória)**, associa o sabor do alimento deteriorado com a náusea que provoca quando ingerido. Outro nome para essa aprendizagem é *bait shyness* (aversão), referindo-se a um método utilizado por fazendeiros para desencorajar predadores de atacar animais domésticos. Nessa técnica, os fazendeiros contaminam a carne dos animais com um emético, como cloreto de lítio, que provoca náusea e vômito após a ingestão. Após ingerir a isca, o predador desenvolve uma aversão pela carne contaminada e não ataca os animais domésticos. Pessoas experimentam um fenômeno relacionado com a aversão condicionada ao paladar, desenvolvendo uma aversão intensa ao alimento que ingerem antes de se sentirem nauseadas ou com ânsia de vômito, mesmo se o alimento não estiver deteriorado e a enfermidade resulta de uma infecção viral. Estudos experimentais em ratos mostraram que essas interações entre os sistemas gustatório e viscerossensorial, levando à aversão gustatória condicionada, podem ocorrer no lobo insular.

Anatomia regional do sistema gustatório

Ramos dos nervos facial, glossofaríngeo e vago inervam partes diferentes da cavidade oral

Células receptoras gustatórias são células epiteliais que transduzem estímulos químicos solúveis presentes no interior da cavidade em sinais neurais e estão presentes em órgãos sensoriais microscópicos complexos, chamados de **calículos gustatórios** (Figura 9-3A). As células receptoras têm vida curta, e regeneram-se, aproximadamente, a cada 10 dias. As células receptoras gustatórias são responsivas à qualidade gustatória individual. Além das células receptoras gustatórias, os calículos gustatórios contêm dois tipos adicionais de células: as **células ba-**

sais, consideradas **células-tronco** que se diferenciam para tornarem-se células receptoras, e **células de sustentação**, que fornecem suporte estrutural e possivelmente trófico (Figura 9-3A). As células receptoras gustatórias possuem um contato sináptico com os processos distais das fibras aferentes primárias.

A terminação de uma única fibra aferente ramifica-se muitas vezes, tanto no interior de um único calículo gustatório como entre calículos gustatórios diferentes, de modo a formar sinapses com muitas células gustatórias. No entanto, cada fibra sensorial fará contato com células receptoras gustatórias responsivas a uma única modalidade gustatória.

Calículos gustatórios estão presentes na língua, palato mole, epiglote, faringe e laringe. Calículos gustatórios na língua estão agrupados nas papilas (Figura 9-3B), enquanto aqueles em outros locais estão localizados no epitélio colunar pseudoestratificado ou no epitélio escamoso estratificado, e não em papilas distintas. Células receptoras gustatórias localizadas nos dois terços anteriores da língua são inervadas por um nervo denominado **corda do tímpano**, um ramo do nervo facial (VII). (O nervo facial consiste em duas raízes separadas [Figura 9-4], uma raiz motora comumente conhecida como **nervo facial** e uma raiz sensorial e autônoma combinada, chamada de **nervo intermédio**.)

Calículos gustatórios no terço posterior da língua, localizados basicamente nas papilas circunvaladas e folheadas (Figura 9-3B), são inervados pelo **nervo glossofaríngeo (IX)** (Figura 9-4). Calículos gustatórios no palato são inervados por um ramo do nervo intermédio.

Calículos gustatórios na epiglote e na laringe são inervados pelo nervo vago (X), enquanto aqueles na faringe são inervados pelo nervo glossofaríngeo. O mapa gustatório familiar da língua – mostrando que doce e salgado são sentidos na parte anterior da língua, ácido lateralmente e amargo na parte posterior da língua – está errado. Calículos gustatórios em todas as regiões são sensíveis aos cinco atributos gustatórios básicos.

Os corpos das células das fibras aferentes inervando as células gustatórias estão localizados nos gânglios sensoriais periféricos. Os corpos das células das fibras aferentes no nervo intermédio do nervo facial são encontrados no **gânglio geniculado**. Aqueles dos nervos vago e glossofaríngeo estão localizados nos seus respectivos **gânglios inferiores**. Como estudado no Capítulo 6, os nervos glossofaríngeo e vago também contêm fibras aferentes que inervam a pele do crânio e as túnicas mucosas; os corpos celulares dessas fibras aferentes são encontrados nos **gânglios superiores.** As fibras aferentes do nervo intermédio do nervo facial entram no tronco encefálico, na **junção pontobulbar**, imediatamente lateral à raiz que contém os axônios motores somáticos (Figura 9-4). As fibras gustatórias dos nervos glossofaríngeo e vago entram no tronco encefálico, na parte superior (rostral) do bulbo.

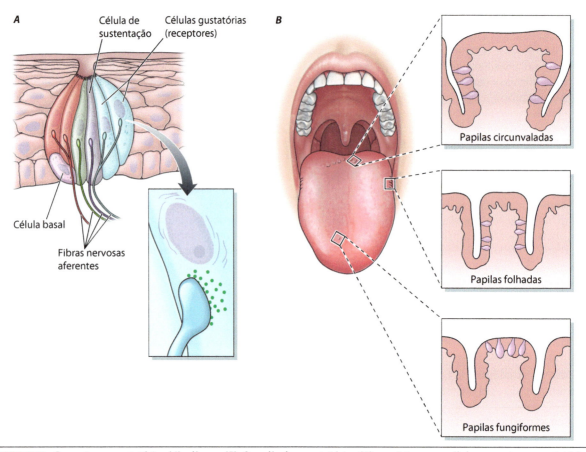

FIGURA 9-3 Receptores gustatórios (**A**) e língua (**B**). Os calículos gustatórios (**A**) consistem nas células receptoras gustatórias, células de sustentação e células basais. As cores mostram fibras nervosas eferentes específicas inervando células receptoras gustatórias correspondentes. (**B**) Mostra os três tipos de papilas: circunvaladas, folhadas e fungiformes. Calículos gustatórios nas papilas são mostrados em púrpura-claro.

O núcleo solitário é o primeiro relé do sistema nervoso central para o paladar (gustação)

Fibras gustatórias inervando os calículos gustatórios entram no tronco encefálico e agrupam-se no **trato solitário**, localizado na parte posterior (dorsal) do bulbo. Os axônios do nervo facial entram no trato, superiores (rostrais) àqueles dos nervos glossofaríngeo e vago. No entanto, após entrarem, as fibras enviam ramos que sobem e descem no interior do trato, semelhante às terminações das fibras aferentes no trato posterolateral (de Lissauer) da medula espinal. As terminações axônicas deixam o trato e fazem sinapse nos neurônios, na parte superior (rostral) do núcleo solitário circunvizinho, no qual os neurônios de segunda ordem (Figuras 9-2, 9-5A e 9-6B) projetam seus axônios no **trato tegmental central** ipsilateral (Figuras 9-5A e 9-6A) e sobem para o tálamo. Os lemniscos trigeminal e medial, que transportam a projeção somatossensorial ascendente dos núcleos principais do nervo trigêmeo e da coluna posterior, estão anteriores (ventrais) ao trato tegmental central (Figura 9-6A).

Deve-se lembrar que a parte inferior (caudal) do núcleo solitário é importante para a função viscerossensorial, possuindo uma projeção ao núcleo parabraquial, um núcleo da ponte que é essencial à retransmissão de informações interoceptivas para o hipotálamo e a amígdala, para o controle de diversas funções corporais, como a regulação do sistema nervoso autônomo. Obtêm-se imagens dos centros no tronco encefálico que respondem aos estimulantes gustatórios (*tastants*) usando-se fMRI. A região ativa encontra-se superior (rostral) à ponte, na qual está localizada a parte superior (rostral) do núcleo solitário.

A parte parvocelular do núcleo ventral posteromedial retransmite informações gustatórias para o córtex insular e o opérculo

Semelhantes às sensações somáticas, visão e audição, os núcleos relés do tálamo recebem informações gustatórias e projetam essas informações para a área circuns-

Capítulo 9 Sensações Químicas: Paladar e Olfato **207**

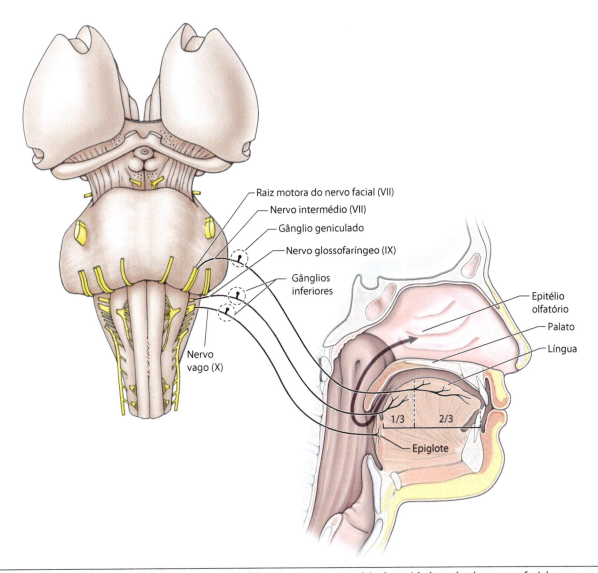

FIGURA 9-4 Parte oral da faringe e do tronco encefálico. Inervação gustatória da cavidade oral pelos nervos facial, glossofaríngeo e vago. Na periferia, a corda do tímpano (um ramo do nervo craniano VII) inerva os cálculos gustatórios nos dois terços anteriores da língua; os ramos linguais do nervo glossofaríngeo (IX) inervam os cálculos gustatórios no terço posterior; e o nervo laríngeo superior, um ramo do nervo vago (X), inerva os cálculos gustatórios na epiglote. O nervo petroso maior (outro ramo do nervo craniano VII) inerva os cálculos gustatórios no palato. O epitélio olfatório na cavidade nasal também é mostrado. Moléculas voláteis provenientes da cavidade oral são levadas para a cavidade nasal durante a mastigação a fim de ativar os receptores olfatórios por meio do olfato retronasal (seta).

crita do córtex cerebral. A projeção ascendente da parte superior (rostral) do núcleo solitário termina na **divisão parvocelular do núcleo ventral posteromedial**. Este núcleo possui uma aparência pálida característica nos cortes corados para mielina (Figura 9-7A). Axônios dos neurônios de projeção talamocorticais, no núcleo gustatório do tálamo, projetam-se para o **ramo posterior da cápsula interna** (Figura 9-7A, B) e sobem para o **lobo insular** e **opérculo** vizinho (Figura 9-8B, C). Estes são os locais do córtex gustatório primário. Uma tomografia com emissão de pósitrons (PET *scan*) do encéfalo humano, quando se usa sacarose como estimulante gustatório (*tastant*) (Figura 9-8D), revela ativação nas regiões do lobo insular e opercular. Núcleos diferentes na parte anteromedial (ventromedial) do tálamo recebem influxos distintos e projetam-se para áreas corticais diferentes. Influxos viscerossensoriais são processados em regiões adjacentes, porém ligeiramente separadas do tálamo, e projetam-se para áreas contíguas do lobo insular. Tato e dor também estimulam núcleos diferentes do tálamo e áreas corticais adjacentes no giro pós-central e opérculo parietal.

208 Seção II Sistemas Sensoriais

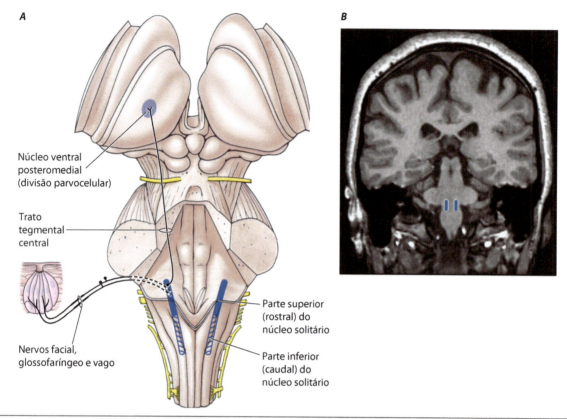

FIGURA 9-5 Componentes do tronco encefálico e do tálamo do sistema gustatório. (**A**) Visualização posterior (dorsal) do tronco encefálico ilustrando a parte superior (rostral) do núcleo solitário recebendo influxos dos cálculos gustatórios (unilateralmente), e a projeção ascendente da divisão superior (rostral) ou gustatória do núcleo para o núcleo ventral posteromedial ipsilateral (divisão parvocelular). Essa via segue no interior do trato tegmental central. A parte inferior (caudal) do núcleo solitário é mostrada pelas linhas tracejadas. (**B**) RM coronal fatiando o tronco encefálico ao longo de toda a extensão de seu eixo, mostrando as localizações aproximadas da parte superior (rostral) do núcleo solitário (em azul).

O sistema olfatório: olfato

A sensação do olfato é mediada pelo **nervo olfatório (I)**. Existem duas diferenças principais entre olfato e outras modalidades sensoriais, incluindo-se o paladar. Primeiro, informações relacionadas com substâncias químicas transportadas pelo ar colidindo contra a túnica mucosa do nariz são retransmitidas diretamente para uma parte do córtex cerebral sem retransmissão anterior no tálamo. O núcleo do tálamo que processa informações olfatórias recebe influxos das áreas olfatórias corticais. Segundo, essas áreas olfatórias corticais são filogeneticamente mais antigas (alocórtex) do que as regiões corticais primárias (neocórtex) que processam outros estímulos (ver Capítulo 16).

A projeção olfatória para o córtex cerebral não é retransmitida através do tálamo

Neurônios olfatórios primários são encontrados no epitélio olfatório, uma parte da cavidade nasal (Figura 9-9A). Os neurônios olfatórios primários possuem uma morfologia bipolar (ver Figura 6-3). A parte periférica do neurônio olfatório primário é quimiossensível, e o processo central é um **axônio amielínico** que se projeta para a parte central do sistema nervoso. Deve-se lembrar que as células receptoras gustatórias, que transduzem estímulos químicos na língua, e as fibras gustatórias primárias, que transmitem informações para o tronco encefálico, são células distintas. Neurônios olfatórios primários são sensíveis às substâncias químicas transportadas pelo ar, ou **odorantes**, possuindo receptores olfatórios transmembrana nas membranas quimiossensíveis presentes no epitélio olfatório. Cada neurônio olfatório primário possui um tipo de receptor olfatório que determina o espectro de odorantes aos quais os neurônios são sensíveis. Embora a maioria das moléculas odorantes seja transportada para o epitélio olfatório junto com o ar inalado, algumas passam para a cavidade oral durante a mastigação e a deglutição.

Os axônios amielínicos dos neurônios olfatórios primários agrupam-se em numerosos fascículos pequenos que, juntos, formam o **nervo olfatório**. Os fascículos do nervo olfatório atravessam os forames em uma parte do **etmoide**, denominada **lâmina cribriforme** (Figura 9-9A), e fazem sinapse nos neurônios de segunda ordem presen-

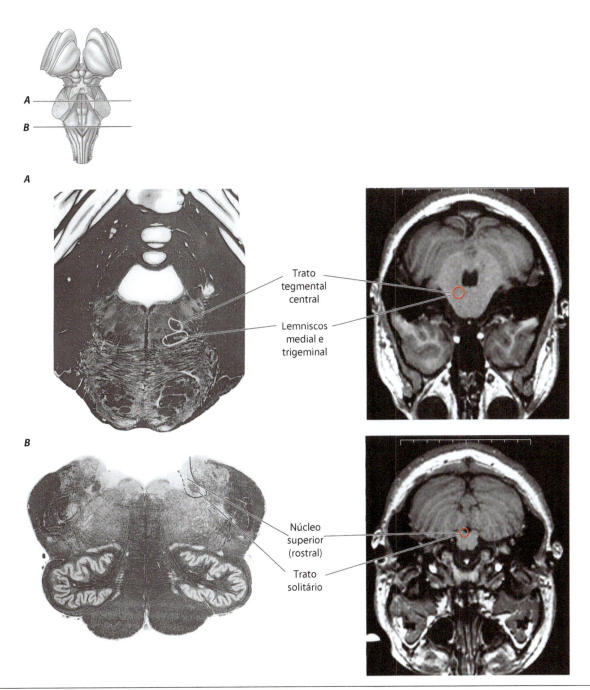

FIGURA 9-6 Cortes transversais corados para mielina através da parte superior (rostral) da ponte (**A**) e bulbo (**B**), com RMs correspondentes mostradas à direita. Observam-se as faces posteriores (dorsais) de ambos os cortes e as RMs acima. Os locais das estruturas indicadas só podem ser aproximados das áreas circuladas nas RMs. Observa-se que a parte posterior (dorsal) está acima e a anterior (ventral) abaixo nos cortes e imagens nesta figura. O detalhe mostra os planos de corte.

tes no **bulbo olfatório** (Figuras 9-9A, detalhe, e 9-10). O traumatismo craniocerebral corta esses fascículos delicados que atravessam o osso, resultando em **anosmia**, a perda ou ausência da sensação do olfato.

Neurônios que possuem um receptor olfatório específico estão aleatoriamente espalhados no interior de uma parte do epitélio olfatório. Os axônios desses neurônios olfatórios convergem, todos, para um **glomérulo** (Figura 9-9A, detalhe), que contém neurônios e interneurônios de projeção. O glomérulo é a unidade básica de processamento do bulbo olfatório. A conexão seguinte na via olfatória é a projeção dos neurônios de segunda ordem presentes no bulbo olfatório através do **trato olfatório** diretamente para o alocórtex primitivo (ver Figura 16-16) na face anterior

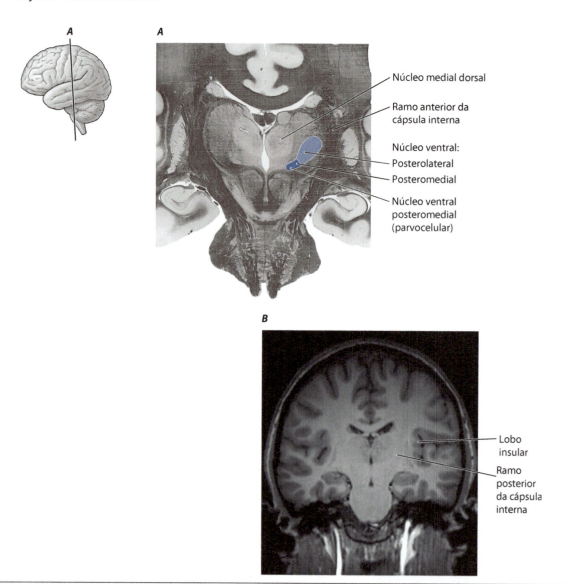

FIGURA 9-7 (**A**) Corte coronal corado para mielina através do núcleo gustatório do tálamo, a parte parvocelular do núcleo ventral posteromedial. O núcleo medial dorsal também é mostrado nesse corte; uma parte desse núcleo provavelmente exerce uma função na percepção olfatória. (**B**) RM no nível próximo daquele do corte corado para mielina em **A**. O detalhe mostra o plano de corte.

(ventral) dos hemisférios cerebrais. Cinco áreas distintas do hemisfério cerebral recebem uma projeção direta do bulbo olfatório (Figura 9-9B, C): (1) o **núcleo olfatório anterior**, que modula o processamento de informações no bulbo olfatório; (2) o **corpo amigdaloide** e (3) o **tubérculo olfatório**, que juntos são considerados importantes nas consequências emocionais, endócrinas e viscerais dos odores; (4) o "**córtex piriforme**" adjacente, que provavelmente é importante para a percepção olfatória; e (5) o "**córtex entorrinal rostral**", que é considerado importante nas memórias olfatórias. Diversas projeções de segunda ordem originam-se das áreas primárias. A projeção proveniente do "córtex piriforme" para o "**córtex orbitofrontal**" é considerada especialmente fundamental para a percepção.

Surpreendentemente, o núcleo medial dorsal do tálamo recebe informações olfatórias das áreas primárias.

Animais e, provavelmente, seres humanos possuem órgãos olfatórios adicionais no nariz e arredores que complementam o órgão olfatório principal que se origina da parte principal do epitélio olfatório, a qual foi estudada anteriormente. Um desses é o **órgão vomeronasal**, que é estudado adiante. Os diversos órgãos olfatórios – junto com os alvos de suas projeções corticais – formam uma rede que é a base das discriminações olfatórias, das memórias, emoções e diversidade dos comportamentos regulados pelo olfato, como alimentação, acasalamento e comportamentos sexuais nos animais. O nervo trigêmeo também inerva a túnica mucosa do nariz e possui uma função prote-

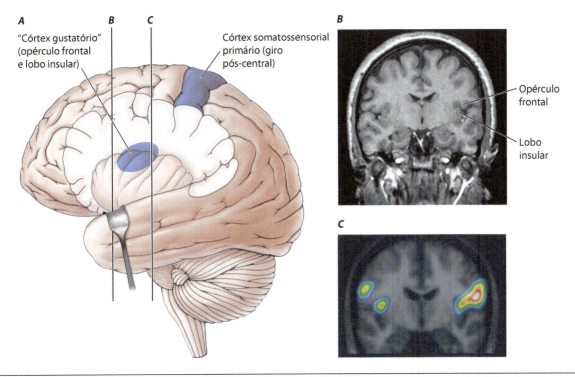

FIGURA 9-8 Áreas gustatórias corticais (**A**) e RM estrutural e funcional (**B, C**). Área gustatória cortical. (**A**) Visualização lateral do hemisfério cerebral humano; a área tingida de azul no lobo insular corresponde aproximadamente à área gustatória insular. Além disso, existe uma região do opérculo frontal, mostrada na RM em **B**, representando a gustação. O córtex somatossensorial primário também está destacado. (**B**) RM através do opérculo frontal. (**C**) Tomografia com emissão de pósitrons $H_2^{15}O$ mostra áreas bilaterais de ativação cortical em resposta ao gosto da solução de sacarose a 5%. A escala de cores indica que a intensidade de ativação mensurada com o fluxo sanguíneo cerebral se correlaciona com a atividade neural. Branco indica fluxo sanguíneo máximo (ou atividade neural alta), enquanto azul indica fluxo sanguíneo (ou atividade) baixo. Observa-se que as duas áreas gustatórias distintas são diferenciadas no córtex direito da pessoa (imagem do lado esquerdo). A zona única no outro lado é provavelmente decorrente da turvação do sinal da tomografia com emissão de pósitrons. Os planos de corte são mostrados em **A**. (**C**, cortesia do Dr. Stephen Trey, McGill University, Canadá; Frey S, Petrides M. Re-examination of the human taste region: a positron emission tomography study. *Eur J Neurosci*. 1999;11:2985-2988.)

tora. Essas fibras sensoriais trigeminais respondem à inalação de estímulos químicos nocivos e irritantes e provocam reflexos protetores, como apneia ou espirro.

Anatomia regional do sistema olfatório

Os neurônios olfatórios primários estão localizados na túnica mucosa nasal

A maior parte do revestimento da cavidade nasal faz parte do epitélio olfatório, que aquece e umidifica o ar inspirado. O **epitélio olfatório** é uma parte especializada da superfície epitelial do nariz contendo os neurônios olfatórios primários. Está localizado na concha nasal superior de cada lado, bem como no teto (parte superior) e no septo, na linha mediana. Neurônios olfatórios primários, dos quais existem aproximadamente diversos milhões, têm vida curta, semelhantes às células gustatórias. Neurônios olfatórios regenerados também precisam regenerar seus axônios e formar conexões sinápticas com seus neurônios-alvo apropriados no bulbo olfatório. Esses neurônios sensoriais bipolares possuem uma parte apical com estruturas filiformes (cílios olfatórios) contendo o mecanismo molecular para recepção dos estímulos químicos (Figura 9-10A). Além dos neurônios olfatórios, o epitélio olfatório contém dois outros tipos de células: (1) **células de sustentação** semelhantes às células da neuróglia e (2) **células basais**, células-tronco que se diferenciam nos neurônios olfatórios primários à medida que os neurônios sensoriais maduros morrem.

O passo inicial na percepção olfatória é a interação de uma molécula odorante com uma **proteína receptora olfatória**, uma proteína transmembrana complexa localizada na membrana apical dos neurônios olfatórios primários. Proteínas receptoras olfatórias são codificadas por uma grande família de genes olfatórios, que somam aproximadamente mil em muitos animais. Notavelmente, neurônios sensoriais olfatórios primários contêm cada um apenas um tipo de proteína receptora olfatória. Não se

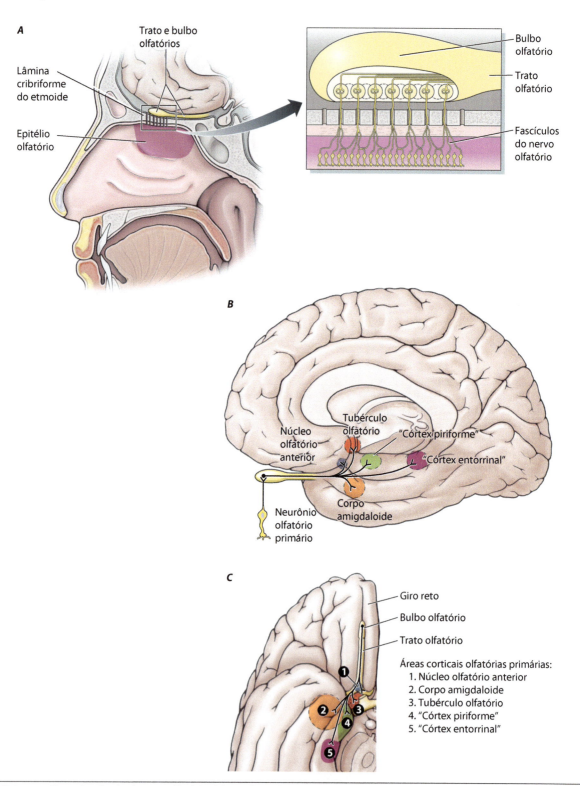

FIGURA 9-9 Organização do sistema olfatório. (**A**) Epitélio olfatório (em vermelho) na concha nasal superior. O septo não é mostrado. No detalhe são mostrados o epitélio e bulbo olfatórios e a lâmina cribiforme, através da qual cursam as fibras do nervo olfatório. (**B**) Esquema da superfície inferior do hemisfério cerebral ilustrando os 5 principais locais de término das fibras do trato olfatório. (**C**) Similar a **B**, mostrando os principais locais de terminação das fibras na superfície inferior do cérebro.

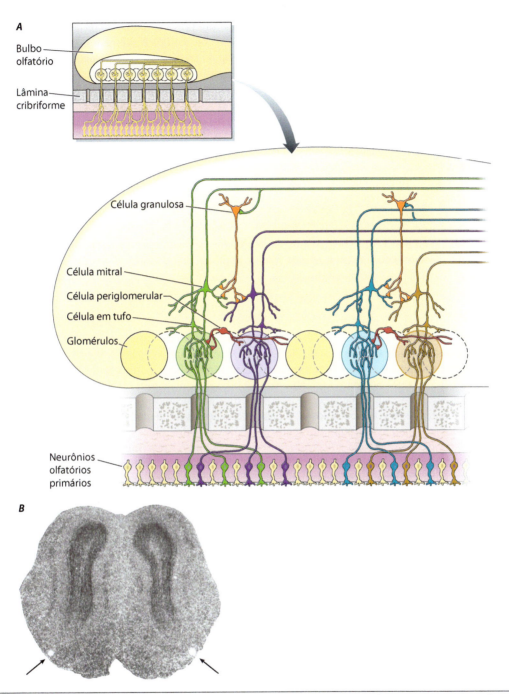

FIGURA 9-10 Projeção dos neurônios sensoriais olfatórios primários para o bulbo olfatório. (**A**) Os axônios das células olfatórias bipolares fazem sinapse nos neurônios de projeção do bulbo olfatório, nas células mitrais e nas células em tufo, bem como nas células periglomerulares, um tipo de interneurônios inibidores. (**B**) Hibridização *in situ* de RNAm receptor olfatório nas terminações axônicas dos neurônios sensoriais olfatórios primários em um único glomérulo, no bulbo olfatório do rato. As duas manchas brilhantes na face anterior (ventral) do bulbo (setas) correspondem aos dois glomérulos identificados. (**A**, reproduzida com permissão de Yoshihara Y. Basic principles and molecular mechanisms of olfactory axon pathfinding. *Cell & Tissue Research*. Oct:290(2):457-463, 1997. **B**, cortesia do Dr. Robert Vassar, Columbia University, EUA; Vassar R, Chao SK, Sticheran R, Nuñez JM, Vosshall LB, Axel R. Topographic organization of sensory projections to the olfactory bulb. *Cell*. 1994;79:981-991.)

sabe como um neurônio chega a expressar um receptor olfatório específico. Neurônios sensoriais olfatórios que expressam o mesmo receptor estão espalhados no interior do epitélio olfatório. Receptores olfatórios ligam múltiplos odorantes, indicando que neurônios olfatórios primários individuais são sensíveis a múltiplos odorantes. Por esse motivo, odorantes distintos aparentemente, no princípio, dão a impressão de ser processados pelos neurônios sensoriais, que estão distribuídos ampla e aleatoriamente por todo o epitélio olfatório. A dispersão dos tipos de receptores olfatórios no interior do epitélio olfatório é semelhante à distribuição das células gustatórias na cavidade oral. Existem muito poucos genes receptores olfatórios nos primatas, incluindo-se seres humanos. Apesar disso, os primatas têm um sentido olfatório muito bem desenvolvido. Considera-se que o declínio nos genes olfatórios seja compensado por encéfalos maiores e mais complexos.

Outro componente do sistema olfatório, o **órgão vomeronasal**, inclui uma parte do epitélio olfatório separada do epitélio olfatório principal (Figura 9-9). Enquanto os neurônios sensoriais olfatórios, no epitélio olfatório principal, percebem **feromônios**, em animais o órgão vomeronasal também é importante na detecção de feromônios que possuem efeitos importantes no comportamento social e sexual dos animais. Em vez de projetarem-se para o bulbo olfatório, praticamente todos os neurônios do órgão vomeronasal projetam-se para uma estrutura diferente, o bulbo olfatório acessório, que se projeta ao corpo amigdaloide. Considerando-se que os seres humanos possuem um órgão vomeronasal, há uma controvérsia a respeito da operacionalidade de percepção do órgão.

O bulbo olfatório é o primeiro relé do sistema nervoso central para o influxo olfatório

Neurônios olfatórios primários fazem sinapse nos neurônios presentes no **bulbo olfatório** (Figura 9-10), que, na realidade, é uma parte dos hemisférios cerebrais.

Isso ocorre porque o bulbo olfatório se desenvolve como uma invaginação na face anterior (ventral) do telencéfalo. O bulbo olfatório possui um espaço ventricular vestigial muito pequeno (ver Figura 9-13B). O bulbo olfatório de macacos, símios e seres humanos, em comparação com o de roedores e carnívoros, apresenta tamanho reduzido. De modo semelhante à maioria dos outros componentes do hemisfério cerebral, os neurônios no bulbo olfatório são organizados em lâminas discretas. Surpreendentemente, o bulbo olfatório é o recipiente de neurônios migratórios que amadurecem no interior de regiões especializadas da parede do ventrículo lateral. Esses neurônios migram ao longo da parede ventricular e para o bulbo, no qual se tornam incorporados nos circuitos olfatórios locais (ver Quadro 9-1).

Os processos centrais das células receptoras olfatórias fazem sinapse em três tipos de neurônios no bulbo olfatório (Figura 9-10A): nas **células mitrais** e **células em tufo**, que são dois neurônios de projeção do bulbo olfatório, e nos interneurônios chamados de **células periglomerulares**. As terminações das células receptoras olfatórias e os dendritos das células mitrais, em tufo e periglomerulares formam uma unidade morfológica chamada de **glomérulo** (Figura 9-10). No interior do glomérulo, determinados elementos pré e pós-sinápticos são embainhados por **células da neuróglia**. Esta bainha assegura especificidade de ação, limitando a difusão do neurotransmissor liberado pelo terminal pré-sináptico. Enquanto estruturas chamadas glomérulos estão localizadas em outros locais da parte central do sistema nervoso, incluindo-se o córtex cerebelar (ver Capítulo 13), aqueles presentes no bulbo olfatório estão entre os maiores e mais distintos.

Células mitrais e **em tufos** são os neurônios de projeção do bulbo olfatório. Seus axônios projetam-se a partir do bulbo olfatório, através do **trato olfatório**, para as áreas corticais primárias (Figuras 9-11 e 9-12). A **célula granulosa** (Figura 9-10A) é um interneurônio inibitório que recebe influxo sináptico excitatório das células mitrais para as quais reflui suprimento inibitório. Outro interneurônio inibitório no bulbo olfatório é a **célula periglomerular**, que recebe influxo direto dos neurônios olfatórios primários. Este neurônio inibe as células mitrais nos mesmos glomérulos e nos adjacentes. Uma função desses interneurônios inibitórios é tornar as respostas neurais a diferentes odorantes mais distintas, facilitando dessa forma a discriminação.

Existe uma especificidade notável nas projeções dos neurônios sensoriais olfatórios para os glomérulos. Embora neurônios olfatórios primários que contenham um tipo específico de receptor olfatório estejam amplamente distribuídos pelo epitélio olfatório, projetam-se para um glomérulo ou para um pequeno número de glomérulos no bulbo olfatório (Figura 9-10B). Como existem aproximadamente mil genes receptores olfatórios diferentes e o dobro de glomérulos em cada lado, pesquisadores propuseram que cada glomérulo pode receber projeções dos neurônios sensoriais do trato olfatório que possuem um único tipo de receptor. Esse achado indica que os processos neurais no interior do glomérulo – os dendritos das células mitrais, em tufo e periglomerulares – incluem uma unidade funcional para processamento de um conjunto específico de odorantes.

O bulbo olfatório projeta-se para estruturas na face anterior (ventral) do encéfalo através do trato olfatório

O bulbo e o trato olfatórios situam-se no **sulco olfatório**, na face anterior (ventral) do lobo frontal (Figura 9-11). O **giro reto** está localizado medialmente ao bulbo e trato olfatórios (Figura 9-11). À medida que o trato olfatório se aproxima da região na qual se funde com os hemisférios cerebrais, bifurca-se em uma **estria olfatória lateral** proeminente e uma **estria olfatória medial** pequena (Figura 9-11). A estria olfatória lateral contém axônios provenien-

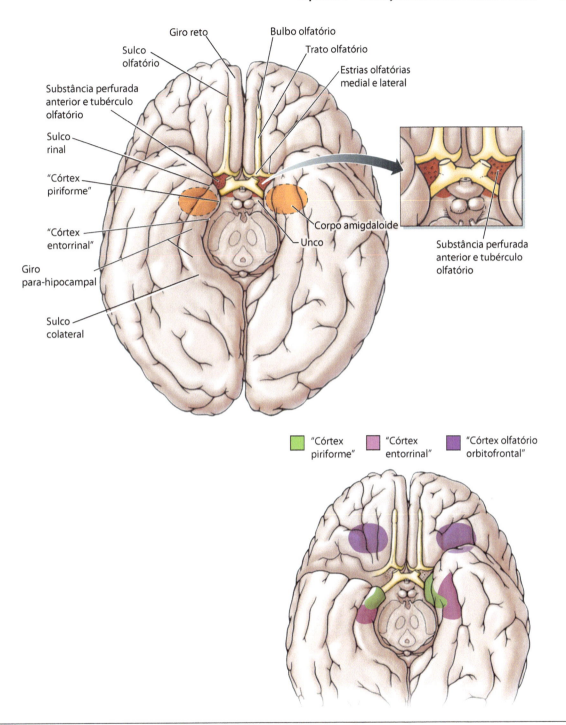

FIGURA 9-11 Face anterior (ventral) do hemisfério cerebral mostrando a anatomia regional e as áreas olfatórias básicas. O giro para-hipocampal contém numerosas divisões funcionais e anatômicas, duas das quais são os "córtices entorrinal e piriforme". O alocórtex está localizado medialmente ao sulco colateral e ao sulco rinal. A localização aproximada do corpo amigdaloide é indicada. O detalhe mostra a localização do tubérculo olfatório no interior da região da substância perfurada anterior (vermelho). Regiões olfatórias primárias do lobo temporal e faces orbitais mediais do lobo frontal (inferior) são mostradas. O "córtex orbitofrontal" recebe uma projeção das áreas olfatórias primárias, assim como do núcleo medial dorsal do tálamo.

tes do bulbo olfatório, enquanto a estria olfatória medial contém axônios provenientes de outras regiões do encéfalo que se projetam para o bulbo olfatório.

A **substância perfurada anterior** está localizada inferiormente (caudal) às estrias olfatórias (Figura 9-11, detalhe). Ramos minúsculos da artéria cerebral anterior

216 Seção II Sistemas Sensoriais

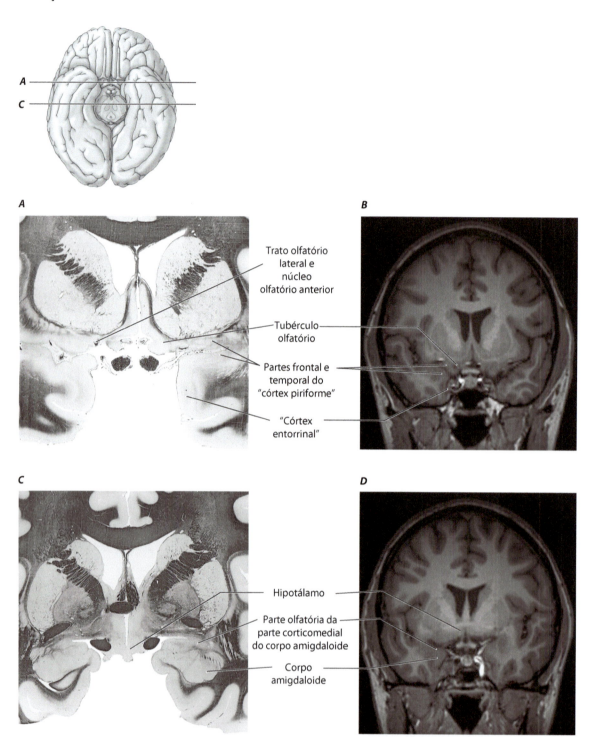

FIGURA 9-12 Áreas olfatórias mostradas nos cortes corados para mielina (*A*, *C*) e RMs correspondentes (*B*, *D*). O detalhe mostra os planos aproximados de corte.

perfuram a face anterior (ventral) do encéfalo nessa região. Estes ramos fornecem o suprimento arterial para partes dos núcleos da base e da cápsula interna. A substância perfurada anterior é a substância cinzenta (ver a seguir), enquanto as estrias olfatórias são vias na superfície do encéfalo. O **tubérculo olfatório**, uma das regiões da substância cin-

zenta para a qual o bulbo olfatório se projeta, está localizado na substância perfurada anterior (Figura 9-11, detalhe). O tubérculo e outras partes da substância perfurada anterior são componentes da **parte basilar do telencéfalo**. Um núcleo da parte basilar do telencéfalo é o núcleo basilar (de Meynert), o qual inclui neurônios contendo acetilcolina que se projetam difusamente por todo o córtex e regulam a excitabilidade cortical (ver Capítulo 2; Figura 2-3A).

O córtex olfatório primário recebe uma aferência direta do bulbo olfatório

Neurônios de projeção do bulbo olfatório (células em tufo e mitrais) enviam seus axônios diretamente para cinco regiões espacialmente distintas nas faces anterior (ventral) e medial dos hemisférios cerebrais. Essas áreas juntas são denominadas **córtex olfatório primário** (Figura 9-9B): (1) núcleo olfatório anterior, (2) corpo amigdaloide, (3) tubérculo olfatório, (4) "córtex piriforme" e (5) "córtex entorrinal" superior (rostral).

Áreas olfatórias primárias são o alocórtex

A maioria das áreas olfatórias primárias nas faces anterior (ventral) e medial dos hemisférios cerebrais (Figura 9-9B, C) possui uma citoarquitetura que é característicamente distinta das regiões corticais não olfatórias localizadas lateralmente a elas. Deve-se lembrar que a maior parte do córtex cerebral é **neocórtex**, com pelo menos seis camadas celulares (ver Capítulo 2, Figura 2-19; também Figura 16-16). Áreas corticais somatossensoriais, visuais, auditivas e gustatórias são todas parte do neocórtex. Em contrapartida, o córtex olfatório possui menos de seis camadas e é denominado **alocórtex** (ver Figura 16-16). Com menos camadas, o alocórtex tem menos capacidades de processamento do que o neocórtex.

Áreas alocorticais também recebem pouco influxo direto do tálamo. Existem dois tipos principais de alocórtex: arquicórtex e paleocórtex. O **arquicórtex** está localizado basicamente no hipocampo (ver Capítulo 16). O **paleocórtex** está localizado na face basal dos hemisférios cerebrais, na parte do lobo insular, e inferiormente [caudalmente] ao longo do giro para-hipocampal até o "córtex retrosplênico" (a área do córtex localizada inferiormente [caudal] ao esplênio do corpo caloso; ver Figura AI-4). Além do arquicórtex e do paleocórtex, existem diversas formas de córtex transicionais (de transição) com características tanto do neocórtex como do alocórtex. Na face anterior (ventral) do encéfalo, o alocórtex e o córtex transicional (de transição) permanecem mediais ao **sulco rinal** e à sua extensão inferior (caudal), o **sulco colateral** (Figura 9-11). As áreas olfatórias do paleocórtex possuem cada uma três camadas morfologicamente distintas. Axônios do trato olfatório seguem na camada mais superficial antes de fazerem sinapse nos neurônios situados nas camadas mais profundas.

Neurônios no núcleo olfatório anterior modulam a transmissão de informações no bulbo olfatório bilateralmente

O núcleo olfatório anterior está localizado inferiormente (caudalmente) ao bulbo olfatório, próximo de onde o trato olfatório se funde com os hemisférios cerebrais (Figura 9-11A). O núcleo contém muitos neurônios que usam acetilcolina como neurotransmissor. Neurônios do núcleo olfatório anterior também estão espalhados ao longo do trato olfatório. Muitos neurônios nesse núcleo projetam seus axônios de volta para o bulbo olfatório, tanto ipsilateral como contralateralmente. Em razão dessas conexões, o núcleo olfatório anterior está bem posicionado para regular o processamento olfatório inicial. Na doença de Alzheimer, uma doença degenerativa neurológica progressiva na qual os indivíduos se tornam gravemente dementes, o núcleo olfatório anterior sofre alterações estruturais características. Pacientes no início da doença de Alzheimer sofrem uma perda de neurônios colinérgicos no núcleo olfatório anterior, assim como de outro grupo de células colinérgicas, o núcleo basilar (de Meynert). De forma interessante, há também uma redução na neurogênese de pacientes adultos com Alzheimer. A lesão do núcleo olfatório anterior e, possivelmente, a redução na neurogênese podem esconder o comprometimento da sensação de olfato nos pacientes com Alzheimer.

Projeções do bulbo olfatório para o corpo amigdaloide e o tubérculo olfatório exercem uma função na regulação olfatória do comportamento

Uma projeção essencial do bulbo olfatório é o **corpo amigdaloide**, uma estrutura heterogênea localizada na parte anterior do lobo temporal (Figuras 9-11 e 9-12C, D). O corpo amigdaloide possui três divisões nucleares principais: núcleos cortical e medial da amígdala, núcleo da amígdala basilar lateral e núcleo central da amígdala. O bulbo olfatório projeta-se para uma parte dos núcleos **cortical** e **medial** da amígdala (Figura 9-12C). Essa projeção olfatória é considerada importante na regulação do comportamento, e não na percepção e discriminação do olfato. Por exemplo, neurônios nos núcleos cortical e medial são parte de um circuito que transmite informações olfatórias ao hipotálamo (Figura 9-12C), para a regulação da ingestão alimentar. Além disso, em determinados animais, os núcleos cortical e medial exercem uma função essencial na regulação olfatória dos comportamentos reprodutivos. A organização do corpo amigdaloide é considerada no Capítulo 16.

O **tubérculo olfatório** é um componente da parte basilar do telencéfalo, localizado medialmente ao trato olfatório (Figura 9-12A). Em comparação com o corpo amigdaloide, que recebe uma projeção olfatória principal na maioria das espécies animais, as projeções olfatórias para o tubérculo olfatório são menos numerosas nos primatas. Neurônios no tubérculo olfatório recebem influxos provenientes das regiões encefálicas e projetam seus axônios nessas regiões que, por sua vez, exercem uma função nas emoções (ver Capítulo 16).

As áreas olfatórias dos lobos temporal e frontal podem ser importantes nas percepções e discriminações olfatórias

O bulbo olfatório também projeta-se diretamente para a parte inferolateral do lobo frontal e superomedial do lobo temporal. Essas áreas consistem no "córtex piriforme" e

218 **Seção II** Sistemas Sensoriais

Quadro 9-1

Neurogênese adulta no bulbo olfatório

Surpreendentemente, neurônios estão continuamente sendo produzidos, um processo chamado **neurogênese**, e sendo incorporados aos circuitos neurais no encéfalo de mamíferos maduros. Enquanto existem indícios a favor e contra a neurogênese em regiões múltiplas do encéfalo, incluindo-se o neocórtex cerebral, há indícios claros e muito bem documentados para a neurogênese adulta em apenas dois locais: uma região especializada da parede do ventrículo lateral, a zona subventricular (ZSV), e uma parte do hipocampo, o giro denteado. A neurogênese em outras regiões do encéfalo é controversa.

A neurogênese adulta ocorre anteriormente no ZSV, imediatamente sob as paredes do ventrículo lateral, e posteriormente no giro denteado do hipocampo, em uma região denominada zona subgranular (ZSG) (Figura 9-13A). Neurônios produzidos na ZSV migram por uma longa distância mais anteriormente para chegarem ao bulbo olfatório. No bulbo, tornam-se uma das duas classes de interneurônios inibitórios: células periglomerulares e células granulosas (Figuras 9-10 e 9-13A). Neurônios produzidos na região posterior migram apenas por uma curta distância para tornarem-se células granulosas no interior do giro denteado do hipocampo. Isso será estudado no Capítulo 16. Aqui serão estudados a ZSV e o bulbo olfatório.

Ao longo da parede ventricular, células-tronco embrionárias dividem-se para gerar um tipo de célula intermediária (denominada célula de amplificação em trânsito) que, por sua vez, dá origem a neuroblastos, células que se transformam em neurônios (Figura 9-13A3). Esses neuroblastos nascidos adultos migram ao longo de uma via pré-definida, denominada fluxo migratório rostral (FMR), para alcançar o bulbo olfatório (Figura 9-13A). O fluxo migratório rostral foi recentemente descrito no encéfalo humano (Figura 9-13C). O corte parassagital corado para mielina (C1) mostra a localização geral do fluxo migratório rostral (linha vermelha). No corte sagital com coloração de Nissl (C2), observa-se uma linha

de células que é corada para uma proteína que marca células em proliferação (C3), antígeno nuclear de proliferação celular (ANPC). Estima-se que aproximadamente 100.000 células formem o antígeno nuclear de proliferação celular no encéfalo humano. Assim que os neuroblastos provenientes do fluxo migratório rostral chegam ao bulbo olfatório, migram para suas camadas apropriadas (Figura 9-13A1). Estudos em animais revelam que apenas 50% dos neuroblastos migrantes que chegam ao bulbo olfatório e amadurecem para tornarem-se neurônios sobrevivem por mais de um mês. Acredita-se que haja um equilíbrio entre benefícios potenciais de neurônios maduros e as desvantagens de acrescentarem-se mais células ao encéfalo, que, naturalmente, está localizado em uma área confinada do crânio.

Não é surpresa que o processo de neurogênese adulta tenha uma regulação complexa. Fatores locais intrínsecos a esses locais de neurogênese (A3) e migração (A2) são importantes, incluindo neurotransmissores, moléculas de orientação e moléculas de sinalização. Fatores extrínsecos, como o nível de atividade física do animal e melhoramentos ambientais, também são importantes. Muito da pesquisa em desenvolvimento tem como objetivo determinar a proporção na qual esses neurônios maduros, que se incorporam nos locais corretos no bulbo olfatório, formam circuitos funcionais e qual a função desses neurônios no olfato. A minoria dos neurônios maduros de sobrevida longa está apta a exercer uma função importante, mas, exatamente qual função, ainda não se sabe. Sabe-se que a redução da neurogênese no bulbo olfatório prejudica a discriminação e outros comportamentos relacionados ao olfato. Por que há tanta fascinação pela neurogênese adulta? Além de sua função continuar um mistério, conhecimento posterior da neurogênese adulta pode levar à formulação de terapias de reposição celular para distúrbios neurológicos degenerativos, como doença de Alzheimer e mal de Parkinson.

---

na "parte superior (rostral) do córtex entorrinal" (Figuras 9-11 e 9-12). Recebendo a maior projeção do bulbo olfatório, o "córtex piriforme" – assim chamado em razão de sua aparência em determinados mamíferos, nos quais a parte superior (rostral) do lobo temporal tem o formato de uma pera (do Latim *pirum*) – é importante no processamento inicial de odores que levam à percepção. O "córtex piriforme" projeta-se direta e indiretamente via **núcleo medial dorsal** (Figura 9-7) para o "**córtex orbitofrontal**" (Figura 9-13). Quando seres humanos estão comprometidos com as discriminações olfatórias, estudos das imagens funcionais indicam ativação consistente no interior de uma área compatível próximo da intersecção dos sulcos orbitais "transverso" e "medial" (Figura 9-13). Lesão no "córtex orbitofrontal", nos seres humanos e macacos, prejudica a **discriminação olfatória**.

A **parte superior (rostral) do córtex entorrinal** está localizada no giro para-hipocampal (Figura 9-13). Esta

área é considerada importante na permissão para que um odor específico evoque memórias de um lugar ou evento. Esse córtex projeta-se ao hipocampo, que se mostrou indispensável para a consolidação de memórias de curto e longo prazos (ver Capítulo 16).

Informações olfatórias e gustatórias interagem no lobo insular e no córtex orbitofrontal para sensações gustatórias

A percepção de sabor dos alimentos e bebidas não reflete apenas a sensação combinada das cinco primeiras qualidades gustatórias, mas depende da sensação olfatória; sem olfato, o sabor torna-se insípido. O olfato está ativamente integrado com o paladar para que se possa alcançar o sentido de sabores. Estudos por imagem do encéfalo humano mostram, sem surpresa, que odores sozinhos ativam as áreas corticais olfatórias nas regiões temporal e cortical

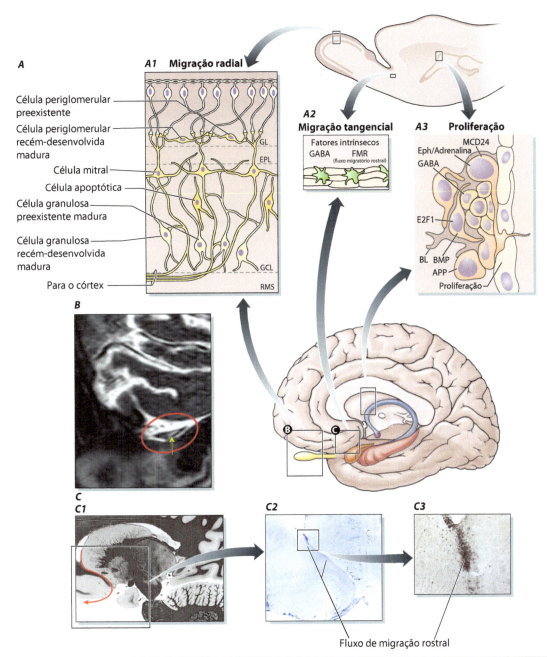

FIGURA 9-13 Locais de neurogênese adulta no encéfalo do rato (**A**, parte superior) e regiões correspondentes no encéfalo do ser humano (**B**, parte inferior). No encéfalo do rato, o local de neurogênese é no interior da parede do ventrículo lateral (**A3**). As células migram anteriormente (**A2**) para serem incorporadas no circuito do bulbo olfatório (**A1**). A neurogênese no encéfalo do ser humano e a via de migração para neuroblastos provenientes da zona subventricular para o bulbo olfatório. **B** mostra o bulbo olfatório em uma RM ponderada em T2; a seta mostra uma cavidade no interior do bulbo olfatório que é a extensão do ventrículo lateral. **C** mostra a via provavelmente seguida por neurônios recém-desenvolvidos no encéfalo do ser humano. A via de migração é mostrada em **C**; **C1** apresenta uma visão geral da via de migração (linha vermelha); **C2** e **C3** (expandidas) mostram a região em coloração de Nissl (**C2**) e são coradas usando-se um anticorpo primário para um marcador de células recém-desenvolvidas (antígeno nuclear de proliferação celular; ANPC). A neurogênese adulta é regulada por muitas moléculas locais, como: o neurotransmissor GABA; moléculas e receptores de orientação, como a adrenalina e receptores Eph; fatores de crescimento, como proteína morfogenética óssea (BMP); e muitas outras moléculas e proteínas sinalizadoras (p. ex., MCD24, E2F1, proteína precursora amiloide [APP]). **B**, **C2** e **C3** reproduzidas com permissão de Curtis MA, Kam M, Nannmark U, et al. Human neuroblasts migrate to the olfactory bulb via a lateral ventricular extension. *Science*. 2007;315[5816]:1243-1249.)

orbitofrontal. E os paladares sozinhos ativam as áreas corticais gustatórias primárias nas regiões do lobo insular e do opérculo.

Curiosamente, a apresentação combinada de odorantes e estimuladores gustatórios (*tastants*) coativou muitas dessas regiões, assim como ativou novas regiões vizinhas. Isso mostra como o encéfalo é perfeitamente sensível às combinações de estímulos químicos necessários para a percepção do sabor.

Interações físicas entre odorantes e estimuladores gustatórios (*tastants*) ocorrem amplamente por meio de um trajeto inesperado. Como mostrado na Figura 9-4, a parte oral da faringe comunica-se com a cavidade nasal. Moléculas voláteis durante a mastigação e deglutição ativam neurônios sensoriais olfatórios no epitélio olfatório por meio do **olfato retronasal** (Figura 9-4, seta), em oposição ao **olfato ortonasal**, na qual as moléculas passam do ambiente externo através das narinas. O olfato retronasal, quando estudado em laboratório, é percebido como paladar, ao passo que o olfato ortonasal é percebido como odor originando-se no ambiente externo. Estudos por imagem revelaram padrões diferentes de ativação do encéfalo dependentes do trajeto que uma molécula faz para chegar ao epitélio olfatório. Quando a mesma molécula, como, por exemplo, um componente do chocolate, é disponibilizada via trajetos orto e retonasais, ocorre um padrão diferente de ativação de regiões do encéfalo. Curiosamente, uma diferença é que o trajeto retronasal leva à ativação da área da língua de ativação do córtex somatossensorial primário. Isso enfatiza ainda mais como a sensação gustatória do que é ingerido é uma experiência multissensorial, com textura e temperatura intraorais também exercendo uma função importante.

Resumo

O Sistema gustatório

Receptores sensoriais e nervos periféricos

Receptores gustatórios estão agrupados nos *calículos gustatórios* (Figura 9-3), localizados na língua, palato, faringe, laringe e epiglote (Figura 9-4). O *nervo facial (VII)* inerva os calículos gustatórios nos dois terços anteriores da língua e do *palato*; o *nervo glossofaríngeo (IX)* inerva os calículos gustatórios no terço posterior da língua e da faringe; e o *nervo vago (X)* inerva os calículos gustatórios na epiglote e na laringe (Figura 9-4).

Tronco encefálico, tálamo e córtex cerebral

Fibras aferentes de três nervos cranianos auxiliando no paladar entram no trato solitário e terminam principalmente na parte superior (rostral) do *núcleo solitário* (Figuras 9-2, 9-5 e 9-6B). Neurônios de projeção provenientes do núcleo solitário sobem ipsilateralmente no *trato tegmental central* (Figuras 9-5 e 9-6A) em direção à parte parvocelular do *núcleo ventral posteromedial* (Figura 9-7). As áreas corticais para as quais os neurônios do tálamo se projetam estão localizadas no *lobo insular* e no *opérculo* vizinho (Figura 9-8). Essas áreas são separadas da representação de sensação tátil na língua.

Sistema olfatório

Receptores e nervo olfatórios

Neurônios olfatórios primários, localizados no *epitélio olfatório*, são *neurônios bipolares* (Figuras 9-9 e 9-10). O processo distal é sensível a estímulos químicos, e o processo central projeta-se para o bulbo olfatório (Figuras 9-9C e 9-10) como o *nervo olfatório (I)*. O nervo olfatório é formado por pequenos fascículos múltiplos de axônios dos neurônios olfatórios primários que atravessam os forames em uma parte do *etmoide* denominada *lâmina cribriforme* (Figura 9-9). Existem aproximadamente mil receptores olfatórios, mas um neurônio olfatório primário individual contém um tipo de receptor. O tipo de receptor olfatório determina os odorantes aos quais o neurônio é sensível.

Córtex cerebral

Fibras nervosas olfatórias fazem sinapse nos neurônios dos glomérulos do bulbo olfatório (Figura 9-10). Neurônios olfatórios primários com um receptor olfatório específico enviam seus axônios para apenas poucos glomérulos (Figura 9-10). Neurônios de projeção nos glomérulos enviam seus axônios, via *trato olfatório*, para cinco regiões do hemisfério cerebral (Figuras 9-11 e 9-12): (1) *núcleo olfatório anterior*, (2) *tubérculo olfatório* (*uma parte da substância perfurada anterior*), (3) corpo amigdaloide, (4) *áreas piriforme e cortical periamigdaloide* e (5) *parte superior (rostral) do "córtex entorrinal"*. O "córtex piriforme" projeta-se, via *núcleo medial dorsal* (Figura 9-7), para o "*córtex orbitofrontal*" (Figura 9-11), considerado importante na discriminação olfatória.

Leitura selecionada

Buck LB, Bargmann C. Smell and taste: the chemical senses. In: Kandel ER, Schwartz JH, Jessell TM, Siegelbaum SA, Hudspeth AJ, eds. *Principles of Neural Science*. 5th ed. New York, NY: McGraw-Hill; in press.

Referências

Beckstead RM, Morse JR, Norgren R. The nucleus of the solitary tract in the monkey: projections to the thalamus and brain stem nuclei. *J Comp Neurol*. 1980;190:259-282.

Bermudez-Rattoni F. Molecular mechanisms of taste-recognition memory. *Nat Rev Neurosci*. 2004;5(3):209-217.

Bhutta MF. Sex and the nose: human pheromonal responses. *J R Soc Med*. 2007;100(6):268-274.

Bourque CW. Central mechanisms of osmosensation and systemic osmoregulation. *Nat Rev Neurosci*. 2008;9(7):519-531.

Braak H. *Architectonics of the Human Telencephalic Cortex*. New York, NY: Springer-Verlag; 1980:147.

Buck LB, Axel R. A novel multigene family may encode odorant receptors: a molecular basis for odor recognition. *Cell*. 1991;65:175-187.

Buck LB. The molecular architecture of odor and pheromone sensing in mammals. *Cell*. 2000;100:611-618.

Carmichael ST, Price JL. Limbic connections of the orbital and medial prefrontal cortex in macaque monkeys. *J Comp Neurol*. 1995;363:615-641.

Cavada C, Company T, Tejedor J, Cruz-Rizzolo RJ, Reinoso-Suarez F. The anatomical connections of the macaque monkey orbitofrontal cortex. A review. *Cereb Cortex*. 2000;10: 220-242.

Cechetto DF, Saper CB. Evidence for a viscerotopic sensory representation in the cortex and thalamus in the rat. *J Comp Neurol*. 1987;262:27-45.

Chiavaras MM, Petrides M. Orbitofrontal sulci of the human and macaque monkey brain. *J Comp Neurol*. 2000;422:35-54.

Craig AD. How do you feel—-now? The anterior insula and human awareness. *Nat Rev Neurosci*. 2009;10(1):59-70.

Curtis MA, Kam M, Nannmark U, et al. Human neuroblasts migrate to the olfactory bulb via a lateral ventricular extension. *Science*. 2007;315(5816):1243-1249.

de Araujo IE, Kringelbach ML, Rolls ET, McGlone F. Human cortical responses to water in the mouth, and the effects of thirst. *J Neurophysiol*. 2003;90(3):1865-1876.

Doetsch F, Caille I, Lim DA, Garcia-Verdugo JM, Alvarez-Buylla A. Subventricular zone astrocytes are neural stem cells in the adult mammalian brain. *Cell*. 1999;97(6):703-716.

Doty RL. Olfaction. *Annu Rev Psychol*. 2001;52:423-452.

Dulac C. How does the brain smell? *Neuron*.1997;19:477-480.

Dulac C. The physiology of taste, vintage 2000. *Cell*. 2000;100: 607-610.

Finger TE. Gustatory nuclei and pathways in the central nervous system. In: Finger TE, Silver WL, eds. *Neurobiology of Taste and Smell*. New York, NY: John Wiley and Sons; 1987:331-353.

Frey S, Petrides M. Re-examination of the human taste region: a positron emission tomography study. *Eur J Neurosci*. 1999;11(8):2985-2988.

Gottfried JA, Smith AP, Rugg MD, Dolan RJ. Remembrance of odors past: human olfactory cortex in cross-modal recognition memory. *Neuron*. 2004;42(4):687-695.

Gottfried JA, Zald DH. On the scent of human olfactory orbitofrontal cortex: meta-analysis and comparison to non-human primates. *Brain Res Brain Res Rev*. 2005;50(2): 287-304.

Gould E. How widespread is adult neurogenesis in mammals? *Nat Rev Neurosci*. 2007;8(6):481-488.

Haberly LB. Olfactory cortex. In: Shepherd GM, ed. *The Synaptic Organization of the Brain*. New York, NY: Oxford University Press; 1990:317-345.

Herness MS, Gilbertson TA. Cellular mechanisms of taste transduction. *Annu Rev Physiol*. 1999;61:873-900.

Horowitz LF, Montmayeur JP, Echelard Y, Buck LB. A genetic approach to trace neural circuits. *Proc Natl Acad Sci USA*. 1999;96:3194-3199.

Kaye WH, Fudge JL, Paulus M. New insights into symptoms and neurocircuit function of anorexia nervosa. *Nat Rev Neurosci*. 2009;10(8):573-584.

Lazarini F, Lledo PM. Is adult neurogenesis essential for olfaction? *TINS*. 2011;34:20-30.

Lenz FA, Gracely RH, Zirh TA, Leopold DA, Rowland LH, Dougherty PM. Human thalamic nucleus mediating taste and multiple other sensations related to ingestive behavior. *J Neurophysiol*. 1997;77:3406-3409.

Lledo PM, Alonso M, Grubb MS. Adult neurogenesis and functional plasticity in neuronal circuits. *Nat Rev Neurosci*. 2006;7(3):179-193.

Markowitsch HJ, Emmans D, Irle E, Streicher M, Preilowski B. Cortical and subcortical afferent connections of the primate's temporal pole: a study of rhesus monkeys, squirrel monkeys, and marmosets. *J Comp Neurol*. 1985;242:425-458.

Mast TG, Samuelsen CL. Human pheromone detection by the vomeronasal organ: unnecessary for mate selection? *Chem Senses*. 2009;34(6):529-531.

Meredith M. Human vomeronasal organ function: a critical review of best and worst cases. *Chem Senses*. 2001;26(4):433-445.

Mombaerts P. Genes and ligands for odorant, vomeronasal and taste receptors. *Nat Rev Neurosci*. 2004;5(4): 263-278.

Mori K, Nagao H, Yoshihara Y. The olfactory bulb: coding and processing of odor molecule information. *Science*. 1999;286:711-715.

Mori K, von Campenhause H, Yoshihara Y. Zonal organization of the mammalian main and accessory olfactory systems. *Philos Trans R Soc Lond B Biol Sci*. 2000;355:1801-1812.

Munger SD, Leinders-Zufall T, Zufall F. Subsystem organization of the mammalian sense of smell. *Annu Rev Physiol*. 2009;71:115-140.

Pritchard TC, Hamilton RB, Morse JR, et al. Projections of thalamic gustatory and lingual areas in the monkey, *Macaca fascicularis. J Comp Neurol.* 1986;244:213-228.

Pritchard TC, Norgren R. Gustatory system. In: Paxinos G, Mai JK, eds. *The Human Nervous System.* 2nd ed. London: Elsevier; 2004:1171-1197.

Price JL. Olfaction. In: Paxinos G, Mai JK, eds. *The Human Nervous System.* 2nd ed. London: Elsevier; 2004.

Porter J, Anand T, Johnson B, Khan RM, Sobel N. Brain mechanisms for extracting spatial information from smell. *Neuron.* 2005;47(4):581-592.

Qureshy A, Kawashima R, Imran MB, et al. Functional mapping of human brain in olfactory processing: a PET study. *J Neurophysiol.* 2000;84:1656-1666.

Reilly S. The role of the gustatory thalamus in taste-guided behavior. *Neurosci Biobehav Rev.* 1998;22:883-901.

Ressler KJ, Sullivan SL, Buck LB. A molecular dissection of spatial patterning in the olfactory system. *Curr Opin Neurobiol.* 1994;4:588-596.

Ressler KJ, Sullivan SL, Buck LB. Information coding in the olfactory system: evidence for a stereotyped and highly organized epitope map in the olfactory bulb. *Cell.* 1994;79: 1245-1255.

Rolls ET. The orbitofrontal cortex. *Philos Trans R Soc Lond B Biol Sci.* 1996;351:1433-1443; discussion 1443-1434.

Scott K. Taste recognition: food for thought. *Neuron.* 2005;48(3):455-464.

Scott TR, Plata-Salaman CR. Taste in the monkey cortex. *Physiol Behav.* 1999;67:489-511.

Scott TR, Small DM. The role of the parabrachial nucleus in taste processing and feeding. *Ann N Y Acad Sci.* 2009;1170: 372-377.

Shepherd GM. Smell images and the flavour system in the human brain. *Nature.* 2006;444(7117):316-321.

Shepherd GM, Greer CA. Olfactory bulb. In: Shepherd GM, ed. *The Synaptic Organization of the Brain.* New York, NY: Oxford University Press; 1990:133-169.

Shikama Y, Kato T, Nagaoka U, et al. Localization of the gustatory pathway in the human midbrain. *Neurosci Lett.* 1996;218:198-200.

Small DM. Central gustatory processing in humans. *Adv Otorhinolaryngol.* 2006;63:191-220.

Small DM. Taste representation in the human insula. *Brain Struct Funct.* 2010;214(5-6):551-561.

Small DM, Gerber JC, Mak YE, Hummel T. Differential neural responses evoked by orthonasal versus retronasal odorant perception in humans. *Neuron.* 2005;47(4):593-605.

Small DM, Prescott J. Odor/taste integration and the perception of flavor. *Exp Brain Res.* 2005;166(3-4):345-357.

Small DM, Scott TR. Symposium overview: what happens to the pontine processing? Repercussions of interspecies differences in pontine taste Representation for tasting and feeding. *Ann NY Acad Sci.* 2009;1170:343-346.

Small DM, Zald DH, Jones-Gotman M, et al. Human cortical gustatory areas: a review of functional neuroimaging data. *NeuroReport.* 1999;10(1):7-14.

Small DM, Zatorre RJ, Dagher A, Evans AC, Jones-Gotman M. Changes in brain activity related to eating chocolate: from pleasure to aversion. *Brain.* 2001;124:1720-1733.

Smith DV, Margolskee RF. Making sense of taste. *Sci Am.* 2001;284:32-39.

Stettler DD, Axel R. Representations of odor in the piriform cortex. *Neuron.* 2009;63(6):854-864.

Steward WB, Kauer JS, Shepherd GM. Functional organization of rat olfactory bulb, analyzed by the 2-deoxyglu-cose method. *J Comp Neurol.* 1979;185:715-734.

Su CY, Menuz K, Carlson JR. Olfactory perception: receptors, cells, and circuits. *Cell.* 2009;139(1):45-59.

Sweazey RD, Bradley RM. Response characteristics of lamb pontine neurons to stimulation of the oral cavity and epiglottis with different sensory modalities. *J Neurophysiol.* 1993;70:1168-1180.

Topolovec JC, Gati JS, Menon RS, Shoemaker JK, Cechetto DF. Human cardiovascular and gustatory brainstem sites observed by functional magnetic resonance imaging. *J Comp Neurol.* 2004;471(4):446-461.

Uesaka Y, Nose H, Ida M, Takagi A. The pathway of gustatory fibers of the human ascends ipsilaterally in the pons. *Neurology.* 1998;50:827-828.

Vassar R, Chao SK, Sticheran R, Nuñez JM, Vosshall LB, Axel R. Topographic organization of sensory projections to the olfactory bulb. *Cell.* 1994;79:981-991.

Vassar R, Ngai J, Axel R. Spatial organization of odorant receptor expression in the mammalian olfactory epithelium. *Cell.* 1993;74:309-318.

Vogt BA, Pandya DN, Rosene DL. Cingulate cortex of the rhesus monkey: I. Cytoarchitecture and thalamic afferents. *J Comp Neurol.* 1987;262:256-270.

Zou Z, Horowitz LF, Montmayeur JP, Snapper S, Buck LB. Genetic tracing reveals a stereotyped sensory map in the olfactory cortex. *Nature.* 2001;414:173-179.

Zou DJ, Chesler A, Firestein S. How the olfactory bulb got its glomeruli: a just so story? *Nat Rev Neurosci.* 2009;10(8):611-618.

Questões de estudo

1. Um paciente com esclerose múltipla experimentou repentinamente comprometimento da sensação gustatória. Uma RM revelou uma lesão no tegmento esquerdo da ponte. Qual das seguintes afirmações melhor descreve a distribuição da perda gustatória na língua produzida pela lesão?
   A. Lados direito e esquerdo da língua; dois terços anteriores de cada lado
   B. Lados esquerdo e direito da língua; terço posterior de cada lado
   C. Lado esquerdo da língua, partes anterior e posterior
   D. Lado direito da língua, partes anterior e posterior

2. Qual dos seguintes nervos cranianos não fornece qualquer inervação gustatória para a língua e a cavidade oral?
   A. XII
   B. X
   C. IX
   D. VIII

Capítulo 9 Sensações Químicas: Paladar e Olfato **223**

3. A parte superior (rostral) do núcleo solitário localiza-se inferiormente (caudal) ao núcleo solitário, assim como o
   A. paladar está para o odor
   B. paladar está para o tato
   C. paladar está para a dor
   D. paladar está para as sensações viscerais

4. Um paciente com esclerose múltipla tem desmielinização focal no tegmento da ponte que compromete a via gustatória ascendente. Qual dos seguintes núcleos do tálamo seria mais diretamente influenciado pela desmielinização?
   A. Núcleo ventral posterolateral
   B. Núcleo ventral posteromedial
   C. Núcleo medial dorsal
   D. Núcleo posterior ventromedial

5. Um paciente sofre de epilepsia e tem alucinações gustatórias. Qual das seguintes regiões do encéfalo tem mais probabilidade de comprometimento direto nessas alucinações?
   A. Lobo parietal
   B. Lobo occipital
   C. Lobo frontal
   D. Lobo insular

6. Um jovem de 17 anos sofreu uma concussão jogando futebol americano, como consequência de uma pancada na cabeça, e percebeu redução significativa da sensação olfatória após o incidente. Progressivamente, durante o ano seguinte, a sensação olfatória melhorou. Qual das seguintes alternativas é uma explicação plausível para a perda de e subsequente recuperação parcial do olfato?
   A. Os axônios nos tratos olfatórios ficaram comprometidos à medida que se movimentavam pela lâmina cribriforme quando a concussão deslocou temporariamente o encéfalo. No decorrer do ano seguinte, esses axônios se regeneraram, restaurando, dessa forma, a função.
   B. Os axônios no neurônio olfatório primário ficaram comprometidos à medida que se movimentavam pela lâmina cribriforme quando a concussão deslocou temporariamente o encéfalo. No decorrer do ano seguinte, esses axônios se regeneraram, restaurando, dessa forma, a função.
   C. A concussão interrompeu a neurogênese, e leva muitos meses para que a neurogênese retorne ao normal.
   D. A concussão produziu inflamação da túnica mucosa do nariz, danificando sobremaneira os neurônios olfatórios primários, que levam tempo para se restaurar.

7. Qual dos seguintes não é uma área olfatória primária?
   A. Córtex piriforme
   B. Corte entorrinal
   C. Lobo insular
   D. Corpo amigdaloide

8. Qual das seguintes alternativas fornece a melhor estimativa do número de glomérulos que expressariam o gene para um receptor olfatório específico?
   A. 1
   B. 10
   C. 100
   D. 1.000

9. Qual dos componentes listados do sistema olfatório é o alvo dos neurônios recém-desenvolvidos migratórios provenientes da parede do ventrículo lateral?
   A. Áreas corticais olfatórias
   B. Núcleo olfatório anterior
   C. Tratos olfatórios
   D. Bulbo olfatório

10. Qual das seguintes afirmações melhor descreve como a informação olfatória é projetada para o "córtex orbitofrontal"?
    A. Diretamente do trato olfatório
    B. Diretamente do núcleo olfatório anterior
    C. Diretamente do "córtex piriforme"
    D. Diretamente do núcleo ventral posteromedial do tálamo

SISTEMAS MOTORES

III

Capítulo 10

Vias Motoras Descendentes e Função Motora da Medula Espinal

CASO CLÍNICO | Hemissecção medular

Um homem de 21 anos sofreu uma lesão por arma de fogo. Ele estava voltando para casa do trabalho com amigos quando foi atingido por uma bala perdida. Ele estava inconsciente quando a ambulância chegou e, quando recuperou a consciência, na sala de emergência, relatou que era incapaz de mover seu pé direito e que sentia sua perna direita dormente.

Exames neurológicos e radiológicos revelaram que a bala entrou por volta do nível médio torácico. Havia completa perda da função motora do membro inferior direito e perda da sensação de tato (bem como outras sensações mecânicas, incluindo sensação de posição e sensação de vibração), também à direita, no nível T10 e abaixo. A sensação de dor foi examinada com uma alfinetada, e o teste revelou uma ausência de dor somente na perna esquerda, estendendo-se superiormente a T11. A Figura10-1A mostra a distribuição da perda sensorial.

Com base na leitura deste capítulo, bem como na revisão dos Capítulos 4 e 5 sobre sensações mecânicas e dor:

1. **Por que as sensações de dor e tato estão comprometidas no lado oposto do corpo?**
2. **Por que o paciente tem a dor preservada, mas não a sensação de tato acima do dermetomo T11?**
3. **Por que a perna no lado com o comprometimento da sensação tátil está paralisada, mas não paralisada no lado sem dor?**

Anatomia funcional dos sistemas motores para controle dos membros e postura

Diversas estruturas do sistema nervoso central abrangem os sistemas motores

Muitas regiões corticais são recrutadas na ação durante movimentos guiados visualmente

Anatomia funcional das vias motoras descendentes

Múltiplas vias de controle motor paralelo originam-se do córtex e do tronco encefálico

Três regras regem a lógica da organização das vias motoras descendentes

Duas vias descendentes laterais controlam os músculos dos membros

Quatro vias descendentes mediais controlam os músculos axiais e da cintura para regular a postura

Anatomia regional dos sistemas motores e as vias motoras descendentes

As áreas motoras corticais estão localizadas no lobo frontal

A projeção das regiões motoras corticais passa através da cápsula interna a caminho do tronco encefálico e da medula espinal

O trato corticospinal transita na base do mesencéfalo

A formação reticular pontina e bulbar dá origem aos tratos reticulospinais

O trato corticospinal lateral decussa no bulbo inferior

A zona intermediária e o corno anterior da medula espinal recebem aferências das vias descendentes

Os núcleos lateral e medial têm diferentes distribuições superoinferiores

Quadro 10-1 Lesões das vias corticais descendentes no encéfalo e na medula espinal produzem paralisia flácida acompanhada por alterações na função reflexa espinal

Resumo

Leituras selecionadas

Referências

Questões de estudo

— Continua na próxima página

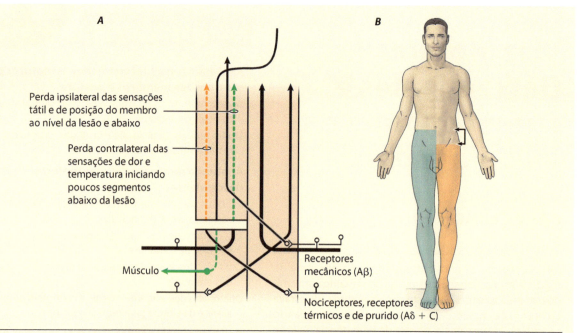

FIGURA 10-1 Hemissecção espinal produz paralisia e perda de sensações mecânicas inferiormente à lesão e do mesmo lado. Esse dano produz perda de dor, temperatura e prurido inferiormente à lesão e do lado oposto (**A**). Alterações de circuito associadas com a hemissecção medular. (**B**) Padrão de perda somatossensorial no paciente. A dor é perdida no seu lado esquerdo (cor de laranja); sensações táteis são perdidas no lado direito (verde). Três vias principais são afetadas. (1) A via mecanorreceptora, as colunas posteriores, é interrompida ipsilateralmente à origem. (2) A via de dor, o sistema anterolateral, é interrompida contralateralmente à origem. (3) A via motora, o trato corticospinal, é interrompida ipsilateralmente aos seus neurônios motores e músculo atingidos.

Sinais neurológicos principais e estruturas do encéfalo danificadas correspondentes

Distribuições alternadas de perda sensorial de dor e tátil

A lesão causa dano a duas populações distintas de fibras somatossensoriais ascendentes. Fibras de dor ascendentes danificadas ascendem ao local da lesão após cruzar a linha média inferiormente à lesão. Fibras táteis ascendentes danificadas ascendem ao local da lesão sem decussar, elas cruzam a linha média superiormente à lesão, no bulbo. Seguindo os circuitos de dor e tátil de volta a suas origens na periferia, os diferentes lados de perda sensorial são revelados.

Sensação de dor preservada um a dois segmentos inferiores à perda tátil

A dor é percebida para baixo a um nível mais inferior do que estímulos táteis. Fibras de dor cruzam a linha média em múltiplos níveis espinais (i.e., elas cruzam conforme ascendem). As primeiras fibras de dor a tornarem-se danificadas entram na medula espinal um a dois segmentos abaixo da lesão (Figura 10-1A; ver também Figura 5-1). Fibras de dor que entram no nível da lesão irão anular a lesão. Deve ser observado que a lesão medular pode danificar os aferentes primários em si, e o corno posterior nas proximidades, e seria esperado produzir uma pequena quantidade de perda sensorial somente no nível dermatomal no lado da lesão. No entanto, devido à sobreposição dermatomal (ver Figura 4-5), isto será minimizado e pode até passar despercebido.

Perda motora e tátil ipsilateral

O trato corticospinal decussa no bulbo (ver Figura 10-4A). Por essa razão, a lesão interrompe a via descendente que controla os músculos do mesmo lado (Figura 10-1A).

Capítulo 10 Vias Motoras Descendentes e Função Motora da Medula Espinal

Os sistemas motores do cérebro e da medula espinal trabalham juntos para controlar os movimentos corporais. Esses sistemas devem executar diversas tarefas, porque as funções dos músculos corporais diferem marcadamente. Considera-se, por exemplo, o controle fino exigido pelos músculos da mão ao segurar um copo de porcelana, em contraste com a força bruta exigida dos músculos das costas e das pernas ao levantar uma caixa cheia de livros. Os músculos que movem os olhos têm um conjunto de tarefas completamente diferente, como posicionar os olhos para capturar informações do mundo visual. A principal função dos músculos faciais não é o movimento, mas preferencialmente criar expressões faciais, bem como auxiliar na articulação da fala. Esses trabalhos são tão variados que não é de surpreender que os sistemas motores tenham vários componentes específicos devotados ao controle de diferentes funções motoras.

Os sistemas motores são clinicamente muito importantes, porque o dano, dependendo da localização e da gravidade, produz ampla gama de deficiências na força, volição e coordenação. Uma fraqueza profunda ou uma paralisia após um acidente vascular encefálico (AVE) ou uma lesão traumática da medula espinal limita a capacidade para independência da pessoa acometida. Distúrbios de coordenação podem tornar impossível o controle de atividades diárias simples, como amarrar um nó ou comer, exigindo assistência por parte de um cuidador. O controle defeituoso do movimento ocular pode prejudicar as funções cognitivas, como uma reduzida capacidade de leitura ou de discernimento da localização de objetos.

Os três primeiros capítulos da seção sistema motor examinam os componentes que conectam os centros superiores com os neurônios motores; esses sistemas motores são essenciais para contração muscular. Este capítulo focaliza a neuroanatomia das vias descendentes espinais e os circuitos espinais para controle dos membros e da postura. Em seguida, as vias que controlam músculos faciais e da cabeça são discutidas no Capítulo 11. Em razão de o movimento ocular e o equilíbrio dividirem muitos circuitos neurais, e devido à forte inter-relação com o sistema vestibular, esses tópicos são abordados juntamente no Capítulo 12. Os dois últimos capítulos da seção sistema motor focalizam os importantes centros integrativos comportamentais: o cerebelo (Capítulo 13) e os núcleos da base (Capítulo 14).

Anatomia funcional dos sistemas motores para controle dos membros e postura

Diversas estruturas do sistema nervoso central abrangem os sistemas motores

Quatro componentes separados do sistema nervoso central controlam juntos os músculos esqueléticos dos membros e músculos do tronco para postura (Figura 10-2): (1) vias motoras descendentes, junto com suas associadas origens no córtex cerebral e no tronco encefálico, (2) circuitos motores espinais, incluindo neurônios motores e interneurônios, (3) núcleos da base (amarelo) e (4) o cerebelo.

As regiões do córtex cerebral e do tronco encefálico que contribuem para as **vias motoras descendentes** são organizadas como as vias sensoriais ascendentes, mas em sentido inverso: do córtex cerebral ou tronco encefálico aos músculos dos membros e tronco. As vias motoras do tronco encefálico encarregam-se do controle relativamente automático, como rápidos ajustes posturais e correção de movimentos mal direcionados durante a execução. Em contrapartida, as vias corticais motoras participam de um controle mais refinado, flexível e adaptativo, como alcançar objetos, preensão e uso de ferramentas.

Os **neurônios motores** e **interneurônios** compreendem circuitos motores, o segundo componente dos sistemas de controle dos membros e postural. As vias motoras fazem sinapse diretamente nos neurônios motores, bem como em interneurônios que, por sua vez, fazem sinapse em neurônios motores (Figura 10-2). Para os músculos dos membros e tronco, os neurônios motores e a maior parte dos interneurônios são encontrados no **corno anterior** e na **zona intermediária** da medula espinal (Figura 10-3). A zona intermediária corresponde principalmente à substância cinzenta espinal lateral ao canal central e é, algumas vezes, incluída dentro do corno anterior. Para os músculos da cabeça, incluindo músculos faciais, os neurônios motores e interneurônios estão localizados nos **núcleos motores dos nervos cranianos** e na **formação reticular** (ver Capítulo 11). Os circuitos motores espinais não são os únicos alvos das vias motoras descendentes, mas também podem funcionar relativamente independentes por meio de seus reflexos e suas ações intrínsecas. O mais simples reflexo é o reflexo de estiramento monossináptico (ver Figura 2-6). Reflexos mais complexos, polissinápticos, produzem a retirada automática do membro de um estímulo nocivo, bem como reflexos posturais. Padrões de marcha são organizados por circuitos espinais nos segmentos lombares e sacrais. Quando uma via motora faz sinapse diretamente nos neurônios motores, eles são capazes de ativar músculos individuais e mesmo grupos de fibras musculares de um músculo. Isso porque um único neurônio motor conecta-se a um conjunto limitado de fibras de um músculo, denominado *unidade motora*. Ao conectar interneurônios nos circuitos espinais, uma via motora é capaz de regular ações motoras reflexas. Por exemplo, se um indivíduo segura uma xícara de chá que é uma herança de família e ela está inesperadamente quente, ele pode não querer soltá-la reflexamente pelo risco de quebrá-la. Ativando músculos por meio dos interneurônios, e não mais diretamente por meio de neurônios motores, pode também permitir uma via motora selecionar um grupo de músculos que tenham uma ação comportamental complexa, como pisar.

O terceiro e o quarto componentes dos sistemas motores, o **cerebelo** e os **núcleos da base** (Figura 10-2; ver

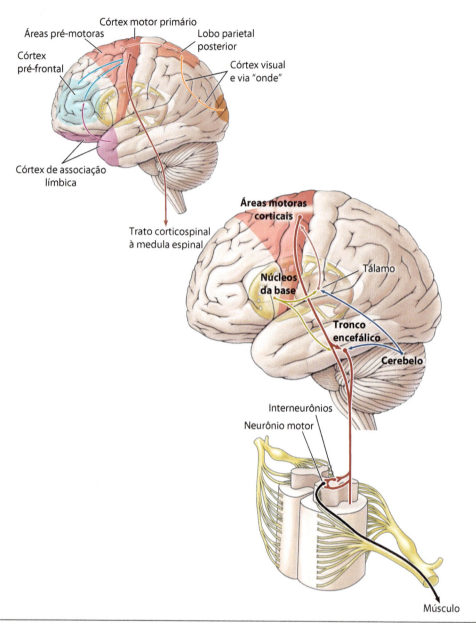

FIGURA 10-2 Organização geral dos sistemas motores. (*Centro*) Organização geral dos sistemas motores. Existem quatro componentes principais para os sistemas motores: vias descendentes corticais e do tronco encefálico, neurônios motores e interneurônios da medula espinal, núcleos da base e cerebelo. Tanto a influência dos núcleos da base como a do cerebelo movem-se através de conexões das vias motoras corticais e do tronco encefálico. (***Detalhe superior***) Regiões corticais principais para o controle dos movimentos. As áreas de associação límbica e áreas pré-frontais estão envolvidas na decisão inicial de mover, em relação a fatores motivacionais e emocionais. Para alcançar um objeto e segurá-lo, áreas visuais processam informação sobre a localização e a forma do objeto. Esta informação é transmitida pela via "onde" ou via "ação", primeiro para o lobo parietal posterior e então às áreas pré-motoras, as quais são importantes no planejamento do movimento. De lá, a informação é transmitida ao córtex motor primário, a partir do qual sinais de controle descendentes são enviados aos neurônios motores.

Capítulos 13 e 14), não contêm neurônios que projetam diretamente aos circuitos motores espinais. Apesar disso, essas estruturas têm uma poderosa influência regulatória sobre o comportamento motor. Elas agem indiretamente em controlar o comportamento motor por meio de seus efeitos nas vias descendentes do tronco encefálico e, via tálamo, nas vias corticais (Figura 10-2). As contribuições específicas do cerebelo e dos núcleos da base no controle do movimento são surpreendentemente imprecisas, apesar de séculos de estudo. O cerebelo é parte de um conjunto de circuitos neurais que garantem que os movimentos sejam precisos e acurados. Entretanto, essa descrição captura somente uma pequena parte da função cerebelar; o cerebelo tem funções não motoras adicionais. As contribuições específicas dos núcleos da base para a ação motora normal são amplamente desconhecidas. Contudo, sabe-se bem como os movimentos se tornam incoordenados quando os núcleos da base são danificados. Por exemplo, em pacientes com doença de Parkinson, uma doença neurodegenerativa que afeta fundamentalmente os núcleos da base, os movimentos são lentos ou falham em iniciar e os pacientes têm tremor significativo. Como o cerebelo, os núcleos da base têm muitas funções não motoras.

Muitas regiões corticais são recrutadas na ação durante movimentos guiados visualmente

Inúmeras áreas do córtex cerebral fornecem informação essencial aos sistemas motores para tornar os movimentos acurados. Por exemplo, durante movimentos guiados visualmente – como alcançar e segurar um copo – o processo de tradução dos pensamentos e sensações em ação tem início com a decisão inicial de mover-se. Este processo é dependente das áreas corticais **límbicas** e das **áreas de associação pré-frontal** (Figura 10-2; cérebro inserido superiormente à esquerda), as quais estão envolvidas nas emoções, motivação e cognição. O **sistema visual magnocelular** processa informação visual sobre as localizações dos objetos para guiar os movimentos. Ele fornece a principal entrada visual para a via "onde" ou "ação" (Figura 10-2, detalhe; ver Figuras 7-15 e 7-16). O sistema visual magnocelular projeta-se ao lobo parietal posterior, uma área importante para identificar a localização de objetos notáveis no ambiente e para direcionar a atenção a esses objetos (Figura 10-2). A informação visual em seguida é distribuída a certas **áreas pré-motoras** do lobo frontal, onde o plano de ação para alcançar o copo é formado, um plano que especifica o caminho que a mão segue para alcançar o objeto e a prepara para segurá-lo ou manipulá-lo, uma vez ocorrido o contato. O próximo passo para traduzir em ação a decisão de alcançar é dirigir os músculos à contração. Este passo envolve principalmente o **trato corticospinal**, o qual se origina tanto de áreas pré-motoras como do **córtex motor primário**. O trato corticospinal transmite sinais de controle a neurônios motores e a interneurônios (Figura 10-2). As vias motoras corticais também recrutam vias do tronco encefálico para coordenar movimentos voluntários com ajustes posturais (Figura 10-2), como manter o equilíbrio quando se eleva um objeto pesado.

Anatomia funcional das vias motoras descendentes

As vias descendentes apresentam uma diversidade de funções. Reconhece-se sua função principal em controlar os movimentos porque, quando elas se tornam danificadas,

a pessoa se torna fraca ou paralisada. Entretanto, adicionalmente ao controle do movimento, as vias descendentes regulam processamento somatossensorial e o sistema nervoso autônomo. Enquanto as funções de controle motor são mediadas por conexões sinápticas com neurônios motores e interneurônios, as funções somatossensoriais são associadas com conexões nos neurônios do corno posterior e núcleos de retransmissão somatossensorial no tronco encefálico. Também sabe-se sobre uma função regulatória somatossensorial: a função de supressão de dor da via rafespinal (ver Capítulo 5). As vias descendentes fazem sinapse em neurônios autônomos pré-ganglionares no tronco cerebral e na medula espinal para regularem funções do sistema nervoso autônomo. As vias de controle autônomos são examinadas no Capítulo 15 com o sistema nervoso autônomo. Finalmente, as vias descendentes também podem influenciar plasticidade de circuitos espinais durante aprendizagem motora e têm funções tróficas importantes durante o desenvolvimento. As vias do córtex cerebral apresentam todas essas funções. Não se sabe se o mesmo se aplica a todas as vias do tronco encefálico. Aqui, serão focadas as funções de controle motor das vias descendentes.

Múltiplas vias de controle motor paralelo originam-se do córtex e do tronco encefálico

Sete das principais vias descendentes de controle motor terminam nos centros motores do tronco encefálico e da medula espinal (Tabela 10-1). Três dessas vias originam-se na camada V do córtex cerebral, fundamentalmente no lobo frontal: (1) o **trato corticospinal lateral**, (2) o **trato corticospinal anterior** (ou **ventral**), e (3) o **trato corticobulbar**. O trato corticobulbar termina fundamentalmente nos núcleos motores cranianos na ponte e no bulbo e é o equivalente craniano dos tratos corticospinais; ele será considerado no Capítulo 11. Coletivamente, essas vias corticais participam do controle dos movimentos mais adaptativos e flexíveis, como o controle do dedo durante o uso de uma ferramenta, a regulação da postura durante movimentos do membro e durante a fala. As quatro vias remanescentes originam-se dos núcleos do tronco encefálico: (4) o **trato rubrospinal**, envolvido no controle automático do membro; (5) os **tratos reticulospinais,** que participam no controle automático dos músculos proximais e locomoção; (6) o **trato tetospinal**, envolvido em coordenar movimentos da cabeça com os movimentos oculares; e (7) os **tratos vestibulospinais**, essenciais para manter o equilíbrio. Existem também neurotransmissores específicos das vias descendentes (ver Capítulo 2) que se originam dos neurônios serotonérgicos dos núcleos da rafe, dos neurônios noradrenérgicos do *locus ceruleus* e dos neurônios dopaminérgicos do mesencéfalo e do diencéfalo, todos os quais com extensas terminações espinais. Além da regulação de dor, as ações dessas vias descendentes podem rapidamente regular igualmente a força de contração muscular e reflexos.

TABELA 10-1   Vias descendentes para controlar o movimento

Trato	Local de origem	Decussação	Coluna da medula espinal	Local de terminação	Nível de terminação espinal/tronco encefálico	Função
Córtex cerebral corticospinal						
Lateral	Áreas 6, 4, 1, 2, 3, 5, 7, 23	Cruzada piramidal Decussação	Lateral	Corno posterior, zona intermediária, corno anterior	Todos os níveis	Controle sensorial, movimento voluntário (músculos dos membros)
Anterior	Áreas 6, 4	Não cruzada[1]	Anterior	Zona intermediária, corno anterior	Cervical superior	Movimento voluntário (músculos axiais)
Corticobulbar	Áreas 6, 4, 1, 2, 3, 5, 7, 23	Cruzada e não cruzada[2]	Somente tronco encefálico	Nervo craniano sensorial e núcleos motores, formação reticular	Mesencéfalo, ponte e bulbo	Controle sensorial, movimento voluntário (músculos cranianos)
Tronco encefálico						
Rubrospinal	Núcleo rubro (magnocelular)	Tegmento anterior	Lateral	Zona intermediária lateral, corno anterior	Todos os níveis	Movimento voluntário, músculos dos membros
Vestibulospinal						
Lateral	Núcleo vestibular lateral	Ipsilateral[1]	Anterior	Zona intermediária medial, corno anterior	Todos os níveis	Equilíbrio
Medial	Núcleo vestibular medial	Bilateral	Anterior	Zona intermediária medial, corno anterior	Cervical superior	Posição da cabeça/músculos do pescoço
Reticulospinal Pontina					Todos os níveis	
	Formação reticular pontina	Ipsilateral[1]	Anterior	Corno intermediário medial, corno anterior	Todos os níveis	Movimento automático, músculos axiais e dos membros
Bulbar	Formação reticular bulbar	Ipsilateral[1]	Anterolateral	Corno intermediário medial, corno anterior	Todos os níveis	Movimento automático, músculos axiais e dos membros
Tetospinal	Colículo superior profundo	Tegmento posterior	Anterior	Zona intermediária medial, corno anterior	Cervical superior	Coordena movimentos do pescoço com os olhos
Vias corticais indiretas						
Corticorrubrospinal	Lobo frontal → núcleo rubro					
Corticorreticular	Lobo frontal → formação reticular					
Corticovestibular	Lobo parietal → núcleos vestibulares					

[1]Embora esses tratos descendam ipsilateralmente, eles terminam em interneurônios cujos axônios decussam na comissura anterior e assim influenciam a musculatura bilateralmente.

[2] A maioria das projeções aos núcleos motores dos nervos cranianos é bilateral; aqueles para a parte do núcleo facial que inerva músculos faciais superiores são bilaterais e aqueles para os músculos faciais inferiores são contralaterais (ver Capítulo 11).

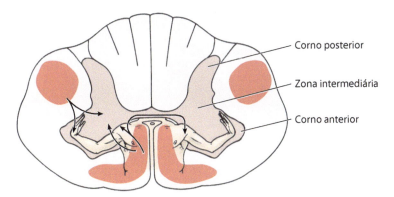

FIGURA 10-3 Organização somatotópica do corno anterior e das vias motoras. Diagrama esquemático da medula espinal, mostrando a organização somatotópica do corno anterior e indicando as localizações gerais dos neurônios motores que inervam músculos axiais e dos membros e músculos extensores e flexores. Um homúnculo parcial é sobreposto aos cornos anteriores. (Adaptada de Crosby EC, Humphrey T, Lauer EW. *Correlative Anatomy of the Nervous System*. New York, NY: Macmillan; 1962.)

Três regras regem a lógica da organização das vias motoras descendentes

Como as ações das inúmeras vias motoras estão coordenadas durante o movimento? Qual é a lógica de suas organizações? Ao tomar perspectivas clínica, anatômica e fisiologicamente combinadas, três princípios regem a organização das vias motoras emergentes.

A organização funcional das vias descendentes paralela à organização somatotópica dos núcleos motores no corno anterior

Os neurônios motores que inervam **músculos dos membros** e os interneurônios dos quais eles recebem entrada estão localizados no **corno anterior lateral** e na **zona intermediária**. Em contrapartida, neurônios motores que inervam **músculos axiais** e **da cintura** (i.e., músculos do pescoço e ombro) e seus interneurônios associados estão localizados no **corno anterior medial** e na **zona intermediária**. A organização somatotópica mediolateral da zona intermediária e do corno anterior é fácil de lembrar porque mimetiza a forma do corpo (Figura 10-3). Esta organização somatotópica mediolateral também aplica a localização das vias descendentes motoras na substância branca da medula espinal (discutida a seguir em detalhes). As vias que descendem na porção lateral da substância branca da medula espinal controlam os músculos dos membros. Em contrapartida, as vias que descendem na porção medial da substância branca controlam músculos axiais e da cintura.

Movimentos são controlados por projeções corticais diretas à medula espinal e projeções indiretas via núcleos do tronco encefálico

Os tratos corticospinais lateral e anterior podem controlar circuitos espinais por meio de suas projeções espinais diretas. Além disso, as regiões motoras corticais projetam aos núcleos do tronco encefálico que dá origem a vias motoras: o núcleo rubro, colículo superior, formação reticular e núcleos vestibulares. Isso é mostrado na Figura 10-2 (centro) como uma seta que conecta a via cortical com o tronco encefálico. Deste modo, o córtex cerebral pode também influenciar os movimentos por meio de conexões indiretas do tronco encefálico. Por exemplo, os dois componentes da via corticorreticulospinal são a projeção cortical aos núcleos específicos da formação reticular e, em seguida, a projeção do trato reticulospinal à medula espinal. Considerando todas as combinações de vias, os neurônios de projeção do córtex cerebral constituem o nível de maior hierarquia; os neurônios de projeção do tronco encefálico compreendem o próximo nível; e os interneurônios espinais e neurônios motores são os dois níveis mais baixos. Um estudo de pacientes com dano da via motora sugere que conexões espinais diretas mediam controle articular mais preciso, como a habilidade de mover um dedo independentemente dos outros (denominado controle fracionado), enquanto as conexões indiretas servem ao controle de funções mais grosseiras, como mover todos os dedos juntos durante uma potente apreensão. As vias motoras do tronco encefálico podem trabalhar independentemente das vias corticais? A resposta provavelmente é sim, com base em estudos laboratoriais envolvendo animais. Tanto o cerebelo como os núcleos da base têm conexões diretas com as vias motoras do tronco encefálico (Figura 10-2), que poderia influenciar a função da via motora do tronco encefálico sem o envolvimento do córtex. Um desafio em promover a melhora da função motora após um dano cortical, como num AVE, é promover ao tronco cerebral um controle mais efetivo e independente.

Existem conexões mono e polissinápticas entre as vias motoras e os neurônios motores

Em geral, o axônio de uma projeção neuronal descendente, além de fazer conexões monossinápticas com

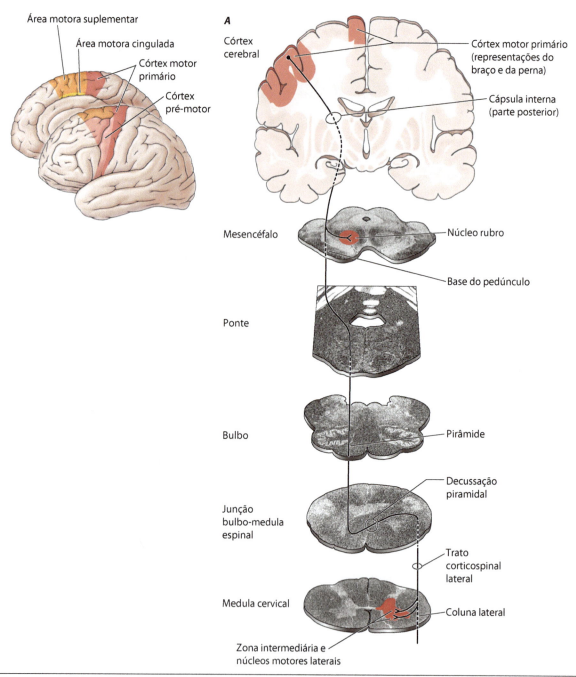

FIGURA 10-4 Vias descendentes laterais. (**A**) Trato corticospinal lateral. O detalhe mostra a localização do córtex motor primário e três áreas pré-motoras: a área motora suplementar, áreas motoras cinguladas e o córtex pré-motor. O trato corticospinal lateral também se origina de neurônios localizados na área 6 e no lobo parietal. Observa-se o ramo no núcleo rubro; este é o componente corticorrubro da via indireta corticorrubrospinal. *(Continua)*

motoneurônios, faz conexões monossinápticas com os interneurônios da medula espinal (Figura 10-2, inferior). Dependendo do tipo específico de interneurônio (ver Figura 10-16A), os interneurônios têm diferentes funções. Alguns interneurônios recebem entrada de receptores somatossensoriais para o controle reflexo do movimento. Por exemplo, interneurônios específicos recebem entrada de nociceptores e mediam o reflexo de retirada do membro em resposta a estímulos dolorosos, como quando alguém afasta a mão de um fogão quente. Outros interneurônios coordenam as ações motoras do membro direito-esquerdo durante a marcha, enquanto outros, ainda, são importantes para a coordenação dos membros superiores em relação aos inferiores.

Capítulo 10 Vias Motoras Descendentes e Função Motora da Medula Espinal 235

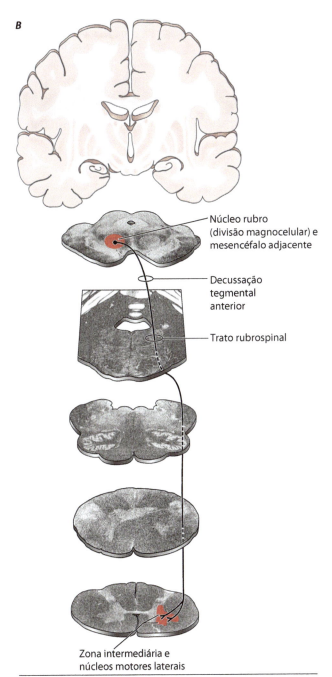

FIGURA 10-4 *(Continuação)* (**B**) Trato rubrospinal.

Duas vias descendentes laterais controlam os músculos dos membros

O trato corticospinal lateral e o trato rubrospinal (Tabela 10-1) são as duas vias motoras laterais. Os neurônios que dão origem a essas vias têm uma organização **somatotópica**. Além disso, os tratos corticospinal lateral e rubrospinal controlam músculos no lado **contralateral** do corpo. O **trato corticospinal lateral** é a principal via de controle motor em humanos. Uma lesão desta via em qualquer lugar ao longo de seu caminho ao neurônio motor, como após um AVE na substância branca subcortical, produz devastadoras e persistentes deficiências no uso dos membros. O Quadro 10-1 discute as principais modificações na função motora e reflexa após lesão ao sistema corticospinal. Há uma perda do controle voluntário e fraqueza, denominada paresia, que pode fazer com que ficar de pé seja impossível sem assistência. Há também perda da habilidade de mover um dedo independentemente dos outros, habilidade denominada **fracionação**. A destreza manual depende da fracionação, sem a qual os movimentos da mão são desajeitados e imprecisos. Perda do controle do trato corticospinal após um AVE é a causa mais comum de paralisia.

O principal local de origem do trato corticospinal lateral é o córtex motor primário (Figura 10-4A, detalhe), embora os axônios também se originem de regiões corticais pré-motoras (área motora suplementar, área motora cingulada e córtex pré-motor) e áreas corticais somatossensoriais. Axônios descendentes no trato que se originam no córtex motor primário percorrem no interior do hemisfério cerebral na **parte posterior da cápsula interna** e, no mesencéfalo, na **base do pedúnculo** (Figura 10-4). Próximo ao seu percurso descendente, o trato desaparece sob a superfície anterior da ponte, somente reaparecendo na superfície anterior do bulbo como a **pirâmide**. Na junção da medula espinal e do bulbo, a maioria dos axônios **decussa** (decussação piramidal) e desce na porção posterolateral da coluna lateral da substância branca espinal; por isso o nome trato corticospinal lateral (ver Figura 10-6). Esta via termina fundamentalmente nas porções laterais da zona intermediária e do corno anterior da medula cervical e lombossacral, as localizações dos neurônios que controlam braço e perna. Há um contingente de axônios que terminam no lado ipsilateral. Alguns desses axônios descendem ipsilateralmente; muitos descendem contralateralmente e recruzam a linha média no interior da substância cinzenta na lâmina 10. A função desses axônios ipsilaterais não é bem entendida. Após uma lesão unilateral ao trato corticospinal lateral, os axônios terminais ipsilaterais podem contribuir para a melhora de algumas funções motoras.

O **trato rubrospinal** (Figura 10-4B), que no total tem menos axônios que o trato corticospinal, origina-se nos neurônios no **núcleo rubro**, principalmente na parte caudal. Esta porção é denominada **divisão magnocelular**, porque muitos neurônios do trato rubrospinal são grandes. O trato rubrospinal decussa no mesencéfalo e descende na porção posterolateral do tronco encefálico. Semelhantemente ao trato corticospinal lateral, o trato rubrospinal é encontrado na porção posterior da coluna lateral (ver Figura 10-6) e termina fundamentalmente nas porções laterais da zona intermediária e corno anterior da medula cervical. Em humanos, o trato rubrospinal não desce na medula lombossacral, sugerindo que ele age no controle do braço, mas não da perna.

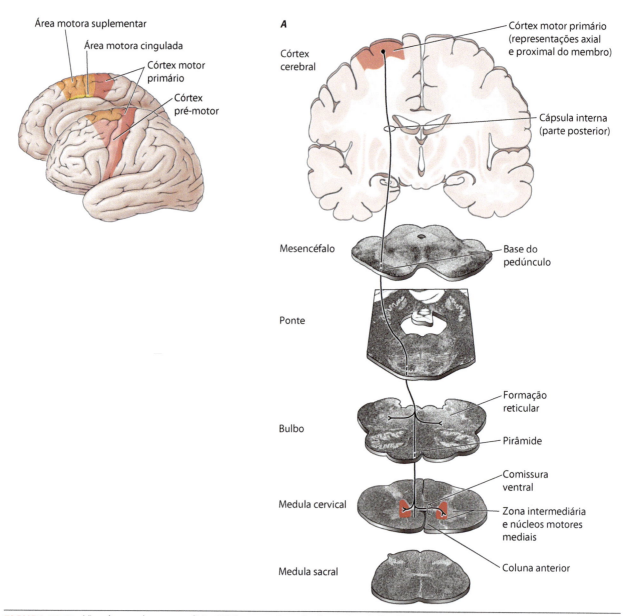

FIGURA 10-5 Vias descendentes mediais. (**A**) Trato corticospinal anterior. O detalhe mostra a localização do córtex motor primário e três áreas pré-motoras: a área motora suplementar, áreas motoras cinguladas e o córtex pré-motor. *(Continua)*

Quatro vias descendentes mediais controlam os músculos axiais e das cinturas para regular a postura

Músculos axiais e das cinturas são controlados fundamentalmente pelas quatro vias descendentes medialmente: o trato corticospinal anterior, os tratos reticulospinais, o trato tetospinal e o trato vestibulospinal (Tabela 10-1). As vias descendentes mediais exercem controle bilateral sobre músculos axiais e das cinturas. Apesar de vias individuais poderem projetar unilateralmente (tanto ipsilateral como contralateralmente), elas fazem sinapse em interneurônios comissurais cujos axônios decussam na medula espinal. O **controle bilateral** provê uma medida de redundância: lesão unilateral de uma via bilateral geralmente não tem profundo efeito no controle do músculo proximal, porque a mesma via do lado não lesado do cérebro tem o mesmo padrão bilateral de terminação espinal.

O **trato corticospinal anterior** origina-se do **córtex motor primário** e de várias **áreas pré-motoras** (incluindo área motora suplementar, área motora cingulada e córtex pré-motor) e desce ao bulbo juntamente com o trato corticospinal lateral (Figura 10-5A). No entanto, o trato corticospinal anterior permanece não cruzado e desce na coluna anterior ipsilateral da medula espinal (Figuras 10-5 e 10-6). Muitos axônios do trato corticospinal anterior têm ramos que decussam na

Capítulo 10 Vias Motoras Descendentes e Função Motora da Medula Espinal

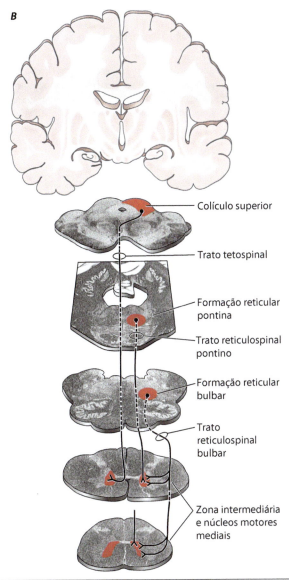

FIGURA 10-5 *(Continuação)* **(B)** Trato tetospinal e tratos reticulospinais pontino e bulbar.

medula espinal, de modo semelhante ao trato corticospinal lateral recruzado, descrito anteriormente. Este trato termina na substância cinzenta medial, fazendo sinapse nos neurônios motores no corno anterior medial e em interneurônios na zona intermediária. O trato corticospinal anterior projeta-se somente para a medula cervical e torácica superior; assim, ele é preferencialmente envolvido no controle dos músculos do pescoço, ombro e tronco superior.

Os **tratos reticulospinais** (Figura 10-5B) originam-se de diferentes regiões da **formação reticular pontina** e **bulbar**. O trato reticulospinal pontino descende na coluna anterior da medula espinal, ao passo que o trato reticulospinal bulbar descende no quadrante anterolateral da coluna lateral (Figura 10-6). Os tratos reticulospinais descendem predominantemente de forma ipsilateral à medula espinal, mas exercem efeitos de controle motor bilateral. Estudos laboratoriais envolvendo animais mostram que os tratos reticulospinais controlam movimentos relativamente automáticos, como manter a postura ou caminhar sobre um mesmo terreno.

Os tratos vestibulospinais (ver Figura 12-3) são essenciais para manter o equilíbrio. Eles recebem suas principais entradas a partir de órgãos vestibulares (ver Figuras 12-2 e 12-8). Originários nos núcleos vestibulares do bulbo e da ponte, os tratos vestibulospinais descendem na substância branca espinal anteromedial. Existem tratos vestibulospinais separados medial e lateralmente. O trato vestibulospinal medial somente projeta-se para medula cervical e é importante em coordenar os movimentos da cabeça com os movimentos oculares. Em contrapartida, o trato vestibulospinal projeta-se por toda a parte do comprimento completo da medula espinal para controlar todos os músculos axiais e proximais. Observa-se que, apesar do nome, o trato vestibulospinal é uma via descendente medial. Estas vias são consideradas no Capítulo 12, juntamente com o controle do movimento da cabeça e olho.

O **trato tetospinal** (Figura 10-5B), originado principalmente a partir de neurônios localizados nas camadas profundas do colículo superior, é também chamado de **teto**, a porção do mesencéfalo posterior para o aqueduto do mesencéfalo (ver Figura 10-11A). O trato tetospinal também tem uma distribuição superoinferior limitada, projetando-se somente aos segmentos medulares cervicais. Ele, portanto, participa fundamentalmente no controle dos músculos do pescoço, ombro e tronco superior. Em razão do colículo superior também desempenhar um papel-chave no controle dos movimentos oculares (ver Capítulo 12), o trato tetospinal contribui em coordenar os movimentos da cabeça com os movimentos dos olhos.

As diversas vias descendentes na medula espinal são ilustradas no lado direito da Figura 10-6; as vias ascendentes somatossensoriais (ver Capítulos 4 e 5) são ilustradas no lado esquerdo. As duas vias espinocerebelares, que transmitem informação somatossensorial ao cerebelo para controlar movimento, não percepção, (ver Capítulo 13), também são ilustradas.

Anatomia regional dos sistemas motores e as vias motoras descendentes

O restante deste capítulo examina o cérebro e a medula espinal com o objetivo de entender as vias motoras e suas terminações espinais. Esta discussão inicia-se com o córtex cerebral – o mais alto nível hierárquico de controle do movimento – e prossegue inferiormente à medula espinal, seguindo o fluxo natural de processamento de informação nos sistemas motores.

Quadro 10-1

Lesões das vias corticais descendentes no encéfalo e na medula espinal produzem paralisia flácida acompanhada por alterações na função reflexa espinal

Lesões envolvendo a parte posterior da cápsula interna anterior do tronco encefálico e medula espinal isolam os neurônios motores dos sinais de controle motor voluntário transmitidos pelas vias descendentes motoras. Isto produz um conjunto comum de sinais motores. Inicialmente, estes sinais incluem **paralisia flácida** e **redução dos reflexos musculares** (p. ex., reflexo patelar). O exame clínico também revela **diminuição do tônus muscular**, sinalizada por marcante redução na resistência percebida pelo examinador ao movimento passivo do membro. Esses são os sinais clássicos de fraqueza e, se suficientemente graves, de paralisia. Esses sinais são em grande parte atribuíveis à interrupção das fibras corticospinais, apesar de as fibras corticorreticular e corticopontina estarem danificadas. A lateralidade dos sinais depende de se a lesão ocorre no cérebro ou na medula espinal. A lesão medular é particularmente devastadora, porque todos os músculos do corpo inferiores no nível da lesão podem tornar-se acometidos.

Com tempo após a lesão, um exame similar frequentemente revela **aumento do tônus muscular** e reflexo de estiramento muscular (ou miotático) exagerado, denominado **hiper-reflexia**. O aumento do tônus muscular é devido ao aumento da atividade reflexa quando o examinador passivamente estira o membro. Não se sabe o que causa a hiper-reflexia; a causa pode não ser a mesma após todos os tipos de lesão. Tem sido sugerido que lesão indireta da via corticorreticular possa levar a perda de sinais inibitórios aos centros reflexos na medula espinal. Isto poderia levar a um aumento nos reflexos, por meio de desinibição. A plasticidade sináptica de longo prazo dos circuitos reflexos espinais pode também desempenhar um importante papel no atraso da evolução temporal deste efeito. Após uma lesão medular, ou dano às vias descendentes, os neurônios motores modificam suas propriedades intrínsecas e se tornam mais excitáveis.

Além de produzirem hiper-reflexia, lesões do trato corticospinal resultam no surgimento de reflexos anormais, o mais notável destes é o **sinal de Babinski**. Esse sinal envolve a extensão (também chamada de dorsiflexão) do hálux em resposta ao arranhar da borda lateral e em seguida da região do coxim metatarsiano (mas não os dedos). O sinal de Babinski é considerado como um reflexo de retirada. Normalmente, esta retirada do hálux é produzida por arranhar a superfície anterior do dedo. Após lesão às fibras corticais descendentes, o reflexo pode ser evocado a partir de uma área muito maior do que a normal. Curiosamente, o sinal de Babinski está normalmente presente em bebês, antes da maturação do trato corticospinal. O sinal de Hoffmann, que é a adução do polegar em resposta à flexão da falange distal do terceiro dedo, é um exemplo de reflexo anormal do membro superior causado por dano às fibras corticais descendentes. Lesões vasculares são as causas mais comuns de dano às vias motoras descendentes, afetando assim tanto as projeções corticais diretas como as indiretas (ver Caso Clínico, Capítulo 11).

As áreas motoras corticais estão localizadas no lobo frontal

Semelhantemente a cada modalidade sensorial, múltiplas áreas corticais servem a funções de controle motor (Figura 10-7). Quatro áreas motoras separadas foram identificadas no lobo frontal: o córtex motor primário e três áreas pré-motoras – a área motora suplementar, o córtex pré-motor e a área motora cingulada. Estas áreas são anatômica e funcionalmente diferentes. Cada uma apresenta di-

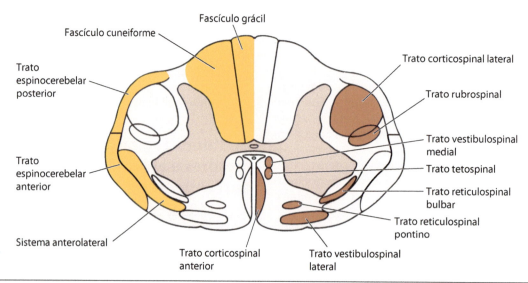

FIGURA 10-6 Diagrama esquemático da medula espinal, indicando as localizações das vias ascendentes (*esquerda*) e descendentes (*direita*).

versas sub-regiões distintas. Juntas, totalizam mais do que uma dúzia de diferentes áreas motoras corticais. Todas essas áreas motoras frontais recebem aferência dos **núcleos talâmicos anterior ventral** e **lateral anterior** (ver Figura 2-14), mas em graus diferentes. O núcleo lateral anterior é o principal núcleo transmissor para o cerebelo; e, o núcleo anterior ventral, para os núcleos da base. Esses núcleos têm subdivisões complexas, e a nomenclatura utilizada em estudos com animais – em que conexões são definidas precisamente – difere daquela utilizada para descrever o tálamo humano, onde procedimentos neurocirúrgicos são feitos. Até que funções específicas possam ser atribuídas a vários núcleos, é melhor considerá-los de forma simples e coletivamente como tálamo motor. Adicionalmente, algumas áreas pré-motoras recebem informação a partir do núcleo posterior medial, que serve funções mais integrativas e cognitivas.

As regiões corticais pré-motoras integram informação de diversas fontes

As áreas corticais pré-motoras recebem informação das áreas parietal, pré-frontal e outras áreas motoras e, por sua vez, utilizam esta informação para ajudar no planejamento dos movimentos. Enquanto um dano ao córtex motor primário produz fraqueza e incoordenação, um dano ao córtex pré-motor produz **apraxia**, um distúrbio do planejamento motor no qual há perda da habilidade de produzir movimentos intencionais aprendidos, embora a pessoa seja fisicamente capaz de fazer o movimento. A **área motora suplementar** está localizada principalmente na superfície medial do hemisfério cerebral, na área 6 (Figura 10-7). Sua contribuição específica para o controle do movimento não foi identificada, embora a pesquisa mostre que pode ser importante no planejamento de movimentos bimanuais. O **córtex pré-motor** está localizado lateralmente na área 6 (Figura 10-7A). O córtex pré-motor tem ao menos duas áreas distintas com conjuntos de conexões separados e funções distintas: os córtices pré-motores anterior e posterior; cada área é ainda funcionalmente subdividida. O córtex pré-motor posterior usa informação visual do mundo externo para ajudar a controlar o alcance. Em contrapartida, o córtex pré-motor anterior utiliza a informação visual sobre objetos de interesse para preensão. Surpreendentemente, esta sub-região anterior torna-se ativa não somente quando uma pessoa se move, mas também quando vê outras se movendo. Estudos envolvendo animais mostram que ele contém **neurônios espelhos**, os quais descarregam potenciais de ação quando um animal faz um movimento e quando o animal vê o mesmo movimento sendo executado por alguém. O córtex pré-motor anterior pode também ser importante no entendimento do sentido do movimento e em aprender por imitação. As **áreas motoras cinguladas** são encontradas na superfície medial do hemisfério cerebral, nas áreas citoarquitetônicas 6, 23 e 24, profundamente dentro do sulco cin-

gulado (Figura 10-7B). Curiosamente, as áreas motoras cinguladas estão localizadas na região cortical, que é considerada parte do **sistema límbico**, importante para as emoções. Embora sua função ainda não esteja elucidada, essa área motora pode desempenhar um papel nos comportamentos motores que ocorrem em resposta às emoções e impulsos.

O córtex motor primário dá origem a maioria das fibras do trato corticospinal

O córtex motor primário, área citoarquitetônica 4, recebe aferências a partir de três fontes principais: as regiões corticais pré-motoras, as áreas somatossensoriais (no lobo parietal) e os núcleos talâmicos. A citoarquitetura do córtex motor primário é diferente daquela das áreas sensoriais nos lobos parietal, temporal e occipital (ver Figura 2-19). Enquanto as áreas sensoriais apresentam uma espessa camada IV e uma camada V delgada, o córtex motor primário tem uma delgada camada IV e uma espessa camada V. Deve-se lembrar que a camada IV é a principal camada de entrada do córtex cerebral, onde a maioria dos axônios do relé dos núcleos talâmicos termina, e que a camada V é a aquela da qual se originam as projeções descendentes (ver Figura 2-17). No córtex motor primário, axônios talâmicos terminam na maior parte das camadas corticais.

O córtex primário motor, assim como o córtex somatossensorial (ver Capítulos 4 e 5), é somatotopicamente organizado (Figura 10-8A). A somatotopia no córtex motor primário pode ser revelada pela **estimulação magnética transcraniana**, um método não invasivo para ativar neurônios corticais, ou pela imagem funcional, como a imagem por ressonância magnética funcional (fMRI) (ver Capítulo 2). Regiões que controlam músculos faciais (por meio de projeções para os núcleos motores dos nervos cranianos; ver Capítulo 11) estão localizadas na porção lateral do giro pré-central, próximas ao sulco lateral. Regiões que controlam outras partes do corpo são áreas – a partir da porção lateral do córtex cerebral para a porção medial – do pescoço, braço e tronco. As áreas da perna e do pé são encontradas principalmente na superfície medial do cérebro. A representação motora no giro pré-central forma o **homúnculo motor**; ele é distorcido de modo similar como o **homúnculo sensorial** do giro pós-central (ver Figura 4-9). Áreas do braço e perna colaboram preferencialmente para o trato corticospinal lateral, e regiões do pescoço, ombro e tronco para o trato corticospinal anterior (Figura 10-8B). A área da face do córtex motor primário projeta para os núcleos motores dos nervos cranianos e, assim, contribui com axônios para a projeção corticobulbar (ver Capítulo 11). A estimulação das áreas corticais pré-motoras raramente produz um movimento. Ao contrário, isso interrompe a produção de um movimento em curso, sugerindo que o estímulo altera o disparo contínuo de neurônios importantes para o planejamento motor.

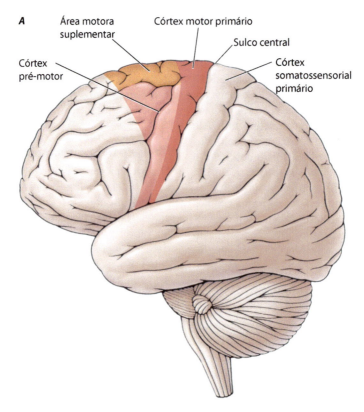
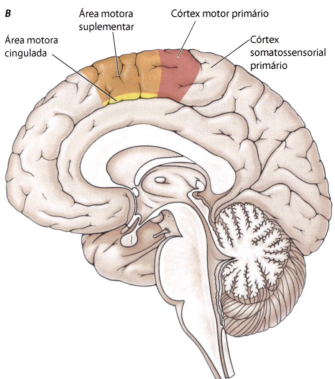

FIGURA 10-7 Visualização lateral (**A**) e medial (**B**) do cérebro humano, indicando as localizações do córtex motor primário, córtex pré-motor, área motora suplementar e área motora cingulada. O córtex somatossensorial primário também é mostrado.

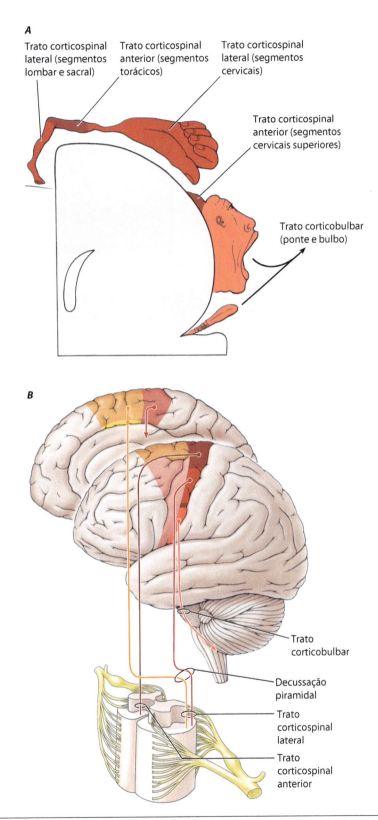

FIGURA 10-8 Organização somatotópica do córtex motor primário (**A**). (**B**) As vias descendentes pelas quais estas áreas do córtex motor primário influenciam neurônios estão indicadas. (**A**, adaptada de Penfield W, Rasmussen T. *The Cerebral Cortex of Man: A Clinical Study of Localization*. New York, NY: Macmillan; 1950.)

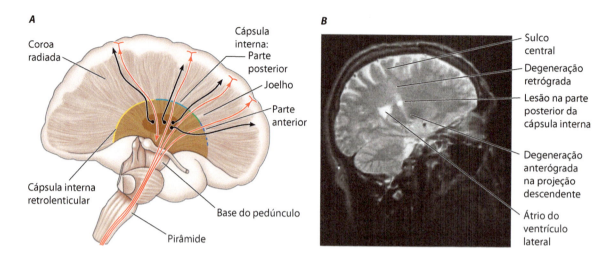

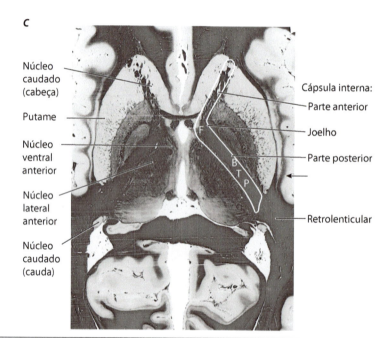

FIGURA 10-9 (**A**) Visualização tridimensional das fibras na substância branca do córtex cerebral. As regiões correspondentes à cápsula interna, base do pedúnculo e pirâmide estão indicadas. A coroa radiada é a porção de substância branca abaixo da substância cinzenta do córtex cerebral. (**B**) RM de um paciente com AVE na parte posterior da cápsula interna. A degeneração pode seguir para trás (ou retrógrada) em direção ao giro pré-central e adiante (ou anterógrada) em direção ao tronco encefálico. (**C**) Corte horizontal corado para mielina através da cápsula interna. Observa-se que o tálamo estende-se superiormente tanto quanto o joelho. A cabeça do núcleo caudado e o putame são separados pela parte anterior da cápsula interna. Os componentes da fibra e a organização somatotópica da cápsula interna são indicados. F, face; B, braço; T, tronco; P, perna. (**A**, adaptada com permissão de Parent A. *Carpenter's Human Neuroanatomy*, 9th ed. Williams & Wilkins; 1996. **B**, cortesia do Dr. Adrian Danek, Ludwig Maximilians University, Munique, Alemanha; Danek A, Bauer M, Fries W. Tracing of neuronal connections in the human brain by magnetic resonance imaging in vivo. *Eur J Neurosci*.1990; 2:112-115.)

A projeção das regiões motoras corticais passa através da cápsula interna a caminho do tronco encefálico e da medula espinal

A **coroa radiada** é a porção de substância branca subcortical que contém axônios corticais descendentes e axônios talamocorticais ascendentes (Figura 10-9A). A coroa radiada é superficial à **cápsula interna**, que contém aproximadamente o mesmo conjunto de axônios, mas é ladeada pelos núcleos profundos dos núcleos da base e do tálamo (ver Figura 2-15). A cápsula interna tem a forma curva como um ventilador (Figura 10-9A), com três partes principais: (1) o componente rostral, chamado de **parte anterior**, (2) o componente caudal, chamado de **parte posterior**, e (3) o **joelho** (do latim, *genu*), que une as duas partes (Figuras 10-9A). A parte anterior é superior ao tálamo e a parte posterior é lateral ao tálamo (Figura 10-9C).

Cada área motora cortical envia seus axônios para dentro de uma parte ligeiramente diferente da coroa radiada e da cápsula interna. No interior da cápsula interna, a projeção motora descendente do córtex motor primário à medula espinal percorre a porção posterior da parte posterior. A localização dessa projeção é revelada em um exame por RM de um paciente com uma pequena lesão restrita à parte posterior da cápsula interna (Figura 10-9B). A via pode ser vista nesse exame porque axônios degenerados produzem um sinal de ressonância magnética diferente daquele de axônios normais. A degeneração retrógrada pode ser seguida de volta para o cérebro, e a degeneração anterógrada pode ser seguida para o tronco cerebral. A localização aproximada da projeção corticospinal na parte posterior é mostrada na Figura 10-9C (etiquetada B, T e P, para projeções que controlam os músculos do braço, tronco e perna). A projeção para o tronco encefálico, via trato corticobulbar, desce rostralmente às fibras corticospinais no joelho e na parte posterior. Clinicamente, números suficientes de fibras corticobulbares estão localizados no joelho, então uma lesão daquela estrutura rompe o controle muscular facial (fibras etiquetadas F para face na Figura 10-9C). A maior parte da via da projeção motora descendente no interior do cérebro pode ser acompanhada em um corte coronal através dos hemisférios cerebrais, diencéfalo e tronco encefálico (Figura 10-10A), e em uma RM de outro paciente que teve um AVE na parte posterior da cápsula interna (Figura 10-10C). A imagem por tensor de difusão (DTI) de uma pessoa saudável (Figura 10-10C) mostra o percurso da substância branca das fibras descendentes corticais das áreas de braço e perna do córtex motor.

As projeções descendentes a partir das áreas pré-motoras também cursam dentro da cápsula interna, mas superiormente àquelas a partir do córtex motor primário. Esta separação de projeções das áreas corticais primárias e pré-motoras é clinicamente significativo, sobretudo para a área motora suplementar, que cursa mais superiormente. Em razão da alta densidade dos axônios corticos-

pinais, pacientes com um pequeno AVE da parte posterior podem exibir sinais graves em razão do dano desses axônios. Tipicamente, entretanto, eles podem recuperar alguma função, como força. Esta melhora é mediada, em parte, pelas projeções espinais das regiões corticais pré-motoras que estão superiores à lesão. Axônios corticopontinos, que carregam informação ao cerebelo para controlar os movimentos, e axônios corticorreticulares, que afetam a formação reticular e os tratos reticulospinais, também estão localizados na cápsula interna. A cápsula interna também contém axônios ascendentes, assim como outros axônios descendentes. As **radiações talâmicas** são as projeções talamocorticais ascendentes localizadas na cápsula interna (Figura 10-9A). As projeções ascendentes dos núcleos ventral anterior e anterior lateral do tálamo percorrem aqui, como fazem aquelas de muitos outros núcleos talâmicos que projetam aos lobos frontal e parietal.

Pequenos acidentes vasculares tendem a danificar um ou outro contingente de axônios da cápsula interna devido às suas distribuições vasculares específicas na região da cápsula interna (ver Figura 3-6). A **artéria coróidea anterior** supre a parte posterior, onde as projeções do córtex motor primário estão localizadas. Ramos a partir da **artéria cerebral anterior** ou **ramos lenticuloestriados** (artéria cerebral anterior e média) suprem a parte anterior e o joelho.

O trato corticospinal transita na base do mesencéfalo

A cápsula interna inteira parece condensar para formar a **base do pedúnculo** do mesencéfalo (Figuras 10-9A e 10-11A). A base do pedúnculo contém somente fibras descendentes e, assim, é menor do que a cápsula interna. Cada divisão do tronco encefálico contém três regiões a partir da sua superfície posterior para a anterior: **teto**, **tegmento** e **base** (Figura 10-11A). No mesencéfalo superior, o teto consiste no **colículo superior**. A base do mesencéfalo é chamada de base do pedúnculo. Juntos, o tegmento e a base do pedúnculo constituem o **pedúnculo cerebral**.

Axônios do trato corticospinal cursam no meio da base do pedúnculo, ladeados medial e lateralmente por axônios corticopontinos (ver Capítulo 13) e outros axônios corticais descendentes (Figura 10-11A). A localização destes axônios pode ser vista em uma RM de um paciente com lesão da parte posterior da cápsula interna (Figura 10-12B). A Figura 10-12C mostra atrofia no pedúnculo cerebral no lado no qual o paciente, uma criança de 8 anos, sofreu uma **paralisia cerebral hemiplégica** produzida por dano no córtex motor e na substância branca subjacente precocemente durante a infância.

O mesencéfalo superior é o nível-chave no sistema motor, porque três núcleos que são úteis às funções motoras estão localizados aqui: o colículo superior, o núcleo rubro e a substância negra. Neurônios a partir das

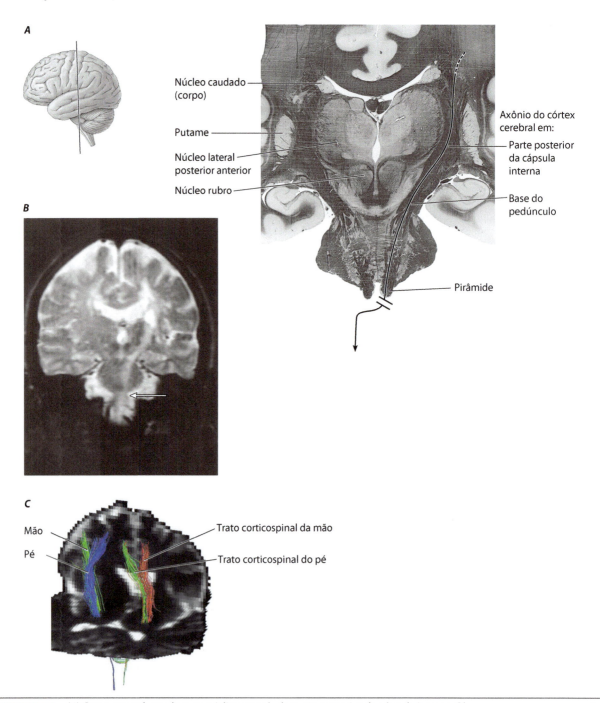

FIGURA 10-10 (**A**) Corte coronal corado para mielina através da parte posterior da cápsula interna. Observa-se que o componente da cápsula interna é identificado como parte posterior neste corte porque o tálamo é medial à cápsula interna. (**B**) RM de um paciente com uma lesão da cápsula interna. Fatia coronal através da parte posterior da cápsula interna mostrando banda brilhante verticalmente orientada estendendo-se da lesão inferiormente na ponte. Esta banda corresponde a axônios degenerados na cápsula interna, base do pedúnculo e ponte. (**C**) DTI dos tratos corticospinais das regiões do braço e da perna de uma pessoa saudável. (**B**, cortesia de Dr. Jesús Pujol; de Pujol J, Martí-Vilalta JL, Junqué C, Vendrell P, Fernández J, Capdevila A. Wallerian degeneration of the pyramidal tract in capsular infarction studied by magnetic resonance imaging. *Stroke.* 1990;21:404-409.)

camadas profundas do **colículo superior** (Figura 10-11) originam o **trato tetospinal**, uma via descendente medial. O **núcleo rubro** (Figura 10-11; também Figura 10-10B, estruturas ovais escuras mediais às fibras corticais descendentes), a origem do **trato rubrospinal**, é uma via descendente lateral que tem início principalmente na

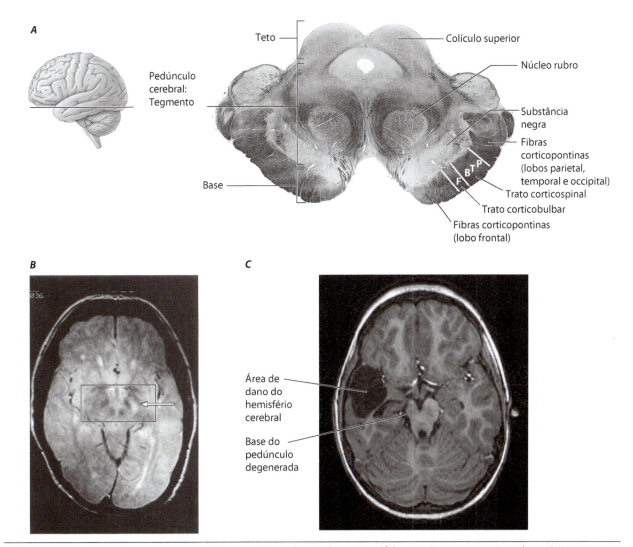

FIGURA 10-11 (**A**) Corte transverso corado para mielina através do mesencéfalo superior. A composição dos axônios na base do pedúnculo e a organização somatotópica das fibras corticospinais são mostrados à direita. (**B**) Fatia transversa através do mesencéfalo (fatia horizontal através do centro dos hemisférios) mostrando local de degeneração. (**C**) RM através do mesencéfalo de uma criança de 8 anos com paralisia cerebral, produzida por uma lesão perinatal do hemisfério cerebral. A RM mostra dano ao córtex cerebral direito e substância branca subjacente e degeneração da base do pedúnculo. A área da base do pedúnculo degenerada neste paciente era cerca de metade do que do outro lado. Ele tinha prejuízos motores graves no braço direito, sobretudo para movimentos altamente habilidosos da mão. (**B**, cortesia Dr. Jesús Pujol; de Pujol J, Martí-Vilalta JL, Junqué C, Vendrell P, Fernández J, Capdevila A. Wallerian degeneration of the pyramidal tract in capsular infarction studied by magnetic resonance imaging. *Stroke*. 1990; 21:404-409. **C**, cortesia de Dr. Etienne Olivier, University of Louvain, Bélgica; Duqué J, Thonnard JL, Vandermeeren Y, et al. Correlation between impaired dexterity and corticospinal tract dysgenesis in congenital hemiplegia. *Brain*. 2003; 126:1-16.)

divisão magnocelular desse núcleo. O outro componente principal do núcleo rubro, **a divisão parvocelular**, é parte de uma via multissináptica a partir do córtex cerebral ao cerebelo (ver Capítulo 13). Os tratos tetospinal e rubrospinal decussam no mesencéfalo. A **substância negra** é uma parte dos núcleos da base (ver Capítulo 14). Neurônios da substância negra que contém o neurotransmissor dopamina degeneram nos pacientes com doença de Parkinson.

A formação reticular pontina e bulbar dá origem aos tratos reticulospinais

Na ponte, as fibras descendentes corticais não mais ocupam a superfície anterior do tronco encefálico, mas estão localizadas profundamente na base (Figura 10-12A, B). Os núcleos pontinos recebem suas principais aferências a partir do córtex cerebral pela **via corticopontina**. A via corticopontina é uma importante rota pela qual informa-

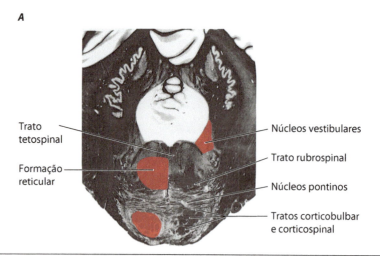 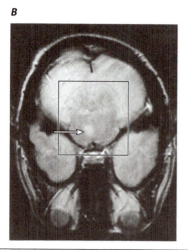

FIGURA 10-12 Corte corado para mielina através da ponte (**A**) e RM aproximadamente através do mesmo nível de uma pessoa com lesão unilateral da cápsula interna (**B**). Deve-se observar que anterior é embaixo em ambas as imagens. (**A**) Corte corado para mielina através da ponte, mostrando as localizações das vias motoras. (**B**) Fatia transversa através da ponte e do cerebelo (fatia horizontal através do centro dos hemisférios) mostrando local de degeneração. (**B**, cortesia de Dr. Jesús Pujol; de Pujol J, Martí-Vilalta JL, Junqué C, Vendrell P, Fernández J, Capdevila A. Wallerian degeneration of the pyramidal tract in capsular infarction studied by magnetic resonance imaging. *Stroke*. 1990;21:404-409.)

ção a partir de todos os lobos do córtex cerebral influencia o cerebelo (ver Capítulo 13).

A **formação reticular** compreende um difuso conjunto de núcleos no centro do tronco encefálico (ver Figuras 2-8 a 2-12). Neurônios na formação reticular pontina e bulbar (Figuras 10-12A e 10-13A, B) dão origem aos **tratos reticulospinais**. (Poucos neurônios reticulospinais originam-se do mesencéfalo.) Experimentos em animal de laboratório sugerem que os tratos reticulospinais controlam respostas motoras relativamente automáticas, como ajustes posturais simples, pisar ao caminhar e rápidas correções de erros do movimento. Quando essas respostas automáticas devem ocorrer durante movimentos voluntários, como manter a postura de pé quando chega a segurar algo pesado, a via corticorreticulospinal está envolvida.

O trato corticospinal lateral decussa no bulbo inferior

O caminho das fibras descendentes corticais no bulbo pode ser seguido em um corte sagital mostrado na Figura 10-14. Os numerosos fascículos da ponte inferior reúnem-se na superfície anterior do bulbo para formar as **pirâmides** (Figuras 10-13 e 10-14). Os axônios dos tratos lateral e anterior, que se originam principalmente do lobo frontal ipsilateral, estão localizados em cada pirâmide. Este é o porquê de os termos **trato corticospinal** e **trato piramidal** serem com frequência – mas imprecisamente – utilizados alternadamente. Esses termos não são sinônimos, porque as pirâmides também contêm **fibras corticobulbar** e **corticorreticular** que terminam no bulbo. O dano ao sistema corticospinal produz um conjunto característico de prejuízos do controle motor e muscular (ver seção adiante sobre lesões do tronco encefálico e espinal) que são algumas vezes chamados de **sinais piramidais**.

Axônios do trato corticospinal lateral descendem na pirâmide, e a maioria decussa no bulbo inferior dentro de fascículos. Um fascículo de axônios decussantes é cortado no corte mostrado na Figura 10-13C (linha sólida). Outro grupo do outro lado (localizado quase superior ou inferiormente) provavelmente decussaria ao longo do caminho mostrado pela linha pontilhada. O trato rubrospinal, que cruzou no mesencéfalo, mantém sua posição dorsolateral. Aqui, a junção bulbo-medula espinal, os axônios do trato corticospinal lateral que cruzaram juntam-se aos axônios rubrospinais e descendem na coluna lateral (Figuras 10-6 e 10-13C). Estas são as duas vias motoras. Os tratos reticulospinal, vestibulospinal e tetospinal permanecem medialmente localizados e assumem uma posição mais anterior à medida que descendem na medula espinal. Observa-se que axônios anteriores do trato corticospinal permanecem ipsilateralmente no interior, percorrendo a medula espinal ao longo dos tratos vestibulospinal e tetospinal.

A zona intermediária e o corno anterior da medula espinal recebem aferência das vias descendentes

O trato corticospinal lateral está localizado na coluna lateral, revelado pela zona de degeneração na medula lombar de um indivíduo que teve lesões na cápsula interna previamente à morte (Figura 10-15). (Observa-se que o trato corticospinal anterior descende somente na medida da

Capítulo 10 Vias Motoras Descendentes e Função Motora da Medula Espinal   247

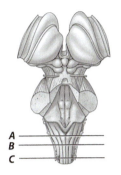

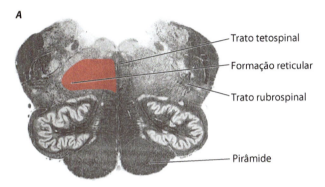

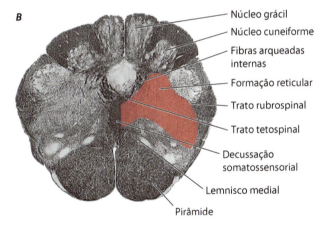

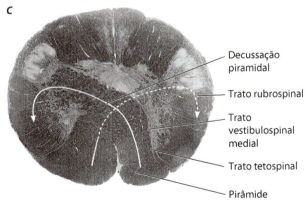

FIGURA 10-13 (**A**) Corte corado para mielina através do bulbo mostrando as localizações das vias motoras. (**B** e **C**) Cortes transversos corados para mielina através da decussação das fibras arqueadas internas ou decussação mecanossensorial (**B**), e piramidal, ou decussação motora (**C**). Setas em **C** indicam o padrão de entrecruzamento das fibras corticospinais. A seta sólida indica um axônio seguindo na porção do trato mostrado no corte. A seta tracejada corresponde a um axônio que decussou um pouco mais superior ou inferiormente a este nível.

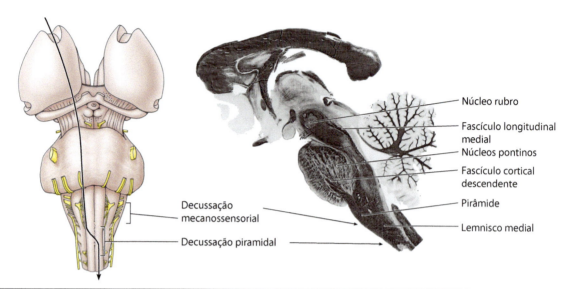

FIGURA 10-14 (**A**) Visualização anterior do tronco encefálico mostrando o caminho do trato corticospinal. Colchetes mostram os níveis superoinferiores das decussações motoras e somatossensoriais. (**B**) Corte sagital corado para mielina (próximo à linha média) através do tronco encefálico.

medula espinal cervical. Assim, não há fibras degeneradas na coluna anterior.) As vias do tronco encefálico estão localizadas em ambas as colunas lateral e anterior (Figura 10-6). As vias motoras terminam na substância cinzenta medular. Como discutido no Capítulo 4, o corno posterior corresponde às lâminas de Rexed de I a V, e o corno anterior corresponde às lâminas VI e IX (Figura 10-16A). A partir de uma perspectiva dos sistemas motores, distingue-se também a zona intermediária, que corresponde às lâminas VI e VII, a partir das porções remanescentes do corno anterior apropriado, correspondendo às lâminas VIII a IX. A zona intermediária contém muitos interneurônios importantes para o controle do movimento. Os núcleos motores estão localizados na lâmina IX. A lâmina X circunda o canal central da medula espinal. Foram focalizadas as terminações do trato corticospinal porque suas funções são as mais claras. Todas as regiões pré-motora, motora primária e cortical somatossensorial primária têm projeções espinais no trato corticospinal, mas suas lâminas-alvo diferem em modos complexos. Axônios do trato

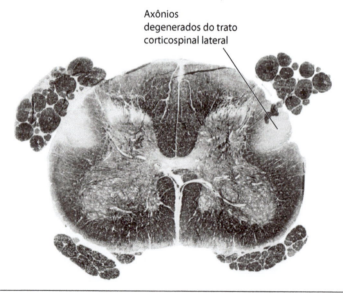

FIGURA 10-15   Corte corado para mielina através da medula espinal lombar de um indivíduo que teve um acidente vascular na cápsula interna antes da morte. A região mostrando degeneração na coluna lateral (levemente corada) corresponde à localização do trato corticospinal lateral. Observa-se que o corticospinal anterior não está presente neste nível.

Capítulo 10 Vias Motoras Descendentes e Função Motora da Medula Espinal 249

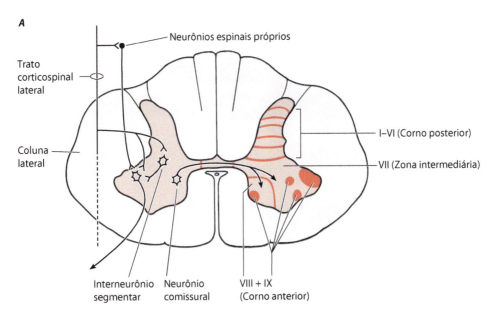

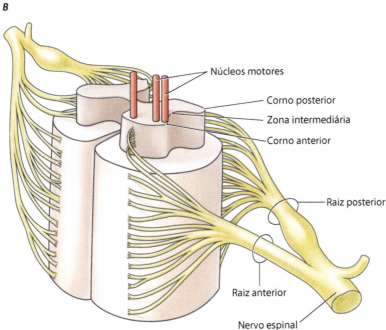

FIGURA 10-16 (**A**) Desenho esquemático da organização geral da substância cinzenta e da substância branca da medula espinal. Devem-se observar as três classes de interneurônios: neurônio espinal próprio, interneurônio segmentar e neurônio comissural. (**B**) Desenho de um único segmento espinal, mostrando colunas de núcleos motores, seguindo superoinferiormente no corno anterior.

corticospinal, assim como das outras vias motoras, fazem sinapse nos interneurônios e neurônios motores.

Existem três tipos de interneurônios espinais: interneurônios segmentares, interneurônios comissurais e neurônios espinais próprios. **Interneurônios segmentares** têm um axônio curto que distribui ramos ipsilateralmente em um único segmento espinal para fazer sinapse nos neurônios motores e outros interneurônios (Figura 10-16A). Além de receber aferência das vias motoras descendentes, inter-neurônios segmentares recebem aferência convergente de diferentes classes de receptores somatossensoriais para o controle reflexo do movimento. Interneurônios segmentares estão localizados principalmente na zona intermediária e corno anterior. **Interneurônios comissurais** têm axônios que distribuem bilateralmente para coordenar as ações dos músculos em ambos os lados corporais durante a marcha e para manter o equilíbrio. **Neurônios espinais próprios** têm um axônio que se projeta para múltiplos segmentos espi-

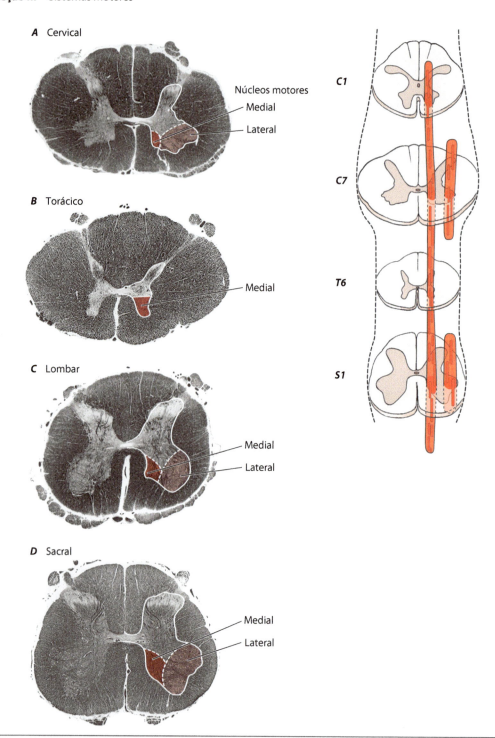

FIGURA 10-17 As localizações aproximadas dos núcleos motores laterais e mediais são mostradas em quatro níveis espinais: cervical (**A**), torácico (**B**), lombar (**C**) e sacral (**D**). O detalhe mostra a organização em colunas dos núcleos motores laterais e mediais. A coluna medial, que contém neurônios motores que inervam músculos axiais e proximais, segue através da totalidade da medula espinal. Núcleos motores que contêm neurônios motores que inervam músculos individuais também têm uma forma de coluna, mas são mais estreitos e cursam por uma curta distância superoinferior. A coluna lateral contém neurônios motores que inervam músculos distais (lateral). Esta coluna está presente somente nas intumescências cervical e lombar. Como para coluna medial, neurônios motores que inervam músculos individuais formam colunas mais estreitas e mais curtas.

Capítulo 10 Vias Motoras Descendentes e Função Motora da Medula Espinal **251**

nais antes de fazer sinapse nos neurônios motores (Figura 10-16A) e são importantes para coordenação do membro superior.

Os núcleos lateral e medial têm diferentes distribuições superoinferiores

Os neurônios motores que inervam um músculo em particular estão localizados em um núcleo em forma de coluna que segue superoinferiormente sobre muitos segmentos espinais. Estes núcleos em forma de coluna dos neurônios motores coletivamente formam a lâmina IX (Figuras 10-16B e 10-17, detalhe). Núcleos que inervam músculos distais dos membros estão localizados lateralmente na substância cinzenta, enquanto aqueles que inervam músculos axiais e proximais dos membros estão localizados medialmente (Figura 10-3). Os núcleos motores mediais

estão presentes em todos os níveis espinais (ilustrado esquematicamente como uma coluna contínua de núcleos na Figura 10-17, detalhe), enquanto os núcleos laterais estão presentes somente na intumescência cervical (C5-T1) e na intumescência lombar (L1-S2). Um único neurônio motor inerva múltiplas fibras musculares dentro de um único músculo. Coletivamente, todas as fibras inervadas por um único neurônio motor recebem o nome **unidade motora**.

Na medula espinal, neurônios motores pré-ganglionares autônomos são também organizados em uma coluna (ver Capítulo 15) e, juntos com os núcleos motores, têm uma organização tridimensional semelhante àquela das colunas dos núcleos dos nervos cranianos no tronco encefálico (ver Capítulo 6). A organização longitudinal dos núcleos motores autônomos e somáticos e núcleos dos nervos cranianos sublinham a arquitetura habitual da medula espinal e tronco encefálico.

Resumo

Vias descendentes

Sete vias descendentes motoras cursam na substância branca do tronco encefálico e da medula espinal (Figuras 10-4 a 10-6; Tabela 10-1): o *trato corticospinal lateral*, o *trato rubrospinal*, o *trato corticospinal anterior*, o *trato reticulospinal* (que é adicionalmente subdividido em componentes independentes bulbar e pontino), o *trato vestibulospinal* (que é subdividido em componentes independentes medial e lateral) e o *trato tetospinal*. Estas vias projetam diretamente nos neurônios motores espinais através de conexões monossinápticas e indiretamente ao fazerem sinapse primeiro em interneurônios. O trato corticobulbar projeta-se somente ao tronco encefálico (ver Capítulo 11).

Vias descendentes laterais

As localizações dos axônios descendentes na medula espinal fornecem uma visão em suas funções (Figura 10-3). Aqueles que controlam músculos dos membros descendem na *coluna lateral* da medula espinal e terminam na *zona intermediária* e no *corno anterior lateral* (Figuras 10-3, 10-4 e 10-6). O *trato corticospinal lateral* e o *trato rubrospinal* são as duas vias descendentes lateralmente. O trato corticospinal lateral é o maior dos dois e desempenha um papel essencial no controle do movimento. O *córtex motor primário* (área 4), localizado no giro pré-central (Figuras 10-7 e 10-8), contribui com a maioria das fibras do trato corticospinal lateral. Outros colaboradores importantes ao trato corticospinal lateral são as regiões corticais pré-motoras (Figura 10-7), localizadas anteriormente ao córtex motor primário, principalmente nas áreas citoarquitetônicas 6 e 24, e áreas somatossensoriais do lobo parietal. Os neurônios de projeções descendentes do córtex estão localizados na camada V e seus axônios cursam através da *parte*

posterior da cápsula interna (Figuras 10-9 e 10-10) e, em seguida, ao longo da superfície anterior do tronco encefálico (Figuras 10-11 a 10-14). O trato corticospinal lateral decussa anteriormente no bulbo na *decussação piramidal*, na junção do bulbo e da medula espinal (Figuras 10-8, 10-13 e 10-14). Na medula espinal, o trato corticospinal lateral segue na porção posterior da *coluna lateral* (Figuras 10-6 e 10-16) e termina principalmente nos segmentos cervicais e lombossacrais. A outra via descendente lateralmente, o *trato rubrospinal*, é originária da *divisão magnocelular* do *núcleo rubro* (Figuras 10-10 e 10-14). Os axônios decussam no mesencéfalo, descendem na porção posterolateral do tronco encefálico e da medula espinal (Figuras 10-4B e 10-6) e terminam na medula cervical. A outra divisão do núcleo rubro, a *divisão parvocelular*, é parte de um circuito que envolve o cerebelo.

Vias descendentes mediais

As quatro vias remanescentes seguem na porção medial da substância branca da medula espinal, a *coluna anterior*, e influenciam músculos axiais e das cinturas. Essas vias descendentes mediais terminam no corno anterior medial – onde neurônios motores axiais e das cinturas estão localizados – e na zona intermediária (Figura 10-3). Estas vias influenciam neurônios motores bilateralmente: depois de descer na medula, ou o axônio da projeção neuronal decussa na comissura anterior ou na lâmina X, ou sua terminação faz sinapse em interneurônios dos quais axônios decussam. O *trato corticospinal anterior*, que se origina principalmente no córtex motor primário e na área 6, descende no tronco encefálico juntamente com o trato corticospinal lateral, mas não decussa no bulbo e segue na coluna anterior da medula espinal (Figuras 10-5A e 10-18). Os *tratos reticulospinais* (pontino e bulbar; Figura 10-5B) originados na *formação reticular* (Figuras

Seção III Sistemas Motores

10-12 e 10-13) descendem ipsilateralmente por todo o comprimento da medula espinal e atuam na postura e nas respostas automáticas, como locomoção. O *trato tetospinal* (Figura 10-5B) origina-se das camadas profundas do *colículo superior* (Figura 10-11), decussa no mesencéfalo e descende medialmente na parte inferior do tronco encefálico e da medula espinal. Esta via descende somente à medula cervical e desempenha um papel na coordenação da cabeça e dos movimentos oculares. (Ver Capítulo 12 para tratos vestibulospinais.)

Leituras recomendadas

Rizzolatti G, Kalaska J. The organization of voluntary movement. In: Kandel ER, Schwartz JH, Jessell TM, SiegelbaumSA, Hudspeth AJ, eds. *Principles of Neural Science.* 5th ed. New York, NY: McGraw-Hill; in press.

Wolpert D, Pearson K, Ghez C.The organization and planning of movement. In: Kandel ER, Schwartz JH, Jessell TM, Siegelbaum SA, Hudspeth AJ, eds. *Principles of Neural Science.* 5th ed. New York, NY: McGraw-Hill; in press.

Referências

Asanuma H. The pyramidal tract. In: Brooks VB, ed. *Handbook of Physiology, Section 1: The Nervous System, Vol. 2, Motor Control.* Bethesda, MD: American Physiological Society; 1981:703-733.

Boulenguez P, Liabeuf S, Bos R, et al. Down-regulation of the potassium-chloride cotransporter KCC2 contributes to spasticity after spinal cord injury. *Nat Med.* 2010;16(3): 302-307.

Brösamle C, Huber AB, Fiedler M, Skerra A, Schwab ME. Regeneration of lesioned corticospinal tract fibers in the adult rat induced by a recombinant, humanized IN–1 antibody fragment. *J Neurosci.* 2000;20:8061-8068.

Burman K, Darian-Smith C, Darian-Smith I. Geometry of rubrospinal, rubroolivary and local circuit neurons in the macaque red nucleus. *J Comp Neurol.* 2000;423:197-219.

Burman K, Darian-Smith C, Darian-Smith I. Macaque red nucleus: origins of spinal and olivary projections and terminations of cortical inputs. *J Comp Neurol.* 2000; 423:179–196.

Chakrabarty S, Shulman B, Martin JH. Activity-dependent codevelopment of the corticospinal system and target interneurons in the cervical spinal cord. *J Neurosci.* 2009;29(27): 8816-8827.

Chung CS, Caplan LR, Yamamoto Y, et al. Striatocapsular haemorrhage. *Brain.* 2000;123:1850-1862.

Crosby EC, Humphrey T, Lauer EW. *Correlative Anatomy of the Nervous System.* New York, NY: Macmillan; 1962.

Danek A, Bauer M, Fries W. Tracing of neuronal connections in the human brain by magnetic resonance imaging *in vivo. Eur J Neurosci.* 1990;2:112-115.

Dum RP, Strick PL. Medial wall motor areas and skeletomotor control. *Curr Opin Neurobiol.* 1992;2:836-839.

Dum RP, Strick PL. The origin of corticospinal projections from the premotor areas in the frontal lobe. *J Neurosci.* 1991;11:667-689.

Fries W, Danek A, Scheidtmann K, Hamburger C. Motor recovery following capsular stroke: role of descending pathways from multiple motor areas. *Brain.* 1993;116:369-382.

Fries W, Danek A, Witt TN. Motor responses after transcranial electrical stimulation of cerebral hemispheres with a degenerated pyramidal tract. *Ann Neurol.* 1991;29:646-650.

Gandevia SC, Burke DA. Peripheral motor system. In: Paxinos G, Mai JK, eds. *The Human Nervous System.* London: Elsevier; 2004.

Geyer S, Matelli M, Luppino G, Zilles K. Functional neuroanatomy of the primate isocortical motor system. *Anat Embryol (Berl).* 2000;202(6):443-474.

Habas C, Cabanis EA. Cortical projections to the human red nucleus: a diffusion tensor tractography study with a 1.5-T MRI machine. *Neuroradiology.* 2006;48(10):755-762.

Han BS, Hong JH, Hong C, et al. Location of the corticospinal tract at the corona radiata in human brain. *Brain Res.* 2010;1326:75-80.

He SQ, Dum RP, Strick PL. Topographic organization of corticospinal projections from the frontal lobe: motor areas on the medial surface of the hemisphere. *J Neurosci.* 1995;15(5 Pt 1): 3284-3306.

Holodny AI, Watts R, Korneinko VN, et al. Diffusion tensor tractography of the motor white matter tracts in man: current controversies and future directions. *Ann N Y Acad Sci.* 2005;1064:88-97.

Holodny AI, Gor DM, Watts R, Gutin PH, Ulug AM. Diffusion-tensor MR tractography of somatotopic organization of corticospinal tracts in the internal capsule: initial anatomic results in contradistinction to prior reports. *Radiology.* 2005;234(3):649-653.

Hong JH, Son SM, Jang SH. Somatotopic location of corticospinal tract at pons in human brain: a diffusion tensor tractography study. *Neuroimage.* 2010;51(3):952-955.

Huang DW, McKerracher L, Braun PE, David S. A therapeutic vaccine approach to stimulate axon regeneration in the adult mammalian spinal cord. *Neuron.* 1999;24:639-647.

Jackson SR, Husain M. Visuomotor functions of the lateral premotor cortex. *Curr Opin Neurobiol.* 1996;6:788-795.

Jang SH. A review of corticospinal tract location at corona radiata and posterior limb of the internal capsule in human brain. *NeuroRehabilitation.* 2009;24(3):279-283.

Jankowska E, Lundberg A. Interneurons in the spinal cord. *Trends Neurosci.* 1981;4:230-233.

Jenny AB, Saper CB. Organization of the facial nucleus and corticofacial projection in the monkey: a reconsideration of the upper motor neuron facial palsy. *Neurology.* 1987;37: 930-939.

Juenger H, Kumar V, Grodd W, Staudt M, Krageloh-Mann I. Preserved crossed corticospinal tract and hand function despite extensive brain maldevelopment. *Pediatr Neurol.* 2009;41(5):388-389.

Kim SG, Ashe J, Georgopoulos AP, et al. Functional imaging of human motor cortex at high magnetic field. *J Neurophysiol.* 1993;69:297-302.

Kim DG, Kim SH, Kim OL, Cho YW, Son SM, Jang SH. Long-term recovery of motor function in a quadriplegic patient

Capítulo 10 Vias Motoras Descendentes e Função Motora da Medula Espinal

with diffuse axonal injury and traumatic hemorrhage: a case report. *NeuroRehabilitation.* 2009;25(2):117-122.

Kumar A, Juhasz C, Asano E, et al. Diffusion tensor imaging study of the cortical origin and course of the corticospinal tract in healthy children. *AJNR Am J Neuroradiol.* 2009;30(10):1963-1970.

Kuypers HGJM. Anatomy of the descending pathways. In: Brooks VB, ed. *Handbook of Physiology, Section 1: The Nervous System, Vol. 2, Motor Control.* Bethesda, MD: American Physiological Society; 1981:597-666.

Kuypers HGJM, Brinkman J. Precentral projections to different parts of the spinal intermediate zone in the rhesus monkey. *Brain Res.* 1970;24:151-188.

Lu M-T, Presont JB, Strick PL. Interconnections between the prefrontal cortex and the premotor areas in the frontal lobe. *J Comp Neurol.* 1994;341:375-392.

Luppino G, Rizzolatti G. The organization of the frontal motor cortex. *News physiol sci.* 2000;15:219-224.

Martin JH. Differential spinal projections from the forelimb areas of rostral and caudal subregions of primary motor cortex in the cat. *Exp Brain Res.* 1996;108:191-205.

Matelli M, Luppino G, Geyer S, Zilles K. Motor cortex. In: Paxinos G, Mai JK, eds. *The Human Nervous System.* London: Elsevier; 2004:975-996.

Matsuyama K, Drew T. Organization of the projections from the pericruciate cortex to the pontomedullary brain stem of the cat: a study using the anterograde tracer Phaseolous vulgaris leucoagglutinin. *J Comp Neurol.* 1997;389: 617-641.

Molenaar I, Kuypers HGJM. Cells of origin of propriospinal fibers and of fibers ascending to supraspinal levels: an HRP study in cat and rhesus monkey. *Brain Res.* 1978;152:429-450.

Morecraft RJ, Herrick JL, Stilwell-Morecraft KS, et al. Localization of arm representation in the corona radiata and internal capsule in the non-human primate. *Brain.* 2002;125:176-198.

Morecraft RJ, Louie JL, Herrick JL, Stilwell-Morecraft KS. Cortical innervation of the facial nucleus in the non-human primate: a new interpretation of the effects of stroke and related subtotal brain trauma on the muscles of facial expression. *Brain.* 2001;124:176-208.

Murray EA, Coulter JD. Organization of corticospinal neurons in the monkey. *J Comp Neurol.* 1981;195:339-365.

Nathan PW, Smith MC. The rubrospinal and central tegmental tracts in man. *Brain.* 1982;105:223-269.

Newton JM, Ward NS, Parker GJ, et al. Non-invasive mapping of corticofugal fibres from multiple motor areas—relevance to stroke recovery. *Brain.* 2006;129(Pt 7):1844-1858.

Penfield W, Rasmussen T. *The Cerebral Cortex of Man: A Clinical Study of Localization of Function.* New York, NY: Macmillan; 1950.

Percheron G. Thalamus. In: Paxinos G, Mai JK, eds. *The Human Nervous System.* London, UK: Elsevier; 2004:592-676.

Picard N, Strick PL. Imaging the premotor areas. *Curr Opin Neurobiol.* 2001;11:663-672.

Pierrot-Deseilligny E, Burke D. *The Circuitry of the Human Spinal Cord.* Cambridge, UK: Cambridge University Press; 2005.

Puig J, Pedraza S, Blasco G, et al. Wallerian degeneration in the corticospinal tract evaluated by diffusion tensor imaging correlates with motor deficit 30 days after middle cerebral artery ischemic stroke. *AJNR Am J Neuroradiol.* 2010; 31:1324-1330.

Pujol J, Martí-Vilalta JL, Junqué C, Vendrell P, Fernández J, Capdevila A. Wallerian degeneration of the pyramidal tract in capsular infarction studied by magnetic resonance imaging. *Stroke.* 1990;21:404-409.

Ramnani N, Behrens TE, Johansen-Berg H, et al. The evolution of prefrontal inputs to the cortico-pontine system: diffusion imaging evidence from Macaque monkeys and humans. *Cereb Cortex.* 2006;16(6):811-818.

Rizzolatti G, Sinigaglia C. The functional role of the parieto-frontal mirror circuit: interpretations and misinterpretations. *Nat Rev Neurosci.* 2010;11(4):264-274.

Roland PE, Zilles K. Functions and structures of the motor cortices in humans. *Curr Opin Neurobiol.* 1996;6:773-781.

Ross ED. Localization of the pyramidal tract in the internal capsule by whole brain dissection. *Neurology.* 1980;30:59-64.

Schell GR, Strick PL. The origin of thalamic inputs to the arcuate premotor and supplementary motor areas. *J Neurosci.* 1984;4:539-560.

Staudt M. Reorganization after pre- and perinatal brain lesions. *J Anat.* 2010;217(4):469-474.

Sterling P, Kuypers HGJM. Anatomical organization of the brachial spinal cord of the cat. III. The propriospinal connections. *Brain Res.* 1967;4:419-443.

Vogt BA, Pandya DN, Rosene DL. Cingulate cortex of the rhesus monkey. I. Cytoarchitecture and thalamic afferents. *J Comp Neurol.* 1987;262:256-270.

Wiesendanger M. Organization of secondary motor areas of cerebral cortex. In: Brooks VB, ed. *Handbook of Physiology, Section 1: The Nervous System, Vol. 2, Motor Control.* Bethesda, MD: American Physiological Society; 1981:1121-1147.

Wrigley PJ, Gustin SM, Macey PM, et al. Anatomical changes in human motor cortex and motor pathways following complete thoracic spinal cord injury. *Cereb Cortex.* 2009;19(1):224-232.

Yarrow K, Brown P, Krakauer JW. Inside the brain of an elite athlete: the neural processes that support high achievement in sports. *Nat Rev Neurosci.* 2009;10(8):585-596.

Questões de estudo

1. Um paciente subitamente desenvolveu fraqueza de seu braço esquerdo. Dano a qual das seguintes regiões cerebrais é o local mais provável de lesão?
   A. Substância branca medular anterior
   B. Substância branca medular lateral
   C. Ponte anterior
   D. Giro pré-central

2. Complete a seguinte analogia. O controle do membro está para o controle do tronco assim como
   A. o trato corticospinal lateral está para o trato corticospinal anterior.
   B. o trato reticulospinal está para o trato rubrospinal.
   C. o córtex motor na superfície cerebral medial está para o córtex motor na superfície cerebral lateral.
   D. a artéria cerebral média está para a artéria basilar.

254 **Seção III** Sistemas Motores

3. Qual das seguintes afirmativas melhor descreve por que dano unilateral à via cortical descendente na base do pedúnculo resulta em fraqueza/paralisia dos músculos contralaterais somente da porção inferior da face, braço e perna?
   A. Músculos da porção superior da face e do tronco não são controlados pelos tratos corticospinal e corticobulbar.
   B. Músculos da porção superior da face e do tronco são controlados somente pelo trato corticospinal anterior.
   C. Músculos da porção superior da face e do tronco recebem controle bilateral do trato corticospinal e corticobulbar.
   D. Músculos da porção superior da face e do tronco não são controlados pelos tratos corticospinal e corticobulbar.

4. Qual das seguintes afirmativas não descreve uma característica do trato corticospinal anterior?
   A. Ele descende essencialmente à medula cervical somente
   B. Ele controla somente músculos distais
   C. Ele descende na coluna anterior ipsilateral
   D. Ele termina bilateralmente na medula espinal

5. O trato rubrospinal
   A. é semelhante na função ao trato corticospinal lateral
   B. decussa na medula espinal
   C. faz sinapse somente em neurônios motores
   D. descende medialmente no tronco encefálico e medula espinal

6. Qual das afirmativas melhor descreve uma característica principal dos tratos reticulospinais?
   A. Eles são componentes das vias descendentes laterais.
   B. Eles descendem somente à medula cervical.
   C. Eles se originam do bulbo.
   D. Eles regulam comportamentos relativamente automáticos.

7. A oclusão de ramos corticais da artéria cerebral anterior romperia o controle de qual dos seguintes grupos musculares?
   A. Pé
   B. Braço
   C. Pescoço
   D. Face

8. O joelho da cápsula interna contém qual das seguintes fibras?
   A. Fibras corticospinais do córtex motor primário
   B. Fibras corticobulbares do córtex motor primário
   C. Fibras corticospinais e corticobulbares do córtex motor primário
   D. Fibras corticospinais e corticobulbares das áreas corticais pré-motoras

9. A oclusão de ramos paramedianos da artéria basilar irá mais provavelmente enfartar qual dos seguintes componentes do sistema motor?
   A. Pirâmides
   B. Trato rubrospinal
   C. Tratos corticospinal e corticobulbar
   D. Trato reticulospinal

10. A intumescência corresponde a qual dos seguintes segmentos?
   A. Segmentos torácicos
   B. Segmentos que inervam os membros
   C. Segmentos que inervam o tronco
   D. Segmentos com um maior número de neurônios motores

Capítulo 11

Núcleos Motores dos Nervos Cranianos e Funções Motoras do Tronco Encefálico

CASO CLÍNICO | Hemiparesia e paralisia facial inferior

Um homem de 69 anos, com uma história de hipertensão e tabagismo, desenvolveu subitamente dificuldade de caminhar quando estava voltando para casa do *shopping*. Quando chegou a seu apartamento, não conseguia levantar uma xícara de café com a mão direita. Pediu ajuda da filha que, mais tarde, percebendo que a fala do pai estava indistinta, levou-o ao pronto-socorro.

No exame neurológico, sensações somáticas nos membros e tronco estavam normais. As funções dos nervos cranianos também estavam normais, exceto por um achatamento do sulco nasolabial direito. O paciente compreendia comandos verbais, e a fala estava intacta, porém, indistinta (disártrica), e ele também era capaz de estender a língua completamente na linha mediana. No teste subsequente, o grau de intensidade de força do braço e da perna direitos do paciente, em uma escala de 0 a 5, mediu 3 (Lembrete: o grau de intensidade de força/resistência é avaliado qualitativamente de acordo com uma escala de 0 a 5, na qual 0 é paralisia completa e 5 normal. Neste intervalo, 1 é a presença de uma pequena contração muscular, mas sem movimento; 2, movimento, mas não contra a gravidade; e 3, movimento contra a gravidade, mas não contra a resistência.) O grau de intensidade de força/resistência do braço e da perna esquerdos estava normal (i.e., 5/5). A marcha exigia apoio. O teste de reflexo revelou um reflexo patelar e outros reflexos tendíneos mais intensos no lado direito em comparação com o esquerdo.

A Figura 11-1A é uma RM que mostra bem a estrutura do encéfalo. A imagem na parte B, no mesmo nível de A, mostra mais claramente um sinal intenso na parte anterior (ventral) da ponte, no lado esquerdo do paciente, correspondendo ao local de infarto. Observa-se que os sinais brilhantes nos polos temporais são artefatos. A parte C mostra o nível das imagens de RM em relação à vasculatura do tronco encefálico. O local do infarto é representado na face anterior (ventral) da ponte.

Infelizmente, o paciente faleceu alguns dias mais tarde em razão de complicações relacionadas ao AVE

Organização dos núcleos motores dos nervos cranianos

Existem três colunas de núcleos motores dos nervos cranianos

Neurônios na coluna motora esquelética somática inervam os músculos da língua e extraoculares

A coluna motora branquiomérica inerva os músculos esqueléticos que se desenvolvem a partir dos arcos branquiais

A coluna motora autônoma contém neurônios pré--ganglionares parassimpáticos

A organização funcional do trato corticobulbar

Os núcleos motores dos nervos cranianos são controlados pelo córtex cerebral e pelo diencéfalo

Projeções bilaterais do trato corticobulbar inervam os núcleos dos nervos hipoglosso, trigêmeo e ambíguo

Projeções corticais para o núcleo motor do nervo facial possuem um padrão complexo

Anatomia regional dos núcleos motores dos nervos cranianos e do trato corticobulbar

Lesão no joelho da cápsula interna interrompe o trato corticobulbar

O núcleo motor do nervo trigêmeo localiza-se medialmente ao núcleo sensorial principal do nervo trigêmeo

As fibras do nervo facial possuem uma trajetória complexa pela ponte

O nervo glossofaríngeo entra e sai da parte rostral (superior) do bulbo

Um plano passando pela parte média do bulbo revela as localizações dos seis núcleos dos nervos cranianos

O núcleo do nervo acessório está localizado na junção da medula espinal com o bulbo

Quadro 11-1 Controle cortical da deglutição
Resumo
Leituras selecionadas
Referências
Questões de estudo

que sofreu. A Figura 11-1D mostra um corte da parte cervical da medula espinal corado para mielina após o AVE supraespinal. Duas regiões proeminentes de desmielinização e a degeneração dos axônios subsequentes são perceptíveis (setas); uma no lado direito (contralateral ao infarto) na parte posterolateral (dorsolateral) da substância branca e a outra no lado esquerdo (ipsilateral) à parte anteromedial (ventromedial) da substância branca.

— Continua na página seguinte

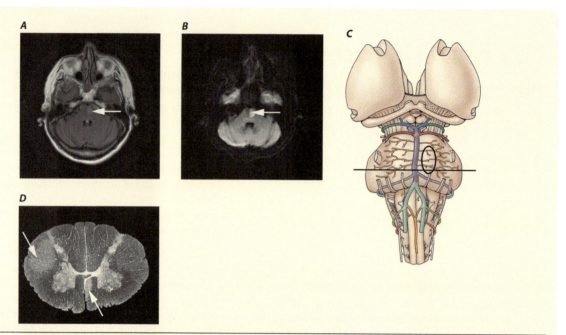

FIGURA 11-1 Hemiparesia após AVE unilateral na parte anterior (ventral) da ponte. (**A**) RM completa da ponte mostrando uma lesão na parte anterior (ventral) da ponte. Esta é uma imagem de recuperação de inversão atenuada por fluidos (FLAIR, de *fluid attenuated inversion recovery*). Setas indicam a região infartada. (**B**) RM pelo mesmo nível mostrando mais claramente o infarto (seta). Observa-se que os sinais brilhantes nos polos temporais são artefatos. (**C**) Parte anterior (ventral) do tronco encefálico mostrando o local do infarto (elipse) e o plano de corte aproximado das imagens de RM. (**D**) Corte corado para mielina proveniente de um paciente que faleceu em decorrência de um AVE, mostrando a desmielinização (e a degeneração axônica subsequente) nos funículos anterior direito e lateral esquerdo (setas). (As imagens de RM são cortesia do Dr. Blair Ford, Dept. of Neurology, Columbia University College of Physicians and Surgeons.)

Com base na leitura deste capítulo e dos anteriores:

1. **Oclusão de qual artéria provavelmente produziu o infarto?**
2. **Por que os únicos sinais motores somáticos são achatamento do sulco nasolabial contralateral e fraqueza muscular do membro contralateral?**
3. **Por que o reflexo patelar é mais intenso (hiper-reflexia) no lado parético (enfraquecido)?**

Sinais neurológicos principais e estruturas do encéfalo danificadas correspondentes

Achatamento seletivo do sulco nasolabial

O sulco nasolabial é produzido pelo tônus na musculatura facial; o achatamento significa uma perda do tônus e fraqueza associada ou paralisia da musculatura facial. Não há perda da capacidade de contração dos músculos superiores da face. No caso desse paciente, no qual a lesão concentra-se nas fibras corticais descendentes na ponte, a conservação do controle da parte superior da face é provavelmente consequência do controle por ambas as áreas motoras corticais contralateral e ipsilateral. Visto que a lesão está limitada à via contralateral, as fibras descendentes ipsilaterais conservadas conseguem mediar o controle. Não ocorre perda das funções motoras dos nervos cranianos; estas, como a parte superior da face, estão sujeitas a um controle cortical mais bilateral. Assim, a lesão unilateral não enfraquece ou paralisa gravemente os grupos musculares sujeitos a um controle bilateral (ver Figura 11-5). Entretanto, ocorrem comprometimentos marcantes de controle.

Fraqueza muscular do membro contralateral

Os músculos dos membros, assim como os músculos da parte inferior da face, são submetidos a um controle contralateral predominante pelos sistemas corticobulbar e corticospinal. Os músculos da parte superior da face (e outros músculos do crânio) e do tronco são submetidos a um controle bilateral predominante. Lesão unilateral desses sistemas consequentemente interrompe o controle muscular do membro contralateral e da parte inferior da face.

Hiper-reflexia concorrente com fraqueza muscular

A hiper-reflexia é uma característica de lesão das vias motoras descendentes corticospinais, bem como do tronco encefálico. O mecanismo preciso não é bem com-

Capítulo 11 Núcleos Motores dos Nervos Cranianos e Funções Motoras do Tronco Encefálico

preendido, mas provavelmente inclui plasticidade de adaptação inadequada na medula espinal após a lesão (ver Quadro 10-1). A hiper-reflexia após a lesão é tipicamente correspondida pelo aumento progressivo do tônus muscular.

Comprometimento desproporcionado do controle motor complexo

A lesão produziu fraqueza branda dos músculos da face; a protrusão da língua na linha mediana estava intacta, indicando controle conservador significativo. Apesar dos sinais motores dos nervos cranianos relativamente modestos, a fala do paciente é indistinta. Isso reflete comprometimento desproporcionado na coordenação complexa dos músculos periorais necessários para uma fala distinta. De forma semelhante, com tal lesão, os músculos do membro ficam fracos e ocorre também incoordenação desproporcionada e lentidão nos movimentos. Isso é comum com lesões corticospinais e corticobulbares. Vias conservadas do tronco encefálico – como as vias rubrospinal, vestibulospinal e reticulospinal – podem ajudar o paciente a obter novamente força/resistência e equilíbrio, mas as vias corticospinais são essenciais para o controle minucioso.

Referência

Brust JCM. *The Practice of Neural Science.* New York, NY: McGraw-Hill; 2000.

Existem semelhanças expressivas entre a organização funcional e anatômica dos sistemas somatossensoriais espinal e craniano. Na realidade, os princípios que dominam a organização de um são quase idênticos àqueles do outro. É possível fazer uma comparação semelhante entre controle motor das estruturas craninanas e aquele dos membros e tronco: músculos cranianos são inervados pelos neurônios motores encontrados nos núcleos motores dos nervos cranianos, ao passo que os músculos dos membros e axiais são inervados pelos neurônios motores presentes nos núcleos motores do corno anterior. Existe uma comparação semelhante com o controle dos órgãos do corpo. O controle das glândulas e do músculo liso da cabeça, assim como da pupila, é mediado pelos neurônios pré-ganglionares parassimpáticos localizados nos núcleos autônomos dos nervos cranianos. Órgãos viscerais abdominais são controlados pelos neurônios parassimpáticos presentes na parte sacral da medula espinal.

Este capítulo aborda com detalhes os núcleos motores dos nervos cranianos que inervam os músculos da face, mandíbula e língua, assim como os músculos para deglutição. Além disso, aborda o controle corticospinal desses núcleos, que é realizado pelo trato corticobulbar. Esta via é o equivalente craniano do trato corticospinal, e as duas vias compartilham numerosos princípios organizacionais. Conhecer os padrões das conexões corticobulbares com os núcleos motores dos nervos cranianos agrega um valor diagnóstico importante, porque ajuda os médicos a compreenderem os sinais motores dos nervos cranianos produzidos por dano ao tronco encefálico. Esse conhecimento também ajuda os médicos no planejamento do tratamento adequado para que o paciente evite sequelas potencialmente fatais. Os núcleos motores autônomos e extraoculares do tronco encefálico também são examinados para obtenção de conhecimento mais profundo da anatomia regional. Esse conhecimento é essencial para localizar dano ao sistema nervoso central após traumatismo.

Organização dos núcleos motores dos nervos cranianos

Existem três colunas de núcleos motores dos nervos cranianos

Como visto no Capítulo 6, os núcleos motores e sensoriais dos nervos cranianos estão organizados em colunas que seguem superoinferiormente (rostrocaudalmente) em todo o tronco encefálico (Figura 11-2). As colunas sensoriais estão localizadas lateralmente; e as colunas motoras, medialmente. Os núcleos sensoriais derivam de uma parte do ectoderma neural em desenvolvimento – a placa alar – do tronco encefálico, e os núcleos motores derivam da lâmina basilar (Figura 11-3). As duas coleções de neurônios em desenvolvimento sofrem migração e subdivisão posterior para dar origem a diversas colunas de núcleos sensoriais e motores.

Os núcleos motores dos nervos cranianos estão organizados em três colunas (Figura 11-2): esquelética somática, branquiomérica e autônoma. Os núcleos na **coluna motora esquelética somática**, que fica próxima da linha mediana, contêm neurônios motores que inervam o músculo estriado derivado dos **somitos occipitais** (ver Figura 6-4): os músculos extraoculares e da língua. Os núcleos da **coluna motora branquiomérica** contêm neurônios motores que inervam o músculo estriado derivado dos **arcos branquiais** (i.e., de origem branquiomérica ou visceral, em oposição à origem somática): músculos da face, mandíbula, palato, faringe e laringe. Essa coluna situa-se lateralmente à coluna motora esquelética somática (Figura 11-2) e é deslocada anteriormente a partir do soalho ventricular (Figura 11-2, detalhe inferior). Os núcleos da **coluna motora autônoma** contêm os neurônios pré-ganglionares parassimpáticos que regulam as funções das glândulas exócrinas cranianas, músculo liso e muitos órgãos do corpo. A coluna motora autônoma situa-se lateralmente à coluna motora esquelética (Figura 11-2). Algumas vezes, essas três co-

258 Seção III   Sistemas Motores

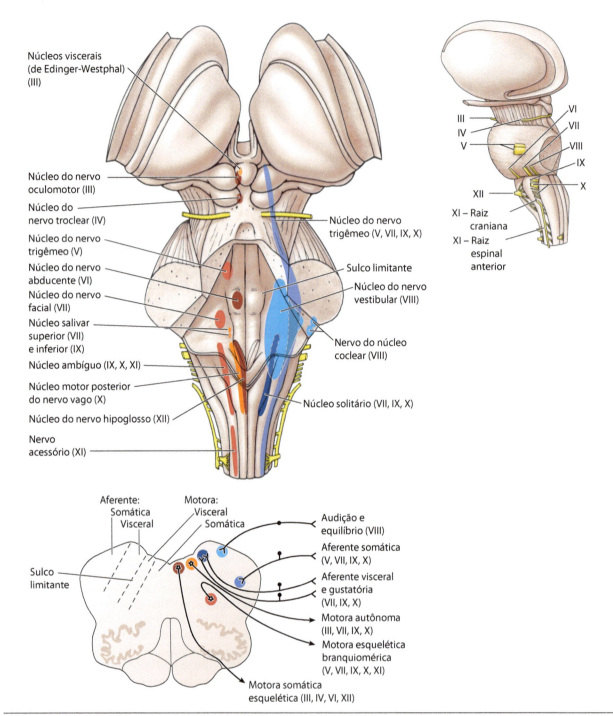

FIGURA 11-2 Visualização posterior do tronco encefálico (sem o cerebelo) mostrando as localizações dos núcleos dos nervos cranianos. O detalhe esquerdo superior, que é uma visualização lateral do diencéfalo e dos núcleos da base, mostra os diversos nervos cranianos, o nervo acessório e uma raiz anterior. O detalhe inferior é um corte transversal esquemático através do bulbo, mostrando a localização das colunas nucleares dos nervos cranianos. (Adaptada de Nieuwenhuys R, Voogd J, van Huijzen C. *The Human Central Nervous System: A Synopsis and Atlas*. 4th ed. London: Springer-Verlag; 2007.)

Capítulo 11 Núcleos Motores dos Nervos Cranianos e Funções Motoras do Tronco Encefálico 259

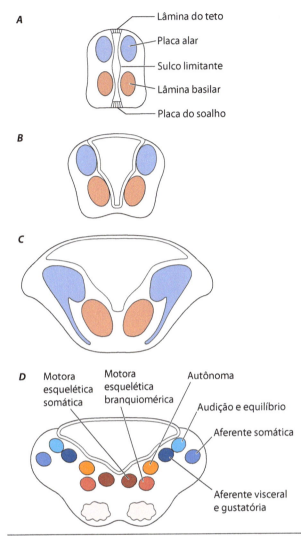

FIGURA 11-3 Desenvolvimento dos núcleos dos nervos cranianos. (**A-D**) Corte esquemático através do rombencéfalo em três momentos evolucionários (**A-C**) e maturidade (**D**). O espaço no interior dos cortes é o quarto ventrículo. Durante o desenvolvimento do quarto ventrículo, inicialmente achatado posteroanteriormente como a medula espinal, expande-se posteriormente. Isso tem o efeito de transformar a organização nuclear sensorial motora posteroanterior, característica da medula espinal, na organização lateromedial dos núcleos sensoriais e motores na parte inferior do tronco encefálico (os futuros bulbo e ponte). Os neurônios em desenvolvimento na placa alar se transformarão em núcleos cranianos sensoriais próximos do soalho ventricular e, na lâmina basilar, em núcleos motores cranianos. Adicionalmente, os neurônios provenientes das placas migram para localizações mais distantes para auxiliarem funções mais integrativas.

lunas são denominadas colunas motora somática geral, motora visceral especial e motora visceral geral, respectivamente (ver Quadro 6-1).

Neurônios na coluna motora esquelética somática inervam os músculos da língua e extraoculares

Quatro núcleos formam a coluna motora esquelética somática (Figura 11-2). Três desses núcleos contêm neurônios motores que inervam os músculos extraoculares: o **núcleo do nervo oculomotor**, o **núcleo do nervo troclear** e o **núcleo do nervo abducente**. O núcleo do nervo oculomotor localiza-se na parte superior do mesencéfalo e inerva os músculos **reto medial**, **reto inferior**, **reto superior** e **oblíquo inferior**, que movem os olhos (ver Figura 12-4), assim como o **músculo levantador da pálpebra superior**, um elevador da pálpebra.

Os axônios motores prosseguem no interior do **nervo oculomotor (III)**. Os neurônios motores no núcleo do nervo troclear seguem no **nervo troclear (IV)** e inervam o **músculo oblíquo superior**. O **núcleo abducente** contém os neurônios motores que projetam seus axônios para a periferia por meio do **nervo abducente (VI)** e inervam o **músculo reto lateral**. A neuroanatomia do controle do músculo do bulbo do olho é o foco do Capítulo 12. O **núcleo do nervo hipoglosso** é o quarto membro da coluna motora esquelética somática (Figura 11-2). Os axônios dos neurônios motores no núcleo hipoglosso prosseguem no **nervo hipoglosso (XII)** e inervam os músculos intrínsecos da língua, incluindo o genioglosso, hipoglosso e estiloglosso.

A coluna motora branquiomérica inerva os músculos esqueléticos que se desenvolvem a partir dos arcos branquiais

Três núcleos dos nervos cranianos constituem essa coluna nuclear: o **núcleo motor do nervo facial**, o **núcleo motor do nervo trigêmeo** e o **núcleo ambíguo**. O núcleo motor facial contém os neurônios motores que inervam os músculos da **expressão facial**. Esses axônios prosseguem no **nervo facial (VII)**. Os axônios dos neurônios motores do núcleo motor do nervo trigêmeo prosseguem no **nervo trigêmeo (V)** e inervam principalmente os músculos da **mastigação**: masseter, temporal e pterigóideos lateral e medial. O núcleo ambíguo contém neurônios motores que inervam os músculos estriados da **faringe** e da **laringe**. Esse núcleo e suas projeções eferentes por meio dos nervos cranianos são organizados superoinferiormente. Um pequeno número de neurônios motores na parte mais superior do núcleo ambíguo segue no **nervo glossofaríngeo (IX)** e inerva um músculo da faringe, o estilofaríngeo. A maioria dos neurônios motores no núcleo envia seus axônios através do **nervo vago (X)** para inervar a faringe e laringe. Uma vez que os músculos da faringe são inervados pelo nervo vago, uma lesão no núcleo ambíguo produz dificuldade na deglutição. O nervo vago é o componente eferente do **reflexo do vômito (faríngeo)**. Neste reflexo, a estimulação mecânica da faringe utilizando um chumaço de algodão, por exemplo, produz contração reflexa dos músculos da faringe. O **nervo glossofaríngeo** contém fibras aferentes que inervam os mecanorreceptores da faringe, que incluem o ramo aferente do reflexo do vômito (ver Capítulo 6). A parte mais inferior do núcleo ambíguo contém neurônios motores laríngeos, cujos axônios seguem em uma parte do **nervo acessório (XI)**. Este nervo craniano consiste em **raízes espinais** e **cranianas** distintas, e apenas os axônios na raiz craniana possuem seus corpos celulares no **núcleo ambíguo**. Esses axônios são provavelmente fibras vagais deslocadas que se unem ao nervo vago à medida que deixam o crânio e inervam as mesmas estruturas que o nervo vago e, consequentemente, algumas vezes são consideradas parte do nervo vago.

Corpos celulares dos axônios na raiz espinal do nervo acessório estão localizados no **núcleo do nervo acessório** (Figura 11-2). Este núcleo é uma parte do corno anterior do componente superior da parte cervical da medula espinal – a partir da decussação das pirâmides até aproximadamente o quarto ou quinto segmentos cervicais –, não da coluna motora branquiomérica. Os axônios na raiz espinal do nervo acessório inervam o **músculo esternocleido-**

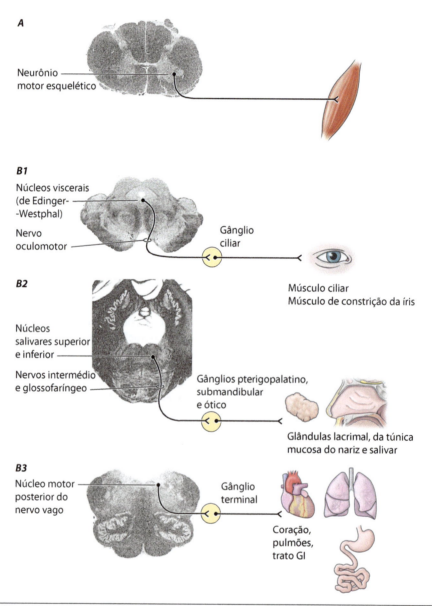

FIGURA 11-4 (**A**) Neurônios motores somáticos possuem seus corpos celulares localizados no sistema nervoso central. Seus axônios se projetam diretamente para seus alvos periféricos que são músculos estriados. (**B**) Neurônios pré-ganglionares parassimpáticos estão localizados nos núcleos no interior do sistema nervoso central, enquanto neurônios pós-ganglionares estão localizados nos gânglios periféricos. **B1-B3** mostram exemplos de três funções parassimpáticas: constrição pupilar (**B1**), secreções (**B2**) e funções viscerais (**B3**).

mastóideo e a parte descendente do **músculo trapézio**, que se desenvolve a partir dos somitos e não dos arcos branquiais.

A coluna motora autônoma contém neurônios pré-ganglionares parassimpáticos

A coluna motora autônoma contém neurônios que regulam a função de diversos órgãos do corpo, músculos lisos e glândulas exócrinas. Esses neurônios são componentes da **parte parassimpática do sistema nervoso**, uma **divisão do sistema nervoso autônomo** (ver Capítulos 1 e 15). Ao contrário da inervação do músculo esquelético que é mediada por um único neurônio motor (Figura 11-4A), a inervação do músculo liso e das glândulas é realizada por dois neurônios separados: neurônios pré e pós-ganglionares (Figura 11-4B). Neurônios pré-ganglionares parassimpáticos estão localizados em diversos núcleos que compõem a coluna motora autônoma; esses neurônios também são encontrados no segmento sacral da medula espinal (ver Capítulo 15). Neurônios pós-ganglionares parassimpáticos estão localizados nos **gânglios autônomos periféricos**.

A coluna motora autônoma, que se encontra lateralmente à coluna motora esquelética somática (Figura 11-2), contém quatro núcleos. Os **núcleos viscerais** (de Edinger-Westphal) estão localizados no mesencéfalo e na região pré-tetal, posteriores ao núcleo do nervo oculomotor (Figura 11-4B1) e participam na constrição pupilar e na acomodação da lente. Os neurônios parassimpáticos no núcleo enviam seus axônios ao **nervo oculomotor (III)** para fazer sinapse nos neurônios pós-ganglionares no **gânglio ciliar**. Esses neurônios inervam o **músculo ciliar** e as **fibras circulares** (músculo esfincter da pupila).

Neurônios pré-ganglionares parassimpáticos também estão localizados nos núcleos da parte inferior da ponte e do bulbo (Figura 11-4B2). Neurônios dos **núcleos salivares superior** e **inferior**, localizados na ponte e no bulbo, estão um pouco dispersos e não formam uma coluna celular discreta. Os axônios dos neurônios do núcleo salivar superior seguem no **nervo intermédio**, fazendo sinapse em dois gânglios periféricos: (1) o gânglio **pterigopalatino**, no qual os neurônios pós-ganglionares inervam as glândulas lacrimais e as glândulas da túnica mucosa do nariz, e (2) o gânglio **submandibular**, a partir do qual os neurônios pós-ganglionares parassimpáticos inervam as glândulas salivares submandibular e sublingual. O nervo intermédio é algumas vezes considerado como o ramo sensorial do **nervo facial**, porque contém fibras aferentes, que são axônios dos neurônios pseudopolares do gânglio geniculado (ver Capítulos 6 e 9). O núcleo salivar inferior contém neurônios pré-ganglionares parassimpáticos, cujos axônios seguem no **nervo glossofaríngeo** e fazem sinapse nos neurônios pós-ganglionares no **gânglio ótico** (Figura 11-4B2). Neurônios pós-ganglionares parassim-

páticos presentes no gânglio ótico inervam a **glândula parótida**, que secreta saliva.

O **núcleo posterior do nervo vago** forma a coluna de neurônios pré-ganglionares parassimpáticos abaixo do soalho do **quarto ventrículo** no bulbo (Figura 11-4B3). Esses neurônios fazem sinapse nos gânglios parassimpáticos extracranianos, chamados de **gânglios terminais** (Figura 11-4B3). Esses gânglios estão localizados nas vísceras das cavidades torácica e abdominal, incluindo o trato gastrintestinal proximal à flexura esquerda do colo. As funções dos neurônios parassimpáticos vagais incluem regulação da frequência cardíaca (i.e., redução), motilidade gástrica (i.e., aumento) e controle do músculo bronquial (i.e., contração para constringir a via aerífera). (O colo distal à flexura esquerda é inervado pelos neurônios pré-ganglionares parassimpáticos do segmento sacral da medula espinal [ver Capítulo 15].)

As seções restantes deste capítulo abordarão o controle cortical dos núcleos motores dos nervos cranianos e sua anatomia regional na ponte e no bulbo.

A organização funcional do trato corticobulbar

Os núcleos motores dos nervos cranianos são controlados pelo córtex cerebral e pelo diencéfalo

Núcleos no interior das colunas esquelética somática e motora branquiomérica que inervam os músculos da face, língua, mandíbula, laringe e faringe são controlados por áreas motoras corticais: o córtex motor primário, a área motora suplementar, o córtex pré-motor e a área motora do cíngulo. Essas são algumas regiões corticais que controlam os músculos dos membros e do tronco (ver Capítulo 10). No entanto, as representações motoras cranianas se projetam para diversos núcleos motores do tronco encefálico por meio do **trato corticobulbar**, um dos três componentes do sistema corticospinal (Capítulo 10). Núcleos que inervam os músculos extraoculares são controlados por diferentes áreas corticais e não pelo trato corticobulbar e serão considerados no Capítulo 12. Os núcleos que formam a coluna motora autônoma são influenciados pelas projeções do córtex cerebral e do **hipotálamo**. A divisão autônoma do sistema nervoso e o hipotálamo são estudados no Capítulo 15.

De todas as áreas motoras corticais, o **córtex motor primário** é o que contribui com o maior número de axônios para o trato corticobulbar. Os corpos celulares desses axônios do córtex motor primário estão localizados no interior da lâmina piramidal interna [V] da representação craniana, que é o giro pré-central lateral próximo do **sulco lateral** (ver Figura 10-8). Seus axônios descendentes seguem no interior da cápsula interna, junto com as fibras corticospinais, porém superiores a elas. Os neurô-

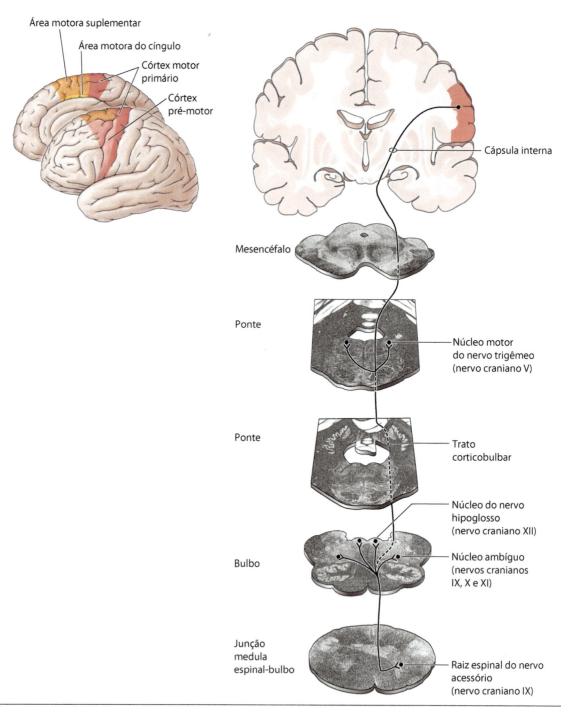

FIGURA 11-5 Controle cortical da coluna celular motora branquiomérica e núcleo do nervo hipoglosso. O detalhe superior mostra as localizações do córtex motor primário e de três áreas pré-motoras: a área motora suplementar, a área motora do cíngulo e o córtex pré-motor. Como a maioria desses núcleos motores dos nervos cranianos recebe uma projeção predominantemente bilateral do córtex motor primário, lesões unilaterais possuem pouco ou nenhum efeito. O núcleo do nervo acessório é a exceção, uma vez que recebe projeção cortical unilateral. Uma lesão a essa projeção produz fraqueza unilateral do músculo esternocleidomastóideo e de parte do músculo trapézio.

Capítulo 11 Núcleos Motores dos Nervos Cranianos e Funções Motoras do Tronco Encefálico

nios corticobulbares se projetam para a ponte e o bulbo, com seus axônios terminando bilateral ou contralateralmente, dependendo do núcleo específico (ver a seguir). Músculos inervados pelos núcleos motores que recebem uma **projeção bilateral** proveniente do trato corticobulbar não enfraquecem após uma lesão unilateral do córtex motor, da cápsula interna ou de alguma outra parte de sua via descendente. A projeção proveniente do lado intacto é suficiente para um controle quase normal da produção de força. No entanto, esse não é o caso dos músculos que recebem apenas uma projeção contralateral. Nesses casos, a fraqueza revela o dano unilateral. Essa relação entre a lateralidade do controle cortical e a lateralidade dos sinais motores após dano unilateral é semelhante àquela do sistema corticospinal.

Projeções bilaterais do trato corticobulbar inervam os núcleos dos nervos hipoglosso, trigêmeo e ambíguo

A projeção corticobulbar proveniente do córtex motor primário para o núcleo do nervo hipoglosso é mais comumente uma projeção bilateral (Figura 11-5). Uma lesão unilateral dessa projeção, por exemplo, na cápsula interna, não produz fraqueza dos músculos da língua na maioria das pessoas. Em alguns indivíduos, no entanto, a fraqueza contralateral da língua ainda assim ocorre, indicando uma projeção corticobulbar predominantemente cruzada (i.e., unilateral) para o núcleo do nervo hipoglosso nesses indivíduos. Em contrapartida, uma lesão consistente ao núcleo ou ao nervo hipoglosso produz paralisia ipsilateral da língua. No caso de dano ao núcleo ou ao nervo, quando se pede aos pacientes para protrair a língua, ocorre um desvio para o lado da lesão.

Uma vez que o córtex motor primário se projeta bilateralmente para os núcleos motores do nervo trigêmeo (Figura 11-5), lesões nas vias descendente ou cortical unilateral não produzem fraqueza dos músculos-alvo. O controle bilateral pelo córtex motor primário provavelmente reflete o fato de que os músculos da mandíbula em ambos os lados da boca costumam ser ativados simultaneamente durante a maioria das ações motoras, por exemplo, mastigar e conversar. Esse controle é semelhante ao controle bilateral dos músculos axiais para a manutenção da postura exercida pelas vias descendentes mediais da medula espinal (ver Capítulo 10).

Como estudado anteriormente, o córtex motor também exerce controle bilateral dos neurônios motores presentes no núcleo ambíguo (Figura 11-5), levando à redundância no controle dos neurônios. Enquanto uma lesão unilateral do trato corticobulbar provavelmente não produz sinais laríngeos e faríngeos, lesões ao tronco encefálico que danificam o núcleo ambíguo e regiões circunvizinhas produzem paralisia ipsilateral dos músculos da faringe e laringe. Tal dano resulta em rouquidão e comprometimentos da deglutição. Basicamente, esse dano

também compromete o **reflexo protetor da via aerífera**, o fechamento automático da laringe durante a deglutição para evitar que alimentos e líquidos entrem na traqueia. Quando esse reflexo é comprometido, pequenas quantidades de alimento ou líquidos passam para a traqueia, levando à pneumonia por aspiração.

Diferentemente do núcleo ambíguo que está sujeito ao controle cortical bilateral, o núcleo do nervo acessório recebe uma projeção cortical predominantemente ipsilateral. Essa projeção ipsilateral destina-se basicamente aos neurônios motores do músculo esternocleidomastóideo, que viram a cabeça para o lado oposto. Notavelmente, enquanto a projeção cortical é ipsilateral, as ações motoras do músculo produzem um movimento direcionado ao lado contralateral.

Projeções corticais para o núcleo motor do nervo facial possuem um padrão complexo

Uma lesão ao nervo ou ao núcleo do nervo facial produz paralisia muscular facial em toda a parte **ipsilateral** da face; essa é uma ocorrência comum na paralisia de Bell, uma infecção viral dos neurônios motores faciais. Uma lesão unilateral do córtex motor primário, da cápsula interna ou das fibras corticais descendentes produz efeitos diferenciais no controle voluntário dos músculos superiores e inferiores da face. Após a lesão, os músculos superiores da face conservam o controle voluntário. Um paciente com essa lesão consegue enrugar a fronte simetricamente. Ao contrário, os músculos inferiores da face contralaterais ao lado da lesão enfraquecem. Um paciente com essa lesão sorriria assimetricamente quando o médico pedisse para sorrir. Surpreendentemente, se o paciente fosse provocado a sorrir, por exemplo, ao ouvir uma piada muito engraçada, sorriria simetricamente sem implicação de fraqueza facial.

O conhecimento de três características da origem dos neurônios corticobulbares e do padrão de suas conexões ajuda a explicar esses efeitos peculiares. Primeiro, o córtex motor primário possui projeções contralaterais densas para os neurônios motores dos músculos inferiores da face e projeções bilaterais esparsas para os neurônios motores faciais superiores (Figura 11-6A). Portanto, era de se esperar que a lesão enfraquecesse apenas os músculos inferiores da face. Segundo, neurônios motores inervando os músculos superiores da face são controlados bilateralmente por diversas áreas pré-motoras, sobretudo o córtex pré-motor e a região motora do cíngulo (Figura 11-6B). Terceiro, os axônios descendentes dessas regiões pré-motoras estão separados daqueles do córtex motor primário, localizando-se mais superiormente na coroa radiada e na cápsula interna. São normalmente conservados na lesão da cápsula interna ou cortical local porque recebem suprimento arterial distinto (Figura 3-6). Quanto ao paciente que é capaz de sorrir simetricamente após ouvir uma piada engraçada, considera-se que essa observação esteja

264 Seção III Sistemas Motores

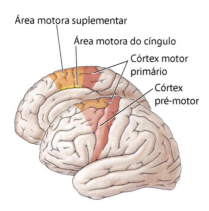

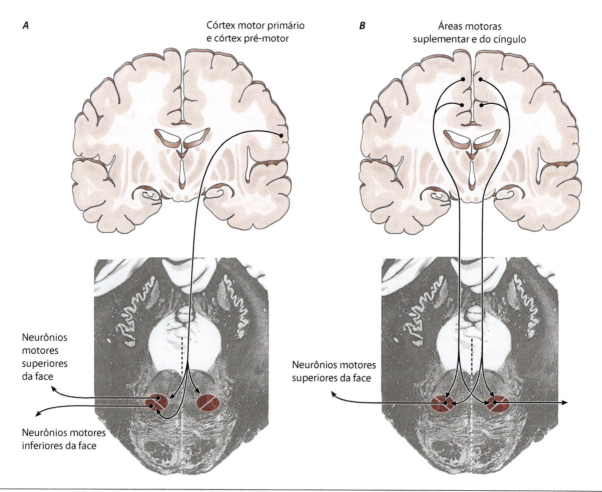

FIGURA 11-6 Vias para o controle cortical dos neurônios motores da face. (**A**) Via das áreas motora primária e cortical pré-motora. Ambas estão localizadas na face lateral do córtex. (**B**) Via das áreas motoras suplementar (*superior*) e do cíngulo (*inferior*). Ambas estão localizadas na face medial. O detalhe mostra as localizações do córtex motor primário e das três áreas pré-motoras: a área motora suplementar, a área motora do cíngulo e o córtex pré-motor.

Capítulo 11 Núcleos Motores dos Nervos Cranianos e Funções Motoras do Tronco Encefálico 265

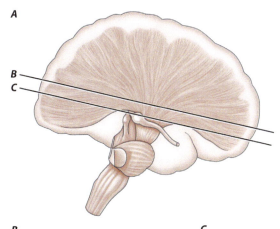

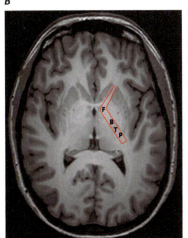

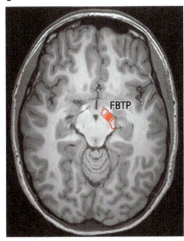

FIGURA 11-7 Cápsula interna (*A*) e imagens de RM através da cápsula interna (*B*) e mesencéfalo (*C*). As localizações dos axônios descendentes na cápsula interna e na base do pedúnculo são mostradas nas imagens de RM. As letras "FBTP" são abreviações de face, braço, tronco e perna. No mesencéfalo, as fibras corticais descendentes (preencheram a região média na base do pedúnculo) são flanqueadas em ambos os lados por axônios que se originam no córtex e fazem sinapse nos neurônios dos núcleos da ponte (ver Capítulo 13). No interior das regiões preenchidas, a ordem dos axônios descendentes é de medial para lateral: face, braço, tronco, perna. Planos de corte das imagens de RM nas partes *B* e *C* são indicados em *A*. (*B*, *C*, cortesia do Dr. Joy Hirsch, Columbia University.)

relacionada com as conexões pré-motoras intactas, sobretudo aquelas provenientes das áreas motoras do cíngulo que recebem seus influxos principais das regiões encefálicas que regulam as emoções.

Anatomia regional dos núcleos motores dos nervos cranianos e do trato corticobulbar

O restante deste capítulo aborda as relações espaciais entre os núcleos motores dos nervos cranianos que inervam o músculo estriado, o trato corticobulbar e as estruturas-chave do tronco encefálico. Além disso, este capítulo explica mais a organização tridimensional do tronco encefálico.

Lesão no joelho da cápsula interna interrompe o trato corticobulbar

Semelhantemente à projeção corticospinal, os neurônios que formam o trato corticobulbar se originam de locais corticais múltiplos: o córtex motor primário, a área motora suplementar, o córtex pré-motor e a área motora do cíngulo (ver Figura 10-7). A projeção corticobulbar desce no joelho e no ramo posterior da cápsula interna, superior à projeção cortical (Figura 11-7A, B). As diversas partes da cápsula interna são supridas por diferentes ramos das artérias cerebrais (ver Figura 3-6). A parte superficial é suprida pelos ramos profundos da **artéria cerebral média**. A parte inferior do ramo posterior é suprida pela **artéria coróidea anterior**, e as partes inferiores do joelho e dos ramos anteriores são supridas basicamente pelos ramos profundos da **artéria cerebral anterior**. No mesencéfalo, as fibras corticais descendentes, incluindo os tratos corticobulbar e corticospinal, estão juntas no interior da base do pedúnculo (Figura 11-7C).

O núcleo motor do nervo trigêmeo encontra-se medialmente ao núcleo sensorial principal do nervo trigêmeo

À medida que o trato corticobulbar desce mais, a projeção torna-se fragmentada em inumeráveis fascículos pequenos no istmo da ponte (Figura 11-8A). Mais inferiormente na ponte (Figura 11-8B), os fascículos se unem para formar

266 Seção III   Sistemas Motores

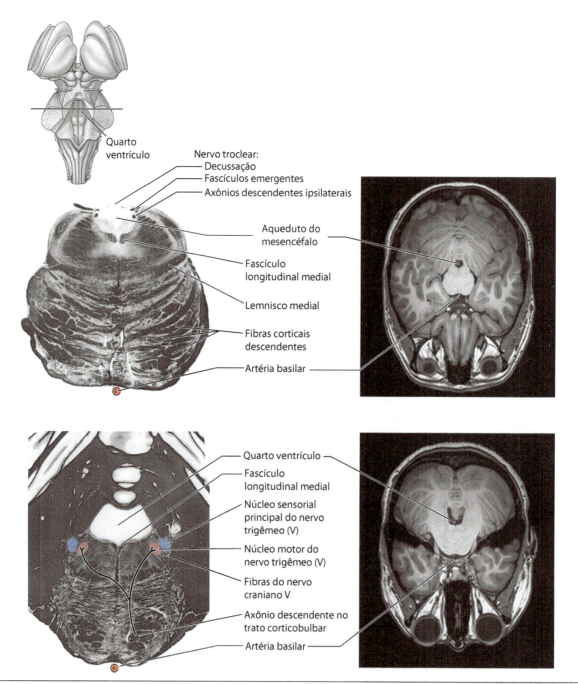

FIGURA 11-8 Cortes transversais corados para mielina através da ponte, no nível do istmo (superior, esquerda) e dos núcleos motor e sensorial principal do nervo trigêmeo (inferior, esquerda). Imagens de RM correspondentes são mostradas à direita. O detalhe mostra o plano de corte. (Cortesia do Dr. Joy Hirsch, Columbia University.)

um feixe discreto de axônios corticais descendentes. Isso ocorre no nível do componente mais superior da coluna motora branquiomérica, o **núcleo motor do nervo trigêmeo** (Figuras 11-2 e 11-8B). O núcleo motor do nervo trigêmeo está localizado lateralmente ao núcleo sensorial principal do nervo trigêmeo (ver Capítulo 6). As fibras da raiz do nervo trigêmeo estão localizadas próximas a ele (Figura 11-8B). O núcleo motor do nervo trigêmeo é inervado bilateralmente pelo trato corticobulbar.

As fibras do nervo facial possuem uma trajetória complexa pela ponte

O corte da ponte mostrado na Figura 11-9A atravessa partes do nervo facial. Os axônios deixam o núcleo do nervo

Capítulo 11 Núcleos Motores dos Nervos Cranianos e Funções Motoras do Tronco Encefálico 267

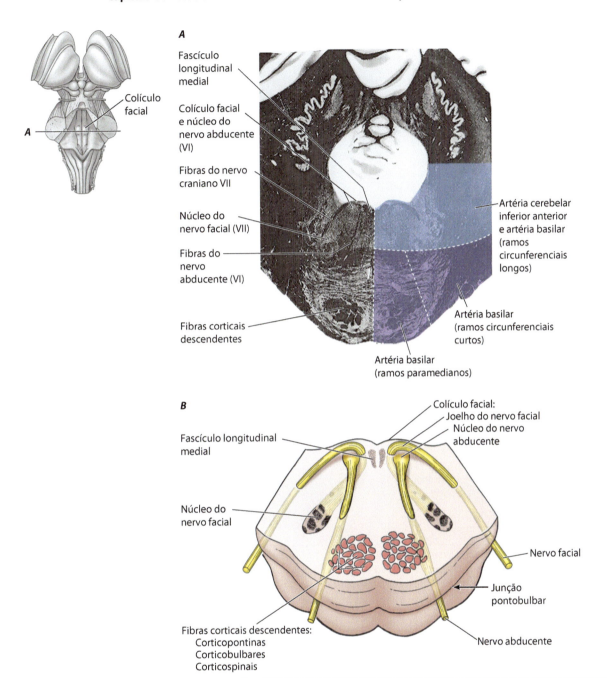

FIGURA 11-9 (**A**) Corte transversal corado para mielina através da ponte, no nível do joelho do nervo craniano VII. O suprimento arterial nesse nível é mostrado em **A**. (**B**) O trajeto tridimensional do nervo facial na ponte. O detalhe mostra o plano de corte em **A**. (**B**, adaptada de Williams PL, Warwick R. *Functional Neuroanatomy of Man*. New York, NY: W. B. Saunders; 1975.)

facial, onde os neurônios motores estão localizados, e seguem uma via em direção ao soalho do quarto ventrículo (Figura 11-9B). Essas fibras do nervo facial não são vistas na Figura 11-9A, porque não seguem em fascículos bem delimitados.

Conforme as fibras do nervo facial aproximam-se do soalho do ventrículo, primeiro sobem próximo da linha mediana. Em seguida, as fibras movem-se em torno das faces medial, posterior e superior do **núcleo do nervo abducente**, que contém neurônios motores inervando o músculo reto lateral, que abduz o olho (i.e., olhando para longe do nariz). Esse componente é denominado **joelho do nervo facial**, e com o núcleo do nervo abducente, forma o **colículo facial**, um ponto de referência superficial no soalho da ponte do quarto ventrículo (Figura 11-9, detalhe). As fibras do nervo facial, em seguida, seguem

268 Seção III   Sistemas Motores

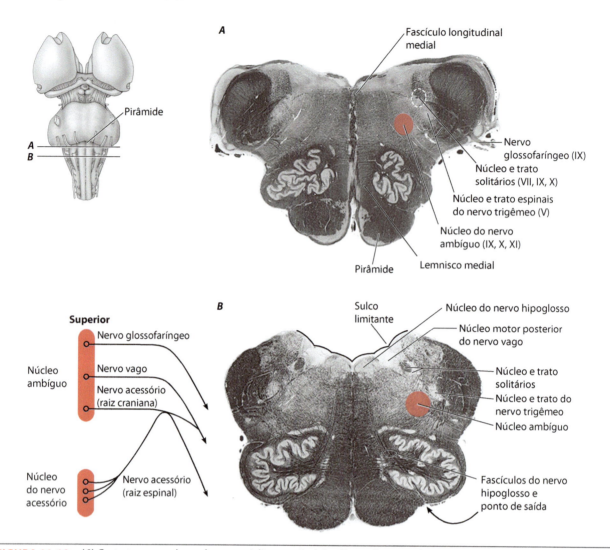

FIGURA 11-10 (**A**) Corte transversal corado para mielina no nível das fibras eferentes do nervo hipoglosso (IX). (**B**) Corte transversal corado para mielina através do núcleo do nervo hipoglosso no bulbo. O detalhe superior mostra planos de corte em (**A** e **B**). O detalhe inferior mostra a organização superoinferior do núcleo ambíguo e do núcleo acessório.

anterior e inferiormente para saírem da ponte na **junção pontobulbar**. Além dos axônios dos neurônios motores branquioméricos, o nervo facial também contém axônios motores viscerais provenientes do núcleo salivar superior que inerva os gânglios **pterigopalatino** e **submandibular**. O gânglio pterigopalatino inerva as glândulas lacrimais e a túnica mucosa do nariz. O gânglio submandibular inerva as glândulas salivares submandibular e sublingual.

O suprimento vascular para a ponte é derivado de ramos paramediano distintos, circunferenciais curtos e circunferenciais longos da artéria basilar (ver Figura 3-3B2). No nível da ponte, na Figura 11-9, a **artéria cerebelar inferior anterior (ACIA)** é o ramo circunferencial longo. Os níveis mais superiores da ponte (Figura 11-8) também recebem seu suprimento sanguíneo dos ramos da artéria basilar.

O nervo glossofaríngeo entra e sai da parte rostral (superior) do bulbo

O corte corado para mielina pela parte superior do bulbo é através da raiz do nervo hipoglosso (Figura 11-10A). Os axônios motores do nervo glossofaríngeo originam-se de neurônios presentes em dois núcleos: neurônios motores inervando o músculo estriado (músculo estilofaríngeo) estão localizados na parte superior do **núcleo ambíguo**; neurônios motores autônomos (neurônios pré-ganglionares parassimpáticos) estão localizados no núcleo salivar inferior. Os neurônios pré-ganglionares parassimpáticos inervam o gânglio ótico que, por sua vez, inerva a glândula parótida para salivação.

A partir de uma perspectiva clínica, o nervo glossofaríngeo é considerado um nervo sensorial, porque uma lesão unilateral não produz disfunção motora evidente

Capítulo 11 Núcleos Motores dos Nervos Cranianos e Funções Motoras do Tronco Encefálico

(somática ou motora visceral) no exame clínico. Deve-se lembrar que o nervo glossofaríngeo também contém fibras aferentes gustatórias e viscerossensoriais que terminam no núcleo solitário, assim como fibras aferentes somatossensorias que terminam no núcleo espinal do nervo trigêmeo (ver Figura 11-10B).

Um plano passando pela parte média do bulbo revela as localizações dos seis núcleos dos nervos cranianos

Os três núcleos motores dos nervos cranianos na parte média do bulbo – o núcleo do nervo hipoglosso, o núcleo motor posterior do nervo vago e o núcleo ambíguo – encontram-se mediamente aos três núcleos sensoriais presentes nesse nível – os núcleos solitário, vestibular e espinal do nervo trigêmeo (Figura 11-10B). Os núcleos sensorial e motor dos nervos cranianos são aproximadamente separados pelo sulco limitante (Figura 11-10B). Os

núcleos dos nervos hipoglosso e vago estão imediatamente abaixo do soalho do quarto ventrículo, enquanto o núcleo ambíguo situa-se mais profundo no interior do bulbo (Figura 11-10B; ver também Figura 11-13). A localização exata do núcleo ambíguo não é determinada nos cortes corados para mielina; sua localização aproximada é indicada na Figura 11-10B.

Infarto no território de diferentes ramos arteriais interrompe a função de núcleos específicos dos nervos cranianos e vias do tronco encefálico

No bulbo, núcleos diferentes dos nervos cranianos recebem seu suprimento arterial de ramos específicos do sistema vertebral-basilar (Figura 11-12). A parte medial do bulbo é suprida pelos ramos da parte principal da artéria vertebral. Essa região contém o núcleo do nervo hipoglosso, o lemnisco medial e a pirâmide. Um infarto a essa região do bulbo produz três déficits. Primeiro, os músculos da língua ficam paralisados no lado da lesão, porque os

Quadro 11-1

Controle cortical da deglutição

A deglutição é uma resposta motora coordenada que transporta alimento e líquidos da boca para o estômago. A deglutição compreende múltiplas fases, começando com a fase oral, quando o alimento é transformado em um bolo, e prosseguindo com a fase faríngea, quando o bolo alimentar é transportado para o esôfago. O final, ou a fase esofágica, transporta o alimento para o estômago. O córtex cerebral exerce uma função importante na inicialização da deglutição, sobretudo durante a fase oral. Centros no tronco encefálico organizam os padrões de contração dos músculos da faringe e do esôfago para a deglutição, de modo muito semelhante a como os circuitos espinais organizam os padrões musculares dos membros para os reflexos dos membros.

Há duas regiões básicas do tronco encefálico para a deglutição. A primeira é o **núcleo solitário** (Figura 11-10B), importante nas funções **viscerossensoriais** (ver Capítulo 6) e gustatórias (ver Capítulo 9). O núcleo recebe informações sensoriais diretamente dos nervos que inervam as túnicas mucosas da faringe e laringe, especialmente da parte superficial do nervo laríngeo, um ramo do nervo vago. O núcleo solitário se projeta para a segunda região básica, compreendendo o **núcleo ambíguo** e a **formação reticular** adjacente (Figura 11-10B), que contém os neurônios e interneurônios motores responsáveis pela produção das contrações musculares para a deglutição. Esses centros do tronco encefálico também são importantes na organização do **reflexo protetor da via aérífera**, para o fechamento da laringe durante a deglutição para evitar aspiração de alimento e líquidos aos pulmões. As áreas motoras do lobo frontal são essenciais no início da deglutição e na adaptação dos padrões das contrações musculares para diferentes alimentos e líquidos. O giro pré-central lateral, contendo as representações cefálicas das áreas corticais motora primária e pré-motora lateral, fica ativo durante a deglutição (Figura 11-11A; imagem transversal). Essa ativação ocorre não apenas com a deglutição voluntária, mas também durante

uma forma amplamente subconsciente e autônoma de deglutição, à medida que a saliva se acumula na boca. Essas áreas corticais são ativadas bilateralmente, refletindo a organização bilateral das projeções corticais para os núcleos ambíguo e solitário.

Até um terço dos pacientes que sofreram AVE afetando a função motora cortical experimentam **disfagia**, um comprometimento da deglutição, como uma sufocação quando começa a deglutir. **Aspiração pulmonar** e desnutrição são duas consequências graves da disfagia. Por que algumas vítimas de AVE têm dificuldades de deglutição, se existe redundância na projeção corticobulbar? Pesquisadores mostraram que a representação cortical da deglutição é assimétrica, com hemisférios dominantes e não dominantes. Em muitas pessoas, a imagem funcional mostra uma assimetria na ativação cortical durante a deglutição, indicando que o lado com a resposta mais abrangente é dominante para a deglutição. De modo consistente com essa ideia, quando o lado com resposta mais abrangente é estimulado não invasivamente por meio de estimulação magnética transcraniana, pessoas normais apresentam contrações mais intensas dos músculos da faringe e do esôfago naquele lado do que no outro. É relativamente mais comum para o hemisfério ser dominante (Figura 11-11B). (O lado parece não depender da preferência pelo uso da mão.)

Mostrou-se que pacientes que sofreram AVE e desenvolveram disfagia tiveram uma lesão no hemisfério dominante e possivelmente recuperaram a deglutição ativa, porque o hemisfério intacto não dominante tornou-se dominante após a lesão. A organização bilateral das projeções corticobulbares para o núcleo ambíguo pode consequentemente fornecer um substrato anatômico importante para a recuperação. Outro mecanismo para a recuperação da função da deglutição é por outras regiões corticais no mesmo lado, como a área motora do cíngulo, que exerce uma função mais importante após a lesão.

neurônios e **axônios motores do nervo hipoglosso** são destruídos. Segundo, sensação tátil, sensação vibratória e sensação de propriocepção dos membros no lado oposto da lesão são comprometidos porque o **lemnisco medial** é afetado. Terceiro, músculos dos membros no lado oposto à lesão estão enfraquecidos porque axônios corticospinais na **pirâmide** são afetados.

A parte posterolateral do bulbo é suprida pela **artéria cerebelar inferior posterior (ACIP)** (Figura 11-12). Seis sinais sensoriais e motores básicos – incluindo a **síndrome medular lateral** ou **síndrome de Wallenberg** – são produzidos quando o território dessa artéria sofre um infarto. Foram estudados diversos sinais sensoriais dessa síndrome no Capítulo 6, e esta será vista posteriormente no Capítulo 15. Entre os sinais sensoriais e motores, três estão associados a lesão a diferentes núcleos dos nervos cranianos:

- dificuldade na deglutição e rouquidão resultam de lesão ao **núcleo ambíguo**. Uma alteração associada, a perda do reflexo do vômito, é consequência de lesões no núcleo ambíguo (ramo eferente do reflexo) ou de perda da sensação faríngea (nervo craniano IX) (o ramo aferente);

- **vertigem** (uma ilusão de movimento rotacional; algumas vezes descrita como tonteira) e **nistagmo** (oscilação rítmica involuntária dos olhos) são produzidos por lesão ao **núcleo do nervo vestibular** (ver Capítulo 12);

- perda das sensações de dor e térmicas da parte ipsilateral da face é consequência de lesões ao **trato** e ao **núcleo espinal do nervo trigêmeo**.

Os sinais restantes resultam de lesão às vias ascendentes ou descendentes que seguem pela parte posterolateral do bulbo:

- redução das sensações de dor e térmicas nos membros contralaterais e tronco reflete lesão ao **sistema anterolateral**;
- **ataxia** do membro ipsilateral (movimentos espasmódicos ou descoordenados) é consequência de lesões do **pedúnculo cerebelar inferior**, que transporta informação sensorial para o cerebelo (ver Capítulo 13);
- **síndrome de Horner** resulta de lesão aos axônios descendentes do hipotálamo que regulam as funções da parte simpática do sistema nervoso. (A locali-

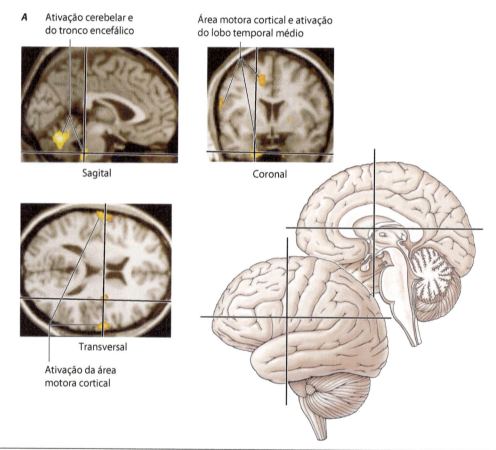

FIGURA 11-11 Controle cortical da deglutição. (**A**) Imagens de ressonância magnética funcional (fMRI). O detalhe no centro da figura mostra os planos de corte nas visualizações medial e lateral do encéfalo. A secção transversal mostra que existe ativação cortical motora bilateral. Ocorre também a ativação das estruturas subcorticais, do cerebelo e do tronco encefálico. *(Continua)*

Capítulo 11 Núcleos Motores dos Nervos Cranianos e Funções Motoras do Tronco Encefálico 271

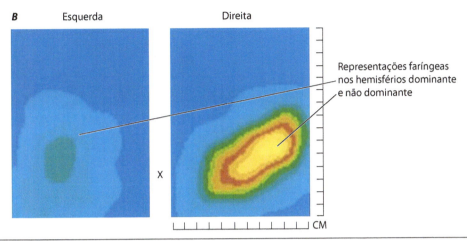

FIGURA 11-11 *(Continuação)* (**B**) Mapas funcionais das áreas do córtex motor primário nas quais a estimulação magnética transcraniana provoca a contração dos músculos da faringe e da laringe. (Cortesia do Dr. Shaheen Hamdy, University of Manchester and the Medical Research Council; Hamdy S, Rothwell JC, Brooks DJ, Bailey D, Aziz Q, Thompson DG. Identification of the cerebral loci processing human swallowing with H215O PET activation. *J Neurophysiol*. 1999;81:1917-1926.)

zação exata desses axônios na parte posterolateral do bulbo é desconhecida.) A síndrome de Horner consiste na **constrição pupilar** em consequência de ações sem oposição dos constritores pupilares parassimpáticos; **pseudoptose** em consequência da fraqueza do músculo tarsal, um músculo liso que auxilia a ação do músculo levantador da pálpebra superior (ptose é a queda da pálpebra superior em virtude de fraqueza do músculo levantador da pálpebra superior); vermelhidão da pele facial em consequência da perda de atividade vasoconstritora simpática; e **sudorese comprometida** em decorrência da perda de controle simpático das glândulas sudoríparas (ver Capítulo 15).

O núcleo do nervo acessório está localizado na junção da medula espinal com o bulbo

A **decussação das pirâmides** marca o limite entre a medula espinal e o bulbo (Figura 11-13B). O **nervo acessório** contém axônios dos neurônios motores, cujos corpos celulares estão localizados no **núcleo do nervo acessório** (Figura 11-13B). É importante lembrar que esses neurônios motores inervam o músculo esternocleidomastóideo e a parte descendente do músculo trapézio. Uma comparação desse corte com aquele através da intumescência cervical (p. ex., ver Figura AII-5) revela a semelhança, por um lado, na localização do núcleo do nervo acessório, e por outro, a localização dos núcleos motores do corno anterior.

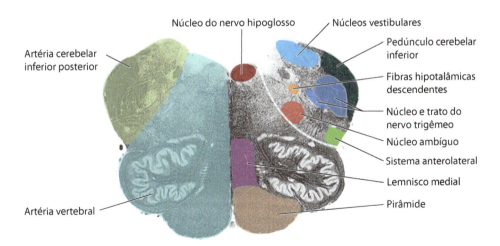

FIGURA 11-12 Suprimento arterial do bulbo. Oclusão da artéria cerebelar inferior posterior produz um conjunto complexo de déficits neurológicos, denominado síndrome bulbar lateral (síndrome de Wallenberg; síndrome da artéria cerebelar inferior posterior) (ver Capítulo 6). A oclusão da artéria vertebral produz um conjunto discreto de sinais motores e sensoriais nos membros.

272 Seção III Sistemas Motores

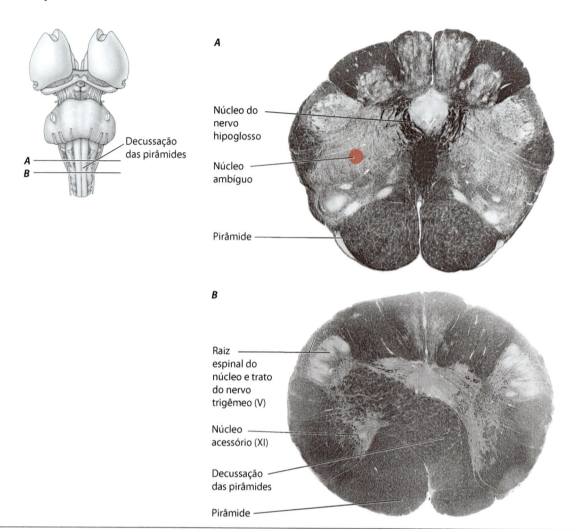

FIGURA 11-13 Cortes transversais corados para mielina através da parte medial do bulbo (**A**) e junção medula espinal-bulbo (**B**). O detalhe mostra os planos de corte em **A** e **B**.

Resumo

Existem três colunas separadas de núcleos motores dos nervos cranianos (Figura 11-2), de medial para lateral: motora esquelética somática, motora branquiomérica e autônoma.

Núcleos motores esqueléticos somáticos

A coluna motora esquelética somática é a coluna motora mais medial, incluindo quatro núcleos, cada um dos quais contendo neurônios motores que inervam o músculo estriado derivado dos *somitos occipitais*. O *núcleo do nervo oculomotor* (1) (Figura 11-2) contém neurônios motores, cujos axônios seguem no *nervo oculomotor (III)* e inervam os seguintes músculos extraoculares: *reto medial, reto superior, reto inferior* e *oblíquo inferior*. O núcleo do nervo oculomotor também inerva o *músculo levantador da pálpebra superior*. O *núcleo do nervo troclear* (2) via *nervo troclear (IV)* inerva o *músculo oblíquo superior*

contralateral. O *núcleo do nervo abducente* (3) via *nervo abducente (VI)* inerva o *músculo reto lateral*. O *núcleo do nervo hipoglosso* (4) dá origem aos axônios que seguem no *nervo hipoglosso (XII)* e inerva os músculos da língua (Figuras 11-2, 11-5, 11-10 e 11-12). O núcleo do nervo hipoglosso é o único dessa coluna que recebe uma projeção proveniente do córtex motor primário.

Núcleos motores branquioméricos

A coluna motora branquiomérica está deslocada anteriormente do soalho do quarto ventrículo (Figuras 11-2 e 11-3) e contém três núcleos, dos quais cada um inerva músculos estriados derivados dos arcos branquiais. O *núcleo motor do nervo trigêmeo* (1) (Figuras 11-5 e 11-8B) inerva os músculos da *mastigação via nervo trigêmeo (V)*. Esse núcleo recebe uma projeção bilateral do córtex motor. O *núcleo do nervo facial* (2) (Figuras 11-2 e 11-9) inerva os

Capítulo 11 Núcleos Motores dos Nervos Cranianos e Funções Motoras do Tronco Encefálico

músculos da expressão facial. Os axônios dos neurônios motores do nervo facial que inervam os músculos inferiores da face recebem uma projeção contralateral do córtex motor primário. Neurônios motores inervando os músculos superiores da face recebem projeções bilaterais fracas do córtex motor primário, mas projeções densas das áreas pré-motoras (Figura 11-6). O *núcleo ambíguo* (3) inerva os músculos da *faringe* e da *laringe*, predominantemente via *nervo vago (X)* e, em um grau menor, via *nervo glossofaríngeo (IX)* e raiz craniana do *nervo acessório (XI)* (Figura 11-5). O *núcleo do nervo acessório* (raiz espinal) está alinhado com o núcleo ambíguo, mas não é parte da coluna motora branquiomérica. O núcleo inerva os músculos esternocleidomastóideo e trapézio via *raiz espinal do nervo acessório* (Figuras 11-2 e 11-13B).

Núcleos autônomos

A coluna motora autônoma contém quatro núcleos (Figura 11-2). Cada núcleo contém *neurônios pré-ganglio-*

nares parassimpáticos (Figuras 11-4 e 11-7). Os *núcleos viscerais* (de Edinger-Westphal) (1) estão localizados no mesencéfalo. Seus axônios se projetam via *nervo oculomotor* para o *gânglio ciliar*, no qual os neurônios pós-ganglionares inervam os músculos constritores da íris e o músculo ciliar (ver Capítulo 12). Axônios provenientes do *núcleo salivar superior* (2) seguem no *nervo intermédio* (um ramo do *nervo facial*). Via sinapses nos gânglios pterigopalatino e submandibular, esse núcleo influencia a *glândula lacrimal* e as *glândulas da túnica mucosa do nariz*. O *núcleo salivar inferior* (3) via *nervo glossofaríngeo* faz sinapse nos neurônios pós-ganglionares situados no *gânglio ótico*. A partir daqui, neurônios pós-ganglionares inervam a *glândula parótida*. Axônios provenientes do *núcleo motor posterior do nervo vago* (4) (Figuras 11-10 e 11-13) seguem na periferia no *nervo vago* e inervam os *gânglios terminais* na maioria das vísceras torácicas e abdominais (proximais à flexura esquerda do colo).

Leituras selecionadas

Saper C, Lumsden A, Richerson GB, The sensory, motor, and reflex functions of the brain stem. In: Kandel ER, Schwartz JH, Jessell TM, Siegelbaum SA, Hudspeth AJ, eds. *Principles of Neural Science.* 5th ed. New York, NY: McGraw-Hill; in press.

Patten J. *Neurological Differential Diagnosis.* 2nd ed. London, UK: Springer-Verlag; 1996:448.

Referências

Akert K, Glickman MA, Lang W, et al. The Edinger-Westphal nucleus in the monkey: a retrograde tracer study. *Brain Res.* 1980;184:491-498.

Aviv J. The normal swallow. In: Carrau RL, ed. *Comprehensive Management of Swallowing Disorders.* San Diego, CA: Singular Publishing Group; 1999:23-29.

Broussard DL, Altschuler SM. Brainstem viscerotopic organization of afferents and efferents involved in the control of swallowing. *Am J Med.* 2000;108(Suppl 4a):79S-86S.

Chung CS, Caplan LR, Yamamoto Y, et al. Striatocapsular haemorrhage. *Brain.* 2000;123:1850-1862.

Geyer S, Matelli M, Luppino G, Zilles K. Functional neuroanatomy of the primate isocortical motor system. *Anat Embryol (Berl).* 2000;202(6):443-474.

Hamdy S, Rothwell JC. Gut feelings about recovery after stroke: the organization and reorganization of human swallowing motor cortex. *Trends Neurosci.* 1998;21:278-282.

Hamdy S, Rothwell JC, Brooks DJ, Bailey D, Aziz Q, Thompson DG. Identification of the cerebral loci processing human swallowing with $H2^{15}O$ PET activation. *J Neurophysiol.* 1999;81:1917-1926.

Han BS, Hong JH, Hong C, et al. Location of the corticospinal tract at the corona radiata in human brain. *Brain Res.* 2010;1326:75-80.

Holodny AI, Watts R, Korneinko VN, et al. Diffusion tensor tractography of the motor white matter tracts in man: current controversies and future directions. *Ann N Y Acad Sci.* 2005;1064:88-97.

Hong JH, Son SM, Jang SH. Somatotopic location of corticospinal tract at pons in human brain: a diffusion tensor tractography study. *Neuroimage.* 2010;51(3):952-955.

Humbert IA, Robbins J. Normal swallowing and functional magnetic resonance imaging: a systematic review. *Dysphagia.* 2007;22(3):266-275.

Jang SH. A review of corticospinal tract location at corona radiata and posterior limb of the internal capsule in human brain. *NeuroRehabilitation.* 2009;24(3):279-283.

Jenny AB, Saper CB. Organization of the facial nucleus and corticofacial projection in the monkey: a reconsideration of the upper motor neuron facial palsy. *Neurology.* 1987;37:930-939.

Kidder TM. Esophago/pharyngo/laryngeal interrelationships: airway protection mechanisms. *Dysphagia.* 1995;10:228-231.

Kumar A, Juhasz C, Asano E, et al. Diffusion tensor imaging study of the cortical origin and course of the corticospinal tract in healthy children. *AJNR Am J Neuroradiol.* 2009;30(10):1963-1970.

Lowey AD, Saper CB, Yamondis ND. Re-evaluation of the efferent projections of the Edinger-Westphal nucleus in the cat. *Brain Res.* 1978;141:153-159.

Martin RE, Goodyear BG, Gati JS, Menon RS. Cerebral cortical representation of automatic and volitional swallowing in humans. *J Neurophysiol.* 2001;85:938-950.

Martin RE, Sessle BJ. The role of the cerebral cortex in swallowing. *Dysphagia.* 1993;8:195-202.

Matelli M, Luppino G, Geyer S, Zilles K. Motor cortex. In: Paxinos G, Mai JK, eds. *The Human Nervous System.* London: Elsevier; 2004:975-996.

274 **Seção III** Sistemas Motores

Michou E, Hamdy S. Cortical input in control of swallowing. *Curr Opin Otolaryngol Head Neck Surg.* Jun 2009;17(3):166-171.

Miller AJ. Deglutition. *Physiol Rev.* 1982;62:129-184.

Miller AJ. The search for the central swallowing pathway: the quest for clarity. *Dysphagia.* 1993;8:185-194.

Morecraft RJ, Louie JL, Herrick JL, Stilwell-Morecraft KS. Cortical innervation of the facial nucleus in the non-human primate: a new interpretation of the effects of stroke and related subtotal brain trauma on the muscles of facial expression. *Brain.* 2001;124:176-208.

Morecraft RJ, McNeal DW, Stilwell-Morecraft KS, et al. Amygdala interconnections with the cingulate motor cortex in the rhesus monkey. *J Comp Neurol.* 2007;500(1):134-165.

Mosier KM, Liu WC, Maldjian JA, Shah R, Modi B. Lateralization of cortical function in swallowing: a functional MR imaging study. *AJNR Am J Neuroradiol.* 1999;20(8): 1520-1526.

Shaker R. Airway protective mechanisms: current concepts. *Dysphagia.* 1995;10:216-227.

Soros P, Inamoto Y, Martin RE. Functional brain imaging of swallowing: an activation likelihood estimation meta-analysis. *Hum Brain Mapp.* 2009;30(8):2426-2439.

Soros P, Lalone E, Smith R, et al. Functional MRI of oropharyngeal air-pulse stimulation. *Neuroscience.* 2008;153(4): 1300-1308.

Thompson ML, Thickbroom GW, Mastaglia FL. Corticomotor representation of the sternocleidomastoid muscle. *Brain.* 1997;120:245-255.

Törk I, McRitchie DA, Rikkard-Bell GC, Paxinos G. Autonomic regulatory centers in the medulla oblongata. In: Paxinos G, ed. *The Human Nervous System.* San Diego, CA: Academic Press; 1990:221-259.

Questões de estudo

1. Qual das afirmações a seguir melhor descreve a relação espacial entre os núcleos motores e sensoriais dos nervos cranianos no bulbo e na ponte?
   A. Núcleos motores localizam-se anteriormente aos núcleos sensoriais
   B. Núcleos motores localizam-se posteriormente aos núcleos sensoriais
   C. Núcleos motores localizam-se medialmente aos núcleos sensoriais
   D. Núcleos motores localizam-se lateralmente aos núcleos sensoriais

2. Qual das seguintes afirmações melhor descreve a diferença entre a inervação do músculo esquelético e músculo liso pelos neurônios do sistema nervoso central?
   A. Os neurônios do sistema nervoso central inervam o músculo esquelético de forma monossináptica e inervam o músculo liso de fora dissináptica via sinapse nos gânglios periféricos.
   B. Neurônios do sistema nervoso central inervam os músculos esquelético e liso de forma monossináptica
   C. Os neurônios do sistema nervoso central inervam o músculo esquelético de forma dissináptica via sinapse nos gânglios periféricos e inervam o músculo liso de forma monossináptica
   D. Os neurônios do sistema nervoso central inervam os músculos esquelético e liso de forma dissináptica via sinapse nos gânglios periféricos.

3. Após um AVE na cápsula interna, uma pessoa perde um pouco da função motora dos nervos cranianos. Tipicamente, a função perdida é expressa apenas no lado contralateral. Qual afirmação a seguir melhor explica esse padrão contralateral?
   A. Todas as projeções corticobulbares são contralaterais. Portanto, uma lesão unilateral produz déficit contralaterais.
   B. Todas as projeções corticobulbares são bilaterais, mas as projeções contralaterais são as mais fortes. Quando essas conexões fortes são eliminadas após uma lesão unilateral, ocorre o déficit contralateral.

C. Alguns núcleos motores dos nervos cranianos recebem projeções corticobulbares contralaterais, enquanto outros recebem um aprojeção bilateral. Todavia, as projeções contralaterais são as mais fortes e, quando são eliminadas após uma lesão unilateral, ocorrem os déficits contralaterais.

D. Núcleos motores dos nervos cranianos que recebem projeções corticobulbares bilaterais são protegidos contra comprometimento macroscópico após lesões corticobulbares unilaterais, enquanto aqueles que recebem apenas uma projeção corticobulbar contralateral não estão.

4. Qual das seguintes melhor indica a localização do controle muscular contralateral da face após um AVE no trato corticobulbar?
   A. Músculos superiores da face
   B. Músculos inferiores da face
   C. Músculos superiores e inferiores da face
   D. Músculos periorais e da bochecha que auxiliam a fala

5. Um AVE que afeta o trato corticobulbar produz qual dos seguintes comprometimentos dos núcleos motores do nervo trigêmeo?
   A. Fraqueza ou paralisia dos músculos contralaterais da mastigação
   B. Fraqueza ou paralisia dos músculos ipsilaterais da mastigação
   C. Fraqueza ou paralisia bilateral dos músculos da mastigação
   D. Fraqueza mínima porque o núcleo motor do nervo trigêmeo recebe inervação bilateral do trato corticobulbar

6. Qual das seguintes afirmações melhor descreve a projeção corticobulbar na cápsula interna?
   A. Axônios corticobulbares recebem suprimento arterial da artéria cerebral posterior.
   B. Axônios corticobulbares estão localizados superiormente aos axônios corticospinais.
   C. Axônios corticobulbares descem no ramo anterior da cápsula interna.
   D. Axônios corticobulbares misturam-se com axônios corticobulbares no ramo posterior da cápsula interna.

Capítulo 11 Núcleos Motores dos Nervos Cranianos e Funções Motoras do Tronco Encefálico **275**

7. Uma pessoa sofre de transtorno de desenvolvimento, no qual alguns neurônios não migram da face ventricular durante o desenvolvimento pré-natal. Se essa condição afeta os neurônios motores da face, onde você esperaria encontrar neurônios motores da face nesse paciente em comparação com uma pessoa saudável?
   A. Superior
   B. Anterior
   C. Inferior
   D. Lateral

8. Uma pessoa sofre um AVE que danifica a parte inferior do núcleo ambíguo. Que função fica mais prejudicada em consequência dessa lesão?
   A. Controle do músculo da faringe
   B. Controle do músculo da laringe
   C. Controle do músculo da língua
   D. Regulação da pressão arterial

9. Uma pessoa sofre AVE da artéria cerebelar inferior posterior (ACIP). Qual das seguintes indica um provável comprometimento motor nesse paciente?
   A. Fraqueza muscular do membro ipsilateral
   B. Fraqueza muscular do músculo ipsilateral a língua
   C. Fraqueza do músculo ipsilateral da laringe
   D. Fraqueza do músculo ipsilateral da face

10. Uma pessoa sofre uma AVE da ACIP. Qual das seguintes afirmações melhor descreve o padrão de perda sensorial nesse paciente?
    A. Perda das sensações de dor e térmicas nos membros e tronco contralaterais e parte ipsilateral da face
    B. Perda das sensações de dor e térmicas nos membros, tronco e face contralaterais
    C. Perda das sensações de dor e térmicas nos membros e tronco contralaterais e na parte ipsilateral da face, e perda de tato ipsilateral na face
    D. Perda das sensações de dor e térmicas nos membros e tronco contralaterais e parte ipsilateral da face, e perda de tato contralateral na face

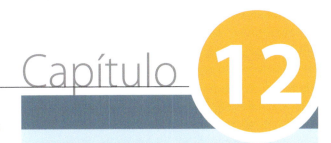

O Sistema Vestibular e os Movimentos dos Olhos

CASO CLÍNICO | Paralisia do olhar conjugado (*one-and-one half syndrome*)

Uma mulher de 30 anos desenvolveu repentinamente visão dupla que piorava quando olhava para a direita. Relatou também que era incapaz de olhar para a esquerda. No exame, quando solicitada a olhar para a esquerda os olhos continuaram fixos à frente, como havia descrito. Ela era incapaz de abduzir o olho esquerdo, e o olho direito que normalmente aduzia ao olhar para a esquerda continuou fixo à frente (Figura 12-1A). Quando solicitada a olhar para a direita, era incapaz de aduzir o olho esquerdo (Figura 12-1B).

A paciente fez uma RM que revelou uma lesão na parte média da ponte, localizada próximo da linha mediana, logo abaixo do soalho do quarto ventrículo (Figura 12-1B1). Uma RM normal é apresentada na Figura 12-1B2, e um corte corado para mielina através da ponte é mostrado na Figura 12-1B3. Além dessa lesão, a paciente apresentava lesões adicionais na substância branca. Com base nesses sinais neurológicos e radiológicos, bem como nos testes adicionais de laboratório, a paciente foi diagnosticada com esclerose múltipla.

Com base na leitura deste capítulo:

1. Interrupção de quais componentes do circuito de controle dos movimentos dos olhos nessa paciente leva à incapacidade de olhar para a esquerda?
2. Por que o olho esquerdo não aduz quando a paciente olha para a direita?

Sinais neurológicos principais e estruturas do encéfalo danificadas correspondentes

Perda da capacidade do olhar fixo para a esquerda

A lesão afetou o núcleo do nervo abducente esquerdo, danificando os neurônios motores do músculo reto lateral, paralisando desse modo o músculo.

Anatomia funcional do sistema vestibular

Uma via ascendente proveniente dos núcleos vestibulares para o tálamo é importante para percepção, orientação e postura

O sistema vestibular regula a pressão arterial em resposta às alterações na postura corporal e na gravidade

Os núcleos vestibulares possuem projeções espinais descendentes funcionalmente distintas para o controle do músculo axial

Anatomia funcional do controle do movimento dos olhos

Os neurônios motores extraoculares estão localizados em três núcleos motores dos nervos cranianos

O reflexo vestíbulo-ocular mantém a direção do olhar fixo durante o movimento da cabeça

Os movimentos voluntários dos olhos são controlados pelos neurônios presentes no lobo frontal e no córtex de associação parietal-temporal-occipital

Organização regional dos sistemas de controle dos movimentos vestibular e ocular

Órgãos sensoriais vestibulares estão localizados no interior do labirinto membranáceo

Os núcleos vestibulares possuem projeções funcionalmente distintas

Os núcleos motores extraoculares estão localizados adjacentes ao fascículo longitudinal medial na ponte e no bulbo

Neurônios parassimpáticos no mesencéfalo regulam o tamanho da pupila

O controle do movimento do olho compreende as funções integradas de muitas estruturas do tronco encefálico

O núcleo ventral posterior inferior do tálamo transmite informações vestibulares para as áreas corticais dos lobos parietal e insular

Função de múltiplas áreas do córtex cerebral no controle do movimento do olho

Resumo
Leituras selecionadas
Referências
Questões de estudo

— Continua na página seguinte

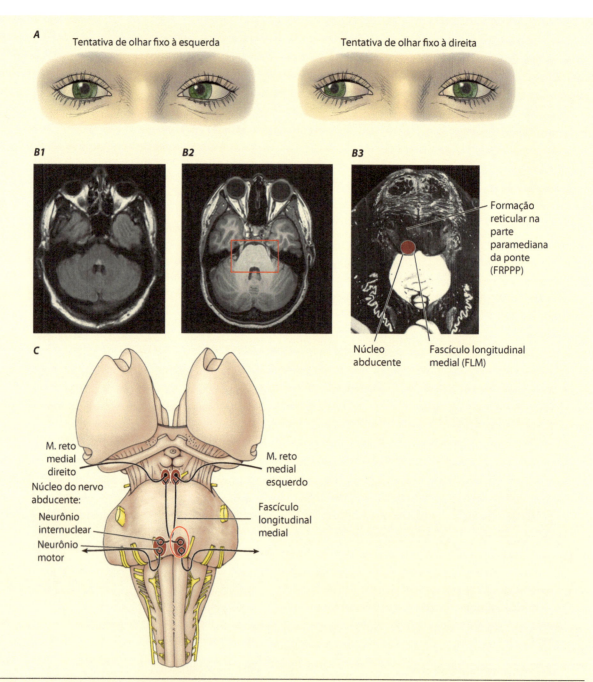

FIGURA 12-1 **Paralisia do olhar conjugado (*one-and-one half syndrome*).** (**A**) *Superior*. Posição dos olhos quando a paciente tenta olhar para a esquerda. Observa-se que ambos os olhos estão fixos à frente. *Inferior*. Posição dos olhos quando a paciente tenta olhar para a direita. O olho direito abduz, mas o esquerdo está fixo à frente; não ocorre adução do olho esquerdo. (**B**) Imagens da ponte. (**B1**) RM (imagem de recuperação de inversão atenuada por fluidos [FLAIR, de *fluid attenuated inversion recovery*)] da paciente mostrando lesão (região brilhante). (Reproduzida com permissão de Espinosa PS. Teaching NeuroImage: One-and-a-half-syndrome. *Neurology*. 2008;70[5]:e20). (**B2**) RM normal. (**B3**) Corte corado para mielina mostrando as localizações das estruturas essenciais e a localização aproximada da lesão. (**C**) Visualização anterior do tronco encefálico mostrando o circuito para olhar fixo horizontal. A elipse vermelha indica a extensão da lesão, que interrompe o núcleo do nervo abducente esquerdo e o fascículo longitudinal medial esquerdo. (**B1**, reproduzida com a permissão de Espinosa PS. Teaching NeuroImage: One-and-a-half-syndrome. *Neurology*. 2008;70[5]:e20. **B2**, cortesia do Dr. Joy Hirsch, Columbia University).

A adução do olho direito estava ausente também. Isso ocorre porque os sinais de controle muscular para olhar à esquerda se originam na parte esquerda da ponte (Figuras 12-1C e 12-7). Quando uma pessoa quer olhar para a esquerda, a formação reticular da parte paramediana da ponte, que recebe comandos provenientes do córtex, envia sinais para núcleo do nervo abducente esquerdo. Há duas classes de neurônios presentes no núcleo: neurônios motores abducentes, que inervam o músculo reto lateral, e os neurônios internucleares, que se projetam no interior do fascículo longitudinal medial (FLM) direito para comandar os neurônios motores do músculo reto medial direito contraírem o músculo reto medial para aduzir o olho direito. A lesão danifica esses neurônios, assim como os neurônios motores. Observa-se que há uma leve assimetria para o olho esquerdo, mostrando uma pequena quantidade de adução, decorrente da paralisia do músculo reto lateral esquerdo e da tração sem oposição do músculo reto medial direito intacto. Visto que a esclerose múltipla é uma condição desmielinizante inflamatória, os neurônios provavelmente não se degeneram, mas ficam funcionalmente comprometidos.

Incapacidade de aduzir o olho esquerdo ao olhar para a direita

A lesão compromete o FLM no lado esquerdo. Os neurônios internucleares provenientes do núcleo do nervo abducente oposto projetam seus axônios nesse fascículo longitudinal medial para chegarem aos neurônios motores do músculo reto medial esquerdo. Observa-se que normalmente ocorre nistagmo, uma oscilação anormal ou movimento para cima e para baixo do olho em abdução (ver Figura 12-13).

Referências

Brust JCM. *The Practice of Neural Science*. New York, NY: McGraw-Hill; 2000.

Espinosa PS. Teaching NeuroImage: one-and-a-half-syndrome. *Neurology*. 2008;70:e20.

Shintani S, Tsuruoka S, Shiigai T. One-and-a-half syndrome associated with cheirooral syndrome. *Am J Neuroradiol*. 1996;17:1482-1484.

Uesaka Y, Nose H, Ida M. The pathway of gustatory fibers in the human ascends ipsilaterally. *Neurology*. 1998;50:827.

Wall M, Shirley HW. The one-and-a-half syndrome. A unilateral disorder of the pontine tegmentum: a study of 20 cases and review of the literature. *Neurology*. 1983;33:971-980.

Durante a decolagem em um jato, uma pessoa experimenta uma função especialmente notável do sistema vestibular: percepção/sensação de aceleração corporal. Embora a percepção de sinais provenientes do sistema vestibular ocorra sob condições especiais, esse sistema opera continuamente controlando funções relativamente autônomas, como manutenção do equilíbrio quando um indivíduo está caminhando em terreno irregular, ou ajustando a pressão arterial quando levanta rapidamente. O sistema vestibular compartilha muitos circuitos e funções do tronco encefálico com os sistemas neurais para controle dos músculos extraoculares que movimentam os olhos. O movimento do olho deve ser controlado precisamente para posicionar a imagem de um objeto de interesse na fóvea, na qual a acuidade visual é melhor (ver Capítulo 7). Os sistemas vestibular e oculomotor coordenam a cabeça e os olhos durante o movimento da cabeça. Considera-se a capacidade de uma pessoa de manter o olhar fixo na face (no rosto) de um amigo em um terminal de aeroporto lotado conforme caminha na direção dele. A cabeça movimenta-se para cima e para baixo e de um lado para o outro, porém, consegue-se manter a fixação facilmente. O sistema vestibular detecta o movimento da cabeça e o sistema oculomotor realiza movimentos de compensação dos olhos para estabilizar a imagem do amigo na retina. As ações dos dois sistemas são coordenadas automaticamente pelo reflexo vestibular. Além disso, as vias motoras descendentes (ver Capítulo 10) auxiliam nessa ação ajustando a posição da cabeça e controlando os músculos do pescoço. Isso ocorre sem percepção consciente, sem conhecimento de onde fixar o olhar.

A partir de uma perspectiva clínica, os sistemas vestibular e de controle do movimento dos olhos também estão rigorosamente ligados. Uma parte importante do teste das funções integradas do tronco encefálico inclui avaliação cuidadosa da capacidade da pessoa em coordenar o movimento do olho durante o deslocamento da cabeça. A avaliação dos reflexos vestíbulo-oculares é uma parte importante do exame de paciente comatoso. Este capítulo também continua com o exame dos núcleos dos nervos cranianos, por meio dos quais emerge um conhecimento mais amplo da anatomia regional do tronco encefálico e das vias motoras descendentes. Esse conhecimento é essencial para a resolução de problemas clínicos, por exemplo, na compreensão de déficit comportamentais e na identificação do local de dano ao sistema nervoso central após um acidente vascular encefálico (AVE). Como cada um dos núcleos dos nervos cranianos possui uma função motora ou sensorial claramente identificável, os médicos conseguem testar completamente a integridade de tais funções.

Anatomia funcional do sistema vestibular

Os receptores vestibulares percebem o movimento da cabeça, tanto linear – por exemplo, aquele experimentado durante uma aceleração rápida em um elevador ou em um jato, – como angular – durante uma rotação. Esses receptores estão localizados em cinco órgãos vestibulares periféricos (Figura 12-2, detalhe): os três **canais semicircu-**

280 Seção III Sistemas Motores

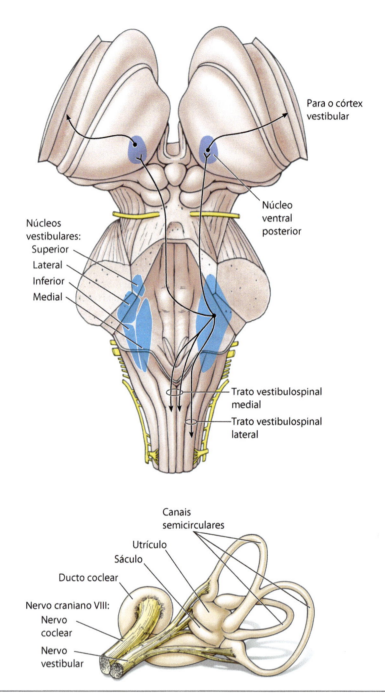

FIGURA 12-2 Visualização dorsal do tronco encefálico mostrando a organização geral do sistema vestibular. O detalhe mostra os órgãos auditivos e vestibulares periféricos.

lares, que sinalizam a aceleração angular, e o **utrículo** e o **sáculo**, que sinalizam a aceleração linear. Os receptores vestibulares são células ciliadas inervadas por neurônios bipolares, cujos corpos celulares estão localizados no **gânglio vestibular**. Os axônios desses neurônios bipolares seguem para o tronco encefálico na **divisão vestibular** do **nervo craniano VIII** e terminam nos **núcleos vestibulares**. Existem quatro núcleos vestibulares separados: inferior, medial, lateral e superior (Figura 12-2). O sistema vestibular abrange circuitos distintos que possuem as seguintes funções essenciais, cada uma das quais considerada a seguir: (1) percepção, (2) regulação da pressão arterial e (3) controle descendente dos músculo proximais e axiais. O sistema vestibular possui uma quarta função essencial no controle do movimento do olho; esta é estudada na seção seguinte, no controle do olhar fixo.

Uma via ascendente proveniente dos núcleos vestibulares para o tálamo é importante para percepção, orientação e postura

Originando-se basicamente dos núcleos vestibulares superior, medial e inferior, a via talâmica sobe bilateralmente para diversos locais no interior e em torno do **núcleo ventral posterior** (Figura 12-3B). Os três principais locais no interior dos lobos parietal e insular recebem informações vestibulares (Figura 12-3A). O córtex vestibular no (1) **córtex retroinsular** e (2) na **parte posterior** do **lobo parietal** exerce funções de percepção consciente de ativação sensorial vestibular e na percepção da orientação corporal, e orientação do mundo ao redor do indivíduo. Considera-se que, uma região distinta, (3) a **área 3a** (parte do córtex somatossensorial primário), participa na percepção da posição da cabeça em conjunto com os aferentes proprioceptivos nos músculos do pescoço (ver Capítulo 4). Cada uma dessas regiões corticais também participa no controle dos músculos proximais e postura, não diretamente como o trato corticospinal, mas por meio de conexões descendentes com os neurônios do trato vestibulospinal, um trato corticovestibulospinal indireto.

O sistema vestibular regula a pressão arterial em resposta às alterações na postura corporal e gravidade

A regulação da pressão arterial é uma resposta integrada, incluindo, basicamente, a frequência cardíaca e o controle do músculo liso vascular. Quando uma pessoa senta-se rapidamente, o sangue precisa fluir imediatamente contra a gravidade. A manutenção do fluxo sanguíneo adequado para o encéfalo é realizada por uma resposta reflexa pressora, na qual existem aumentos compensatórios na frequência cardíaca e no tônus do músculo liso vascular. Essas respostas são mediadas pela divisão autônoma do sistema nervoso (ver Capítulo 15). Quando essa resposta é inadequada, como, por exemplo, quando uma pessoa está tomando determinados medicamentos para reduzir a pressão arterial, ou diuréticos, ocorre **hipotensão ortostática**. A regulação vestibular da pressão arterial é acompanhada por meio de conexões com os centros de integração viscerais do tronco encefálico – os núcleos solitário, do nervo vago e parabraquial – que, por sua vez, regulam a função da divisão autônoma do sistema nervoso (Figura 12-3A; ver Capítulos 6 e 15).

Os núcleos vestibulares possuem projeções espinais descendentes funcionalmente distintas para o controle do músculo axial

Para controle do músculo axial, os núcleos vestibulares recebem informações basicamente do cerebelo e do córtex cerebral. Os núcleos vestibulares possuem duas projeções descendentes funcionalmente distintas para equilíbrio e coordenação dos movimentos da cabeça e dos olhos: os tratos vestibulospinais lateral e medial. Essas duas vias motoras descendentes formam a parte básica das **vias motoras descendentes mediais**. O **trato vestibulospinal lateral**, que começa no **núcleo vestibular lateral**, desce ipsilateralmente na substância branca para todos os níveis (Figura 12-3C). Essa via é decisiva para o controle da postura e equilíbrio, que inclui os músculos do pescoço, dorso, quadril e perna. Lembre-se do Capítulo 10, onde se fala que, embora um trato específico tenha uma projeção unilateral, as vias descendentes mediais exercem coletivamente uma influência bilateral no controle dos músculos axiais e proximais, porque fazem sinapse nos neurônios comissurais (ver Figura 10-16A). O **trato vestibulospinal medial**, que começa basicamente no **núcleo vestibular medial**, desce bilateralmente na substância branca, mas apenas para os segmentos cervical e torácico superior da medula espinal (Figura 12-3B). O trato vestibulospinal medial exerce uma função no controle da posição da cabeça em relação à posição do olho.

Anatomia funcional do controle do movimento dos olhos

A posição e o movimento dos olhos são controlados voluntariamente e por reflexos vestibulares. Há cinco tipos de movimentos dos olhos:

1. **Reflexos vestíbulo-oculares** utilizam informações provenientes dos canais semicirculares para compensar o movimento da cabeça, ajustando automaticamente a posição do olho para manter a direção do olhar fixo.
2. **Sacadas** são movimentos rápidos que mudam a fóvea para um objeto de interesse.
3. **Movimentos oculares de rastreio lento** são lentos e utilizados para seguir um objeto em movimento.
4. **Movimentos de vergência** (convergentes ou divergentes) asseguram que a imagem de um objeto de interesse recaia no mesmo lugar na retina de cada olho.
5. **Reflexo optocinéticos** utilizam informações visuais para suplementar os efeitos do reflexo vestíbulo-ocular.

Com exceção da vergência, todos os movimentos dos olhos são conjugados; os olhos movem-se em série na mesma velocidade e direção. Os movimentos de vergência não são conjugados; os olhos se movem em direções opostas.

Cada olho é controlado por seis músculos, que agem como três pares funcionais, com ações mecânicas antagonistas (Figura 12-4A). Os músculos retos lateral e medial movem o olho horizontalmente, abduzindo (olhando para longe do nariz) e aduzindo (olhando em direção ao nariz), respectivamente. Os músculos retos

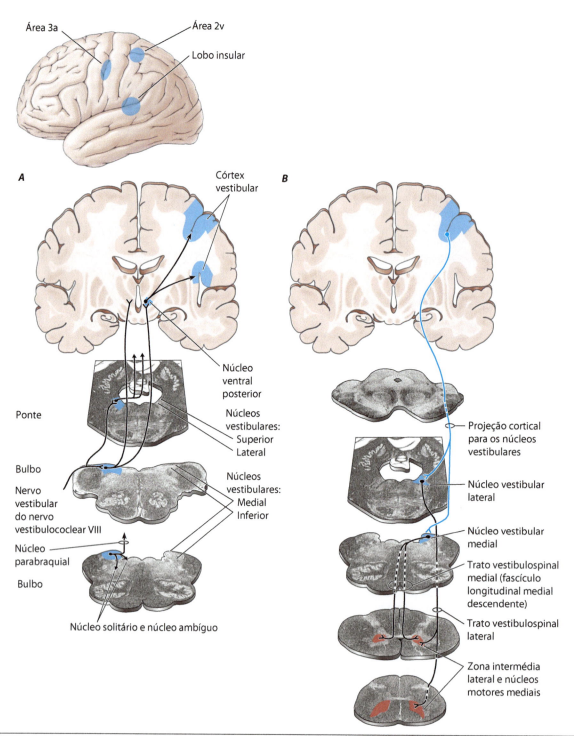

FIGURA 12-3 (**A**) Organização geral do sistema vestibular revelada em corte transversal em diferentes níveis do tronco encefálico e corte coronal pelo diencéfalo e hemisférios cerebrais. (**B**) Os tratos vestibulospinais medial e lateral juntos com a projeção corticovestibular descendente. O detalhe é uma visualização lateral do hemisfério cerebral mostrando as localizações das três áreas básicas que recebem influxos vestibulares provenientes do tálamo.

superior e inferior elevam e abaixam o olho, sobretudo quando o olho é abduzido (na adução). Finalmente, os músculos oblíquos superior e inferior abaixam e elevam o olho, em especial quando o olho é aduzido (na abdução). Outras ações dos músculos extraoculares são indicadas na Figura 12-4B.

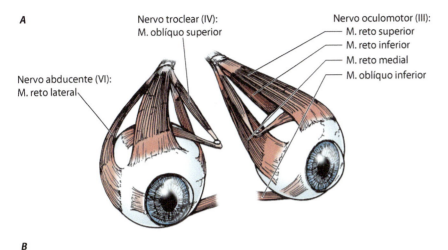

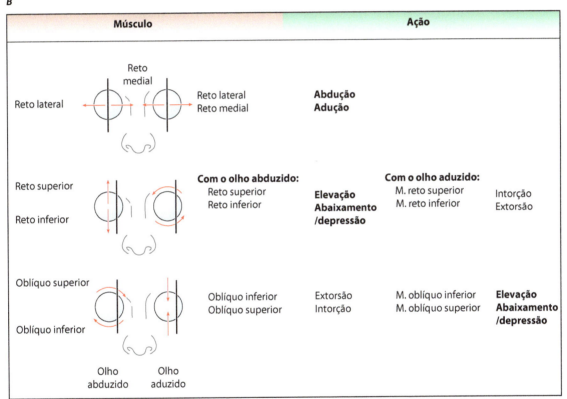

FIGURA 12-4 (**A**) Os dois olhos com os diversos músculos extraoculares e seus padrões de inervação. O músculo levantador das pálpebras inervado pelo nervo craniano (III) não é mostrado. Os músculos extraoculares de ambos os olhos agem como três pares funcionais. Os músculos retos lateral e medial movem os olhos horizontalmente. Os músculos retos superior e inferior elevam e abaixam os olhos, respectivamente (em especial quando o olho é abduzido). Finalmente, os músculos oblíquos superior e inferior elevam e abaixam os olhos, em uma amplitude maior quando os olhos são aduzidos. (**B**) As ações mecânicas dos músculos extraoculares.

Os neurônios motores extraoculares estão localizados em três núcleos motores dos nervos cranianos

O **núcleo do nervo oculomotor** contribui com a maioria dos axônios do **nervo oculomotor (III)**, que deixa a parte superior do mesencéfalo.

O núcleo do nervo oculomotor (Figura 12-5) inerva de quatro a seis músculos extraoculares: **reto medial, reto inferior, reto superior** e **oblíquo inferior** (Figura 12-4). Esse núcleo também inerva o **músculo levantador da pálpebra superior**. (Um contingente dos axônios da divisão autônoma do sistema nervoso segue no nervo oculomotor para inervar músculo liso; ver Capítulo 15.)

284 Seção III Sistemas Motores

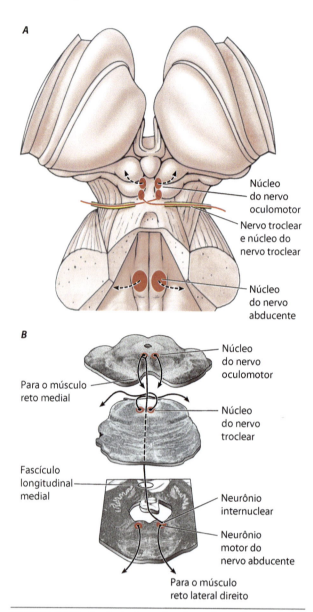

FIGURA 12-5 Controle dos músculos extraoculares. (**A**) Visualização da parte posterior do tronco encefálico mostrando as localizações dos núcleos dos nervos oculomotor, troclear e abducente e representando o trajeto do nervo troclear no interior do tronco encefálico. (**B**) Cortes transversais pelos núcleos dos nervos oculomotor, troclear e abducente. Axônio do neurônio internuclear segue no fascículo longitudinal medial contralateral.

Os outros dois núcleos motores extraoculares são os núcleos dos nervos troclear e abducente (Figura 12-5). Neurônios motores no **núcleo do nervo troclear** dão origem a fibras no **nervo troclear (IV)**, que inervam o **músculo oblíquo superior** (Figura 12-4). Esse nervo craniano é o único que deixa a face dorsal do tronco encefálico. O nervo troclear é mais diferenciado porque todos os seus axônios sofrem **decussação** no interior do sistema nervoso central. O **núcleo do nervo abducente** (Figura 12-5) con-

tém os neurônios motores que projetam seus axônios para a periferia por meio do **nervo abducente (VI)**. Os neurônios motores abducentes inervam o **músculo reto lateral** (Figura 12-4). Diferentemente dos outros neurônios motores dos nervos cranianos e espinais, os neurônios motores extraoculares não são controlados pelo córtex motor primário.

O reflexo vestíbulo-ocular mantém a direção do olhar fixo durante movimento da cabeça

É possível manter uma fixação estável em um objeto durante o movimento da cabeça, porque o sistema vestibular gera sinais de controle dos movimentos dos olhos que compensam os movimentos da cabeça. Por exemplo, o movimento horizontal da cabeça dirigido para a direita produz movimento conjugado dos olhos dirigido para a esquerda (Figura 12-6A). Este movimento é produzido pela excitação dos neurônios motores do músculo reto lateral esquerdo e pelos neurônios motores do músculo reto medial direito. Os neurônios motores dos músculos retos lateral e medial são ativados diretamente pelos neurônios vestibulares (Figura 12-6B), demonstrando a importância do controle automático do movimento dos olhos pelo movimento da cabeça. Além disso, os neurônios motores do músculo reto medial são ativados indiretamente pelos neurônios internucleares situados no núcleo do nervo abducente esquerdo (Figura 12-6B, linha fina). Embora não seja mostrado na Figura 12-6B, o circuito para controle vestibular também garante que a ação mecânica do músculo que move o olho, denominado músculo agonista, não seja impedida pela contração dos músculos antagonistas (os músculos cuja ação mecânica é oposta àquela do músculo agonista). Esse processo ocorre por meio de conexões inibidoras com os neurônios motores dos músculos antagonistas. Por exemplo, quando os neurônios motores do músculo reto lateral esquerdo são excitados, os neurônios motores do músculo reto medial esquerdo são inibidos.

Os movimentos voluntários dos olhos são controlados pelos neurônios presentes no lobo frontal e no córtex de associação parietal-temporal-occipital

Movimentos oculares rápidos (sacadas) são provocados pelos neurônios presentes no **campo de visão frontal**, uma parte da área citoarquitetônica 8 (ver Figura 2-19). Esse território cortical recebe influxos subcorticais provenientes dos núcleos da base e do cerebelo, transmitidos via neurônios do tálamo. O campo de visão frontal se projeta para o **colículo superior** (Figura 12-7A). Os axônios desses neurônios de projeção do lobo frontal descem no interior do **ramo anterior** e do **joelho da cápsula interna** em direção ao tronco encefálico. Os neurônios do colículo superior, por sua vez, se projetam para regiões distintas da formação reticular na ponte e no mesencéfalo que controlam diretamente as sacadas por meio de suas conexões monossinápticas para os neurônios motores extraoculares. Os campos de visão frontais também se projetam diretamente para es-

Capítulo 12   O Sistema Vestibular e os Movimentos dos Olhos   **285**

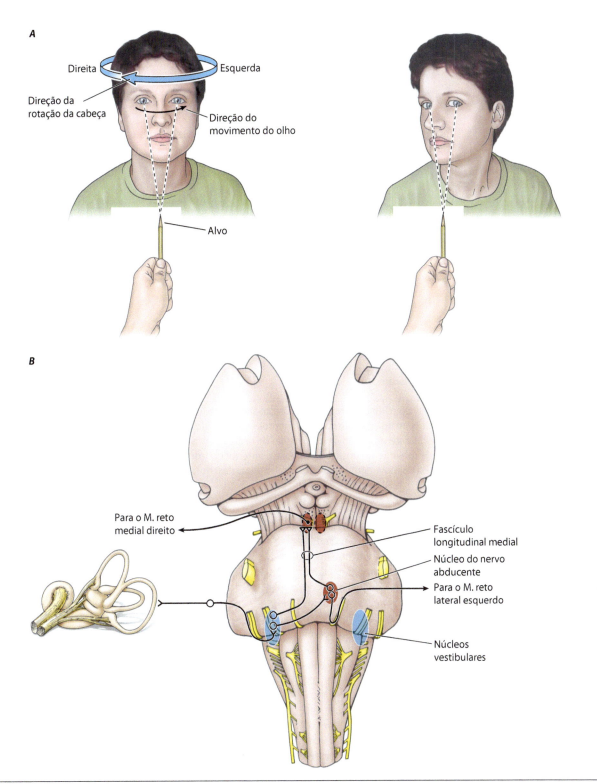

FIGURA 12-6   Reflexo vestíbulo-ocular. (**A**) Quando a cabeça gira para a direita, os olhos compensam o movimento girando a mesma extensão para a esquerda. (**B**) Visualização anterior do tronco encefálico, diencéfalo e núcleos da base mostrando o circuito para o reflexo vestíbulo-ocular no momento do giro da cabeça para a direita.

286 Seção III Sistemas Motores

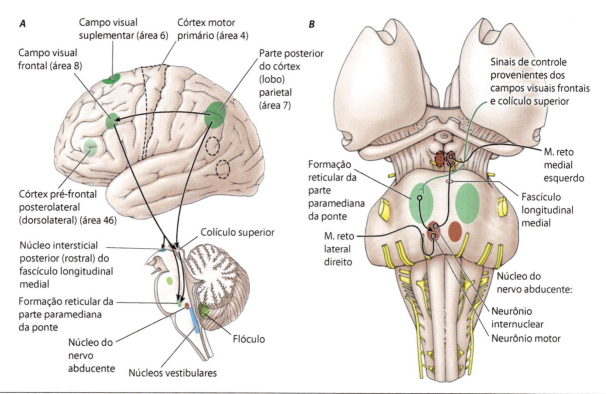

FIGURA 12-7 (**A**) Visualização lateral do córtex cerebral e visualização sagital média do tronco encefálico mostram a localização aproximada das estruturas que participam no controle dos movimentos sacádicos dos olhos. As áreas temporais média e superior média (elipses tracejadas) são parte do sistema de movimento ocular de rastreio lento e descritas na Figura 12-8. O córtex motor primário não participa do controle de movimento dos olhos. (**B**) A face anterior do tronco encefálico, diencéfalo e núcleos da base mostrando os circuitos para produção de movimentos oculares rápidos (sacadas) horizontais conjugados à direita.

sas duas zonas de formação reticular. Para o controle das sacadas, os campos visuais frontais se projetam para neurônios situados na **formação reticular da parte paramediana da ponte** (Figura 12-7A, B). Esses neurônios processam sinais de controle e, por sua vez, se projetam para o núcleo do nervo abducente. O núcleo abducente é mais do que um núcleo motor, porque, além de conter os neurônios motores do músculo reto lateral, também contém **neurônios internucleares** (Figura 12-7B). Sinais provenientes da formação reticular na parte paramediana da ponte provocam sacadas horizontais, excitando diretamente os neurônios motores do músculo reto lateral presentes no núcleo do nervo abducente e, via neurônios internucleares, excitando indiretamente os neurônios motores do músculo reto medial, presentes no núcleo do nervo oculomotor. Para os movimentos oculares rápidos verticais, os campos visuais frontais se projetam para o "**núcleo intersticial superior**" do **fascículo longitudinal medial** na formação reticular do mesencéfalo (Figura 12-7A). Os neurônios nesse núcleo coordenam os músculos que produzem movimentos oculares verticais (Figura 12-5B). Uma parte do "**lobo parietal posterior**", no interior da área 7, participa na geração de movimentos oculares rápidos (sacadas) por meio de sua função na atenção visual: é preciso primeiro prestar atenção a um estímulo antes de observá-lo. Essa região se pro-

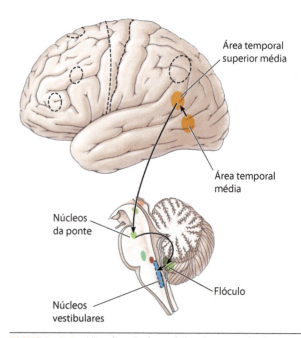

FIGURA 12-8 Visualização lateral do córtex cerebral e visualização sagital média do tronco encefálico mostram a localização aproximada das estruturas que participam no controle dos movimentos oculares de rastreio lento.

jeta por meio do **ramo posterior da cápsula interna** para o colículo superior.

Movimentos oculares de rastreio lentos possuem um circuito de controle notavelmente distinto, um que inclui **áreas visuais corticais** de ordem superior para calcular a velocidade do alvo em movimento, e o **cerebelo** (Figura 12-8). O controle cortical dos movimentos oculares de rastreio lento começa nas áreas visuais temporais média (também denominadas V5) e superior média (ver Figura 7-15). A partir do córtex, axônios descem no ramo posterior da cápsula interna para estimular um circuito no tronco encefálico e no cerebelo, incluindo os **núcleos da ponte**, o **flóculo** (uma parte do cerebelo; ver Capítulo 13) e os **núcleos vestibulares** (Figura 12-8). Todos os três núcleos extraoculares recebem influxos provenientes dos núcleos vestibulares; os axônios vestibulares seguem no **fascículo longitudinal medial** (FLM). Os axônios no FLM que se originam dos núcleos vestibulares também são especialmente importantes na estabilização da posição dos olhos quando a cabeça é movida (ver seção seguinte). Enquanto o campo visual frontal é essencial para a geração dos movimentos oculares rápidos, também participa nos movimentos oculares de rastreio lento.

Organização regional dos sistemas de controle dos movimentos vestibular e ocular

Órgãos sensoriais vestibulares estão contidos no interior do labirinto membranáceo

O labirinto membranáceo é preenchido com **endolinfa**, um líquido extracelular com conteúdos iônicos semelhante ao líquido intracelular: uma alta concentração de potássio e uma baixa concentração de sódio (ver Capítulo 8). Células receptoras vestibulares são células ciliadas, como os receptores auditivos, localizadas em regiões especializadas dos canais semicirculares (denominadas ampolas) (Figura 12-9, detalhe) e do sáculo e utrículo (denominadas máculas). As células ciliadas dos canais semicirculares são recobertas por uma massa gelatinosa (denominada cúpula), na qual os estereocílios estão engastados. Movimento angular da cabeça induz a endolinfa no interior dos canais a fluir, deslocando a massa gelatinosa que, por sua vez, deflete os estereocílios das células ciliadas. As células ciliadas apresentam também um revestimento gelatinoso nas máculas do sáculo e do utrículo. Cristais de carbonato de cálcio engastados na gelatina repousam nos estereocílios. A aceleração linear faz os cristais deformarem a massa gelatinosa, defletindo dessa forma os estereocílios. O sáculo e o utrículo são algumas vezes chamados de **órgãos otolíticos**, porque otólito é o termo para cristais de carbonato de cálcio. Os canais semicirculares, utrículo e sáculo possuem, cada um, uma orientação diferente com relação à cabeça, conferindo dessa forma sensibilidade seletiva para o movimento da cabeça em diferentes direções. A **vertigem posicional benigna** é uma condição na qual os cristais de cálcio se movem livremente no interior dos canais semicirculares. A mudança de posição da cabeça faz os cristais estimularem de forma aberrante as células ciliadas, provocando, assim, vertigem.

As células ciliadas vestibulares são inervadas pelos processos periféricos dos neurônios bipolares vestibulares, cujos corpos celulares estão localizados no **gânglio vestibular**. Os processos centrais desses neurônios bipolares, que formam a **divisão vestibular** do **nervo craniano VIII**, seguem junto com a divisão coclear e entram no tronco encefálico na junção pontomedular lateral (ver Figura AI-6). Alguns axônios vestibulares se projetam diretamente para o cerebelo (ver Capítulo 13). Na reali-

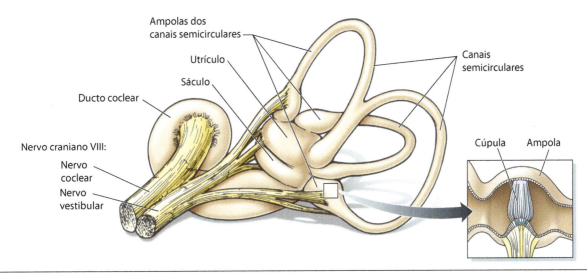

FIGURA 12-9 Organização do sistema vestibular periférico. O detalhe mostra a ampola de um canal semicircular.

288 Seção III Sistemas Motores

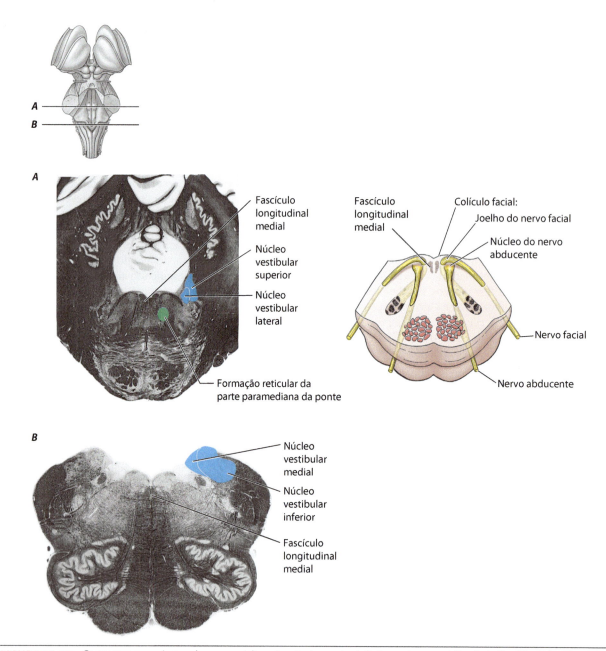

FIGURA 12-10 Cortes transversais corados para mielina através das partes inferiores da ponte (**A**) e do bulbo (**B**). O detalhe direita mostra o trajeto tridimensional dos nervos facial e abducente na ponte. O detalhe superior mostra os planos de corte. (**Detalhe superior à direita**, adaptado de William PL, Warwick R. *Funcional Neuroanatomy of Man*. Philadelphia, PA: W. B. Saunders, 1975).

dade, os neurônios sensoriais vestibulares são os únicos neurônios sensoriais primários que possuem esse acesso privilegiado ao cerebelo, em virtude da função especial do sistema vestibular no controle dos movimentos dos olhos, membros e tronco.

Os núcleos vestibulares possuem projeções funcionalmente distintas

Os núcleos vestibulares (Figura 12-10) ocupam o soalho do quarto ventrículo, na parte posterolateral do bulbo e da ponte (Figura 12-2). Esta região é denominada **ângulo cerebelopontino**. A **artéria cerebelar inferior posterior (ACIP)** fornece sangue aos núcleos vestibulares (ver Capítulo 4). A oclusão dessa artéria produz **vertigem**, uma ilusão de movimento – geralmente de rotação – do paciente ou do ambiente. Os núcleos vestibulares possuem interconexões intrínsecas extensas com componentes do complexo nuclear no mesmo lado e nos lados opostos que são importantes no processamento básico dos sinais vestibulares. O **núcleo vestibular lateral** (também denominado **núcleo de Deiter**) dá origem ao

Capítulo 12 O Sistema Vestibular e os Movimentos dos Olhos 289

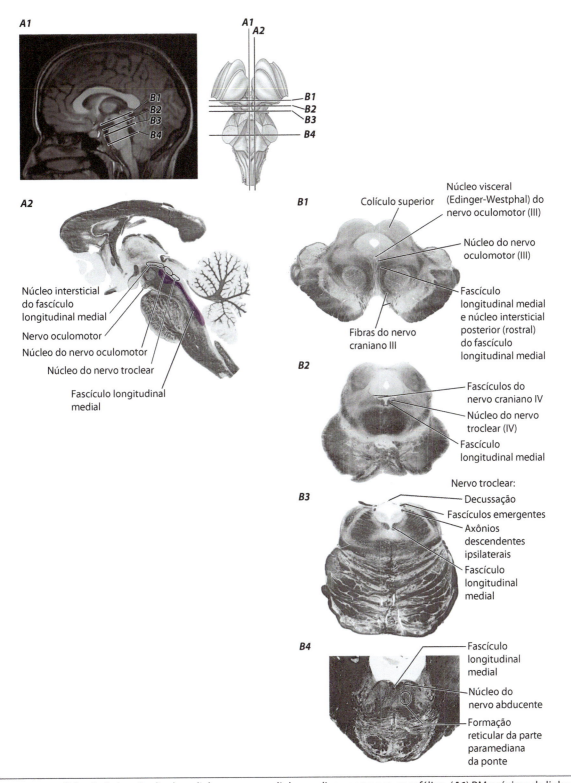

FIGURA 12-11 O fascículo longitudinal medial segue para a linha mediana no tronco encefálico. (**A1**) RM próxima da linha mediana mostrando os planos de cortes transversais corados para mielina. (**A2**) Corte sagital médio corado para mielina correspondendo exatamente à RM. (**B**) Cortes através da parte superior do mesencéfalo (**B1**), parte inferior do mesencéfalo (**B2**), junção do mesencéfalo-ponte (**B3**) e ponte (**B4**).

Seção III Sistemas Motores

trato vestibulospinal lateral, importante na manutenção do equilíbrio. O **núcleo vestibular medial**, com uma contribuição menor proveniente dos **núcleos vestibulares superior** e **inferior**, dá origem ao **trato vestibulospinal medial**, para o controle da cabeça e do pescoço. Os núcleos vestibulares inferior, superior e medial, menos o lateral, também dão origem às projeções ascendentes bilaterais para o tálamo. Os **núcleos vestibulares** também participam na estabilização do reflexo dos movimentos do olho, o **reflexo vestíbulo-ocular** (Figura 12-6). Os axônios vestibulares que se projetam para os núcleos motores extraoculares seguem no FLM (Figuras 12-10 e 12-11). Junto com o cerebelo, os núcleos vestibulares ajudam a organizar uma reposta pressórica sanguínea para alterações nas forças da gravidade que atuam no sistema circulatório.

Os núcleos motores extraoculares estão localizados adjacentes ao fascículo longitudinal medial na ponte e no bulbo

O FLM é uma via mielinizada que corre próximo da linha mediana e abaixo do quarto ventrículo e aqueduto do mesencéfalo por quase todo o tronco encefálico. Na ponte e no bulbo, está intimamente associado com os núcleos motores extraoculares: os núcleos dos nervos abducente, troclear e oculomotor. O trajeto superoinferior do FLM é visto em um corte parassagital corado para mielina próxima da linha mediana (Figura 12-11A2).

Lesão do núcleo do nervo oculomotor produz uma posição para baixo e para fora do olho

O núcleo do nervo oculomotor (Figura 12-11B1) inerva os músculos retos medial, inferior e superior; o músculo oblíquo inferior; e o músculo levantador da pálpebra superior. Os axônios motores seguem no nervo oculomotor, fazendo um trajeto pelo núcleo rubro e pela base do pedúnculo a caminho de deixar a fossa interpeduncular (Figura 12-12B). Dano ao nervo oculomotor produz uma posição de repouso do olho "para baixo e para fora" ipsilateralmente, resultante de ações sem oposição dos músculo reto lateral (produzindo a posição para fora) e do músculo oblíquo superior (produzindo a posição para baixo).

Existem três outros centros de controle do movimento do olho importantes no mesencéfalo. O primeiro é o **colículo superior**, essencial para o controle dos movimentos sacádicos do olho (Figura 12-11B1). Recebendo influxos diretamente dos centros de controle corticais do movimento do olho, nos lobos parietal e frontal (Figura 12-7A), os neurônios nas fibras profundas do colículo superior se projetam para a formação reticular da parte paramediana da ponte (para controle dos movimentos oculares rápidos [sacadas]) e para o **núcleo intersticial do FLM** (Figuras 12-11B1 e 12-12A), o segundo centro de controle no mesencéfalo. Esse núcleo organiza os movimentos verticais do olho por meio de conexões com os núcleos dos nervos

oculomotor e troclear. O terceiro centro de integração é o **núcleo dorsal** (**núcleo intersticial de Cajal**) (ver Figura AII-15). Esse núcleo ajuda a coordenar os movimentos da cabeça e do olho, especialmente os movimentos verticais e torcionais. Esse núcleo contém neurônios que projetam axônios para a medula espinal (denominada trato interstíciospinal), para o controle muscular axial e para o núcleo (interstícial de Cajal contralateral (via comissura posterior), para coordenação do olho e controle muscular axial bilateralmente.

O conhecimento da anatomia regional do mesencéfalo é clinicamente importante, porque um dano à parte anterior do mesencéfalo produz um conjunto complexo de déficits neurológicos que interrompem o controle do movimento do olho, a função do músculo facial e os movimentos dos membros. Ramos da **artéria cerebral posterior** suprem a parte anterior e, quando esses ramos ficam obstruídos, o núcleo do nervo oculomotor, o terceiro nervo, e a **base do pedúnculo** são afetados. Além de produzir a posição "para baixo e para fora" do olho, em virtude da participação do terceiro nervo, a lesão resulta em fraqueza do membro e do músculo facial inferior no lado contralateral, em consequência da inclusão dos tratos corticospinal e corticobulbar na base do pedúnculo. Tremor do membro também ocorre em decorrência de dano ao núcleo rubro (ver Figura 10-11) e aos axônios circunvizinhos que conectam o núcleo rubro ao cerebelo.

O núcleo do nervo troclear está localizado na parte inferior do mesencéfalo

Os neurônios motores trocleares, encontrados no **núcleo do nervo troclear** (Figura 12-11B2), inervam o **músculo oblíquo superior** contralateral a sua origem. O núcleo está localizado na parte inferior do mesencéfalo, no nível do colículo inferior, aninhando com o fascículo longitudinal medial. Os axônios motores trocleares seguem inferiormente ao longo da margem lateral do aqueduto do mesencéfalo e do quarto ventrículo, na **substância cinzenta central**. Os axônios sofrem decussação na parte superior da ponte (Figura 12-5A), dorsal ao aqueduto do mesencéfalo, e emergem da face posterior do tronco encefálico (Figura 12-5B). Lesão do nervo troclear paralisa o músculo oblíquo superior, resultando em ligeira rotação do olho para fora (rotação externa) (ou extorsão) em razão da ação sem oposição do músculo oblíquo inferior. O olho se eleva ligeiramente em consequência da ação sem oposição do músculo reto superior. Um paciente com essa lesão compensa inclinando a cabeça para longe do lado do músculo paralisado.

O núcleo do nervo abducente está localizado na ponte

O **núcleo do nervo abducente** (Figura 12-11B4) contém os neurônios motores que inervam o **músculo reto lateral**. O núcleo está localizado imediatamente abaixo

Capítulo 12 O Sistema Vestibular e os Movimentos dos Olhos 291

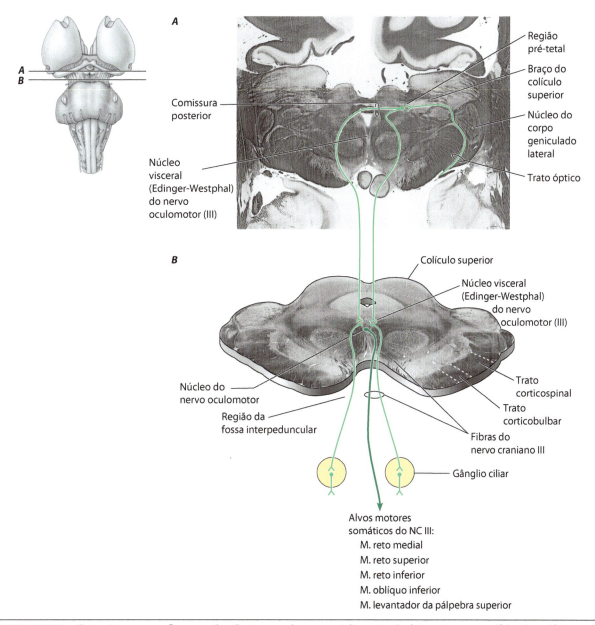

FIGURA 12-12 O circuito para o reflexo pupilar. Cortes corados para mielina através da junção mesencéfalo-diencéfalo (**A**) e parte superior do mesencéfalo (**B**). Sinais provenientes do nervo óptico são transmitidos para neurônios nos núcleos pré-tetais no nível da junção mesencéfalo-diencéfalo. Os núcleos pré-tetais se projetam bilateralmente para os neurônios pré-ganglionares parassimpáticos nos núcleos viscerais (de Edinger-Westphal). A conexão seguinte no circuito é nos gânglios ciliares, nos quais os neurônios pós-ganglionares parassimpáticos estão localizados. Esses neurônios inervam o músculo liso no olho. A seta verde-escuro é uma lembrança de que os neurônios motores somáticos estão localizados no núcleo do nervo oculomotor que inerva o músculo listado. O detalhe mostra planos de corte em **A** e **B**.

do soalho do quarto ventrículo e é parcialmente envolvido pelos axônios motores faciais a caminho da periferia (Figura 12-10A, detalhe). As fibras do nervo abducente seguem em direção à face anterior do tronco encefálico e deixam a ponte na junção pontomedular, medial ao nervo facial. Lesão ao nervo abducente paralisa o músculo reto lateral ipsilateral e resulta em incapacidade de abduzir aquele olho.

Neurônios parassimpáticos no mesencéfalo regulam o tamanho da pupila

Os núcleos viscerais (Edinger-Westphal) mediam dois reflexos: a constrição da pupila em resposta à luz e a constrição da pupila junto com a acomodação da lente em resposta à focalização de perto. O **reflexo pupilar** é a constrição da pupila que ocorre quando a luz atinge a retina. Influxos visuais provenientes da retina passam, via **braço do colículo superior**, diretamente para o **núcleo pré-tetal** (Figura 12-12). Os núcleos pré-tetais se projetam bilateralmente para os núcleos viscerais (Edinger-Westphal), que contêm neurônios pré-ganglionares parassimpáticos; axônios pré-tetais cruzam para o lado contralateral na **comissura posterior**. Axônios dos núcleos viscerais (Edinger-Westphal) seguem com as fibras do nervo oculomotor em sua via para fazerem sinapse no **gânglio ciliar**, na periferia. Daqui, os neurônios pós-ganglionares inervam os músculos constritores da íris. A projeção bilateral dos neurônios pré-tetais para os neurônios pré-ganglionares parassimpáticos nos núcleos viscerais (Edinger-Westphal) garante que a iluminação de um olho provoque a constrição da pupila no lado ipsilateral (resposta direta no olho iluminado), assim como no lado contralateral (resposta consensual). Reflexos pupilares são um componente importante da avaliação da função do tronco encefálico durante exame clínico, incluindo o exame de paciente comatoso.

A **dilatação pupilar** é mediada pela inibição do circuito para constrição pupilar ou pelo controle separado da íris pelo componente simpático da divisão autônoma do sistema nervoso (ver Capítulo 15). As fibras do músculo dilatador da pupila unem-se ao terceiro nervo próximo do olho. Como consequência dessa organização, dano às fibras que deixam o terceiro nervo, como, por exemplo, pela oclusão de um ramo da artéria cerebral posterior, preserva as fibras dilatadoras. Essa lesão produz dilatação pupilar em virtude da ação sem oposição das fibras dilatadoras da pupila da parte simpática do sistema nervoso, que são preservadas pela lesão.

Neurônios pré-ganglionares parassimpáticos nos núcleos viscerais (Edinger-Westphal) do mesencéfalo participam em um segundo reflexo visual, o **reflexo de acomodação**, o aumento na curvatura da lente que ocorre durante a visão a curta distância. Esse reflexo é normalmente parte da **reação acomodação-convergência**, uma resposta complexa que prepara os olhos para a visão a curta distância, aumentando a curvatura da lente, constringindo as pupilas e coordenando a convergência dos olhos. Essas respostas compreendem as ações integradas das áreas visuais do lobo occipital, junto com os neurônios motores presentes no núcleo do nervo oculomotor que inerva os músculos extraoculares e os neurônios pré-ganglionares parassimpáticos. A patologia da parte central do sistema nervoso distingue diferentes componentes dos reflexos visuais. Por exemplo, na neurossífilis, a reação de acomodação é preservada, mas o reflexo pupilar é prejudicado. Pacientes com essa condição apresentam um sinal neurológico clássico, as **pupilas de Argyll Robertson**: as pupilas são pequenas e não reativas à luz, mas diminuem quando o paciente realiza a acomodação da lente. Partes distintas do mesencéfalo são supridas pelas artérias centrais posteromediais, artérias circunferenciais curtas e "artérias circunferenciais longas" (ver Figura 4-4B1).

A ação do músculo levantador da pálpebra superior é auxiliada pelo **músculo tarsal**, um músculo liso sujeito ao controle do sistema nervoso simpático. Condições que comprometem as funções do sistema nervoso simpático (ver Capítulo 15) produzem uma queda branda da pálpebra (pseudoptose), resultante da fraqueza do músculo tarsal. A ptose verdadeira é produzida pela fraqueza do músculo levantador da pálpebra superior, o principal elevador da pálpebra. Esse efeito resulta das lesões ao terceiro nervo ou de doenças neuromusculares, como miastenia grave, uma doença autoimune que ataca a junção neuromuscular.

O controle do movimento do olho compreende as funções integradas de muitas estruturas do tronco encefálico

Como estudado anteriormente, os movimentos horizontais do olho são controlados por sinais provenientes dos campos visuais frontais e do colículo superior para a formação reticular da parte paramediana da ponte que coordenam as ações dos músculos retos lateral e medial. Esses circuitos são bem compreendidos, tanto que lesões em locais diferentes explicam o déficit de controle do movimento horizontal do olho em seres humanos (Figura 12-13). Uma lesão no nervo abducente produz paralisia do **músculo reto lateral** ipsilateral, evitando, dessa forma, a abdução ocular no mesmo lado (Figura 12-13, lesão 1). A ação sem oposição do músculo reto medial algumas vezes provoca a abdução do olho afetado em repouso (não mostrado na figura).

Déficits após lesão ao nervo abducente diferem daqueles após lesão ao núcleo do nervo abducente (Figura 12-13, lesão 2). Assim como ocorre com a lesão do nervo, o olho ipsilateral não é abduzido em virtude da destruição dos neurônios motores do músculo reto lateral. Aqui, também, a posição de repouso do olho pode ser abduzida em virtude da ação sem oposição do músculo reto medial. A lesão nuclear apresenta um segundo efeito: o paciente não consegue contrair o **músculo reto medial contralateral** no olhar fixo horizontal na mesma direção que o lado da lesão. Por essa razão, o paciente não consegue olhar fixo no lado da lesão. Isso é chamado de **paralisia do olhar fixo lateral**, e ocorre porque a lesão também destrói os **neurônios internucleares** que coordenam os músculos retos lateral e medial (Figura 12-7B).

Uma lesão mais superior do fascículo longitudinal medial, que preserva os neurônios motores do músculo reto lateral, mas danifica os axônios dos neurônios internucleares, produz **oftalmoplegia internuclear** (Figura 12-13, lesão 3; no nível da ponte na Figura 12-11B3). Essa lesão é caracterizada, no olhar fixo lateral para longe do lado da lesão do fascículo longitudinal medial, pela ausência (ou redução) da capacidade de contrair o músculo reto medial ipsilateral e, assim, aduzir aquele olho.

Para lesões nos locais 2 e 3 (Figura 12-13), uma maneira inteligente de verificar que o músculo reto medial

Capítulo 12 O Sistema Vestibular e os Movimentos dos Olhos   **293**

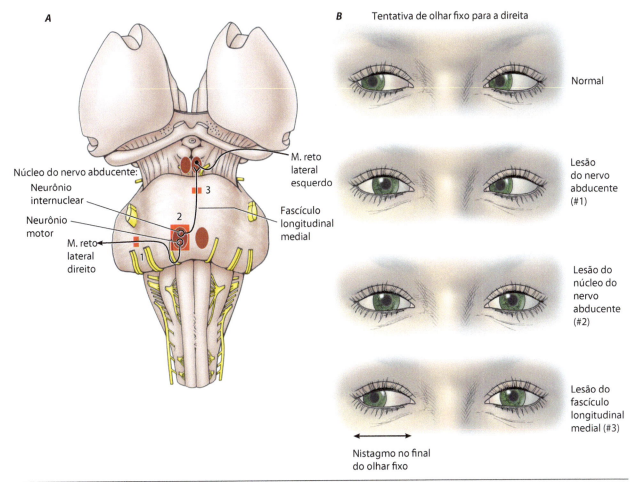

FIGURA 12-13   Mecanismos do tronco encefálico para controle dos movimentos oculares sacádicos horizontais. (**A**) Circuito para coordenação dos movimentos oculares rápidos horizontais. Os blocos vermelhos indicam locais de lesão produzindo déficit de movimento ocular mostrado em **B**. (**B**) Os quatro pares de olhos ilustram a posição dos olhos quando se pede a um indivíduo para olhar para a direita: (fileira de cima para baixo) controle normal dos olhos, com uma lesão ao nervo abducente direito (lesão 1), com uma lesão ao núcleo do nervo abducente (lesão 2) e com uma lesão ao fascículo longitudinal medial esquerdo (lesão 3).

afetado não está paralisado é demonstrar que o paciente consegue convergir ambos os olhos para visualizar um objeto em uma distância próxima. Esse movimento ocular requer a ativação de ambos os músculos retos mediais. Os mecanismos neurais que coordenam a convergência compreendem os centros de integração do **córtex visual** e do **mesencéfalo**, não as células internucleares do núcleo do nervo abducente.

O núcleo ventral posterior inferior do tálamo transmite informações vestibulares para as áreas corticais dos lobos parietal e insular

Os núcleos vestibulares se projetam bilateralmente para o tálamo. Essa projeção ascendente origina-se basicamente dos núcleos vestibulares medial, inferior e superior. Diferentemente dos sistemas somatossensorial e auditivo, não há um trato único por meio do qual a projeção vestibular ascendente segue. Algumas fibras seguem no fascículo longitudinal medial, algumas no lemnisco medial e outras espalhadas na substância cinzenta do tronco encefálico. O principal alvo talâmico da projeção vestibular ascendente é o **núcleo ventral posterior** (Figuras 12-2, 12-3B e 12-14). Embora esse núcleo seja conhecido como um relé somatossensorial, atua em outras funções. A região superior do núcleo, adjacente ao núcleo ventral lateral (para controle motor; ver Capítulo 10), recebe influxos vestibulares e projeta-se até a área 3a do córtex somatossensorial, para integrar informações vestibulares proprioceptivas. Partes mais dorsais e posteriores do núcleo, e dos núcleos adjacentes, também recebem informações vestibulares, mas projetam-se para a parte posterior do lobo parietal e do córtex retroinsular, uma região próxima do final posterior da fissura lateral (Figura 12-14). Parece não haver um único córtex vestibular "primário", como algumas das outras modalidades sensoriais. Ao contrário, as áreas corticais

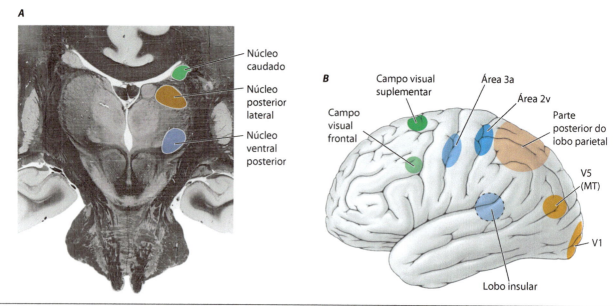

FIGURA 12-14 (**A**) Corte coronal corado para mielina através dos núcleos ventral posterior lateral, posterior lateral e caudado. Cada um desses núcleos exerce uma função no controle do movimento do olho. (**B**) Centros vestibular cortical e motor ocular no córtex cerebral.

vestibulares são interligadas para formar uma rede que integra os influxos vestibulares com união de informações proprioceptivas como postura, orientação e percepção (p. ex., aceleração, vertigem). Muitas dessas áreas têm projeções descendentes para os núcleos vestibulares que, por sua vez, se projetam à medula espinal para controlar os músculos axiais e proximais. A organização desse sistema – corticovestibulospinal – é semelhante a das vias corticospinais indiretas provenientes das áreas motoras frontais (ver Figura 10-2).

Função de múltiplas áreas do córtex cerebral no controle do movimento do olho

Os movimentos do olho não são controlados pelo córtex motor primário, mas, ao contrário, por múltiplas regiões nos lobos frontal e parietal. Os **campos visuais frontais**, correspondendo a uma parte da área 8, são as principais regiões do lobo frontal dedicadas aos circuitos tanto para movimentos sacádicos como para movimentos de rastreio lento (Figuras 12-7 e 12-8). Duas outras áreas do lobo frontal contêm neurônios importantes para os movimentos sacádicos dos olhos, os campos oculares suplementares e o córtex pré-frontal posterolateral (Figura 12-14B). Os centros de controle do movimento do olho no lobo frontal atuam junto com os neurônios situados no núcleo caudado (Figura 12-14A), um componente dos núcleos da base (ver Capítulo 14). O local importante do lobo parietal para os movimentos sacádicos do olho está localizado na área 7. Essa região recebe informações visuais provenientes da via "onde" (ver Figuras 7-15 e 7-16). Duas áreas circunvizinhas, as áreas temporais média e superior média, que também fazem parte da via "onde", transmitem informações visuais para guiar os movimentos de rastreio.

Resumo

Sistema vestibular

Órgãos sensoriais vestibulares periféricos

Há cinco órgãos sensoriais vestibulares: os três *canais semicirculares*, o *utrículo* e o *sáculo* (Figuras 12-2 e 12-9). Células receptoras, localizadas em regiões especializadas do aparelho vestibular, são inervadas pelos processos distais dos neurônios bipolares localizados no *gânglio vestibular*. Os processos centrais desses neurônios bipolares formam a *divisão vestibular* do nervo craniano VIII (Figuras 12-2 e 12-9). Essas fibras terminam nos núcleos vestibulares localizados abaixo do soalho do quarto ventrículo, na parte superior do bulbo e inferior da ponte (Figura 12-2A).

Os núcleos vestibulares e suas projeções

Quatro núcleos vestibulares distintos estão localizados no bulbo e na ponte: o *núcleo vestibular inferior*, o *núcleo vestibular medial*, o *núcleo vestibular lateral* e o *núcleo vestibular superior* (Figuras 12-2A e 12-10). Os neurônios no interior dos núcleos vestibulares superior, lateral e medial dão origem a uma via ascendente para diversos locais no interior e em torno do *núcleo ventral posterior* do tálamo (Figuras 12-3 e 12-14). Três locais principais no interior dos lobos parietal e insular recebem e integram essas informações (Figuras 12-3A e 12-14): (1) *área 3a,* participa no posicionamento da cabeça e no controle motor do pescoço, e (2) a *parte posterior do lobo parietal* e (3) o *lobo insular,* que exercem funções na percepção de orientação corporal e orientação do mundo visual.

Há dois tratos vestibulospinais (Figura 12-3B). O *trato vestibulospinal lateral,* que desce para todos os níveis espinais, origina-se dos neurônios no interior do *núcleo vestibular lateral* (Figura 12-10). Essa via é importante para o equilíbrio e a postura. O *trato vestibulospinal medial,* que se origina basicamente dos neurônios no interior do *núcleo vestibular medial* (Figura 12-10), desce somente até o segmento cervical da medula espinal. Essa via de passagem é importante no controle da posição da cabeça para o olhar fixo. Os neurônios do trato vestibulospinal terminam nos neurônios motores que inervam o *ramo proximal* e os *músculos axiais,* assim como nos neurônios que fazem sinapse nesses neurônios motores.

Controle do movimento do olho

Músculos extraoculares

Cada olho é controlado por seis músculos que atuam como três pares funcionais, com ações antagonistas (Figura 12-4). Os *músculos retos lateral* e *medial* movem o olho horizontalmente, abduzindo (olhando para longe do nariz) e aduzindo (olhando em direção ao nariz), respectivamente. Os *músculos retos superior e inferior* elevam e abaixam os olhos, respectivamente, mas em especial quando o olho é abduzido. Finalmente, os *músculos oblíquos superior* e *inferior* abaixam e elevam o olho, especialmente quando o olho é aduzido.

Núcleos motores extraoculares

O *núcleo do nervo oculomotor* inerva os *músculos retos medial, inferior* e *superior;* o *músculo oblíquo inferior* e o *músculo levantador da pálpebra superior.* Os axônios motores seguem no nervo oculomotor (Figuras 12-5, 12-11 e 12-12). Neurônios motores no *núcleo do nervo troclear* dão origem a fibras presentes no *nervo troclear (IV),* que inervam o *músculo oblíquo superior* (ver Figuras 12-4, 12-10 e 12-11).

O *núcleo do nervo abducente* contém os neurônios motores que projetam seus axônios para a periferia por meio do *nervo abducente (VI)* e inervam o *músculo reto lateral* (Figuras 12-4 e 12-9).

Centros do tronco encefálico e áreas corticais para controle do movimento do olho

Movimentos sacádicos do olho são controlados pelos neurônios situados nos *campos visuais frontais* (Figura 12-6A) que se projetam para o *colículo superior* (Figuras 12-7B e 12-11B1) e para a formação reticular da ponte e do mesencéfalo (Figura 12-7). Os axônios corticais descem no *ramo anterior da cápsula interna.* Neurônios na *formação reticular da parte paramediana da ponte* (Figuras 12-7 e 12-10) coordenam movimentos oculares rápidos (sacadas) por meio de suas projeções para os neurônios motores do músculo reto medial situados no núcleo do nervo oculomotor (Figuras 12-6, 12-11 e 12-13B). Neurônios no *núcleo intersticial do fascículo longitudinal medial* (Figuras 12-11 e 12-13A) controlam os movimentos oculares rápidos (sacadas) verticais. *Movimentos oculares de rastreio lento* também são controlados pelos neurônios situados nos campos visuais frontais, mas por meio de conexões com os *núcleos da ponte, cerebelo* e núcleos vestibulares (Figuras 12-8 e 12-14).

Leituras selecionadas

Goldberg M. The control of gaze. In: Kandel ER, Schwartz JH, Jessell TM, Siegelbaum SA, Hudspeth AJ, eds. *Principles of Neural Science.* 5th ed. New York, NY: McGraw-Hill; in press.

Goldberg M, Hudspeth J. The vestibular system. In: Kandel ER, Schwartz JH, Jessell TM, Siegelbaum SA, Hudspeth AJ, eds.

Principles of Neural Science. 5th ed. New York, NY: McGraw-Hill; in press.

Patten J. *Neurological Differential Diagnosis.* 2nd ed. London: Springer-Verlag; 1996:446.

Referências

Akbarian S, Grusser OJ, Guldin WO. Thalamic connections of the vestibular cortical fields in the squirrel monkey (Saimiri sciureus). *J Comp Neurol.* 1992;326(3):423-441.

Bankoul S, Neuhuber WL. A direct projection from the medial vestibular nucleus to the cervical spinal dorsal horn of the rat, as demonstrated by anterograde and retrograde tracing. *Anat Embryol (Berl).* 1992;185(1):77-85.

Bronstein AM, Lempert T. Management of the patient with chronic dizziness. *Restor Neurol Neurosci.* 2010;28(1):83-90.

Büttner U, Büttner-Ennever JA. Present concepts of oculomotor organization. In: Büttner-Ennever JA, ed. *Neuroanatomy of the Oculomotor System.* Amsterdam: Elsevier Science Publishers; 1988:3-164.

Büttner-Ennever JA, Henn V. An autoradiographic study of the pathways from the pontine reticular formation involved in horizontal eye movements. *Brain Res.* 1976;108:155-164.

Buttner-Ennever JA, Horn AKE. Reticular formation: eye movements, gaze, and blinks. In: Paxinos G, Mai JK, eds. *The Human Nervous System.* London: Elsevier; 2004:480-510.

296   Seção III   Sistemas Motores

Cohen B, Yakushin SB, Holstein GR, et al. Vestibular experiments in space. *Adv Space Biol Med.* 2005;10:105-164.

Dieterich M. Functional brain imaging: a window into the visuo-vestibular systems. *Curr Opin Neurol.* 2007;20(1):12-18.

Dieterich M, Bense S, Stephan T, Brandt T, Schwaiger M, Bartenstein P. Medial vestibular nucleus lesions in Wallenberg's syndrome cause decreased activity of the contralateral vestibular cortex. *Ann N Y Acad Sci.* 2005;1039:368-383.

Dieterich M, Brandt T. Functional brain imaging of peripheral and central vestibular disorders. *Brain.* 2008;131(Pt 10): 2538-2552.

Dieterich M, Brandt T. Imaging cortical activity after vestibular lesions. *Restor Neurol Neurosci.* 2010;28(1):47-56.

Eberhorn AC, Horn AK, Fischer P, Buttner-Ennever JA. Proprioception and palisade endings in extraocular eye muscles. *Ann N Y Acad Sci.* 2005;1039:1-8.

Fukushima K. Corticovestibular interactions: anatomy, electrophysiology, and functional considerations. *Exp Brain Res.* 1997;117(1):1-16.

Guldin WO, Grusser OJ. Is there a vestibular cortex? *Trends Neurosci.* 1998;21:254-259.

Gunny R, Yousry TA. Imaging anatomy of the vestibular and visual systems. *Curr Opin Neurol.* 2007;20(1):3-11.

Highstein SM, Holstein GR. The anatomy of the vestibular nuclei. *Prog Brain Res.* 2006;151:157-203.

Huisman AM, Ververs B, Cavada C, Kuypers HG. Collateralization of brainstem pathways in the spinal ventral horn in rat as demonstrated with the retrograde fluorescent double-labeling technique. *Brain Res.* 1984;300(2):362-367.

Karnath HO, Ferber S, Dichgans J. The neural representation of postural control in humans. *Proc Natl Acad Sci USA.* 2000;97:13931-13936.

Kokkoroyannis T, Scudder CA, Balaban CD, Highstein SM, Moschovakis AK. Anatomy and physiology of the primate interstitial nucleus of Cajal I: efferent projections. *J Neurophysiol.* 1996;75:725-739.

Krauzlis RJ. The control of voluntary eye movements: new perspectives. *Neuroscientist.* 2005;11(2):124-137.

Lackner JR, DiZio P. Vestibular, proprioceptive, and haptic contributions to spatial orientation. *Annu Rev Psychol.* 2005;56:115-147.

Lang W, Kubik S. Primary vestibular afferent projections to the ipsilateral abducens nucleus in cats. An autoradiographic study. *Exp Brain Res.* 1979;37(1):177-181.

Leigh RJ, Zee DS. *The Neurology of Eye Movements.* 4th ed. New York, NY: Oxford University Press; 2006.

Lobel E, Kleine JF, Bihan DL, Leroy-Willig A, Berthoz A. Functional MRI of galvanic vestibular stimulation. *J Neurophysiol.* 1998;80:2699-2709.

Miyamoto T, Fukushima K, Takada T, De Waele C, Vidal PP. Saccular projections in the human cerebral cortex. *Ann N Y Acad Sci.* 2005;1039:124-131.

Pierrot-Deseilligny C, Gaymard B. Eye movements. In: Kennard C, ed. *Clinical Neurology.* New York, NY: Churchill Livingstone; 1992:27-56.

Pierrot-Deseilligny C, Muri RM, Nyffeler T, Milea D. The role of the human dorsolateral prefrontal cortex in ocular motor behavior. *Ann N Y Acad Sci.* 2005;1039:239-251.

Rub U, Jen JC, Braak H, Deller T. Functional neuroanatomy of the human premotor oculomotor brainstem nuclei: insights from postmortem and advanced in vivo imaging studies. *Exp Brain Res.* 2008;187(2):167-180.

Shiroyama T, Kayahara T, Yasui Y, Nomura J, Nakano K. Projections of the vestibular nuclei to the thalamus in the rat: a Phaseolus vulgaris leucoagglutinin study. *J Comp Neurol.* 1999;407(3):318-332.

Simpson JI. The accessory optic system. *Annu Rev Neurosci.* 1984;7:13-41.

Sparks DL. The brainstem control of saccadic eye movements. *Nat Rev Neurosci.* Dec 2002;3(12):952-964.

Sugiuchi Y, Izawa Y, Ebata S, Shinoda Y. Vestibular cortical area in the periarcuate cortex: its afferent and efferent projections. *Ann N Y Acad Sci.* 2005;1039:111-123.

Wolfson L. Gait and balance dysfunction: a model of the interaction of age and disease. *Neuroscientist.* 2001;7(2):178-183.

Questões de estudo

1. Após um AVE no tronco encefálico, uma pessoa sofre vertigem. Qual das artérias listadas provavelmente produz esse sinal neurológico?
   A. Cerebelar superior
   B. Cerebelar inferior posterior
   C. Vertebral
   D. Espinal posterior

2. A via vestibular ascendente se projeta para o núcleo _____ do tálamo, no qual a informação _____ é integrada com as mensagens sensoriais vestibulares para percepção.
   A. ventral posterior inferior; proprioceptiva
   B. do corpo geniculado medial; auditiva
   C. medial dorsal; cognitiva
   D. ventral posterior inferior; sensorial visceral

3. Os tratos vestibulospinais são parte de qual dos seguintes sistemas descendentes?
   A. Lateral
   B. Medial
   C. Ventral
   D. Lateral e medial

4. O abaixamento dos olhos é produzido pela contração de qual dos seguintes músculos extraoculares?
   A. Reto inferior
   B. Retos inferior e medial
   C. Reto inferior e oblíquo inferior
   D. Reto inferior e oblíquo superior

5. Uma pessoa apresenta uma lesão que comprometeu o nervo oculomotor. Qual dos seguintes melhor descreve a posição do olho afetado nessa pessoa?
   A. Elevado e aduzido
   B. Elevado e abduzido
   C. Abaixado e abduzido
   D. Abaixado e aduzido

6. Paralisia do quarto nervo não produz _____.
   A. diplopia horizontal
   B. diplopia torcional
   C. uma cabeça inclinada para longe do olho afetado para compensar a intorção ocular enfraquecida
   D. diplopia vertical que piora quando se olha em direção à ponta do nariz

Capítulo 12 O Sistema Vestibular e os Movimentos dos Olhos 297

7. Movimentos oculares sacádicos horizontais são estimulados por qual das seguintes regiões do tronco encefálico?
   A. O cerebelo
   B. O núcleo intersticial do fascículo longitudinal medial e núcleo do nervo oculomotor
   C. Formação reticular da parte paramedial da ponte e núcleo do nervo abducente
   D. Colículo superior e núcleos do nervo oculomotor

8. Que via é importante para a transmissão de informações vestibulares provenientes dos núcleos vestibulares para o núcleo do nervo oculomotor?
   A. Lemnisco medial
   B. Fascículo longitudinal dorsal
   C. Fascículo longitudinal medial
   D. Trato solitário

9. Movimentos sacádicos dos olhos estão para os movimentos oculares de rastreio lento assim como
   A. a formação reticular da parte paramediana da ponte está para o cerebelo
   B. o núcleo intersticial do fascículo longitudinal medial está para o colículo superior
   C. os núcleos vestibulares estão para o cerebelo
   D. o núcleo prepósito está para o colículo superior

10. Ao olhar para a direita, uma pessoa sofre diplopia. O olho direito normalmente é abduzido, mas o esquerdo não é aduzido. A lesão de qual das seguintes estruturas provavelmente produz esse sinal?
    A. Núcleo do nervo abducente direito
    B. Núcleo do nervo abducente esquerdo
    C. Fascículo longitudinal medial direito
    D. Fascículo longitudinal medial esquerdo

Capítulo 13

O Cerebelo

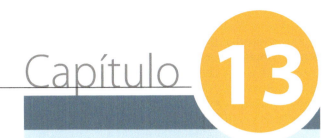

CASO CLÍNICO | Ataxia de Friedreich

Um menino de 10 anos é apresentado pela primeira vez ao pediatra com dificuldade para andar. Ele é filho único, de pais de origem franco-canadense. Os pais relataram que recentemente ele tem tido dificuldade de permanecer em pé, constantemente muda de posição e tem dificuldade para correr. Eles relataram desenvolvimento motor normal inicialmente, mas que agora ele parecia desajeitado. No exame, observou-se que ele tende a uma base alargada durante a marcha, ocasionalmente mudando de posição para manter o equilíbrio. Sentado ou de pé, foi notada uma titubeação associada. Ele foi encaminhado a um neurologista infantil. Depois de se investigar um pouco mais e de serem feitos testes genéticos, ele foi diagnosticado com ataxia de Friedreich, uma ataxia espinocerebelar progressiva. A ataxia de Friedreich é uma doença autossômica recessiva, devido a uma mutação no cromossomo 9, que, em praticamente todos os casos, é uma ampliação de uma repetição de trinucleotídeos GAA no gene que codifica para a proteína frataxina mitocondrial.

O menino foi visto regularmente pelo seu neurologista, que notou progressão nos sinais motores, incluindo ataxia nos membros superiores, disdiadococinesia e tremor de intenção. Quando perguntado se manteria uma posição de pé com os olhos fechados, ele começou a balançar e perder o equilíbrio (sinal de Romberg positivo). Ele não tinha reflexo tendinoso, assim como o reflexo patelar e o bicipital. Pacientes com ataxia de Friedreich frequentemente têm cardiopatias, e a maioria dos pacientes morre como resultado de arritmia cardíaca ou insuficiência cardíaca congestiva.

A Figura 13-1A é uma RM de um jovem com ataxia de Friedreich. Comparada com a RM de uma pessoa normal (Figura 13-1B), a característica mais notável é o estreitamento da medula espinal cervical.

Com base na leitura do caso e do capítulo:

Anatomia macroscópica do cerebelo

Anatomia funcional do cerebelo
O cerebelo tem um circuito básico
As três divisões funcionais do cerebelo exibem uma organização de aferências e eferências de informações similares
Lesões ao cerebelo produzem sinais motores nos membros do mesmo lado da lesão

Anatomia regional do cerebelo
Secções na medula espinal e no bulbo revelam núcleos e vias transmitindo informações somatossensoriais para o cerebelo
O núcleo olivar inferior é apenas uma fonte de fibras trepadeiras
O vestibulocerebelo recebe aferências de neurônios vestibulares primários e secundários
Os núcleos pontinos fornecem as principais aferências para o cerebrocerebelo
Os circuitos intrínsecos do córtex cerebelar são os mesmos para as diferentes divisões funcionais
Os núcleos profundos do cerebelo estão localizados dentro da substância branca
O núcleo ventrolateral retransmite eferências cerebelares para as áreas corticais pré-motora e motora primária
O cerebelo é importante para muitas funções não motoras
A projeção corticopontina traz informações de diversas áreas corticais ao cerebelo para controle motor e funções cerebrais superiores
Quadro 13-1 Circuitos inibitórios do cerebelo
Resumo
Leituras selecionadas
Referências
Questões de estudo

1. Por que o paciente tem um sinal de Romberg positivo, e como isto está relacionado com a perda do reflexo tendinoso?
2. O que poderia explicar a marcha com base alargada na ataxia?

— *Continua na página seguinte*

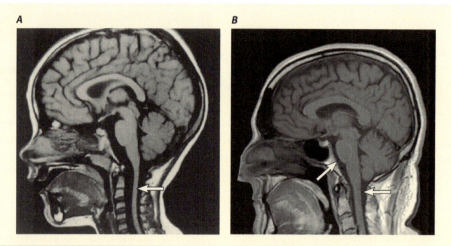

FIGURA 13-1 Ataxia de Friedreich. (**A**) RM de uma pessoa com ataxia de Friedreich. É importante notar o afinamento da medula espinal cervical (seta). (**B**) RM de pessoa normal. Nota-se a medula espinal cervical normal (seta de baixo). Outra seta aponta para a base da ponte, que contém núcleos pontinos que projetam axônios para o cerebelo. (**A**, reproduzida com permissão de Fauci AS, Kasper DL, Braunwald E, et al., eds. Harrison's Principles of Internal Medicine. 18th ed. New York, NY: McGraw-Hill, Inc; 2012. B. Cortesia de Dr. JoyHirsch, da Universidade de Columbia.)

Sinais neurológicos principais e estruturas do encéfalo danificadas correspondentes

Sinais proprioceptivos e reflexos

A medula espinal cervical do paciente é fina quando comparada com a de uma pessoa normal. O afinamento é produzido pela degeneração das fibras aferentes somatossensoriais de grande diâmetro; fibras amielínicas são poupadas. A degeneração é no funículo posterior. Embora a degeneração seja acompanhada de gliose, isso é insuficiente para manter o tamanho normal da medula. A raiz posterior também mostra afinamento. Com essas fibras de grande diâmetro perdidas, existe uma relação da perda com o reflexo tendinoso e com a propriocepção nos membros. Pacientes com esta perda sensorial dependem da visão para ajudar a manter o equilíbrio. Muitas vezes os pacientes têm deficiência na sensação tátil.

Ataxia

A perda de informações proprioceptivas nos membros leva a incoordenação. Entretanto, existe uma perda de neurônios na coluna de Clarke, a qual transmite a propriocepção e outras informações mecanossensoriais para o cerebelo; esses neurônios dão origem ao trato espinocerebelar posterior (Figura 13-6B). Juntos, esses fatores contribuem para a ataxia. Para compensar tanto o comprometimento do equilíbrio como os danos na coordenação das extremidades inferiores, os pacientes adotam uma base alargada, a fim de realizar a marcha. Curiosamente, pacientes com ataxia de Friedreich podem não apresentar extensa degeneração cerebelar na maior parte do curso da doença. Assim, a ataxia pode estar mais relacionada com a perda somatossensorial. Desse modo, isso é similar aos distúrbios motores na neurossífilis (ver caso clínico no Capítulo 4). Ausência de degeneração cerebelar precoce contrasta com condições degenerativas cerebelares, como atrofia olivopontocerebelar, que mostra uma extensa degeneração.

O cerebelo é uma estrutura fascinante do encéfalo; mais do que muitas, porque vários de seus princípios organizacionais e propriedades são inesperados. Ele é um pequeno cérebro nele mesmo. Cerca de metade dos neurônios no sistema nervoso central estão localizados no cerebelo, e, quando estendido, ele é maior do que vários metros quadrados. Grande parte do sistema nervoso central é dedicada ao cerebelo, e isso significa que suas funções são particularmente importantes e complexas, exigindo muita atividade neural; na verdade, é provável que ambas. Não é surpresa que os primeiros anatomistas denominaram esta estrutura de cerebelo, que significa pequeno cérebro em latim. Sua estrutura microscópica é quase cristalina em sua organização, fornecendo informações sobre a similaridade na forma como processa as informações em toda essa grande região do cérebro.

Sabe-se que o cerebelo desempenha uma função-chave no movimento, e o faz ao regular funções de vias motoras (ver Figura 10-2). Quando essa estrutura principal do cérebro está danificada, movimentos que eram suaves e dirigidos com precisão se tornarão incoordenados e errados. Importantes percepções sobre o papel geral do cerebelo no controle motor podem ser adquiridas ao se considerar que o cerebelo recebe informações da maioria dos sistemas sensoriais e de praticamente todos os outros componentes dos membros e sistemas de movimento dos olhos. Com essas conexões, o cerebelo está pronto para comparar as informações sobre a intenção de um movimento próximo, ao receber informações das vias motoras, com o que realmente ocorre, recuperando informações dos sistemas sensoriais. Pesquisas têm mostrado que o cerebelo pode calcular os sinais de controle para corrigir diferenças entre intenção e ação, ou erros. O cerebelo, por sua vez, fornece uma contribuição importante ao tronco cerebral e às vias corticais para os membros, tronco e controle do movimento do olho.

O cerebelo também recebe informações de áreas do sistema nervoso central que não desempenham um papel direto no controle do movimento, como o córtex de associação parietal e o córtex límbico de associação. Como esse achado é associado a esse importante papel no controle do movimento? Muitas áreas do córtex de associação, assim como as áreas sensoriais de ordem superior, ajudam no planejamento do movimento – por exemplo, ao permitir o estado de motivação do indivíduo, sendo sedento para influenciar quando se alcança um copo de água ou ao permitir a determinação da localização do copo para garantir a precisão do alcance. Entretanto, o cerebelo serve para funções não motoras também. De fato, lesões cerebelares podem produzir danos na linguagem, na tomada de decisões e emoções que não podem ser atribuídos a defeitos motores. Além disso, ele está envolvido em muitas funções diferentes, como o próprio sistema nervoso central.

Anatomia macroscópica do cerebelo

Uma vez que a organização tridimensional do cerebelo é muito complexa (Figura 13-2), contrastando com os hemisférios cerebrais e o diencéfalo, ele é, na sua anatomia macroscópica, considerado antes de sua organização funcional. Localizado posteriormente à ponte e ao bulbo (Figura 13-2A, B), o cerebelo é separado do córtex cerebral circunvizinho por uma lâmina de dura-máter, o **tentório do cerebelo** (Figura 13-3 B; ver Figura 3-15). A superfície inferior do cerebelo não é completamente dividida pela incisura cerebelar posterior (Figura 13-2 C). O cerebelo compreende um córtex externo contendo corpos neurais sobrejacentes a uma região que contém predominantemente axônios mielínicos. O córtex cerebelar contém um extraordinário número de neurônios e uma rica variedade de tipos de neurônios (ver a seguir).

Dois sulcos rasos correm da parte superior para a inferior dividindo o córtex cerebelar no verme, localizado ao longo da linha média e dos dois hemisférios (Figura 13-2). Essa distinção anatômica marca as divisões funcionais específicas do córtex cerebelar (ver a seguir). Como o córtex cerebral, o córtex cerebelar é altamente complexo. Essas dobras características, denominadas **folhas**, são equivalentes aos giros do córtex cerebral. Eles aumentam consideravelmente a quantidade de córtex cerebelar que pode caber na fossa craniana posterior (ver Figura 3-15).

O córtex cerebelar é organizado dentro de grupos de folhas, denominados **lóbulos**, que são separados um do outro por fissuras. Em corte sagital através do verme, os lóbulos aparecem irradiando a partir do ápice do teto do quarto ventrículo (Figura 13-3 A, detalhe). Os anatomistas reconhecem 10 lóbulos, cuja nomenclatura é largamente estudada por especialistas em cerebelo. Duas fissuras são particularmente profundas e dividem vários lóbulos dentro de **três lobos** (Figuras 13-2 e 13-3A). A **fissura primária** separa o **lobo anterior** do **lobo posterior**. O **lobo floculonodular** é separado do lobo posterior pela **fissura posterolateral**. Este lobo consiste no **nódulo**, localizado na linha média (equivalente para o verme do lobo floculonodular), e em dois **flóculos**, um de cada lado. O lobo anterior é importante no controle dos membros e no movimentos do tronco, ao passo que o lobo posterior pode ser um tanto mais importante no planejamento de movimento e nas funções do cerebelo não motoras. O lobo floculonodular tem um importante papel na manutenção do equilíbrio e no controle dos movimentos oculares.

Abaixo do córtex cerebelar está a substância branca, que contém axônios cursando para e do córtex (Figura 13-3). O padrão de ramificação da substância branca do cerebelo inspirou claramente os anatomistas a se referirem a ela como ***arbor vitae*** (do latim, "árvore da vida"); por isso, o nome *folia* (do latim, "folha"), em vez de *giro*, utilizado para descrever as convoluções do córtex cere-

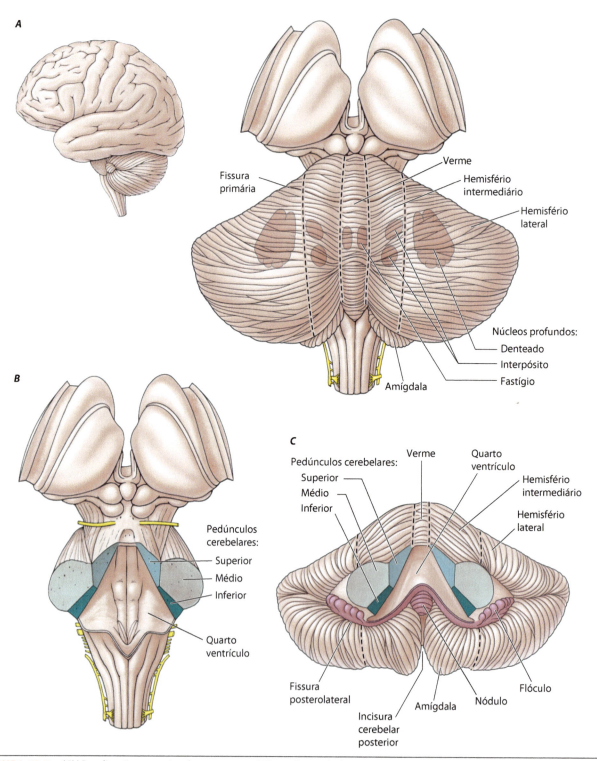

FIGURA 13-2 (**A**) Visualização posterior do tronco encefálico e do cerebelo. As margens entre o verme e a parte intermediária e lateral do hemisfério cerebelar são mostradas. Existem três partes do córtex cerebelar que também correspondem à divisão funcional. (**B**) Os três pedúnculos cerebelares são mostrados quando o cerebelo é removido. (**C**) O cerebelo, visualização da superfície anterior. Detalhe (**A**) mostra a visualização lateral do cérebro.

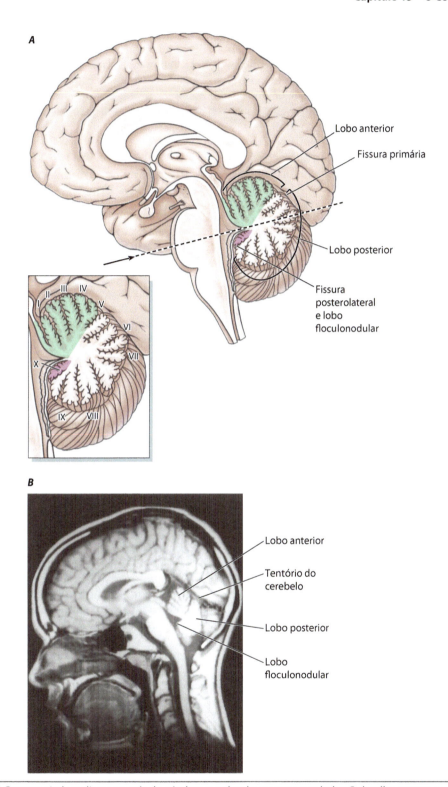

FIGURA 13-3 (**A**) Corte sagital mediano através do cérebro, revelando o verme cerebelar. O detalhe mostra os 10 lóbulos cerebelares. Lóbulos I a V compreendem o lobo anterior, VI ao IX compreendem o lobo posterior e o X compreende o lobo floculonodular. (**B**) RM em secção sagital mediana, mostrando os três lobos cerebelares.

bral. Incorporado dentro da substância branca do cerebelo estão quatro pares bilaterais de núcleos pareados, os **núcleos profundos do cerebelo**: o **núcleo fastígio**, o **núcleo globoso**, o **núcleo emboliforme** e o **núcleo denteado**. O globoso e o emboliforme são coletivamente denominados **núcleo interpósito**. Estes núcleos são mostrados na superfície do córtex cerebelar (Figura 13-2A), como se fossem transparentes; eles também são mostrados na secção transversa esquemática através da ponte e do cerebelo (Figura 13-4). É tentador pensar que a relação funcional entre os núcleos profundos e o córtex do cerebelo é similar àquela encontrada entre o tálamo e o córtex cerebral. Porém isso está errado; será visto que os neurônios do córtex cerebelar enviam conexões para os núcleos profundos, e não o inverso como o tálamo e o córtex cerebral.

Axônios projetam para o e do cerebelo através dos **pedúnculos** (Figura 13-2B, C): o **pedúnculo cerebelar superior** contém axônios principalmente eferentes; o **pedúnculo cerebelar médio** contém apenas axônios aferentes; e o **pedúnculo cerebelar inferior** contém ambos os axônios aferentes e eferentes. Uma nomenclatura alternativa é frequentemente utilizada para os pedúnculos cerebelares na prática clínica e na literatura científica. O pedúnculo cerebelar superior é também chamado de braço conjuntivo; o pedúnculo cerebelar médio, de braço da ponte e o pedúnculo cerebral inferior, de corpo restiforme. Os vários pedúnculos são distinguidos na Figura 13-2B, C porque para cada um tem sido dada uma superfície de corte diferente no desenho. Três pedúnculos distintos não seriam aparentes se um único corte fosse desenhado.

Anatomia funcional do cerebelo

O cerebelo tem um circuito básico

A Figura 13-4 mostra os circuitos do cerebelo. Existem dois principais conjuntos de entradas para o cerebelo – denominadas **fibras trepadeiras** e **musgosas** –, e, com algumas exceções, ambas as entradas são direcionadas para neurônios dos núcleos profundos e do córtex. As fibras trepadeiras se originam de um simples núcleo, o **núcleo olivar inferior** (ver Figura 13-11B); as fibras musgosas se originam de muitos núcleos diferentes do tronco encefálico e da medula espinal. No córtex, sinapses das fibras trepadeiras nos neurônios de Purkinje, que geram sinais eferentes do córtex cerebelar se projetando para os neurônios dos núcleos profundos. Curiosamente, muitos neurônios dos núcleos vestibulares têm conexões similares, assim como os núcleos profundos do cerebelo, recebendo aferências das fibras trepadeiras e dos neurônios de Purkinje (ver a seguir). Isso aponta para origens comuns de desenvolvimento dos dois conjuntos de núcleos.

Fibras musgosas engajam uma rede de interneurônios inibitórios e excitatórios (Figura 13-4A). Os interneurônios excitatórios, por sua vez, fazem sinapse com os neurônios de Purkinje, também carreando sinais eferentes para o córtex cerebelar. Os interneurônios inibitórios ajudam a regular a atividade dos neurônios de Purkinje, tornando-a mais fácil – com uma menor inibição – ou mais difícil com inibição maior, para as fibras trepadeiras e musgosas gerarem um sinal eferente cortical. Surpreendentemente, os neurônios de Purkinje são neurônios de projeção inibitória.

As três divisões funcionais do cerebelo exibem uma organização de aferências e eferências de informações similares

O cerebelo tem três divisões funcionais, cada uma consiste em uma porção do córtex cerebelar e em um ou mais núcleos profundos (Figuras 13-2 e 13-5). Cada divisão funcional do cerebelo usa o mesmo circuito básico para carrear suas próprias tarefas, o circuito mostrado na Figura 13-4A. Entretanto, cada divisão funcional difere das demais com respeito às fontes de aferências específicas e as estruturas específicas a que se projetam. As divisões são nomeadas pelas três maiores fontes de informações:

- O **espinocerebelo**, que recebe aferências sensoriais somáticas altamente organizados da medula espinal, é importante no controle da postura e de movimentos do tronco e dos membros (Figura 13-5A). O espinocerebelo compreende o **verme**; juntamente com o **hemisfério intermediário**, de ambos os lobos anterior e o posterior e os **núcleos fastígio** e **interpósito**. Essa divisão também recebe informações de outras estruturas além da medula espinal; uma porção recebe informações do nervo trigêmeo e de outros nervos cranianos sensoriais. Uma porção do verme do lobo posterior pode ter um papel relevante em funções não motoras.
- O **cerebrocerebelo**, que recebe aferências indiretamente do córtex cerebral, participa no planejamento dos movimentos e em funções não motoras. Essa divisão consiste no **hemisfério lateral**, em ambos os lobos anterior e posterior, e no **núcleo denteado**.
- O **vestibulocerebelo**, que recebe aferências diretamente do **labirinto vestibular**, assim como dos **núcleos vestibulares**, ajuda na manutenção do equilíbrio e controle da cabeça e dos movimentos oculares. Essa divisão do cerebelo corresponde ao **lobo floculonodular**. Não existe núcleo profundo cerebelar para o vestibulocerebelo. Em vez disso, os núcleos vestibulares servem a um papel similar.

As projeções espinocerebelares para os sistemas motores lateral e medial

O **espinocerebelo** é importante para o controle dos músculos do corpo. Ele é organizado somatotopicamente: o verme controla os músculos axiais e proximais e o hemisfério intermediário, os músculos dos membros (Figura 13-5A). Esse arranjo somatotópico mediolateral lembra a organização somatotópica do corno anterior, onde os neurônios motores mediais inervam **músculos axiais** e **pro-**

Capítulo 13   O Cerebelo   305

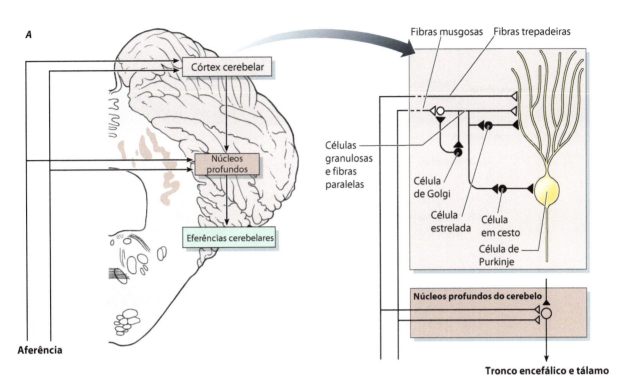

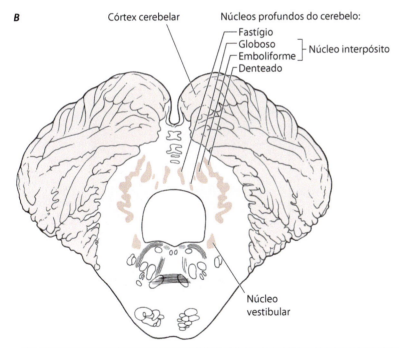

FIGURA 13-4 Secção transversa esquemática através da ponte e do cerebelo, ilustrando as funções relevantes do circuito cerebelar (**A**). A imagem de saída das informações do lado direito mostra o circuito básico do cerebelo, o qual está presente em todas as partes do córtex cerebelar. Corpos celulares e sinapses abertos são excitatórios, e corpos celulares e sinapses preenchidos são inibitórios. Parte **B** mostra a localização dos núcleos profundos do cerebelo. Os núcleos vestibulares são também mostrados, porque são anatomicamente equivalentes aos núcleos profundos do cerebelo para o lobo floculonodular. Eles recebem aferências das células de Purkinje e do núcleo olivar inferior.

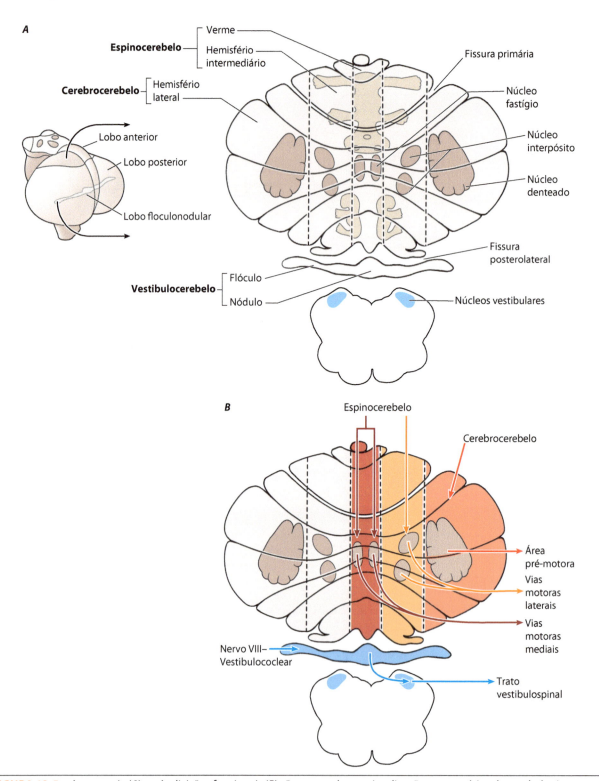

FIGURA 13-5 A anatomia (**A**) e três divisões funcionais (**B**) são mostradas na visualização esquemática do cerebelo. A organização topográfica das aferências somatossensoriais para o espinocerebelo é também mostrada em **A**. Essas aferências são organizadas somatotopicamente. Aferências visuais, auditivas e vestibulares são direcionadas predominantemente para as áreas "cabeça". Os núcleos profundos do cerebelo estão sombreados em marrom-escuro. Os núcleos são rotulados na Figura 13-2. Detalhes mostram como o esquema "plano" da visão é construído. (**Detalhe em A** modificado de Kandel E, Schwartz JH, Jessell T, eds. Principles of Neural Science. 4th ed. New York, NY: McGraw-Hill.)

ximais dos membros, e aqueles localizados lateralmente inervam mais **músculos distais** (ver Figura 10-3). Assim como as vias motoras descendentes, os componentes do espinocerebelo que controlam os membros distalmente são predominantemente cruzados; entretanto, os componentes que controlam músculos proximais e distais têm uma organização mais bilateral.

A organização do espinocerebelo que capta tanto suas características mais relevantes como clínicas (ver mais adiante seção sobre os efeitos motores de dano cerebelar) é mostrada na Figura 13-6. Ele recebe informações somatossensoriais primariamente de mecanoereceptores, sobretudo daqueles que inervam músculos (ver Tabela 4-1), dos membros e do tronco, via ipsilateral do trato espinocerebelar. O **trato espinocerebelar posterior** se origina do **núcleo de Clarke** e transmite informações sensoriais das pernas e da parte inferior do tronco para os núcleos cerebelares e o córtex. Em contrapartida, o **trato cuneocerebelar** se origina do **núcleo cuneiforme acessório**. Ele transmite informações sensoriais do braço e da parte superior do tronco. Diversas condições cerebelares, incluindo a **ataxia de Friedrich**, produzem deficiências no controle motor dos membros e do tronco por causarem degeneração dessa via ascendente cerebelar (ver o caso clínico deste capítulo). Ataxia é um tipo de incoordenação que ocorre seguindo vários diferentes tipos de doenças cerebelares.

Os axônios de ambos esses tratos viajam através do **pedúnculo cerebelar inferior** (Figura 13-6); eles são exemplos de fibras musgosas, formando conexões com diversos neurônios cerebelares. Para controle dos membros, os axônios espinocerebelares fazem sinapse nos neurônios nos núcleos interpósitos. Informações também são projetadas para neurônios do **hemisfério intermediário** do córtex cerebelar, quando os neurônios das células de Purkinje projetam para os núcleos interpósitos (Figura 13-5B). Os núcleos interpósitos projetam para o cerebelo, através do pedúnculo cerebelar superior, componentes magnocelulares do núcleo rubro e predominantemente via núcleo ventrolateral do tálamo, para áreas motoras do lobo frontal (Figura 13-3B). Esses componentes do sistema motor fornecem um aumento das **vias descendentes laterais**: os tratos rubrospinal e corticospinal lateral. A lógica da lateralidade dessas conexões garante que a informação somatossensorial de um membro seja projetada para o lado do espinocerebelo que, por sua vez, projeta para as partes das vias motoras laterais que controlam os mesmos membros.

Para a musculatura proximal, incluindo o tronco e o tronco superior, a circuitaria é mais organizada bilateralmente (Figuras 13-5B e 13-7). Aqui, a via espinocerebelar posterior e o trato cuneocerebelar projetam ambos para os núcleos fastigiais e para o verme do **córtex cerebelar**, que, por sua vez, também projeta para os núcleos fastigiais (Figura 13-7). Esse núcleo profundo influencia neurônios motores primariamente através das projeções deles para as **vias descendentes mediais**, os tratos reticulospinal (Figura 13-7) e vestibulospinal (Figura 12-3B). O núcleo fastígio tem também uma pequena projeção ascendente, via relé talâmico, para células de origem do trato corticospinal anterior na área motora primária e no córtex pré-motor. Essas projeções eferentes saem através do pedúnculo cerebelar superior. Vários neurônios de Purkinje do verme enviam seus axônios para os núcleos vestibulares (ver na seção seguinte sobre vestibulocerebelo).

Duas outras vias espinocerebelares (Figura 13-6B) – os tratos espinocerebelares anterior e rostral, para as metades superior e inferior do corpo – são através dos sinais de *feedback* internos emitidos para a correção acurada dos movimentos em vez de informação somatossensorial. Vários dos axônios que decussam na medula espinal cruzam novamente no pedúnculo cerebelar superior para terminar do mesmo lado do cerebelo; esses axônios são "duplamente cruzados". Existem também **vias trigeminocerebelares** que se originam do **núcleo espinal do trigêmeo**, principalmente da parte dos núcleos interpolar e oral (ver Capítulo 6).

As projeções cerebrocerebelo para as áreas corticais de associação e pré-motoras

O **cerebrocerebelo** (Figuras 13-5B e 13-8) é primariamente envolvido com o planejamento dos movimentos e interconectado com diversas regiões do **córtex cerebral**. A principal entrada para o cerebrocerebelo é o **córtex cerebral contralateral**, não só de áreas motoras, mas também de áreas sensoriais e de associação (Figura 13-8). Esta projeção é retransmitida por neurônios nos núcleos pontinos ipsilaterais (Figura 13-8A, e detalhe). Os núcleos pontinos, por sua vez, projetam para o córtex cerebelar contralateral através do **pedúnculo cerebelar médio**. Neurônios de Purkinje do cerebrocerebelo projetam para o **núcleo denteado**, o maior e o mais lateral dos núcleos profundos. Neurônios do núcleo denteado projetam seus axônios para dois principais centros de controle motor. O primeiro é o núcleo relé do tálamo, o núcleo ventrolateral, e, a partir daqui, para o córtex motor primário e áreas pré-motoras. A lógica da lateralidade dessas conexões é que o córtex cerebral que controla um membro também projeta para o cerebrocerebelo controlar esse mesmo membro.

O segundo centro de controle motor para o qual o núcleo denteado projeta é o **núcleo rubro**; entretanto, este projeta para a **divisão parvocelular**, não para a divisão magnocelular. Enquanto a porção magnocelular do núcleo rubro dá origem ao trato rubrospinal (ver Capítulo 10), as divisões da porção parvocelular projetam para o **núcleo olivar inferior** ipsilateral, a fonte das aferências das fibras trepadeiras (ver a seguir). O núcleo rubro parvocelular forma um circuito: primeiro conectando com a oliva do mesmo lado, de lá para o denteado contralateral, e então volta para o mesmo núcleo rubro parvocelular via decussação no pedúnculo cerebelar superior. Enquanto a função desse circuito não é conhecida, lesões ao longo do circuito podem causar tremor.

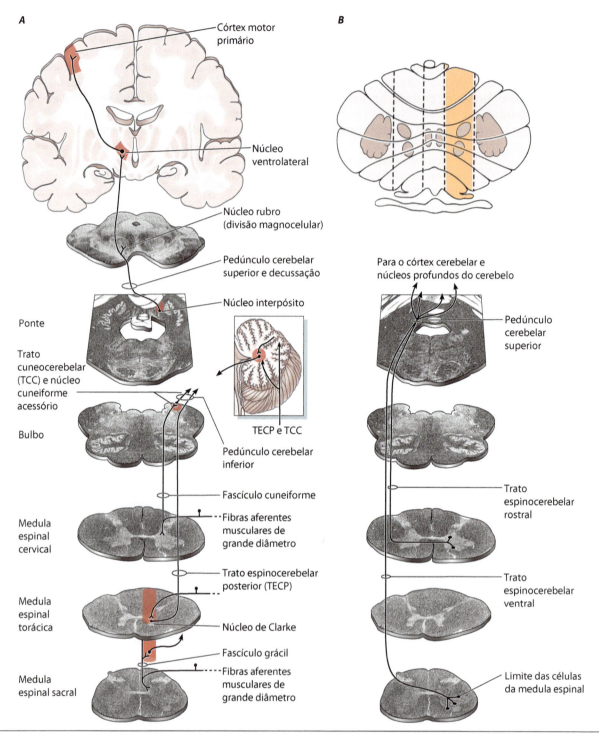

FIGURA 13-6 As características-chave da organização das aferências e eferências da via espinocerebelar lateral são importantes para controle dos membros. Parte **A** mostra o trato posterior e projeções do trato cuneocerebelar para o cerebelo (quatro secções inferiores). A secção superior mostra as vias eferentes cerebelares. Parte **B** mostra o trato espinocerebelar anterior e rostral. As eferências da espinocerebelar lateral são mostradas em **A**. O detalhe mostra o córtex cerebelar e os núcleos profundos do cerebelo; a espinocerebelar lateral é realçada.

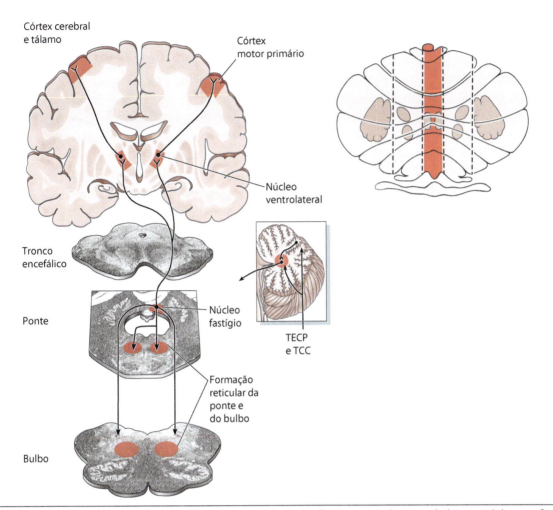

FIGURA 13-7 Funções relevantes do verme do espinocerebelo. O detalhe mostra o córtex cerebelar e os núcleos profundos; o verme do espinocerebelo é destacado.

Imagens funcionais recentes e estudos clínicos em humanos sugerem que a maior parte da porção ventrolateral e posterior do núcleo denteado participa de funções não motoras, incluindo cognição e linguagem. Pode haver uma correlação anatômica distinta para o papel do núcleo denteado em funções cerebrais superiores. Em macacos, nos quais estudos anatômicos com traçadores podem ser conduzidos, uma porção do núcleo denteado é análoga para o denteado ventrolateral no humano. Diferentes conjuntos de neurônios nessa porção do núcleo denteado do macaco projetam – via núcleos talâmicos integrativos, incluindo o núcleo dorsomedial – para o córtex de associação: para o **córtex de associação pré-frontal**, envolvido na **memória de trabalho**, onde a informação que é utilizada para planejar e moldar comportamentos futuros é temporariamente armazenada; e para o **córtex de associação parietal posterior**, a interface da percepção visual, da atenção e de ações motoras. Assim o cerebrocerebelo tem as conexões para mediar diversas funções corticais superiores.

O vestibulocerebelo projeta para centros do tronco encefálico para controlar os movimentos dos olhos e da cabeça

O **vestibulocerebelo** é essencial para controlar a fixação do olhar, por meio de controles combinados dos olhos e da cabeça (Figuras 13-5B e 13-9). Esta divisão cerebelar recebe informações das **aferências vestibulares primárias** e dos neurônios vestibulares secundários no **núcleo vestibular**. De fato, as aferências vestibulares são apenas neurônios sensoriais primários que projetam diretamente para o cerebelo. O componente cortical do vestibulocerebelo projeta para os núcleos vestibulares: os núcleos vestibulares lateral, medial, inferior e superior (Figura 13-9).

Como visto no Capítulo 12, os núcleos vestibulares são importantes para os movimentos oculares de rastreio lento, assim como os reflexos vestíbulo-oculares. O vestibulocerebelo participa na coordenação das funções dos músculos do pescoço com o controle ocular, via **trato vestibulospinal medial**; manutenção do equilíbrio, via **trato vestibulospinal lateral**, e manutenção do controle

310   Seção III   Sistemas Motores

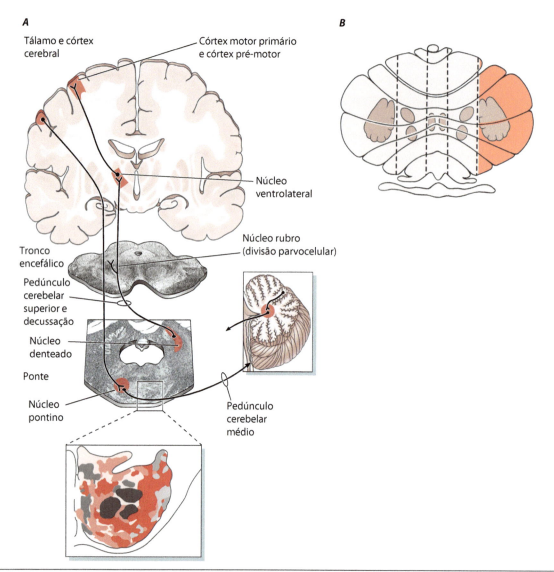

FIGURA 13-8   Conexões aferentes e eferentes do cerebrocerebelo (**A**) e porção do córtex cerebelar que corresponde a esta divisão cerebelar (**B**). Nota-se que a principal aferência para os núcleos pontinos é das grandes áreas do córtex cerebral, embora a aferência de apenas um local seja mostrada. Mais regiões cerebrais se projetam para o cerebelo, via núcleos pontinos (ver detalhe). Diferentes áreas corticais projetam para conjuntos distintos de núcleos pontinos, representadas com diferentes tonalidades no detalhe esquemático da parte ventral da ponte. As áreas mais escuras com cinza correspondem aos axônios corticais descendentes. (Adaptada de Schmahmann JD, Pandya DN. The cerebrocerebellar system.Int Rev Neurobiol.1997;41:31-60.)

dos movimentos dos olhos, via fibras do **fascículo longitudinal medial** para núcleos motores extraoculares.

Lesões ao cerebelo produzem sinais motores nos membros do mesmo lado da lesão

Existem três sinais clássicos de lesão cerebelar: ataxia, tremor e nistagmo. **Ataxia** é a incoordenação da velocidade, força e distância do movimento. No alcançar de um objeto, um paciente com lesão cerebelar vai além do seu alvo (hipermetria) ou fica aquém do seu alvo (hipometria). Ataxia da marcha produz marcha cambaleante e titubeante. Ataxia ocorre devido a lesão na coordenação interarticular. **Tremor** é uma oscilação involuntária dos membros ou tronco. O tremor cerebelar está caracteristicamente presente quando o paciente tenta executar um movimento que requeira habilidade, como tocar no dedo do examinador ou trazer uma garfada de comida até a boca. **Nistagmo** é uma oscilação involuntária rítmica dos olhos. Ataxia e nistagmo tipicamente ocorrem depois de lesão em vias cerebelares aferentes, como no trato espi-

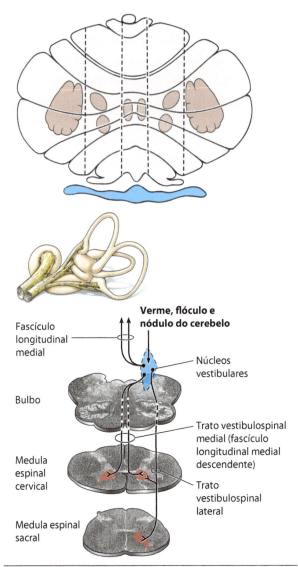

FIGURA 13-9 Conexões aferentes e eferentes do vestibulocerebelo. O detalhe mostra a estrutura da orelha interna. Os órgãos otolíticos fornecem a mais importante entrada para o vestibulocerebelo (ver Figura 12-2).

nocerebelar ou no pedúnculo cerebelar inferior. Em contrapartida, tremor é mais frequente como consequência de lesão nas vias eferentes cerebelares, como no pedúnculo superior. Contudo, combinações de sinais tipicamente ocorrem com lesões para o cerebelo, dependendo do local e do tamanho da lesão.

O conhecimento da anatomia das vias de projeção descendente é essencial para entender por que lesões cerebelares unilaterais tipicamente produzem **sinais motores nos membros ipsilaterais**. Sinais ipsilaterais ocorrem em razão de ambas as projeções cerebelares eferentes e das vias descendentes (i.e., o alvo da ação cerebelar) serem cruzadas. A combinação de decussações resulta em um sistema de conexões que é "cruzado duplamente" (Figura 13-10). Lesões nas entradas cerebelares da medula espinal também produzem sinais ipsilaterais em razão das principais vias espinocerebelares, a espinocerebelar posterior e o trato cuneocerebelar, ascendendo ipsilateralmente. Assim, se uma lesão ocorre nas aferências cerebelares ou nas eferências, ou para o cerebelo em si, sinais neurológicos são apresentados do mesmo lado da lesão.

Oclusão da artéria cerebelar inferior posterior (ACIP) infarta o pedúnculo cerebelar inferior, assim como a maioria dos núcleos profundos do cerebelo. Dois sinais-chave relatados para esse infarto são nistagmo (também uma consequência de lesão do núcleo vestibular) e ataxia no membro ipsilateral. Estes são os sinais cerebelares-chave associados a síndrome bulbar lateral, ou de Wallenberg (ver casos dos Capítulos 6 e 15). Déficits somatossensoriais estão também presentes com oclusão da ACIP, porque o infarto bulbar dorsolateral interrompe as fibras ascendentes do sistema anterolateral (ver Capítulo 5), assim como o trato e o núcleo espinal do trigêmeo (ver Capítulo 6). É importante notar que, embora o cerebelo receba informações sensoriais, especialmente informações somatossensorias, pacientes não têm perda da sensação; por exemplo, eles não relatam mudanças no limiar sensorial, dormências ou pontos cegos visuais.

Embora os principais sinais de lesão cerebelar sejam motores, pacientes com lesão cerebelar podem também ter comportamentos deficientes que não podem ser atribuídos a deficiências motoras primárias. Esse fenômeno tem sido descrito como "síndrome cognitivo-afetiva" cerebelar. A síndrome é caracterizada por deficiências nas funções executivas (p. ex., o planejamento de comportamentos), nos raciocínios abstratos, nos raciocínios visuoespaciais e na memória de trabalho. Alguns pacientes têm mudanças de personalidade com embotamento afetivo. Essa síndrome é mais comum em pacientes com lesões do lobo posterior do hemisfério (deficiências cognitivas e na linguagem) e lobo posterior do verme (afeto defeituoso). Essas mudanças podem se dever a deficiências no processamento de informações de diversas regiões corticais – assim como áreas de associação, incluindo córtex associativo límbico –, carreando para projeções corticopontinas. Isso poderia também estar relacionado às regiões cerebelares lesadas que projetam para a parte dorsolateral do córtex pré-frontal e outras áreas de associação. Curiosamente, existem estruturas cerebelares mudadas em pacientes com distúrbio de espectro de autismo, uma condição presente com déficits sociais de interação, comprometimentos verbais e na comunicação não verbal e na expressão de padrões estereotipados de comportamentos. Esse é um distúrbio afetivo neuropsiquiátrico comum que acomete 1 em 150 indivíduos. Contudo, alguns genes associados ao distúrbio de espectro de autismo são expressos no cerebelo. Embora controverso, existe um crescente corpo de evidências clínicas e básicas acerca do papel do cerebelo nas funções não motoras e nos distúrbios neuropsiquiátricos.

312 Seção III Sistemas Motores

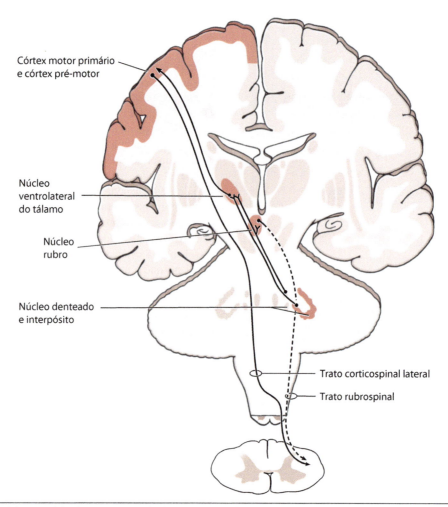

FIGURA 13-10 O "arranjo" duplamente cruzado das projeções eferentes do cerebelo. Nota-se que a projeção cerebelar para a divisão magnocelular do núcleo rubro é do núcleo interpósito (núcleos globoso e emboliforme), e a projeção para a divisão parvocelular (não mostrada) se origina do núcleo denteado. (Adaptada com permissão de Parent A. Carpenter's Human Neuroanatomy. 9th ed. Williams & Wilkins; 1996.)

Anatomia regional do cerebelo

O restante deste capítulo examina a anatomia regional das conexões e a organização celular do cerebelo. Secções através de níveis-chave, do inferior para o superior, são utilizadas para ilustrar o trato espinocerebelar, a histologia do córtex cerebelar, os núcleos profundos e as projeções eferentes do tronco encefálico e do tálamo.

Secções na medula espinal e no bulbo revelam núcleos e vias transmitindo informações somatossensoriais para o cerebelo

O núcleo de Clarke e o núcleo cuneiforme acessório são os principais núcleos que retransmitem informações somatossensoriais para o espinocerebelo. O **núcleo de Clarke** é encontrado na porção medial da zona intermediária da substância cinzenta da medula espinal (lâmina VII) (Figura 13-11). Este núcleo forma uma coluna com distribuição superoinferior limitada. Nos humanos, o núcleo de Clarke se estende do **oitavo segmento cervical** (C8) até aproximadamente o **segundo segmento lombar** (L2) e retransmite informações somatossensoriais dos membros inferiores e parte inferior do tronco. Por conta do limite caudal do núcleo, ele é mais largo na porção lombossacral; fibras aferentes importantes da extremidade inferior primeiro entram e ascendem no fascículo grácil (Figura 13-6). Então elas deixam a substância branca para terminar no núcleo de Clarke. Os tratos ascendem na porção externa da coluna lateral do mesmo lado (Figura 13-11C) e entram no cerebelo via **pedúnculo cerebelar inferior** (Figura 13-11A, B). A outra via do membro inferior, o **trato espinocerebelar ventral**, é lateral às fibras ascendentes do sistema anterolateral (Figura 13-11C). O trato espinocerebelar ventral se origina de diversos neurônios no corno anterior. O trato espinocerebelar ventral é uma via medular cruzada, entrando no cerebelo via **pe-**

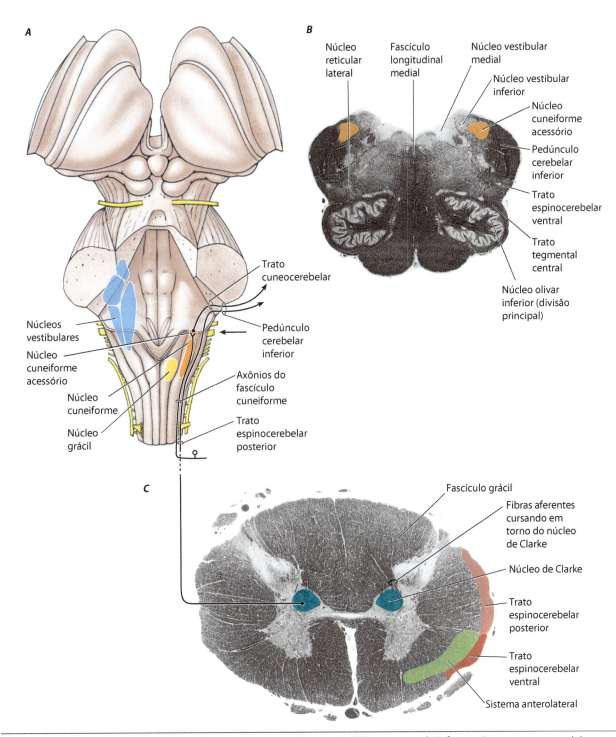

FIGURA 13-11 Núcleos do tronco encefálico (**A**, **B**) e da medula espinal (**C**) transmitindo informações somatossensoriais para o cerebelo. (**A**) Vias-chave para a informação do trato espinocerebelar posterior e trato cuneocerebelar. (**B**) Secção transversal corada para mielina através do bulbo, ao nível do núcleo cuneiforme acessório e do núcleo olivar inferior. A seta em **A** indica o plano de secção em (**B**). Secção corada para mielina através do cordão lombar superior (**C**). Nota-se que os axônios do sistema anterolateral estão localizados imediatamente mediais aos do trato espinocerebelar ventral.

dúnculo cerebelar superior, onde alguns axônios recruzam (Figura 13-12).

A parte inferior do bulbo contém o **núcleo cuneiforme acessório** (Figura 13-11A, B), que é superior ao núcleo cuneiforme, importante para percepção (ver Capítulo 4). (O núcleo cuneiforme acessório é também denominado núcleo cuneiforme externo.) O núcleo cuneiforme acessório retransmite informações somatossensoriais dos membros superiores e da parte superior do tronco para o cerebelo, não para percepção, mas sim para o controle dos movimentos. Para alcançar o núcleo cuneiforme acessório, fibras aferentes da parte superior do tronco, braço e dorso da cabeça cursam superiormente dentro da medula cervical no **fascículo cuneiforme** do funículo posterior (Figura 13-11A). O curso completo do trato cuneocerebelar é dentro do **pedúnculo cerebelar inferior**.

O núcleo olivar inferior é apenas uma fonte de fibras trepadeiras

O núcleo olivar inferior (Figura 13-11B), do qual se originam todas as **fibras trepadeiras**, é um conjunto de três subnúcleos (ver Figura AII-8) que têm conexões em diferentes lugares. Ele forma uma elevação na superfície anterior do bulbo, denominada **oliva** (Figura AI-6). O núcleo olivar inferior consiste em folhas dos neurônios vizinhos do trato tegmental central, que se origina da divisão parvocelular do mesmo lado do núcleo rubro (ver a seguir). Neurônios do núcleo olivar inferior são eletricamente acoplados, resultando em sincronia de ações entre grupos locais de neurônios olivares. A principal divisão do núcleo (Figura 13-11B) é a maior em humanos. Curiosamente, em animais essa divisão está associada ao cerebrocerebelo.

Posteriormente ao núcleo olivar inferior, está o **núcleo reticular lateral** (Figura 13-11B), que dá origem às projeções das fibras musgosas para o cerebelo. O núcleo reticular lateral recebe informações sensoriais dos mecanorreceptores dos membros e do tronco, assim como informações do córtex cerebral, pelos ramos dos axônios do trato corticospinal. Como os neurônios do trato espinocerebelar ventral, o núcleo reticular lateral é pensado como um participante na correção de movimentos errados.

O vestibulocerebelo recebe aferências de neurônios vestibulares primários e secundários

Neurônios de Purkinje do lóbulo floculonodular enviam seus axônios primariamente para os **núcleos vestibulares** (Figura 13-11A, B), em vez de enviar para os núcleos profundos do cerebelo, como as células de Purkinje de outras regiões do cerebelo (exceções existem; alguns neurônios de Purkinje do lobo floculonodular fazem sinapse com o núcleo fastígio, e alguns dentro do lobo anterior e posterior do verme fazem sinapse com os núcleos vestibulares). Os núcleos vestibulares são anatomicamente equivalentes aos núcleos profundos do cerebelo do vestibulocerebelo, porque compartilham duas similaridades nas fontes de en-

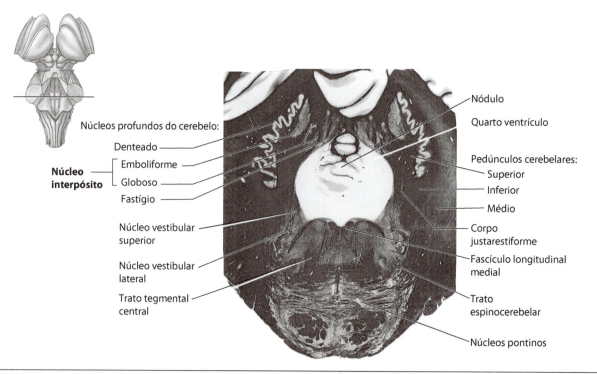

FIGURA 13-12 Secção transversal corada para mielina através da parte inferior da ponte e dos núcleos profundos do cerebelo. O detalhe mostra o plano de secção.

Capítulo 13 O Cerebelo **315**

Quadro 13-1

Circuitos inibitórios do cerebelo

Os neurônios de Purkinje são neurônios de projeção inibitória: quando eles disparam, hiperpolarizam os neurônios dos núcleos profundos do cerebelo ou dos núcleos vestibulares com as suas sinapses. Como então os neurônios dos núcleos profundos do cerebelo e núcleos vestibulares podem transmitir sinais das vias motoras quando são somente inibidos pelos neurônios de Purkinje? As fibras trepadeiras, assim como algumas fibras musgosas (da medula espinal e da formação reticular) fazem sinapse excitatória diretamente conectando-se com neurônios dos núcleos profundos (Figura 13-14A). (Dados anatômicos sugerem que a maioria das fibras musgosas dos núcleos pontinos ignora os núcleos profundos, fazendo sinapse só com o córtex.) Pensa-se que essas entradas diretas para os núcleos profundos cerebelares aumentam a excitabilidade delas e ajudam a manter a atividade neural de fundo em um nível elevado. Além disso, as propriedades de membrana intrínsecas da célula, assim como alto repouso de correntes iônicas para dentro, ajudam a manter altos níveis de atividade nesses neurônios. Esse alto nível contínuo de atividade neural é então reduzido, ou "esculpido", por ações inibitórias dos neurônios de Purkinje. Similarmente, para os núcleos vestibulares, entradas excitatórias diretas das aferências vestibulares e propriedades de membrana ajudam a manter um alto nível de fundo de atividade.

A atividade dos neurônios de Purkinje é inibida por dois grupos de interneurônios (Figuras 13-13B e 13-14A); **neurônios estrelados** localizados na porção externa da camada molecular e **células em cesto**, localizadas próximas da borda entre a camada molecular e a de Purkinje. Uma vez que essa sinapse é localizada no corpo celular, os neurônios em cesto são muito efetivos na inibição dos neurônios de Purkinje. Esses neurônios recebem predominantemente entradas das fibras paralelas. A ação desses neurônios inibitórios "desinibe" os neurônios de Purkinje; eles exercem menos inibição nos neurônios dos núcleos profundos e núcleos vestibulares.

O terceiro interneurônio cortical cerebelar inibitório é o **neurônio de Golgi**, que inibe neurônios granulares. Esta inibição sináptica é feita na camada granular, em uma complexa estrutura denominada **glomérulo cerebelar** (Figura 13-13C; zonas claras vistas sob alta ampliação). A sinapse glomerular garante especificidade das conexões, porque esse complexo sináptico inteiro está contido dentro da **cápsula glial**. Um inventário da ação dos interneurônios do córtex cerebelar demonstra que todos, menos os neurônios granulares, são inibitórios (Tabela 13-1).

---

tradas aferentes, ambos recebem uma projeção do núcleo olivar inferior e são monossinapticamente inibitórios para os neurônios de Purkinje.

O lóbulo floculonodular projeta para os núcleos vestibulares medial, inferior e superior. Esses núcleos – especialmente o núcleo vestibular medial – dão origem ao trato vestibulospinal, para coordenação da cabeça e dos movimentos oculares (Capítulo 12). O núcleo fastígio projeta principalmente para o núcleo vestibular lateral, o qual dá origem ao trato vestibulospinal lateral, para controlar os músculos axiais para manter o equilíbrio e a postura. Os núcleos vestibulares também contribuem para formar o fascículo longitudinal medial (Figuras 13-11A, 13-12 e 13-15B), que desempenha um papel fundamental no controle dos movimentos dos olhos através das projeções para os núcleos motores extraoculares (ver Capítulo 12). Assim, o vestibulocerebelo tem o controle direto da cabeça e da posição ocular via esta influência dos núcleos vestibulares.

Os núcleos pontinos fornecem as principais aferências para o cerebrocerebelo

Os núcleos pontinos (Figura 13-12; também Figuras 13-8 e 13-15B3,4) retransmitem informações do córtex cerebral para o cerebrocerebelo. Praticamente todo o córtex cerebral projeta para os núcleos pontinos (ver a seguir). Os neurônios corticopontinos se originam da camada V do córtex cerebral, a mesma camada que dá origem aos neurônios corticospinais e corticobulbares. Os axônios descendentes cursam dentro da cápsula interna e da base

do pedúnculo para fazerem sinapse nos núcleos pontinos ipsilaterais. Os axônios dos neurônios dos núcleos pontinos decussam na ponte e entram no cerebelo via pedúnculo cerebelar médio (Figura 13-12).

Os circuitos intrínsecos do córtex cerebelar são os mesmos para as diferentes divisões funcionais

Os constituintes celulares e as conexões sinápticas do córtex cerebelar são quase as mais compreendidas do sistema nervoso central (ver Quadro 13-1). O córtex cerebelar consiste em três camadas de células, progressivamente da superfície externa para a mais interna (Figura 13-13): a **camada molecular**, a **camada de células de Purkinje** e a **camada granular**, que é adjacente à substância branca.

O córtex cerebelar contém cinco tipos de neurônios, e cada um deles tem uma diferente distribuição laminar e é excitatório ou inibitório (Figura 13-13B; Tabela 13-1): (1) neurônios de Purkinje, (2) neurônio granular, (3) neurônios em cesto, (4) neurônios estrelados e (5) neurônios de Golgi. Os neurônios de Purkinje é o neurônio de projeção do córtex cerebelar; estão localizados na camada de Purkinje. Todos os outros são interneurônios.

Os mesmos dois circuitos básicos estão presentes em toda parte do córtex do espinocerebelo, cerebrocerebelo e vestibulocerebelo; um recebendo aferência excitatória das fibras trepadeiras e o outro das fibras musgosas. As **fibras trepadeiras** se originam inteiramente do **complexo nuclear olivar inferior** (Figura 13-11B) e das sinapses

316 Seção III Sistemas Motores

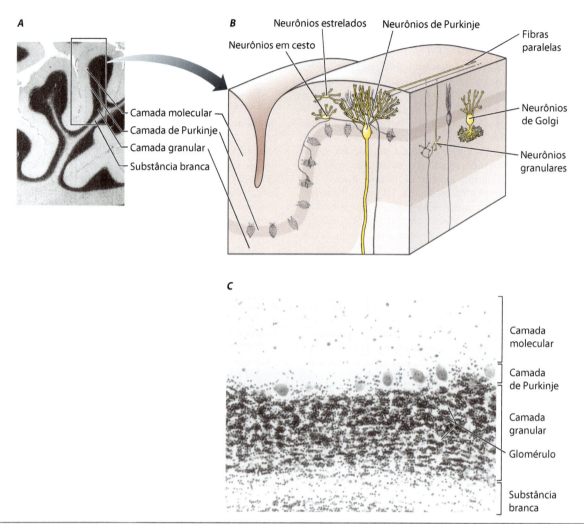

FIGURA 13-13 Secção com coloração de Nissl (baixa resolução) através do córtex cerebelar (**A**); desenho esquemático do fólio cerebelar (**B**). Visualização com alta resolução do córtex cerebelar (**C**).

nos neurônios de Purkinje (Figura 13-14). Fibras trepadeiras fazem múltiplas sinapses com um único neurônio de Purkinje. Notavelmente, cada neurônio de Purkinje recebe entrada de somente uma simples fibra trepadeira. Fibras trepadeiras individuais se ramificam para fazer contato com mais de 10 neurônios de Purkinje.

O circuito começa com as **fibras musgosas**; o **neurônio de Purkinje** é também o alvo, mas não diretamente (Figura 13-14). Fibras musgosas fazem sinapse primeiro com **neurônios granulares** – os únicos interneurônios excitatórios do cerebelo. Localizados na camada granular (Figura 13-13), neurônios granulares têm um axônio que ascende através da camada de Purkinje dentro da camada molecular. Lá, os axônios se bifurcam para formar as **fibras paralelas**, que fazem sinapse com os neurônios de Purkinje (Figura 13-14) e outros interneurônios (Tabela 13-1). Nota-se que a micrografia do neurônio de Purkinje (Figura 13-14) está no plano da árvore dendrítica; o lado direito do desenho está em ângulo reto com a árvore dendrítica. Devido à árvore dendrítica plana dos neurônios de Purkinje, uma fibra paralela faz sinapse apenas algumas vezes com um neurônio de Purkinje, assim como o axônio passa através dos seus dendritos. Este axônio pode fazer sinapse com centenas de neurônios de Purkinje que são empilhados ao longo do fólio. Cada neurônio de Purkinje recebe sinapses de milhares de fibras paralelas. A eficácia das entradas das fibras paralelas para determinado neurônio de Purkinje é aumentada imediatamente após a ativação dos neurônios de Purkinje pela fibra trepadeira. Neurônios de Purkinje do espinocerebelo e do cerebrocerebelo projetam seus axônios através da substância branca cerebelar para fazerem sinapse com neurônios dos núcleos profundos do cerebelo (Figura 13-12). Para alcançar os núcleos vestibulares, os axônios dos neurônios de Purkinje do vestibulocerebelo viajam através do pedúnculo cerebelar inferior.

O cerebelo é compreendido como tendo um módulo de organização funcional organizado, em parte, devido às projeções das fibras trepadeiras. Dentro das diferentes zonas funcionais sagitais (p. ex., Figura 13-5), existem

TABELA 13-1 Neurônios e circuitos do córtex cerebelar

Tipo de neurônio	Distribuição laminar	Ação sináptica	Aferência	Alvo pós-sináptico
Neurônios de projeção				
Purkinje	Purkinje	Inibitório	Fibras trepadeiras	Núcleos profundos, núcleos vestibulares
			Fibras musgosas→Neurônios granulares-fibras paralelas	Núcleos profundos, núcleos vestibulares
Interneurônios				
Granular	Granular	Excitatório	Fibras musgosas	Purkinje, estralados e neurônios de Golgi
Em cesto	Molecular	Inibitório	Fibras paralelas	Neurônios de Purkinje
Estrelados	Molecular	Inibitório	Fibras paralelas	Neurônios de Purkinje
Golgi	Granular	Inibitório	Fibras paralelas	Neurônios granulares

Circuitos principais
Fibras trepadeiras (+)→neurônios de Purkinje (–)→núcleos profundos do cerebelo ou núcleos vestibulares
Fibras musgosas (+)→neurônios granulares (+)→neurônios de Purkinje (–)→núcleos profundos do cerebelo ou núcleos vestibulares

Circuitos interneuronais
Fibras granulares (+)→células em cesto (–)→neurônios de Purkinje
Neurônios granulares (+)→células em cesto (–)→neurônios de Purkinje
Neurônios granulares (+)→células de Golgi (–) neurônios granulares

microzonas nas quais pequenos aglomerados de neurônios de Purkinje recebem entradas de fibras trepadeiras que têm características fisiológicas similares, assim como recebem informação somatossensorial das mesmas partes do corpo. Os neurônios de Purkinje na microzona, por sua vez, projetam para um grupo de neurônios dos núcleos profundos ou núcleos vestibulares que recebem entradas similares da oliva. Dentro de cada divisão funcional têm-se algumas microzonas. Acredita-se que cada microzona subserve um aspecto diferente das funções globais da zona mais ampla, como regulando a coordenação e força de contração de diferentes músculos da mão dentro da representação do braço no espinocerebelo.

Os núcleos profundos do cerebelo estão localizados dentro da substância branca

Os núcleos profundos cerebelares podem ser identificados na secção transversa através da ponte e do cerebelo mostrados na Figura 13-12, do medial para o lateral: fastígio, globoso, emboliforme e núcleo denteado. É importante lembrar que os núcleos globoso e emboliforme coletivamente são denominados núcleo interpósito. As projeções eferentes dos núcleos profundos cursam através dos pedúnculos cerebelares inferior e superior.

O fastígio, o interpósito e o núcleo denteado têm diferentes projeções que refletem suas funções na manutenção do equilíbrio, controle do movimento dos membros e planejamento dos movimentos, respectivamente. Os principais alvos das saídas de informações do núcleo fastígio são os núcleos vestibulares e a formação reticular, dois componentes de vias descendentes que controlam equilíbrio e postura. Os principais alvos do núcleo interpósito são a divisão magnocelular do núcleo rubro, onde o trato rubrospinal se origina e, via tálamo, segue para o **córtex motor**. O principal alvo do núcleo denteado é a divisão

parvocelular do núcleo rubro, que envia seus axônios para o núcleo olivar inferior ipsilateral via **trato tegmental central** (mostrado na terminação da Figura 13-11A) e, via tálamo, áreas do córtex envolvidas com o planejamento motor. Nota-se que as duas divisões do núcleo rubro não podem ser claramente distinguidas. A divisão parvocelular é maior do que a divisão magnocelular.

As projeções ascendentes dos núcleos profundos cursam pelo **pedúnculo cerebelar superior** (Figuras 13-12 e 13-15B4). O pedúnculo cerebelar superior decussa na parte inferior do tronco encefálico ao nível do colículo inferior (Figura 13-15A, B2). Os axônios continuam anteriormente, ou fazem sinapse com as duas divisões do núcleo rubro ou passando através do núcleo em direção aos núcleos talâmicos motores. Coletivamente, as projeções dos núcleos profundos do cerebelo para o tálamo são denominadas **tratos cerebelotalâmicos**.

O núcleo ventrolateral retransmite eferências cerebelares para as áreas corticais pré-motora e motora primária

A porção do tálamo que recebe principalmente eferências cerebelares e transmite essa informação para áreas motoras do lobo frontal, o **núcleo ventrolateral**, é separada dos núcleos talâmicos sensoriais. O núcleo ventrolateral (Figura 13-16) é difícil para se identificar. Uma pista que deixa sua identificação um pouco mais fácil é a presença dos **fascículos talâmicos**. Essa faixa de fibras mielinizadas contém axônios do trato cerebelotalâmico, assim como das projeções dos núcleos da base para o tálamo (ver Capítulo 14).

O núcleo ventrolateral é grande e tem algumas divisões de seus componentes que possuem conexões distintas, principalmente com o lobo frontal, mas também com o lobo parietal. Os núcleos interpósito e denteado projetam para a parte do núcleo ventrolateral que retransmite

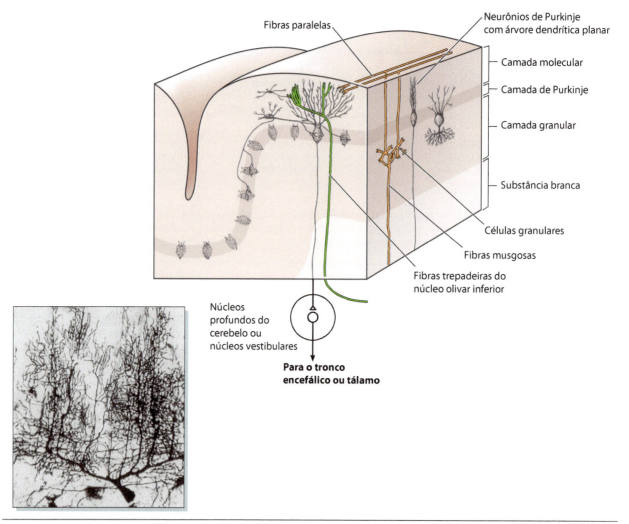

FIGURA 13-14 O circuito do córtex cerebelar. O detalhe mostra um neurônio de Purkinje corado (coloração de Golgi). Existem duas principais entradas excitatórias para o cerebelo: fibras trepadeiras e fibras musgosas. Enquanto as sinapses das fibras trepadeiras se direcionam para os neurônios de Purkinje, as fibras musgosas fazem sinapse primeiro nos neurônios granulares, que por sua vez dão origem às fibras paralelas, que fazem sinapse com os neurônios de Purkinje.

informações principalmente para o **córtex motor primário (área 4)** e para o **córtex pré-motor (área lateral 6)**. Além disso, o núcleo denteado projeta para outras partes do núcleo ventrolateral que projetam para o lobo parietal posterior e o núcleo mediodorsal do tálamo, que transmite informações para o córtex pré-frontal. As projeções do núcleo interpósito interdigitam, mas não se sobrepõem com as terminações do núcleo interpósito.

O cerebelo é importante para muitas funções não motoras

Estudos transneurais virais de rastreamento em macacos têm revelado existência de conexões entre o núcleo denteado e diversas regiões do córtex pré-frontal e lobo parietal posterior, basicamente, áreas não motoras. Essas projeções se originam do núcleo denteado. Seguindo através do tálamo, as projeções seguem para diversas regiões-alvo dentro do córtex pré-frontal e do lobo parietal posterior. Enquanto lesões cerebelares em humanos produzem características de sinais motores, como descrito, lesões no lobo posterior podem resultar em mudanças afetivas e cognitivas. As projeções do cerebelo para o córtex pré-frontal e o lobo parietal posterior em macacos ajudam a explicar essas funções não motoras em humanos. Também importantes para funções não motoras cerebelares são as projeções descendentes corticopontinas de regiões do córtex cerebral para o afeto e a cognição (p. ex., Figura 13-7; mais discutida a seguir). Nos macacos, apenas 40% do núcleo denteado é dedicado a conexões para o sistema motor. Isso deixa uma grande parte intrigante do núcleo para conexões e funções não motoras. Considerando a elevada complexidade do cérebro humano, as funções não motoras do cerebelo – e a relação entre essas funções e o controle dos movimentos – muito provavelmente será

Capítulo 13 O Cerebelo 319

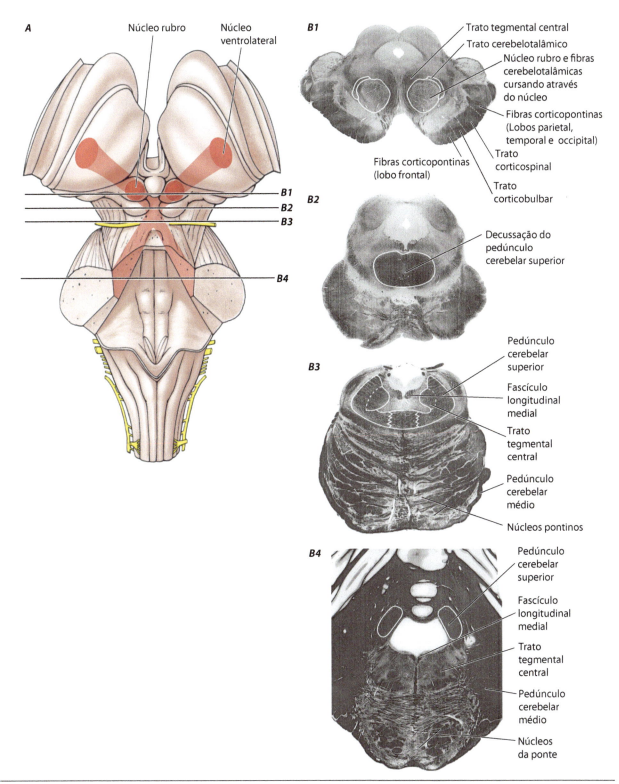

FIGURA 13-15 O pedúnculo cerebelar superior é a principal via de saída do cerebelo. (**A**) Localização do pedúnculo cerebelar superior e axônios associados do cerebelo para o tálamo (sombreamento vermelho-claro) na relação para o núcleo rubro e núcleo ventrolateral do tálamo. (**B**) Secção transversal corada para mielina superior através do mesencéfalo superior (**B1**), mesencéfalo inferior (**B2**), junção ponto-mesencefálica (istmo, **B3**), e parte superior da ponte (**B4**).

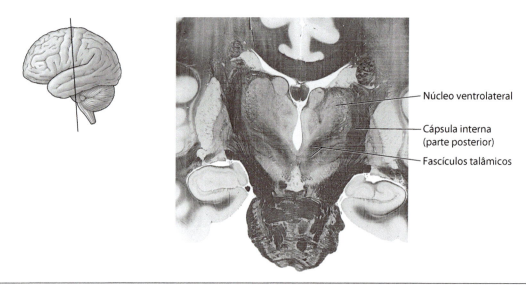

FIGURA 13-16 Secção coronal corada para mielina através do núcleo ventrolateral. O detalhe mostra o plano de secção.

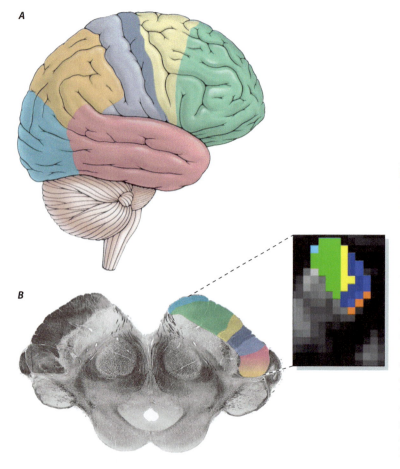

FIGURA 13-17 A projeção corticopontina se origina da maior área do córtex cerebral, ao passo que a projeção corticospinal se origina apenas da área pré-motora (amarelo), do córtex motor primário (cinza azulado-escuro) e das áreas corticais somatossensoriais (cinza azulado-claro) (**A**). Parte **B** mostra esquematicamente a localização das projeções descendentes da base do pedúnculo cerebral para várias áreas corticais. O detalhe em **B** mostra a organização somatotópica da projeção corticopontina na base do pedúnculo cerebral baseada em dados de imagem de tensores de difusão (DTI) em humanos. (Segundo Ramnani N, Behrens TE, Johansen-Berg H, et al. The evolution of prefrontal inputs to the cortico-pontine system: difusion imaging evidence from Macaque monkeys and humans. CerebCortex. 2006;16[6]:811-818.)

um importante direcionamento para a parte clínica e de estudos básicos no futuro.

A projeção corticopontina traz informações de diversas áreas corticais ao cerebelo para controle motor e funções cerebrais superiores

Regiões corticais cerebrais as quais os núcleos profundos do cerebelo projetam, via tálamo, por sua vez projetam de volta ao cerebelo pelas projeções das vias corticopontinas (Figura 13-7). Isso forma um "circuito fechado" no qual uma particular região funcional do cerebelo, por exemplo, a zona de controle da mão do espinocerebelo, projeta para uma área do córtex cerebral envolvida na mesma função. Uma semelhança predominante dessa organização em circuito fechado é vista nos núcleos da base (Capítulo 14). Esta é uma pequena evidência de alternativa à organização em "circuito aberto", na qual

uma região funcional cerebelar se comunica com áreas corticais servindo a diferentes funções.

No ser humano, imagens por tensores de difusão (DTI; ver Figura 2-7) têm revelado que as projeções corticopontinas mais densas surgem do lobo frontal (Figura 13-17), que inclui o córtex motor primário (área 4), a área pré-motora (área 6) (ver Figura 10-8) e o córtex de associação pré-frontal. Projeções adicionais também surgem do córtex de associação no parietal, occipital e nos lobos temporais e parte das áreas corticais límbicas (que têm um importante papel nas emoções; ver Capítulo 16). Também por meio de DTI, a organização topográfica dos axônios na base do pedúnculo cerebral humano foi elucidada. Surpreendentemente, a maior região da base do pedúnculo cerebral contém axônios descendentes para áreas não motoras (Figura 13-17). Isso amplifica o que foi discutido anteriormente, que as funções não motoras do cerebelo são provavelmente muito mais importantes.

Resumo

Anatomia cerebelar

O córtex cerebelar recobre a substância branca (Figuras 13-2 e 13-13). O córtex cerebelar contém numerosas folhas, que são agrupadas dentro de três lobos (Figura 13-2 e 13-3): o *lobo anterior*, o *lobo posterior* e o *lobo floculonodular*. Incorporados dentro da substância branca do cerebelo estão bilateralmente quatro pares de núcleos profundos, do medial para o lateral (Figuras 13-2 e 13-3): o *núcleo fastígio*, *núcleo globoso*, *núcleo emboliforme* e *núcleo denteado*. O globoso e o emboliforme são coletivamente denominados *núcleo interpósito*. O córtex cerebelar consiste em três camadas celulares (Figura 13-3): *camadas molecular*, *Purkinje e granular*. Cinco classes de neurônios são encontradas no córtex cerebelar (Figuras 13-4 e 13-14; Tabela 13-1): (1) *neurônios de Purkinje* (Figura 13-4, 13-13 e 13-14), as *projeções neurais* do cerebelo – as quais são *inibitórias*; (2) *neurônios granulares*, os únicos *interneurônios excitatórios* do cerebelo; e as (3) *em cesto*, (4) *estrelados*, e (5) *neurônios de Golgi* – os três *interneurônios inibitórios*.

Circuitos cerebelares

Duas classes principais de fibras aferentes alcançam o cerebelo para dar origem a dois circuitos principais: *fibras trepadeiras* (Figuras 13-4 e 13-14), que são os axônios dos neurônios dos *núcleos olivares inferiores* (Figura 13-11B), e *fibras musgosas*, as quais se originam de numerosas fontes, incluindo os *núcleos pontinos* (Figura 13-15B4), *núcleos da formação reticular*, *núcleos vestibulares* (Figura 13-11) e *medula espinal* (Figura 13-11C). A maioria das aferências das fibras trepadeiras e musgosas é direcionada para ambos os núcleos profundos do cerebelo e do córtex cerebelar (Figura 13-4). As fibras trepadeiras fazem conexões monossinápticas com os neurônios de Purkinje; as fibras trepadeiras fazem sinapse nos neurônios granulares, os quais por sua vez fazem sinapse nos neurônios de Purkinje via *fibras paralelas* destes. Os neurônios de Purkinje se projetam do córtex cerebelar para os núcleos profundos (Figura 13-12) e os núcleos vestibulares (Figura 13-11).

Divisões funcionais do cerebelo

O cerebelo é dividido em três regiões funcionais (Figuras 13-2 e 13-5): o espinocerebelo, o cerebrocerebelo e o vestibulocerebelo. Lesões unilaterais no cerebelo produzem sinais motores nos membros ipsilaterais devido à decussação das vias de saída cerebelares e da decussação das vias motoras laterais (Figura 13-10).

O *espinocerebelo* (Figuras 13-6 e 13-7), importante na postura e nos movimentos dos membros, é dividido em duas regiões corticais que também têm funções homólogas: o *verme* medial subserve o controle *axial e dos músculos da cintura*, e o *hemisfério intermediário* controla os *músculos dos membros*. As principais entradas para o espinocerebelo se originam da medula espinal. Informações somatossensoriais das pernas e da parte inferior do tronco são transmitidas para o cerebelo pelo *trato espinocerebelar posterior* (Figura 13-6A), via *núcleo de Clarke*, e da parte inferior do tronco, braços e pescoço, pelo *trato cuneocerebelar*, via *núcleo cuneiforme acessório* (Figura 13-11B). Outras vias transmitem sinais de *feedback* internos. Neurônios de Purkinje do verme projetam para o *núcleo fastígio* (Figuras 13-7 e 13-12), o qual influencia *vias des-*

322 Seção III Sistemas Motores

cendentes mediais: a reticulospinal, a vestibulospinal e o trato corticospinal anterior. As projeções para a parte inferior do tronco cerebral são via pedúnculo cerebelar médio (Figura 13-11B), e projeções talâmicas são via *pedúnculo cerebelar inferior* (Figura 13-15). O *hemisfério intermediário* projeta para o núcleo interpósito (Figura 13-12), o qual por sua vez influencia as *vias descendentes laterais*: a rubrospinal e o trato corticospinal lateral. Todas as projeções do espinocerebelo cursam através do *pedúnculo cerebelar superior*. O *cerebrocerebelo* (Figura 13-8) tem um papel importante no planejamento dos movimentos; estes componentes corticais são o *hemisfério lateral*. O córtex cerebelar projeta para os *núcleos pontinos* (Figura 13-12), os quais fornecem as principais aferências para o cerebrocerebelo. Neurônios de Purkinje desta divisão funcional projetam para o *núcleo denteado* (Figura 13-12).

De lá, os neurônios do núcleo denteado projetam para a divisão *parvocelular do núcleo rubro* contralateral (Figura 13-15B1) e o *núcleo ventrolateral* do tálamo (Figuras 13-10 e 13-16), ambos via *pedúnculo cerebelar superior*. As principais projeções do núcleo ventrolateral são para o *córtex motor primário* (*área 4*) e para o *córtex pré-motor* (*área lateral 6*) (ver Figura 10-7). O núcleo denteado também projeta, via tálamo, para o córtex pré-frontal e de associação parietal para mediar funções não motoras.

O *vestibulocerebelo* (Figuras 13-5 e 13-9) é importante para o controle dos movimentos dos olhos e da cabeça; o componente cortical corresponde anatomicamente ao *lobo floculonodular*. Este recebe aferências dos *núcleos vestibulares* e *aferências vestibulares primárias* e projeta de volta para os núcleos vestibulares via *pedúnculo cerebelar inferior* (Figura 13-11B).

Leituras recomendadas

Lisberger S, Thach T. The cerebellum. In: Kandel ER, Schwartz JH, Jessell TM, Siegelbaum SA, Hudspeth AJ, eds. *Principles of Neural Science*. 5th ed. New York, NY: McGraw-Hill; in press.

Patten J. *Neurological Differential Diagnosis*. 2nd ed. London: Springer-Verlag; 1996:448.

Referências

Angevine JB Jr., Mancall EL, Yakovlev PI. *The Human Cerebellum: An Atlas of Gross Topography in Serial Sections*. Boston, MA: Little Brown; 1961.

Apps R, Garwicz M. Anatomical and physiological foundations of cerebellar information processing. *Nat Rev Neurosci*. 2005;6(4):297-311.

Apps R, Hawkes R. Cerebellar cortical organization: a one-map hypothesis. *Nat Rev Neurosci*. 2009;10(9):670-681.

Bostan AC, Dum RP, Strick PL. The basal ganglia communicate with the cerebellum. *Proc Natl Acad Sci USA*. 2010;107(18):8452-8456.

Dean P, Porrill J, Ekerot CF, Jorntell H. The cerebellar microcircuit as an adaptive filter: experimental and computational evidence. *Nat Rev Neurosci*. 2010;11(1):30-43.

Dietrichs E, Walberg F. Cerebellar nuclear afferents: where do they originate? *Anat Embryol*. 1987;177:165-172.

Eccles JC, Ito M, Szentàgothai J. *The Cerebellum as a Neuronal Machine*. Berlin, Germany: Springer-Verlag; 1967.

Gibson AR, Robinson FR, Alam J, Houk JC. Somatotopic alignment between climbing fiber input and nuclear output of the cat intermediate cerebellum. *J Comp Neurol*. 1987;260:362-377.

Glower DM, West RA, Lynch JC, Strick PL. The inferior parietal lobule is the target of output from the superior colliculus, hippocampus, and cerebellum. *J Neurosci*. 2001;21:6283-6291.

Gowen E, Miall RC. The cerebellum and motor dysfunction in neuropsychiatric disorders. *Cerebellum*. 2007;6(3): 268-279.

Habas C, Cabanis EA. Cortical projections to the human red nucleus: a diffusion tensor tractography study with a 1.5-T MRI machine. *Neuroradiology*. 2006;48(10):755-762.

Habas C, Kamdar N, Nguyen D, et al. Distinct cerebellar contributions to intrinsic connectivity networks. *J Neurosci*. 2009;29(26):8586-8594.

Holmes GP. The cerebellum of man. *Brain*. 1939;62(1):1-30.

Hoover JE, Strick PL. The organization of cerebellar and basal ganglia outputs to primary motor cortex as revealed by retrograde transneuronal transport of herpes simplex virus type 1. *J Neurosci*. 1999;19:1446-1463.

Horn KM, Pong M, Gibson AR. Functional relations of cerebellar modules of the cat. *J Neurosci*. 2010;30(28): 9411-9423.

Hoshi E, Tremblay L, Feger J, Carras PL, Strick PL. The cerebellum communicates with the basal ganglia. *Nat Neurosci*. 2005;8(11):1491-1493.

Jueptner M, Weiller C. A review of differences between basal ganglia and cerebellar control of movements as revealed by functional imaging studies. *Brain*. 1998;121:1437-1449.

Kim SS-G, Ugurbil K, Strick PL. Activation of cerebellar output nucleus during cognitive processing. *Science*. 1994; 265:949-951.

Leiner HC, Leiner AL, Dow RS. Cognitive and language functions of the human cerebellum. *Trends Neurosci*. 1993;16:444-447.

Levisohn L, Cronin-Golomb A, Schmahmann JD. Neuropsychological consequences of cerebellar tumour resection in children: cerebellar cognitive affective syndrome in a paediatric population. *Brain*. 2000;123:1041-1050.

Massion J. Red nucleus: past and future. *Behav Brain Res*. 1988;28:l-8.

Matsushita M, Hosoya Y, Ikeda M. Anatomical organization of the spinocerebellar system in the cat, as studied by retrograde transport of horseradish peroxidase. *J Comp Neurol*. 1979;184:81-106.

Middleton FA, Strick PL. Anatomical evidence for cerebellar and basal ganglia involvement in higher cognitive function. *Science*. 1994;266:458-461.

Middleton FA, Strick PL. Dentate output channels: motor and cognitive components. *Prog Brain Res*. 1997;114:553-566.

Nakano K, Takimoto T, Kayahara T, Takeuchi Y, Kobayashi Y. Distribution of cerebellothalamic neurons projecting to the ventral nuclei of the thalamus: an HRP study in the cat. *J Comp Neurol.* 1980;194:427-439.

Ramnani N, Behrens TE, Johansen-Berg H, et al. The evolution of prefrontal inputs to the cortico-pontine system: diffusion imaging evidence from Macaque monkeys and humans. *Cereb Cortex.* 2006;16(6):811-818.

Schell GR, Strick PL. The origin of thalamic inputs to the arcuate premotor and supplementary motor areas. *J Neurosci.* 1984;4:539-560.

Schmahmann JD. An emerging concept: the cerebellar contribution to higher function. *Arch Neurol.* 1991;48:1178-1187.

Schmahmann JD. From movement to thought: anatomic substrates of the cerebellar contribution to cognitive processing. *Human Brain Mapping.* 1996;4:174-198.

Schmahmann JD, Doyon J, McDonald D, et al. Three-dimensional MRI atlas of the human cerebellum in proportional stereotaxic space. *Neuroimage.* 1999;10(3 Pt 1):233-260.

Schmahmann JD, Pandya DN. Course of the fiber pathways to pons from parasensory association areas in the rhesus monkey. *J Comp Neurol.* 1992;326:159-179.

Schmahmann JD, Pandya DN. The cerebrocerebellar system. *Int Rev Neurobiol.* 1997;41:31-60.

Schmahmann JD, Sherman JC. The cerebellar cognitive affective syndrome. *Brain.* 1998;121:561-579.

Schmahmann JD, Weilburg JB, Sherman JC. The neuropsychiatry of the cerebellum: insights from the clinic. *Cerebellum.* 2007;6(3):254-267.

Stoodley CJ, Schmahmann JD. Evidence for topographic organization in the cerebellum of motor control versus cognitive and affective processing. *Cortex.* 2010;46(7): 831-844.

Strick PL, Dum RP, Fiez JA. Cerebellum and nonmotor function. *Annu Rev Neurosci.* 2009;32:413-434.

Tan J, Simpson JI, Voogd J. Anatomical compartments in the white matter of the rabbit flocculus. *J Comp Neurol.* 1995;356(1):1-22.

Taroni F, DiDonato S. Pathways to motor incoordination: the inherited ataxias. *Nat Rev Neurosci.* 2004;5(8):641-655.

Thach WT, Goodkin HP, Keating JG. The cerebellum and the adaptive coordination of movement. *Annu Rev Neurosci.* 1992;15:403-442.

Turner BM, Paradiso S, Marvel CL, et al. The cerebellum and emotional experience. *Neuropsychologia.* 2007;45(6): 1331-1341.

Voogd J. Cerebellum and precerebellar nuclei. In: Paxinos G, Mai JK, eds. *The Human Nervous System.* London: Elsevier; 2004:322-392.

Voogd J, Gerrits NM, Ruigrok TJ. Organization of the vestibulocerebellum. *Ann N Y Acad Sci.* 1996;781:553-579.

Voogd J, Glickstein M. The anatomy of the cerebellum. *TINS.* 1998;21(9):370-375.

Wylie DR, De Zeeuw CI, DiGiorgi PL, Simpson JI. Projections of individual Purkinje cells of identified zones in the ventral nodulus to the vestibular and cerebellar nuclei in the rabbit. *J Comp Neurol.* 1994;349(3):448-463.

Questões de estudo

1. Uma pessoa tem um tumor na fossa posterior, na superfície posterior do cerebelo. Qual das declarações a seguir descreve melhor a localização deste tumor?
   A. Entre o cerebelo e o lobo occipital
   B. Entre o cerebelo e o bulbo
   C. Entre o cerebelo e o lobo temporal
   D. Entre o cerebelo e o tentório

2. Do lateral para o medial, os lobos anterior e posterior do córtex cerebelar fazem conexão com os núcleos profundos na seguinte ordem:
   A. denteado, interpósito e fastigial
   B. fastigial, interpósito e denteado
   C. denteado, fastigial, vestibular
   D. fastigial, interpósito, denteado, vestibular

3. Qual dos seguintes é o principal alvo sináptico das células de Purkinje do nódulo?
   A. Núcleos denteados
   B. Núcleos interpósitos
   C. Núcleos fastigiais
   D. Núcleos vestibulares

4. Uma pessoa tem um acidente vascular encefálico cerebelar unilateral. Qual dos seguintes melhor explica a lateralidade (i.e., lado do corpo no qual a ataxia está presente) da ataxia durante o alcance?
   A. Contralateral, porque as saídas cerebelares não decussam e as vias descendentes motoras são cruzadas
   B. Ipsilateral, porque as saídas cerebelares decussam e as vias descendentes são cruzadas
   C. Bilateral, porque as saídas cerebelares decussam e as vias descendentes cruzam
   D. Bilateral, porque as vias descendentes são bilaterais

5. Qual dos seguintes circuitos traça a conexão, via cerebelo, do lobo parietal posterior direito para a medula espinal?
   A. Cruzamento triplo: lobo parietal posterior direito → ponte direita → cerebelo esquerdo → tálamo direito → córtex motor direito → medula espinal à esquerda
   B. Cruzamento duplo: lobo parietal posterior direito → ponte direita → cerebelo à direita → tálamo à esquerda → córtex motor esquerdo → medula espinal à direita
   C. Cruzamento triplo: lobo parietal posterior direito → ponte esquerda → cerebelo à direita → tálamos à direita → córtex motor à direita → medula espinal à esquerda
   D. Cruzamento duplo: lobo parietal posterior à direita → ponte à esquerda → cerebelo à esquerda → tálamo à esquerda → córtex motor à esquerda → medula espinal à direita

6. A principal saída dos núcleos do vestibulocerebelo são:
   A. núcleos denteados
   B. núcleos interpósitos
   C. núcleos fastigiais
   D. núcleos vestibulares

7. É descoberta na autópsia que uma pessoa com ataxia de Friedreich, uma progressiva ataxia espinocerebelar, tinha extensa degeneração do núcleo de Clark. Isto produziu degeneração de qual das seguintes vias?

A. Trato cuneocerebelar
B. Trato espinocerebelar posterior
C. Trato espinocerebelar anterior
D. Trato espinotalâmico

8. Uma pessoa tem atrofia olivopontocerebelar, com extensa degeneração do núcleo olivar inferior e dos núcleos da ponte, assim como de partes do cerebelo. Qual das seguintes conexões é provável ser perdida nessa pessoa?
A. Entre fibras musgosas e células de Purkinje
B. Entre fibras musgosas e células em cesto
C. Entre fibras trepadeiras e células de Purkinje
D. Entre fibras trepadeiras e células granulares

9. Uma pessoa tem um raro (fictício, para propor a questão) distúrbio de degeneração cerebelar, produzindo perda das conexões do núcleo denteado para o núcleo rubro. Qual das seguintes poderia descrever melhor o impacto que essa condição teria no controle motor?
A. Perda das principais entradas para os neurônios rubrospinais no núcleo rubro magnocelular
B. Perda das principais entradas para os neurônios rubro--olivares no núcleo rubro parvocelular
C. Perda das fibras musgosas do núcleo rubro para o cerebelo
D. Perda das fibras trepadeiras do núcleo rubro para o cerebelo

10. O cerebelo é entendido como um local de sérias disfunções em doenças neuropsiquiátricas, como esquizofrenia e autismo. Qual das seguintes afirmações melhor descreve como a informação das áreas dos lobos frontal e temporal envolvida com a cognição e a emoção pode ser influenciada pelos processos cerebelares?
A. Áreas de associação frontotemporal devem transmitir informações primeiro para área pré-motora e áreas motoras, as quais projetam a núcleos pontinos e deles para o cerebelo.
B. Áreas de associação frontotemporal devem transmitir informações primeiro para o córtex de associação parietal posterior, o qual projeta para os núcleos pontinos e deles para o cerebelo.
C. Áreas de associação frontotemporais transmitem informações diretamente para os núcleos pontinos e deles para o cerebelo.
D. Áreas de associação frontotemporal projetam diretamente para o córtex cerebelar como as fibras musgosas

Os Núcleos da Base

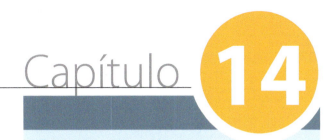

Capítulo 14

CASO CLÍNICO | Hemibalismo

Um homem de 65 anos com história de hipertensão repentina desenvolveu, involuntariamente, violentos movimentos balísticos no braço e perna direitos. Os movimentos primariamente envolviam flexão e rotação de partes proximais dos membros. A RM mostrou uma pequena lesão hemorrágica no núcleo subtalâmico do lado esquerdo (Figura 14-1A).

Com base na leitura do capítulo e de seções relevantes de outros capítulos:

1. Explique por que os movimentos aberrantes balísticos são do lado contralateral.
2. A oclusão de qual artéria cerebral e de qual ramo poderia produzir uma lesão da forma mostrada na Figura 14-1?

Sinais neurológicos principais e estruturas do encéfalo danificadas correspondentes

Circuito do núcleo subtalâmico

O núcleo subtalâmico é parte da via indireta. Este recebe entradas GABAérgicas do segmento externo do globo pálido e projeta para o segmento interno do globo pálido. De lá, a informação é direcionada para o tálamo motor, e então para o córtex motor, que controla movimentos contralateralmente, via trato corticospinal. Adicionalmente, o núcleo subtalâmico recebe densas entradas glutamatérgicas do córtex motor, primariamente do lado ipsilateral. Embora o circuito núcleo da base-cortical seja ipsilateral, este exerce influência no controle motor contralateralmente, porque o trato corticospinal é predominantemente cruzado. O núcleo é somatotopicamente organizado; a lesão mostrada na Figura 14-1A é grande o bastante para afetar as áreas de ambos os braços e pernas do pequeno núcleo.

Uma vez que o núcleo subtalâmico normalmente ativa uma estrutura inibitória – o segmento interno do globo pálido –, quando este é lesado fundamenta-se que a inibição é menor. O hemibalismo é, assim, entendido por ser produzido por desinibição; isso é um fenômeno de liberação. Não se sabe por que isso reflete em movimentos proximais violentos, como se fosse uma assinatura de lesão do núcleo subtalâmico.

Organização e desenvolvimento dos núcleos da base

Componentes distintos dos núcleos da base processam entradas de informações e medeiam saídas

Os complexos fracionamentos e formas dos componentes dos núcleos da base são entendidos pela maneira como os núcleos da base se desenvolvem

Anatomia funcional dos núcleos da base

Vias diretas e indiretas formam circuitos comuns ao longo de todas as divisões funcionais dos núcleos da base

O conhecimento das conexões dos núcleos da base e neurotransmissores fornece discernimento sobre suas funções na saúde e na doença

Circuitos paralelos cursam através dos núcleos da base

Integração das informações entre os *loops* dos núcleos da base

Anatomia regional dos núcleos da base

A parte anterior da cápsula interna separa a cabeça do núcleo caudado do putame

Os três componentes do estriado estão localizados no nível do corno frontal do ventrículo lateral

O segmento externo do globo pálido e o pálido anterior são separados pela comissura anterior

O alça lenticular e o fascículo lenticular são tratos eferentes do segmento interno do globo pálido

Lesão no núcleo subtalâmico produz hemibalismo

A substância negra contém duas divisões anatômicas

O núcleo pedunculopontino é parte da via paralela dos núcleos da base para os centros de controle locomotor do tronco encefálico

Tratamento baseado em estimulações para distúrbios motores e não motores dependem do conhecimento da anatomia regional e da circuitaria dos núcleos da base

O suprimento vascular dos núcleos da base é promovido pela artéria cerebral média

Quadro 14-1 O conhecimento dos circuitos intrínsecos dos núcleos da base ajuda a explicar sinais hipocinéticos e hipercinéticos

Resumo
Leituras selecionadas
Referências
Questões de estudo

— Continua na página seguinte

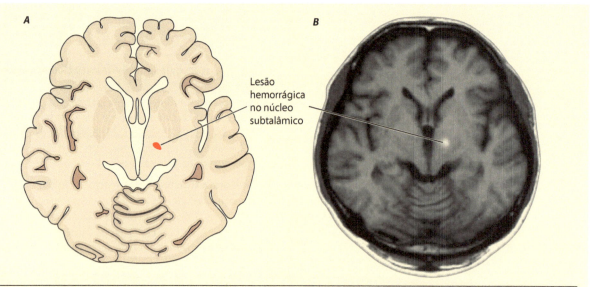

FIGURA 14-1 Hemibalismo. (**A**) O desenho esquemático no plano da RM mostra a localização do núcleo subtalâmico e da lesão. (**B**) RM de uma pessoa com uma pequena lesão hemorrágica no núcleo subtalâmico esquerdo. (Reproduzida com permissão de Nishioka H, Taguchi T, Nanri K, Ikeda Y. Transient hemiballism caused by a small lesion of the subthalamic nucleus. J ClinNeurosci. 2008;15:1416-1418.)

A maior porção do núcleo subtalâmico é dedicada às funções motoras do tronco e dos membros. Além disso, pequenas regiões do núcleo são mais importantes para o controle dos movimentos dos olhos, funções emocionais e funções cognitivas. Essas regiões são parte dos circuitos oculomotores, límbicos e cognitivos dos núcleos da base.

Referências

Brust JCM. The Practice of Neural Science. New York, NY: McGraw-Hill; 2000. Kitajima M, Korogi Y, Kakeda S, et al. Human subthalamic nucleus: evaluation with high-resolution MR imaging at 3.0 T. *Neuroradiology*. 2008;50(8):675-681.

Nishioka H, Taguchi T, Nanri K, Ikeda Y. Transient hemiballism caused by a small lesion of the subthalamic nucleus. *J ClinNeurosci*. 2008;15(12):1416-1418.

Hamani C, Saint-Cry JA, Fraser J, Kaplitt M, Lozano A. The subthalamic nucleus in the context of movement disorders. *Brain*. 2004;127:4-20.

Os núcleos da base são um conjunto de núcleos subcorticais que têm fascinado médicos e cientistas por mais de um século, em razão de uma gama notável de disfunções associadas a doenças dos núcleos da base. Déficits no controle motor estão entre os sinais-chave, que vão desde a escassez e a desaceleração do movimento na doença de Parkinson e os movimentos contorcionais da doença de Huntington a tiques bizarros da síndrome de Tourette e distorções posturais das distonias. Sem enganos, esses achados clínicos indicam que um importante ambiente de função dos núcleos da base são as regulações das ações motoras. Como os núcleos da base se enquadram na visão geral da organização do sistema motor? Ao contrário do córtex cerebral e de diversos núcleos do tronco encefálico, que têm conexões diretas com a medula espinal e os neurônios motores, os núcleos da base influenciam movimentos agindo nas vias descendentes; estas são similares para o cerebelo.

Além de produzir controle motor alterado, as doenças dos núcleos da base podem também comprometer capacidade intelectual e afetiva, indicando importante papel na cognição e na emoção. A demência é claramente uma inabilidade consequente da doença de Huntigton e pode estar presente em pacientes em estágios avançados da doença de Parkinson. Os núcleos da base têm uma importante função nos aspectos das dependências a drogas e em doenças psiquiátricas.

Apesar de os núcleos da base continuarem a ser uma das estruturas menos entendidas de todo o cérebro, seus mistérios estão agora produzindo técnicas neurobiológicas modernas para a elucidação da neuroquímica e de conexões. Por exemplo, os núcleos da base contêm praticamente todos os principais agentes neuroativos que têm sido descobertos no sistema nervoso central (SNC). Embora a razão para essa diversidade bioquímica permaneça indefinida, tal conhecimento pode ser utilizado para tratar algumas formas de doenças dos núcleos da base. De fato, a descoberta de que o cérebro do paciente com doença de Parkinson está deficiente de dopamina rapidamente desenvolveu fármacos para terapia de substituição desta dopamina. O conhecimento sobre conexões dos núcleos da base com o restante do cérebro levou a uma grande revisão da tradicional visão da organização e função dos núcleos da base. Descobertas sobre os circuitos e vias dos núcleos da base levaram a procedimentos neurocirúrgicos e neurofisiológicos.

Este capítulo primeiro considera os constituintes dos núcleos da base e a sua forma tridimensional, parcialmente no contexto do desenvolvimento. A seguir, a organização funcional é pesquisada, enfatizando os distintos papéis dos núcleos da base no controle dos movimentos, na cognição e nas emoções. (O Capítulo 16 revê os núcleos da base na relação com as emoções e doenças psiquiátricas.) Finalmente, este capítulo examina a anatomia regional dos núcleos da base por meio de uma série de secções com colorações para mielina e cortes de RM através dos hemisférios cerebrais e do tronco encefálico.

Organização e desenvolvimento dos núcleos da base

Componentes distintos dos núcleos da base processam entradas de informações e medeiam saídas

Os diversos componentes dos núcleos da base são mais bem compreendidos, de um modo geral, a partir do início, depois que sua anatomia funcional e clínica puder ser dominada. Como mais tarde será enfatizado no contexto das conexões, os componentes dos núcleos da base podem ser divididos em três categorias: entrada, saída e núcleos intrínsecos (Tabela 14-1). Os **núcleos aferentes** recebem conexões aferentes de regiões do cérebro (exceto dos núcleos da base), em particular o córtex cerebral, e, por sua vez, projetam para núcleos intrínsecos e de saída. Exitem três núcleos aferentes, fundidos em uma simples estrutura denominada **estriado** (Figura 14-2): (1)

núcleo caudado, (2) putame e (3) *nucleus accumbens*. As funções do estriado não correspondem precisamente a essas partes de componentes anatômicos. A maior parte do **núcleo caudado** participa no controle dos movimentos dos olhos e na cognição, enquanto o **putame** participa, na maior parte, do controle dos movimentos do tronco e dos membros. Emoções são mediadas pelo *nucleus accumbens*, em conjunto com as partes adjacentes do núcleo caudado e putame; o estriado emocional é comumente denominado estriado ventral. Uma vez que o estriado é realmente um componente dos três núcleos, não é surpresa que ele tenha uma forma complexa.

Os **núcleos eferentes** projetam para regiões do diencéfalo e do tronco encefálico que não são parte dos núcleos da base. Existem três núcleos de saída dos núcleos da base (Tabela 14-1; Figura 14-2B1, B2): o **segmento interno do globo pálido**, associado principalmente ao putame e ao controle do tronco e dos membros; a **parte reticular da substância negra**, principalmente envolvida na cognição e no movimento conjugado dos olhos com o núcleo caudado; e a **porção anterior do pálido**, importante para as emoções com o estriado anterior. Esses núcleos estão localizados profundamente dentro da base do cérebro; eles são mostrados esquematicamente na Figura 14-2 na relação a uma visão transparente do corpo estriado.

Os **núcleos intrínsecos** são também localizados profundamente dentro da base do cérebro; as conexões deles são muito restritas para os núcleos da base (Tabela 14-1; Figura 14-2). Os núcleos da base têm cinco núcleos intrínsecos: o **segmento externo do globo pálido**, a porção do **pálido anterior** (separada da parte de saída), o **núcleo subtalâmico**, a **parte compacta da substância negra** e a **área tegmental anterior** (Figura 14-2). Essas conexões são intimamente relacionadas com as entradas e saídas dos núcleos.

Os complexos fracionamentos e formas dos componentes dos núcleos da base são entendidos pela maneira como os núcleos da base se desenvolvem

Aprender os numerosos componentes e subdivisões dos núcleos da base é um desafio. Tomar a perspectiva do desenvolvimento ajuda a entender duas funções-chave para a anatomia dos núcleos da base: a complexa forma tridimensional e o fracionamento dos componentes dos núcleos da base dentro das subdivisões. O núcleo caudado se desenvolve em **forma de C**, largamente como uma consequência do desenvolvimento do córtex cerebral. Assim, o córtex expandiu inferior e posteriormente, formando os lobos temporal e occipital (Figura 14-3A), estruturas subjacentes – incluindo o núcleo caudado e ventrículo lateral – seguindo. Essas expansão e mudança na forma são produzidas pelo nascimento e migração de células ao longo de eixos predeterminados. Isso confere uma forma

---

TABELA 14-1 Componentes dos núcleos da base

Núcleos aferentes (estriado)[1]	Núcleo caudado
	Putame
	Nucleus accumbens
Núcleos eferentes	Globo pálido – segmento interno[2]
	Pálido anterior – parte de saída
	Parte reticular da substância negra
Núcleos intrínsecos	Globo pálido – segmento externo
	Pálido anterior – parte intrínseca
	Núcleo subtalâmico
	Parte compacta da substância negra
	Área tegmental anterior

[1] O estriado é também denominado neostriado
[2] O putame e os segmentos interno e externo do globo pálido juntos são também denominados núcleo lentiforme, porque sua forma é similar a uma lente.

328 Seção III Sistemas Motores

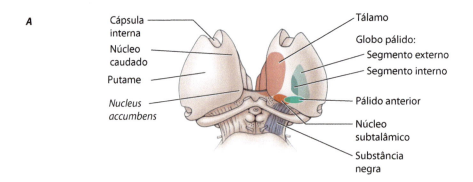

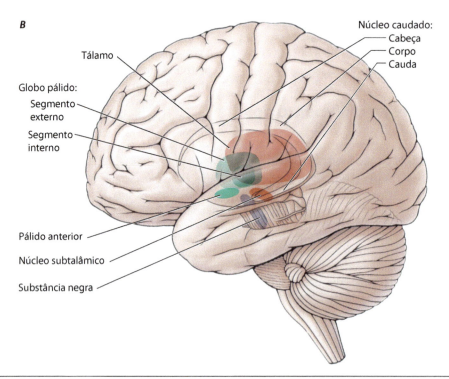

FIGURA 14-2 Núcleos da base são mostrados na relação ao tálamo e à cápsula interna. (**A**) Visualização frontal. (**B**) Visualização lateral.

característica do núcleo caudado em relação à forma dos outros dois componentes do estriado. A forma de C do núcleo caudado resulta em três componentes: cabeça, corpo e cauda (Figura 14-3C).

Um segundo processo do desenvolvimento contribui para a formação de algumas subdivisões dos núcleos da base. O desenvolvimento das projeções axonais para e do córtex cerebral na **cápsula interna** divide muitos componentes dos núcleos da base em núcleos distintos, assim aumentando a complexidade da nomenclatura. A Figura 14-3B mostra secções coronais esquemáticas através do desenvolvimento do prosencéfalo, mostrando um único desenvolvimento do estriado (Figura 14-3B1) e a separação do núcleo caudado (cabeça e corpo) e o putame pela cápsula interna. Três desenvolvimentos de projeções axonais na cápsula interna são chave: (1) do tálamo para o córtex (i.e., para a camada 4); (2) da parte posterior do córtex (camada 6) para o tálamo; e (3) do córtex (camada 5) para o estriado, o tronco encefálico e a medula espinal. Para o estriado, esses axônios da cápsula interna dividem o estriado em três componentes, deixando para trás **pontes de células** (Figura 14-3C). Ao longo de todo o seu curso, o núcleo caudado é medial à cápsula interna, e lateral ao putame. A Figura 14-4 mostra o curso do trato corticospinal na cápsula interna; esta via pode ser acompanhada entre a cabeça do núcleo caudado e o putame. O *nucleus accumbens* é, em grande parte, do estriado anterior e inferior para a parte anterior da cápsula interna. A cauda do núcleo caudado é separada do putame por fibras de projeção adicionais.

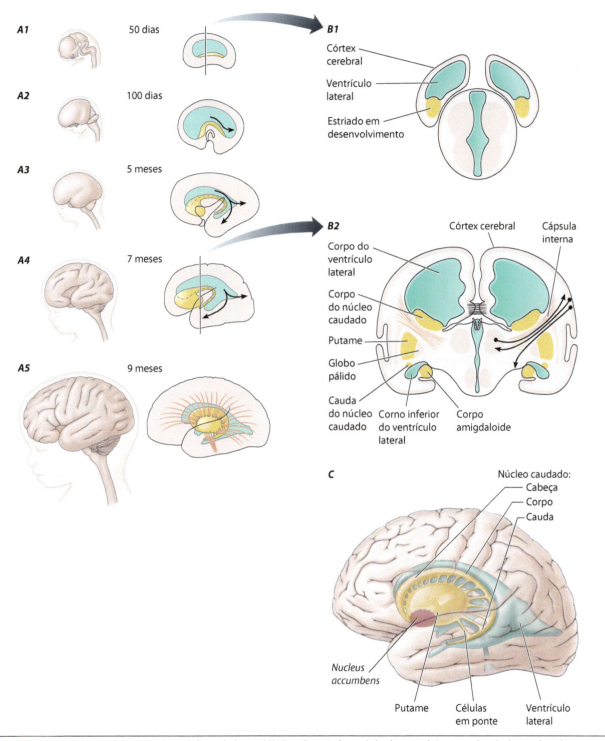

FIGURA 14-3 Desenvolvimento dos núcleos da base. (**A**) Visualização lateral do desenvolvimento do cérebro e da cabeça em diferentes idades pré-natais (**A1-A4**) e a termo. Diagrama esquemático dos hemisférios cerebrais, ventrículo lateral e estriado acompanhando cada idade. As fibras em **A5** (à direita) são da cápsula interna. (**B**) Secções do encéfalo através de um embrião com 50 dias (**B1**) e embrião com 7 meses (**B2**). Esquema das ascendências e descendências axonais na cápsula interna são mostradas em **B2**. (**C**) O estriado na sua relação com o sistema ventricular no encéfalo maduro. O estriado consiste em núcleo caudado, putame e *nucleus accumbens*. Somente o núcleo caudado tem forma de C, que é similar ao ventrículo lateral. O *nucleus accumbens* está localizado anteromedialmente principalmente na superfície do estriado medial.

330 Seção III   Sistemas Motores

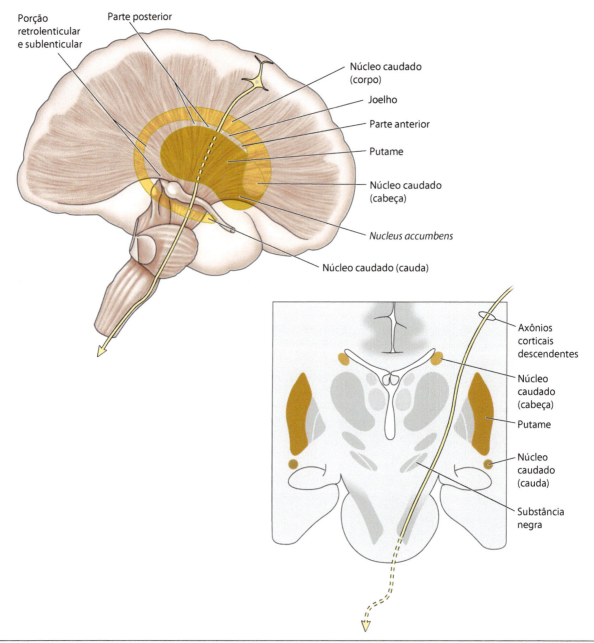

FIGURA 14-4   Cápsula interna. (**A**) Visualização lateral mostrando o estriado e os axônios do trato corticospinal. (**B**) Desenho de corte coronal através da parte posterior da cápsula interna mostrando as vias dos axônios descendentes corticais.

A cápsula interna também separa o segmento interno do globo pálido e a parte reticular da substância negra, similar para as células em ponte do estriado, mostrado na maturidade na Figura 14-3. Nos humanos, células da parte reticular da substância negra e o segmento interno do globo pálido estão espalhadas entre si no interior da cápsula interna (ver Figura 14-15). Além de fazerem parte da mesma estrutura, mas serem separados pela cápsula interna, a morfologia, o conteúdo dos neurotransmissores e as conexões neurais no segmento interno do globo pálido e da parte reticular da substância negra são similares.

Apesar de não ser compreendida a partir de uma simples perspectiva de desenvolvimento, a comissura anterior separa o segmento externo do globo pálido externo do pálido anterior. Entretanto, muitos neurônios do pálido anterior têm conexões e uma neuroquímica similar ao segmento externo do globo pálido externo – como a de um núcleo intrínsecos –; e outros, especialmente a porção mais caudal do pálido anterior, têm propriedades como o segmento interno do globo pálido, uma saída dos núcleos.

Anatomia funcional dos núcleos da base

Vias diretas e indiretas formam circuitos comuns ao longo de todas as divisões funcionais dos núcleos da base

A organização geral dos núcleos da base em relação às entradas e saídas é mostrada na Figura 14-5. Como no cerebelo, o circuito básico descrito dos núcleos da base, independentemente do motor cognitivo ou da função emocional. Como descrito, os núcleos basais são divididos em entrada, saída e núcleos intrínsecos (Figura 14-5A). Começando com todas as áreas do córtex cerebral, informações passam através dos núcleos de entrada e deles para os núcleos de saída. Conexões com o tálamo têm como alvo diversos núcleos que, por sua vez, projetam para diferentes áreas do lobo frontal. Essas diferentes projeções conferem as distintas funções dos núcleos da base (discutido a seguir). Conexões com o tronco encefálico controlam centros que têm como alvo o **núcleo pedunculopontino,** importante na teoria das comportas, e o **colículo superior,** para os movimentos sacádicos dos olhos. Como exemplo do fluxo de informações através dos núcleos da base, o fluxo de vias na Figura 14-5B, do lobo frontal, para o putame, globo pálido no segmento interno, tálamo e parte posterior do córtex cerebral (córtex motor primário).

Existem conexões funcional e clinicamente importantes com os núcleos intrínsecos. O segmento externo do globo pálido e o núcleo subtalâmico são partes dos circuitos dos núcleos da base que recebem entradas de outros núcleos da base e por sua vez as projetam de volta (Figura 14-5A). A **parte compacta da substância negra** e a **área tegmental ventral** contêm neurônios dopaminérgicos que projetam para o estriado, assim como para porções do córtex (Figura 14-5A). A dopamina tem uma ação neuromodulatória nos neurônios do estriado. Existem diversos tipos de subtipos de receptores, e, dependendo do subtipo particular presente no neurônio pós-ganglionar, a dopamina ou despolariza ou hiperpolariza neurônios do estriado.

As eferências dos núcleos da base dependem de duas vias complementares

Enquanto os núcleos da base têm uma assustadora complexidade, há uma lógica para as conexões que ajuda a explicar suas ações globais. Um par de circuitos complementares – denominados vias direta e indireta – tem ações opostas neles e nas estruturas abaixo deles. As conexões do estriado para núcleos de saída e deles para o tálamo e tronco encefálico, descritas a seguir, compreendem a **via direta** (Figura 14-5A, B), que promove ações nos núcleos da base. Em contrapartida, conexões do estriado para três núcleos intrínsecos – o segmento externo do globo pálido, a parte anterior do pálido e o núcleo subtalâmico – compreendem a **via indireta** (Figura 14-5A, B [detalhe]), que inibe as ações dos núcleos da base. Na Figura 14-5B (detalhe) segue a via do estriado, segmento externo do globo pálido, núcleo subtalâmico e o segmento interno do globo pálido. Para os componentes dos núcleos da base que controlam os movimentos dos membros e do tronco, movimentos oculares e faciais, a via direta habilita essas ações, e a via indireta coloca um freio nelas. O Quadro 14-1 mostra esquematicamente que a atividade neural muda na via direta e na indireta à medida que informações do córtex são processadas a partir de uma estrutura para a próxima. Funções aberrantes nas vias diretas em muitos distúrbios de movimentos parecem tônus muscular excessivo, tiques e comportamentos habituais, ao passo que funções aberrantes nas vias indiretas produzem debilidades como acinesias, bradicinesia e rigidez como na doença de Parkinson. Acredita-se que ações de supressão e facilitatórias similares influenciam funções não motoras dos núcleos da base também. A seguir considera-se que as ações complementares das vias diretas e indiretas ocorrem no contexto da diversidade das ações dos neurotransmissores nos núcleos da base.

O conhecimento das conexões dos núcleos da base e neurotransmissores fornece discernimento sobre suas funções na saúde e na doença

Diversas substâncias neurotransmissoras e neuromoduladoras estão presentes em vários núcleos da base (Figura 14-6). O neurotransmissor excitatório **glutamato** é usado nos neurônios corticoestriatais (a maior entrada para os núcleos da base), neurônios talâmicos que projetam para o estriado e neurônios de projeção para o núcleo subtalâmico. Curiosamente, o principal neurotransmissor dos núcleos da base é o ácido γ-aminobutírico, ou **GABA,** que é **inibitório**. No estriado, as projeções neurais, denominadas **neurônios espinhosos médios,** porque têm abundantes espinhas dendríticas (ver Figura 1-2), usam o GABA como neurotransmissor. Os axônios desses neurônios se projetam para os dois segmentos do globo pálido, para o pálido anterior e para a parte reticular da substância negra. Neurônios espinhosos médios também contêm neuropeptídeos, com duas distintas classes de neurônios contendo **encefalina** e **substância P** (e **dinorfina**). A encefalina marca, portanto, neurônios do estriado da via indireta; e a substância P, da via direta. Quando se compreende que os neurônios da via direta e indireta têm diferenças neuroquímicas, é mais fácil apreciar que eles podem ser diferencialmente vulneráveis a processos patológicos. Projeções neurais do segmento interno e externo do globo pálido e da parte reticular da substância negra também contêm GABA. Assim, as eferências dos núcleos da base, similares ao córtex cerebelar, são inibitórias. O significado dessa organização sináptica comum ainda não é aparente.

Neurônios da parte compacta da substância negra e da área tegmental ventral contêm **dopamina**. A atividade e a função dos alvos pós-sinápticos desses núcleos, estriado

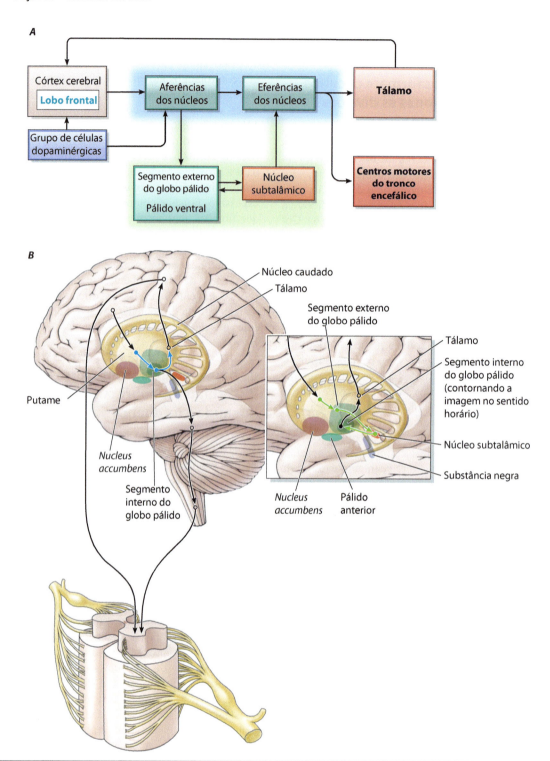

FIGURA 14-5 Vias direta e indireta dos núcleos da base. (**A**) Diagrama em blocos. As aferências dos núcleos são os componentes do estriado; eles recebem aferências de todas as áreas corticais. As eferências dos núcleos são o segmento interno do globo pálido, a parte reticular da substância negra e parte do pálido anterior. O sombreado azul é a via direta. O sombreado verde mostra a via indireta. Enquanto os núcleos da base recebem aferências de todas as áreas corticais, o retorno das vias do tálamo é direcionado apenas para o lobo frontal. Nota-se que os grupos de células dopaminérgicas inervam ambos o córtex cerebral e o estriado. Conexões para o tronco encefálico são direcionadas ao colículo superior, para o controle dos movimentos oculares, e ao núcleo pedunculopontino, para o portal de controle. (**B**) Circuitos da via direta. Seguindo a via para o córtex: (1) voltando do córtex e (2) para o tronco encefálico. É importante notar como ambas as vias finalmente terminam na medula espinal. O detalhe mostra a via indireta que termina no globo pálido interno. Vias motoras para a medula espinal também são mostradas.

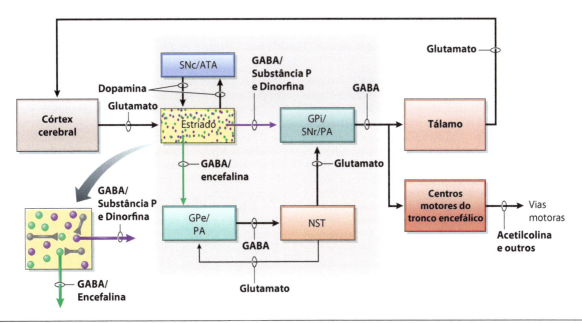

FIGURA 14-6 Os neurotransmissores dos núcleos da base são mostrados na relação da organização dos circuitos dos núcleos da base. Neurônios do estriado que contêm GABA, substância P e dinorfina (roxo) ascendem pelas vias diretas, projetando para o segmento interno do globo pálido. Neurônios que contêm GABA e encefalina (verde) ascendem para as vias indiretas e projetam para o segmento externo do globo pálido. GABA, ácido gama-aminobutírico; GPe, segmento externo do globo pálido; GPi, segmento interno do globo pálido; SNc, parte compacta da substância negra; SNr, parte reticular da substância negra; NST, núcleo subtalâmico, PA, pálido anterior; ATA, área tegmental anterior.

e porção do lobo frontal são importantes áreas reguladas pela dopamina. A dopamina pode ser excitatória ou inibitória, dependendo do balanço do subtipo de receptor de dopamina presente na membrana do neurônio pós-ganglionar. A acetilcolina é outro neurotransmissor comum nos núcleos da base; ela está presente nos interneurônios do estriado. Interneurônios colinérgicos do estriado desempenham um importante papel na regulação de diversas funções dos núcleos da base, incluindo a plasticidade.

Doença de Parkinson é um distúrbio do movimento hipocinético

Na doença de Parkinson, há um grande impacto negativo no início dos movimentos, denominado **acinesia**, e uma redução na extensão e velocidade dos movimentos, chamada **bradicinesia** (ver Figura 14-7C1). Estes são os chamados **sinais de hipocinesia**, porque os movimentos são considerados pobres. Além disso, os pacientes exibem um **tremor** de repouso, e quando o examinador move o membro do paciente, uma característica de resistência ou **rigidez** pode ser notada. Os neurônios dopaminérgicos da parte compacta da substância negra e a área tegmental anterior degeneram na doença de Parkinson, e a dopamina do estriado é reduzida drasticamente. O termo **substância negra** deriva da presença de um pigmento preto, a **neuromelanina**, um polímero do precursor de catecolamina di-hidroxifenilanina (ou dopa), que está contido nos neurônios da parte compacta. Não surpreende a neuromelanina não estar presente na parte compacta da substância negra de parkinsonianos. Neurônios dopaminérgicos em outras partes do SNC são também destruídos na doença de Parkinson. A perda de dopamina nos núcleos da base, entretanto, aparentemente produz os mais debilitantes sinais neurológicos. Terapia de reposição de dopamina usando um precursor da dopamina, **L-dopa**, leva a uma melhora significativa nos sinais neurológicos da doença de Parkinson.

Pesquisadores têm uma importante ferramenta de estudo na doença de Parkinson. Eles descobriram que certo tipo de heroína sintética produz uma síndrome clínica permanente em humanos que é notavelmente similar à doença de Parkinson. Essa substância contém a neurotoxina MPTP (1-metil-4-fenil-1,2,3,6-tetra-hidropiridina), um derivado de meperidina que mata os neurônios dopaminérgicos da parte compacta da substância negra (assim como outros neurônios dopaminérgicos no SNC). Quando macacos recebem MPTP, eles desenvolvem sinais de doença de Parkinson, incluindo acinesia, bradicinesia, rigidez e tremor.

Existem diversos distúrbios de movimentos hipercinéticos

A **doença de Huntington** é um distúrbio hipercinético (ver Figura 14-7C2). Um dos **sinais hipercinéticos** desse distúrbio é a **coreia**, caracterizada por rápidos movimentos involuntários e aleatórios dos membros e do tronco. Movimentos distais involuntários dos membros, assim como contorção da mão, ou **atetose**, pode também ocor-

334 **Seção III** Sistemas Motores

Quadro 14-1

O conhecimento dos circuitos intrínsecos dos núcleos da base ajuda a explicar sinais hipocinéticos e hipercinéticos

O conhecimento das disfunções das vias diretas e indiretas do *loop* musculoesquelético (Figuras 14-5 a 14-7) está ajudando a explicar os mecanismos do controle dos distúrbios de movimentos em doenças dos núcleos da base e a desenvolver terapias mais efetivas. Conforme discutido anteriormente, a via direta promove movimentos, e a via indireta inibe movimentos. Projeções neurais do putame na via direta fazem sinapse nos neurônios do **segmento interno do globo pálido**, os quais projetam para os núcleos anterolateral e ventroanterior do tálamo. Esse circuito contém dois neurônios inibitórios, no putame e no globo pálido. Assim, um período breve de excitação cortical do putame (ver respostas neurais no quadro marcado córtex cerebral e estriado; Figura 14-7A) é transformado em mensagem inibitória (pausa da atividade neural) dentro do segmento interno do globo pálido porque os neurônios do estriado são inibitórios. Entretanto, uma vez que a saída do segmento interno do globo pálido é também inibitória, a quantidade de inibição do tálamo no segmento interno do globo pálido é reduzida. A inibição do sinal de inibição é chamada de **desinibição**; funcionalmente, essa dupla negativa é equivalente a excitação. A resposta que o tálamo mostra é de estar temporariamente liberado da inibição e com isso dispara uma rajada de potenciais de ação. No comportamento motor, assim como no alcance de um copo de água, neurônios nas áreas pré-motoras, assim como neurônios do trato corticospinal no córtex motor primário, são entendidos como excitatórios pelas ações da via direta.

A via indireta tem o efeito oposto no tálamo e no córtex cerebral em relação à via direta. Os neurônios do putame da via indireta, que são inibitórios porque contêm GABA, projetam-se para o **segmento externo do globo pálido**. A excitação dos neurônios do estriado inibe o segmento externo do globo pálido (pausa o potencial de ação). Uma vez que as eferências do segmento externo do globo pálido são inibitórias, os neurônios da via indireta do putame inibem o núcleo subtalâmico (rajadas de potenciais de ação). Essa desinibição excitará o segmento interno do globo pálido e a parte reticular da subs-

tância negra (que são ambas inibitórias) e assim aumentará a força dos sinais de saída inibitórios direcionados ao tálamo.

A dopamina estimula os neurônios do estriado pela via direta e os neurônios inibitórios do estriado são da via indireta. Apesar dessas diferentes ações nos neurônios do estriado, o efeito da dopamina na via é reduzir as saídas inibitórias para os núcleos da base, assim reduzindo a inibição para o tálamo. Esse efeito promove a geração de movimento pelos circuitos talamocorticais.

A força desse modelo ajuda a explicar os mecanismos de diversos sinais **hipocinéticos** e **hipercinéticos** vistos nas doenças dos núcleos da base. A dopamina está reduzida na doença de Parkinson, a qual produz sinais hipocinéticos. A redução de dopamina no estriado na doença de Parkinson poderia diminuir os efeitos excitatórios da via direta nas áreas corticais motoras e aumentar os efeitos inibitórios da via indireta (Figura 14-7C1). Juntos, esses efeitos poderão reduzir drasticamente os sinais talâmicos para o córtex. Para a área pré-motora e as áreas motoras corticais, esses sinais poderiam reduzir as eferências corticais ao longo do trato corticospinal e corticobulbar e reduzir a produção de comportamentos motores (i.e., hipocinesia).

Nos distúrbios hipercinéticos, as mudanças opostas acontecem (Figura 14-7C2): existem efeitos excitatórios melhorados da via indireta no córtex. (Nota-se que as eferências da parte compacta da substância negra podem ser normais.) Na doença de Huntington, estudos recentes sugerem que os neurônios do estriado da via indireta, que contêm ambos GABA e encefalina, são perdidos (baixa resposta neural). Essas células perdidas poderiam resultar em grande efluxo talâmico para o córtex pelo decréscimo de inibição estriatal do segmento externo do globo pálido. O hemibalismo, outro distúrbio hipercinético, é produzido pela lesão no núcleo subtalâmico. Este núcleo normalmente exerce uma ação excitatória no segmento interno do globo pálido. Quando o núcleo subtalâmico é lesado, o segmento interno do globo pálido espera menos inibição talâmica (linha tracejada fina), assim aumentando o efluxo para o córtex cerebral.

---

rer. Pacientes com doença de Huntington também desenvolvem demência. A doença de Huntington é herdada como um distúrbio autossômico dominante. Na maioria dos pacientes, a doença de Huntington se apresenta durante a meia idade. O gene Huntington está localizado no braço curto do cromossomo 4 e codifica proteínas, a Huntingtina, cuja função ainda não é conhecida. A mutação do gene que causa a doença de Huntington é uma expansão da sequência de nucleotídeos da CAG (> 35 repetições) e 5′ finais. Esta é uma translocação dentro da Huntingtina tendo uma poliglutamina excessivamente longa repetida que faz os neurônios espinhosos médios ficarem particularmente vulneráveis à morte celular. Essa mutação, que está presente em todas as células do corpo, mas parece afetar primariamente a função de neurônios de espinhas médias, também permite a disfunção e morte

em neurônios de outras regiões do cérebro, incluindo o córtex. Embora a neurodegeneração seja muito difundida na doença de Huntington, mudanças patológicas ocorrem precocemente nos neurônios do estriado que contêm encefalina, que são em parte da via indireta (ver Figura 14-6). Curiosamente, diversas doenças neurodegenerativas estão associadas a uma mutação de repetição da poliglutamina.

Outro distúrbio hipercinético é o **hemibalismo** (ver caso clínico deste capítulo). Essa notável perturbação clínica ocorre após uma lesão no **núcleo subtalâmico**, um núcleo da base intrínseco. O hemibalismo causa no paciente incontroláveis **movimentos** nos membros contralaterais rápidos e **balísticos** (ou arremessos). Esses movimentos são produzidos por movimentos das articulações proximais dos membros, como as articulações do ombro e do cotovelo.

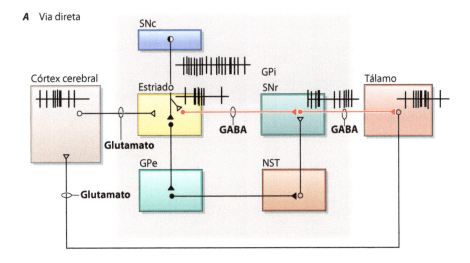

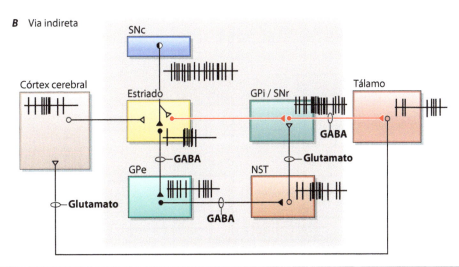

FIGURA 14-7 Circuitos funcionais dos núcleos da base na saúde e na doença. Resumo das vias direta (**A**) e indireta (**B**) nos núcleos da base saudáveis. Corpos de células neurais e terminais preenchidos indicam ações inibitórias; e corpos celulares abertos indicam ação inibitória. O potencial de ação esquemático registrado é mostrado por cada estrutura. A linha vertical é um potencial de ação; a linha horizontal é uma linha de base. A atividade neural para cada circuito pode ser seguida. Começando com uma fase de entrada excitatória do córtex e resultando em uma mudança de fase no tálamo. Mudanças na atividade dos circuitos comprometidos são mostradas para os sinais neurológicos hipocinético (**C1**) e hipercinético (**C2**). A espessura das linhas indica mudanças relativas no número de neurônios e força das conexões. Espessuras mais grossas significam conexões mais fortes e mais atividade; espessuras mais finas significam menos conexões e conexões mais fracas. Respostas neurais esquemáticas também são mostradas. Ao contrário de **A** e **B**, que são as respostas neurais aos discretos sinais de entrada corticais, as respostas em **C1** e **C2** refletem mudanças em contínuos padrões de ativação produzidos por doenças. Estas vias seguem apenas mudanças tônicas na ativação neural, porque mudanças fásicas não são bem caracterizadas. GPe, segmento externo do globo pálido; GPi, segmento interno do globo pálido; SNc, parte compacta da substância negra; SNr, parte reticular da substância negra; NST, núcleo subtalâmico. *(Continua)*

C1 Hipocinético

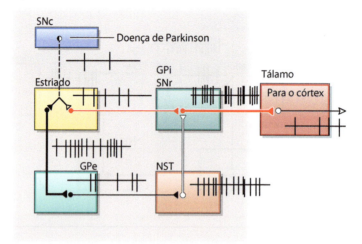

C2 Hipercinético

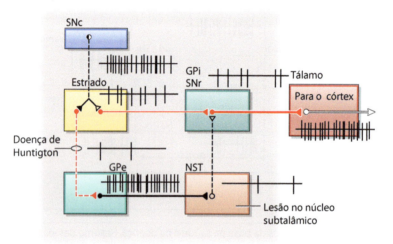

FIGURA 14-7 *(Continuação)*

Circuitos paralelos cursam através dos núcleos da base

Um importante aspecto do circuito dos núcleos da base são que eles compreendem *loops** anatômicos paralelos. Três importantes pontos descrevem a organização geral destes circuitos paralelos:

1. Cada *loop* se origina de múltiplas regiões corticais que têm funções gerais similares.

2. Cada um desses *loops* passa através de diferentes núcleos da base e núcleos talâmicos, ou por porções separadas dos mesmos núcleos. Existem inclusões nos núcleos talâmicos motores – o **núcleo ventrolateral** (uma parte distinta da que recebe informações do cerebelo), e o **núcleo ventral anterior** – e o **núcleo dorsal medial**, que fornece cognição, emoção e os movimentos oculares.

3. Cada *loop* tem como alvo porções separadas do **lobo frontal**.

Por meio dessas diversas conexões, cada *loop* media um diferente ambiente funcional. Entretanto, muitos circuito paralelos se originam de várias áreas corticais; estudos anatômicos e fisiológicos tem focado nos quatro *loops* principais (Figura 14-8): o esquelético, oculomo-

---

* N. de T. Optou-se por manter a expressão original *loop,* indicando um circuito neural, em forma de alça, que por vezes volta a sua área de origem. A expressão *loop* pode ser traduzida como laço, laçada, ilhós ou mesmo fivela, o que não faria sentido no texto se fosse colocada no seu sentido literal.

tor, córtex pré-frontal (ou cognitivo) e o circuito límbico. Cada um desses *loops* compreende diversos subcircuitos. O **circuito locomotor** funciona com um importante papel no controle dos músculos faciais, dos membros e tronco (Figura 14-8A1). Aferências originadas da área somatossensorial primária e da área motora frontal projetam de volta para as áreas motoras frontais (Figura 14-8B). Experimentos com animais mostram circuitos separados entre os *loops* musculoesquelético, originando de diferentes áreas motoras, pré-motora e área somatossensorial, passando através de diferentes partes do globo pálido e terminando em diferentes áreas pré-motoras e motoras. O *loop* oculomotor funciona com um papel no controle dos movimentos sacádicos dos olhos. Entradas-chave derivam do campo frontal visual, o qual é importante na produção dos movimentos conjugados rápidos dos olhos através de projeções do tronco encefálico, do córtex de associação parietal posterior e com os quais ocorre o processamento das informações visuais para controle da velocidade e direção dos movimentos dos olhos (Figura 14-8A2). As saídas deste *loop* são para os centros frontais de controle dos movimentos oculares (Figura 14-8; ver Capítulo 12). Sabe-se mais sobre a organização destes dois *loops* de controle dos movimentos do que sobre os outros dois *loops*.

O ***loop*** **associativo** fornece um papel na cognição e nos comportamentos funcionais executivos, assim como no planejamento de estratégias comportamentais. Recebendo entradas de diversas áreas de associação, esse *loop* projeta primariamente para o córtex pré-frontal dorsolateral, e algumas regiões pré-motoras também (Figura 14-8A3, B). Embora principalmente envolvido no pensamento e raciocínio e no mais alto nível de organização comportamental direcionada a um objetivo, o córtex pré-frontal tem conexões relativamente diretas com áreas pré-motoras envolvidas no planejamento dos movimentos.

O ***loop*** **límbico** participa na regulação da motivação dos comportamentos e das emoções. O termo *límbico* deriva de sistema límbico, o sistema cerebral que compreende as principais estruturas das emoções. O córtex de associação límbica e a formação hipocampal fornece as principais entradas para o *loop* límbico. O *loop* límbico está envolvido com os mais distintos ambientes dos circuitos dos núcleos da base: o **estriado anterior** – que inclui os *nuclei accumbens* e a porção ventromedial do caudado e o putame –, e o **pálido anterior** (Figura 14-8A4). O córtex de associação límbico na parte do giro cingulado anterior é o principal receptor do lobo frontal de saídas do *loop* límbico (Figura 14-8B).

Integração das informações entre os *loops* dos núcleos da base

Os comportamentos resultam de integração do complexo sensorial, cognição e informações motivacionais. Não é, portanto, uma surpresa que, além dos *loops* paralelos (Figura 14-8 e 14-9A), os núcleos da base têm também vários diferentes caminhos para integrar as informações entre os *loops*. Três tipos de núcleos da base que integram os circuitos estão marcados (Figura 14-9B). Primeiro, existe uma sobreposição de conexões de entrada – aqueles entre o córtex e o estriado – assim como entre a circuitaria intrínseca. Segundo, lá aparecem sub-regiões integrativas ou "pontos nodais de convergência" entre os *loops* dos núcleos da base. Por exemplo, enquanto muitas conexões do córtex pré-frontal dorsolateral são parte do estriado no *loop* associativo, existem pequenas projeções focais em direção à parte anterior do estriado para a integração do cognitivo com as emoções e com sistema de recompensa, e em direção à região dorsal para fazer uma ligação entre o controle muscular dos olhos com os membros e com comportamentos mais complexos. Terceiro, a projeção descendente corticotalâmica, que foi examinada em detalhes no sistema sensorial (ver Figura 4-11 e Figura 2-18), é muito mais difundida do que as projeções ascendentes talamocorticais.

Na organização comportamental, os vários circuitos paralelos dos núcleos da base aparecem tendo distintas funções. Pode-se pensar as funções dos *loops* iniciando e controlando quando um indivíduo pega um copo d'água. O *loop* límbico participa na decisão inicial para mover e motivar a sede. O *loop* do córtex pré-frontal participa na formulação do planejamento do objetivo, por exemplo, como, onde e quando alcançar o copo d'água. O *loop* oculomotor e musculoesquelético ajuda na programação e execução do comportamento em particular para atingir o objetivo. Por exemplo, esses *loops* são importantes para a coordenação dos movimentos dos olhos e dos membros para um direcionamento acurado da mão para o copo d'água. Quando alguém está com muita sede, os seus movimentos são rápidos e mais reativos. As conexões integrativas do *loop* límbico para o *loop* motor podem ser um caminho para que isso aconteça.

Anatomia regional dos núcleos da base

O restante deste capítulo examina a anatomia regional das partes do cérebro que contêm os componentes e associações dos núcleos da base. Esse exame começa com um corte horizontal através dos hemisférios cerebrais e diencéfalo, porque estes permitem a visualização de vários componentes da cápsula interna, que forma o maior marco subcortical. A partir daí, o capítulo segue em cortes coronais através do tronco encefálico, tendo como alvo os núcleos da base. Além disso, segue a explicação da anatomia regional dos núcleos da base; essa discussão também prove uma visão global das estruturas profundas dos hemisférios cerebrais.

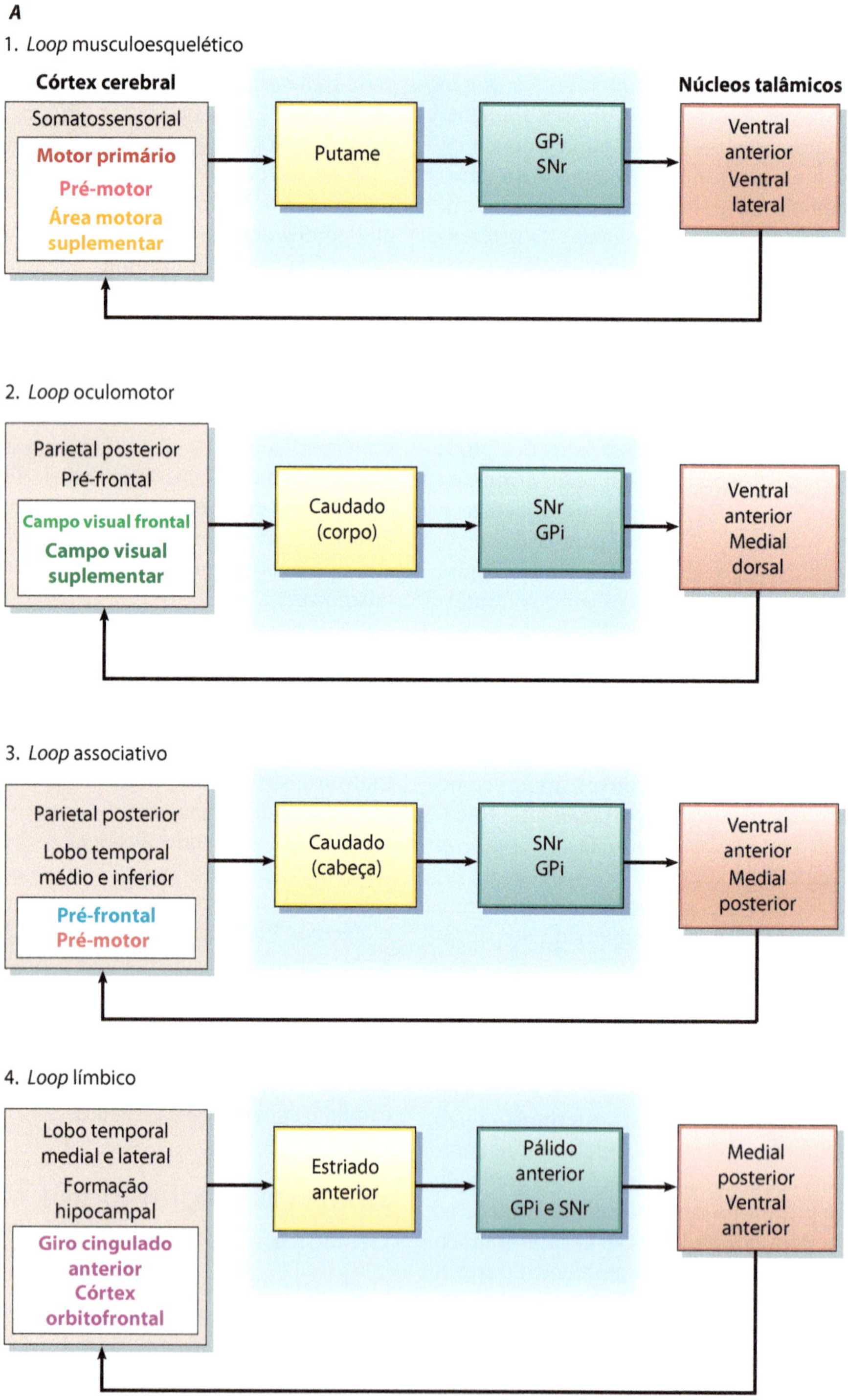

338 Seção III Sistemas Motores

A

1. *Loop* musculoesquelético

FIGURA 14-8 Existem quatro principais *loops* de entrada-saída através dos núcleos da base. (**A**) Os diagramas em blocos ilustram a organização geral dos *loops*. (1) *loop* musculoesquelético, (2) *loop* oculomotor, (3) *loop* associativo e (4) *loop* límbico. GPi, segmento interno do globo pálido; SNr, parte reticular da substância negra. *(Continua)*

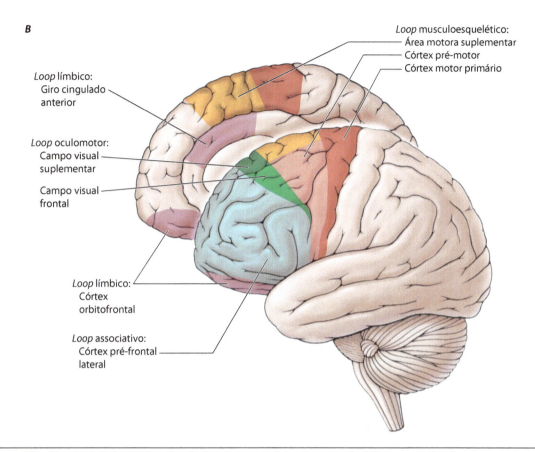

FIGURA 14-8 *(Continuação)* (B) Visualização lateral e medial do córtex cerebral, ilustrando a localização aproximada das regiões-alvo do lobo frontal. O córtex orbitofrontal medial é anterior ao córtex pré-frontal lateral.

A parte anterior da cápsula interna separa a cabeça do núcleo caudado do putame

Na secção horizontal, a **cápsula interna** tem a forma de uma ponta de seta apontando para a linha mediana (Figura 14-4A). A cápsula interna contém fibras ascendentes talamocorticais e fibras corticais descendentes. Os três principais segmentos da cápsula interna são a **parte anterior**, **parte posterior** e o **joelho**, que conecta as duas partes (Figura 14-4). Complementando os três principais segmentos da cápsula interna estão as porções retrolenticular e sublenticular. Elas são nomeadas de acordo com a localização no que diz respeito ao **núcleo lenticular**, que compreende o putame e o globo pálido.

A parte anterior separa a **cabeça do núcleo caudado** do **putame**. Esta parte contém axônios projetando para e do córtex de associação pré-frontal e de várias áreas pré-motoras corticais. A parte posterior separa o **putame** do **globo pálido** (núcleo lenticular) lateralmente, do **tálamo** e do **núcleo caudado**, medialmente. A parte posterior contém o trato corticospinal, provavelmente mais do que o trato corticobulbar, assim como projeções para e de áreas somatossensoriais no lobo parietal. Somente secções coronais através da parte posterior cortam através do tála-

mo. As estruturas-chave podem ser vistas na RM (Figura 14-10B), que é no mesmo plano da secção corada para mielina (ver detalhe na Figura 14-10).

Uma importante função do complexo tridimensional estrutural do núcleo caudado pode ser identificada na Figura 14-10A. Uma vez que o núcleo caudado tem uma forma de C, este pode ser visto em dois locais nesta secção. A cabeça do núcleo caudado está localizada superomedialmente e a cauda do núcleo caudado está localizada inferolateralmente. (A cabeça do núcleo caudado é posterior no plano de secção.) Em certas secções coronais, o núcleo caudado é visto também em duas localizações (posteromedialmente e ventromedialmente) (ver a seguir). Tendo em vista que ele é muito pequeno para identificar, a localização aproximada da cauda do caudado é mostrada em RM (Figura 14-10B).

Os três componentes do estriado estão localizados no nível do corno frontal do ventrículo lateral

Um corte coronal através da parte anterior da cápsula interna revela os três componentes do estriado (Figura 14-11): o **núcleo caudado** (neste nível, a cabeça do núcleo

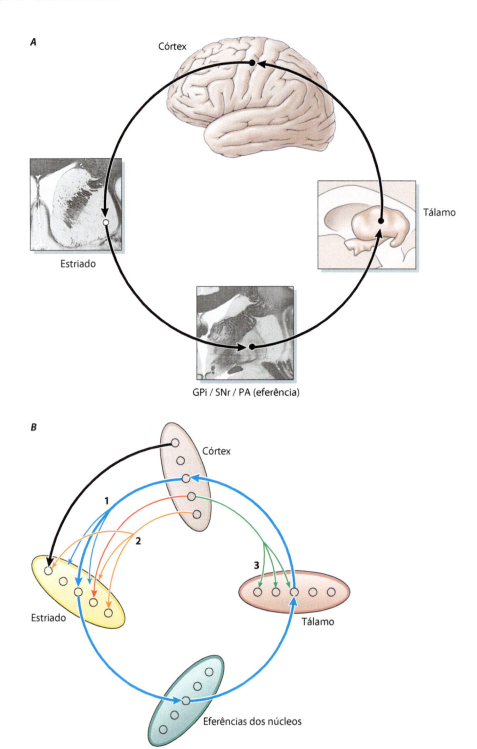

FIGURA 14-9 Integração das informações nos núcleos da base. (**A**) Organização geral do *loop* paralelo simples. A projeção corticoestriatal (acima) tem como alvo o estriado (esquerda). Do estriado, a via direta tem como alvo a eferência dos núcleos (abaixo), que, por sua vez, projetam para o tálamo (direita) e então voltam para o córtex. (**B**) O esquema mostra características de três circuitos onde a integração entre os circuitos ocorre. (1) Nas fronteiras entre os *loops* específicos. (2) Conexões especiais entre os *loops*. (3) Ao nível das conexões corticotalâmicas. GPi, segmento interno do globo pálido; SNr, parte reticular da substância negra; PA, pálido anterior.

Capítulo 14   Os Núcleos da Base   341

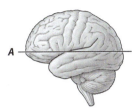

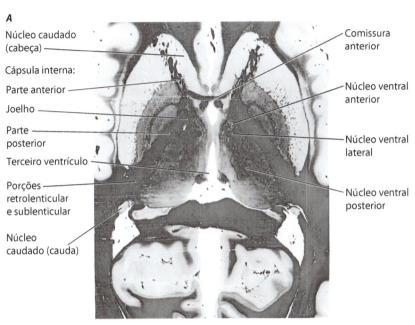

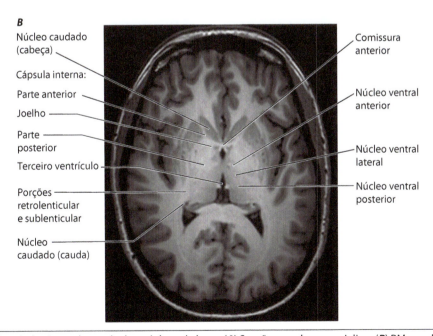

FIGURA 14-10   Secção horizontal através dos núcleos da base. (**A**) Secção corada para mielina. (**B**) RM ponderada em T1 no mesmo plano da secção corada para mielina na parte **A**. Detalhe em **A** mostra o plano aproximado de secção corada para mielina em **A** e a RM em **B**. (**B**, cortesia do Dr. JoyHirsch, Columbia University, EUA.)

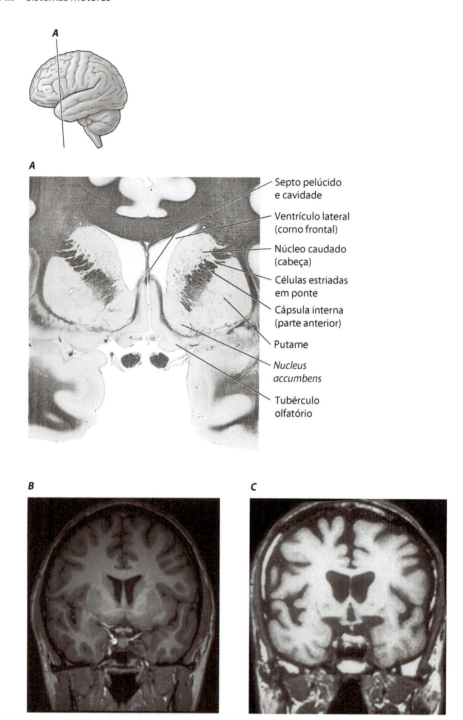

FIGURA 14-11 Secções coronais através da cabeça do núcleo caudado. (**A**) Secção corada para mielina. (**B**) RM de pessoa saudável. (**C**) RM de paciente com doença de Huntington. (RM na parte **B**, cortesia do Dr. JoyHirsch, Columbia University, EUA; RM na parte **C**, cortesia de Dr. Susan Folstein.)

caudado), o **putame** e o *nucleus accumbens*. Embora o a cápsula interna curse entre o núcleo caudado e o putame, as **células estriatais em ponte** se ligam a duas estruturas. Como um lembrete de que os três componentes do estriado não são estruturas separadas, o *nucleus accumbens*, junto com a porção anteromedial do núcleo cauda-do e o putame, (Figura 14-11A) compreende o **estriado anterior**, o componente do estriado do *loop* límbico (Figura 14-8A4). (O tubérculo olfatório é às vezes incluído dentro do estriado anterior; ele é localizado na superfície basal do prosencéfalo. Uma porção do tubérculo recebe entradas olfatórias.) O **septo pelúcido** é um par de finas membranas de tecido conectivo que formam as paredes mediais do corno frontal e do corpo dos ventrículos laterais de ambos os lados (Figura 14-11, A). Entre os dois septos está uma cavidade na qual pode se acumular fluido.

A cabeça do núcleo caudado penetra no corno frontal do ventrículo lateral (Figura 14-11A, B). Mudanças grosseiras na estrutura do núcleo caudado em pacientes com doença de Huntington também podem ser vistas (Figura 14-11C). Pacientes com doença de Huntington apresentam uma perda de **neurônios espinhosos médios**. Estas células são perdidas mais notadamente com a progressão da doença com uma redução no tamanho da cabeça do núcleo caudado. Nota-se a perda da característica abaulada da cabeça do núcleo caudado dentro do ventrículo lateral no paciente com doença de Huntington (Figura 14-11C).

O estriado tem uma organização compartimental

Enquanto nas secções coradas para mielina os três componentes do estriado aparecem idênticos e homogêneos, a coloração por neurotransmissores e neuromoduladores ou por conexões aferentes específicas revela heterogeneidade. Marcadores colinérgicos, por exemplo, coram uma **matriz** de tecido que contém uma concentração mais elevada com corantes ao redor, também chamados de **estriossomas**, de baixa concentração de marcação (Figura 14-12A). As terminações axonais do córtex e também os neurônios dopaminérgicos têm uma distribuição não uniforme de suas terminações estriatais. Por exemplo, projeções do córtex de associação pré-frontal para a cabeça do núcleo caudado compreendem parte do *loop* associativo, formam pacotes com terminações densas (Figura 14-12B; detalhe mostra neurônios corticoestriatais, vermelho). Projeções complementares do lobo parietal posterior também formam pacotes de terminação, mas eles interdigitam com os do córtex pré-frontal (Figura 14-12B, detalhe; azul). Neurônios calosos são também mostrados no esquema (verde) porque são marcados pela técnica mostrada na Figura 14-12B. É importante notar que os compartimentos relacionados com conexões específicas e distribuições neuroquímicas parecem ser independentes, sobrepondo algumas áreas e separando outras. A significância funcional da fragmentação do estriado dentro de compartimentos relacionados com os diferentes marcadores e entradas tem permanecido oculta e é a mais importante de muitas questões não solucionadas no que se refere à organização dos núcleos da base.

O segmento externo do globo pálido e o pálido anterior são separados pela comissura anterior

O segmento externo do globo pálido e parte do pálido anterior, como discutidos anteriormente, são núcleos da base intrínsecos que enviam seus axônios para o núcleo subtalâmico. Essas duas estruturas são ligadas uma com a outra, mas separadas pela comissura anterior (Figura 14-13A). Essa comissura interconecta estruturas específicas

do lobo temporal. Outra porção do pálido anterior contém saídas neurais que se projetam para o tálamo. Circuitos que passam rastreando através do segmento externo do globo pálido são parte dos *loops* musculoesquelético, cognitivo e oculomotor; os circuitos através do pálido anterior são parte do *loop* límbico.

A alça lenticular e o fascículo lenticular são tratos eferentes do segmento interno do globo pálido

O putame, o segmento externo do globo pálido e o segmento interno do globo pálido são separados um do outro por finas lâminas de substância branca (Figura 14-14; ver AII-20 para sua nomenclatura). O segmento interno do globo pálido é a principal eferência dos núcleos da base (Figura 14-14A). Neurônios desses núcleos projetam seus axônios para o tálamo (e tronco encefálico, ver a seguir), através de duas vias anatomicamente distintas: o **fascículo lenticular** e a **alça lenticular**. Os axônios do fascículo lenticular cursam diretamente através da cápsula interna, mas esses axônios não são claramente visualizados até eles se juntarem medialmente na cápsula interna (Figura 14-14B). A cápsula interna aparece para ser uma barreira para fibras da alça lenticular; essas fibras cursam ao redor dela para alcançar o tálamo (Figura 14-14A, B). A alça lenticular e o fascículo lenticular convergem abaixo do tálamo e juntam fibras do trato cerebelotalâmico para formar o **fascículo talâmico** (Figura 14-14B). Estimulação profunda do cérebro (EPC) do segmento interno do globo pálido é um tratamento comum para a doença de Parkinson e distonias, um raro distúrbio genético dos movimentos (ver adiante a seção de circuitaria dos núcleos da base e EPC).

Os três principais alvos talâmicos das eferências dos núcleos da base (Figura 14-8A) podem ser indentificados nas Figuras 14-14 e 14-15: o **núcleo dorsal medial**, o **núcleo ventral lateral** e o **núcleo ventral anterior**. A maioria das fibras dos núcleos profundos do cerebelo também termina no núcleo ventral lateral, mas em uma porção separada dos axônios dos núcleos da base. Dois núcleos intralaminares talâmicos (ver Capítulo 2), o **centromedial** e os **núcleos parafasciculares**, são anatomicamente próximos relacionados com os núcleos da base, porque fornecem uma aferência muito importante para o estriado (como para o córtex). Esses núcleos talâmicos também projetam para o lobo frontal, que é o alvo cortical dos núcleos da base. Uma vez que os núcleos intralaminares têm difusas projeções corticais, eles são considerados núcleos talâmicos de projeção difusa e não núcleos relés (ver Capítulo 2).

Lesão no núcleo subtalâmico produz hemibalismo

Anteriormente ao tálamo está a região subtalâmica, que consiste em uma coleção desigual de núcleos. O principal

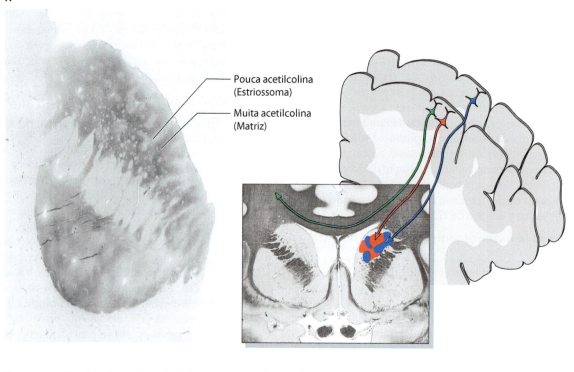

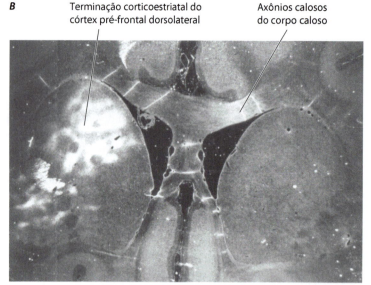

FIGURA 14-12 Organização estriossoma-matriz do estriado. (**A**) Localização histoquímica da acetilcolinesterase no estriado. Regiões com alta concentração de acetilcolinesterase estão entre os estriossomas, e pouca concentração, na matriz. (**B**) Distribuição desigual dos terminais axônicos marcados corticoestriatais na cabeça do núcleo caudado de macaco Rhesus. Marcação na parte **B** alcançada por injeção de traçador radiativo, composto de uma mistura de 3H-prolina e 3H-leucina, no córtex. O traçador foi incorporado dentro dos neurônios corticais e transportado anterogradamente para seu axônio e terminais. Este processo resulta em um padrão intrincado de marcador no núcleo caudado. Axônios são marcados na substância branca, incluindo o corpo caloso, porque o traçador rotula os neurônios calosos, assim como uma variedade de neurônios de projeção descendente. O detalhe mostra como o marcador nos neurônios calosos envia seus axônios para dentro do corpo caloso. Projeções ipsilaterais corticocorticais de diferentes partes do córtex são mostradas terminando entre diferentes partes do estriado. (**A**, cortesia de Dr. Suzanne Haber, University of Rochester School of Medicine. **B**, cortesia de Dr. Patricia Goldman-Rakic; Goldman-RakicPS. Neuronal plasticity in primate telencephalon: anomalous projections induced by prenatal removal of frontal cortex. Science. 1978;202[4369]:768-770.)

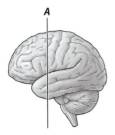
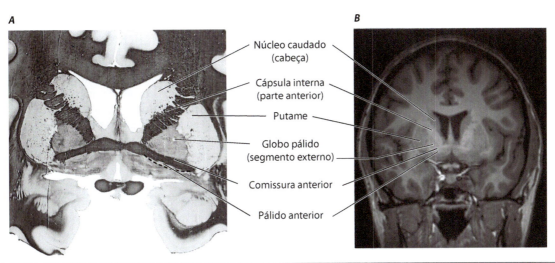

FIGURA 14-13 Secção coronal corada para mielina através do segmento externo do globo pálido e pálido anterior. O detalhe mostra o plano de secção (**A**) e RM correspondente (**B**). (**B**, cortesia do Dr. Joy Hirsch, Columbia University.)

núcleo dessa região do cérebro é o **núcleo subtalâmico** (Figura 14-15A). Uma lesão no núcleo subtalâmico produz **hemibalismo**, um distúrbio hipercinético, caracterizado por movimentos balísticos contralaterais nos membros (ver caso clínico e Quadro 14-1; Figura 14-7C2). As conexões com o núcleo subtalâmico são complexas. Recebendo aferências do segmento externo do globo pálido, assim como do córtex motor, o núcleo subtalâmico projeta de volta para ambos o **segmento interno** e o **externo do globo pálido** (Figura 14-15). O núcleo subtalâmico é também reciprocamente conectado com o pálido anterior (Figura 14-13).

Juntamente com o segmento interno do globo pálido, o núcleo subtalâmico é um alvo-chave da EPC para tratamento da doença de Parkinson (ver adiante a seção sobre EPC).

Muito pouco se sabe sobre a função da **zona incerta** (Figura 14-15), uma região nuclear interposta entre o núcleo subtalâmico e o tálamo. A zona incerta recebe projeções de várias fontes, incluindo a medula espinal e o cerebelo. Vários neurônios na zona incerta contêm GABA e têm difusas projeções corticais.

A substância negra contém duas divisões anatômicas

A parte posterior da cápsula interna separa o segmento interno do globo pálido da substância negra, uma separação que pode ser vista em secção coronal (Figura 14-15). Como a separação dos componentes do estriado, as células em ponte podem ser vistas dentro da cápsula interna, entre a **parte reticular da substância negra** e o segmento interno do globo pálido. A parte reticular da substância negra é parte do *loop* oculomotor e cognitivo/associativo; esta também projeta para o colículo superior (Figura 14-16A), que é importante no controle dos **movimentos sacádicos dos olhos** (ver Capítulo 12). A parte reticular da substância negra, que é adjacente à base do pedúnculo cerebral (Figuras 14-15 e 14-16), contém GABA (Figura 14-6) e, como o segmento interno do globo pálido, projeta para o tálamo e os núcleos pedunculopontinos (ver a seguir).

A outra divisão da substância negra é a **parte compacta da substância negra**; esta consiste em neurônios que contêm dopamina. A projeção desses neurônios para o estriado forma o **trato nigrostriatal**. Neurônios dopaminérgicos que projetam para diferentes regiões do estriado são topograficamente organizados. A atividade de vários neurônios da parte compacta da substância negra, mostrada em estudos animais, está relacionada com estímulos salientes, como o tom que prevê o recebimento de uma recompensa de comida, mais do que funções particulares do desempenho de movimentos dos animais. Esse reflexo saliente é a chave de entrada para o **núcleo amigdaloide,** que está envolvido na motivação e em emoções,

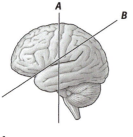

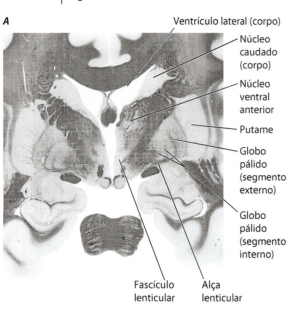

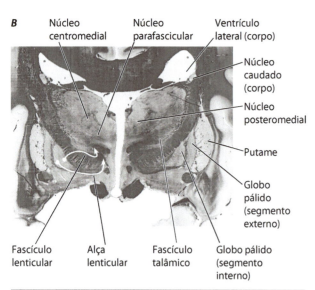

FIGURA 14-14 Corte coronal com secções com mielina corada (**A**) e oblíqua (**B**) através dos segmentos interno e externo do globo pálido. O detalhe mostra o plano de secção.

a **formação reticular**, que está envolvida no despertar, e as conexões serotoninérgicas dos **núcleos da rafe**.

A parte compacta da substância negra não é somente uma região do mesencéfalo que contém dopamina. A **área tegmental anterior** está dorsomedialmente em relação à substância negra, no andar abaixo da fossa interpeduncular (Figura 14-16A). Neurônios dopaminérgicos na área tegmental anterior enviam seus axônios para o estriado via **feixe prosencefálico medial** (ver Capítulos 15 e 16), assim como para o lobo frontal (ver Figura 2-3B1).

O núcleo pedunculopontino é parte da via paralela dos núcleos da base para os centros de controle locomotor do tronco encefálico

Uma vez que a maior parte das eferências dos núcleos da base é direcionadaa para o tálamo, e dele voltam para o córtex cerebral, um segundo circuito de saída envolve o **núcleo pedunculopontino** (Figura 14-16B). Este é uma projeção descendente dos núcleos da base, e acredita-se que desempenhe um papel importante na função locomotora. O núcleo pedunculopontino tem diversas funções, incluindo regulação do despertar, por meio de difusas projeções ascendentes para o tálamo e o córtex cerebral, e controle dos movimentos, por meio de projeções descendentes. Em animais, a ativação do núcleo pedunculopontino promove comportamento locomotor, ao passo que a inibição retarda o comportamento locomotor. Ele projeta para o centro locomotor do tronco encefálico e também tem uma pequena projeção direcionada para a medula espinal. Como discutido adiante, o núcleo pedunculopontino é um alvo da estimulação profunda do cérebro para aliviar distúrbios locomotores na doença de Parkinson. Vários neurônios deste núcleo são **colinérgicos**, incluindo aquelas projeções para o tálamo. O núcleo dorsal da rafe, também localizado no mesencéfalo anteroinferior e na ponte (Figura 14-16B), dá origem a uma projeção ascendente **serotoninérgica** para o estriado. Além de projetar para o estriado, o núcleo dorsal da rafe tem projeções extensas para a maior parte do córtex cerebral e a outros núcleos do prosencéfalo.

Tratamento baseado em estimulação para distúrbios motores e não motores depende do conhecimento da anatomia regional e da circuitaria dos núcleos da base

Há uma longa história nos procedimentos neurocirúrgicos para aliviar sinais motores de doenças graves dos núcleos da base, com a mais efetiva lesão sendo a do segmento interno do globo pálido produzido por uma técnica denominada *eletrocoagulograma*. Esse procedimento cirúrgico, denominado **palidotomia**, elimina as aferência anormais dos núcleos da base, assim ajudando a porção remanescente do sistema motor a funcionar melhor. Mais recentemente, a palidotomia é um procedimento de último recurso em pacientes, só quando a L-dopa começa a perder o efeito.

A **estimulação profunda do cérebro**, ou **EPC**, tem substituído a palidotomia, especialmente em países em desenvolvimento. A EPC é uma abordagem neurofisioló-

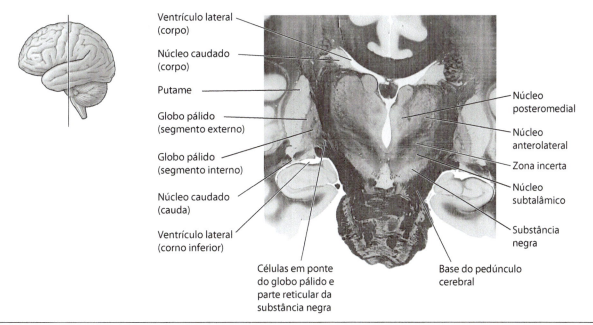

FIGURA 14-15 Secção corada para mielina através do segmento interno do globo pálido.

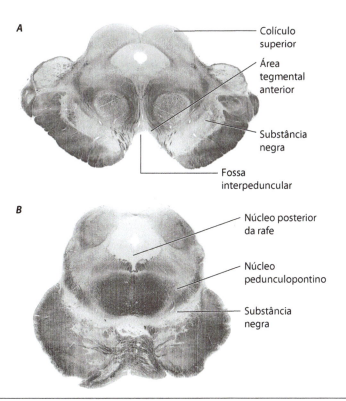

FIGURA 14-16 Secção transversa corada para mielina através do colículo superior (**A**) e do colículo inferior (**B**).

gica para tratar doenças dos núcleos da base e outras, em geral com notáveis resultados positivos. O eletrodo para EPC é implantado dentro do segmento interno do globo pálido ou no núcleo subtalâmico, frequentemente de forma bilateral. Por selecionar a frequência e amplitude de estimulação proposta, a atividade neural dos circuitos de saída aberrantes é alterada, e muitos dos sinais parkinsonianos são melhorados. A EPC do segmento interno do globo pálido é atualmente utilizada na rotina de tratamento para distonia.

348   **Seção III**   Sistemas Motores

O conhecimento de que diferentes porções do globo pálido interno e núcleo subtalâmico são partes de diferentes *loops* funcionais dos núcleos da base tem permitido que neurocirurgiões posicionem os eletrodos da EPC para o tratamento de distúrbios não motores, assim com, do transtorno obsessivo-compulsivo e da síndrome de Tourette. Por conta dessas importantes interconexões com o córtex cerebral, a EPC também tem sido explorada para transtornos afetivos (ver Capítulo 16).

Apesar da ampla utilização de EPC, não se sabe ainda o seu mecanismo de ação terapêutica para distúrbios motores e não motores. A EPC provavelmente não faz simplesmente a ativação de neurônios. Contudo, ela modula a atividade local dos neurônios na vizinhança do eletrodo – tanto a facilitação como a supressão dependem da localização dos neurônios – e esses efeitos locais são passados para regiões maiores do cérebro via circuitos monossinápticos e polissinápticos. A EPC pode mesmo funcionar como um marca-passo, para mudar baixos ou altos níveis de sincronia anormais da atividade dos neurônios nas doenças do cérebro – assinaturas de um estado de repouso funcional – para rápidos níveis de atividade, característica de mais estados ativos.

O suprimento vascular dos núcleos da base é provido pela artéria cerebral média

Como descrito no Capítulo 3, o suprimento vascular das estruturas profundas dos hemisférios cerebrais – o **tálamo**, os **núcleos da base** e a **cápsula interna** – é provido pelos ramos da artéria carótida interna e três artérias cerebrais. A maior parte do estriado é suprida por ramos perfurantes da artéria cerebral média; entretanto, regiões superomediais são supridas por ramos profundos da artéria cerebral anterior (ver Figura 3-7). Coletivamente, estes ramos da artéria cerebral anterior e média são denominados **artérias lenticuloestriadas**. A maior parte do globo pálido é suprida pela **artéria coróidea anterior**, que é ramo da artéria carótida interna.

Resumo

Núcleos dos núcleos da base

Os núcleos da base contém numerosos componentes nucleares que podem ser divididos em três grupos baseados em suas conexões (Tabela 14-1; Figura 14-5): núcleos aferentes, núcleos eferentes, núcleos intrínsecos. Os núcleos aferentes consistem no *núcleo caudado*, o *putame* e o *nucleus accumbens* (Figuras 14-2 e 14-11) e coletivamente são denominados *estriado*. A porção anteromedial do núcleo caudado e do putame, juntamente com o *nucleus accumbens*, compreende o *estriado anterior*. Os núcleos eferentes incluem o segmento interno do globo pálido (ver Tabela 14-1; Figuras 14-5, 14-13 e 14-14), uma porção do *pálido anterior* (Figura 14-13), e a *parte reticular* da *substância negra* (Figura 14-15 e 14-16). Os *núcleos intrínsecos* compreendem o *segmento externo do globo pálido* (Figura 14-13), uma porção do *pálido anterior*, o *núcleo subtalâmico* (Figura 14-15), a *parte compacta da substância negra* (Figuras 14-15 e 14-16) e *área tegmental anterior* (Figura 14-16A).

Loops funcionais dos núcleos da base

As vias básicas de entrada e saída através dos núcleos da base ligam amplas regiões do córtex cerebral, em sequência, com os núcleos de entrada dos núcleos da base (estriado), os núcleos da saída, o tálamo e a porção do lobo frontal (Figura 14-5B). Existem quatro *loops* funcionais-chave através dos núcleos da base (Figura 14-8): musculoesquelético, oculomotor, associativo e límbico. Os *loops* musculoesquelético e oculomotor desempenham importantes papéis no controle dos músculos faciais, dos membros e tronco e na musculatura extraocular; o *loop* associativo pode subservir tarefas como a cognição e as funções comportamentais executivas; e o *loop* límbico pode funcionar na regulação do comportamento e das emoções. Os *loops* musculoesquelético, o oculomotor e o do córtex pré-frontal começam no *sistema sensorial, motor* e nas *áreas associativas* do córtex cerebral e passam através do *núcleo caudado* e do *putame* (Figura 14-8). Os núcleos de saída desses *loops* são o *segmento interno do globo pálido* (Figura 14-14) e a *parte reticular da substância negra* (Figuras 14-15 e 14-16). Eles, por sua vez, fazem sinapse nos núcleos talâmicos *anterolateral, ventral anterior* e *posteromedial* (Figuras 14-15 e 14-16). O segmento interno do globo pálido projeta para o tálamo por duas vias: a *alça lenticular* e pelo *fascículo lenticular* (Figura 14-15B). Entretanto, componentes dos vários *loops* fazem sinapse nos neurônios localizados em diferentes núcleos ou em diferentes porções do mesmo núcleo. O segmento interno do globo pálido também projeta para o núcleo pedunculopontino, o qual desempenha um papel no estado de alerta e no controle dos movimentos.

O *loop* límbico (Figura 14-8) começa no *córtex de associação límbico*. O *estriado anterior*, que compreende o *nucleus accumbens* e a parte anteromedial do núcleo caudado e o putame (Figura 14-11), é o núcleo aferente principal do *loop* límbico; os eferenciais e os núcleos talâmicos do *loop* límbico são o *pálido anterior* (Figura 14-13) e o *núcleo posteromedial* (Figura 14-15).

Os alvos corticais dos quatro núcleos são (Figura 14-8) *área motora suplementar, córtex pré-motor,* e o *córtex motor primário* para o *loop* musculoesquelético; *campos visuais suplementares frontais* para o *loop* oculomotor; *córtex pré-frontal de associação* para o *loop* associativo; e o *giro cingulado anterior* (e o *giro orbitofrontal*) para o *loop* límbico.

Leituras selecionadas

Wichmann T, DeLong MR. The basal ganglia. In: Kandel ER, Schwartz JH, Jessell TM, Siegelbaum SA, Hudspeth AJ, eds. *Principles of Neural Science*. 5th ed. New York, NY: Mc-Graw-Hill; in press.

Referências

Albin RL, Mink JW. Recent advances in Tourette syndrome research. *TINS*. 2006;29(3):175-182.

Alexander GE, Crutcher MD. Functional architecture of basal ganglia circuits: neural substrates of parallel processing. *Trends Neurosci*. 1990;13:266-271.

Bergman H, Feingold A, Nini A, et al. Physiological aspects of information processing in the basal ganglia of normal and parkinsonian primates. *Trends Neurosci*. 1998;21:32-38.

Bjorklund A, Dunnett SB. Dopamine neuron systems in the brain: an update. *TINS*. 2007;30(5):194-202.

Bolam JP, Hanley JJ, Booth PA, Bevan MD. Synaptic organisation of the basal ganglia. *J Anat*. 2000;196:527-542.

Bostan AC, Dum RP, Strick PL. The basal ganglia communicate with the cerebellum. *Proc Natl Acad Sci USA*. 2010;107(18):8452-8456.

Bostan AC, Strick PL. The cerebellum and basal ganglia are interconnected. *Neuropsychol Rev*. 2010;20(3):261-270.

Breakefield XO, Blood AJ, Li Y, Hallett M, Hanson PI, Standaert DG. The pathophysiological basis of dystonias. *Nat Rev Neurosci*. 2008;9(3):222-234.

Brundin P, Li JY, Holton JL, Lindvall O, Revesz T. Research in motion: the enigma of Parkinson's disease pathology spread. *Nat Rev Neurosci*. 2008;9(10):741-745.

Cattaneo E, Zuccato C, Tartari M. Normal huntingtin function: an alternative approach to Huntington's disease. *Nat Rev Neurosci*. 2005;6(12):919-930.

Charara A, Smith Y, Parent A. Glutamatergic inputs from the pedunculopontine nucleus to midbrain dopaminergic neurons in primates: phaseolus vulgaris-leucoagglutinin anterograde labeling combined with postembedding glutamate and GABA immunohistochemistry. *J Comp Neurol*. 1996;364:254-266.

Conn PJ, Battaglia G, Marino MJ, Nicoletti F. Metabotropic glutamate receptors in the basal ganglia motor circuit. *Nat Rev Neurosci*. 2005;6(10):787-798.

DeLong MR. Primate modes of movement disorders of basal ganglia origin. *Trends Neurosci*. 1990;13:281-285.

Duzel E, Bunzeck N, Guitart-Masip M, Wittmann B, Schott BH, Tobler PN. Functional imaging of the human dopaminergic midbrain. *TINS*. 2009;32(6):321-328.

Gerfen CR. The neostriatal matrix: multiple levels of compartmental organization. *Trends Neurosci*. 1992;15:133-139.

Guridi J, Lozano AM. A brief history of pallidotomy. *Neurosurgery*. 1997;41(5):1169-1180; discussion 1180-1183.

Gusella JF, Wexler NS, Conneally PM, et al. A polymorphic DNA marker genetically linked to Huntington's disease. *Nature*. 1983;306:234-238.

Haber SN. Neurotransmitters in the human and nonhuman primate basal ganglia. *Hum Neurobiol*. 1986;5:159-168.

Haber SN. Integrative networks across basal ganglia circuits. In: Steiner H, Kuei T, eds. *Handbook of Basal Ganglia Structure and Function*. San Diego, CA: Elsevier; 2010:409-427.

Haber SN, Fudge JL, McFarland N. Striatonigrostriatal pathways in primates form an ascending spiral from the shell to the dorsolateral striatum. *J Neurosci*. 2000;20:2369-2382.

Haber SN, Groenewegen HJ, Grove EA, et al. Efferent connections of the ventral pallidum: evidence of a dual striato- pallidofugal pathway. *J Comp Neurol*. 1985;235:322-335.

Haber SN, Johnson Gdowski M. The basal ganglia. In: Paxinos G, Mai JK, eds. *The Human Nervous System*. London: Elsevier; 2004.

Haber SN, Knutson B. The reward circuit: linking primate anatomy and human imaging. *Neuropsychopharmacology*. 2010;35(1):4-26.

Haber SN, McFarland NR. The concept of the ventral striatum in nonhuman primates. *Ann NY Acad Sci*. 1999;877:33-48.

Haber SN, Watson SJ. The comparative distribution of enkephalin, dynorphin and substance P in the human globus pallidus and basal forebrain. *Neuroscience*. 1985;4:1011-1024.

Hammond C, Bergman H, Brown P. Pathological synchronization in Parkinson's disease: networks, models and treatments. *TINS*. 2007;30(7):357-364.

Hoover JE, Strick PL. Multiple output channels in basal ganglia. *Science*. 1993;259:819-821.

Hoover JE, Strick PL. The organization of cerebellar and basal ganglia outputs to primary motor cortex as revealed by retrograde transneuronal transport of herpes simplex virus type 1. *J Neurosci*. 1999;19:1446-1463.

Hoshi E, Tremblay L, Feger J, Carras PL, Strick PL. The cerebellum communicates with the basal ganglia. *Nat Neurosci*. 2005;8(11):1491-1493.

Karachi C, Yelnik J, Tande D, Tremblay L, Hirsch EC, Francois C. The pallidosubthalamic projection: an anatomical substrate for nonmotor functions of the subthalamic nucleus in primates. *Mov Disord*. 2005;20(2):172-180.

Kowianski P, Dziewiatkowski J, Kowianska J, Morys J. Comparative anatomy of the claustrum in selected species: a morphometric analysis. *Brain Behav Evol*. 1999;53:44-54.

Krack P, Hariz MI, Baunez C, Guridi J, Obeso JA. Deep brain stimulation: from neurology to psychiatry? *TINS*. 2010;33(10):474-484.

Kringelbach ML, Jenkinson N, Owen SL, Aziz TZ. Translational principles of deep brain stimulation. *Nat Rev Neurosci*. 2007;8(8):623-635.

Macchi G, Jones EG. Toward an agreement on terminology of nuclear and subnuclear divisions of the motor thalamus. *J Neurosurg*. 1997;86:670-685.

Mata IF, Wedemeyer WJ, Farrer MJ, Taylor JP, Gallo KA. LRRK2 in Parkinson's disease: protein domains and functional insights. *TINS*. 2006;29(5):286-293.

McFarland N, Haber SN. Organization of thalamostriatal terminals from the ventral motor nuclei in the macaque. *J Comp Neurol*. 2001;429:321-336.

McHaffie JG, Stanford TR, Stein BE, Coizet V, Redgrave P. Subcortical loops through the basal ganglia. *TINS*. 2005;28(8):401-407.

Mena-Segovia J, Bolam JP, Magill PJ. Pedunculopontine nucleus and basal ganglia: distant relatives or part of the same family? *TINS*. 2004;27(10):585-588.

Middleton FA, Strick PL. Anatomical evidence for cerebellar and basal ganglia involvement in higher cognitive function. *Science*. 1994;266:458-461.

Middleton FA, Strick PL. The temporal lobe is a target of output from the basal ganglia. *Proc Natl Acad Sci USA*. 1996;93:8683-8687.

Middleton FA, Strick PL. Basal ganglia and cerebellar loops: motor and cognitive circuits. *Brain Res Brain Res Rev*. 2000;31:236-250.

Nandi D, Aziz TZ, Giladi N, Winter J, Stein JF. Reversal of akinesia in experimental parkinsonism by GABA antagonist microinjections in the pedunculopontine nucleus. *Brain*. 2002;125(Pt 11):2418-2430.

Pahapill PA, Lozano AM. The pedunculopontine nucleus and Parkinson's disease. *Brain*. 2000;123:1767-1783.

Paus T. Primate anterior cingulate cortex: where motor control, drive and cognition interface. *Nat Rev Neurosci*. 2001;2: 417-424.

Percheron G. Thalamus. In: Paxinos G, Mai JK, eds. *The Human Nervous System*. London: Elsevier; 2004:592-676.

Pisani A, Bernardi G, Ding J, Surmeier DJ. Re-emergence of striatal cholinergic interneurons in movement disorders. *TINS*. 2007;30(10):545-553.

Poirier LJ, Giguère M, Marchand R. Comparative morphology of the substantia nigra and ventral tegmental area in the monkey, cat and rat. *Brain Res Bull*. 1983;11:371-397.

Reiner A, Albin RL, Anderson KD, D'Amato CJ, Penney JB, Young AB. Differential loss of striatal projection neurons in Huntington disease. *Proc Natl Acad Sci USA*. 1988;85: 5733-5737.

Romanski LM, Giguere M, Bates JF, Goldman-Rakic PS. Topographic organization of medial pulvinar connections with the prefrontal cortex in the rhesus monkey. *J Comp Neurol*. 1997;379:313-332.

Schell GR, Strick PL. The origin of thalamic inputs to the arcuate premotor and supplementary motor areas. *J Neurosci*. 1984;4:539-560.

Schutz W, Romo R. Dopamine neurons of the monkey midbrain: contingencies of response to stimuli eliciting immediate behavioral reactions. *J Neurophysiol*. 1990;63:607-624.

Selemon LD, Goldman-Rakic PS. Longitudinal topography and interdigitation of corticostriatal projections in the rhesus monkey. *J Neurosci*. 1985;5:776-794.

Stern CE, Passingham RE. The nucleus accumbens in monkeys (Macaca fascicularis): I. The organization of behaviour. *Behav Brain Res*. 1994;61:9-21.

Weinberger M, Hamani C, Hutchison WD, Moro E, Lozano AM, Dostrovsky JO. Pedunculopontine nucleus microelectrode recordings in movement disorder patients. *Exp Brain Res*. 2008;188(2):165-174.

Yeterian EH, Van Hoesen GW. Cortico-striate projections in the rhesus monkey: the organization of certain cortico-caudate connections. *Brain Res*. 1978;139:43-63.

Yin HH, Knowlton BJ. The role of the basal ganglia in habit formation. *Nat Rev Neurosci*. 2006;7(6):464-476.

Questões de estudo

1. Uma pessoa é atingida com um tiro na cabeça. Identifique as estruturas de um lado do cérebro, marcadas por linhas pontilhadas na secção corada para mielina, que a bala teria danificado. Note, também, a função relacionada ou a conexão da estrutura.

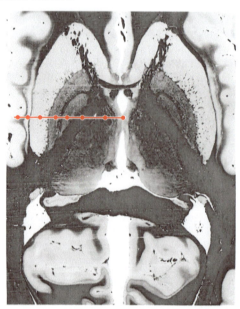

2. As eferências dos núcleos da base enviam projeções para o diencéfalo e para o tronco encefálico. Qual das seguintes listas possui dois núcleos eferentes dos núcleos da base?

   A. Globo pálido interno, globo pálido externo
   B. Núcleo caudado, *nucleus accumbens*
   C. Parte reticular da substância negra, parte compacta da substância negra
   D. Globo pálido interno, parte reticular da substância negra

3. Qual dos seguintes componentes listados tem o mesmo *loop* funcional dos núcleos da base?
   A. Campo visual frontal, corpo do núcleo caudado, pálido anterior, núcleo anterolateral do tálamo
   B. Córtex orbitofrontal, *nucleus accumbens*, pálido anterior, núcleo posteromedial do tálamo
   C. Córtex motor primário, putame, segmento interno do globo pálido, núcleo posteromedial do tálamo
   D. Hipocampo, pálido anterior, segmento interno do globo pálido, núcleo anterolateral

4. Qual das seguintes descreve a ação da dopamina nos neurônios estriados da via direta e indireta?
   A. Facilitação da atividade, supressão da atividade
   B. Facilitação da atividade, sem efeito na atividade
   C. Supressão na atividade, facilitação da atividade
   D. Sem efeito na atividade, facilitação da atividade

5. Uma pessoa teve um pequeno AVE que interrompeu os axônios na alça lenticular. Esse AVE poderia produzir degeneração retrógrada nos neurônios em quais das seguintes estruturas?
   A. Parte compacta da substância negra
   B. Segmento externo do globo pálido
   C. Segmento interno do globo pálido
   D. Núcleo subtalâmico

Capítulo 14 Os Núcleos da Base **351**

6. Neurônios dopaminérgicos do tronco encefálico têm como principal ação nos neurônios de qual das seguintes estruturas?
   A. Só em neurônios estriados
   B. Neurônios estriados e neurônios corticais
   C. Neurônios estriados, neurônios do segmento interno do globo pálido e neurônios corticais
   D. Neurônios estriados, neurônios do segmento interno do globo pálido, neurônios do segmento externo do globo pálido e neurônios corticais

7. Qual das seguintes declarações melhor se encaixa com a estrutura e nos neurônios com seu correto neurotransmissor?
   A. Parte compacta da substância negra e GABA
   B. Segmento externo do globo pálido e glutamato
   C. Núcleo subtalâmico e glutamato
   D. Núcleo caudado e dopamina

8. Um homem desenvolveu uma significativa mudança em sua personalidade e ficou desajeitado depois da sua quarta década de vida. O pai dele teve uma demência e movimentos coreiformes bilaterais antes da morte, aos 60 anos. A mãe é saudável atualmente. Qual das seguintes condições-neuropsiquiátricas é mais provável que afete o filho?
   A. Doença de Huntigton
   B. Doença de Parkinson
   C. Hemibalismo
   D. Esquizofrenia

9. Qual das seguintes é o alvo da estimulação profunda do cérebro para tratamento dos distúrbios dos núcleos da base?
   A. Segmento externo do globo pálido
   B. Segmento interno do globo pálido
   C. Núcleo caudado
   D. Putame

10. O segmento interno do globo pálido tem projeções para qual das seguintes estruturas do tronco encefálico?
   A. Núcleo pedunculopontino
   B. Colículo superior
   C. Núcleo posterior da rafe
   D. Núcleo rubro

SISTEMAS INTEGRATIVOS IV

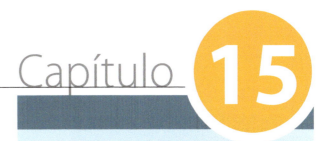

O Hipotálamo e a Regulação de Funções Corporais

CASO CLÍNICO | Síndrome bulbar lateral e síndrome de Horner

Um homem hipertenso com 69 anos repentinamente desenvolve vertigem e dormência facial à esquerda. Ele é incapaz de ficar em pé sem ajuda.

As funções motoras e sensoriais dele foram testadas na sala de emergência. As sensações de dor e temperatura estão notadamente reduzidas do lado esquerdo da face, incluindo-se o lado esquerdo da cavidade oral. A sensação de tato foi preservada bilateralmente na sua face. As sensações de dor e temperatura são reduzidas no lado direito do escalpo, pescoço, membros e tronco. Tato e propriocepção do membro foram normais bilateralmente. Existe uma perda do reflexo de vômito à esquerda.

Testando-se dedo-nariz-dedo no braço esquerdo e calcanhar-joelho na perna esquerda, os seus movimentos são atáxicos. Ele tinha dificuldade de fazer movimentos rapidamente alternados (disdiadococinesia) com o braço esquerdo. O teste correspondente no membro direito está normal. Ele tem dificuldade de ficar de pé e sua marcha é limitada, sendo capaz de andar com a base aumentada. Sua voz soa rouca. Ele é capaz de estender a sua língua ao longo da linha média.

Em um exame mais aprofundado, o paciente também apresenta ptose palpebral à esquerda. Sua pupila estava reativa à luz, mas a pupila esquerda era menor do que a direita. Finalmente, o lado esquerdo da face dele ficava seco e quente ao tato.

A Figura 15-1A é uma RM do bulbo, e a Figura 15-1B, uma visualização de perto da secção corada para bainha de mielina. A região dorsolateral mais clara na parte A é o local de um infarto.

Anatomia macroscópica do hipotálamo

Anatomia funcional do hipotálamo

Os sistemas neurossecretores parvocelular e magnocelular regulam a liberação de hormônios dos lobos anterior e posterior da hipófise

As divisões simpática e parassimpática do sistema nervoso autônomo se originam de diferentes locais do sistema nervoso central

Núcleos hipotalâmicos coordenam respostas de integração visceral para o corpo e estímulos ambientais

O hipotálamo coordena respostas circadianas, sono e vigília

Anatomia regional do hipotálamo

A área pré-óptica influencia a liberação de hormônios da reprodução pela adeno-hipófise

Uma secção através da eminência medial revela os núcleos parvocelular e magnocelular

O hipotálamo posterior contém os corpos mamilares

Fibras autônomas descendentes cursam na substância cinzenta periaquedutal e no tegmento lateral

Núcleos da ponte são importantes para o controle da bexiga

Lesões no tronco encefálico posterolateral interrompem fibras descendentes simpáticas

Neurônios pré-ganglionares estão localizados na zona intermediolateral da medula espinal

Quadro 15-1 Lesões em diferentes locais podem produzir a síndrome de Horner

Resumo
Leituras selecionadas
Referências
Questões de estudo

Com base na leitura deste capítulo e dos capítulos anteriores sobre funções motoras e sensoriais do bulbo dorsolateral:

1. A oclusão de que artéria poderia causar um infarto na região bulbar mostrada na RM?

— *Continua na página seguinte*

356 Seção IV Sistemas Integrativos

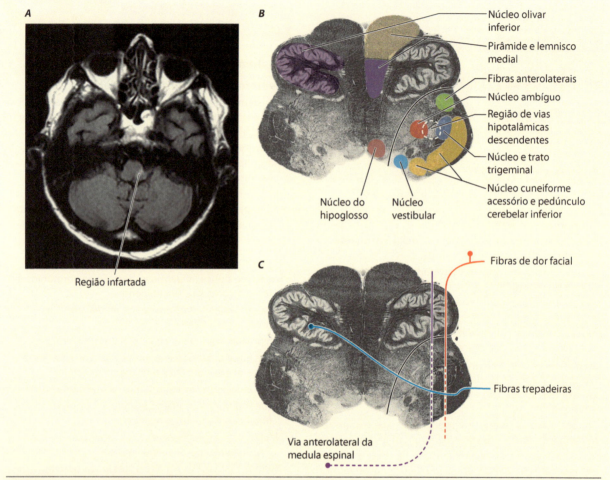

FIGURA 15-1 Síndrome bulbar lateral. (**A**) RM de uma pessoa com um infarto da artéria cerebelar inferior posterior. (**B**) Secção corada para mielina. (**C**) Secção corada para mielina com desenho esquemático das vias afetadas pelo infarto. Nota-se que todas as imagens são mostradas com o lado anterior para cima.

2. Indique o núcleo ou trato particular que, após uma lesão por infarto, produz: (1) perda da dor facial ipsilateral, (2) perda contralateral da dor no tronco e membro, (3) ataxia, (4) voz rouca e (5) ptose ipsilateral.

Sinais neurológicos principais e estruturas do encéfalo danificadas correspondentes

Distribuição da artéria cerebelar inferior posterior

O local de lesão corresponde à distribuição da artéria cerebelar inferior posterior (ACIP). O território suprido por essa artéria recebe pequenas circulações colaterais (ver Capítulo 3). Isso significa que o fluxo de sangue para uma artéria funcional da vizinhança não pode assumir o controle, assim como ocorre em algumas regiões do cérebro. Áreas remanescentes no nível do bulbo são supridas por pequenos ramos diretos da artéria cerebral.

Alternando perda de dor e temperatura no lado esquerdo da face e dos membros e tronco com preservação do tato

A lesão produz um sinal clássico. A perda ipsilateral da sensação de dor e temperatura facial deve-se à interrupção do trato trigeminal espinal, assim como parte do núcleo trigeminal espinal (núcleo caudal). A perda contralateral da sensação de dor e temperatura no pescoço, membros e tronco deve-se à interrupção do sistema anterolateral, o qual decussa na medula espinal (Figura 15-1C). Esses padrões são considerados no caso clínico do Capítulo 6, no qual as sensações de posição dos membros e tato são preservadas, porque o sistema

Capítulo 15 O Hipotálamo e a Regulação de Funções Corporais

funículo posterior–lemnisco medial está localizado fora da distribuição da ACIP.

Voz rouca

Diversos núcleos de nervos cranianos são localizados dentro do território da ACIP; especialmente o núcleo ambíguo, que contém os neurônios motores da faringe e da laringe. A voz rouca é produzida pela paralisia unilateral dos músculos da laringe. O paciente é incapaz de fechar a traqueia e aumentar a pressão dentro dos pulmões, a fim de produzir sua voz. Essa lesão frequentemente perturba o reflexo de fechamento da laringe, o qual fecha as pregas vocais quando a região circundante é estimulada por uma comida sólida ou algum fluido. Normalmente, esse reflexo previne a aspiração de materiais para dentro dos pulmões (ver Capítulo 11). A perda do reflexo do vômito é provavelmente uma lesão dos núcleos ambíguos, apesar de o núcleo solitário e os núcleos trigeminais serem afetados, o que pode impedir a função do componente aferente do reflexo, que é carreado pelo nervo glossofaríngeo. Podem existir também lesões na deglutição, mas estas não foram testadas.

Ataxia e disdiadococinesia

As três maiores aferências para o cerebelo viajam através do pedúnculo cerebelar inferior, que é suprido pela ACIP: fibras trepadeiras do núcleo olivar inferior e dos trato espinocerebelar posterior e do trato cuneocerebelar. O trato cuneocerebelar se origina dentro da zona infartada. A perda desses trajetos principais cerebelares conduz aos sinais motores observados. Além disso, a ACIP também supre parte do córtex cerebelar e dos núcleos profundos. Assim, esses sinais podem dever-se a um direcionamento envolvendo o cerebelo, em adição às suas vias de entrada. A força geralmente é preservada após um infarto

da ACIP. Isso ocorre porque o trato corticospinal viaja pelas pirâmides, que não são supridas pela ACIP.

Vertigem

A vertigem é um sinal clássico de lesão do nervo vestibular. Ela resulta do desequilíbrio dos sinais vestibulares. Entretanto, lesões cerebelares podem produzir vertigem. Lesões no bulbo dorsolateral e no cerebelo podem frequentemente produzir nistagmo.

Sinais pupilares, ptose, rubor e secura facial

Pupilas e controle facial são funções mesencefálicas. Como elas podem ser afetadas em lesões bulbares? Isso ocorre porque a via descendente do hipotálamo para a medula espinal que controla os aspectos das funções do sistema nervoso simpático viaja pela parte posterolateral do bulbo (ver Figura 15-1B, linha circular pontilhada). O sistema nervoso simpático produz a dilatação da pupila. A constrição pupilar ocorre no paciente porque existe uma perda do impulso simpático para o músculo ciliar e, agora, ações opostas para o sistema nervoso parassimpático. A ptose leve (denominada falsa ptose) deve-se à perda do controle simpático da musculatura lisa que assiste ações mecânicas do músculo elevador da pálpebra superior. A sudorese também é uma função do sistema nervoso simpático; essa perda produz secura. A perda da vasoconstrição simpática resulta em vasodilatação arterial.

Referências

Brust JCM. *The Practice of Neural Science*. New York, NY: McGraw-Hill; 2000.

Choi K-D, Oh S-Y, Park S-H, Kim J-H, Koo J-W, Kim JS. Head-shaking nystagmus in lateral medullary infarction. *Neurology*. 2007;68:1337-1344.

Kim JS, Moon SY, Park S-H. Ocular lateropulsion in Wallenbergsyndrome. *Neurology*. 2004;62:2287.

O hipotálamo é essencial para manter as funções normais do organismo e para produzir algumas mudanças comportamentais necessárias afim de manter as atividades básicas como se alimentar, beber, acasalar e dormir. O hipotálamo, assim, garante a sobrevivência tanto do indivíduo como da espécie. Praticamente todo órgão do corpo depende do hipotálamo para alguns aspectos de controle, incluindo-se o coração, os pulmões, o trato gastrintestinal e os órgãos geniturinários. O hipotálamo ajuda a organizar as reações corporais para doenças, como na produção de febre em resposta à infecção. O sistema musculoesquelético depende do hipotálamo para regular o suprimento sanguíneo; mesmo a massa óssea parece depender da regulação hipotalâmica. Em animais, o hipotálamo controla comportamentos complexos, como a capacidade de resposta sexual, cuidados maternais e agressão. Embora isso possa ser especulado como similar

ao comportamento humano dependente do hipotálamo, agora está se tornando claro que o hipotálamo é importante na regulação de aspectos do comportamento social humano. A lista vai aumentando! Comparado com todas as outras regiões do sistema nervoso, o hipotálamo realiza uma ampla gama de tarefas. Sabe-se que essa informação é largamente utilizada para controle do estado interno corporal, estados emocionais, estímulos ambientais críticos, para produção e controle hormonal, para o sistema nervoso autônomo e regulação de funções momento a momento aos circuitos neurais de alerta.

Este primeiro capítulo considera a anatomia macroscópica do hipotálamo. No próximo capítulo, pesquisas da organização funcional serão os aspectos-chave marcados. Além disso, importantes funções do hipotálamo são examinadas quando se estuda sua anatomia regional mais adiante, neste capítulo. O Capítulo 16 revisa o hipotálamo

358 **Seção IV** Sistemas Integrativos

e seu papel na motivação e no comportamento do apetite associando-o com outras estruturas cerebrais que compreendem o sistema límbico das emoções.

Anatomia macroscópica do hipotálamo

O hipotálamo é uma minúscula estrutura diencefálica, com cerca de 1 cm², localizado ventral e anteriormente ao tálamo (Figura 15-2). O terceiro ventrículo separa as duas metades do hipotálamo. Na parte medial, ou ventricular, a superfície do hipotálamo é distinta do tálamo por um sulco raso, o **sulco hipotalâmico**. Anteriormente, parte do hipotálamo se estende um pouco além da parede anterior do terceiro ventrículo. (A parede anterior deste é localizada na porção mais anterior do desenvolvimento do sistema nervoso central, na lâmina terminal; Figura 15-2.) O hipotálamo alcança caudalmente um pouco além dos corpos mamilares, pareando os núcleos hipotalâmicos na sua superfície ventral (Figura 15-3).

Será estudado que as funções hipotalâmicas são organizadas por projeções neurais em núcleos discretos ou por pequenos grupos de núcleos que se conectam com diferentes sistemas efetores e circuitos em outros pares no sistema nervoso central (SNC). Esses núcleos são arranjados dentro de três zonas mediolaterais, cada uma delas com funções distintas (Figuras 15-3 e 15-4; Tabela 15-1):

1. A zona periventricular é mais medial e compreende núcleos finos que margeiam o terceiro ventrículo. Esta zona é importante na regulação da liberação de hormônios endócrinos da parte anterior da glândula hipófise.
2. A zona mediana, que é interposta entre a zona periventricular e a zona lateral, serve para diferentes funções. Esta contém núcleos que regulam a liberação de **vasopressina** e **ocitocina** da parte posterior da glândula hipófise. Também é um dos principais locais para os neurônios que regulam o sistema nervoso autônomo. O relógio biológico do corpo é definido pelos neurônios nesta zona, bem como aspectos de controle de vigília.
3. A zona lateral é separada da zona medial pelo **fórnice**, um trato em forma de "C" que interconecta as estruturas límbicas (ver Figura 1-11A). Esta zona contém neurônios que integram informações de outros núcleos hipotalâmicos e estruturas telencefálicas engajadas nas emoções. Essa também é uma região importante para a regulação do sono e vigília e sentimentos.

Os núcleos hipotalâmicos são localizados em posição discreta anteroposterior (Tabela 15-1). Esta descreve uma organização regional ortogonal que será a base para as secções de exame ao longo dos capítulos sobre hipotálamo, mais adiante. Historicamente, essa organização foi enfatizada porque cientistas renomados reconheceram diferenças entre as funções do hipotálamo anterior e pos-

terior. Agora essas diferenças são reconhecidas no contexto dos discretos núcleos hipotalâmicos em vez de em sua anatomia macroscópica. Considerando-se que as fronteiras entre as regiões anterior e posterior não são precisas, um conhecimento geral da localização é essencial para a compreensão da organização tridimensional do hipotálamo.

- A parte **anterior** do hipotálamo, localizada posterior e superiormente ao quiasma óptico (ver Figura 15-3, detalhe), inclui a área pré-óptica, com numerosos núcleos pré-ópticos. Esta é, às vezes, considerada separada do hipotálamo. Contudo, uma vez que essa função é intimamente relatada por outra, mais inferior, a função hipotalâmica, é melhor considerá-las juntas. O principal núcleo do ritmo circadiano é localizado também no hipotálamo anterior.
- A porção **média** do hipotálamo está entre o quiasma óptico e os corpos mamilares. Esta porção contém a haste do infundíbulo, da qual emerge a glândula hipófise. Os núcleos da adeno-hipófise e da neuro-hipófise liberam hormônios mais localizadamente nessa região.
- A porção **posterior** inclui os corpos mamilares e seus núcleos posteriores.

Anatomia funcional do hipotálamo

Os sistemas neurossecretores parvocelular e magnocelular regulam a liberação de hormônios dos lobos anterior e posterior da hipófise

A glândula hipófise está conectada à superfície anterior do hipotálamo pela **haste do infundíbulo** (Figura 15-4A). Nos humanos, duas divisões anatômicas principais da glândula hipófise medeiam a liberação de distintos grupos de hormônios (Figura 15-5): o **lobo anterior** (também chamado de adeno-hipófise; ver Tabela 15-2) e o **lobo posterior** (ou neuro-hipófise). O terceiro lobo, o lobo intermediário, embora proeminente em muitos mamíferos mais simples, é vestigial em humanos.

Os lobos anterior e posterior são parte de dois distintos sistemas neurossecretórios, e a liberação hormonal desses lobos é regulada por diferentes populações de neurônios hipotalâmicos. O lobo anterior é parte do **sistema secretório parvocelular** (Figura 15-5A). Este sistema contém neurônios hipotalâmicos de pequeno diâmetro (por isso o termo parvocelular) que são localizados em numerosos núcleos. Eles regulam a liberação de hormônios pelas células secretórias epiteliais da adeno-hipófise. Os neurônios secretórios parvocelulares estão localizados predominantemente nos núcleos da **zona periventricular**. Em contrapartida, o lobo posterior é parte do **sistema secretório magnocelular** (Figura 15-5B). Aqui, os axônios de largo diâmetro de neurônios hipotalâmicos se projetam de dois núcleos para liberar hormônios peptídeos

Capítulo 15   O Hipotálamo e a Regulação de Funções Corporais   359

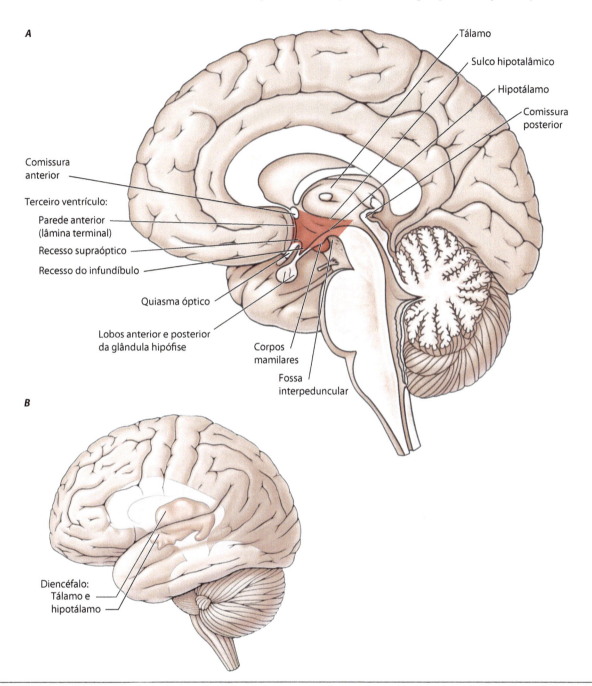

FIGURA 15-2 (**A**) Visualização sagital mediana do cérebro, mostrando estruturas-chave ao redor do hipotálamo. (**B**) Superfície lateral semitransparente do hemisfério cerebral e do tronco encefálico, ilustrando a localização do hipotálamo e do tálamo.

360 Seção IV Sistemas Integrativos

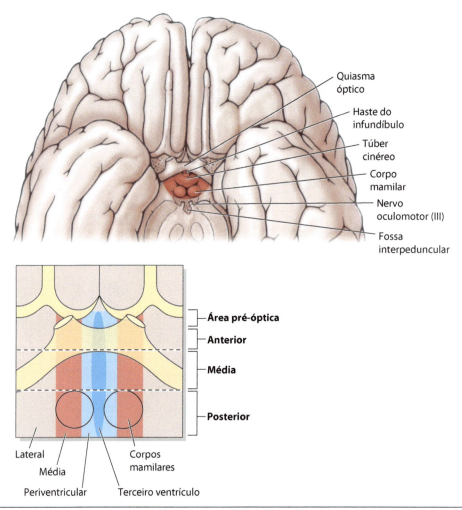

FIGURA 15-3 A superfície basal do cérebro mostrando o hipotálamo e estruturas vizinhas. O detalhe mostra esquematicamente as divisões do hipotálamo em relação ao ventrículo e marcos anatômicos.

dentro do lobo posterior. Rostrocaudalmente, os neurônios neurossecretores parvocelulares estão localizados em todas as três regiões hipotalâmicas, enquanto que os neurônios neurossecretórios estão principalmente localizados na zona média.

Peptídeos reguladores liberados para a circulação porta pelo controle de neurônios do hipotálamo de secreção de hormônios do lobo anterior

O processo pelo qual o hipotálamo estimula as células secretoras do lobo anterior a liberarem seus hormônios (ou para liberarem a inibição) é bastante diferente de mecanismos de ação neural considerados em capítulos anteriores. Em vez de sinapses das células secretórias do lobo anterior, os neurônios neurossecretórios parvocelulares hipotalâmicos terminam nos capilares da **circulação porta da hipófise** na parede do terceiro ventrículo (Figura 15-5A).

O sistema de circulação porta é distinto pela presença de **veias portas** separadas interpostas entre dois conjuntos de capilares. O primeiro conjunto se localiza na região denominada **eminência medial**, que é parte proximal da haste do infundíbulo. As veias porta são localizadas na parte distal da haste do infundíbulo. O segundo conjunto de capilares está localizado na adeno-hipófise. (Na circulação sistêmica, tal como no suprimento vascular do restante do cérebro, leitos capilares são interpostos entre os sistemas arterial e venoso.)

Os neurônios parvocelulares liberam substâncias químicas, sendo a maioria peptídeos, o que promove (**hormônios de liberação**) ou inibe (**hormônios inibitórios da liberação**) a liberação de hormônios das células secretórias do lobo anterior (Tabela 15-2). Hormônios de liberação ou inibidores de liberação são carreados do lobo anterior pelas veias portas (Figura 15-5A), onde atuam diretamente nas células secretórias epiteliais.

Uma analogia pode ser feita entre os capilares da eminência medial e as funções integrativas dos neurônios motores medulares (ver Capítulo 10). Vias descendentes separadas e o sistema interneuronal espinal fazem sinap-

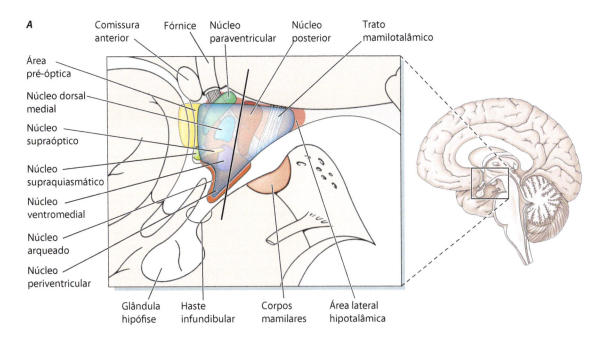

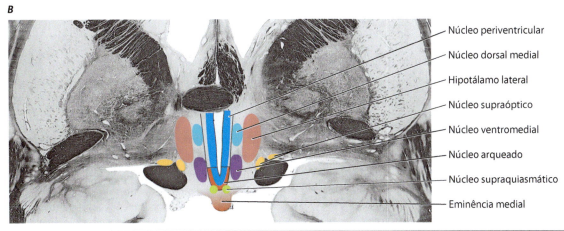

FIGURA 15-4 (**A**) Os principais núcleos são ilustrados na visualização em corte do hipotálamo. O detalhe mostra a região ilustrada em visualização seccional cruzada (**B**). Os núcleos arqueados e periventricular compreendem a zona periventricular; eles formam um véu fino por baixo das paredes e do soalho do terceiro ventrículo. As zonas medial e lateral são as duas outras zonas hipotalâmicas. A linha mostra uma secção de plano aproximado em **B**. (**B**) Secção coronal para mielina através do hipotálamo. A localização aproximada dos núcleos hipotalâmicos-chave é mostrada. Os núcleos periventricular e arqueado compreendem a zona periventricular. Os outros núcleos formam as zonas medial e lateral hipotalâmicas.

ses no neurônio motor. Assim, Este é a via final comum de integração das informações neuronais controlando o sistema muscular. A via comum final para controle da liberação dos hormônios do lobo anterior compreende os capilares da eminência medial. Isso porque diferentes neurônios hipotalâmicos secretam liberando ou inibindo hormônios dentro dos capilares da eminência medial (Figura 15-5A) e um somatório de neuro-hormônios ocorre neste local do vaso.

Essa distribuição dos neurônios que projetam para a eminência medial tem sido examinada extensivamente em roedores. Embora esses neurônios sejam muito difundidos, as principais fontes estão localizadas em núcleos dentro da **zona periventricular** (Figuras 15-4 e 15-5A). Dentre as principais fontes, e algumas de hormônios liberados, estão as seguintes:

- O **núcleo arqueado** contém neurônios que liberam hormônios de liberação de gonadotrofinas, hormônios de liberação luteinizante, hormônios de liberação de somatostatina e hormônio adrenocorticotrófico.
- Neurônios da **porção periventricular** do **núcleo parvocelular** (a parte que se encontra ao longo do terceiro ventrículo) contêm hormônios de liberação de corticotrofina (HLC).

362 **Seção IV** Sistemas Integrativos

TABELA 15-1 As funções dos principais núcleos hipotalâmicos

Núcleo	Zona mediolateral	Funções-chave
Hipotálamo anterior		
Nucleos pré-ópticos:		
Ventrolateral	Lateral	Sono-vigília
Medial	Periventricular	Controle hormonal parvocelular
	Médio	Termorregulação
Hipotálamo medial		
Paraventricular	Periventricular e médio	Hormônios magnocelulares (ocitocina, vasopressina); parvocelular; controle autônomo direto, incluindo-se urina
Supraóptico	Médio	Hormônios magnocelulares (ocitocina e vasopressina)
Arqueado	Periventricular	Hormônios parvocelulares; funções viscerais
Supraquiasmático	Médio	Ritmo circadiano
Ventromedial	Médio	Apetite/comportamento compulsório
Dorsal medial	Médio	Alimentação, ingestão de líquido e regulação do peso corporal
Periventricular	Periventricular	Hormônios parvocelulares
Hipotálamo posterior		
Corpo mamilar[a]		Memória
Tuberomamilar	Lateral	Sono-vigília (histamina)
Hipotálamo lateral[b]		
Hipotálamo lateral e área perifornical	Lateral	Vários, incluindo-se vigília, ingestão de alimentos; contém orexina

[a]Os corpos mamilares, como parte anatomicamente do hipotálamo, não conectam funções com outros núcleos do hipotálamo. Eles não são, portanto, considerados parte da zona funcional mediolateral.
[b]O hipotálamo lateral está presente em toda a extensão rostrocaudal do hipotálamo.

- O **núcleo periventricular** fornece hormônio de liberação de gonadotrofina, hormônio de liberação luteinizante e dopamina (a qual inibe a liberação de prolactina).
- A **área pré-óptica medial** contém neurônios parvocelulares que secretam hormônio de liberação luteinizante.

Em adição, existem fontes extra-hipotalâmicas de neuro-hormônios de liberação e inibidores de liberação. Por exemplo, os núcleos septais (ver Capítulo 16) são a fonte de hormônio de liberação de gonadotrofina. Curiosamente, muitos neuro-hormônios existentes são também encontrados em neurônios hipotalâmicos que não se projetam para a eminência medial e em neurônios de outras regiões do SNC. Essa distribuição muito difundida dos neuro-hormônios indica que eles são **componentes neuroativos** nesses outros locais, e não apenas agentes de regulação química dos hormônios de liberação da adeno-hipófise. Neurônios individuais do sistema parvocelular, assim como no sistema magnocelular (ver a seguir), podem sintetizar e liberar mais do que alguns peptídeos. Estes peptídeos sintetizados e liberados pode ser regulados por hormônios circulantes no sangue. Essa é uma forma pela qual os fatores ambientais podem alterar a composição neuro-hormonal na circulação porta e assim influenciar a liberação de hormônios da adeno-hipófise. Nota-se que a barreira hematoencefálica cerebral é menos um obstáculo para o hipotálamo do que na maioria das regiões cerebrais (ver Figura 3-16B).

Neurônios hipotalâmicos projetam para o lobo posterior e liberam vasopressina e ocitocina

Hormônios da neuro-hipófise, **vasopressina** e **ocitocina**, são os produtos neurossecretórios dos neurônios hipotalâmicos; eles têm diversas funções no organismo humano. O peptídeo vasopressina eleva a pressão sanguínea, por exemplo, e por meio disto ocorre uma ação na musculatura lisa vascular. A vasopressina também promove reabsorção de água nos túbulos distais renais reduzindo o volume urinário. Outro nome para a vasopressina é **hormônio antidiurético** (ADH). A ocitocina é um peptídeo com uma estrutura química próxima a da vasopressina, diferindo por aminoácidos somente em dois lugares. A ocitocina é mais conhecida pelas suas ações no organismo feminino, onde atua estimulando a contração uterina e promovendo ejeção de leite pelas glândulas mamárias. Existe outra importante ação comportamental para a vasopressina e a ocitocina. Ambas são importantes para a relação de casal em animais monogâmicos em ambos os sexos, embora a maior parte dos estudos foque na ocitocina em fêmeas e a vasopressina em machos. Ambos os peptídeos também são importantes no aspecto do comportamento social, sendo a vasopressina no reconhecimento social, e a ocitocina na formação da confiança interpessoal.

No hipotálamo, a vasopressina e a ocitocina são sintetizadas primariamente em dois núcleos, o **núcleo pa-**

Capítulo 15   O Hipotálamo e a Regulação de Funções Corporais   363

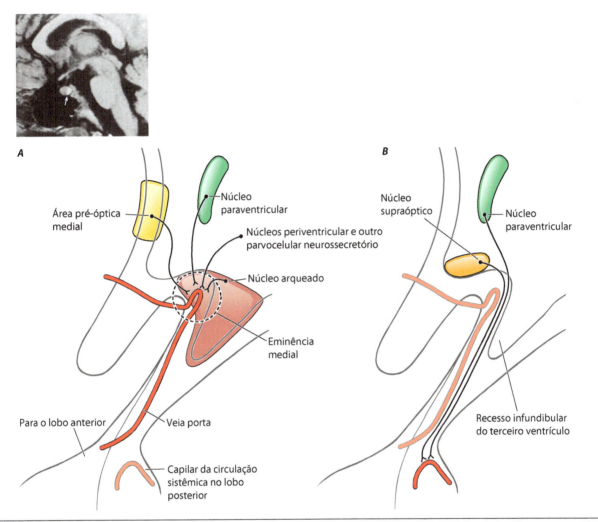

FIGURA 15-5   (**A**) Sistema neurossecretório parvocelular. (**B**) Sistema neurossecretório magnocelular. O detalhe mostra na RM que os lobos anterior e posterior são distintos na glândula hipófise. (**A**, reproduzida por Sartor K. *MR Imaging of the Skull and Brain*. New York, NY: Springer; 1992.)

TABELA 15-2   Hormônios da adeno-hipófise e substâncias que controlam suas liberações

Hormônios da adeno-hipófise	Hormônios liberadores (RH)	Inibidores de liberação hormonal (RIH)
Hormônio do crescimento	Hormônio do crescimento	Somatostatina (hormônio do crescimento RIH)
Hormônio luteinizante (LH)	Gonadotrofina RH	
Hormônio folículo-estimulante (FSH)	Gonadotrofina RH	
Tireotrofina (T_4)	Tireotrofina RH (ou TRH)	Somatostatina (hormônio do crescimento RIH)
Prolactina	Prolactina RH	Prolactina RIH; dopamina
Hormônio adrenocorticotrófico (ACTH)	Corticotrofina RH (CRH)	
Hormônio estimulante de melanócitos (MSH)	Hormônio estimulante de melanócitos RH	Hormônio estimulante de melanócitos RIH

raventricular e o **núcleo supraóptico** (Figura 15-5B). Experimentos em animais têm mostrado que o núcleo paraventricular compreende pelo menos três grupos de células distintas. Como descrito anteriormente, existem neurônios neurossecretórios parvocelulares na porção do núcleo que contrapõem o terceiro ventrículo. Esses neurônios laterais são **neurônios neurossecretórios parvocelulares** que sintetizam e liberam dois neuro-hormônios do lobo posterior. Um terceiro grupo de neurônios, tipicamente considerados magnocelulares porque a morfologia deles não tem função hormonal, dá origem a uma projeção descendente do tronco cerebral e da medula para as funções do sistema nervoso autônomo (ver próxima seção). O núcleo supraóptico consiste apenas em neurônios neurossecretores magnocelulares. Entretanto, um pequeno número de neurônios contendo ocitocina de ambos os núcleos paraventricular e supraóptico projeta para diversas outras regiões cerebrais, e eles são compreendidos como regulatórios de processos do comportamento social.

Tanto a vasopressina como a ocitocina são sintetizadas por grandes moléculas pró-hormonais. As moléculas pró-hormonais da vasopressina e derivadas da ocitocina contêm proteínas adicionais, chamadas de **neurofisinas**. Antigamente, pensava-se que a vasopressina era sintetizada em um núcleo único e a ocitocina em outro. Com o uso de técnicas de imunocitoquímica, entretanto, foi estabelecido que diferentes células em cada núcleo produzem um ou outro hormônio.

Os axônios dos neurônios paraventriculares e magnocelulares supraópticos na haste do infundíbulo não fazem contato sináptico com outros neurônios. Contudo, eles terminam em **capilares fenestrados** no **lobo posterior** da hipófise. (Fenestrações são poros que permitem trocas no capilar. Lembrando que o lobo posterior da hipófise [ver também Figura 3-16] é uma das regiões cerebrais sem a barreira hematoencefálica. Assim, neuro-hormônios podem passar livremente dentro dos capilares através das fenestrações.)

Estudos com imunocitoquímica também têm mostrado que neurônios magnocelulares, como seus homólogos parvocelulares, contêm outros peptídeos que agem nos neurônios do sistema nervoso e em órgãos periféricos. Esses outros peptídeos também podem ser liberados dentro da circulação com ocitocina ou vasopressina e têm coordenado ações em diversas estruturas. A vasopressina por si só é um exemplo de peptídeo cerebral que tem uma diversidade de funções coordenadas em diferentes locais. Por exemplo, ela é um hormônio transmitido pelo sangue que influencia funções específicas em órgãos-alvo periféricos, assim como no rim, e é um peptídeo neuroativo envolvido no controle do sistema nervoso autônomo (ver adiante).

O entendimento das projeções a outras regiões do cérebro para os neurônios hipotalâmicos parvocelulares fornece discernimento sobre como ocorre o controle da liberação dos neuro-hormônios no cérebro. Por exemplo, os neurônios magnocelulares que contêm vasopressina são importantes para a regulação do volume sanguíneo. Estes neurônios recebem entradas de três fontes-chave que servem, cada uma, para uma função relacionada.

- Primeiro, os neurônios magnocelulares recebem projeções indiretas do **núcleo solitário**. Esta via transmite entradas para os **barorreceptores** dos nervos glossofaríngeo e vago (ver Capítulo 6) ao hipotálamo, provendo importantes sinais aferentes para controlar a pressão sanguínea e o volume do sangue.
- A segunda maior fonte de entrada é de dois **órgãos circunventriculares**, do **órgão subfornical** e do **órgão vascular da lâmina terminal** (ver Figura 3-16). Os órgãos circunventriculares não têm uma barreira hematoencefálica. Como discutido no Capítulo 3, a barreira hematoencefálica é uma espécie de barreira de permeabilidade entre os capilares do SNC e o espaço extracelular. Esta barreira protege o cérebro de muitas influências químicas neuroativas da circulação sanguínea. Sem a barreira hematoencefálica, neurônios do órgão subfornical e do órgão vascular da lâmina terminal são capazes de perceber a osmolaridade plasmática e a circulação de substâncias químicas, e assim podem regular a pressão e o volume do sangue por meio de suas projeções hipotalâmicas.
- A **área pré-óptica** fornece a terceira entrada para os neurônios magnocelulares. Esta região está relacionada com mecanismos neurais centrais para regular a composição e o volume de fluidos corporais e, assim, indiretamente afetar o controle da pressão sanguínea.

As divisões simpática e parassimpática do sistema nervoso autônomo se originam de diferentes locais do sistema nervoso central

O hipotálamo regula o **sistema nervoso autônomo**. Este controla diversos órgãos e sistemas do corpo: cardiovascular e respiratório, gastrintestinal, exócrino e urogenital. Duas divisões do sistema nervoso autônomo – os **sistemas parassimpático e simpático** – se originam de diferentes partes do SNC. Similar ao controle musculoesquelético, o controle visceral pelo sistema simpático e parassimpático conta com sistemas reflexos relativamente simples, envolvendo a medula espinal e o tronco encefálico, e um controle mais complexo por níveis superiores do SNC, especialmente o hipotálamo.

O **sistema nervoso entérico** é, às vezes, considerado a terceira divisão do sistema nervoso autônomo. Ele é localizado inteiramente na periferia e fornece a inervação intrínseca do trato gastrintestinal e medeia os complexos reflexos coordenados do peristaltismo. Esse sistema é entendido como uma função que independe do hipotálamo e do restante do SNC.

A próxima seção revê a organização anatômica das divisões simpática e parassimpática. Uma compreensão de como essas divisões autonômicas se conectam com outros órgãos-alvo é essencial antes de se considerarem suas regulações de ordem superior pelo hipotálamo.

A inervação do sistema simpático e parassimpático de órgãos do corpo difere da forma como o sistema nervoso somático inerva o músculo esquelético

A inervação do sistema musculoesquelético é mediada por neurônios motores localizados na medula espinal e em núcleos de nervos cranianos motores (Figura 15-6, lado esquerdo da medula espinal). Entretanto, o músculo esquelético é controlado primariamente pelo córtex cerebral contralateral (Figura 15-6, linha vermelha) e por vários núcleos motores do tronco encefálico (ver Capítulo 10). Para a inervação autônoma das vísceras, dois neurônios ligam o SNC com órgãos na periferia: o **neurônio pré--ganglionar** e o **neurônio pós-ganglionar**. O controle visceral é mediado pelo hipotálamo ipsilateral (Figura 15-6, linha preta) e por núcleos do tronco encefálico. Isso é mostrado para o sistema nervoso simpático na Figura 15-6 (lado direito da medula espinal; ver Figura 11-4); mais se sabe sobre o controle central do simpático do que sobre o sistema nervoso parassimpático. Os corpos celulares dos neurônios pré-ganglionares simpáticos estão localizados no SNC, e seus axônios seguem um curso tortuoso para a periferia. Da raiz ventral e por vários ductos neurais periféricos, os axônios dos neurônios pré-ganglionares finalmente fazem sinapse nos neurônios pós-ganglionares do gânglio* (Figura 15-6). Uma notável exceção é a medula da glândula suprarrenal, que recebe inervação direta pelo neurônio simpático pré-ganglionar. Esta exceção é relatada pelo fato de que as células da medula da suprarrenal, como neurônios pós-ganglionares, se desenvolveram da crista neural (ver Capítulo 6).

Existem duas principais diferenças existentes na organização anatômica das divisões simpática e parassimpática (Figura 15-7). A primeira é a localização dos neurônios pré-ganglionares no SNC; a segunda é a localização do gânglio. Os **neurônios pré-ganglionares simpáticos** são encontrados na zona intermédia da medula espinal, entre o primeiro segmento medular torácico e o terceiro segmento lombar. A maioria dos neurônios está localizada no **núcleo intermediolateral** (Figura 15-6) (também chamado de **coluna celular intermediolateral**, porque, da mesma forma que na coluna de Clarke, este núcleo tem uma extensão organizacional rostrocaudal; Figura 15-7, esquerda).

Em contrapartida, os neurônios pré-ganglionares parassimpáticos são encontrados no tronco encefálico e no segundo ao quarto segmentos sacrais da medula espinal. A

---

* N. de T. Em inglês utiliza-se com frequência **"peripheralganglia"**, porém em português pode-se traduzir seguramente apenas como **"gânglio"**. Isso deve-se ao fato de a nomina anatômica vigente considerar todo grupo de corpos neurais no sistema nervoso periférico como gânglios, o que torna redundante a expressão gânglios periféricos.

organização geral dos núcleos do tronco encefálico parassimpáticos foi descrita no Capítulo 11, na discussão dos núcleos dos nervos cranianos. A maioria dos neurônios pré-ganglionares do tronco encefálico está localizada em quatro núcleos: (1) núcleo de Edinger-Westphal, (2) núcleo salivatório superior, (3) núcleo salivatório superior e (4) núcleo motor dorsal do vago. Outros estão espalhados na formação reticular. Os neurônios parassimpáticos pré--ganglionares na porção sacral da medula espinal são encontrados na zona intermédia, em locais análogos aos dos neurônios pré-ganglionares simpáticos.

A segunda diferença principal na neuroanatomia da divisão do simpático e do parassimpático é a localização do gânglio no qual se encontra o neurônio pós-ganglionar. Os gânglios parassimpáticos, frequentemente chamados de **gânglios terminais**, estão localizados próximos dos seus órgãos-alvo. Em contrapartida, os gânglios simpáticos são encontrado próximos à medula espinal. Os neurônios simpáticos pós-ganglionares estão localizados em **gânglios paravertebrais**, que são parte do tronco simpático, e nos **gânglios pré-vertebrais** (Figura 15-7).

Núcleos hipotalâmicos regulam as funções do sistema nervoso autônomo através de vias descendentes visceromotoras

O sistema nervoso autônomo implementa importantes aspectos do controle hipotalâmico das funções corporais. Como o hipotálamo regula as funções do sistema nervoso autônomo? A resposta, talvez surpreendente, está relacionada à forma como o cérebro controla o movimento voluntário. Conforme discutido no Capítulo 10, distintas áreas do córtex cerebral e núcleos do tronco cerebral dão origem às vias motoras descendentes que regulam a excitabilidade dos neurônios motores e interneurônios (Figura 15-6). Essas projeções medulares transmitem sinais de controle para dirigir movimentos voluntários e regular reflexos espinais. Funções viscerais motoras – mediadas pelo sistema nervoso autônomo – são submetidas a um controle semelhante pelo cérebro (Figura 15-6). As vias descendentes autonômicas se originam do hipotálamo e de vários núcleos do tronco cerebral. O principal núcleo hipotalâmico para o controle das funções simpáticas e parassimpáticas é o **núcleo paraventricular** (Figura 15-8).

Os neurotransmissores utilizados por essa via incluem o glutamato e os peptídeos **vasopressina** e **ocitocina**, os mesmos peptídeos liberados pelo sistema neurossecretório magnocelular. Os neurônios dão origem à via descendente, entretanto, são distintos daqueles que projetam para a neuro-hipófise. Outras áreas hipotalâmicas contribuem com axônios descendentes visceromotores. Essas áreas incluem neurônios da zona medial hipotalâmica, o núcleo hipotalâmico dorsomedial e o hipotálamo posterior. As vias descendentes visceromotoras laterais – e principalmente as ipsilaterais – se comunicam com o hipotálamo através do **feixe prosencefálico medial**, que é localizado na zona lateral. Os axônios descendentes deixam o feixe

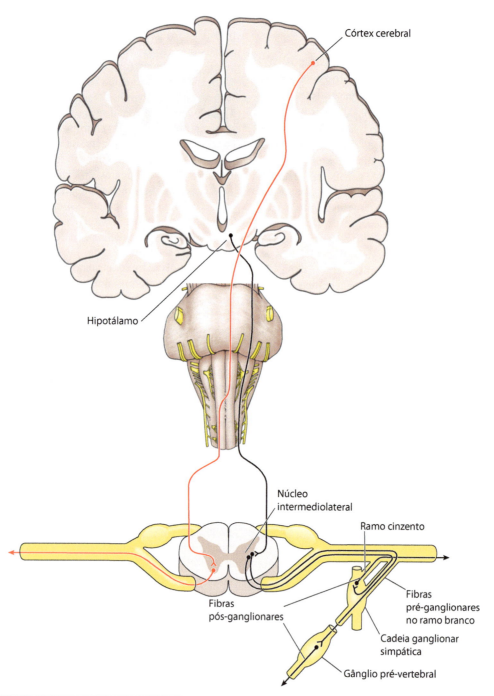

FIGURA 15-6 Os circuitos para controle musculoesquelético e inervação visceral pelo sistema nervoso simpático. Para as vísceras, o controle é excercido primariamente pelo hipotálamo. Os neurônios autônomos simpáticos pré-ganglionares estão localizados na zona intermédia da medula espinal. Esses axônios saem da medula espinal através das raízes ventrais e se projetam para o tronco ganglionar simpático (gânglio paravertebral) através da medula espinal e dos ramos brancos. Os axônios dos neurônios pós-ganglionares dos gânglios simpáticos cursam para a periferia através dos ramos e nervos espinais. Os ramos brancos e cinzentos contêm, respectivamente, axônios mielínicos e amielínicos dos neurônios pós-ganglionares e pré-ganglionares autônomos. Um neurônio pós-ganglionar no gânglio pré-vertebral é também mostrado com entrada para o neurônio pré-ganglionar. Para o controle muscular somático, o controle deriva de vias motoras descendentes; a corticospinal é mostrada. Músculos são inervados diretamente por neurônios motores do corno anterior. Nota-se que o controle do músculo esquelético somente é mostrado por via direta do córtex cerebral para os neurônios motores. Somando-se a isso, existem vias indiretas que passam pelo tronco encefálico e via interneurônios medulares.

Capítulo 15 O Hipotálamo e a Regulação de Funções Corporais   367

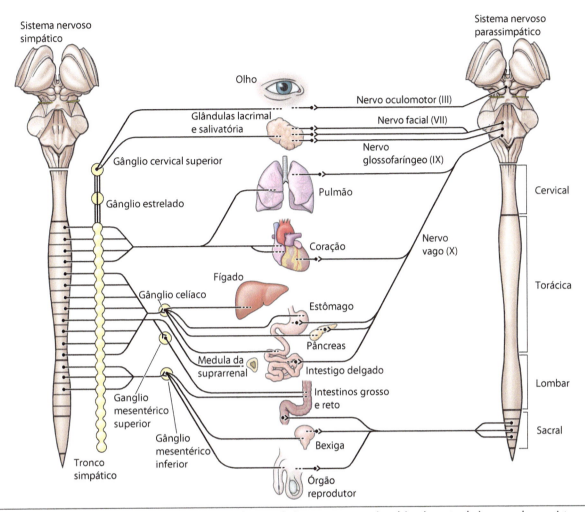

FIGURA 15-7 Organização do sistema nervoso autônomo. O sistema nervoso simpático é mostrado à esquerda, e o sistema nervoso parassimpático, à direita. Nota-se que os neurônios pós-ganglionares do sistema nervoso simpático estão localizados nos gânglios do tronco simpático e nos gânglios pré-vertebrais (p. ex., gânglio celíaco). Os neurônios pós-ganglionares do sistema nervoso parassimpático estão localizados próximo ao gânglio terminal no órgão-alvo. (Adaptada de Schmidt RF, Thews G, eds. *Human Physiology*. 2nd ed. Berlin, Heidelberg:Springer-Verlag; 1989.)

e seguem para o **tegmento dorsolateral** no mesencéfalo, na ponte e no bulbo (Figura 15-8). Como discutido adiante, lesões do tegmento do tronco encefálico dorsolateral podem produzir características mudanças autônomas, em razão da lesão a esses axônios descendentes hipotalâmicos. As vias autonômicas descendentes fazem sinapse nos núcleos parassimpáticos do tronco cerebral, assim como no núcleo dorsal motor do nervo vago, nos neurônios simpáticos espinais no núcleo intermediolateral dos segmentos torácicos e lombares e nos neurônios parassimpáticos espinais sacrais (Figura 15-8).

Os sistemas motores somático e visceral se comunicam um com o outro para mediar respostas coordenadas. Quando uma pessoa está se preparando para executar uma força muscular maior, existem aumentos antecipatórios na pressão sanguínea e na frequência cardíaca. Existem evidências de que alguns centros de controle motor somático, em adição à projeção das regiões de controle espinal dos músculos somáticos, também projetam aos núcleos intermediolateral para ajudar a coordenar respostas viscerais e vasculares com a contração do músculo esquelético. Muitos núcleos do tronco encefálico descritos anteriormente, incluindo-se o solitário e o parabraquial, recebem conexões convergentes para os centros de controle dos músculos somáticos e estruturas viscerais, como o rim. Essa é uma maneira de ter certeza de que os subprodutos metabólicos da ação muscular são devidamente excretados.

Núcleos hipotalâmicos coordenam respostas de integração visceral para o corpo e estímulos ambientais

Muitas funções corporais necessárias para a sobrevivência têm importantes controles hipotalâmicos. Até agora, este capítulo tem considerado o substrato básico do controle hipotalâmico das liberações hormonais endócrinas (ambos

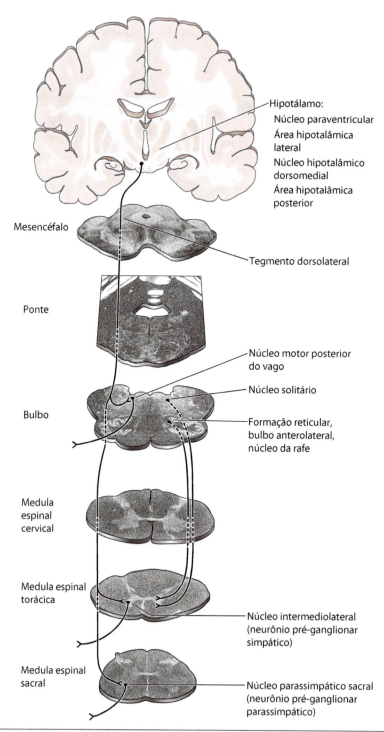

FIGURA 15-8 Região de origem, curso e local de término das vias descendentes hipotalâmicas.

da adeno-hipófise e da neuro-hipófise) e controle viscero-motor pelo sistema nervoso autônomo. O hipotálamo também desempenha um papel fundamental na coordenação endócrina e no controle autônomo, junto com as funções motoras somáticas, para produzir alta integração e respostas intencionais. O hipotálamo está envolvido com cinco principais funções integrativas: 1) regulação da pressão sanguínea e composição dos líquidos eletrolíticos corporais, 2) regulação da temperatura, 3) regulação do metabolismo energético, 4) funções reprodutivas e 5) organização da rápida resposta a situações de emergência. Para cada uma dessas funções regulatórias, o hipotálamo sente mudanças ambientais ou sinais corporais e usa essas informações, primeiro, para organizar uma resposta adequada e, em seguida, para comandar outras regiões do cérebro a fim de programar uma resposta. Complexos estímulos ambientais, como reconhecer uma situação ameaçadora ou avaliar o contexto social, requerem grandes processamentos de estuturas telencefálicas, incluindo-se o núcleo amigdaloide e o córtex cerebral. Essas informações, que são transmitidas para o hipotálamo, podem ser o gatilho da organização e estereótipo ambiental e das respostas viscerais.

Cinco são as principais estruturas do tronco encefálico que juntas trabalham como o hipotálamo para ajudar a regular o sistema nervoso autônomo e coordenar respostas. Elas projetam tanto para outras áreas visceromotoras do tronco encefálico e núcleos visceromotores, como diretamente para núcleos simpáticos e parassimpáticos do tronco encefálico e da medula espinal.

- O **núcleo solitário** (ver Figura 15-13C) passa informações visceromotoras dos nervos glossofaríngeo e vago para o hipotálamo, assim como para o núcleo parabraquial (ver Figura 15-13B), o tálamo e outras estruturas do prosencéfalo (ver Capítulo 6). Também há um componente que projeta diretamente para o núcleo intermediolateral.
- O **núcleo parabraquial** recebe informações visceromotoras do núcleo solitário e, na volta, projeta para diversos centros do prosencéfalo envolvidos em várias funções homeostáticas, assim como na ingestão de alimentos e água. O núcleo parabraquial se conecta com os núcleos paraventricular e outros núcleos hipotalâmicos.
- **Neurônios do bulbo anterolateral** (ver Figura 15-13C) dão origem a **projeções adrenérgicas** para núcleos do tronco encefálico e espinais autonômicos. Esses neurônios têm um importante papel na regulação da pressão sanguínea.
- Neurônios da **formação reticular pontobulbar** têm densas projeções para neurônios pré-ganglionares autônomos no tronco encefálico e na medula espinal. Uma vez que muitos desses neurônios também projetam para neurônios pré-motores e medulares, eles podem coordenar respostas comportamentais complexas, assim como reações de defesa envolvem ambas as mudanças viscerais e somáticas. Por exemplo,

quando uma pessoa está assustada com um barulho inesperado, alto, muitos de seus músculos esqueléticos respondem, e a pressão arterial fica elevada.
- O **núcleo dorsal da rafe**, que é serotonérgico, recebe fortes entradas do hipotálamo e fornece serotonina através do prosencéfalo. Outro, mais caudalmente localizado no núcleo da rafe, projeta a núcleos autônomos da medula e do tronco encefálico. Uma função do sistema rafespinal é suprimir o corno posterior da medula na transmissão da dor (ver Capítulo 5), na relação para o estado emocional individual.

O hipotálamo coordena respostas circadianas, sono e vigília

O sono é uma mudança recorrente do estado funcional do cérebro, um estado em que a capacidade de resposta está reduzida. Um decréscimo nas habilidades para reagir a estímulos distingue o sono de um estado acordado, mas quieto. Dormir causa impacto em muitas funções corporais, assim como na respiração e no metabolismo; com frequência as pessoas ficam imóveis durante o sono, indicando uma importante influência sobre o controle somático muscular. Dormir é essencial. Nenhuma espécie conhecida fica sem dormir. Do contrário, pessoas ou animais sofreriam muito; em última instância, a privação de sono é fatal. Dada a importância de dormir para a pessoa, não é de surpreender que o hipotálamo desempenhe um papel central na regulação do sono. Assim, uma vez que dormir causa muito impacto nas funções corporais, a capacidade de integração do hipotálamo para as funções neuroendócrinas, autônomas e somáticas faz um bom ajuste na regulação da vigília.

Sinais circadianos do núcleo supraquiasmático regulam o sono e a vigília através de conexões com outros núcleos hipotalâmicos

O hipotálamo é uma região do cérebro essencial para a estabilidade das funções circadianas do corpo, incluindo-se sono e vigília. Ele o faz através das conexões internas do hipotálamo, assim como das projeções descendentes para as estruturas do tronco encefálico que regulam o estado de alerta e controle motor, por um lado, e projeções ascendentes para as estruturas telencefálicas para a cognição e emoção, por outro lado. O relógio cerebral está no **núcleo supraquiasmático** do hipotálamo (Figura 15-9A), localizado diretamente sobre o quiasma óptico. As ações dos neurônios desse núcleo são governadas por um controle genético molecular do relógio circadiano. Todos os neurônios desse núcleo mantêm o mesmo tempo[*], uma vez que é definido por sinais de luz naturais decorrentes diretamente de conexões a partir de uma única classe de neurônios ganglionares da retina que contêm o fotopigmento melanop-

---

* N. de T. A expressão "tempo", traduzida do inglês *time*, fornece a ideia de que os neurônios têm a mesma noção de tempo por programação genética molecular.

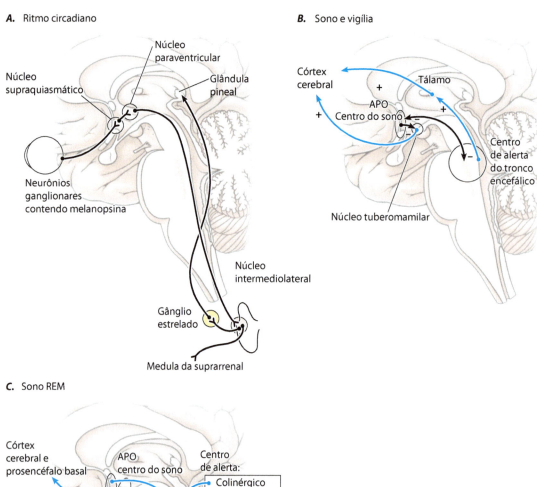

FIGURA 15-9 Circuito do sono no cérebro. (**A**) Ritmo circadiano e núcleo supraquiasmático. O núcleo supraquiasmático recebe informações visuais que ajustam o relógio. Este núcleo projeta a outros núcleos hipotalâmicos para implementar as funções circadianas. Este exemplo é para o controle circadiano da liberação da melatonina pela glândula pineal. (**B**) Área pré-óptica (APO) centro do sono e sono e estado de alerta. O principal componente do centro do sono pré-óptico é o núcleo pré-óptico ventrolateral. Este núcleo é a chave para a mudança do estado de alerta para o sono. O núcleo pré-óptico atua no centro de alerta do tronco encefálico, que inclui o núcleo colinérgico pedunculopontino, o núcleo dorsal da rafe serotoninérgico e o *locus ceruleus* noradrenérgico. Isto é mostrado como o sinal negativo pela seta do tronco cerebral dirigido na centro de excitação. (**C**) Movimentos rápidos dos olhos no controle do sono são extraordinariamente complexos, regulados por neurônios orexígenos do hipotálamo lateral, o centro do sono pré-óptico, e diversos núcleos do tronco encefálico compreendendo o centro de alerta do tronco encefálico. Os sinais positivos indicam estruturas que promovem a entrada no sono REM, enquanto os sinais negativos indicam estruturas que retardarão a entrada.

sina. Vale lembrar que a sensibilidade à luz que a maioria dos neurônios ganglionares da retina tem é conferida de entradas pelos fotorreceptores, transmitida pelo neurônios bipolares (ver Figura 7-7). O núcleo supraquiasmático, por sua vez, se conecta com outros neurônios hipotalâmicos, de modo que suas funções são arrastadas para o ritmo circadiano. Por exemplo, a regulação diurna da melatonina da glândula pineal ocorre através de projeções ao núcleo paraventricular para regular o sistema nervoso simpático, que projeta para a glândula pineal (Figura 15-9A).

A área pré-óptica ajuda na troca do estado de vigília para o estado de sono

A região hipotalâmica-chave para a troca da vigília ao sono é a área pré-óptica de centro do sono (Figura 15-9B), em particular o núcleo pré-óptico anterolateral. Muitos neurônios pré-ópticos que regulam o sono são GABAérgicos. Por meio dessas conexões, eles são compreendidos como inibidores de neurônios do tronco encefálico que mantêm o estado de alerta.

O centro do sono pré-óptico também tem densas conexões com o **núcleo tuberomamilar** do hipotálamo, que utiliza **histamina** como seu neurotransmissor para ativar neurônios em amplas áreas do prosencéfalo. Vale relembrar que um efeito colateral dos anti-histamínicos para reações alérgicas é sonolência. O centro do sono pré-óptico também se conecta com núcleos do tronco encefálico importantes para o estado de alerta, incluindo-se o *locus ceruleus* e o núcleo dorsal da rafe (ver Capítulo 1, Figura 2-3), que utilizam noradrenalina e 5-HT, respectivamente. Outro componente do centro de alerta do tronco encefálico é o **núcleo pedunculopontino**, que utiliza acetilcolina como neurotransmissor. Por meio de projeções especiais para o tálamo, neurônios colinérgicos do núcleo pedunculopontino ajudam a ativar o circuito talamocortical. Deve-se lembrar que o núcleo pedunculopontino é alvo para a estimulação profunda do cérebro na doença de Parkinson, em que é utilizado predominantemente, melhorando a bradicinesia. Quando esses vários núcleos do estado de alerta do tronco encefálico são inibidos pelo centro do sono pré-óptico (tronco encefálico direcionado na seta, Figura 15-9), o nível de alerta do cérebro diminui, e isto ajuda a promover o sono. Vários desses alvos do tronco encefálico, por sua vez, inibem o centro do sono pré-óptico (hipotálamo – direcionado na seta, Figura 15-9). Esta inibição acontece por meio da capacidade do cérebro de mudar de volta ao estado de vigília.

Neurônios orexígenos do hipotálamo lateral ajudam na mudança do sono não REM para o sono REM

Enquanto uma pessoa dorme, ela cicla em diferentes estágios, ou profundidades. Um dos estágios do sono é chamado de movimento rápido dos olhos, ou **sono REM**[*]. Vários

_____

[*] N. de T. Classicamente esta sigla não é traduzida. REM, de *rapid eye movement*, significa movimento rápido dos olhos.

dos sonhos acontecem durante o sono REM. Somando-se a isso a ocorrência de movimentos rápidos dos olhos durante o sonho, o sono REM é também caracterizado por atonia muscular e paradoxalmente altos níveis de atividade de alerta no prosencéfalo (i.e., o eletrencefalograma, ou EEG, é dessincronizado). A atonia muscular previne que o indivíduo aja durante os sonhos. O sono REM, é orquestrado por ambientes antagônicos de neurônios REM-ligado e REM-desligado no centro de sono REM no tegmento pontino rostral (Figura 15-9C). Neurônios REM-ligados conduzem alta atividade no prosencéfalo – provavelmente contribuindo para sonhar – e acionam o gatilho para a atonia muscular, direta e indiretamente por meio de projeções reticulospinais que inibem neurônios motores. De modo significativo, neurônios motores para músculos respiratórios não são inibidos. Neurônios REM-desligado têm funções opostas.

A mudança do sono não REM para o REM está sob a regulação do hipotálamo e do tronco encefálico. Neurônios colinérgicos no tronco encefálico, no centro de alerta, promovem entradas para o sono REM, quando entram neurônios inibitórios serotoninérgicos e noradrenérgicos do tronco encefálico (Figura 15-9C). O hipotálamo também tem controles antagônicos. O centro do sono pré-óptico ajuda a voltar ao sono REM (Figura 15-9C). Outro conjunto de neurônios hipotalâmicos no hipotálamo lateral, que contém o peptídeo orexina, inibe a entrada em sono REM. Não é de surpreender que neurônios orexígenos também têm diversas projeções prosencefálicas importantes na manutenção do estado de alerta, assim como seus homólogos hipotalâmicos e do tronco cerebral, que utilizam a histamina, acetilcolina, 5-HT e noradrenalina.

A orexina pode ser central para um distúrbio do sono chamado de **narcolepsia**. Esta é uma condição em que repentinamente uma pessoa experimenta sonolência excessiva diurna. Um dos sinais de narcolepsia é a mudança súbita de acordado para dormindo em atonia, termo denominado **cataplexia**. Frequentemente, a mudança é engatinhada por uma forte emoção, seguida de gargalhadas. Uma mutação na produção do receptor orexina produz narcolepsia em animais. Algumas pessoas com narcolepsia têm redução do número de neurônios contendo orexina no cérebro, sugerindo que a orexina está associada com distúrbios do sono como este. Isso sugere que a narcolepsia poderia ser uma doença autoimune na qual o sistema imune erra ao reconhecer as proteínas receptoras de orexina como elementos estranhos.

Anatomia regional do hipotálamo

Será agora considerada a anatomia regional do hipotálamo de rostral para caudal. Três níveis são considerados, através das partes anterior, média e posterior do hipotálamo. Após, serão vistas as projeções descendentes visceromotoras internas do tronco encefálico e da medula espinal.

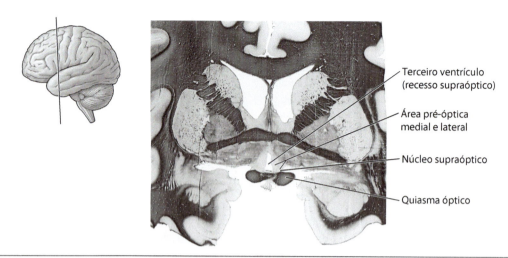

FIGURA 15-10 Secção coronal corada para mielina através do hipotálamo anterior, mostrando a área pré-óptica. O detalhe mostra o plano de secção.

A área pré-óptica influencia a liberação dos hormônios da reprodução pela adeno-hipófise

A área pré-óptica é a parte mais anterior do hipotálamo (Figuras 15-4 e 15-10). Esta contém vários pequenos núcleos que servem para cinco funções-chave. Primeiro, neurônios da área pré-óptica medial contêm hormônios liberadores de gonadotrofinas. Estes neurônios, acredita-se, regulam a liberação de hormônios reprodutores da hipófise, porque projetam para a **eminência medial**. Segundo, núcleos da área pré-óptica medial e hipotalâmica anterior de animais mostram dismorfismo sexual (i.e., diferenças morfológicas entre machos e fêmeas). Em ratos, o gênero afeta o tamanho de um núcleo dismórfico sexualmente, assim como a arquitetura dos neurônios dentro dos núcleos.

Além disso, o tamanho desses núcleos é dependente da exposição perinatal a esteroides das gônadas. Estes são um exemplo interessante de como a diferenciação sexual altera a morfologia cerebral. Em humanos, a identificação do dismorfismo sexual no hipotálamo e em outras regiões do prosencéfalo é controversa, com evidências existentes a favor e contra as diferenças de sexo na área pré-óptica e no hipotálamo anterior. Parte do problema na identificação das diferenças sexuais é que, na área pré-óptica humana, há um complexa organização, com numerosos núcleos pequenos e alguns pobremente diferenciados. Um dos núcleos relatados para mostrar o dismorfismo sexual em humanos é parte dos núcleos intersticiais do hipotálamo anterior, um pequeno núcleo localizado no nível da secção mostrada na Figura 15-10. Uma terceira função da área pré-óptica, discutida anteriormente, é a regulação do estado de sono e vigília (Figura 15-9). Quarto, a área pré-óptica é importante para a regulação urinária (discutida na seção anterior). Finalmente, a área pré-óptica, ao longo do hipotálamo posterior, está envolvida na termorregulação. Circuitos neurais na área pré-óptica dissipam o calor, por meio de ações coordenadas com o sistema nervoso autônomo, para produzir vasodilatação e aumento da sudorese, e, em animais, no sistema somático motor, para promover respiração ofegante. Em contrapartida, o hipotálamo posterior está envolvido na conservação do calor (ver seção sobre o hipotálamo posterior).

O **núcleo supraquiasmático** está localizado na parte posterior ao quiasma óptico. Como discutido anteriormente, neurônios do núcleo supraquiasmático atuam no relógio circadiano. Eles recebem uma projeção direta da **retina** – o **trato retino-hipotalâmico** –, permitindo assim que estímulos visuais sincronizem (ou redefinam) o relógio interno (ou ritmo circadiano) do corpo. A importância clínica do ritmo circadiano normal e a função do núcleo supraquiasmático estão apenas começando a ser apreciadas. Por exemplo, acredita-se que defeitos no ritmo circadiano sejam subjacentes a alguns distúrbios do sono e a certas formas de depressão, notavelmente o **transtorno afetivo sazonal**.

Uma secção através da eminência medial revela os núcleos parvocelular e magnocelular

As três zonas mediolaterais são mostradas esquematicamente na Figura 15-11B, que está em secção coronal através da porção proximal da haste do infundíbulo. A haste do infundíbulo conecta a superfície basal hipotalâmica com a glândula hipófise. A **eminência medial**, que contém primariamente capilares do sistema porta da hipófise, está localizada na porção proximal da haste do infundíbulo (Figura 15-4). Deve-se lembrar que a barreira hematoencefálica está ausente na eminência medial (ver Figura 3-16). Como discutido, os neurônios neurossecretórios parvocelulares projetam para a eminência medial. Hormônios de liberação e inibidores de liberação secretados pelo neurônios neurossecretórios parvocelulares

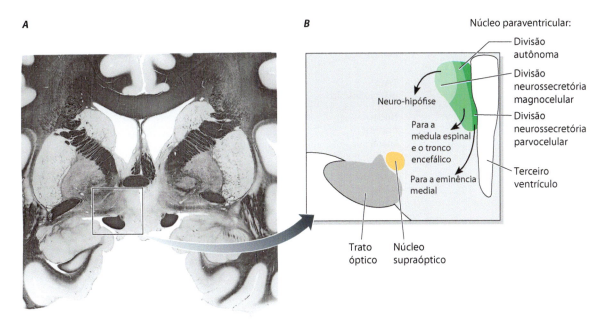

FIGURA 15-11 (**A**) Secção coronal corada para mielina através da haste do infundíbulo. (**B**) Organização do núcleo paraventricular.

passam diretamente dentro da circulação porta através de fenestrações, ou poros, nos capilares da eminência medial. Veias porta carregam hormônios de liberação e inibição de liberação de hormônios do lobo anterior da hipófise. Nota-se que os lobos da glândula hipófise têm diferentes desenvolvimentos históricos. O lobo anterior é de origem não neural ectodérmica, desenvolvido por divertículo no teto da cavidade bucal em desenvolvimento, chamado de **bolsa de Rathke**. Em contrapartida, o desenvolvimento do lobo posterior é de origem **neuroectodérmica**. Precocemente no desenvolvimento, as porções de ectoderma e neuroectoderma se fundem para formar uma estrutura única.

O **núcleo arqueado** está localizado na região periventricular hipotalâmica (Figura 15-4). Neurônios parvocelulares no núcleo arqueado contêm vários hormônios de liberação e hormônios inibidores de liberação. Somando-se a isso, vários neurônios do núcleo arqueado contêm **β-endorfina**, um opioide endógeno clivado de grandes peptídeos **pró-opiomelanocortina**. Alguns desses neurônios podem desempenhar um papel como opioide analgésico, porque projetam para a substância cinzenta periaquedutal, onde estímulos elétricos produzem analgesia (ver Capítulo 5). Neurônios do núcleo arqueado são sensitivos para três hormônios circulantes que desempenham um papel importante no controle da alimentação: insulina, leptina e grelina. Em razão de a barreira hematoencefálica no núcleo arqueado ser fraca comparada com outras regiões do cérebro, peptídeos circulantes têm acesso aos neurônios arqueados. **Insulina**, produzida pelo pâncreas, circula na região para equilibrar a energia corporal (i.e., a diferença entre energia consumida e energia gasta). A **leptina** é produzida pelos adipócitos na proporção da quantidade da gordura corporal. Tanto a leptina como a insulina são sinais que atuam para inibir a ingestão de alimentos e aumentar o gasto energético. Ambas são normalmente acessíveis durante momentos de plenitude. Reduções da leptina e insulina geralmente sinalizam anorexia e são estímulos para aumentar a ingestão de alimentos e inibir o gasto energético. A **grelina**, produzida por células enteroendócrinas do estômago, promove a alimentação. O jejum estimula sua liberação e, portanto, tem o efeito oposto da insulina e da leptina. Em adição, neurônios do **núcleo arqueado** contêm peptídeos neurotransmissores que têm forte efeito na alimentação. Por exemplo, o neuropeptídeo Y está contido nos neurônios arqueados e promove alimentação quando injetados intracerebralmente dentro de animais de laboratório. Outros núcleos principais importantes na alimentação estão localizados no hipotálamo rostrocaudal medial, o **núcleo ventromedial hipotalâmico** (Figura 15-4). Este núcleo recebe entradas das principais estruturas do sistema límbico, o **núcleo amigdaloide** (ver Capítulo 16). O hipotálamo ventromedial está também envolvido na regulação de outros comportamentos de apetite e de consumo.

Células neurossecretórias magnocelulares dos núcleos paraventricular e supraóptico (Figura 15-11) projetam ao lobo posterior da glândula hipófise para liberar vasopressina e ocitocina ao sistema capilar do lobo posterior da hipófise (Figura 15-5B). Os axônios viajam para baixo na haste infundibular para se conectar com capilares que são parte do sistema de circulação do lobo posterior. Lesões na haste hipofisária, assim como depois de traumatismos na cabeça, podem cortar os axônios das células

374 Seção IV Sistemas Integrativos

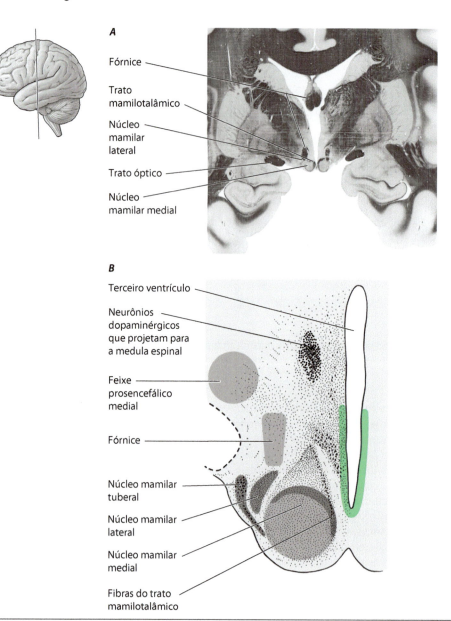

FIGURA 15-12 (**A**) Secção corada para mielina através dos corpos mamilares. O detalhe mostra o plano de secção. (**B**) Desenho esquemático em secção corada de Nissl através do hipotálamo posterior e dos corpos mamilares. O sombreado verde indica a zona periventricular.

neurossecretoras magnocelulares, assim elas passam para a neuro-hipófise. Esta lesão resulta em **diabetes insípido**, em que amostras excessivas de urina são produzidas. Felizmente, a condição pode ser temporária, porque as células são capazes de formar um novo lobo posterior funcional com capilares vizinhos.

Além de projetar para o lobo posterior da hipófise, os núcleos paraventricular e supraóptico projetam para outras regiões do cérebro. Significativamente, ambos os núcleos também usam a vasopressina e a ocitocina nessas outras sinapses. Vale recordar que o núcleo paraventricular tem uma complexa organização. Em adição à divisão magnocelular, ele contém uma divisão **parvocelular** que projeta para a eminência medial, e uma **divisão autônoma** que projeta para núcleos do tronco encefálico e da medula espinal contendo neurônios pré-ganglionares autonômicos (Figura 15-11B). Vários neurônios em cada divisão contêm vasopressina ou ocitocina. A liberação de vasopressina ou ocitocina de vários locais-alvo de neurônios no núcleo paraventricular pode servir de maneira similar ao conjunto de funções. Por exemplo, a vasopressina pode ser utilizada pelas projeções do núcleo paraventricular ao bulbo para regular a pressão sanguínea, e pelas projeções ao núcleo intermediolateral para regular o volume de sangue no rim. O núcleo supraóptico também compreende vasopressina – e ocitocina – contendo neurônios, e, como o núcleo paraventricular, projeta para outros locais além do lobo posterior. Por exemplo, alguns neurônios contendo ocitocina do núcleo supraóptico projetam para o *nucleus accumbens*; esta projeção é parte de um circuito de recompensa. Neurônios contendo ocitocina não são apenas localizados nos núcleos supraóptico e paraventricular; eles também estão localizados no hipotálamo lateral e no núcleo do leito da estria terminal, um componente do sistema límbico (ver Capítulo 16). Nota-se que, embora existam neurônios magnocelulares com diversas projeções, apenas neurônios que projetam ao lobo posterior da hipófise são considerados células **neurossecretórias magnocelulares**.

Muitos neurônios hipotalâmicos na zona lateral (ver Figura 15-12B) também têm projeções muito difundidas para o córtex cerebral. Uma população dos neurônios hipotalâmicos laterais é particularmente intrigante, porque os neurônios contêm peptídeos, denominados orexinas (ou hipocretinas), que, como discutido anteriormente, são essenciais para a regulação do sono e vigília.

O hipotálamo lateral é também importante nos comportamentos de alimentação e busca de alimentos. Lesões no hipotálamo lateral em animais de laboratório podem causar redução na ingestão de alimentos e perda de peso. Este papel na ingestão de alimentos talvez envolva neurônios orexígenos. Mais do que uma área cerebral que contém orexina, o hipotálamo lateral é um local que contém neurônios com **hormônio de concentração de melanina**, outro importante fator no comportamento alimentar.

O hipotálamo posterior contém os corpos mamilares

Uma secção através do hipotálamo posterior revela os núcleos mamilares (ou corpos) (Figura 15-12). Cada corpo mamilar contém dois núcleos: o proeminente **núcleo mamilar medial** e o pequeno núcleo mamilar lateral. Notavelmente, os corpos mamilares estabelecem praticamente nenhuma conexão intra-hipotalâmica. Em contrapartida, muitos outros núcleos hipotalâmicos têm extensas conexões intra-hipotalâmicas. Isso mostra que a função dos corpos mamilares é distinta da dos outros núcleos hipotalâmicos. Eles recebem suas principais aferências de uma porção da formação hipocampal via **fórnice** (Figuras 15-4 e 15-12A; ver Capítulo 16). As projeções eferentes dos corpos mamilares são carreadas primariamente pelo **trato mamilotalâmico**, que projeta aos núcleos anteriores do tálamo (ver Figura AII-19). Os corpos mamilares também têm uma projeção descendente para o mesencéfalo e a ponte, o **trato mamilotegmental**. Enquanto o trato mamilotalâmico se origina dos núcleos medial e lateral, o trato mamilotegmental se origina apenas do núcleo lateral. As eferências dos corpos mamilares são consideradas parte do sistema límbico e são discutidas em mais detalhes no Capítulo 16.

Outro núcleo do hipotálamo posterior, o **núcleo tuberomamilar** (Figura 15-12B), contém histamina. Como os sistemas de monoaminas do tronco encefálico, noradrenalina, dopamina e serotonina, neurônios histaminérgicos no núcleo tuberomamilar têm amplas projeções. Esse sistema é importante na manutenção da vigília. O bloqueio de histamina reduz a capacidade de resposta neuronal cortical, e a terapia anti-histamina em humanos pode produzir sonolência se o medicamento atravessar a barreira hematoencefálica. O núcleo tuberomamilar é importante na regulação do sono e estado de alerta (Figura 15-9).

Outros núcleos dentro do hipotálamo posterior não contribuem de forma importante para a função neuroendócrina. Em vez disso, esta região tem um importante papel na regulação das funções autônomas e medeia integrações de respostas comportamentais para estímulos ambientais. Por exemplo, o hipotálamo posterior é importante na conservação do calor corporal, no qual se inclui promover vasoconstrição e resposta de tremor para baixas temperaturas. Esta é também a única região que contém neurônios dopaminérgicos, que se projetam diretamente para a medula espinal. Embora as funções normais desses neurônios não sejam conhecidas ainda, a perda dessas projeções dopaminérgicas tem sido relacionada com a **síndrome das pernas inquietas**, um transtorno no qual o paciente experimenta sensações anormais nas pernas, as quais induzem uma urgência em mover as pernas para dominar a situação. As sensações anormais e os movimentos são mais comuns durante o repouso e o sono.

Fibras autônomas descendentes cursam na substância cinzenta periaquedutal e no tegmento lateral

A regulação hipotalâmica do sistema nervoso autônomo é mediada, em grande parte, por projeções descendentes de quatro conjuntos de neurônios: 1) núcleos parassimpáticos do tronco encefálico; 2) núcleo integrativos viscerais do tronco encefálico (núcleos solitário, anterolateral bulbar e parabraquial; Figura 15-13C), 3) neurônios simpáticos no núcleo intermediolateral, no segmento espinal torácico e lombar (ver Figura 15-15A), e 4) neurônios parassimpáticos na zona intermédia da medula espinal sacral (ver Figura 15-15B). A principal via a partir do hipotálamo tomada pela via descendente autônoma é através do **feixe prosencefálico medial** (FPM), que se encontra na zona lateral (Figura 15-12 B). Esta via é conduzida por axônios de diversas fontes, incluindo conexões ascendentes e descendentes entre o tronco encefálico, o hipotálamo e o hemisfério cerebral. Neurônios na zona lateral não tendem a se organizar dentro de núcleos distintos, mas são intercalados ao longo do FPM. Este fica disperso no tronco encefálico, onde vias autônomas descendentes cursam no tegmento lateral (Figura 15-13A). (O termo *feixe prosencefálico medial* é reservado apenas para a porção do hipotálamo.) O núcleo de Edinger-Westphal, que contém neurônios pré-ganglionares parassimpáticos inervando o gânglio ciliar, está localizado neste nível.

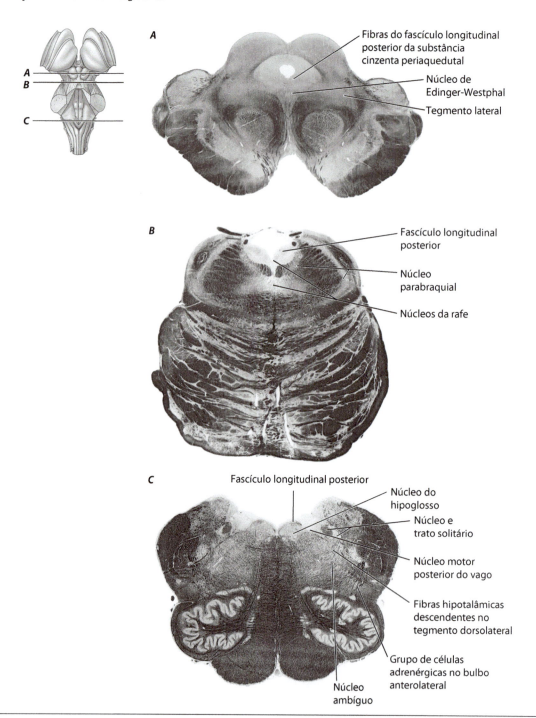

FIGURA 15-13 Secção transversal corada para mielina através do mesencéfalo (**A**), ponte (**B**) e bulbo (**C**). Em contrapartida ao fascículo longitudinal posterior, o qual é um trato discreto, o feixe prosencefálico medial está localizado apenas no hipotálamo. Axônios no feixe se estendem e descem no interior do tronco cerebral lateral, mas não formam um trato discreto.

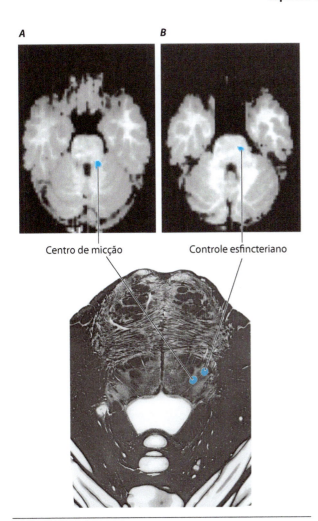

FIGURA 15-14 Controle neural da micção. Imagens por tomografia por emissão de pósitrons (PET) através da ponte rostral mostram a ativação de duas zonas que têm importantes papéis distintos na micção. (**A**) A área que excita os neurônios motores parassimpáticos controla músculos da parede da bexiga e inibe os neurônios motores do esfincter. Este exame foi obtido quando o sujeito urinava. (**B**) A área que se acredita inibir urina por excitação dos neurônios do esfincter motor, que são neurônios motores somáticos do corno anterior. Este exame foi obtido quando foi pedido ao sujeito para urinar, mas ele não foi capaz de fazer isso no comando. Isso ocorreu possivelmente porque o esfincter muscular estava contraído. O controle pontino da micção é exercido via axônios que viajam no trato reticuloespinal. O detalhe mostra os locais aproximados dessas zonas na secção transversal corada para mielina através da ponte. A secção é invertida para corresponder à orientação da ponte nos exames de PET. (Adaptada de Blok BF, Willemsen AT, Holstege G. A PET study on brain control of micturition in humans. *Brain*.1997;120 [1]:111-121.)

Outra via hipotalâmica, o **fascículo longitudinal posterior**, contém fibras ascendentes viscerossensoriais e descendentes. Esta via cursa dentro da substância cinzenta ao longo da parede do terceiro ventrículo, na substância cinzenta periaquedutal mesencefálica e na substância cinzenta da parede do quarto ventrículo. Embora difusas no diencéfalo e no mesencéfalo, as fibras que constituem esta via podem ser identificadas na ponte e no bulbo (na porção posterior do núcleo do hipoglosso; Figura 15-13C).

Núcleos da ponte são importantes para o controle da bexiga

A ponte é um importante local para o controle da bexiga, recebendo sinais de controle da área pré-óptica: neurônios na **área pré-óptica medial** projetam para um grupo de neurônios na ponte dorsolateral que desencadeiam o gatilho para o processo de **micção**. Esses neurônios projetam para os neurônios motores parassimpáticos da bexiga e interneurônios inibitórios dos neurônios motores do esfincter uretral. Neurônios pontinos separados, localizados lateral e anteriormente, que excitam os neurônios motores do esfincter uretral estão envolvidos no circuito para prevenir a micção (i.e., contração do esfincter). Uma tomografia por emissão de pósitron (PET) exploratória obtida quando uma pessoa urinou é mostrada na Figura 15-14A, enquanto uma exploração de um sujeito que não foi capaz de urinar voluntariamente durante o exame – possivelmente porque o tônus do esfincter ficou muito alto – é mostrada na Figura 15-14B. Estes dois exames revelam duas distintas regiões da ponte para o controle da micção. Curiosamente, apenas a ponte à direita foi ativada, sugerindo a lateralização dessa função.

Lesões no tronco encefálico posterolateral interrompem fibras descendentes simpáticas

Diversas estruturas-chave para o controle do sistema nervoso autônomo estão localizadas no bulbo (Figura 15-13C). O **núcleo motor posterior do vago** contém neurônios pré-ganglionares parassimpáticos que inervam os vários gânglios terminais. Este núcleo foi considerado no Capítulo 11. O **núcleo solitário**, considerado no Capítulo 6, é o principal ponto de passagem do tronco encefálico para as fibras aferentes viscerais. Diferentes populações de projeções neurais no núcleo solitário ascendem ao núcleo parabraquial (Figura 15-13B) e ao hipotálamo e descem para a medula espinal. Neurônios adrenérgicos no bulbo anterolateral projetam à coluna de células intermediolaterais para o controle da pressão sanguínea.

Lesões na ponte dorsolateral ou no bulbo podem produzir **síndrome de Horner**, um desequilíbrio no qual as funções do sistema nervoso simpático se tornam comprometidas (ver caso clínico deste capítulo; ver também o Quadro 15-1). Curiosamente, funções parassimpáticas são poupadas (ver a seguir). Tal lesão tipicamente ocorre como uma consequência de oclusão da **artéria cerebelar inferior posterior (ACIP)** (ver Figura 3-3B3). Os sinais mais comuns da síndrome de Horner e suas causas estão a seguir:

Quadro 15-1

Lesões em diferentes locais podem produzir a síndrome de Horner

Infelizmente, a síndrome de Horner isolada fornece pouca informação ao médico para a localização da lesão. A síndrome pode ser produzida por lesão em qualquer trecho ao longo das vias descendentes autônomas (Figura 15-16A), do hipotálamo, o tronco encefálico dorsolateral, a substância branca dorsolateral da medula espinal e o núcleo intermediolateral. A síndrome de Horner pode também ser produzida por lesão periférica, em que os axônios dos neurônios pós-ganglionares simpáticos cursam para alcançar a cabeça, começando com a rota pelo gânglio cervical superior e terminando com os órgãos-alvo da cabeça (Figura 15-16). Como pode o médico distinguir entre lesão por um ou outro nível? A resposta está na identificação de outros sinais neurológicos que podem acompanhar a síndrome de Horner.

Uma lesão bulbar – por exemplo, produzida por oclusão da ACPI – que produz síndrome de Horner também pode produzir outros sinais associados com a **síndrome bulbar lateral** (ver caso clínico deste capítulo; também Figura 6-12); estes incluem perda de dor e temperatura no lado contralateral dos membros e tronco e face ipsilateral, assim como ataxia ipsilateral dos membros, vertigem e perda do tato ipsilateral. A lesão na medula espinal produzindo síndrome de Horner também causará paralisia ipsilateral, porque as vias autonômicas descendentes estão próximas dos axônios do trato corticospinal lateral (Figuras 15-15A e 15-16). As fibras simpáticas pós-ganglionares ascendem, em parte, ao longo da artéria carótida. Tumores periféricos nesta região podem levar à síndrome de Horner.

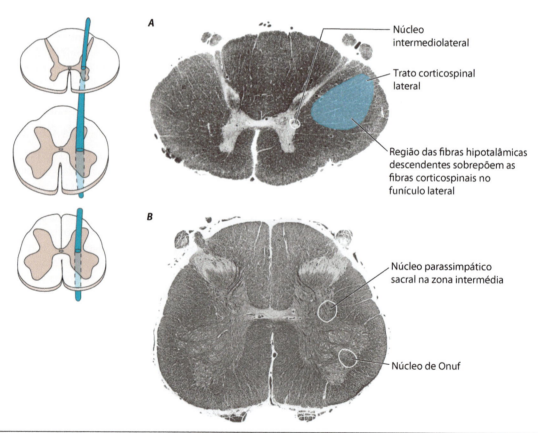

FIGURA 15-15 Secção transversal corada para mielina através da medula espinal torácica (**A**) e sacral (**B**). O detalhe mostra a configuração em colunas das células da coluna intermediolateral.

Capítulo 15 O Hipotálamo e a Regulação de Funções Corporais 379

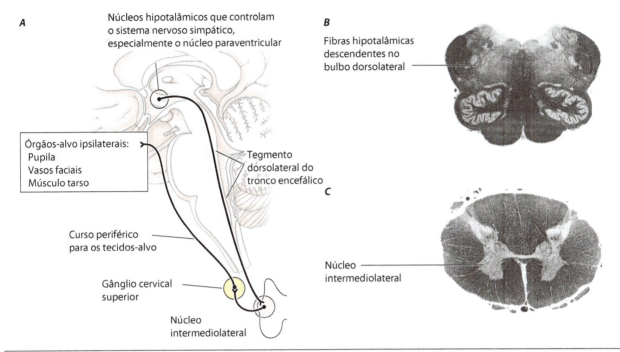

FIGURA 15-16 Síndrome de Horner. (**A**) Circuito para a síndrome de Horner começando no hipotálamo, onde núcleos controlam o sistema nervoso autônomo. Existe perda de certas funções simpáticas na síndrome de Horner. Um importante núcleo de controle das funções simpáticas é o núcleo paraventricular. Lesões ao longo da via descendente no tronco encefálico e na medula espinal podem produzir síndrome de Horner. Também lesões periféricas – frequentemente produzidas por tumores ou grandes nódulos linfáticos – podem romper os axônios dos neurônios pós-ganglionares simpáticos na rota para os órgãos-alvo na cabeça. (**B**) Secção corada para mielina através do bulbo. (**C**) Secção corada para mielina através da medula espinal torácica.

- **Constrição pupilar ipsilateral (miose)**, resultante de uma ação sem oposição da inervação do constritor pupilar pelo núcleo parassimpático de Edinger-Westphal (ver Capítulo 12).
- **Queda parcial da pálpebra**, ou **pseudoptose**, produzida por remoção do controle simpático do músculo liso (músculo tarsal) assistindo a ação do músculo levantador da pálpebra superior.
- **Diminuição da transpiração e maior calor e rubor da face ipsilateral**, relacionado com a redução do controle simpático do fluxo sanguíneo facial.

Não se sabe por que razão a lesão do núcleo motor posterior do vago seguido de oclusão da ACIP não produz sinais parassimpáticos. Talvez as funções parassimpáticas do núcleo não sejam bem lateralizadas, e o lado intacto pode assumir o controle das funções do lado comprometido.

Neurônios pré-ganglionares são localizados na zona intermediolateral da medula espinal

As fibras autônomas descendentes do hipotálamo cursam no funículo lateral da medula espinal, dentro da região do trato corticospinal (Figura 15-15), e terminam no núcleo intermediolateral (ou coluna de células) da medula torácica ou lombar (Figura 15-15A) para regular funções simpáticas. Este é o local onde os neurônios motores pré-ganglionares simpáticos estão localizados. As projeções para a zona intermédia do segundo através do quarto segmento sacral regulam funções parassimpáticas (Figura 15-15B). Este é o local onde os neurônios motores pré-ganglionares parassimpáticos estão localizados. Adicionalmente, neurônios pré-ganglionares simpáticos e parassimpáticos estão dispersos medialmente na zona intermédia. Em determinados níveis torácicos, o núcleo intermediolateral se estende dentro do funículo lateral (Figura 15-15A), o que explica por que esta região é às vezes chamada de **corno intermediário** da substância cinzenta da medula espinal. O detalhe na Figura 15-15 mostra a forma do núcleo intermediolateral. Essa organização é similar ao núcleo de Clarke (ver Figura 13-6) e os núcleos de nervos cranianos (ver Figura 6-6). Em razão de o controle do sistema nervoso simpático ser importante, ele está presente na divisão do SNC, e não surpreende que lesões em diferentes níveis possam produzir a síndrome de Horner (Quadro 15-1). Os neurônios motores somáticos que inervam o esfincter urinário estão localizados no **núcleo de Onuf**, no corno anterior da medula espinal sacral.

Resumo

Anatomia geral do hipotálamo

O hipotálamo é parte do diencéfalo. Na linha média é delimitado pela *parede anterior do terceiro ventrículo* e posteriormente pelo *sulco hipotalâmico*. A área pré-óptica se estende mais anteriormente (Figura 15-4). O limite lateral é a *cápsula interna*. O hipotálamo tem uma organização anatômica e funcional mediolateral, com separações em zonas periventricular, medial e lateral (Figura 15-4).

Controle neuroendócrino

O controle neuroendócrino feito pelo hipotálamo é mediado separadamente pelos *sistemas neurossecretórios parvocelular e magnocelular*, que controlam a liberação de hormônios da adeno e da neuro-hipófise, respectivamente (Figura 15-5).

Os neurônios neurossecretórios parvocelulares (Figura 15-5A) regulam a liberação de hormônios do lobo anterior pela secreção dos *hormônios de liberação* ou de *hormônios de inibição de liberação* (Tabela 15-2) dentro da *circulação porta* na *eminência medial* (Figura 15-5). Os principais núcleos parvocelulares, que são amplamente encontrados na zona periventricular, são os **núcleos periventriculares**, o **núcleo arqueado**, o *núcleo paraventricular* (partes medial ou periventricular, apenas) e a *área pré-óptica medial*. Adicionalmente, o hipotálamo e locais extra-hipotalâmicos projetam para a eminência medial e liberam hormônios liberadores de gonadotrofinas.

Dois núcleos formam o sistema magnocelular: a divisão magnocelular do *núcleo paraventricular* e o *núcleo supraóptico* (Figuras 15-4, 15-5B e 15-11). Axônios dos neurônios magnocelulares desses núcleos projetam dentro da *haste do infundíbulo*, que se conecta com a glândula hipófise do cérebro (Figura 15-5). Seu local de terminação é o lobo posterior, onde liberam *vasopressina* e *ocitocina* diretamente na circulação sistêmica. Neurônios destacados nos núcleos paraventricular e supraóptico sintetizam vasopressina ou ocitocina (Figura 15-11). Ambos os neurônios parvocelular e magnocelular sintetizam adicionalmente peptídeos neuroativos.

Sistema nervoso autônomo e funções visceromotoras

O sistema nervoso autônomo tem dois componentes anatômicos: a *divisão simpática* e a *divisão parassimpática*. O *sistema nervoso entérico* é a inervação intrínseca do intestino. Para as divisões simpática e parassimpática, dois neurônios ligam o SNC com os seus órgãos-alvo (Figuras 15-6, 15-7 e 15-8): um *neurônio pré-ganglionar*, localizado no SNC, e o *neurônio pós-ganglionar*, localizado no gânglio periférico. A divisão simpática se origina da medula espinal, entre o primeiro segmento torácico e o terceiro lombar (Figura 15-7). Neurônios pré-ganglionares desta divisão estão localizados no núcleo intermediolateral (Figura 15-15A). A divisão parassimpática se origina do tronco encefálico e da medula espinal sacral. Quatro núcleos parassimpáticos no tronco encefálico contêm neurônios pré-ganglionares (ver Capítulos 11 e 12): o núcleo de Edinger-Westphal, o núcleo salivatório superior, o núcleo salivatório inferior e o núcleo motor posterior do vago. A zona intermediolateral do segundo através do quarto segmentos sacrais contém neurônios pré-ganglionares parassimpáticos (Figura 15-15B).

O controle hipotalâmico do sistema nervoso autônomo se através de vias descendentes cujos axônios fazem sinapse nos neurônios pré-ganglionares (Figuras 15-6 e 15-8). A principal fonte desta projeção é a divisão do *núcleo paraventricular*. Esta via hipotalâmica cursa no feixe prosencefálico medial (Figura 15-12B), localizado lateralmente no hipotálamo, e este segue em extensão caudal no tegmento lateral do tronco encefálico (Figura 15-13) e no funículo lateral da medula espinal (Figura 15-15A). Uma ruptura nos axônios dessa via em qualquer nível pode produzir *síndrome de Horner* (Figura 15-16). O hipotálamo também projeta para outros locais importantes nas funções motoras e viscerossensoriais: o *núcleo parabraquial*, o *núcleo solitário*, *núcleos da rafe*, *bulbo anterolateral* e formação reticular (Figura 15-13).

Ritmo circadiano e sono e vigília

O *núcleo supraquiasmático* (Figuras 15-2 e 15-9) é o relógio cerebral principal, recebendo aferências da retina para arrastar funções cerebrais ao ciclo circadiano. Outros núcleos hipotalâmicos recebem aferências do núcleo supraquiasmático para organizar controles circadianos das funções neuroendócrinas e autônomas (Figura 15-9). O centro do sono pré-óptico (Figuras 15-9 e 15-10) e o *núcleo tuberomamilar* (Figura 15-12B) regulam os centros de alerta no tronco encefálico, que incluem o núcleo pedunculopontino, o *locus ceruleus* e o núcleo posterior da rafe, e, por sua vez, são regulatórios destes centros. O tegmento pontino lateral é a chave para a atonia durante o sono REM.

Capítulo 15 O Hipotálamo e a Regulação de Funções Corporais

Leituras selecionadas

Horn J, Swanson L. The autonomic nervous system and the hypothalamus. In: Kandel ER, Schwartz JH, Jessell TM, Siegelbaum SA, Hudspeth AJ, eds. *Principles of Neural Science.* 5th ed. New York, NY: McGraw-Hill; in press.

McCormick D, Westbrook G. Sleep and dreaming. In: Kandel ER, Schwartz JH, Jessell TM, Siegelbaum SA, Hudspeth AJ, eds. *Principles of Neural Science.* 5th ed. New York, NY: McGraw-Hill; in press.

Referências

Andrews ZB. The extra-hypothalamic actions of ghrelin on neuronal function. *Trends Neurosci.* 2011;34(1):31-40.

Appenzeller O. *Clinical Autonomic Failure: Practical Concepts.* New York, NY: Elsevier; 1986.

Bellinger LL, Bernardis LL. The dorsomedial hypothalamic nucleus and its role in ingestive behavior and body weight regulation: lessons learned from lesioning studies. *Physiol Behav.* 2002;76:432-442.

Bentivoglio M, Kristensson K. Neural-immune interactions in disorders of sleep-wakefulness organization. *Trends Neurosci.* 2007;30(12):645-652.

Blok BF, Holstege G. The central nervous system control of micturition in cats and humans. *Behav Brain Res.* 1998;92:119-125.

Blok BF, Sturms LM, Holstege G. Brain activation during micturition in women. *Brain.* 1998;121:2033-2042.

Blok BF, Willemsen AT, Holstege G. A PET study on brain control of micturition in humans. *Brain.* 1997;120:111-121.

Blouet C, Jo YH, Li X, Schwartz GJ. Mediobasal hypothalamic leucine sensing regulates food intake through activation of a hypothalamus-brainstem circuit. *J Neurosci.* 2009;29(26): 8302-8311.

Bourque CW. Central mechanisms of osmosensation and systemic osmoregulation. *Nat Rev Neurosci.* 2008;9(7):519-531.

Buijs RM, Van Eden CG. The integration of stress by the hypothalamus, amygdala and prefrontal cortex: balance between the autonomic nervous system and the neuroendocrine system. In: Uylings HBM, Van Eden CG, DeBruin JPC, Feenstra MGP, Pennartz CMA, eds. *Progress in Brain Research.* Amsterdam: Elsevier Science; 2000:117-132.

Cechetto DF, Saper CB. Neurochemical organization of the hypothalamic projection to the spinal cord in the rat. *J Comp Neurol.* 1988;272:579-604.

Cirelli C, Tononi G. Is sleep essential? *PLoS Biology.* 2008;6(8): e216.

Dantzer R, O'Connor JC, Freund GG, Johnson RW, Kelley KW. From inflammation to sickness and depression: when the immune system subjugates the brain. *Nature Rev Neurosci.* 2008;9(1):46-56.

Ebstein RP, Israel S, Chew SH, Zhong S, Knafo A. Genetics of human social behavior. *Neuron.* 2010;65(6):831-844.

Elmquist JK, Maratos-Flier E, Saper CB, Flier JS. Unraveling the central nervous system pathways underlying responses to leptin. *Nat Neurosci.* 1998;1:445-450.

Elmquist JK, Scammell TE, Saper CB. Mechanisms of CNS response to systemic immune challenge: the febrile response. *Trends Neurosci.* 1997;20:565-570.

Fowler CJ. Neurological disorders of micturition and their treatment. *Brain.* 1999;122:1213-1231.

Fowler CJ, Griffiths D, de Groat WC. The neural control of micturition. *Nat Rev Neurosci.* 2008;9(6):453-466.

Gerendai I, Halasz B. Asymmetry of the neuroendocrine system. *News Physiol Sci.* 2001;16:92-95.

Gershon M. The enteric nervous system. *Annu Rev Neurosci.* 1981;4:227-272.

Gershon MD. Developmental determinants of the independence and complexity of the enteric nervous system. *Trends Neurosci.* 2010;33(10):446-456.

Guyenet PG. The sympathetic control of blood pressure. *Nat Rev Neurosci.* 2006;7(5):335-346.

Heanue TA, Pachnis V. Enteric nervous system development and Hirschsprung's disease: advances in genetic and stem cell studies. *Nat Rev Neurosci.* 2007;8(6):466-479.

Herzog ED. Neurons and networks in daily rhythms. Nature reviews. *Neuroscience.* 2007;8(10):790-802.

Hobson JA, Pace-Schott EF. The cognitive neuroscience of sleep: neuronal systems, consciousness and learning. *Nat Rev Neurosci.* 2002;3(9):679-693.

Holstege G. Some anatomical observations on the projections from the hypothalamus to brainstem and spinal cord: an HRP and autoradiographic tracing study in the cat. *J Comp Neurol.* 1987;260:98-126.

Holstege G. The emotional motor system in relation to the supraspinal control of micturition and mating behavior. *Behav Brain Res.* 1998;92:103-109.

Holstege G, Mouton LJ, Gerrits NM. Emotional motor systems. In: Paxinos G, Mai JK, eds. *The Human Nervous System.* London: Elsevier; 2004:1306-1324.

Imeri L, Opp MR. How (and why) the immune system makes us sleep. *Nat Rev Neurosci.* 2009;10(3):199-210.

Insel TR. The challenge of translation in social neuroscience: a review of oxytocin, vasopressin, and affiliative behavior. *Neuron.* 25 2010;65(6):768-779.

Inui A. Feeding and body-weight regulation by hypothalamic neuropeptides—mediation of the actions of leptin. *Trends Neurosci.* 1999;22:62–67.

Inui A. Ghrelin: an orexigenic and somatotrophic signal from the stomach. *Nat Rev Neurosci.* 2001;2:551-560.

Kerman IA. Organization of brain somatomotor-sympathetic circuits. *Exp Brain Res.* 2008;187(1):1-16.

Kilduff TS, Peyron C. The hypocretin/orexin ligand-receptor system: implications for sleep and sleep disorders. *Trends Neurosci.* 2000;23:359-365.

Leander P, Vrang N, Moller M. Neuronal projections from the mesencephalic raphe nuclear complex to the suprachiasmatic nucleus and the deep pineal gland of the golden hamster (Mesocricetus auratus). *J Comp Neurol*. 1998;399:73-93.

Lechan RM, Nestler JL, Jacobson S. The tuberoinfundibular system of the rat as demonstrated by immunohistochemical localization of retrogradely transported wheat germ agglutinin (WGA) from the median eminence. *Brain Res*. 1982;245:1-15.

Mifflin SW. What does the brain know about blood pressure? *News Physiol Sci*. 2001;16:266-271.

Mignot E. A commentary on the neurobiology of the hypocretin/orexin system. *Neuropsychopharmacology*. 2001;25 (5 Suppl):S5-13.

Moore RY. Neural control of the pineal gland. *Behav Brain Res*. 1996;73:125-130.

Moore RY, Speh JC, Card JP. The retinohypothalamic tract originates from a distinct subset of retinal ganglion cells. *J Comp Neurol*. 1995;352:351-366.

Mtui EP, Anwar M, Reis DJ, Ruggiero DA. Medullary visceral reflex circuits: local afferents to nucleus tractus solitarii synthesize catecholamines and project to thoracic spinal cord. *J Comp Neurol*. 1995;351:5-26.

Munch IC, Moller M, Larsen PJ, Vrang N. Light-induced c-Fos expression in suprachiasmatic nuclei neurons targeting the paraventricular nucleus of the hamster hypothalamus: phase dependence and immunochemical identification. *J Comp Neurol*. 2002;442:48-62.

Nathan PW, Smith RC. The location of descending fibres to sympathetic neurons supplying the eye and sudomotor neurons supplying the head and neck. *J Neurol Neurosurg Psychiatry*. 1986;49:187-194.

Nauta WJH, Haymaker W. Hypothalamic nuclei and fiber connections. In: Haymaker W, Anderson E, Nauta WJH, eds. *The Hypothalamus*. Springfield, IL: Charles C. Thomas; 1969:136-209.

Noda M. The subfornical organ, a specialized sodium channel, and the sensing of sodium levels in the brain. *Neuroscientist*. 2006;12(1):80-91.

Okumura T, Takakusaki K. Role of orexin in central regulation of gastrointestinal functions. *J Gastroenterol*. 2008;43(9):652-660.

Pace-Schott EF, Hobson JA. The neurobiology of sleep: genetics, cellular physiology and subcortical networks. *Nat Rev Neurosci*. 2002;3(8):591-605.

Price CJ, Hoyda TD, Ferguson AV. The area postrema: a brain monitor and integrator of systemic autonomic state. *Neuroscientist*. 2008;14(2):182-194.

Le Gros Clark WE, Beattie J, Riddoch G, McOmish Dott N. *The Hypothalamus: Morphological, Functional, Clinical and Surgical Aspects*. Edinburgh: Oliver & Boyd; 1938:2-68.

Rogers RC, Kita H, Butcher LL, Novin D. Afferent projections to the dorsal motor nucleus of the vagus. *Brain Res Bull*. 1980;5:365-373.

Rolls A, Schaich Borg J, de Lecea L. Sleep and metabolism: role of hypothalamic neuronal circuitry. *Best Pract Res Clin Endocrinol Metab*. 2010;24(5):817-828.

Ross HE, Young LJ. Oxytocin and the neural mechanisms regulating social cognition and affiliative behavior. *Front Neuroendocrinol*. 2009;30(4):534-547.

Ruggiero DA, Cravo SL, Arango V, Reis DJ. Central control of the circulation by the rostral ventrolateral reticular nucleus: anatomical substrates. In: Ciriello J, Caverson MM, Polosa C, eds. *Progress in Brain Research*. Amsterdam: Elsevier, 1989.

Ruggiero DA, Cravo SL, Golanov E, Gomez R, Anwar M, Reis DJ. Adrenergic and non-adrenergic spinal projections of a cardiovascular-active pressor area of medulla oblongata: quantitative topographic analysis. *Brain Res*. 1994;663: 107-120.

Sakurai T. The neural circuit of orexin (hypocretin): maintaining sleep and wakefulness. *Nat Rev Neurosci*. 2007;8(3):171-181.

Saper CB. Hypothalamic connections with the cerebral cortex. In: Uylings HBM, Van Eden CG, DeBruin JPC, Feenstra MGP, Pennartz CMA, eds. *Progress in Brain Research*. Amsterdam: Elsevier Science; 2000:39-47.

Saper CB, Chou TC, Elmquist JK. The need to feed: homeostatic and hedonic control of eating. *Neuron*. 2002;36(2):199-211.

Saper CB, Fuller PM, Pedersen NP, Lu J, Scammell TE. Sleep state switching. *Neuron*. 2010;68(6):1023-1042.

Saper CB, Loewy AD, Swanson LW, Cowan WM. Direct hypothalamo-autonomic connections. *Brain Res*. 1976;117: 305-312.

Saper CB. Hypothalamus. In: Paxinos G, Mai JK, eds. *The Human Nervous System*. London: Elsevier; 2004:513-550.

Saper CB, Scammell TE, Lu J. Hypothalamic regulation of sleep and circadian rhythms. *Nature*. 2005;437(7063): 1257-1263.

Sartor K. *MR Imaging of the Skull and Brain*. Berlin: Springer; 1992.

Siegel JM. Narcolepsy: a key role for hypocretins (orexins). *Cell*. 1999;98:409-412.

Siegel JM. Clues to the functions of mammalian sleep. *Nature*. 2005;437(7063):1264-1271.

Silverman AJ, Zimmerman EA. Magnocellular neurosecretory system. *Annu Rev Neurosci*. 1983;6:357-380.

Stefaneanu L, Kontogeorgos G, Kovacs K, Horvath E. Hypophysis. In: Paxinos G, Mai JK, eds. *The Human Nervous System*. London: Elsevier; 2004:551-561.

Sutcliffe JG, De Lecea L. The hypocretins: setting the arousal threshold. *Nat Rev Neurosci*. 2002;3:339-349.

Swaab DF, Fliers E, Hoogendijk WJG, Veltman DJ, Zhuo JN. Interaction of prefrontal cortical and hypothalamic systems in the pathogenesis of depression. In: Uylings HBM, ed. *Progress in Brain Research*. Amsterdam: Elsevier. 2000.

Swaab DF, Hofman MA. Sexual differentiation of the human hypothalamus in relation to gender and sexual orientation. *Trends Neurosci*. 1995;18:264-270.

Swanson LW. Organization of mammalian neuroendocrine system. In: Bloom FE, ed. *Intrinsic Regulatory Systems of the Brain*. Bethesda, MD: American Physiological Society; 1986:317-363.

Swanson LW, Kuypers HGJM. The paraventricular nucleus of the hypothalamus: cytoarchitectonic subdivisions and organization of projections to the pituitary, dorsal vagal complex, and spinal cord as demonstrated by retrograde fluorescence double-labeling methods. *J Comp Neurol*. 1980;1984: 555-570.

Szymusiak R, McGinty D. Hypothalamic regulation of sleep and arousal. *Ann NY Acad Sci*. 2008;1129:275-286.

Thannickal TC, Moore RY, Nienhuis R, et al. Reduced number of hypocretin neurons in human narcolepsy. *Neuron*. 2000;27(3):469-474.

Capítulo 15 O Hipotálamo e a Regulação de Funções Corporais **383**

Thompson RH, Swanson LW. Organization of inputs to the dorsomedial nucleus of the hypothalamus: a reexamination with Fluorogold and PHAL in the rat. *Brain Res Brain Res Rev.* 1998;27:89-118.

Ulrich-Lai YM, Herman JP. Neural regulation of endocrine and autonomic stress responses. Nature reviews. *Neuroscience.* 2009;10(6):397-409.

Veazey RB, Amaral DG, Cowan MW. The morphology and connections of the posterior hypothalamus in the cynomolgus monkey (Macaca fascicularis). II. Efferent connections. *J Comp Neurol.* 1982;207:135-156.

Vizzard MA, Erickson VL, Card JP, Roppolo JR, De Groat WC. Transneuronal labeling of neurons in the adult rat brainstem

and spinal cord after injection of pseudorabies virus into the urethra. *J Comp Neurol.* 1995;355:629-640.

Watson RE Jr., Hoffmann GE, Wiegand SJ. Sexually dimorphic opioid distribution in the preoptic area: manipulation by gonadal steroids. *Brain Res.* 1986;398:157-163.

Young KA, Gobrogge KL, Liu Y, Wang Z. The neurobiology of pair bonding: insights from a socially monogamous rodent. *Front Neuroendocrinol.* 2011;32(1):53-69.

Young LJ, Murphy Young AZ, Hammock EA. Anatomy and neurochemistry of the pair bond. *J Comp Neurol.* 2005;493(1):51-57.

Questões de estudo

1. Uma pessoa tem um tumor na glândula hipófise. Qual das seguintes estruturas cerebrais é mais provável de ser afetada com o crescimento do tumor?
   A. Nervo oculomotor
   B. Córtex orbitofrontal medial
   C. Corpos mamilares
   D. Quiasma óptico

2. Complete a seguinte analogia usando a melhor escolha:
   O sistema neurossecretório parvocelular está para o sistema neurossecretório magnocelular como
   A. a adeno-hipófise está para a neuro-hipófise.
   B. a eminência medial está para a glândula suprarrenal.
   C. o núcleo paraventricular está para o hipotálamo lateral.
   D. o núcleo supraóptico está para o núcleo arqueado.

3. Qual das seguintes declarações melhor descreve a eminência medial?
   A. ela contém os contatos neurovasculares dos neurônios neurossecretórios magnocelulares.
   B. ela contém os contatos neurovasculares dos neurônios neurossecretórios parvocelulares.
   C. ela é onde as vias descendentes hipotalâmicas cursam.
   D. ela é onde o sistema noradrenérgico e ascendente serotominérgico cursam do tronco encefálico para o prosencéfalo.

4. Qual das seguintes declarações melhor descreve como o sistema nervoso central inerva a musculatura lisa e os músculos esqueléticos?
   A. O músculo liso é inervado pelos neurônios pré-ganglionares autônomos, enquanto os músculos esqueléticos são inervados por neurônios motores somáticos.
   B. O músculo liso é inervado pelos neurônios pós-ganglionares autônomos, enquanto o músculo esquelético é inervado pelos neurônios motores somáticos.
   C. Neurônios pré-ganglionares inervam os neurônios pós-ganglionares, que inervam músculos lisos; o músculo esquelético é inervado por neurônios motores somáticos.
   D. Neurônios pré-ganglionares inervam neurônios pós-ganglionares e neurônios motores somáticos; neurônios pós-ganglionares inervam músculos lisos; neurônios motores somáticos inervam o músculo esquelético.

5. Os componentes do sistema nervoso autônomo na medula espinal são regulados por qual das seguintes estruturas cerebrais?
   A. Corpos mamilares
   B. Núcleo supraóptico
   C. Núcleo paraventricular
   D. Núcleo arqueado

6. Um homem tem dificuldade de ficar acordado durante o dia. Ele frequentemente adormece durante encontros e interações sociais. Quando ele adormece, ele perde o tônus de todos os músculos. Qual dos seguintes agentes neurotransmissores/neuromoduladores está afetado neste paciente?
   A. Orexina
   B. Histamina
   C. GABA
   D. 5-HT

7. Alguns medicamentos anti-histamínicos usados para tratar alergias podem manifestar reação de sonolência. Isto é porque
   A. eles atuam diretamente no centro hipotalâmico que é gatilho para o sono.
   B. eles deslocam o relógio biológico no núcleo supraquiasmático para momentos mais tarde no dia, tanto que o cérebro acha que é noite.
   C. eles podem bloquear os centros de ação da histamina, que ativam neurônios do prosencéfalo.
   D. eles podem bloquear ações de projeções da retina para o hipotálamo.

8. O hipotálamo recebe informações viscerossensoriais para regular pressão sanguínea e para ingestão de fluidos. Qual das seguintes declarações melhor descreve como esta informação é transmitida para o hipotálamo?
   A. Isso é um relé pelos núcleos solitário e parabraquial.
   B. Isso é transmitido diretamente por axônios no sistema anterolateral.
   C. Isso é um relé da ínsula e áreas corticais somatossensoriais primárias.
   D. Isso é transmitido do córtex orbitofrontal e das áreas sensoriais corticais somáticas.

384 **Seção IV** Sistemas Integrativos

9. Uma pessoa teve um AVE que produziu os seguintes sinais: leve ptose ipsilateral, secura da pele na face ipsilateral, vertigem, ataxia da perna esquerda, voz rouca. Uma simples oclusão de que artéria poderia produzir todos esses sinais?
   A. Artéria carótida interna
   B. Artéria coródea anterior
   C. Artéria cerebelar superior
   D. Artéria cerebelar inferior posterior

10. Uma pessoa teve os seguintes sinais neurológicos: contrição da pupila no olho esquerdo, diminuição da transpiração no lado esquerdo da face e vermelhidão do lado esquerdo da face. Qual das seguintes alternativas não descreve um local para uma simples lesão que produz esses sinais?
    A. Mesencáfalo dorsolateral
    B. Ponte medial
    C. Substância cinzenta lateral da medula espinal
    D. Lesão para os axônios pós-ganglionares simpáticos no pescoço

Capítulo 16

O Sistema Límbico e Circuitos Cerebrais para Recompensa, Emoções e Memória

CASO CLÍNICO | Degeneração do lobo temporal anterior

Uma mulher de 67 anos estava jantando com sua família quando se mostrou incapaz de reconhecer a comida que habitualmente comia. Ela era uma pessoa empática, mas recentemente havia se tornado centrada em si mesma e não se preocupava com o sentimento dos outros, incluindo sua filha, de quem costumava ser muito íntima; era socialmente dominante e extrovertida, mas recentemente perdeu aquela dominância e se tornou neurótica e introvertida. Foi uma agente de viagens de sucesso e havia visitado muitos países em todo o mundo, mas agora ela era incapaz de relembrar os nomes de lugares que havia visitado várias vezes.

Ao longo dos últimos dois anos, seu quadro evoluiu, de modo que ela era incapaz de reconhecer pessoas familiares, palavras e objetos. Apesar de ter habilidades de cálculo normais, ela parou de controlar suas próprias finanças. Ao longo desse período, seu comportamento alimentar mudou. Ela também expressou comportamentos sociais inapropriados. Por exemplo, ela desenvolveu uma preferência por doces e condimentos e, algumas vezes, ingeria condimentos como comida. Ela também tentou comer itens não alimentares. Suas funções sensoriais e motoras não estavam afetadas, assim como suas funções visuoespaciais e a memória episódica. Sua fala e linguagem eram gramaticalmente corretas e fluentes.

A Figura 16-1A é da paciente, mostrando uma clara e marcante degeneração do lobo temporal anterior direito; a Figura 16-1B é uma RM de uma pessoa saudável em uma colocação similar à do lobo temporal anterior. A degeneração é manifestada tanto por redução na substância cinzenta e branca do lobo temporal anterior e da região insular como quanto por expansão correspondente do sulco lateral e outros sulcos do lobo temporal (p. ex., sulco temporal superior rostral). Observa-se que outras regiões cerebrais (p. ex., cabeça do núcleo caudado) parecem normais.

Revisão anatômica e funcional dos sistemas neurais para recompensa, emoções e memória

O córtex associado límbico está localizado na superfície medial dos lobos frontal, parietal e temporal

A formação hipocampal desempenha um papel na consolidação de memórias explícitas

A amígdala contém três grandes divisões funcionais para emoções e sua expressão comportamental

Os sistemas dopaminérgicos mesolímbico e estriado anterior são importantes na recompensa

Conexões existentes entre componentes do sistema límbico e os três sistemas efetores

Todos os principais sistemas de neurotransmissores reguladores têm projeções para o sistema límbico

Anatomia regional dos sistemas neurais para emoções, aprendizagem, memória e recompensa

O *nucleus accumbens* e o tubérculo olfatório compreendem a parte do prosencéfalo basal

Sistemas colinérgicos do prosencéfalo basal têm projeções límbicas e neocorticais difusas

O cíngulo segue abaixo dos giros cingulado e para-hipocampal

As três divisões nucleares da amígdala são reveladas em um corte coronal

A formação hipocampal está localizada no soalho do corno temporal do ventrículo lateral

Um corte através dos corpos mamilares revela o fórnice e o trato mamilotalâmico

Núcleos no tronco encefálico conectam estruturas límbicas telencefálicas e diencefálicas com o sistema nervoso autônomo e a medula espinal

Quadro 16-1 Circuitos da formação hipocampal e o córtex entorrinal são importantes para a memória

Resumo

Leituras selecionadas

Referências

Questões de estudo

Com base na leitura deste capítulo responda à seguinte questão:

1. **Degeneração em que parte do lobo temporal explica as incapacidades da paciente?**

— Continua na próxima página

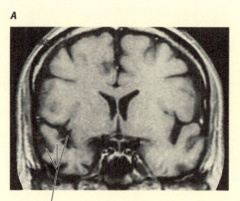
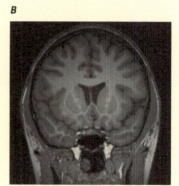

Degeneração no lobo temporal anterior direito e expansão do contíguo sulco lateral e sulco temporal superior

FIGURA 16-1 Demência frontotemporal. (*A*) RM coronal de um paciente com demência frontotemporal. (*B*) RM coronal de uma pessoa saudável. (**A**, reproduzida com permissão de Gainotti G, Barbier A, Marra C. Slowly progressive defect in recognition of familiar people in a patient with right anterior temporal atrophy. *Brain*. 2003;126:792-803. **B**, cortesia do Dr. JoyHirsch, Columbia University.)

Sinais neurológicos principais e estruturas do encéfalo danificadas correspondentes

Demência frontotemporal

A paciente está sofrendo demência frontotemporal, uma doença degenerativa progressiva caracterizada por perda de partes do lobo frontal e/ou temporal anterior, que pode ser lateralizada. Nesta paciente, é principalmente do lado direito.

Área de Brodmann 38, amígdala e conexões corticocorticais

A área de Brodmann 38, o córtex do polo temporal (ver Figura 2-19), tem interconexões corticocorticais com outras áreas corticais límbicas, incluindo o córtex orbitofrontal; ela é interconectada também com a amígdala. Essas áreas formam uma rede, de modo que mudanças de personalidade, tendências orais e prejuízos semânticos são difíceis de serem atribuídos a uma única estrutura.

Referências

Gainotti G, Barbier A, Marra C. Slowly progressive defect in recognition of familiar people in a patient with right anterior temporal atrophy. *Brain*. 2003;126:792-803.

Gorno-Tempini ML, Rankin KP, Woolley JD, Rosen HJ, Phengrasamy L, Miller BL. Cognitive and behavioral profile in a case of right anterior temporal lobe neurodegeneration. *Cortex*. 2004;40(4-5):631-644.

Mummery CJ, Patterson K, Price CJ, Ashburner J, Frackowiak RSJ, Hodg-es JR. A voxel-based morphometry study of semantic dementia: relationship between temporal lobe atrophy and semantic memory. *Ann Neurol*. 2000;47:36-45.

Olson IR, Plotzker A, Ezzyat Y. The enigmatic temporal pole: a review of findings on social and emotional processing. *Brain*. 2007;130(Pt 7):1718-1731.

O sistema límbico é um conjunto diverso de regiões corticais e subcorticais essenciais para o comportamento humano normal. As memórias, a personalidade única, os pensamentos, as emoções – que caracterizam o indivíduo – em grande parte são determinados pelas funções das diversas regiões cerebrais que compreendem o sistema límbico. Praticamente todas as doenças psiquiátricas envolvem disfunção dessas estruturas.

Neurologistas e anatomistas do século XIX reconheceram que dano a partes específicas do cérebro humano estava associado a distúrbios da emoção e memória. Essas lesões, ao contrário daquelas do cerebelo, do lobo occipital ou das regiões corticais em torno do sulco central, por exemplo, poupam percepção e movimento. Essa pesquisa levou ao entendimento de que os sistemas neurais para recompensa, emoções e memória são distintos do sistema sensorial e motor, e, por isso, estão agrupados em um único sistema chamado de sistema límbico. O termo *límbico* deriva da palavra em Latim *limbus* para "limite", porque muitas das estruturas envolvidas nestas funções cercam o diencéfalo na superfície cerebral medial e estão na fronteira entre núcleos subcorticais e o córtex cerebral.

No entanto, quanto mais se sabe sobre as funções de uma miríade de estruturas do sistema límbico, menos útil isso é para aderir-se ao conceito de um sistema único. Torna-se mais significativo considerar-se o componente funcional dos sistemas. Como consequência, o termo *sistema límbico* está gradativamente sendo abandonado em favor de uma terminologia funcionalmente mais descritiva. Não obstante, a noção de sistema límbico tem alguma utilidade. Estruturas cerebrais que compõem o sistema límbico se conservaram durante grande parte da evolução dos vertebrados, refletindo a necessidade comum e importante para as funções que elas servem.

O plano básico de organização dos circuitos para recompensa, emoções e memória parece ser diferente dos sistemas sensorial e motor. Os diferentes sistemas sensoriais e motores consistem em regiões estrutural e funcionalmente independentes que são interconectadas somente em níveis mais altos do processamento. Essa independência funcional faz sentido. Por exemplo, embora percepções sejam enriquecidas quando é combinada informação de diferentes modalidades, é possível identificar-se uma maçã pelo tato ou um cachorro pelo som do latido. Ao contrário, circuitos para recompensa, emoções e memória são altamente integrados desde o início. Isso sem dúvida reflete o fato de que recompensa e emoção dependem da análise simultânea de diversas informações sensoriais e ações e, portanto, são comportamentos altamente integrados. Assim também são as memórias. A visão de uma velha casa e crianças brincando no quintal pode evocar lembranças vívidas de tempo passado durante a infância.

Este capítulo primeiro considera os componentes do sistema límbico em relação aos seus papéis generalizados em recompensa, emoções e memória. Em seguida, reexamina as mesmas estruturas a partir de uma perspectiva de suas inter-relações espaciais, seus tratos e suas conexões.

Revisão anatômica e funcional dos sistemas neurais para recompensa, emoções e memória

Os circuitos para recompensa, emoções e memória têm enorme diversidade anatômica e funcional, envolvendo uma interação entre estruturas corticais e subcorticais (Tabela 16-1). Componentes do sistema límbico são altamente interconectados, e suas funções são interdependentes. Não é surpresa que seja difícil categoricamente atribuir uma ou outra função a cada componente do sistema límbico. Ainda assim, distinções funcionais principais emergem após perturbação de uma ou outra estrutura, como após remoção por uma epilepsia intratável ou após um acidente vascular encefálico (AVE).

A **formação hipocampal** é fundamental para a memória, e a **amígdala**, para as emoções (Figura 16-2A). Além disso, a amígdala participa na aquisição, consolidação e recordação de memórias emocionais. Duas outras estruturas subcorticais – a **área tegmental anterior** e o **estriado anterior** e outros componentes do **circuito emocional dos núcleos da base** (ver Figura 14-2) – são fundamentais para recompensa e outros comportamentos relacionados a recompensa, punição e aspectos de decisão. Deve-se lembrar que o estriado anterior compreende o *nucleus accumbens*

TABELA 16-1 **Componentes do sistema límbico**

Divisão cerebral principal	Estrutura	Parte componente
Hemisfério cerebral (telencéfalo)	Córtex de associação límbica	Orbitofrontal
		Cingulado
		Entorrinal
		Polo temporal
		Perirrinal
		Para-hipocampal
	Formação hipocampal	Hipocampo (Corno de Ammon)
		Subículo
		Giro denteado
	Amígdala	Corticomedial
		Basolateral
		Núcleo central[1]
	Estriado anterior	*Nucleus accumbens*
		Tubérculo olfatório
		Caudado anteromedial e putame
Diencéfalo	Tálamo	Núcleo anterior
		Núcleo medial dorsal
		Núcleos da linha média
	Hipotálamo	Núcleos mamilares
		Núcleo ventromedial
		Área hipotalâmica lateral
	Epitálamo[2]	Habênula
Mesencéfalo	Porções de substância cinzenta periaquedutal e formação reticular	

[1] O núcleo do leito da estria terminal é amplamente incluído na divisão do núcleo central.
[2] Em adição às duas divisões principais do diencéfalo, há uma terceira divisão que inclui a glândula pineal, localizada ao longo da linha média e bilateralmente pareada aos núcleos da habênula.

e partes adjacentes do núcleo caudado e do putame. Todas essas estruturas são interconectadas com o **córtex de associação límbica** (Figuras 16-3 e 16-4).

Essas áreas corticais recebem informação dos núcleos talâmicos integrativos, de áreas sensoriais de ordem superior e de outras áreas corticais de associação. Por sua vez, elas projetam a estruturas subcorticais do sistema límbico.

O córtex associado límbico está localizado na superfície medial dos lobos frontal, parietal e temporal

Existem três principais áreas de associação cortical: (1) a área parieto-occipto-temporal, (2) o córtex de associação pré-frontal dorsolateral (Figura 16-3, detalhe) e (3) o córtex de associação límbica. Este consiste em regiões morfológica e funcionalmente diversas em quatro conjuntos de giros, principalmente nas superfícies medial e orbital do hemisfério cerebral (Figuras 16-3 e 16-4): o giro cin-

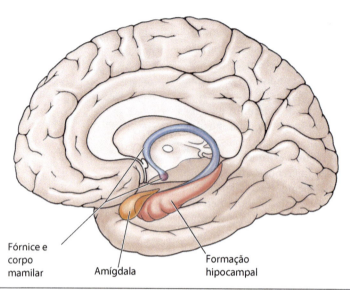

FIGURA 16-2 Visualização tridimensional da amígdala e da formação hipocampal. O fórnice, que é a via de saída da formação hipocampal, e o corpo mamilar, um alvo ao qual se projeta, são ambos ilustrados.

gulado, o giro para-hipocampal, os giros orbitofrontal e medial frontal e os giros do polo temporal. Na superfície cerebral anterior (Figura 16-4), o limite lateral do córtex de associação límbica corresponde aproximadamente ao **sulco colateral**.

O **giro cingulado** recebe suas principais aferências do tálamo a partir do **núcleo anterior**; compreende três regiões funcionais: rostral, média e posterior (Figura 16-3). A porção rostral do giro cingulado é importante em emoções, com conexões à amígdala, ao córtex orbitofrontal e ao insular. Foi estudado que uma porção deste córtex recebe informação sobre estímulos fisicamente dolorosos. Esta porção é também envolvida em "dor emocional" de certas situações sociais (Figura 2-7). Foi visto, também, no Capítulo 5 que o sistema anterolateral projeta ao núcleo dorsomedial do tálamo para transmitir informação de dor física ao giro cingulado anterior. A porção abaixo do joelho do corpo caloso, às vezes denominada região **subgenual** do giro cingulado, é associada com o transtorno do humor, **depressão**. Esta região é o alvo da estimulação cerebral terapêutica para melhorar depressão em pacientes que são refratários ao tratamento farmacológico anti-depressivo. A porção média corresponde às áreas motoras cinguladas (ver Capítulo 10; Figura 10-7B). Esta porção pode estar envolvida em aspectos do controle do movimento dirigidos por emoções e recompensa. O cingulado posterior parece ser mais relacionado a funções de ordem superior sensorial e de memória. O **giro para-hipocampal** contém muitas subdivisões que provem informação à formação hipocampal (Figura 16-4). Essas áreas são discutidas a seguir. Juntos, os giros cingulados e para-hipocampal formam um anel em forma de C do córtex que parcialmente circunda o corpo caloso, o diencéfalo e o mesencéfalo (Figura 16-2). O **cíngulo** (ou fascículo cíngulo) é um conjunto de axônios que segue na substância branca profunda no interior dos giros cingulado e para-hipocampal. Fibras de associação cortical seguem no cíngulo e terminam no giro para-hipocampal.

Superiores ao anel cortical estão os **giros frontal medial** e **orbitofrontal**. Essas áreas são fundamentais para recompensa e tomada de decisão. Um estudo de caso famoso chamou atenção para o córtex orbitofrontal nas emoções. Phineas Gage era um encarregado ferroviário que foi gravemente ferido em um acidente no qual uma explosão direcionou uma vara de ferro ao seu crânio, fazendo ampla ablação no córtex orbitofrontal e no córtex pré-frontal adjacente em um lado do cérebro. Ele sobreviveu, mas mudou bastante. Não era mais um trabalhador responsável, tornou-se "irritadiço, excêntrico e profano"; não era mais Gage." Essas mudanças ocorreram sem grandes falhas no intelecto. Uma investigação do lobo frontal levou ao desenvolvimento de lobotomia pré-frontal – por meio de remoção física do córtex orbitofrontal e áreas adjacentes ou secção de suas conexões – para conter comportamentos perturbadores de doença psiquiátrica. O córtex orbitofrontal recebe informação de todas as modalidades sensoriais, geralmente via regiões corticais sensoriais de ordem superior, juntamente com entradas de centros subcorticais para recompensa (ver adiante). Supostamente integra essa informação para tomada de decisão e para avaliar o valor hedônico da estimulação.

O córtex do polo temporal, correspondente à área 38 de Brodmann (Figuras 16-3 e 16-4; ver Figura 2-19), é interconectado com o córtex orbitofrontal e subcorticalmente com a amígdala e o hipotálamo. Uma lesão desta parte do lobo temporal pode produzir alterações de personalidade, como afastamento social. No estudo de caso deste capítulo, a pessoa com degeneração do polo tempo-

Capítulo 16   O Sistema Límbico e Circuitos Cerebrais para Recompensa, Emoções e Memória

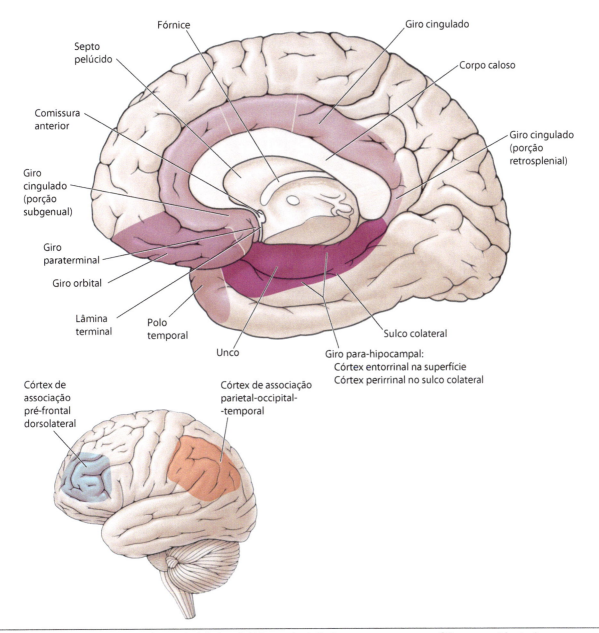

FIGURA 16-3 Visualização mediossagital do hemisfério cerebral direito, com o tronco encefálico removido. As áreas de associação límbica são indicadas por regiões sombreadas diferentemente. As linhas traçadas no córtex cingulado aproximadamente dividem-no em regiões anterior, média e posterior, conforme descrito no texto. O detalhe mostra o córtex de associação pré-frontal e o córtex de associação parietal-occipital-temporal.

ral mudou de altamente extrovertida e compreensiva para introvertida e fria. Hábitos alimentares indiscriminados também são relatados.

A formação hipocampal desempenha um papel na consolidação de memórias explícitas

Importantes percepções sobre a função da formação hipocampal foram obtidas ao se estudar o comportamento dos pacientes cujo lobo temporal medial ou foi danificado devido a um AVE ou recebeu ablação para melhorar os graves sintomas de epilepsia do lobo temporal. Em um dos casos mais extensivamente examinados, essa região foi removida bilateralmente em um paciente designado como H.M. Após a cirurgia, H.M perdeu a capacidade de consolidar memória de curto prazo em longo prazo, mas ele reteve a memória de eventos que ocorreram antes da lesão. Isso é chamado **amnésia anterógrada**. O prejuízo foi seletivo para a consolidação de **memórias explícitas** (também denominadas **memórias declarativas**), como a lembrança consciente dos fatos. Em contrapartida, H.M.

390 Seção IV Sistemas Integrativos

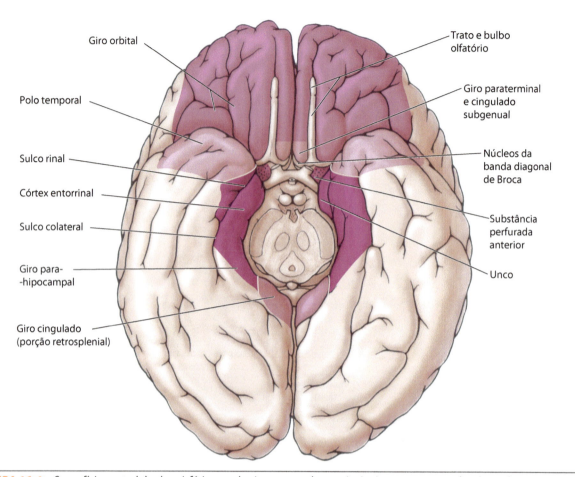

FIGURA 16-4 Superfície ventral dos hemisférios cerebrais, mostrando os principais componentes do córtex de associação límbica (área sombreada), assim como outras estruturas do prosencéfalo basal. O sulco colateral estende-se superiormente como sulco rinal (às vezes chamado de fissura).

e outros pacientes com deterioração hipocampal (ou lobo temporal medial) são capazes de relembrar procedimentos e ações (p. ex., **memória implícita** ou **não declarativa**), e conservam a capacidade para uma variedade de formas simples de memória. Mais comum que ablação cirúrgica, às vezes após um grave ataque cardíaco, pacientes sofrem prejuízo bilateral a uma parte principal da formação hipocampal. Durante um ataque cardíaco, a circulação sanguínea cerebral pode se tornar comprometida devido à insuficiência da ação de bombeamento do coração. Isto resulta em lesão cerebral porque certos neurônios na formação hipocampal exigem consistentemente altos níveis de oxigênio circulando no sangue. O que surgiu dessa pesquisa é que a formação hipocampal está envolvida na consolidação de longo prazo da memória explícita. Supõe-se que as memórias em si residam em áreas de associação de ordem superior do córtex cerebral.

Considerando-se que a formação hipocampal é mais bem conhecida por seu papel na consolidação de memória, ela também tem sido relacionada à resposta corporal ao estresse e emoções. Interessantemente, estudos de RM com animais e humanos sugerem que a parte posterior da formação hipocampal é mais importante para a memória explícita, cognição e memória espacial, ao passo que a porção anterior é mais relacionada ao estresse e emoções. Curiosamente, motoristas de táxi em Londres, que devem dominar o complexo mapa de ruas da cidade, têm maior formação hipocampal posterior que os sujeitos-controle. Localizada anteriormente, há uma divisão relacionada ao estresse e às emoções. Além disso, o tamanho da formação hipocampal é reduzido na **esquizofrenia**, ligando isto à doença psiquiátrica.

A **formação hipocampal** compreende três componentes anatômicos, cada qual com morfologias e conexões diferentes (Figura 16-5; Tabela 16-1; ver Quadro 16-1): o **giro denteado**, o próprio **hipocampo** e o **subículo**. (A nomenclatura da formação hipocampal é variável, e os componentes considerados parte dessa estrutura pode, diferir, dependendo da fonte.) Os três componentes são organizados grosseiramente como faixas paralelas seguindo anteroposteriormente no lobo temporal e formando um cilindro (Figura 16-5). Estas faixas são inicialmente uma folha plana localizada na superfície cerebral, mas, durante o desenvolvimento pré-natal, se

Capítulo 16   O Sistema Límbico e Circuitos Cerebrais para Recompensa, Emoções e Memória   **391**

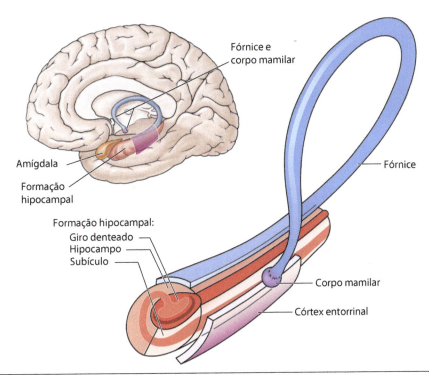

FIGURA 16-5 As relações espaciais comuns dos componentes da formação hipocampal, a via eferente (fórnice) e o córtex entorrinal. A porção média da formação hipocampal é distinguida em uma visualização esquemática. Um corte coronal através da formação hipocampal (corte na extremidade, anteriormente) revela uma forma cilíndrica e circular da sequência de estruturas de componentes (p. ex., giro denteado, hipocampo e subículo). Estes componentes estão presentes em todos os níveis de anterior a posterior; cada um formando uma faixa longitudinal ao longo do eixo anteroposterior do cilindro.

tornam enterradas no córtex (ver Figura 16-16A). A folha plana também dobra de modo complexo para assumir sua configuração madura, que se assemelha a um rocambole. O giro denteado – junto com a zona subventricular do ventrículo lateral, foi discutida no Capítulo 9 (ver Quadro 9-1) – compõe os dois locais cerebrais para neurogênese no cérebro maduro.

A formação hipocampal tem circuitos seriais e paralelos

A formação hipocampal recebe complexa informação sensorial e cognitiva a partir de uma porção do **córtex de associação límbica** chamada de **córtex entorrinal** (Figuras 16-3 a 16-5). De fato, a formação hipocampal trabalha tão intimamente com o córtex entorrinal adjacente que os dois são funcionalmente inseparáveis. O córtex entorrinal, localizado no giro para-hipocampal adjacente à formação hipocampal, coleta informação de outras partes do córtex de associação límbica (córtex perirrinal e para-hipocampal), assim como de outras áreas de associação (Figuras 16-6A). Um extensivo processamento de informação ocorre no interior da formação hipocampal, dentro de um proeminente **circuito serial**, no qual a informação é projetada em passos sequenciais (ver Quadro 16-1). Existe também um circuito paralelo, no qual a informação do córtex entorrinal projeta diretamente a cada componente hipocampal. O processamento combinado serial e paralelo nos circuitos neurais é também uma característica das vias sensoriais e motoras.

Os neurônios eferentes da formação hipocampal são **neurônios piramidais**, semelhantes ao neocórtex cobrindo a maior parte do hemisfério cerebral, e eles estão localizados no hipocampo e no subículo. O giro denteado contém neurônios, chamados de células granulares, que fazem conexões somente na formação hipocampal. Neurônios piramidais têm ramos axonais que coletam na superfície da formação hipocampal. Por fim, esses axônios formam um compacto feixe de fibras, o fórnice (Figuras 16-2 e 16-5), que projeta a outras estruturas subcorticais do telencéfalo e do diencéfalo. A formação hipocampal, em conjunto com o fórnice, tem uma forma em C. Dois sistemas eferentes podem ser distinguidos no interior do fórnice, do subículo e do hipocampo (Figuras 16-6B e 16-7B). Embora esses sistemas estejam envolvidos nos aspectos cognitivos da memória, ainda não se compreende como suas funções diferem.

Do subículo, axônios fazem sinapse principalmente nos **corpos mamilares** do hipotálamo (Figuras 16-2 e 16-6B). Essa projeção completa um circuito anatômico: pela via **trato mamilotalâmico**, os corpos mamilares projetam aos **núcleos anteriores** do tálamo, que projetam ao

Seção IV Sistemas Integrativos

Quadro 16-1

Circuitos da formação hipocampal e o córtex entorrinal são importantes para memória

O prejuízo à memória após um dano à formação hipocampal e a certas estruturas corticais adjacentes é seletivo para **memórias explícitas** (também chamadas de **memórias declarativas**). A consolidação de ambas as formas de memórias explicitas é prejudicada: **memória semântica**, como o conhecimento de fatos, pessoas, objetos, incluindo o significado de uma nova palavra, e a **memória episódica** de eventos que têm um específico contexto espacial e temporal, como encontro com um amigo na semana passada. A formação de **memórias espaciais** também é prejudicada, como ser capaz de circular por uma cidade familiar. Em contrapartida, pacientes com dano hipocampal (ou lobo temporal medial) são capazes de relembrar procedimentos e ações (p. ex., **memória implícita** ou **não declarativa**) e eles conservam a capacidade para uma variedade de formas simples de aprendizagem e memória.

Cada uma das três divisões da formação hipocampal – o giro denteado, o hipocampo e o subículo, e quaisquer partes componentes – apresenta um circuito relativamente simples, comparado com outras áreas corticais. Além disso, o circuito básico é o mesmo anterior no lobo temporal, posteriormente. Deste modo, é muito parecido com o do cerebelo, no qual circuitos locais eram os mesmos para diferentes regiões corticais cerebelares. Em um corte através da formação hipocampal (Figura 16-17), pode-se ver que as células piramidais do córtex entorrinal enviam seus axônios ao giro denteado, grosseiramente no mesmo plano coronal que a formação hipocampal, para fazer sinapse nas células granulares. Esta é a **via perfurante**. Axônios das células granulares, chamados de **fibras musgosas**, fazem sinapse nas células piramidais de uma sub-região do hipocampo, chamada região CA3, onde neurônios, por sua vez, enviam seus axônios (chamados **colaterais de Schaffer**) a neurônios da região CA1. (Esses axônios colaterais dispensam a região CA2.) O subículo recebe a próxima projeção na sequência, da região CA1, e projeta de volta ao córtex entorrinal. Tanto a região CA1 como o subículo também projetam axônios no fórnice, principalmente aos núcleos septais e corpos mamilares, respectivamente. Projeções paralelas adicionais do córtex entorrinal ao hipocampo e no subículo são igualmente importantes. Ainda não se sabe como miríades de conexões do córtex entorrinal e da formação hipocampal estão organizadas para desempenhar um papel essencial na consolidação da memória, memória espacial e navegação e outros aspectos cognitivos. Todavia, uma importante pista existe: a força de muitas sinapses na formação hipocampal pode ser modificada sob várias condições experimentais.

Um modelo para organização funcional da formação hipocampal é baseado na sua circuitaria anatômica. A informação que é primeiro processada em áreas de associação de ordem superior na superfície lateral do hemisfério cerebral, como a área de associação parietal-occipital-temporal, é processada a seguir no córtex de associação límbica no lobo temporal medial. Esse processamento ocorre em três áreas principais: o córtex perirrinal, o córtex para-hipocampal e o córtex entorrinal (Figura 16-3). A partir daí, a informação é transmitida à formação hipocampal (Figura 16-6), onde um processamento adicional resulta em mudanças na quantidade ou na temporização da atividade de certas populações de neurônios. As respostas complexas neurais compreendem uma "representação" da memória, que infelizmente não é bem entendida. Finalmente, por via de dois conjuntos de projeções de retorno ao córtex – de volta ao córtex entorrinal diretamente e, via fórnice, aos corpos mamilares e ao tálamo anterior ao córtex cingulado –, essa representação da memória hipocampal possibilita consolidação de memórias explícitas e espaciais em áreas de associação.

---

giro cingulado (Figura 16-6B). O giro cingulado fornece informação ao córtex entorrinal, que projeta à formação hipocampal. Em 1937, James Papez postulou que essa via desempenha um importante papel na emoção. Atualmente, sabe-se que o circuito nomeado em sua homenagem é parte de uma complexa rede de conexões bidirecionais, e que muitos componentes dessa rede desempenham um importante papel na memória. Algumas fibras do fórnice do subículo projetam à amígdala. Esta pode ser parte do circuito para consolidação das memórias emocionais.

A partir do hipocampo, a maioria dos axônios não faz sinapse nos corpos mamilares, mas sim em diversas outras localizações, incluindo os **núcleos septais**, localizados mais superiormente no prosencéfalo em íntima aposição ao septo pelúcido (Figura 16-6B). Pouco se sabe sobre a função dos núcleos septais. Em uma fascinante série de experimentos no início de 1950, ratos de laboratório, quando dada a opção de receber ou estimulação elétrica dos núcleos septais ou comida e água, preferiram a estimulação elétrica. Investigadores concluíram que essa região é um suposto centro de prazer que, provavelmente, desempenha um importante papel na regulação de comportamentos altamente motivados, como comportamentos reprodutivos ou alimentação. Os núcleos septais dão origem a uma projeção colinérgica (ver Figura 2-3A) e GABAérgica, pela via do fórnice, de volta à formação hipocampal. Essa projeção septal de retorno é importante na regulação da atividade hipocampal durante certos estados comportamentais ativos.

A formação hipocampal apresenta diversas projeções corticais

O fórnice é um trato extremamente grande, com mais de um milhão de axônios altamente mielinizados em cada lado. Esse número é comparável ao número de axônios mielinizados em uma pirâmide bulbar ou em um nervo óptico. Apesar de seu tamanho, o maior alvo dos axônios do fórnice é o corpo mamilar ipsilateral, cuja saída é também altamente focada, nos **núcleos talâmicos anteriores**. Como pode a formação hipocampal, com tal

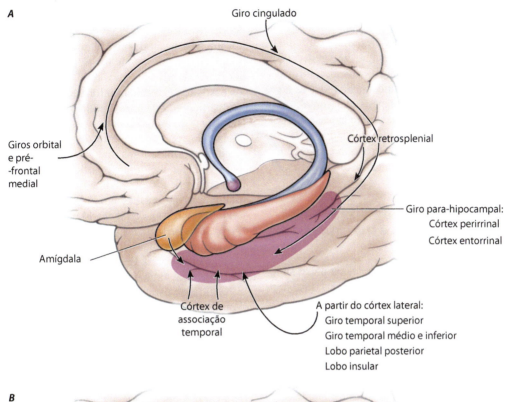

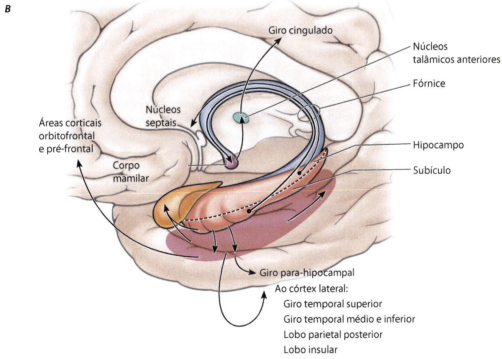

FIGURA 16-6 Circuitos seriais e paralelos do hipocampo. (**A**) Aferências corticais à formação hipocampal. (**B**) Aferências subcorticais via fórnice. Existem também projeções corticais da formação hipocampal de volta ao córtex entorrinal, que projeta de volta às áreas corticais das quais recebeu entrada.

projeção subcortical focada, ter um papel generalizado na memória? Uma resposta é que o fórnice não é a única saída principal da formação hipocampal. O subículo e o hipocampo também projetam de volta ao córtex entorrinal (Figura 16-6C), o qual, por sua vez, apresenta diversas conexões corticocorticais eferentes aos córtex pré-frontal,

Seção IV Sistemas Integrativos

lobo orbitofrontal, giro para-hipocampal, giro cingulado e córtex insular (Figura 16-6B). Coletivamente, essas áreas corticais também têm projeções muito difundidas. Por meio das conexões divergentes que emergem do córtex entorrinal às áreas de associação cortical, a formação hipocampal pode influenciar praticamente todas as áreas de associação dos lobos temporal, parietal e frontal, assim como algumas áreas sensoriais de ordem superior, depois de no mínimo três sinapses. A divergência na saída cortical da formação hipocampal confronta a convergência muito difundida de suas entradas, também via córtex entorrinal, a partir das áreas de associação.

A amígdala contém três grandes divisões funcionais para emoções e sua expressão comportamental

A **amígdala** (algumas vezes chamada de complexo amigdaloide) é um conjunto de núcleos morfológica, histológica e funcionalmente diversa. Localizada em grande parte no lombo temporal rostral (Figura 16-2), a principal porção da amígdala é em forma de amêndoa (*amígdala* é o termo grego para "amêndoa"). Uma de suas vias de saída, contudo, a **estria terminal**, e um de seus núcleos componentes, o **núcleo do leito da estria terminal**, são em forma de C (Figura 16-7). Axônios de outra via de saída da amígdala, a **via amigdalofugal ventral**, tomam um caminho um pouco mais direto aos seus alvos.

Os circuitos da amígdala são preferencialmente envolvidos nas emoções e suas evidentes expressões comportamentais. As funções dos circuitos da amígdala são, por consequência, semelhantes às funções originalmente propostas para o sistema límbico como um todo. Quais os estímulos respondidos, como as respostas evidentes a esses estímulos são organizadas e quais as respostas internas dos órgãos corporais são questões dependentes desta estrutura subcortical. Após dano à amígdala, a pessoa perde a capacidade de reconhecer o significado afetivo de expressões faciais, especialmente faces ameaçadoras. As pessoas também fracassam em reconhecer o conteúdo emocional da fala. Dados os defeitos observados com seu dano, não é surpreendente que a amígdala seja a figura central na regulação emocional, sobretudo em relação ao medo. Por exemplo, a análise de um olhar fixo, de uma vocalização e da postura corporal pode levar a um conjunto de potenciais resultados emocionais, como medo ou ansiedade, e um conjunto de ações possíveis, como fugir ou atacar um inimigo potencial. Em animais, a estimulação elétrica da amígdala, dependendo do local particular, pode evocar diversas reações de defesa e respostas motoras viscerais. Os numerosos núcleos da amígdala podem ser divididos em três grupos nucleares principais (Figura 16-8): basolateral, central e cortical. Cada grupo tem diferentes conexões e funções.

Os núcleos basolaterais são reciprocamente conectados com o córtex cerebral

Os **núcleos basolaterais** (Figura 16-7A) compreendem a maior divisão da amígdala. Supõe-se que esses núcleos atribuam significado emocional a um estímulo. Os núcleos basolaterais recebem informação sobre as características particulares de um estímulo a partir das áreas corticais sensoriais de ordem superior nas áreas corticais temporal e insular e a partir do córtex de associação. Córtex de associação límbica transmite essa informação à amígdala para vincular a estímulos particulares, como ver um objeto em particular ou ouvir certo som, com emoções particulares. A amígdala é um importante alvo do **fluxo anterior** para reconhecimento do objeto (ver Figuras 7-15 e 7-16). É importante ressaltar que a amígdala e a formação hipocampal recebem um pouco de diferentes tipos de informação sensorial. Enquanto a amígdala recebe informação sensorial altamente processada, ela retransmite suas modalidades características (p. ex., visual ou auditiva). Por outro lado, a formação hipocampal recebe informação sensorial mais integrada, que se supõe refletir aspectos complexos do ambiente, como relações espaciais e contextos. Por exemplo, quando uma pessoa vê uma cobra, pode sentir-se ameaçada e com medo. Vias visuais através da porção ventral do lobo temporal transmitem informação sobre a cobra para a amígdala. A amígdala usa essa informação para organizar sua resposta, tanto as emoções sentidas como o comportamento evidente a esse perigo potencial. Supõe-se que a formação hipocampal seja importante na aprendizagem da configuração complexa do ambiente, ou do contexto, no qual a cobra é vista.

As principais conexões eferentes da amígdala basolateral são direcionadas de volta ao córtex cerebral, tanto direta como indiretamente. As áreas corticais que recebem uma projeção direta da amígdala basolateral são o córtex de associação límbica – que inclui o giro cingulado, o polo temporal e o córtex orbitofrontal medial – e o córtex pré-frontal dorsolateral. A amígdala também projeta diretamente à formação hipocampal, que, como discutido anteriormente, supõe-se ser importante em aprender o significado emocional dos estímulos complexos ou o contexto no qual estímulos emocionalmente carregados são experimentados. Além das projeções corticais diretas, a divisão basolateral tem extensivas projeções subcorticais que originam, indiretamente, conexões ao córtex. Por meio da **via amigdalofugal ventral**, a amígdala basolateral projeta ao núcleo de retransmissão talâmica para áreas de associação no lobo frontal, o **núcleo dorsal medial**. Também há uma grande projeção aos neurônios colinérgicos do prosencéfalo localizados no núcleo basilar (de Meynert), que em si tem amplas projeções corticais (ver próxima seção e Figura 2-3A). Finalmente, neurônios dos núcleos basolaterais também projetam aos núcleos centrais da amígdala (ver seção adiante no prosencéfalo basal), que

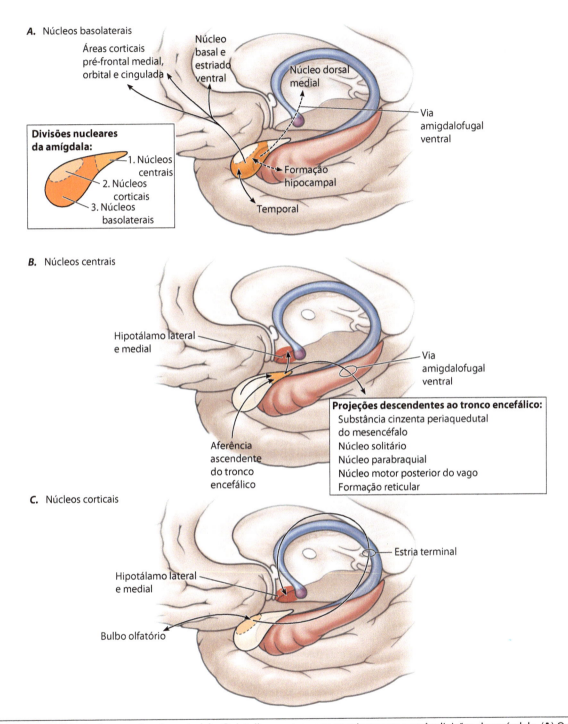

FIGURA 16-7 Principais conexões da amígdala. O detalhe mostra esquematicamente as três divisões da amígdala. (**A**) Os núcleos basolaterais estão reciprocamente conectados com o córtex do lobo temporal, incluindo áreas sensórias de ordem superior e córtex de associação. A amígdala basolateral também projeta ao núcleo dorsal medial do tálamo, ao núcleo basal e ao estriado anterior. (**B**) Os núcleos centrais recebem aferências do tronco encefálico, especialmente dos núcleos retransmissores aferentes viscerais (p. ex., núcleo solitário e núcleo parabraquial). Os alvos de suas projeções eferentes incluem o hipotálamo e núcleos autônomos no tronco encefálico. (**C**) Os núcleos corticais têm conexões recíprocas com o bulbo olfatório e projeções eferentes via estrias terminais aos núcleos ventromediais do hipotálamo.

396 Seção IV Sistemas Integrativos

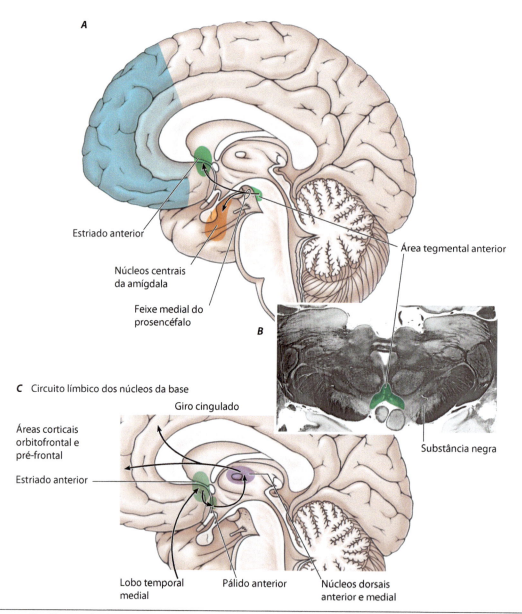

FIGURA 16-8 Regiões cerebrais importantes na dependência e reforço. (**A**) A área tegmental anterior dá origem a uma projeção dopaminérgica à amígdala e ao estriado anterior, que é importante em vários aspectos da dependência. Á área tegmental anterior também projeta ao córtex pré-frontal. (**B**) Corte transversal através da junção mesencéfalo-diencéfalo, mostrando a localização da área tegmental anterior e da substância negra, ambos contêm neurônios dopaminérgicos. (**C**) Uma visualização expandida da região contendo componentes do circuito límbico dos núcleos da base.

são importantes em mediar respostas comportamentais a estímulos emocionais.

Os núcleos centrais projetam aos centros de controle autônomo no tronco encefálico e no hipotálamo

Uma importante função dos **núcleos centrais** (Figura 16-7B) é mediar respostas emocionais. Ao regular o sistema nervoso autônomo, os núcleos recebem aferência viscerossensorial dos núcleos do tronco encefálico, em particular do **núcleo solitário** e do **núcleo parabraquial** (ver Capítulo 6). Por sua vez, os núcleos centrais projetam através da **via amigdalofugal ventral** ao **núcleo motor posterior do vago**, assim como a outros núcleos parassimpáticos do tronco encefálico e porções próximas da formação reticular. Os núcleos centrais também regulam o sistema nervoso autônomo por meio de projeções ao hipotálamo lateral (ver Capítulo 15). Como discutido anteriormente neste capítulo, os núcleos centrais recebem uma aferência a partir dos núcleos basolaterais. Esta é a via principal para o condicionamento do medo, que ajuda a moldar respostas a estímulos emocionais.

Os núcleos centrais da amígdala são parte da coleção de núcleos que compartilham características morfológicas, histoquímicas e de conexão, denominados **amígdala estendida**. Esses núcleos estendem caudalmente do prosencéfalo basal e por baixo dos núcleos da base. Incluído nesse grupo está o núcleo do leito da estria terminal. Juntos com partes dos circuitos estriatais ventrais, essa é uma importante estrutura no abuso de substâncias e dependência. Eles podem ajudar a organizar os comportamentos por busca e consumo de drogas característicos da dependência.

Os núcleos corticais são reciprocamente conectados com estruturas olfatórias

Conforme discutido no Capítulo 9, os núcleos corticais recebem informação olfatória do bulbo olfatório (Figura 16-7C; ver Figura 9-9). O córtex piriforme, juntamente com o córtex lateral orbitofrontal, parece ser importante na percepção olfativa. Em animais, os núcleos corticais desempenham um papel em comportamentos desencadeados por estímulos olfatórios, sobretudo respostas sexuais.

Os sistemas dopaminérgicos mesolímbico e estriado anterior são importantes na recompensa

O cérebro tem dois sistemas dopaminérgicos principais. Um origina-se da parte compacta da **substância negra** (Figura 16-8B) e projeta principalmente a duas partes do estriado, o caudado e o putame, e menos para o *nucleus accumbens*. Esse é chamado de **sistema dopaminérgico nigroestriatal**. O outro é o **sistema dopaminérgico mesolímbico** (algumas vezes chamado **de mesocorticolímbico**), que se origina da **área tegmental anterior** (Figura 16-8B). Este sistema provê a principal inervação dopaminérgica do *nucleus accumbens* (Figura 16-8A; ver Figuras 16-10 e 16-11), da amígdala e várias outras partes do córtex, sobretudo do córtex pré-frontal. Os axônios dopaminérgicos mesolímbicos percorrem o feixe medial do prosencéfalo (Figura 16-8A). Enquanto a disfunção do sistema nigroestriatal está associada à doença de Parkinson, a disfunção do sistema dopaminérgico mesolímbico está envolvida na esquizofrenia e na depressão.

Os sistemas dopaminérgicos são importantes na resposta a estímulos naturais gratificantes para a sobrevivência, como a alimentação e a reprodução. No entanto, os neurônios dopaminérgicos não simplesmente sinalizam o valor hedônico (p. ex., experiência subjetiva de prazer) dos eventos, porque novos estímulos de reforço negativo podem também ativar os sistemas dopaminérgicos. No entanto, o sistema dopaminérgico mesolímbico é essencial à circuitaria cerebral de recompensa. Muitas drogas de abuso – como psicoestimulantes (como cocaína, metanfetamina e MDMA [metilenodioximetanfetamina]), hipnóticos sedativos (incluindo álcool), nicotina, THC (tetra-hidrocanabinol, o composto ativo na maconha) e opiáceos – produzem um aumento na dopamina em muitas áreas-alvo do sistema dopaminérgico mesocorticolímbico. (Deve-se observar que opiáceos também usam mecanismos não dopaminérgicos.) Diversos mecanismos específicos à substância contam para esse efeito, incluindo diminuição da recaptação de dopamina nos sítios sinápticos e desinibição dos neurônios da área tegmental anterior, de modo que eles possam liberar mais dopamina e, por conseguinte, terem um forte efeito de reforço. O *nucleus accumbens*, que é parte do estriado anterior, é uma área particularmente importante, porque os efeitos de reforço de drogas de abuso são em grande parte diminuídos ou eliminados quando a transmissão dopaminérgica é bloqueada ali. Outra área importante para ações de reforço das drogas, especialmente do álcool, é a área dos núcleos centrais da amígdala (ver Figura 16-13).

O *nucleus accumbens* é também um local-chave para interações neurais responsáveis por reforço das drogas e motivação para busca por droga. A liberação de dopamina no *nucleus accumbens* está criticamente envolvida em formar associações entre sinais relacionados à droga e a experiências de recompensa. O *nucleus accumbens* é um componente do circuito límbico (ver Capítulo 14). Este circuito pode prover um contexto emocional para o planejamento do comportamento motor. O núcleo eferente do circuito límbico é o **pálido anterior**, que se projeta aos **núcleos talâmicos dorsal anterior** e **medial** e então ao **córtex orbitofrontal medial** e **pré-frontal medial** e ao **córtex cingulado** (Figura 16-8C). As diversas áreas de associação frontal projetam às áreas pré-motoras para influenciar os movimentos diretamente (ver Figura 10-2B). Esse circuito poderia mediar as respostas flexíveis a sinais associados com uso e abuso de drogas.

Conexões existentes entre componentes do sistema límbico e os três sistemas efetores

O sistema límbico é difícil de ser estudado, em parte devido ao elevado número de interconexões existentes entre suas muitas estruturas. Quais poderiam ser as funções dessas miríades de interconexões? Muitas das conexões se relacionam com a expressão comportamental das emoções. Complexas vias polissinápticas finalmente ligam estruturas do sistema límbico com três sistemas efetores para a expressão comportamental das emoções: o sistema endócrino, o autônomo e o motor somático motor (Figura 16-9).

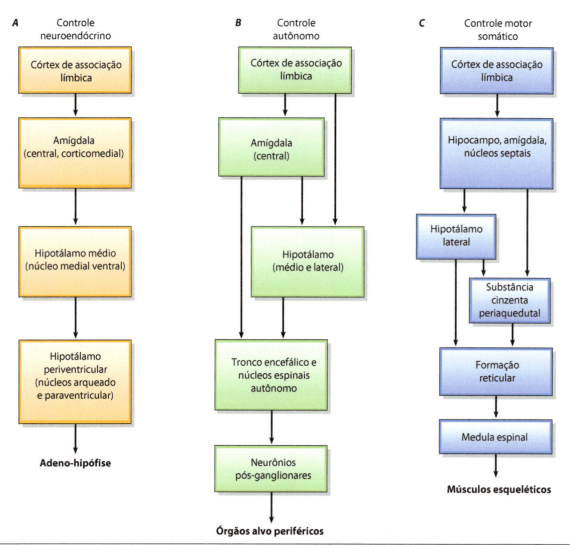

FIGURA 16-9 Relações entre o sistema límbico e sistemas efetores. (**A**) Controle neuroendócrino é mediado pela amígdala através do hipotálamo periventricular. (**B**) Controle autônomo é mediado tanto pela amígdala como pelo hipotálamo lateral, através de vias descendentes que se originam do núcleo central da amígdala e do hipotálamo lateral e médio. (**C**) Controle motor somático é mediado por projeções relativamente diretas à formação reticular, para comportamentos estereotipados, e através de circuitaria telencefálica e diencefálica mais complexas (não mostradas), para controle mais flexível.

Vias as quais o sistema límbico pode influenciar a produção da secreção hormonal hipofisária envolvem conexões indiretas entre a amígdala e o hipotálamo periventricular (Figura 16-9A). Uma dessas vias, por exemplo, envolve a projeção da amígdala cortical, pela **estria terminal**, ao **núcleo ventromedial** (Figura 16-7C). Esse núcleo projeta para um componente principal do sistema neurossecretor parvocelular, o **núcleo arqueado** (ver Capítulo 15).

As consequências viscerais das emoções são mediadas por conexões diretas e indiretas ao tronco encefálico e aos núcleos espinais do sistema nervoso autônomo (Figura 16-9B). Conforme discutido anteriormente, os núcleos centrais da amígdala projetam diretamente aos centros autônomos no tronco encefálico (Figura 16-7B). A amígdala também afeta a função autônoma indiretamente, por meio de projeções ao hipotálamo lateral, que influencia a função autônoma por meio de circuitos neurais da formação reticular e outras partes do hipotálamo. Deve-se lembrar que o hipotálamo, incluindo parte do núcleo paraventricular e lateral do hipotálamo, dá origem a vias descendentes que regulam a função autônoma (ver Figura 15-8).

Os sinais comportamentais evidentes de emoção, como reações de fuga ou de luta, são mediados por ações do sistema límbico nos **sistemas motores somáticos** (Figura 16-9C), sobretudo nos tratos reticulospinais (ver Figura 10-5B). Por exemplo, projeções do hipocampo, dos núcleos septais e da amígdala ao hipotálamo lateral podem influenciar o sistema reticulospinal (Figura 16-9C). Essas conexões podem ser importantes em desen-

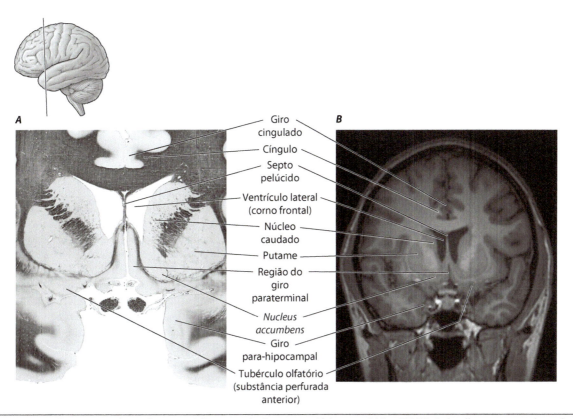

FIGURA 16-10 Corte coronal corado para mielina através do prosencéfalo rostral (**A**) e RM (**B**). O detalhe mostra o plano de secção. (**B**, cortesia do Dr. JoyHirsch, Columbia University.)

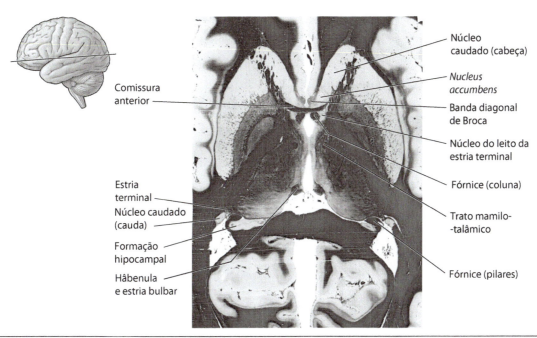

FIGURA 16-11 Corte horizontal corado para mielina através da comissura anterior.

400 Seção IV Sistemas Integrativos

cadear respostas estereotipadas, como reações de defesa e comportamentos reprodutivos. Estudos experimentais em animais também mostram que a substância cinzenta periaquedutal medeia comportamentos motores típicos de determinadas espécies, como rosnar e salivar em carnívoros, que respondem às ameaças ambientais. A substância cinzenta periaquedutal recebe entrada dos núcleos centrais da amígdala e do hipotálamo.

O sistema límbico também pode influenciar funções motoras somáticas de modo mais complexo e comportalmente flexível por meio do circuito límbico dos núcleos da base, que inclui o estriado anterior, o pálido anterior e o núcleo dorsomedial talâmico (ver Figura 16-15B; ver Figura 14-8). Aferências corticais para este circuito derivam das áreas de associação límbica, formação hipocampal e núcleos basolaterais da amígdala. Como observado no Capítulo 14, a eferência do circuito límbico consiste nas áreas de associação límbica do lobo frontal. Essas áreas podem influenciar o planejamento dos movimentos por meio de projeções às áreas pré-motoras e, possivelmente, a execução dos movimentos por meio de projeções às áreas motoras cinguladas (ver Figura 10-7B).

Todos os principais sistemas de neurotransmissores reguladores têm projeções para o sistema límbico

A inervação do sistema límbico pelos principais sistemas de neurotransmissores reguladores (ver Capítulo 2; Figura 2-3) é particularmente importante para pensamentos normais, humor e comportamentos. Esta conclusão é baseada na observação de que muitos fármacos utilizados para tratar doenças psiquiátricas – transtornos do pensamento, como a esquizofrenia, e do humor, como a depressão e a ansiedade – afetam seletivamente um dos sistemas de neurotransmissores. Esses sistemas de neurotransmissores têm conexões diretas e muito difundidas com o sistema límbico:

- A **área tegmental anterior** influencia muitas estruturas límbicas, como indicado anteriormente (Figura 16-8). Percorrendo o **feixe medial do prosencéfalo**, as fibras dopaminérgicas fazem sinapse nos neurônios na área de associação pré-frontal dorsolateral, medial, córtex orbitofrontal, giro cingulado, estriado anterior, amígdala e formação hipocampal. Uma importante hipótese para a fisiopatologia da esquizofrenia é que uma resposta exagerada de dopamina leva à disfunção do córtex pré-frontal, que é uma região fundamental para a organização de pensamentos e comportamentos.

- Projeções **serotonérgicas** às estruturas do sistema límbico do telencéfalo e diencéfalo originam-se dos **núcleos dorsal** e **medial da rafe** (ver Figura 16-19B, C). Percorrendo no interior de três tratos – o feixe medial do prosencéfalo, o fascículo longitudinal dor-

sal e o fascículo longitudinal medial –, a projeção serotonérgica ascendente faz sinapse nos neurônios na amígdala, na formação hipocampal, em todas as áreas do estriado e no córtex cerebral. Medicamentos que bloqueiam mecanismos de recaptação serotonérgica são efetivos no tratamento dos transtornos do humor, incluindo ansiedade e transtorno obsessivo-compulsivo.

- A projeção **noradrenérgica**, que se origina do *locus ceruleus* (ver Figura 16-19C), influencia o córtex cerebral completamente, incluindo as áreas de associação límbica, assim como as estruturas límbicas e outras estruturas subcorticais. Este sistema, juntamente com o sistema setonérgico, pode desenvolver um papel na depressão, porque fármacos que melhoram a depressão resultam em elevação dessas duas monoaminas.

- A projeção **colinérgica** origina-se de grandes neurônios no **núcleo basilar**, **núcleo septal medial** e **núcleo da banda diagonal de Broca** (ver Figura 16-12). Grupos adicionais de células colinérgicas com projeções corticais muito difundidas (e talâmica) são encontrados próximo ao **núcleo pedunculopontino** (ver Figura 16-19B). Como discutido no Capítulo 14, o núcleo pedunculopontino é um importante núcleo de saída dos núcleos da base e é um alvo de estimulação elétrica cerebral profunda para melhorar sinais da doença de Parkinson. Alvos da projeção colinérgica incluem todo o neocórtex (incluindo o córtex de associação límbica), a amígdala e a formação hipocampal. A **doença de Alzheimer**, caracterizada por demência progressiva, inicia com uma perda desses neurônios colinérgicos do prosencéfalo basal. À medida que a doença progride, outros sistemas neurotransmissores são igualmente afetados.

Anatomia regional dos sistemas neurais para emoções, aprendizagem, memória e recompensa

O conhecimento da configuração tridimensional individual de estruturas do sistema límbico é essencial para entender suas localizações em porções bidimensionais. Conforme observado previamente neste capítulo, três componentes do sistema límbico têm forma de C: (1) a formação hipocampal e sua via eferente, o fórnice (Figura 16-2), (2) parte da amígdala e uma de suas vias, a estria terminal (Figura 16-7), e (3) o córtex de associação límbica, especialmente os giros cingulado e para-hipocampal (Figura 16-3). Como consequência das suas formas em C, um corte coronal através do hemisfério cerebral pode atravessar essas estruturas duas vezes: primeiro dorsal e depois ventralmente. Em cortes horizontais, estruturas em forma de C estão localizadas superior e inferiormente.

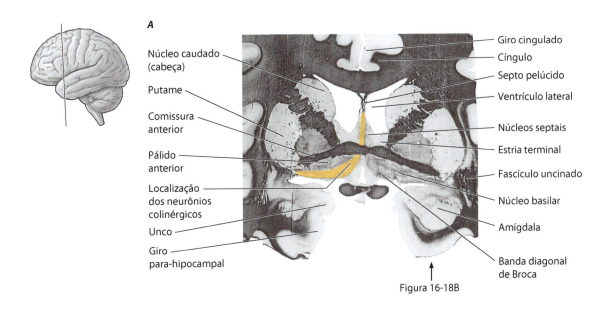

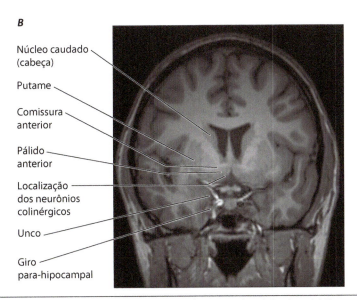

FIGURA 16-12 Corte coronal corado para mielina através dos núcleos septais, núcleo basal, (**A**) e amígdala e RM (**B**). A seta aponta para o plano da secção desta imagem na Figura 16-18B. O detalhe mostra o plano da secção. (**B**, cortesia do Dr. JoyHirsch, Columbia University.)

O *nucleus accumbens* e o tubérculo olfatório compreendem a parte do prosencéfalo basal

Cortes através da porção superior do prosencéfalo cortam componentes do circuito límbico dos núcleos da base. O lado de entrada do circuito (ver Figuras 14-15 e 14-8) é o **estriado anterior**, consistindo no *nucleus accumbens*, no tubérculo olfatório e nas partes ventromediais do núcleo caudado e do putame (Figuras 16-10 e 16-12). O estriado anterior recebe informação de todas as divisões nucleares da amígdala, assim como da formação hipocampal e do córtex de associação límbica. O núcleo de saída do circuito límbico é o **pálido anterior** (Figura 16-12), que se projeta a partes do **núcleo dorsomedial do tálamo** (ver Figura 16-14B) e daí ao **córtex pré-frontal dorsolateral**, ao **córtex orbitofrontal** e ao **giro cingulado anterior**. O estriado anterior também tem projeções diretas à amígdala. Deve-se lembrar que as partes dorsais do estriado são importantes nas funções motoras esqueléticas e oculomotoras e na cognição. Suas saídas são focalizadas nos segmentos interno e externo do globo pálido e da parte reticulada da substância negra. No entanto, como discutido no Capítulo 14, existem maneiras de os circuitos límbicos

402 **Seção IV** Sistemas Integrativos

e motores interagirem que permitem ao circuito límbico influenciar no controle do movimento.

Além da recepção olfatória do trato e do bulbo olfatório, pouco se sabe sobre as demais funções do **tubérculo olfatório**. O tubérculo olfatório corresponde à região na superfície ventral chamada de **substância perfurada anterior** (Figura 16-4). Esta é onde ramos penetrantes das artérias cerebrais média e anterior (artérias lenticuloestriadas) adentram a superfície basal do cérebro para suprir partes dos núcleos da base e da cápsula interna. O corte mostrado na Figura 16-10 também corta através das porções mais anteriores dos giros cingulado e para-hipocampal.

Esse é o nível do **polo temporal**, que tem conexões com o córtex orbitofrontal e com a amígdala; também tem projeções diretas ao hipotálamo. Como discutido previamente, o córtex do polo temporal é importante para a personalidade. Conexões com o lobo orbitofrontal são feitas por axônios que cursam no interior do **fascículo uncinado** (Figura 16-12).

Sistemas colinérgicos do prosencéfalo basal têm projeções límbicas e neocorticais difusas

Os núcleos septais estão adjacentes ao septo pelúcido (Figuras 16-10 e 16-12), uma estrutura não neural que separa o corno frontal dos ventrículos laterais dos dois hemisférios cerebrais. Estudos em animais revelaram que os núcleos septais consistem em separar componentes medial e lateral. Em humanos, o núcleo septal lateral pode corresponder a neurônios localizados próximos à superfície ventricular; e o núcleo septal medial, àqueles próximos ao septo pelúcido. Além disso, essas células mediais são contínuas com a substância cinzenta na superfície medial do hemisfério cerebral, exatamente superior à **lâmina terminal**. Essa região, chamada de **giro paraterminal** (Figura 16-3), funde-se com o **núcleo da banda diagonal de Broca**, que está localizado na superfície basal do prosencéfalo (Figuras 16-4, 16-11 e 16-12).

O núcleo septal lateral é um alvo da projeção do hipocampo, via fórnice. O núcleo septal medial recebe sua principal aferência do núcleo septal lateral e projeta a três locais: (1) à formação hipocampal, (2) à substância cinzenta periaquedutal e formação reticular, e (3) à habênula, uma porção do diencéfalo. A projeção da formação hipocampal, via fórnice, é importante para regular a atividade neuronal do hipocampo. A projeção à substância cinzenta periaquedutal e formação reticular, via **feixe do prosencéfalo medial**, parece ser importante em evocar comportamentos estereotipados em resposta a estímulos ambientais. Finalmente, a projeção à **habênula**, localizada lateral e anteriormente à glândula pineal (Figura 16-11; ver Figura AI-7), é parte de um circuito com os sistemas dopaminérgicos e serotonérgicos do mesencéfalo medial. O trato habenulopenducular (ver Figura AII-15) é o trato de saída mais mielinizado da habênula.

O **prosencéfalo basal** está localizado na superfície ventral do hemisfério cerebral. Ele inclui o giro paraterminal, o núcleo da banda diagonal de Broca e a substância perfurada anterior. Os núcleos septais são contínuos com muitas estruturas prosencefálicas basais. Na Figura 16-4, o prosencéfalo basal está localizado aproximadamente anterior e abaixo dos tratos e do quiasma óptico. Grandes neurônios estão localizados nesse lugar e usam **acetilcolina** como seu principal neurotransmissor. Além de no núcleo septal medial, neurônios colinérgicos estão localizados em núcleos da banda diagonal de Broca e no **núcleo basal** (Figura 16-12). Os diversos neurônios colinérgicos formam uma banda contínua, de dorsomedialmente nos núcleos septais a ventromedialmente no núcleo basal (Figura 16-12, sombreado cor de laranja). Outros grandes neurônios colinérgicos estão dispersos entre a lâmina do globo pálido e o putame e adjacentes à cápsula interna. Alguns estão presentes no hipotálamo lateral. Os neurônios colinérgicos do prosencéfalo basal (incluindo aqueles no núcleo septal medial) excitam seus alvos primariamente por meio de **receptores muscarínicos**; tais respostas à acetilcolina são importantes em integrar informações porque facilitam respostas a outras entradas. Esses neurônios colinérgicos, por meio de projeções corticais muito difundidas, podem também modular a excitabilidade cortical global.

O cíngulo segue abaixo dos giros cingulado e para-hipocampal

Duas áreas corticais límbicas, o giro cingulado e o giro para-hipocampal, são vistas em uma série de cortes coronais (Figuras 16-10 e 16-12 a 16-16): o giro cingulado está localizado dorsalmente, e o giro para-hipocampal está localizado ventralmente. A via que conecta regiões do córtex pré-frontal dorsolateral, os giros orbitofrontais e o giro cingulado com o giro para-hipocampal, incluindo o **córtex entorrinal**, é chamada de **cíngulo**. Essa via está localizada na substância branca abaixo do giro cingulado (Figura 16-12). Ao contrário do cíngulo, outra via de associação cortical do sistema límbico, o fascículo uncinado (Figuras 16-12 e 16-13), tem uma trajetória mais direta para interconectar porções anteriores do lobo temporal com giros orbitais mediais do lobo frontal.

As três divisões nucleares da amígdala são reveladas em um corte coronal

A amígdala está localizada no lobo temporal rostral abaixo do córtex do giro para-hipocampal (Figura 16-12 a 16-14A). A amígdala é superior e ligeiramente dorsal à formação hipocampal. (Comparar o corte parassagital na Figura 16-18B com o desenho na Figura 16-2.) A seta na Figura 16-12 mostra o plano aproximado de corte na Figura 16-18B. A amígdala e a formação hipocampal rostral formam o **unco** (Figuras 16-3 e 16-14). Lesões expansivas ocupantes de espaço acima do tentório cerebelar (ver

Capítulo 16 O Sistema Límbico e Circuitos Cerebrais para Recompensa, Emoções e Memória

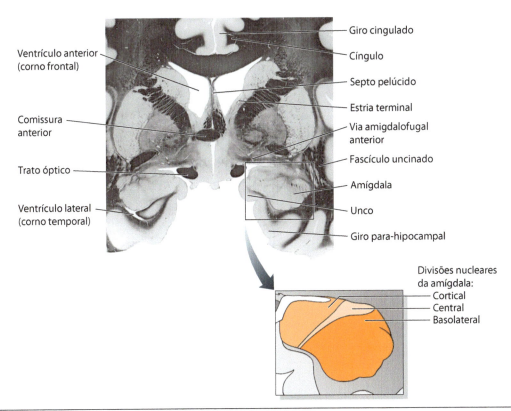

FIGURA 16-13 Corte coronal corado para mielina através da coluna do fórnice e da amígdala. O detalhe mostra a localização aproximada das divisões nucleares na amígdala.

Figura 3-15), especialmente aqueles do lobo temporal, podem deslocar o unco medialmente. Essa **herniação uncal** comprime estruturas do mesencéfalo, por fim resultando em coma e até morte. Inicialmente, a herniação uncal pode comprimir os nervos oculomotores, que saem a partir da superfície anterior do mesencéfalo. Isso resulta em disfunção do terceiro nervo, incluindo paralisia dos músculos extraoculares e perda do reflexo pupilar à luz.

As três divisões nucleares da amígdala estão esquematicamente retratadas no detalhe da Figura 16-13. A divisão **cortical** da amígdala funde-se com o córtex sobrejacente do lobo temporal medial. Esta divisão recebe uma entrada principal diretamente do **bulbo olfatório**. As duas outras divisões nucleares, **basolateral** e **central**, são igualmente mostradas. O **núcleo do leito da estria terminal** é o componente nuclear em forma de C da amígdala. Ele tem conexões com núcleos autônomos do tronco encefálico e aferentes viscerais e, assim, tem conexão similar àquela da divisão nuclear central. Juntamente com o núcleo central e diversos núcleos menores, eles foram a amígdala estendida. Uma porção de leitos nucleares da estria terminal parece ser sexualmente dimórfica.

As vias estria terminal e amigdalofugal anterior são as duas vias de saída da amígdala

A estria terminal transporta para fora da amígdala, predominantemente a partir dos núcleos corticais. A estria terminal e seu leito nuclear estão localizados medialmente ao núcleo caudado, em um sulco raso formado na junção do tálamo e do núcleo caudado (Figuras 16-11 e 16-14), chamado de sulco terminal. Seguindo juntamente com a estria terminal e o núcleo do leito está a **veia talamoestriada** (ou veia terminal) que drena porções do tálamo e do núcleo caudado. A estria terminal não se cora escuro porque seus axônios não são fortemente mielinizados. O alvo principal dos axônios que seguem na estria terminal é o **núcleo medial ventral do hipotálamo**, que é importante na alimentação.

A outra via eferente da amígdala, a **via amigdalofugal anterior** (Figura 16-13), segue ventralmente à comissura anterior e ao globo pálido (ver Capítulo 14). As projeções dos núcleos central e basolateral cursam primariamente nesta via eferente. A via ventral tem quatro alvos principais:

1. O **núcleo dorsomedial do tálamo** (Figuras 16-15B e 16-16) liga sinapticamente a amígdala basolateral indiretamente com o lobo frontal. Porções separadas do núcleo dorsomedial projetam às áreas corticais pré-frontal dorsolateral e orbitofrontal.

2. A via amigdalofugal ventral liga os núcleos centrais da amígdala com o **hipotálamo** lateral, para o controle do sistema nervoso autônomo, e com neurônios parvocelulares, para controle endócrino. Os núcleos centrais da amígdala influenciam a liberação do hor-

404 Seção IV Sistemas Integrativos

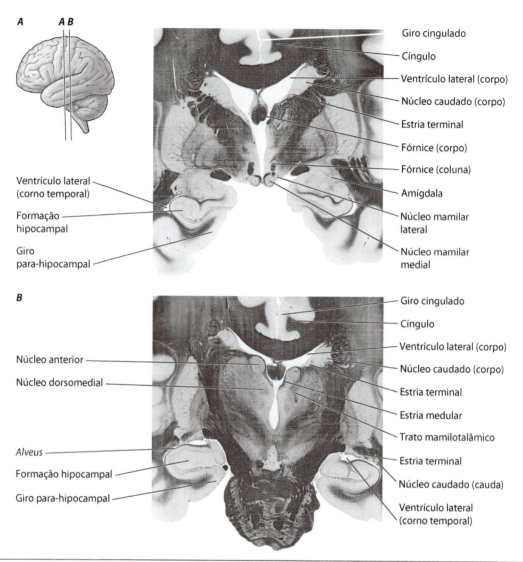

FIGURA 16-14 Corte coronal corado para mielina através dos corpos mamilares (**A**) e através do trato mamilotalâmico (**B**). Em **B**, o trato mamilotalâmico é visto no lado direito somente, porque o corte é assimétrico. O detalhe mostra os planos de corte.

mônio corticotrofina pelos neurônios neurossecretores parvocelulares do núcleo paraventricular (Capítulo 15). Este controle é exercido por desinibição: neurônios de saída GABAérgica dos núcleos centrais fazem sinapse nos neurônios GABAérgicos no hipotálamo que controlam os neurônios neurossecretores. Desinibição é uma importante característica da circuitaria no córtex cerebelar (Capítulo 13) e nos núcleos da base (Capítulo 14).

3. O **prosencéfalo basal**, incluindo o estriado anterior e neurônios colinérgicos do núcleo basal e do núcleo da banda diagonal de Broca, liga a amígdala sinapticamente com o córtex.

4. O **tronco encefálico**, que contem núcleos pré-ganglionares parassimpáticos, recebe uma projeção dos núcleos centrais.

A formação hipocampal está localizada no soalho do corno temporal do ventrículo lateral

Cortes coronais através do lobo temporal, a partir de uma direção superior para inferior, fatiam primeiro pela amígdala, em seguida tanto através da amígdala e da formação hipocampal, e finalmente através da formação hipocampal exclusivamente. (Figuras 16-14 e 16-15 mostram estas relações superoinferiores.) A formação hipocampal forma parte do soalho do corno temporal do ventrículo lateral. Em um corte coronal (p. ex., Figura 16-15), a formação hipocampal está localizada ventralmente e o fórnice está localizado dorsalmente. Em um corte horizontal (Figura 16-11), a formação hipocampal (que aqui é muito pequena) é inferior e o fórnice é superior. Existe uma minúscula

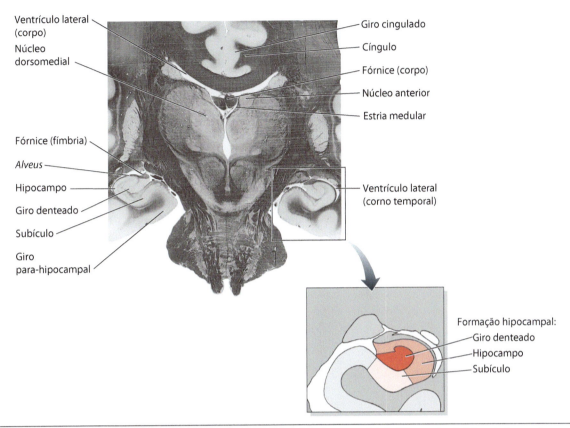

FIGURA 16-15 Corte coronal corado para mielina através do núcleo dorsomedial do tálamo. As divisões da formação hipocampal são mostradas no detalhe.

porção da formação hipocampal dorsal ao corpo caloso que é vestigial; no cérebro desenvolvido, é chamada de *indusium griseum* (ver Figura AII-16). Alguns indivíduos esquizofrênicos exibem degeneração da formação hipocampal e de outras estruturas neurais do lobo temporal medial. Em consequência, isso produz um aumento no tamanho do ventrículo lateral.

Durante o desenvolvimento, a formação hipocampal sofre um revolver dentro do lobo temporal (Figura 16-16). A sequência simples das partes componentes do lobo temporal, do giro para-hipocampal na superfície lateral ao giro denteado na superfície medial, torna-se mais complexa posteriormente no desenvolvimento. À medida que o **sulco hipocampal** se forma, o giro denteado e o subículo tornam-se apostos; a superfície pial dessas duas estruturas se funde e a via aferente hipocampal (a via perfurante) cursa ao longo dessa fusão (Figura 16-17B).

A morfologia da formação hipocampal, assim como muitas áreas de associação límbica, difere daquela do resto do córtex. Como visto no Capítulo 9, o principal córtex é o **neocórtex** (p. ex., córtex somatossensorial primário ou córtex de associação parietal posterior), que tem seis camadas celulares principais (Figura 16-16B1). O outro tipo de córtex é o **alocórtex** (Figura 16-16B2), que tem menos de seis camadas e é mais variável. A formação hipocampal é um tipo de alocórtex chamado de **arquicórtex**; regiões no giro para-hipocampal e no giro cingulado abaixo do corpo caloso representam outro tipo de alocórtex, chamado de **paleocórtex**.

As três divisões da formação hipocampal – o **giro denteado**, o **hipocampo** e o **subículo** – são mostrados no detalhe na Figura 16-15. Cada divisão tem três camadas celulares principais, conforme o plano comum do alocórtex (Figura 16-16B). A camada piramidal – ou camada de células granulares no giro denteado – contém projeções neuronais da região. Enquanto os neurônios de saída da camada piramidal (neurônios piramidais) no hipocampo e no subículo podem projetar para fora da formação hipocampal (ver Quadro 16-1), as células granulares do giro denteado conectam somente na formação hipocampal.

Células piramidais do hipocampo e do subículo têm conexões extrínsecas, enviando seus axônios para alvos corticais e subcorticais (Figura 16-6B). O hipocampo e o subículo têm extensivas projeções "de volta" ao córtex entorrinal que, por sua vez, projeta amplamente a outras regiões corticais (Figura 16-6). Os principais alvos subcorticais são os corpos mamilares, que recebem uma pro-

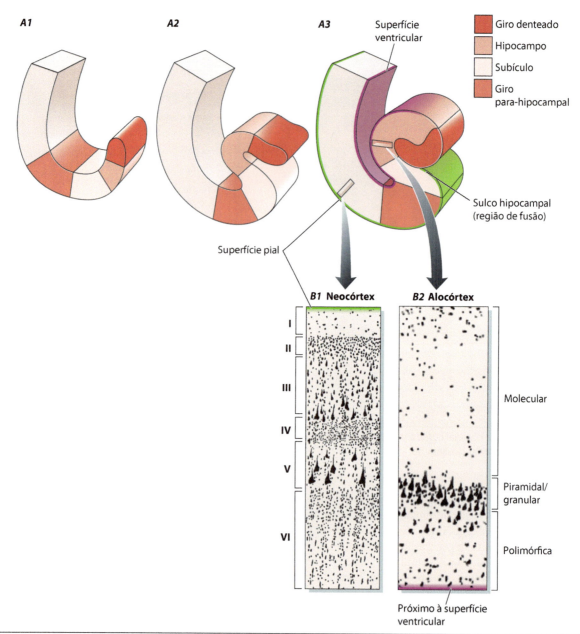

FIGURA 16-16 Esquema da formação hipocampal em dois estágios do desenvolvimento (*A1*, *A2*) e na maturidade (*A3*). (Adaptada de Williams PL, Warwick R. Functional Neuroanatomy of Man. New York, NY: W. B. Saunders; 1975.) O neocórtex (*B1*) na superfície cortical lateral tem seis camadas celulares, e o alocórtex (*B2*), localizado medialmente, tem menos que seis camadas. O desenho de um corte com coloração de Nissl através do neocórtex do cérebro humano em *B1* é semiesquemático. O corte através do alocórtex é de uma porção da formação hipocampal chamada de arquicórtex que tem apenas três camadas celulares. (Adaptada de Brodmann K. VergleichendeLokalisationslehre der Grosshirnrinde in ihrenPrinzipienDargestellt auf Grund des Zellen-baues. Barth, Germany; 1909.)

jeção das células piramidais, sobretudo do subículo, e o núcleo septal lateral, que recebe uma projeção principal do hipocampo. Estes axônios cursam no fórnice. Além das conexões extrínsecas, ambos os lados da formação hipocampal estão interconectados por meio de **neurônios comissurais** cujos axônios cursam na porção ventral do fórnice.

Um corte através dos corpos mamilares revela o fórnice e o trato mamilotalâmico

Estruturas que têm uma forma em C são orientadas aproximadamente no plano sagital. O corte sagital na Figura 16-18A está localizado proximamente à linha média e corta transversalmente o fórnice, embora não por meio de

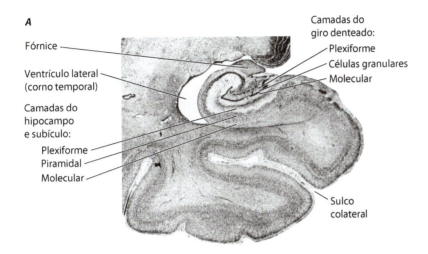

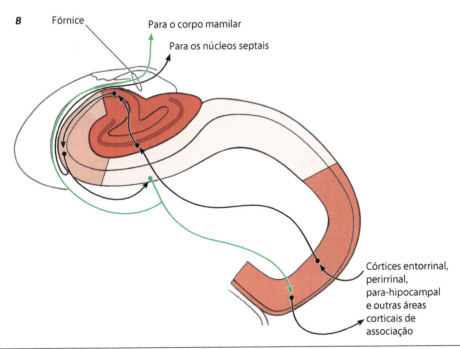

FIGURA 16-17 A formação hipocampal. (**A**) Corte com coloração Nissl através da formação hipocampal humana, giro para-hipocampal e lobo temporal ventral. O hipocampo tem três divisões citoarquitetônicas. Estas divisões são abreviadas por CA para *cornus ammonis*, ou corno de Ammon. (Os primeiros anatomistas observaram que a formação hipocampal, juntamente com o fórnice, parecia os chifres de um carneiro.) (**B**) O circuito serial básico da formação hipocampal é sobreposto na citoarquitetura da formação hipocampal e do córtex entorrinal. Adicionalmente, o córtex entorrinal e o de associação projetam em paralelo para diferentes áreas da formação hipocampal. (**A**, cortesia do Dr. David Amaral, State University of New York at Stony Brook. **B**, adaptada de Zola-Morgan S, Squire LR, Amaral DG. Human amnesia and medial temporal lobe region: enduring memory impairment following a bilateral lesion limited to field CA1 of the hippocampus. J Neurosci. 1986;6[10]:2950-2967.)

seu comprimento total. O corte sagital na Figura 16-18B está localizado mais lateralmente e corta através do longo eixo da formação hipocampal.

Axônios de células piramidais do hipocampo e do subículo formam o *alveus*, o envelope mielinizado em torno da formação hipocampal (Figura 16-18B). Esses axônios se juntam no lado medial da formação hipocampal para formar a primeira de quatro partes anatômicas do fórnice, chamada **fímbria**. As outras três partes – os **pilares** (onde os axônios estão separados da formação hipocampal), o **corpo** (onde os axônios de ambos os lados juntam-se na linha média) e a **coluna** (onde axônios descendem em direção aos seus alvos) – trazem os axônios do fórnice para neurônios no diencéfalo e no telencéfalo rostral.

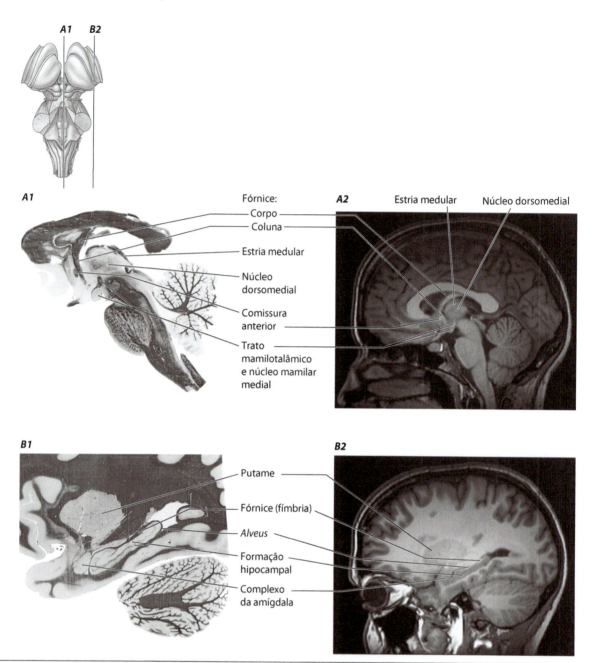

FIGURA 16-18 Visualizações sagitais através do cérebro revelando porções de estruturas do sistema límbico com forma em C. (A) Corte mediossagital corado para mielina através dos hemisférios cerebrais, diencéfalo e tronco encefálico próximo à linha média (A1) e RM correspondente (A2). Corte parassagital através do complexo amigdaloide e formação hipocampal (B1) e RM correspondente (B2). (A2, B2, cortesia do Dr. JoyHirsch, Columbia University.)

O corpo e a coluna do fórnice podem ser vistos na Figura 16-18A. Deve-se observar como a coluna do fórnice desce caudalmente à **comissura anterior** para terminar no corpo mamilar; este é o fórnice **pós-comissural** (ver também Figura 16-11, onde as colunas do fórnice são caudais à comissura anterior). O corpo mamilar compreende o núcleo mamilar medial e o núcleo mamilar lateral (Figura 16-14A), e o fórnice termina em ambos os componentes. A saída principal, o **trato mamilotalâmico**, origina-se de ambos os núcleos mamilares medial e lateral. Axônios do trato mamilotalâmico também podem ser vistos deixando o corpo mamilar na Figura 16-18A. Esses axônios estão percorrendo em direção aos **núcleos talâmicos anteriores** (Figura 16-14B). O núcleo mamilar lateral (Figura 16-14A) também dá origem ao **trato mamilotegmental**, que desce ao mesencéfalo e superiormente à formação reticular pontina. A degeneração dos corpos mamilares, juntamente com porções do tálamo

Capítulo 16   O Sistema Límbico e Circuitos Cerebrais para Recompensa, Emoções e Memória   **409**

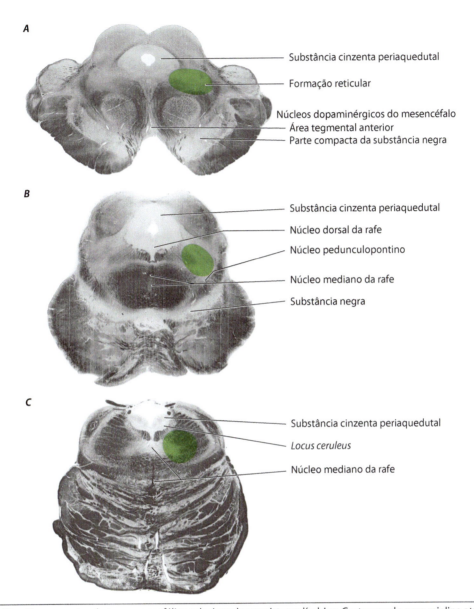

FIGURA 16-19   Componentes do tronco encefálico relacionados ao sistema límbico. Corte corado para mielina através do mesencéfalo rostral (**A**), mesencéfalo caudal (**B**) e ponte rostral (**C**). A formação reticular é indicada por regiões sombreadas de verde.

medial, ocorre na **síndrome de Korsakoff**. Esses pacientes têm profunda perda de memória, atribuível ao prejuízo da expressão das funções do subículo. Essa condição resulta de deficiência de tiamina, normalmente acompanhada por alcoolismo.

Fibras do fórnice também terminam em outros locais além dos corpos mamilares. Algumas dessas fibras terminam diretamente nos núcleos talâmicos anteriores; outras projetam à amígdala e ao *nucleus accumbens*. Além disso, superiormente à comissura anterior, o **fórnice pré-comissural**, que é menor que a porção pós-comissural, segue para longe da linha média. (Isso não pode ser visto no corte na Figura 16-18A.) Uma importante projeção do hipocampo é para o núcleo septal lateral por meio do fórnice pré-comissural. Uma porção da **estria bulbar**, que tem um trajeto predominantemente superoinferior, é também revelada nesse corte (Figura 16-18A). Como discutido anteriormente, o núcleo septal medial projeta axônios na estria bulbar. Esses axônios fazem sinapse na habênula (ver Figuras AI-7 e AII-18).

Núcleos no tronco encefálico conectam estruturas límbicas telencefálicas e diencefálicas com o sistema nervoso autônomo e a medula espinal

A **substância cinzenta periaquedutal** e a **formação reticular** (Figura 16-19) são supostamente importan-

410 Seção IV Sistemas Integrativos

tes na expressão comportamental das emoções, como reações estereotipadas de defesa ou respostas corporais ao estresse. Neurônios septais projetam à formação reticular do mesencéfalo via neurônios do hipotálamo lateral. Neurônios do hipotálamo lateral são intercalados ao longo do feixe medial do prosencéfalo (ver Capítulo 15). Dessas regiões do mesencéfalo, as ações dos neurônios em amplas áreas da formação reticular podem ser modificadas pelo sistema límbico. O hipotálamo também projeta à substância cinzenta periaquedutal. O Capítulo 5 considerou a projeção da substância cinzenta periaquedutal aos núcleos da rafe (ver Figura 5-8), que dá origem a uma projeção espinal para regular a transmissão de dor.

Resumo

Anatomia geral do sistema límbico

O sistema límbico compreende um conjunto de estruturas localizadas predominantemente na superfície medial do hemisfério cerebral (Figuras 16-2 e 16-3). As diversas funções do sistema límbico incluem importantes papéis na *recompensa, memória e emoções* – e suas *consequências comportamentais* e *viscerais*. Muitas das estruturas têm uma *configuração em forma de C*. O sistema límbico tem três componentes em forma de C (Figuras 16-2 a 16-5): (1) o *córtex de associação límbica*, (2) a *formação hipocampal* e o *fórnice*, e (3) parte da amígdala (*estria terminal* e *núcleo leito da estria terminal*).

Córtex de associação límbica

As áreas corticais límbicas incluem as seguintes estruturas (Figuras 16-3 e 16-4): os *giros orbitais mediais* do lobo frontal, o *giro cingulado* nos lobos frontal e parietal, o *giro para-hipocampal* no lobo temporal e o córtex do *polo temporal*. As áreas corticais límbicas recebem entrada de áreas sensoriais de comando superior no lobo temporal e de outras áreas corticais de associação, o *córtex de associação pré-frontal* e a *área de associação parieto-occipto-temporal*. As duas principais vias que transportam axônios de associação cortical para e de outras estruturas do sistema límbico são o *cíngulo* (localizado abaixo do giro cingulado; Figura 16-12) e o *fascículo uncinado* (Figura 16-12). A citoarquitetura do córtex de associação límbica difere daquela de outras regiões corticais. O córtex na superfície externa do giro para-hipocampal lateral ao *sulco colateral* (Figura 16-4) tem pelo menos seis camadas (neocórtex), enquanto o córtex medial ao sulco é mais variável e geralmente tem menos de seis camadas celulares (*alocórtex*) (Figura 16-16B). Projeções colinérgicas ao córtex límbico, formação hipocampal e áreas corticais laterais originam-se do prosencéfalo basal, incluindo o *núcleo basilar*, o *núcleo da banda diagonal de Broca* e o *núcleo septal medial* (Figura 16-12).

Formação hipocampal

A *formação hipocampal* (Figuras 16-2 e 16-5) inclui três subdivisões citoarquitetônicas distintas (Figuras 16-5, 16-13 e 16-17): o *giro denteado*, o *hipocampo* e o *subículo*. A formação hipocampal desempenha um papel essencial na consolidação da memória explícita e espacial. O córtex de associação límbica fornece a principal entrada à formação hipocampal. O *córtex entorrinal*, uma porção específica do giro para-hipocampal, projeta diretamente à formação hipocampal (Figura 16-6A). Outras porções do córtex de associação límbica influenciam a formação hipocampal indiretamente, via córtex entorrinal. O giro denteado, hipocampo e subículo são estágios de processamento separado em uma sequência de conexões intrínsecas na formação hipocampal (Figura 16-17). O fluxo de informação por meio da formação hipocampal é em grande parte unidirecional.

Eferências hipocampais originam-se do subículo e do próprio hipocampo; o giro denteado projeta somente para parte do hipocampo. Projeções corticais do hipocampo e do subículo terminam no córtex entorrinal, e a partir daí a informação é amplamente distribuída em todo o córtex cerebral (Figura 16-6B). Projeções subcorticais são via *fórnice*. A maioria dos axônios no fórnice é composta por aqueles de *células piramidais* do subículo e do hipocampo. Axônios do *subículo* fazem sinapse no *corpo mamilar* (Figuras 16-6B, 16-14A e 16-18A). Estes axônios seguem no fórnice pós-comissural (Figura 16-19A). Os corpos mamilares projetam, via *trato mamilotalâmico* (Figuras 16-14A e 16-18A), aos *núcleos talâmicos anteriores* (Figura 16-14B), que projetam ao *giro cingulado* (Figura 16-3 e 16-11). O hipocampo projeta, via fórnice pré-comissural, ao *núcleo septal lateral* (Figura 16-6B e 16-12). O *núcleo septal medial*, que contém neurônios colinérgicos e GABAérgicos, projeta de volta à *formação hipocampal*, via *fórnice*.

Amígdala

A amígdala tem três divisões nucleares principais (Figuras 16-7 e 16-13), que coletivamente estão envolvidas nas *emoções* e suas *expressões comportamentais*: os núcleos basolaterais, os núcleos centrais e os núcleos corticais. Os *núcleos basolaterais* recebem entrada principal do *córtex cerebral* e projetam aos *núcleo dorsomedial do tálamo, núcleo basilar, estriado anterior* e de volta ao *córtex* (áreas de associação temporal, orbitofrontal e pré-frontal). Os *núcleos centrais*, importantes para a expressão visceral da emoção e recompensa, são reciprocamente conectados com os *núcleos viscersosensoriais* e *motores viscerais* do tronco encefálico. Eles também projetam ao hipotála-

Capítulo 16 · O Sistema Límbico e Circuitos Cerebrais para Recompensa, Emoções e Memória

mo para regular funções neuroendócrinas. Os *núcleos corticais* recebem aferência olfatória direta. Eles podem desempenhar um papel no comportamento do apetite e funções neuroendócrinas por meio de suas projeções ao *núcleo ventromedial* do hipotálamo.

A amígdala tem duas vias de saída: (1) a *estria terminal* (Figuras 16-7C e 16-13), que é em forma de C, transporta projeção eferente principalmente dos *núcleos corticais*, e (2) a *via amigdalofugal ventral* (Figura 16-13), que transporta os eferentes dos *núcleos centrais*, que, por sua vez, descendem ao tronco encefálico, e aqueles dos *núcleos basolaterais*, que ascendem ao *tálamo*, ao *estriado ventral* e ao *núcleo basilar* (Figuras 16-12 e 16-13). O núcleo leito da estria terminal percorre juntamente com a estria.

Circuito límbico dos núcleos da base e área tegmental anterior

O circuito límbico dos núcleos da base compreende o *estriado ventral* (*nucleus accumbens* e porções ventrais contíguas do núcleo caudado e putame; Figuras 16-8 e 16-10). Sua saída é direcionada ao *pálido ventral* (Figura 16-12). O *núcleo dorsomedial* do tálamo, que é um alvo do pálido ventral, projeta ao *córtex orbitofrontal, ao medial frontal* e ao *dorsolateral pré-frontal*. A *área tegmental anterior* (Figuras 16-8 e 16-19A) contém *neurônios dopaminérgicos* que projetam ao estriado ventral e aos córtex pré-frontal, medial frontal e orbitofrontal e é chave para recompensa, punição e sinalização de decisão no cérebro.

Leituras selecionadas

LeDoux J, Damasio A. Emotions and feelings. In: Kandel ER, Schwartz JH, Jessell TM, Siegelbaum SA, Hudspeth AJ, eds. Principles of Neural Science. 5th ed. New York, NY: McGraw-Hill; in press.

Shizgal P, Hyman SP. Homeostasis, motivation, and addictive states. In: Kandel ER, Schwartz JH, Jessell TM, SiegelbaumSA, Hudspeth AJ, eds. Principles of Neural Science.5th ed. New York, NY: McGraw-Hill; in press.

Referências

Aggleton JP. The contribution of the amygdala to normal and abnormal emotional states. *Trends Neurosci*. 1993;16:328-333.

Albin RL, Mink JW. Recent advances in Tourette syndrome research. *TINS*. 2006;29(3):175-182.

Andy OJ, Stephan H. The septum of the human brain. *J Comp Neurol*. 1968;133:383-410.

Carlsen J, Heimer L. The basolateral amygdaloid complex as a cortical-like structure. *Brain Res*. 1988;441:377-380.

Corkin S. What's new with the amnesic patient H.M.? *Nat Rev Neurosci*. 2002;3:153-160.

Curtis MA, Kam M, Nannmark U, et al. Human neuroblasts migrate to the olfactory bulb via a lateral ventricular extension. *Science*. 2007;315(5816):1243-1249.

Dalgleish T. The emotional brain. *Nat Rev Neurosci*. 2004;5: 582-589.

Dantzer R, O'Connor JC, Freund GG, Johnson RW, Kelley KW. From inflammation to sickness and depression: when the immune system subjugates the brain. *Nat Rev Neurosci*. 2008;9(1):46-56.

Davidson RJ, Putnam KM, Larson CL. Dysfunction in the neural circuitry of emotion regulation—a possible prelude to violence. *Science*. 2000;289:591-594.

de Olmos J. Amygdala. In: Paxinos G, Mai JK, eds. *The Human Nervous System*. Vol 738-868. London: Elsevier; 2004.

Drevets WC. Neuroimaging and neuropathological studies of depression: implications for the cognitive-emotional features of mood disorders. *Curr Opin Neurobiol*. 2001;11:240-249.

Duvernoy HM. *The Human Hippocampus: An Atlas of Applied Anatomy*. Berlin: Springer; 1998:213.

Fanselow MS, Dong HW. Are the dorsal and ventral hippocampus functionally distinct structures? *Neuron*. 2010;65(1): 7-19.

Farnham FR, Ritchie CW, James DV, Kennedy HG. Pathology of love. *Lancet*. 1997;350:710.

Fisher H, Aron A, Brown LL. Romantic love: an fMRI study of a neural mechanism for mate choice. *J Comp Neurol*. 2005;493(1):58-62.

Fisher HE, Aron A, Brown LL. Romantic love: a mammalian brain system for mate choice. *Philos Trans R Soc Lond B Biol Sci*. 2006;361(1476):2173-2186.

Frackowiak RS. *Human Brain Function*. San Diego, CA: Elsevier; 2004.

Georgiadis JR, Kortekaas R, Kuipers R, et al. Regional cerebral blood flow changes associated with clitorally induced orgasm in healthy women. *Euro J Neurosci*. 2006;24(11):3305-3316.

Georgiadis JR, Reinders AA, Paans AM, Renken R, Kortekaas R. Men versus women on sexual brain function: prominent differences during tactile genital stimulation, but not during orgasm. *Human Brain Mapping*. 2009;30(10): 3089-3101.

Gould E. How widespread is adult neurogenesis in mammals? *Nat Rev Neurosci*. 2007;8(6):481-488.

Grace AA. Gating of information flow within the limbic system and the pathophysiology of schizophrenia. *Brain Res Brain Res Rev*. 2000;31:330-341.

Grace AA, Bunney BS, Moore H, Todd CL. Dopamine-cell depolarization block as a model for the therapeutic actions of antipsychotic drugs. *Trends Neurosci*. 1997;20:31-37.

Haber SN. Integrative networks across basal ganglia circuits. In: Steiner H, Kuei T, eds. *Handbook of Basal Ganglia Structure and Function*. London: Elsevier; 2010:409-427.

Haber SN, Johnson Gdowski M. The basal ganglia. In: Paxinos G, Mai JK, eds. *The Human Nervous System*. London: Elsevier; 2004.

Haber SN, Knutson B. The reward circuit: linking primate anatomy and human imaging. *Neuropsychopharmacology*. 2010;35(1):4-26.

Hedren JC, Strumble RG, Whitehouse PJ, et al. Topography of the magnocellular basal forebrain system in the human brain. *J Neuropathol ExpNeurol*. 1984;43:1–21.

412 Seção IV Sistemas Integrativos

Holstege G, Huynh HK. Brain circuits for mating behavior in cats and brain activations and de-activations during sexual stimulation and ejaculation and orgasm in humans. *Horm Behav.* 2011;59:702-707.

Holstege G, Mouton LJ, Gerrits NM. Emotional motor systems. In: Paxinos G, Mai JK, eds. *The Human Nervous System.* London: Elsevier; 2004:1306-1324.

Hyman SE, Malenka RC. Addiction and the brain: the neurobiology of compulsion and its persistence. *Nat Rev Neurosci.* 2001;2:695-703.

Insausti R, Amaral D. Hippocampal formation. In: Paxinos G, Mai JK, eds. *The Human Nervous System.* London: Elsevier; 2004:871-914.

Krack P, Hariz MI, Baunez C, Guridi J, Obeso JA. Deep brain stimulation: from neurology to psychiatry? *TINS.* 2010;33(10):474-484.

Kringelbach ML. The human orbitofrontal cortex: linking reward to hedonic experience. *Nat Rev Neurosci.* 2005;6: 691-702.

Kringelbach ML, Jenkinson N, Owen SL, Aziz TZ. Translational principles of deep brain stimulation. *Nat Rev Neurosci.* 2007;8(8):623-635.

Lazarini F, Lledo PM. Is adult neurogenesis essential for olfaction? *TINS.* 2010;34:20-30.

LeDoux JE. Emotion circuits in the brain. *Annu Rev Neurosci.* 2000;23:155-184.

Levitt P. A monoclonal antibody to limbic system neurons. *Science.* 1984;223:299-301.

Lledo PM, Alonso M, Grubb MS. Adult neurogenesis and functional plasticity in neuronal circuits. *Nat Rev Neurosci.* 2006;7(3):179-193.

Maguire EA, Gadian DG, Johnsrude IS, et al. Navigation-related structural change in the hippocampi of taxi drivers. *Proc Natl Acad Sci USA.* 2000;97(8):4398-4403.

Mayberg HS. Limbic-cortical dysregulation: a proposed model of depression. *J Neuropsychiatry Clin Neurosci.* 1997;9(3):471-481.

Meyer-Lindenberg A, Miletich RS, Kohn PD, et al. Reduced prefrontal activity predicts exaggerated striatal dopaminergic function in schizophrenia. *Nat Neurosci.* 2002;5:267-271.

Millhouse OE, DeOlmos J. Neuronal configurations in lateral and basolateral amygdala. *Neuroscience.* 1983;10: 1269-1300.

Naidich TP, Daniels DL, Haughton VM, et al. Hippocampal formation and related structures of the limbic lobe: anatomical-MR correlations. Part I. Surface features and coronal sections. *Neuroradiology.* 1987;162:747-754.

Naidich TP, Daniels DL, Haughton VM, et al. Hippocampal formation and related structure of the limbic lobe: anatomical-MR correlations. Part II. Sagittal sections. *Neuroradiology.* 1987;162:755-761.

Nestler EJ, Barrot M, DiLeone RJ, Eisch AJ, Gold SJ, Monteggia LM. Neurobiology of depression. *Neuron.* 2002;34:13-25.

Olson IR, Plotzker A, Ezzyat Y. The enigmatic temporal pole: a review of findings on social and emotional processing. *Brain.* 2007;130(Pt 7):1718-1731.

Ortega-Perez I, Murray K, Lledo PM. The how and why of adult neurogenesis. *J Mol Histol.* 2007;38(6):555-562.

Papez JW. A proposed mechanism of emotion. *Arch Neurol Psychiatr.* 1937;38:725-743.

Paus T. Primate anterior cingulate cortex: where motor control, drive and cognition interface. *Nat Rev Neurosci.* 2001;2: 417-424.

Perera TD, Park S, Nemirovskaya Y. Cognitive role of neurogenesis in depression and antidepressant treatment. *Neuroscientist.* 2008;14(4):326-338.

Pessoa L. On the relationship between emotion and cognition. *Nat Rev Neurosci.* 2008;9:148-158.

Petrides M, Pandya DN. The frontal lobe. In: Paxinos G, Mai JK, eds. *The Human Nervous System.* London: Elsevier; 2004:950-972.

Pfefferbaum A, Zipursky RB. Neuroimaging in schizophrenia. *Schizophr Res.* 1991;4:193-208.

Pierce RC, Kumaresan V. The mesolimbic dopamine system: the final common pathway for the reinforcing effect of drugs of abuse? *Neurosci Biobehav Rev.* 2006;30(2):215-238.

Pitkanen A, Savander V, LeDoux JE. Organization of intra-amygdaloid circuitries in the rat: an emerging frame-work for understanding functions of the amygdala. *Trends Neurosci.* 1997;20:517-523.

Price JL, Amaral DG. An autoradiographic study of the projections of the central nucleus of the monkey amygdala. *J Neurosci.* 1981;1:1242-1259.

Price JL, Russchen FT, Amaral DG. The limbic region. II: The amygdaloid complex. In: Björklund A, Hökfelt T, Swanson LW, eds. *Handbook of Chemical Neuroanatomy. Vol. 5. Integrated Systems of the CNS, Part I.* Amsterdam: Elsevier; 1987:279-388.

Saper CB. Hypothalamus. In: Paxinos G, Mai JK, eds. *The Human Nervous System.* London: Elsevier; 2004: 513-550.

Talairach J, Tournoux P. *Co-planar Stereotaxic Atlas of the Human Brain.* New York, NY: Georg Thieme Verlag; 1988.

Vogt BA, Hof PR, Vogt LJ. Cingulate gyrus. In: Paxinos G, Mai JK, eds. *The Human Nervous System.* London: Elsevier; 2004:915-949.

Whitman MC, Greer CA. Adult neurogenesis and the olfactory system. *Prog Neurobiol.* Oct 2009;89(2):162-175.

Wiebe S, Blume WT, Girvin JP, Eliasziw M. A randomized, controlled trial of surgery for temporal-lobe epilepsy. *N Engl J Med.* 2001;345:311-318.

Williams PL, Warwick R. *Functional Neuroanatomy of Man.* New York, NY: W. B. Saunders; 1975.

Yin HH, Knowlton BJ. The role of the basal ganglia in habit formation. *Nat Rev Neurosci.* 2006;7(6):464-476.

Young KA, Gobrogge KL, Liu Y, Wang Z. The neurobiology of pair bonding: insights from a socially monogamous rodent. *Front Neuroendocrinol.* 2011;32(1):53-69.

Young LJ, Murphy Young AZ, Hammock EA. Anatomy and neurochemistry of the pair bond. *J Comp Neurol.* 2005;493(1):51-57.

Zola-Morgan S, Squire LR, Amaral DG. Human amnesia and the medial temporal region: enduring memory impairment following a bilateral lesion limited to field CA1 of the hippocampus. *J Neurosci.* 1986;6:2950-2967.

Capítulo 16 O Sistema Límbico e Circuitos Cerebrais para Recompensa, Emoções e Memória **413**

Questões de estudo

1. Um paciente com raro transtorno de memória realiza uma RM. O neuroradiologista observa que a única modificação significativa é que a formação hipocampal está degenerada. Qual das seguintes afirmativas melhor descreve o efeito mais provável que isso teria sobre a imagem do sistema ventricular?
   A. Não existiria nenhuma modificação no sistema ventricular, porque a degeneração está localizada na formação hipocampal.
   B. Isto seria acompanhado por encolhimento do ventrículo lateral.
   C. Isto seria acompanhado por alargamento do ventrículo lateral.
   D. Isto seria acompanhado por alargamento do corno ventral ou temporal do sistema do ventrículo lateral.

2. Áreas corticais límbicas não se ocupam em funções sensoriais ou motoras primárias. Em vez disso, elas integram informação, frequentemente de diversas regiões corticais que são interconectadas com a formação hipocampal, amígdala ou ambas. Qual das seguintes não é considerada uma área límbica cortical?
   A. Córtex cingulado anterior
   B. Córtex orbitofrontal
   C. Lobo insular posterior
   D. Polo temporal

3. Qual dos seguintes melhor indica a função do córtex orbitofrontal?
   A. Integração de mensagens olfatórias e gustatórias importantes para decidir ingerir alguma coisa
   B. Localização dos estímulos no espaço que nos cerca
   C. Identificação de faces familiares
   D. Percepção do conteúdo emocional na fala

4. Qual parte da formação hipocampal é observada por receber sua entrada?
   A. Giro para-hipocampal
   B. Subículo
   C. Hipocampo
   D. Giro denteado

5. Um paciente fictício tem um transtorno da conectividade cerebral no qual a amígdala não desenvolve as conexões próprias a partir das áreas sensoriais de ordem superior. Que parte da amígdala seria principalmente afetada?
   A. Núcleos basolaterais
   B. Núcleo central

   C. Amígdala estendida / núcleo leito da estria terminal
   D. Amígdala corticomedial

6. Após sofrer um pequeno AVE do lobo temporal, um paciente engana-se em expressar um aumento em sua frequência cardíaca quando vê uma imagem ameaçadora. Que grupo nuclear da amígdala é mais provavelmente afetado pelo AVE?
   A. Núcleos basolaterais
   B. Núcleo central
   C. Amígdala estendida / núcleo leito da estria terminal
   D. Amígdala corticomedial

7. A área tegmental anterior é considerada importante na recompensa. Qual das opções a seguir lista o correto neurotransmissor utilizado pela área tegmental anterior e a região cerebral que é o principal local desta ação?
   A. 5-HT; córtex orbitofrontal
   B. Dopamina; *locus ceruleus*
   C. Noradrenalina; tálamo
   D. Dopamina; estriado ventral

8. O(a) _____ é o principal trato eferente da amígdala corticomedial.
   A. Fascículo uncinado
   B. Fórnice
   C. Via amigdalofugal ventral
   D. Estria terminal

9. Qual das opções a seguir melhor descreve a diferença entre a função e a organização do neocórtex e do alocórtex?
   A. O neocórtex medeia aspectos do olfato, enquanto o alocórtex medeia a visão.
   B. O neocórtex é localizado ventralmente, na base do cérebro, e o alocórtex é localizado lateralmente.
   C. Geralmente o neocórtex tem seis camadas, e o alocórtex tem três.
   D. O alocórtex, não o neocórtex, é suscetível à degeneração.

10. Qual das seguintes afirmativas melhor indica como neurônios da formação hipocampal influenciam o resto do cérebro?
    A. Via fórnice
    B. Via fórnice e projeções de volta ao córtex entorrinal
    C. Via fórnice e projeções de volta ao córtex entorrinal e fascículo uncinado
    D. Via fórnice e projeções de volta ao córtex entorrinal, fascículo uncinado e estria terminal

ATLAS

V

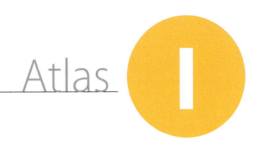

Superfície Topográfica do Sistema Nervoso Central

O *Atlas de superfície topográfica* é uma coleção de desenhos do encéfalo e da medula espinal superior. As várias imagens são baseadas em espécimes e modelos cerebrais. Funções-chave são marcadas e acompanham o desenho da linha em cada visualização.

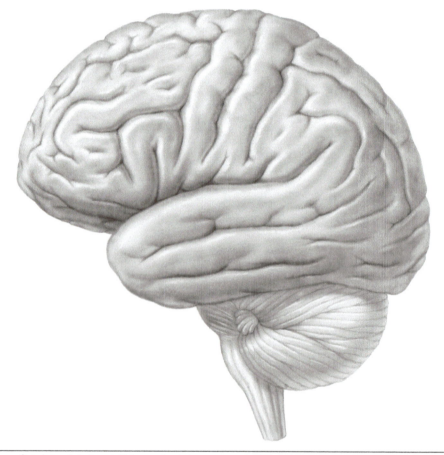
FIGURA AI-1 Superfície lateral do hemisfério cerebral, do tronco encefálico, do cerebelo e da parte superior da medula espinal.

Atlas I Superfície Topográfica do Sistema Nervoso Central 419

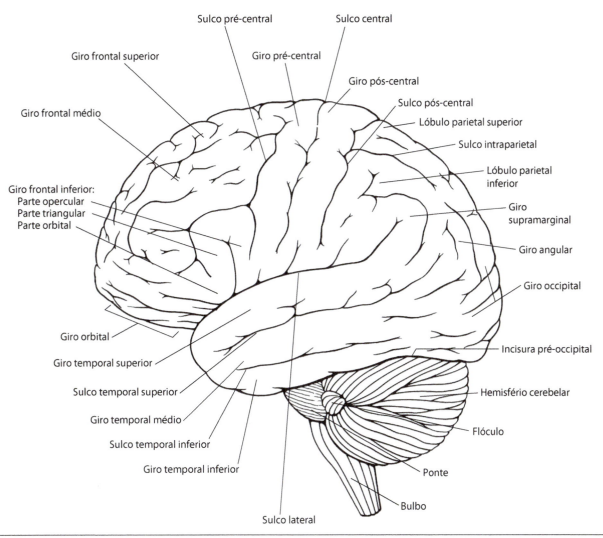

FIGURA AI-1 (Continuação)

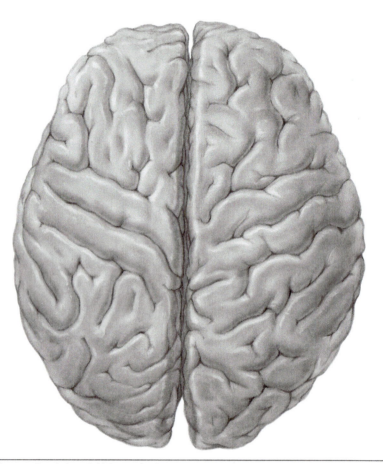
FIGURA AI-2 Superfície superior do hemisfério cerebral.

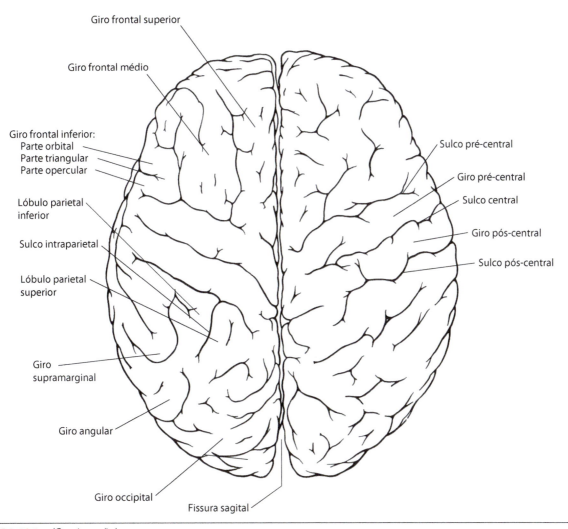

FIGURA AI-2 *(Continuação)*

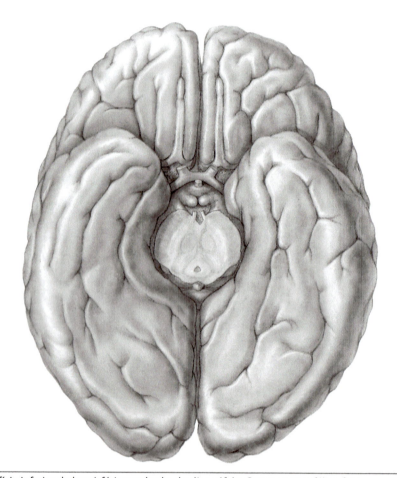

FIGURA AI-3 Superfície inferior do hemisfério cerebral e do diencéfalo. O tronco encefálico foi transseccionado para visualização do mesencéfalo superior.

Atlas I Superfície Topográfica do Sistema Nervoso Central 423

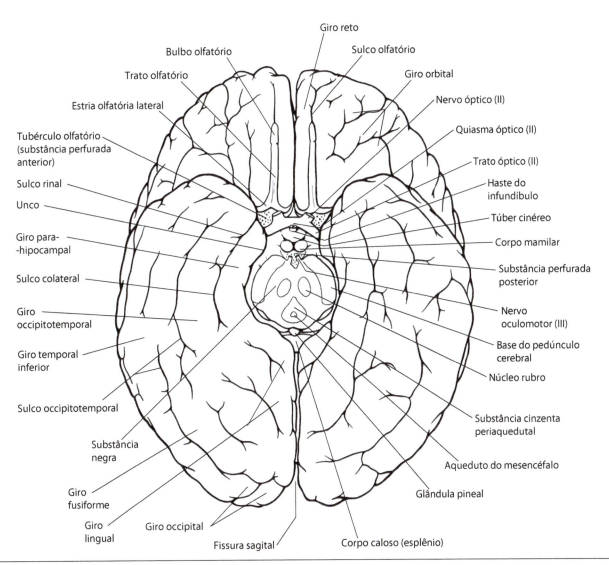

FIGURA AI-3 *(Continuação)*

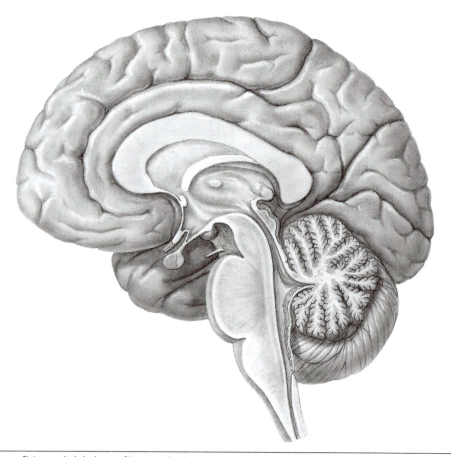

FIGURA AI-4 Superfície medial do hemisfério cerebral e secção mediossagital através do diencéfalo, do tronco encefálico, do cerebelo e da medula espinal superior.

Atlas I Superfície Topográfica do Sistema Nervoso Central 425

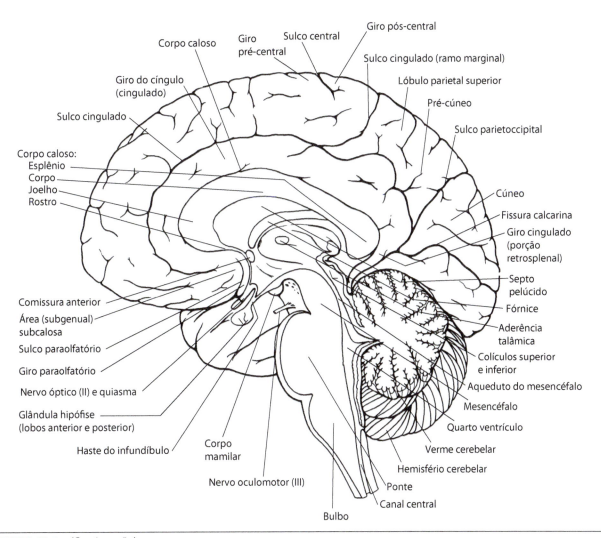

FIGURA AI-4 *(Continuação)*

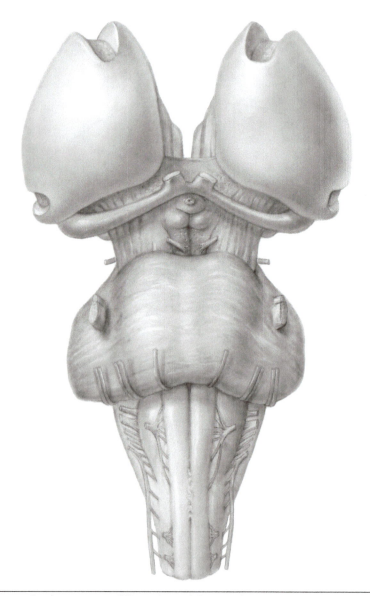

FIGURA AI-5 Superfície anterior do tronco encefálico e da medula espinal superior. O estriado e o diencéfalo também são mostrados.

Atlas I   Superfície Topográfica do Sistema Nervoso Central   427

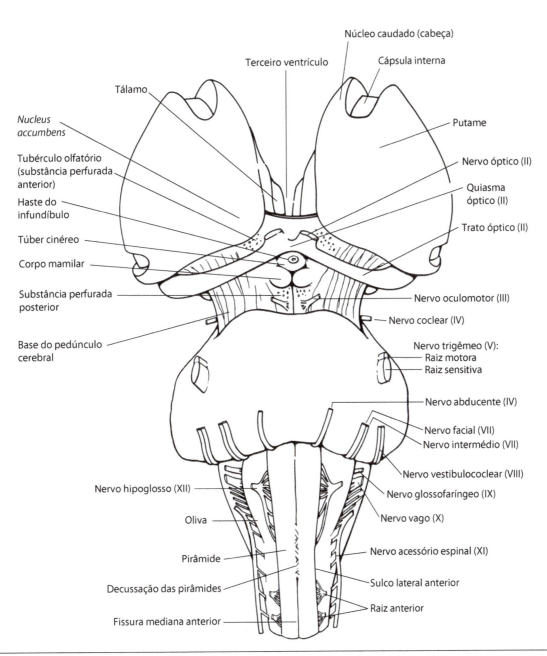

FIGURA AI-5   *(Continuação)*

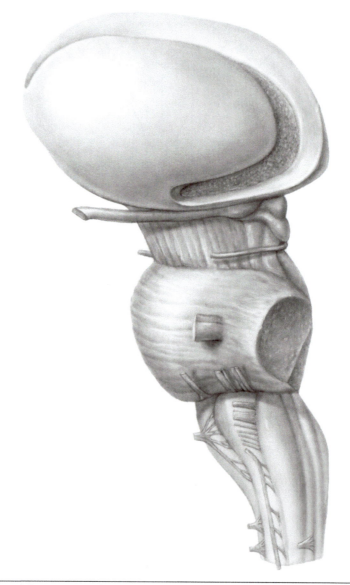

FIGURA AI-6 Superfície lateral do tronco encefálico e da medula espinal superior. O estriado e o diencéfalo também são mostrados.

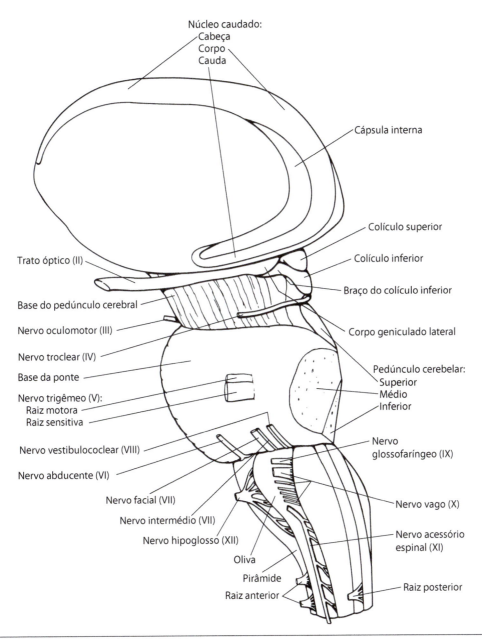

FIGURA AI-6 *(Continuação)*

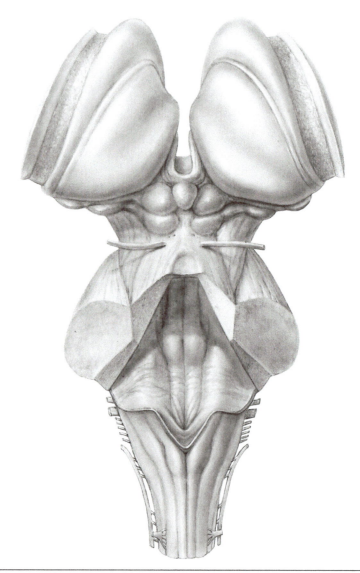

FIGURA AI-7 Superfície posterior do tronco encefálico e parte superior da medula espinal. O estriado e o diencéfalo também são mostrados. O cerebelo foi removido para revelar as estruturas localizadas no soalho do quarto ventrículo.

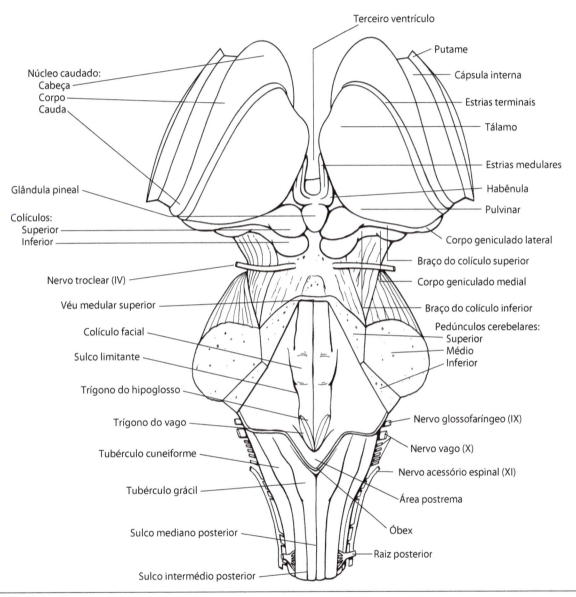

FIGURA AI-7 *(Continuação)*

Referências

Braak H, Braak E. *Architectonics of the Human Telen cephalic Cortêx.* Berlin, Germany: Springer-Verlag, 1976.

Carpenter MB, Sutin J. *Human Neuroanatomy.* Baltimore, MD: The Williams and Wilkins Company, 1983.

Crosby EC, Humphrey T, Lauer EW. *Correlative Anatomy of the Nervous System.* New York, NY: Macmillan, 1962.

Ferner H, Staubesand J. *Sobotta Atlas of Human Anatomy.* Baltimore, MD: Urban & Schwartzenberg, 1983.

Nieuwenhuys R, Voogd J, van Huijzen C. *The Human Central Nervous System,* 3rd ed. Berlin, Germany: Springer-Verlag, 1988.

Williams PL, Warwick R. *Functional Neuroanatomy of Man.* Philadelphia, PA: W. B. Saunders, 1975.

Zilles K. Cortex. In: Paxinos G, ed. *The Human Central Nervous System.* San Diego, CA: Academic Press, 1990.

Atlas II

Secções com Coloração para Mielina Através do Sistema Nervoso Central

O atlas de secção corada para mielina através do sistema nervoso central está em três planos: transverso, horizontal e sagital. (Ver Figura 1-17 para visualização esquemática dos três planos de secção.) As secções transversas através dos hemisférios cerebrais e do diencéfalo são denominadas secções coronais, porque são aproximadamente paralelas à sutura coronal. Essas secções também cortam o tronco encefálico, mas de forma paralela ao eixo dele. Somando-se a isto, três secções são cortadas no plano de oblíquo para transverso e horizontal.

Neste atlas, cada nível através do sistema nervoso central é impresso sem estruturas marcadas, e há marcações acompanhando a fotografia (impressas em contraste reduzido para preservar a essência da estrutura). O contorno de uma estrutura é indicado, ou quando a localização da estrutura é extremamente importante para a compreensão das consequências funcionais de trauma cerebral, ou quando a estrutura está claramente representada na secção, e é didaticamente importante destacar o contorno. Axônios de nervos cranianos e fibras aferentes primárias são indicados por linhas em negrito para distingui-los das outras fibras.

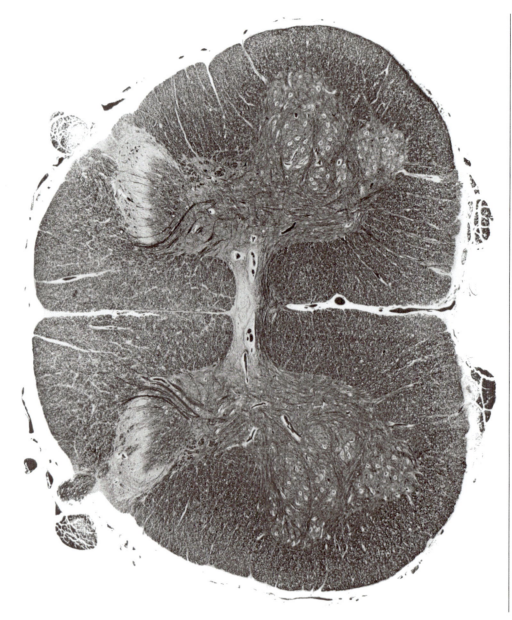

FIGURA AII-1 Secção transversa do primeiro segmento sacral (S1) da medula espinal (×20).

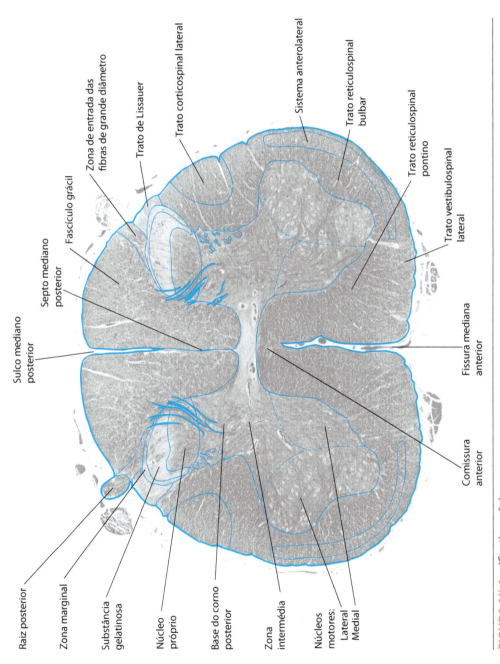

FIGURA AII-1 *(Continuação)*

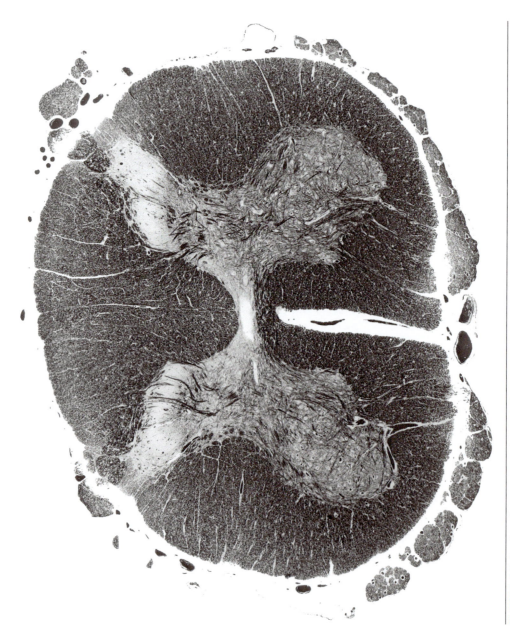

FIGURA AII-2 Secção transversa do segundo segmento lombar (L2) da medula espinal (×18).

Atlas II Secções com Coloração para Mielina Através do Sistema Nervoso Central **437**

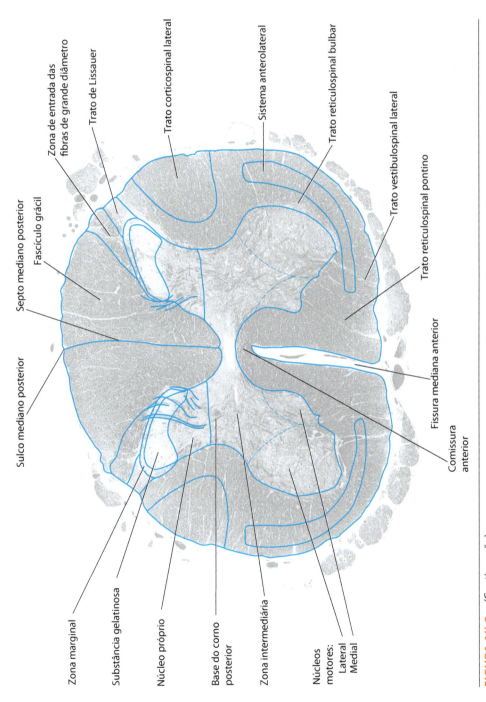

FIGURA AII-2 *(Continuação)*

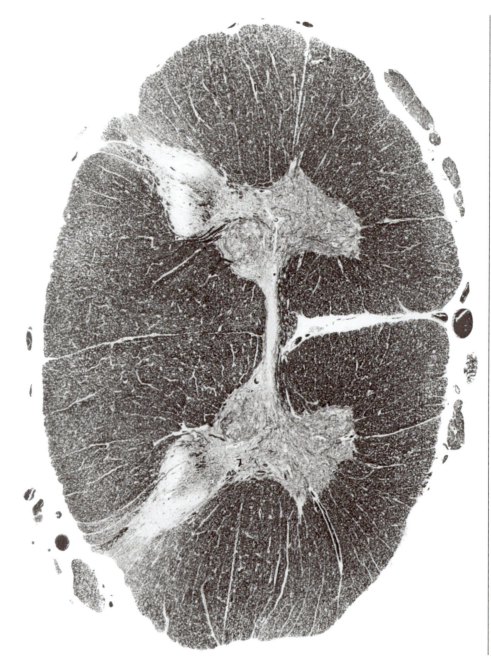

FIGURA AII-3 Secção transversa do primeiro segmento lombar (L1) da medula espinal (×21).

Atlas II Secções com Coloração para Mielina Através do Sistema Nervoso Central

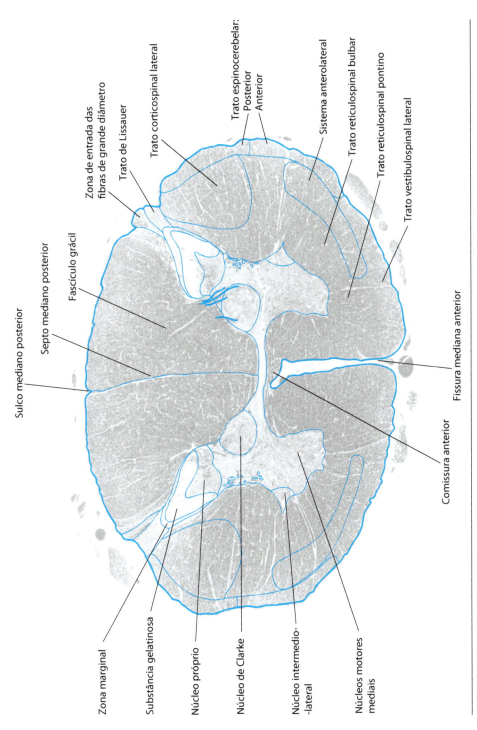

FIGURA AII-3 *(Continuação)*

440 **Seção V** Atlas

FIGURA AII-4 Secção transversa do terceiro segmento torácico (T3) na medula espinal (×23).

Atlas II Secções com Coloração para Mielina Através do Sistema Nervoso Central 441

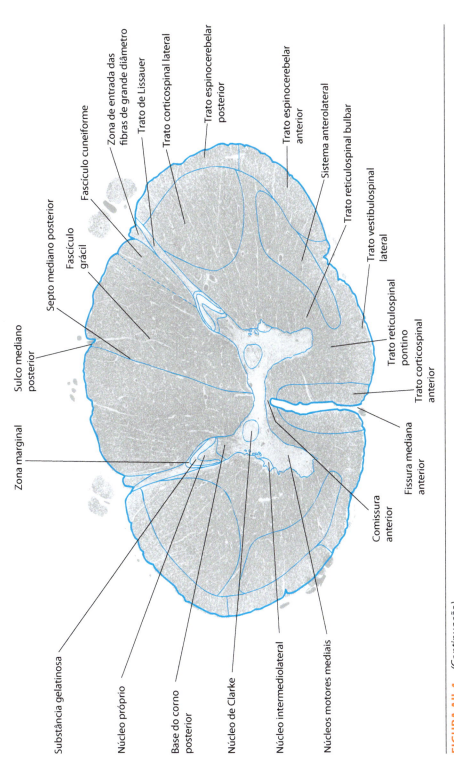

FIGURA AII-4 *(Continuação)*

442 **Seção V** Atlas

FIGURA AII-5 Secção transversa do sétimo segmento cervical (C7) da medula espinal (×16).

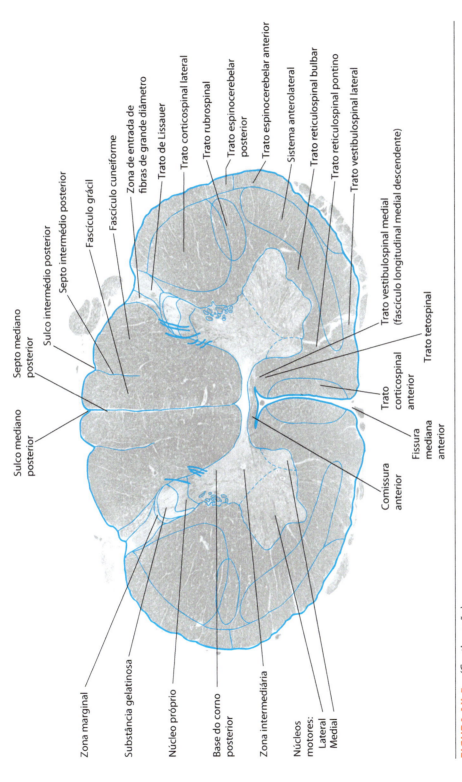

FIGURA AII-5 *(Continuação)*

444 **Seção V** Atlas

FIGURA AII-6 Secção transversa da parte inferior do bulbo ao nível da decussação das pirâmides (motora) e do núcleo espinal do trigêmeo (inferior) (×17).

Atlas II Secções com Coloração para Mielina Através do Sistema Nervoso Central **445**

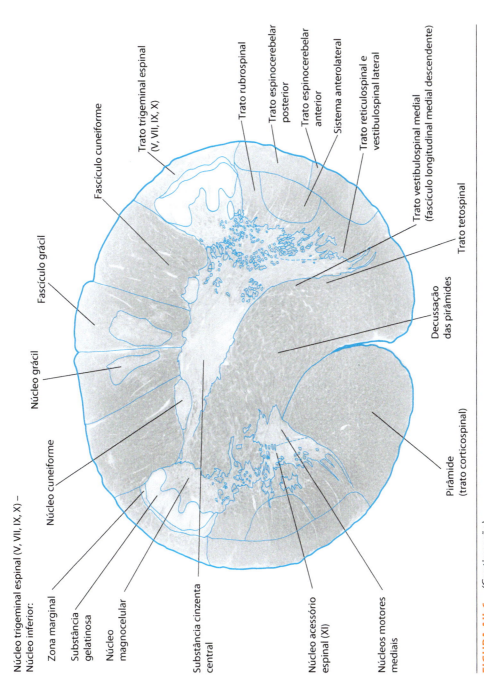

FIGURA AII-6 *(Continuação)*

FIGURA AII-7 Secção transversa do bulbo ao nível dos núcleos da coluna posterior e da decussação somatossensorial (×12).

Atlas II Secções com Coloração para Mielina Através do Sistema Nervoso Central

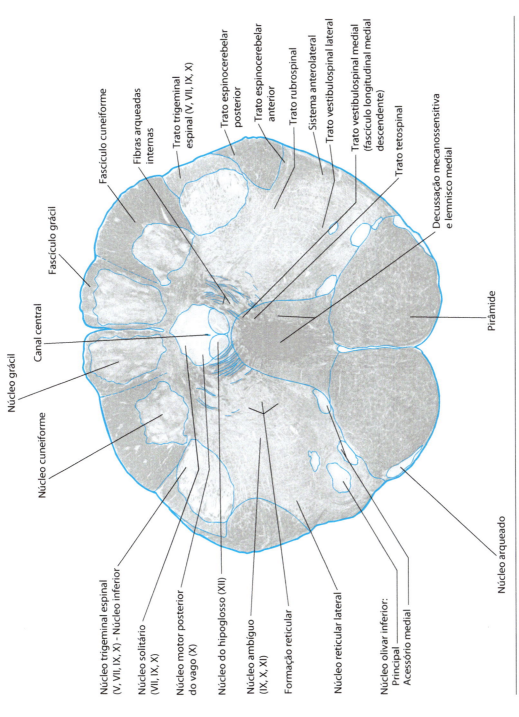

FIGURA AII-7 *(Continuação)*

448 **Seção V** Atlas

FIGURA AII-8 Secção transversa do bulbo através do núcleo do hipoglosso (×9).

Atlas II Secções com Coloração para Mielina Através do Sistema Nervoso Central

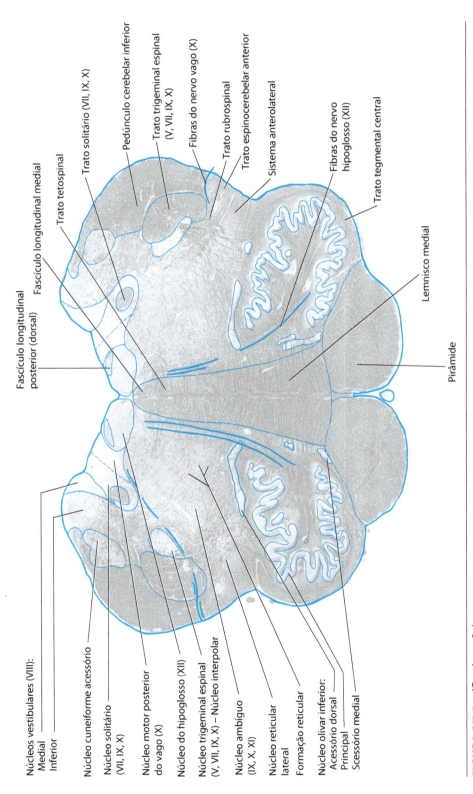

FIGURA AII-8 *(Continuação)*

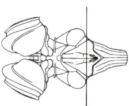

FIGURA AII-9 Secção transversa do bulbo anterior através do núcleo coclear (×9).

Atlas II Secções com Coloração para Mielina Através do Sistema Nervoso Central   **451**

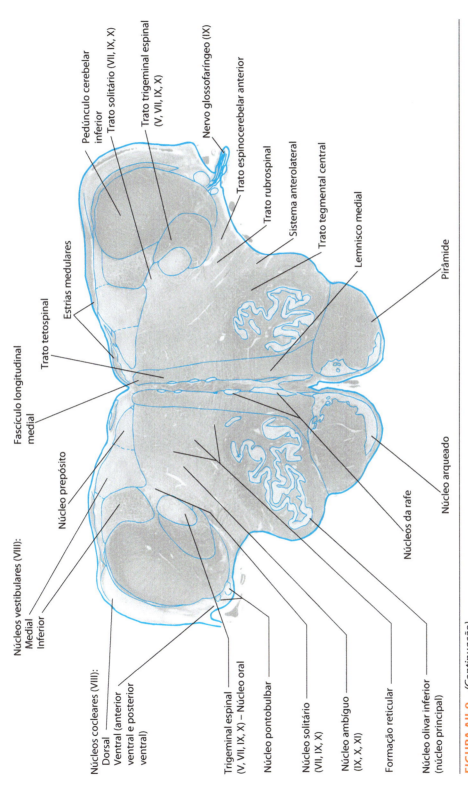

FIGURA AII-9 *(Continuação)*

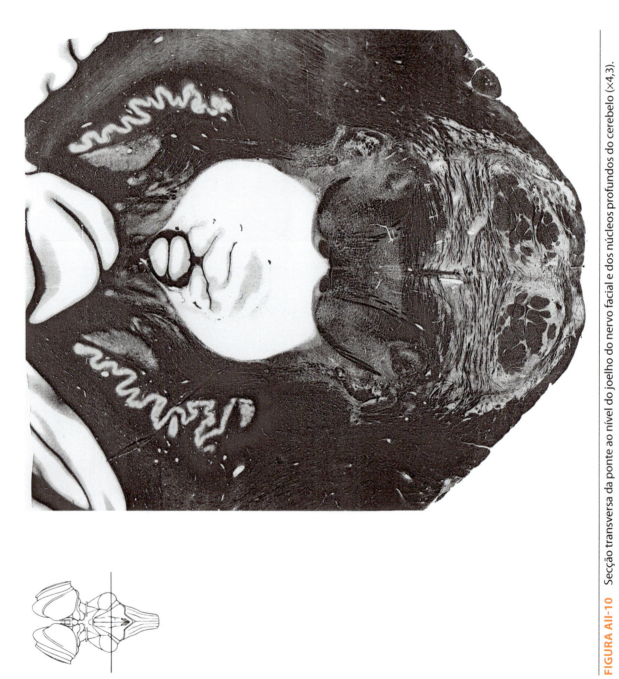
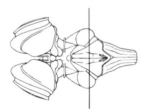

FIGURA AII-10 Secção transversa da ponte ao nível do joelho do nervo facial e dos núcleos profundos do cerebelo (×4,3).

Atlas II Secções com Coloração para Mielina Através do Sistema Nervoso Central

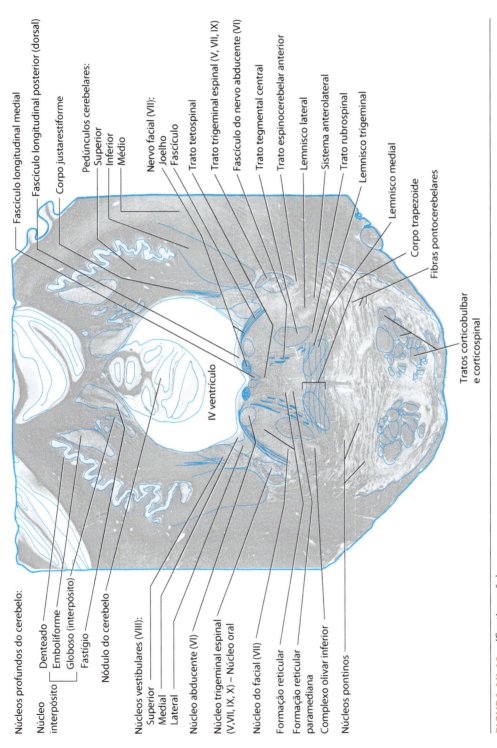

FIGURA AII-10 *(Continuação)*

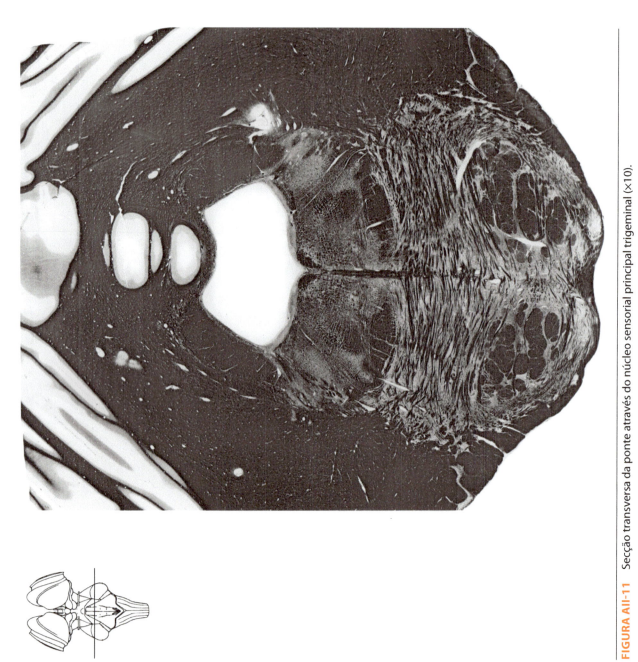
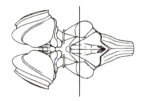

FIGURA AII-11 Secção transversa da ponte através do núcleo sensorial principal trigeminal (×10).

Atlas II Secções com Coloração para Mielina Através do Sistema Nervoso Central 455

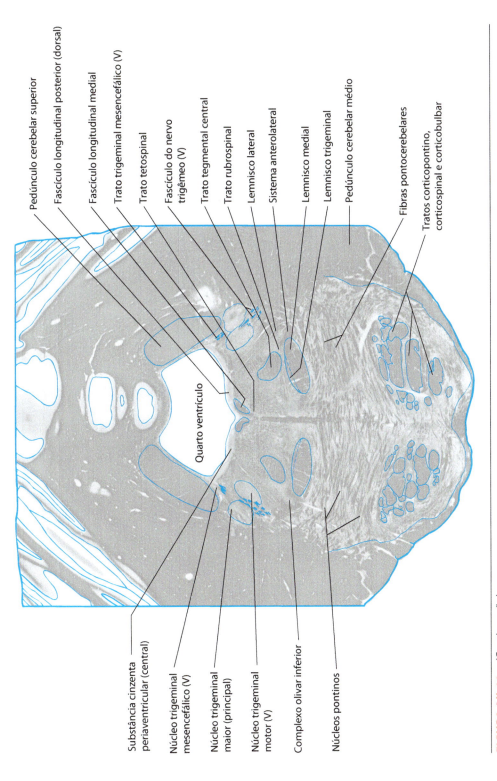

FIGURA AII-11 *(Continuação)*

456 Seção V Atlas

FIGURA AII-12 Secção transversa através da ponte superior (istmo) ao nível da decussação do nervo troclear (×6).

Atlas II Secções com Coloração para Mielina Através do Sistema Nervoso Central 457

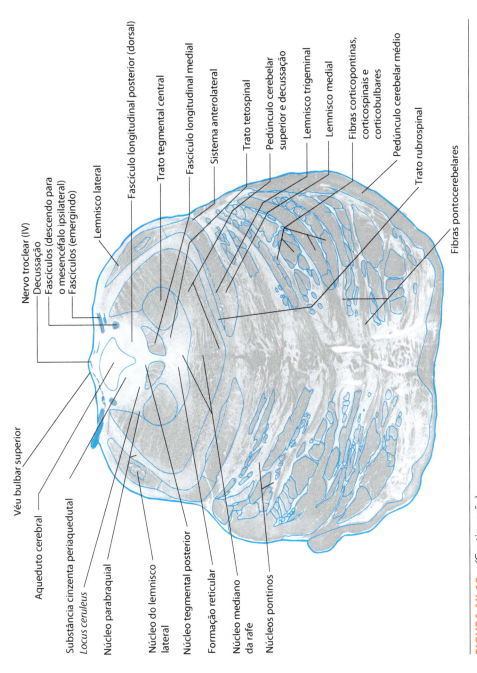

FIGURA AII-12 *(Continuação)*

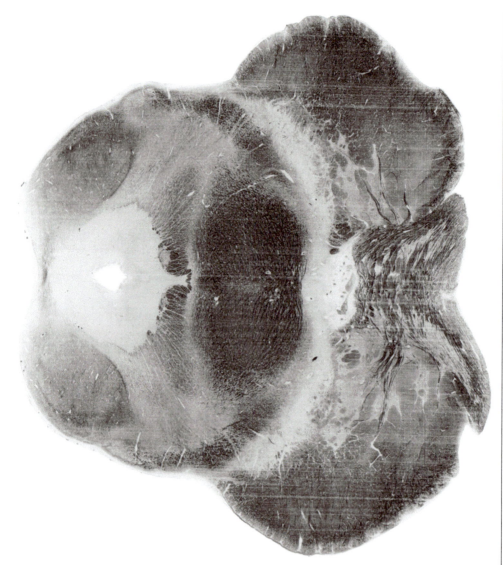
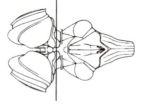

FIGURA AII-13 Secção transversa do mesencéfalo inferior ao nível do colículo inferior (×5,6).

Atlas II Secções com Coloração para Mielina Através do Sistema Nervoso Central 459

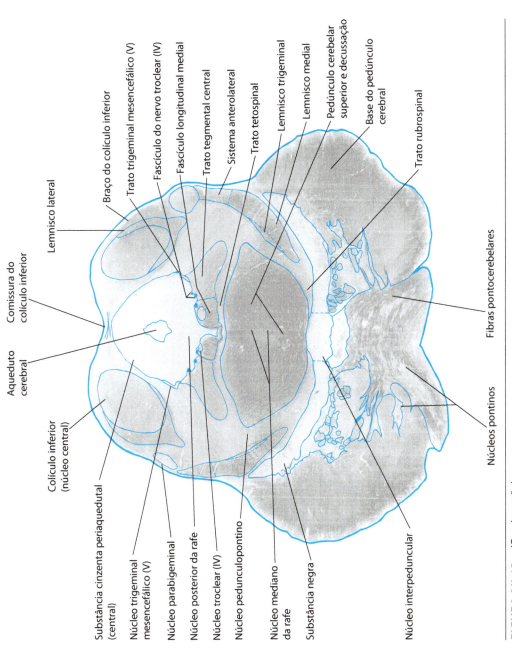

FIGURA AII-13 (Continuação)

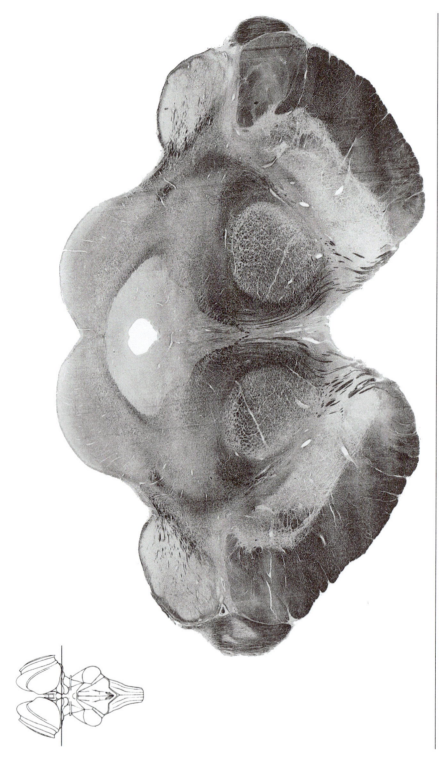

FIGURA AII-14 Secção transversa do mesencéfalo superior ao nível do colículo superior (×5,0).

Atlas II Secções com Coloração para Mielina Através do Sistema Nervoso Central 461

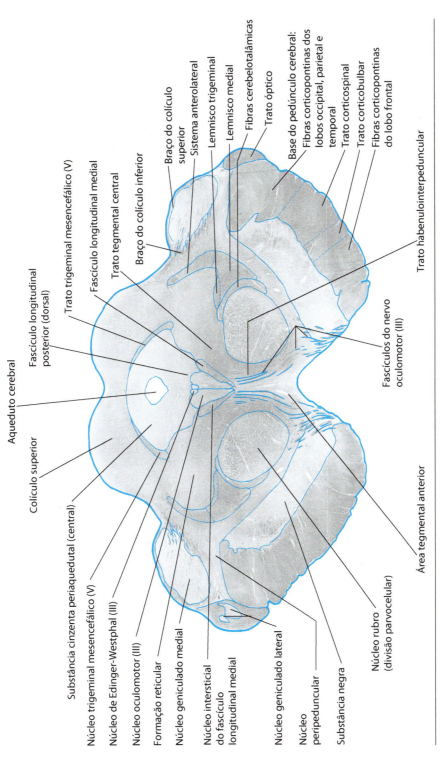

FIGURA AII-14 *(Continuação)*

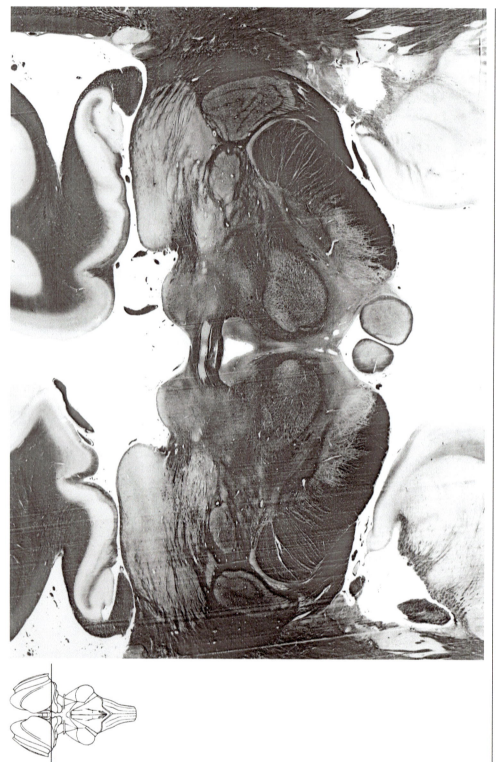

FIGURA AII-15 Secção transversa da junção do mesencéfalo e diencéfalo (×3,3).

Atlas II Secções com Coloração para Mielina Através do Sistema Nervoso Central   463

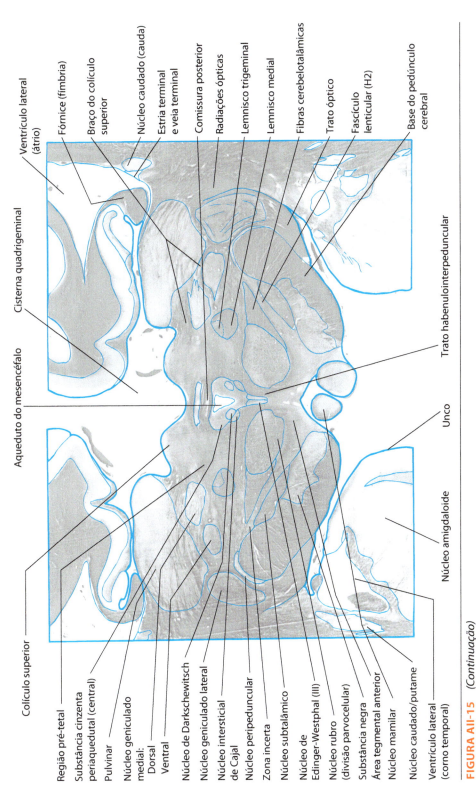

FIGURA AII-15 *(Continuação)*

464 Seção V Atlas

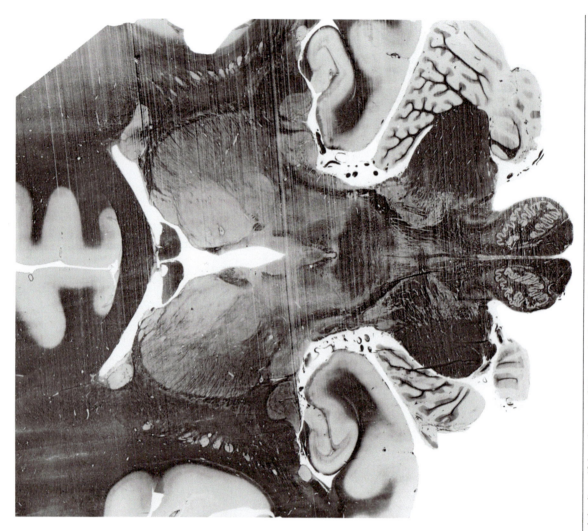

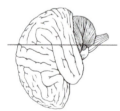

FIGURA AII-16 Secção coronal do diencéfalo e do hemisfério cerebral através da parte posterior da cápsula interna e dos núcleos geniculados medial e lateral. O mesencéfalo e o tegmento pontino, o cerebelo lateral e o bulbo anterior são também mostrados (×2,1).

Atlas II Secções com Coloração para Mielina Através do Sistema Nervoso Central

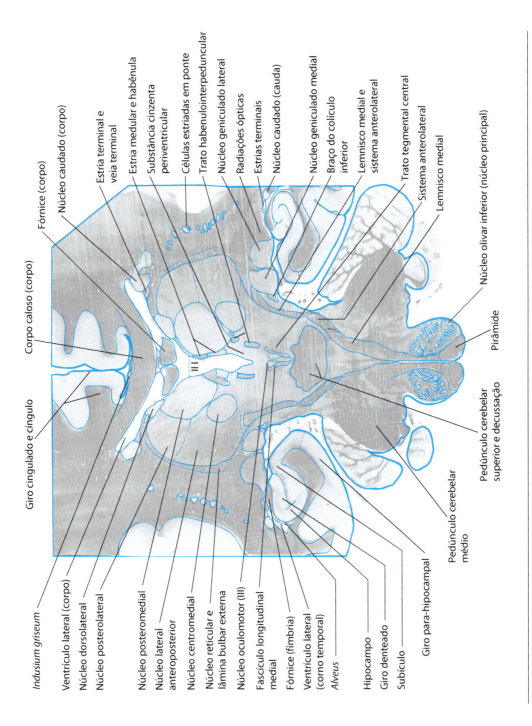

FIGURA AII-16 *(Continuação)*

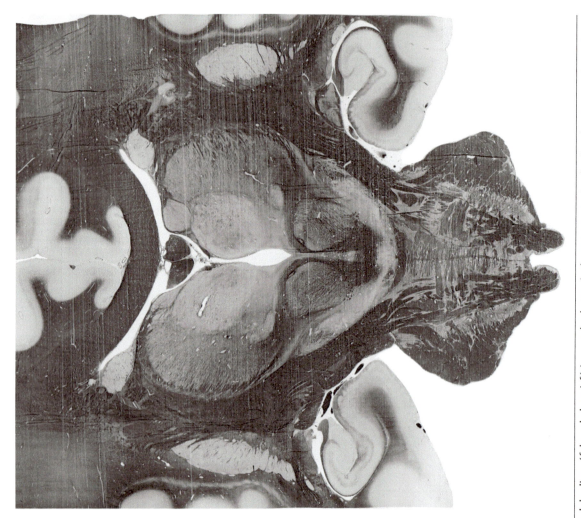
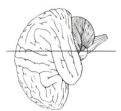

FIGURA AII-17 Secção coronal do diencéfalo e do hemisférios cerebral através da parte posterior da cápsula interna e do núcleo posteroanterior. O teto do mesencéfalo e a base da ponte são também mostrados (×2,3).

Atlas II Secções com Coloração para Mielina Através do Sistema Nervoso Central

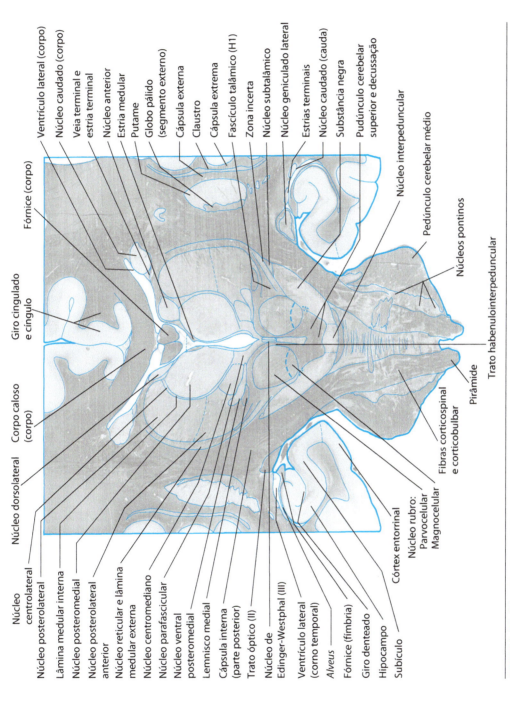

FIGURA AII-17 *(Continuação)*

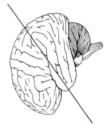

FIGURA AII-18　Secção oblíqua do hemisfério cerebral e do diencéfalo através do quiasma e dos tratos ópticos (×2,3).

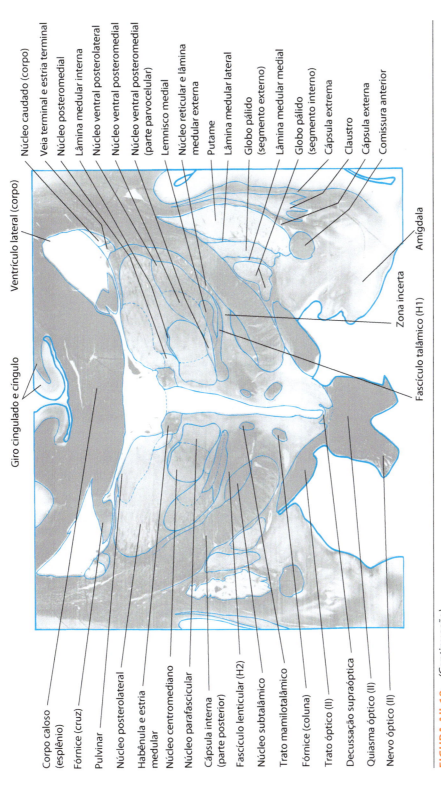

FIGURA AII-18 *(Continuação)*

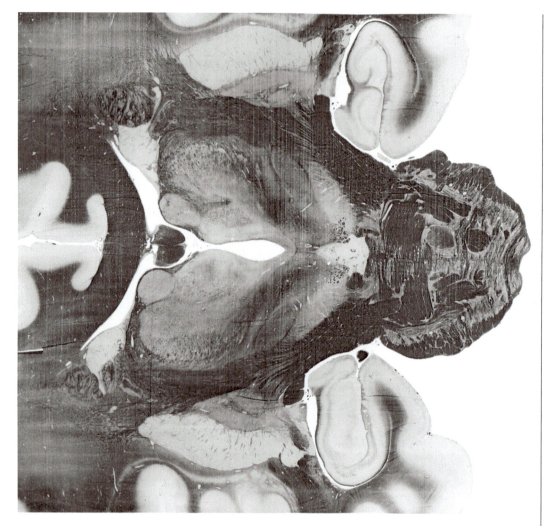
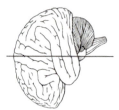

FIGURA AII-19 Secção coronal do diencéfalo e do hemisfério cerebral através da parte posterior da cápsula interna e dos núcleos talâmicos anteriores. O mesencéfalo anterior e a ponte anterior também são mostrados (×2,2).

Atlas II Secções com Coloração para Mielina Através do Sistema Nervoso Central 471

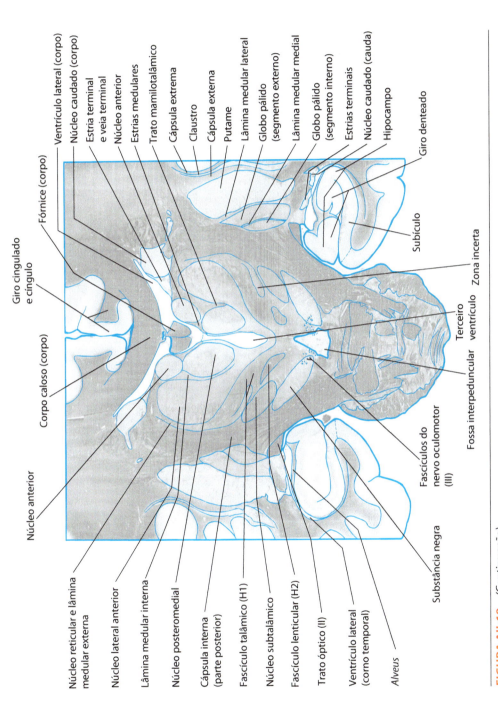

FIGURA AII-19 *(Continuação)*

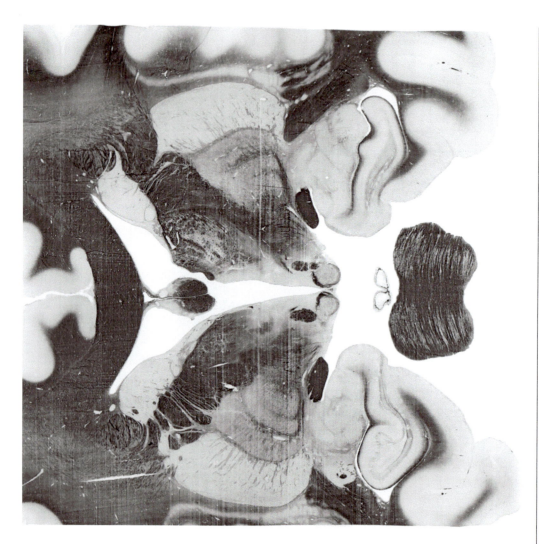
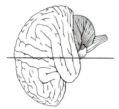

FIGURA AII-20 Secção coronal do hemisfério cerebral e do diencéfalo através do forame interventricular. A base da ponte também é mostrada (×2,1).

Atlas II Secções com Coloração para Mielina Através do Sistema Nervoso Central 473

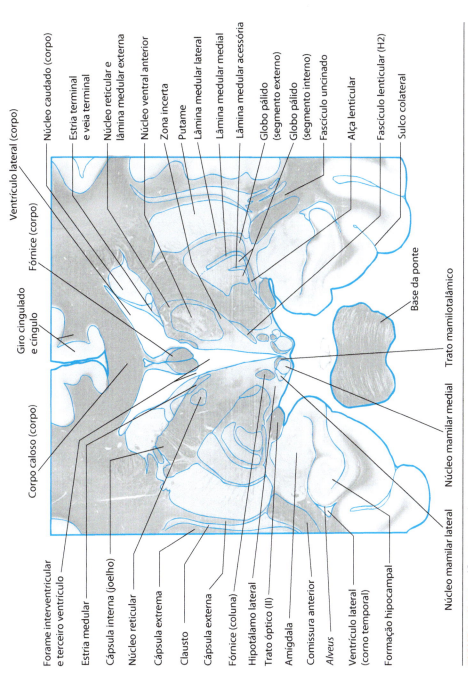

FIGURA AII-20 *(Continuação)*

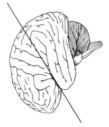

FIGURA AII-21 Secção oblíqua do hemisfério cerebral e do diencéfalo através da alça lenticular e do trato óptico (×2,4).

Atlas II Secções com Coloração para Mielina Através do Sistema Nervoso Central **475**

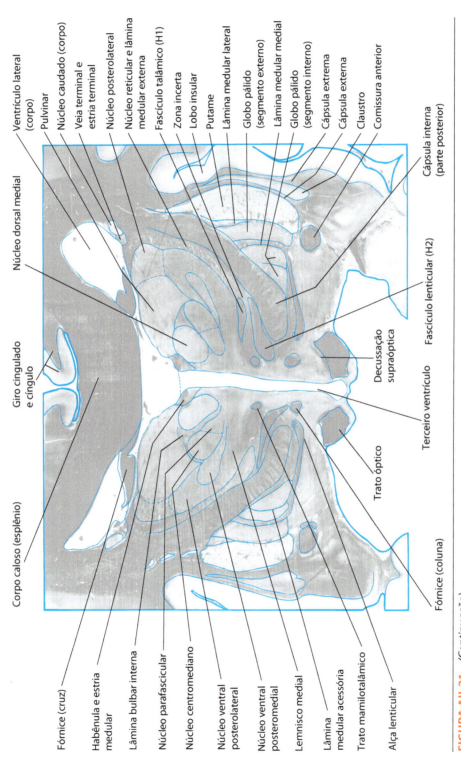

FIGURA AII-21 *(Continuação)*

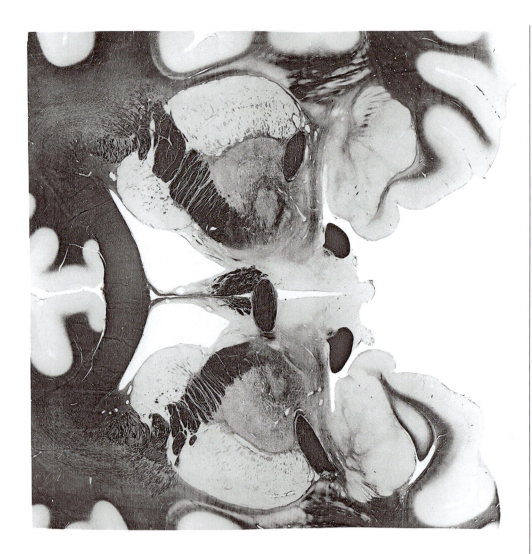
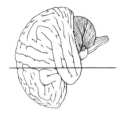

FIGURA AII-22 Secção coronal do hemisfério cerebral através da parte anterior da cápsula interna, coluna do fórnice e amígdala (×2,2).

Atlas II Secções com Coloração para Mielina Através do Sistema Nervoso Central 477

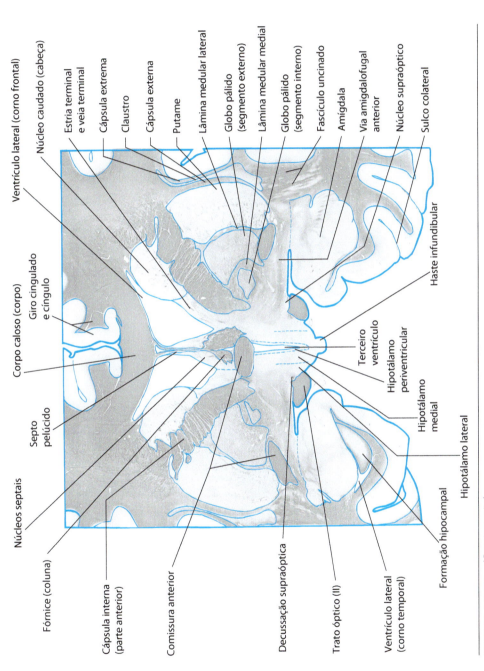

FIGURA AII-22 *(Continuação)*

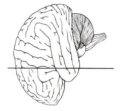

FIGURA AII-23 Secção coronal do hemisfério cerebral através da parte anterior da cápsula interna, da comissura anterior e do quiasma óptico (×2,2).

Atlas II   Secções com Coloração para Mielina Através do Sistema Nervoso Central   479

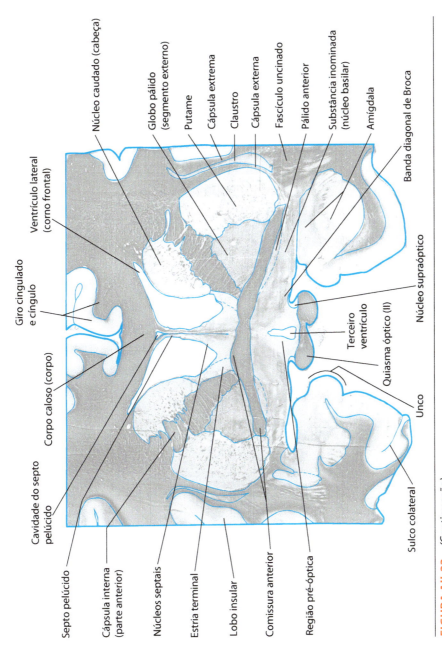

FIGURA AII-23   (Continuação)

480 Seção V Atlas

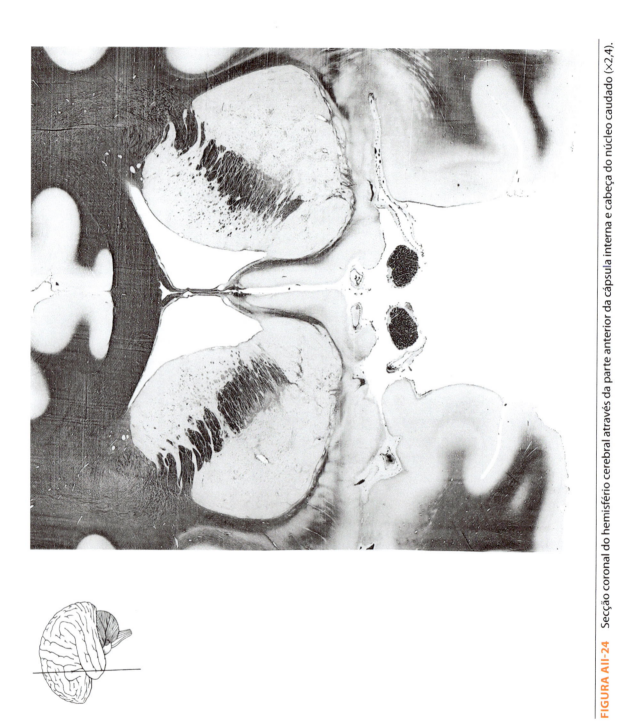
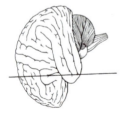

FIGURA AII-24 Secção coronal do hemisfério cerebral através da parte anterior da cápsula interna e cabeça do núcleo caudado (×2,4).

Atlas II Secções com Coloração para Mielina Através do Sistema Nervoso Central 481

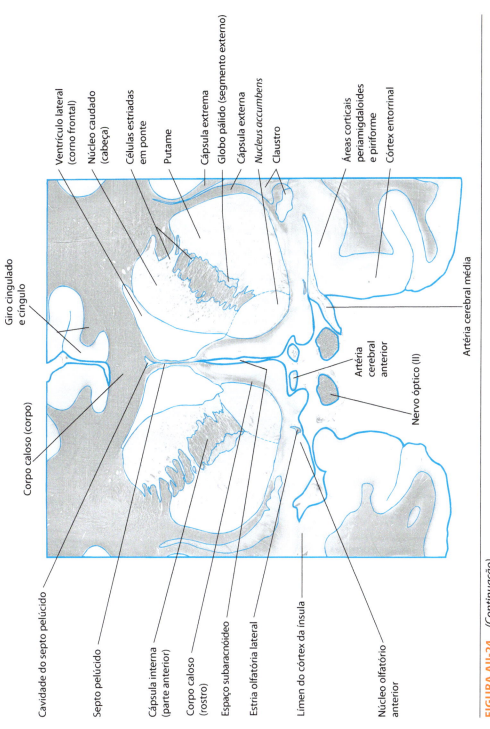

FIGURA AII-24 *(Continuação)*

482 Seção V Atlas

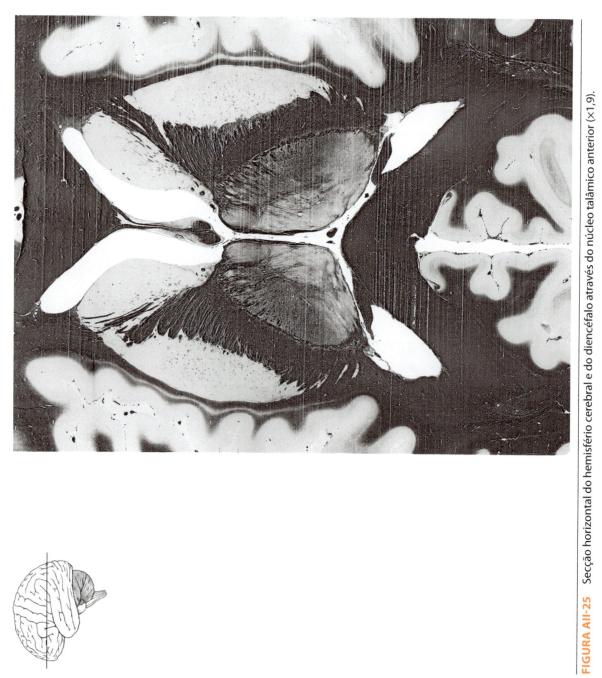
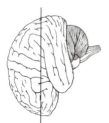

FIGURA AII-25 Secção horizontal do hemisfério cerebral e do diencéfalo através do núcleo talâmico anterior (×1,9).

Atlas II Secções com Coloração para Mielina Através do Sistema Nervoso Central 483

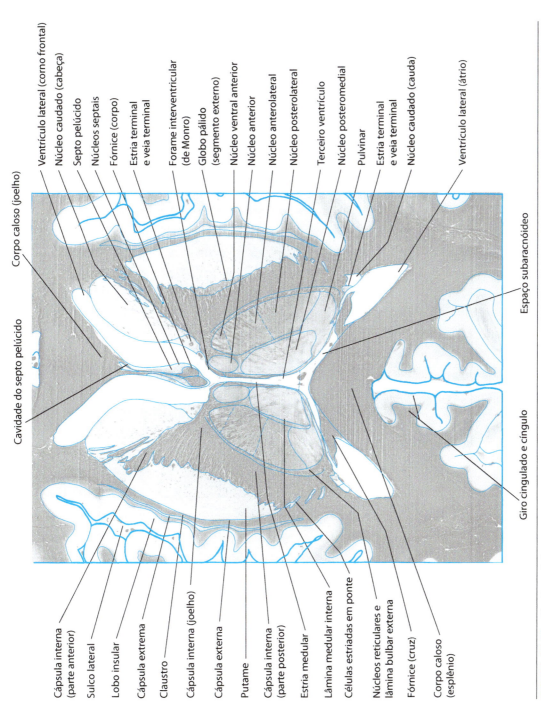

FIGURA AII-25 *(Continuação)*

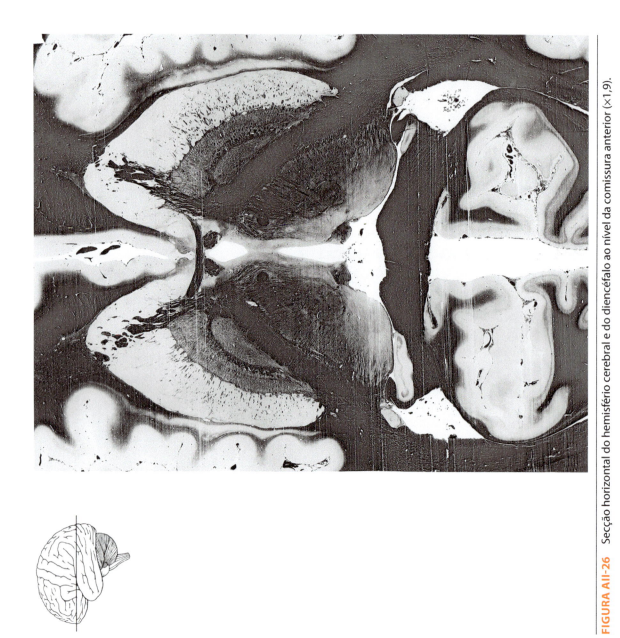
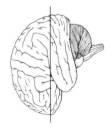

FIGURA AII-26 Secção horizontal do hemisfério cerebral e do diencéfalo ao nível da comissura anterior (×1,9).

Atlas II Secções com Coloração para Mielina Através do Sistema Nervoso Central 485

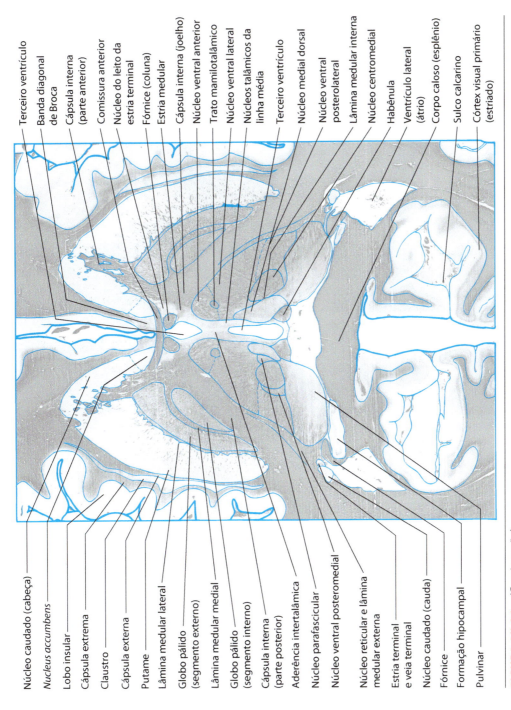

FIGURA AII-26 *(Continuação)*

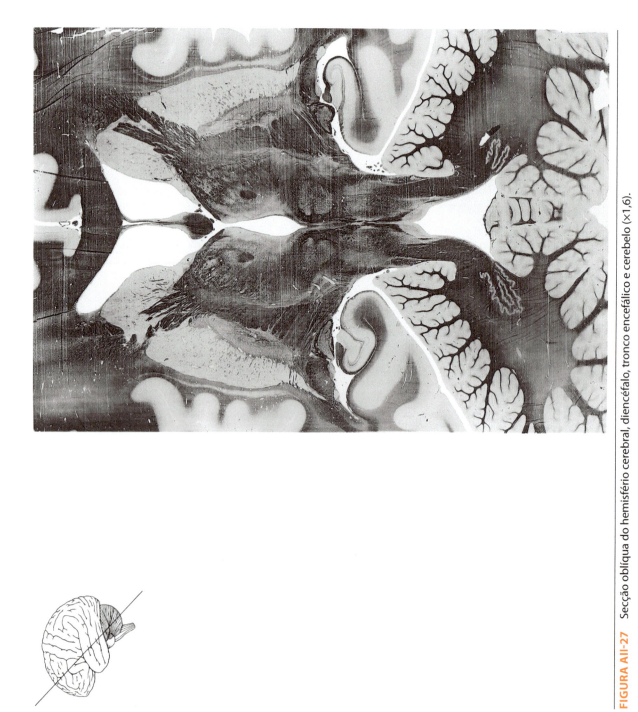
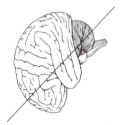

FIGURA AII-27 Secção oblíqua do hemisfério cerebral, diencéfalo, tronco encefálico e cerebelo (×1,6).

Atlas II Secções com Coloração para Mielina Através do Sistema Nervoso Central

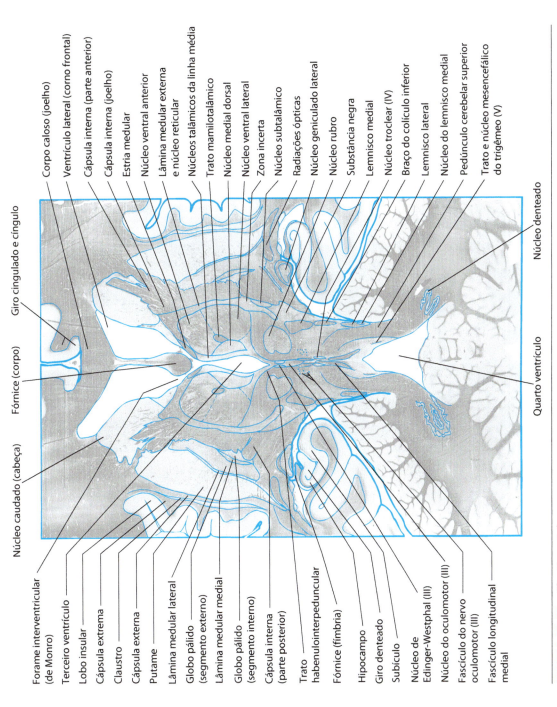

FIGURA AII-27 *(Continuação)*

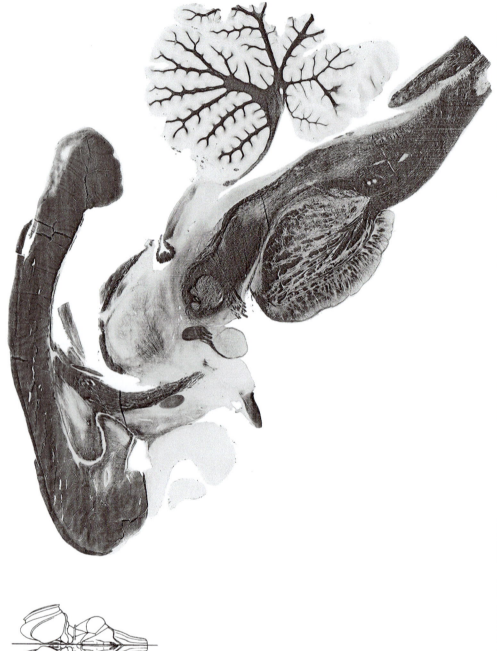

FIGURA AII-28 Secção sagital do hemisfério cerebral, diencéfalo, tronco encefálico e cerebelo próximo a linha média (×1,9).

Atlas II Secções com Coloração para Mielina Através do Sistema Nervoso Central   489

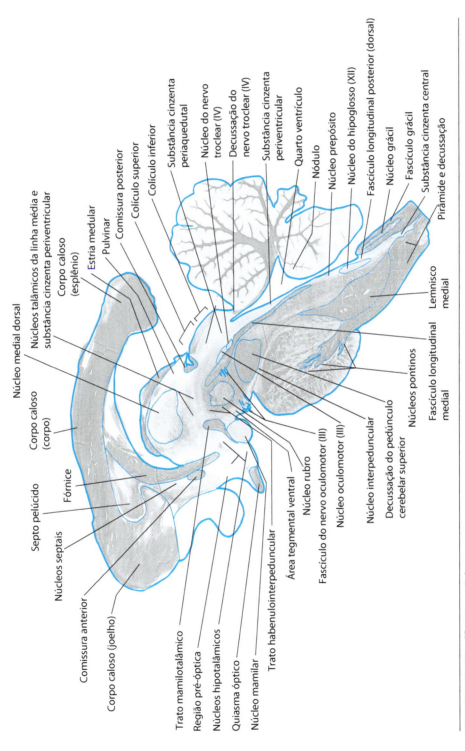

FIGURA AII-28 *(Continuação)*

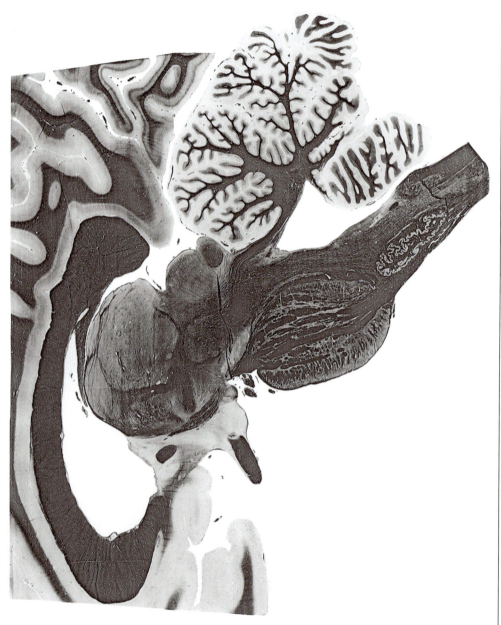
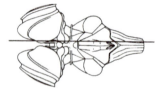

FIGURA AII-29 Secção sagital do hemisfério cerebral, diencéfalo, tronco encefálico e cerebelo através do trato mamilotalâmico e do núcleo talâmico anterior (×1,8).

Atlas II Secções com Coloração para Mielina Através do Sistema Nervoso Central 491

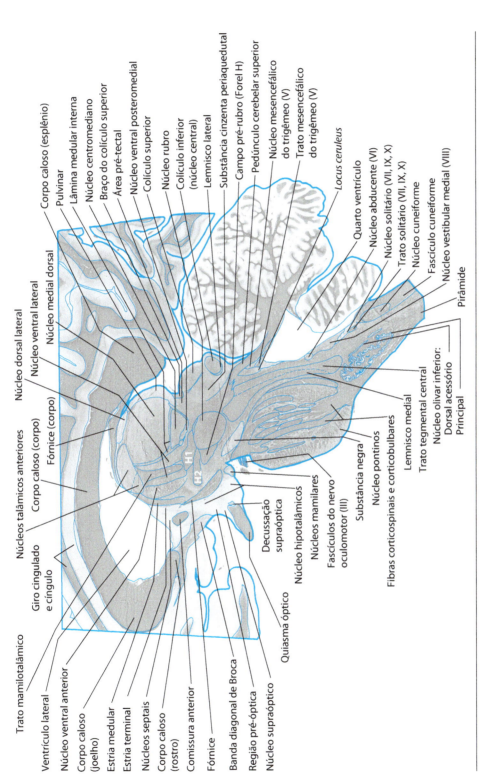

FIGURA AII-29 *(Continuação)*

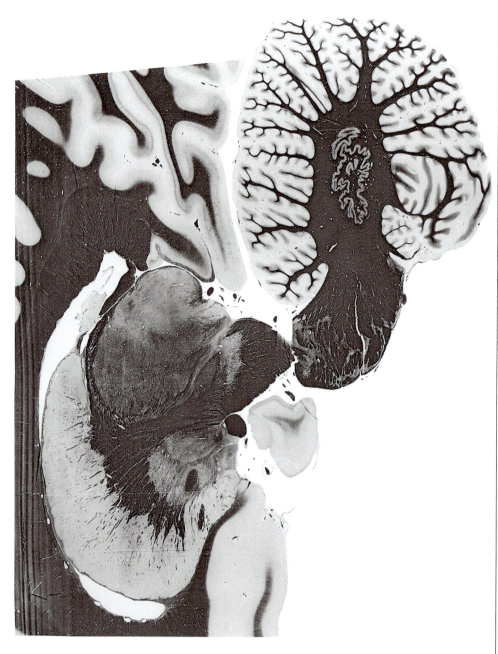
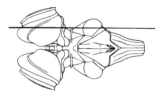

FIGURA AII-30 Secção sagital do hemisfério cerebral, diencéfalo, tronco encefálico e cerebelo através do núcleo ventral posterolateral e do núcleo denteado (×1,9).

Atlas II Secções com Coloração para Mielina Através do Sistema Nervoso Central   **493**

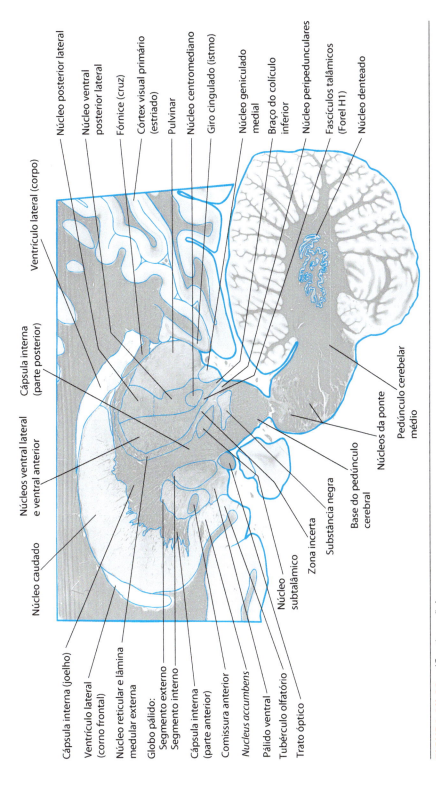

FIGURA AII-30 *(Continuação)*

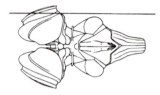

FIGURA AII-31 Secção sagital do hemisfério cerebral e cerebelo através da amígdala e formação hipocampal (×1,9).

Atlas II Secções com Coloração para Mielina Através do Sistema Nervoso Central

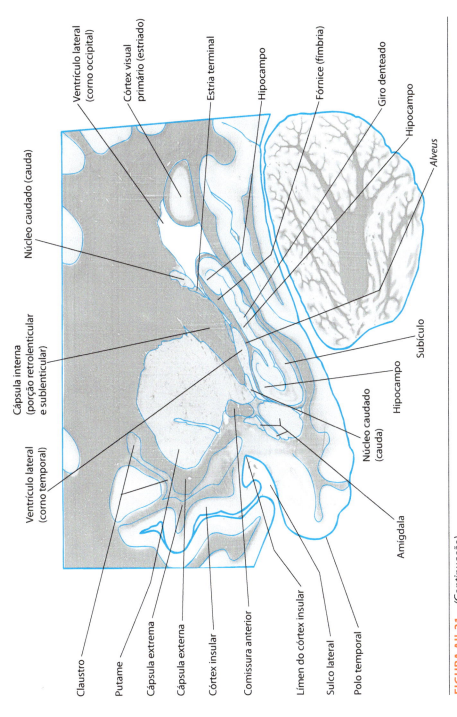

FIGURA AII-31 *(Continuação)*

496 **Seção V** Atlas

Referências

Alheld GF, Heimer L, Switzer RC III. Basal ganglia. In: Paxinos G, ed. *The Human Central Nervous System*. San Diego, CA: Academic Press, 1990:483-582.

Andy OJ, Stephan H. The septum of the human brain. *J Comp Neurol*. 1968;133:383-410.

Bruce A. *A Topographical Atlas of the Spinal Cord*. Baltimore, MD: The Williams and Norgate, 1901.

Carpenter MB, Sutin J. *Human Neuroanatomy*. Williams & Wilkins Company, 1983.

Crosby EC, Humphrey T, Lauer EW. *Correlative Anatomy of the Nervous System*. Macmillan, 1962.

DeArmond SJ, Fusco MM, Dewey MM. *Structure of the Human Brain*. Oxford University Press, 1976.

de Olmos J. Amygdala. In: Paxinos G, Mai JK, eds. *The Human Nervous System*. Vol 738-868. London: Elsevier, 2004.

Haines D. *Neuroanatomy: An Atlas of Structures, Sections, and Systems*. Urban & Schwarzenberg, 1983.

Hirai T, Jones EG. A new parcellation of the human thalamus on the basis of histochemical staining. *Brain Res Rev*. 1989;14:1-34.

Insausti R, Amaral D. Hippocampal formation. In: Paxinos G, Mai JK, eds. *The Human Nervous System*. London: Elsevier, 2004:871-914.

Martin GF, Holstege G, Mehler WR. Reticular formation of the pons and medulla. In: Paxinos G, ed. *The Human Central Nervous System*. San Diego, CA: Academic Press, 1990.

Nathan PW, Smith MC. Long descending tracts in man. I. Review of present knowledge. *Brain*. 1955;78:248-303.

Nathan PW, Smith MC. The rubrospinal and central tegmental tracts in man. *Brain*. 1982;105:223-269.

Olszewski J, Baxter D, ed. *Cytoarchitecture of the Human Brain Stem. Vol. I: Head, Neck, Upper Extremities*. S. Karger, 1982.

Paxinos G, Törk I, Halliday G, Mehler WR. Human homologs to brainstem nuclei identified in other animals as revealed by acetylcholinesterase activity. In: Paxinos G, ed. *The Human Central Nervous System*. San Diego, CA: Academic Press, 1990:149-202.

Price JL. Olfactory system. In: Paxinos G, ed. *The Human Central Nervous System*. Academic Press, 1990:979-998.

Riley HA. *An Atlas of the Basal Ganglia, Brain Stem and Spinal Cord*. Baltimore, MD: The Williams and Wilkins Company, 1943.

Schaltenbrand G, Wahren W. *Atlas for Stereotaxy of the Human Brain*. Stuttgart, Germany: Georg Thieme, 1977.

Williams PL, Warwick R. *Functional Neuroanatomy of Man*. Philadelphia, PA: W. B. Saunders, 1975.

Respostas aos Casos Clínicos

Capítulo 1

1. Intumescência ventricular é uma consequência da perda de tecido neural. Como o volume do crânio é fixo, à medida que o volume dos tecidos do encéfalo diminui em razão do processo neurodegenerativo, ocorre um aumento correspondente no volume ventricular.
2. O córtex cerebral e o hipocampo são gravemente afetados. Em contrapartida, as estruturas do tronco encefálico não são.

Capítulo 2

1. Tanto a via funículo posterior-lemnisco medial como o trato corticospinal sofrem decussação no interior da parte anterior do bulbo. Sem essas decussações, os dois lados da parte anterior do bulbo ficariam relativamente separados. O LCS está presente onde os axônios em decussação devem estar. Axônios, importantes para a coordenação do movimento do olho, normalmente sofrem decussação na parte posterior da ponte. Sem essa decussação, os dois lados da parte posterior da ponte também ficariam relativamente separados, como revelado pela presença de LCS e a formação de um sulco raso.
2. Não, o corpo caloso é um exemplo de uma estrutura com axônios em decussação intactos.

Capítulo 3

1. A parte proximal da artéria cerebral média sofreu oclusão. Isso afetou tanto os ramos profundos para a substância branca cortical quanto os ramos superficiais que suprem o córtex cerebral.
2. Visto que todos os axônios de controle motor descendentes convergem no interior da cápsula interna, lesão exclusivamente a esta estrutura produz os principais sinais motores na face e no membro observados nesse paciente.

Capítulo 4

1. Axônios mecanorreceptores sobem no interior das colunas posteriores, incluindo aquelas para tato, vibração, sensação e propriocepção do membro. Não está claro por que a sensação de tato do paciente foi preservada.
2. A capacidade de manter uma postura ereta depende, em parte, da propriocepção do membro inferior. Sem a propriocepção do membro, a visão assume parcialmente. Consequentemente, quando esse paciente fecha os olhos, fica privado da modalidade de compensação, e, em consequência, perde o equilíbrio.

Capítulo 5

1. Axônios do sistema anterolateral sofrem decussação imediatamente anterior ao canal central, onde a fístula se origina. Isso ocorre porque são danificados primeiro. Os axônios

mecanorreceptores estão localizados mais posteriormente, proporcionando inicialmente alguma proteção.
2. Neurônios motores do membro estão localizados anterolateralmente à fistula. Assim como ocorre com os axônios mecanorreceptores posteriores (dorsais), os neurônios motores inicialmente têm proteção garantida, em razão de sua distância do local primário de desenvolvimento da fístula. Finalmente, a fístula se expande, comprometendo uma parte significativa do corno anterior.

Capítulo 6

1. A artéria cerebelar inferior posterior, ou ACIP, supre a parte posterolateral do bulbo, que estava infartada no paciente. O território suprido pela artéria cerebelar inferior posterior recebe pouca ou nenhuma circulação colateral de outras artérias, o que torna essa região do bulbo especialmente vulnerável à isquemia. Enquanto apenas uma região infartada cuneiforme é revelada na RM, é provável que todo o território esteja afetado em razão da escassez de circulação colateral.
2. A oclusão da artéria cerebelar inferior posterior destrói o trato e o núcleo espinal do nervo trigêmeo nesse nível e inferiormente. Essas estruturas transportam informações relativas às sensações protetores do nervo trigêmeo no lado ipsilateral. Em contrapartida, a oclusão da artéria cerebelar inferior posterior compromete as fibras do sistema anterolateral ascendente que transportam informações dos membros contralaterais e tronco.

Capítulo 7

1. Ver Figura 7-17C.
2. O infarto comprometeu mais do que apenas o córtex visual primário na face medial do lobo occipital. As radiações ópticas também foram comprometidas.
3. A parte posterior do lobo parietal, necessária para atender aos estímulos, e a parte lateral do lobo occipital, importante para a função espacial da visão, não foram comprometidas pela oclusão da artéria cerebral posterior.

Capítulo 8

1. A perda da audição unilateral ocorre porque o neuroma do acústico impede a condução de sinais provenientes das estruturas auditivas para o tronco encefálico. O comprometimento das funções da ponte e do cerebelo, em virtude da compressão pelo neuroma, provavelmente explica a instabilidade na marcha. O comprometimento na condução dos sinais de controle do músculo facial pelo sétimo nervo craniano (facial), decorrente da compressão pelo neuroma, leva ao achatamento brando do sulco nasolabial.
2. Não há comprometimento dos ossículos da orelha média com um neuroma do acústico, daí a preservação da condução aerífera.

Capítulo 9

1. Cálculos gustatórios em locais diferentes de cada lado da língua são inervados por nervos periféricos distintos. Uma lesão a múltiplos nervos, com locais periféricos muito diferentes, precisa ocorrer para a perda completa do paladar em um lado da língua. Em contrapartida, uma lesão central simples interrompe a transmissão de informações gustatórias para o tálamo e o córtex.
2. A via do paladar, diferentemente de outras vias sensoriais, é ipsilateral.
3. O trato tegmental central transmite informações gustatórias para o tálamo. Uma estrutura adjacente, o núcleo parabraquial, também participa nas sensações viscerais e químicas. A função desse núcleo também é afetada.

Capítulo 10

1. Como a via dolorosa ascendente, o sistema anterolateral, sofre decussação inferior à lesão, os axônios afetados originaram-se do lado contralateral. A via tátil ascendente, o funículo posterior, é uma via espinal ipsilateral, que sofre decussação no bulbo. Os axônios afetados estão no mesmo lado da lesão.
2. O sistema anterolateral sofre decussação à medida que sobe. Os neurônios que contribuem para essa via no nível da lesão, somente chegam no lado afetado, a no máximo, 1-2 segmentos superiormente. Por consequência, desviam da lesão.
3. A via motora principal danificada pela lesão, o trato corticospinal, sofre decussação inferiormente à lesão, no bulbo. Os axônios danificados controlam músculos no lado da lesão espinal. Esse mesmo lado também é afetado pelo comprometimento dos funículos posteriores.

Capítulo 11

1. Com base nas alterações de sinais nas imagens de RM, a localização do infarto é na parte anterior da ponte, próximo da linha mediana. Isso está dentro do território dos ramos mediais e laterais da artéria basilar (ver Figura 3-3B2).
2. O controle do músculo inferior da face é mediado por uma projeção corticobulbar contralateral, como no controle do músculo do membro. Consequentemente, após lesão unilateral dos tratos corticobulbar e corticospinal, ocorre a perda do controle desses músculos. Em contrapartida, os músculos superiores da face e os músculos do tronco recebem mais controle bilateral, de modo que, após uma lesão bilateral, permanece algum controle redundante residual.
3. Após lesão ao trato corticospinal, ocorrem alterações plásticas que resultam no aumento contralateral dos reflexos tendíneos profundos. Isso resulta em postura anormal do membro, aumento no tônus muscular e dificuldade no controle do membro enfraquecido. Normalmente essas alterações apresentam-se semanas após a lesão, mas nesse paciente ocorreram imediatamente após a lesão. Além disso, essas alterações são mais comuns após lesão ao trato corticospinal durante o desenvolvimento, como na paralisia cerebral e após lesão da medula espinal e menos frequente após AVE no adulto.

Capítulo 12

1. Isso é decorrente de lesão no núcleo do nervo abducente esquerdo. Os neurônios motores do nervo abducente são lesados, o que impede a abdução do olho esquerdo. Além disso, pode ocorrer uma ligeira adução em virtude da ação sem oposição do músculo reto medial (Figura 12-1A, superior). O olho direito não abduz porque os neurônios internucleares que conectam o núcleo do nervo abducente esquerdo ao núcleo do nervo oculomotor são lesados.
2. Isso é decorrente de lesão ao fascículo longitudinal medial no lado esquerdo. Isso interrompe o sinal para ativar o músculo reto medial direito; por essa razão, o olho direito não aduz.

Capítulo 13

1. O sinal de Rosemberg (ver Capítulo 4) é a incapacidade de uma pessoa ficar ereta quando os olhos estão fechados. Ocorrem oscilação e perda do equilíbrio, decorrentes da perda de propriocepção da extremidade inferior. Na ataxia de Friedreich, ocorre a perda de propriocepção na extremidade inferior em decorrência da degeneração dos aferentes mecanorreceptores calibrosos.
2. Essa é uma postura clássica utilizada por muitos pacientes com doença cerebelar. Provavelmente é uma estratégia para proporcionar melhor estabilidade na manutenção da postura ereta, em decorrência da propriocepção do membro e do controle motor comprometidos.

Capítulo 14

1. A ação dos núcleos da base em cada lado é influenciar o controle na musculatura contralateral. O efluxo dos núcleos da base é direcionado para a parte ipsilateral do tálamo e córtex motor que, por sua vez, controla os músculos contralaterais. Seria esperado que o efluxo do tronco encefálico afetasse basicamente o controle do membro contralateral, provavelmente pelas projeções reticulospinais contralaterais.
2. As artérias centrais anterolaterais, ramos da artéria cerebral média, suprem o núcleo subtalâmico.

Capitulo 15

1. Um ramo da artéria cerebelar inferior posterior (ACIP) foi afetado. Visto que o território total da ACIP não estava infartado, a oclusão ocorreu mais provavelmente em um ramo mais distal.
2. (1) A perda da dor facial ipsilateral: trato e núcleo espinal do nervo trigêmeo; (2) perda da dor contralateral: sistema anterolateral e (3) ataxia: fibras ascendentes da oliva, trato espinocerebelar posterior (dorsal), trato cuneocerebelar e outras fibras do pedúnculo cerebelar inferior; (4) voz rouca: núcleo ambíguo e consequente paralisia dos músculos ipsilaterais da laringe; (5) ptose ipsilateral: fibras hipotalâmicas descendentes que regulam o controle da parte simpática do sistema nervoso do músculo tarsal.

Capítulo 16

1. O lobo temporal auxilia funções diversas. O giro temporal superior é a chave para audição e linguagem. Os giros temporais médio e inferior são importantes para a percepção visual. O polo temporal e a parte medial do lobo temporal contêm o córtex de associação límbica. O polo temporal, correspondendo à área 38 de Brodmann, é importante na personalidade. Esta é a parte comprometida no paciente. Essa área possui interconexões extensas com outras regiões corticais do sistema límbico, bem como com a amígdala.

Respostas das Questões de Estudo

Capítulo 1

1. A

Comentário: O dendrito é o lado aferente de um neurônio, no qual os receptores dos neurotransmissores pós-ganglionares estão localizados; o corpo celular integra informações sinápticas e fornece suporte; o axônio inicia e conduz os potenciais de ação; a terminação axônica é o local pré-ganglionar, no qual o neurotransmissor é liberado na sinapse.

3. D

Comentário: Enquanto o núcleo contém basicamente corpos celulares, os axônios aferentes para o núcleo fazem sinapse nos dendritos dos neurônios presentes no núcleo. Os neurônios presentes no núcleo dão origem aos axônios que se projetam a partir do núcleo. Os axônios fazem conexões sinápticas no interior do núcleo.

8. C

Comentário: A divisão autônoma do sistema nervoso inerva o músculo liso dos vasos sanguíneos no interior do músculo, mas não as células do músculo estriado somático, que são inervadas pelos neurônios motores somáticos.

2. C	4. B	5. B	6. B
7. A	9. C	10. A	11. C
12. A	13. C	14. C	15. B

Capítulo 2

1. B

Comentário: Porque a maioria das vias sofre decussação no encéfalo; corpo esquerdo, encéfalo direito. Dano ao nervo periférico no lado esquerdo produz perturbações somatossensoriais e motoras, mas é improvável que essa lesão fosse muito extensa para afetar todo o lado direito. Se ele tivesse uma doença sistêmica que afetasse a função nervosa, tal doença provavelmente traria algum comprometimento bilateral ou não haveria comprometimento sensorial e motor simétricos.

2. D

Comentário: Enquanto a lesão poderia ter danificado os astrócitos e o canal central do sistema vestibular, não produziria necessariamente paralisia. A lesão certamente apresentaria axônios extensamente danificados no interior da substância branca lateral, o que provocaria uma perda de conexões entre o encéfalo e a medula espinal.

10. B

Comentário: O córtex (lobo) parietal está na superfície; o lobo insular está abaixo do córtex superficial. Escolha A não é correta porque coloca o ramo anterior da cápsula interna lateral ao tálamo; deve ser o ramo posterior.

3. A	4. C	5. B	6. D
7. A	8. B	9. A	

Capítulo 3

9. B

Comentário: A artéria cerebral anterior possui um formato em C, estando localizada na face medial dos hemisférios cerebrais. Portanto, a vista de um lado do encéfalo é melhor para revelar seu formato.

12. C

Comentário: As aberturas lateral e mediana (forames de Luschka e Magendie, respectivamente) estão localizadas no quarto ventrículo. O LCS sai daqui e, em seguida, passa para o espaço subaracnóideo. Do espaço subaracnóideo, o LCS flui para os seios da dura-máter por meio das granulações aracnóideas, que são pequenas valvas unidirecionais.

1. B	2. A	3. A	4. D
5. C	6. D	7. A	8. B
10. A	11. C	13. C	14. A
15. D			

Capítulo 4

3. B

Comentário: No nível da parte inferior do bulbo, onde existe pouco ou nenhum núcleo olivar inferior, a artéria espinal anterior fornece sangue para o lemnisco medial.

6. A

Comentário: Observa-se que os receptores dos fusos musculares primários fazem sinapse nos neurônios motores no corno anterior.

10. A

Comentário: A resposta D possui a somatotopia correta para explicar a progressão da convulsão, como a resposta correta (A). No entanto, a progressão da convulsão está classicamente no âmbito do giro pós-central. A convulsão progride em virtude das conexões locais no interior do córtex. A conectividade no interior do tálamo não suporta esse tipo de progressão.

1. A	2. D	4. B	5. D
7. D	8. C	9. B	

Capítulo 5

1. B

Comentário: Fibras de dor de segunda ordem sobem conforme sofrem decussação. Como consequência, lesão do lado direito em T10 (nível umbilical), o tipo sofrido pelo paciente, preservará a sensação de dor a no mínimo algumas poucas sensações inferiormente no lado esquerdo.

2. D	3. A	4. B
5. B	6. A	7. B
8. D	9. A	10. A

500 Respostas das Questões de Estudo

Capítulo 6

7. A

Comentário: A ACIP supre a parte do complexo do nervo trigêmeo no interior da parte média do bulbo. Isso inclui a parte superior do núcleo reticular caudal da ponte e núcleo interpolar. A oclusão da ACIP danificará os aferentes trigeminais descendentes no trato espinal do nervo trigêmeo.

8. B

Comentário: Esse é um sinal clássico; dissociação da lateralidade da dor facial ou no membro. A oclusão da ACIP preserva a função tátil na face e membro, podendo produzir perda gustatória – embora não seja comumente testado – mas isso ocorre no lado ipsilateral.

9. A

Comentário: Informações mecanorreceptoras provenientes das túnicas mucosas são processadas nos núcleos solitários, não nos do nervo trigêmeo.

1. B	2. A	3. C	4. D
5. C	6. A	10. A	

Capítulo 7

1. C   2. A   3. A

Comentário:

O campo visual de cada olho normalmente se estende além da linha mediana, de modo que uma região central de sobreposição binocular se forma quando os campos visuais de cada olho são considerados em conjunto. As crescentes monoculares de cada olho são independentes, isto é, não se sobrepõem, por isso são chamadas monoculares.

4. C	5. A	6. C	7. B
8. A	9. C	10. D	11. C
12. D	13. A		

Capítulo 8

1. A

Comentário: Lesão unilateral às vias auditivas após a primeira sinapse no sistema nervoso central não leva à surdez unilateral em razão do cruzamento extenso das informações. Os únicos locais nos quais uma lesão produz surdez em um ouvido são o aparelho auditivo periférico, oitavo nervo ou núcleos cocleares.

2. B

Comentário: Embora o núcleo olivar superior lateral seja importante para localizar sons de alta frequência, não significa que é onde os sons de alta frequência são seletivamente processados para percepção. De fato, existe uma via paralela para todas as frequências por meio do núcleo coclear posterior, que não faz sinapse no núcleo olivar superior lateral. Ao contrário, quando as células ciliadas da base da cóclea se degeneram, toda a máquina transdutora para sons de alta frequência se perde.

3. D

Comentário: O núcleo olivar superior contribui com um pequeno número de axônios para o corpo trapezoide. Mas em sua grande maioria, os axônios vêm da parte anterior do núcleo coclear anterior.

4. B

Comentário: Neurônios do núcleo do corpo trapezoide fazem sinapse com o núcleo olivar superior lateral, mas não com o medial. Isso é parte do mecanismo para localizar sons de alta fre-

quência. O núcleo olivar superior medial é parte do circuito para localização de sons de baixa frequência.

5. D

Comentário: Visto que aferentes e eferentes são frequentemente utilizados de forma permutável para sensorial e motor, isso não é verdade. Aferente significa trazer informações – quer seja de função sensorial ou motora – para uma estrutura, enquanto eferente significa levar informação para fora daquela estrutura.

6. A	7. A	8. D
9. A	10. C	

Capítulo 9

1. C

Comentário: A via gustatória ascendente é ipsilateral.

2. A

Comentário: O nervo craniano XII inerva os músculos da língua.

3. D

4. B

Comentário: O núcleo gustatório do tálamo é a parte parvocelular do núcleo ventral posteromedial. Considerando que o núcleo medial dorsal transmite informação gustatória para o córtex orbitofrontal, para integração gustatória e olfatória, não recebe influxo direto da via gustatória ascendente.

5. D

6. B

Comentário: Os axônios dos neurônios olfatórios primários regeneram-se; são considerados como o único exemplo de capacidade preservada para regeneração axônica no encéfalo de mamíferos adultos. Esses axônios estão vulneráveis à transecção (denominada axotomia) por cisalhamento durante traumatismo cranioencefálico.

7. C

8. A

Comentário: Cada gene receptor olfatório é expresso em um, ou na melhor das hipóteses, em uns poucos glomérulos.

9. D

10. C

Comentário: O córtex orbitofrontal recebe informações olfatórias do córtex piriforme, direta ou indiretamente via núcleo medial dorsal do tálamo.

Capítulo 10

1. D

Comentário: O paciente possui uma lesão muito seletiva porque o comprometimento está restrito ao braço esquerdo. Lesão na substância branca, no tronco encefálico e medula espinal, provavelmente não produz um comprometimento motor do membro isolado, porque os axônios provenientes de todas as partes do corpo misturam-se no interior de regiões muito pequenas. Entre as escolhas, apenas o giro pré-central possui uma clara organização somatotópica. Além do mais, a oclusão de um pequeno ramo cortical da artéria cerebral média danifica seletivamente a área do braço do córtex motor primário, no giro pré-central.

2. A

Comentário: Os córtices motores medial e lateral representam os músculos do membro. Os territórios supridos pelas artérias cerebral média e basilar também contêm vias ou núcleos tanto para o controle do membro como do tronco.

3. C

4. B

5. A

Comentário: O trato rubrospinal é uma via lateral e, portanto, desce lateralmente na medula espinal. Assim como com outras vias motoras, faz sinapse tanto nos interneurônios como nos neurônios motores.

6. D

7. A

Comentário: No córtex motor, a representação podálica é suprida pela artéria cerebral anterior.

8. B

9. C

10. B

Capítulo 11

1. C

Comentário: Distinto da medula espinal, na qual os núcleos motores estão localizados anteriores aos núcleos sensoriais, é diferente na parte inferior do tronco encefálico. No mesencéfalo, o único núcleo sensorial do nervo craniano, o núcleo mesencefálico do nervo trigêmeo, está localizado dorsal ao núcleo do nervo oculomotor, uma organização posteroanterior (dorsoventral) como a medula espinal. Aqui, no mesencéfalo, o desenvolvimento de um aqueduto estreito não desloca os núcleos sensoriais.

2. A   3. D   4. B   5. D
6. B   7. A

Comentário: Durante o desenvolvimento, neurônios motores do nervo facial migram da face ventricular anterior e, muito provável, inferiormente. Isso resulta na trajetória incomum dos axônios motores do nervo facial conforme deixam o núcleo motor do nervo (Figura 11-9). A migração mal-sucedida (nessa condição fictícia) resultaria na preservação da posição próximo do soalho do ventrículo, portanto, posterior à localização normal. Anterior não seria esperado, pois significaria uma migração mais avançada. Inferior não seria esperado, pois também significaria mais migração. Finalmente, lateral significaria uma migração mal-direcionada.

8. B

Comentário: Núcleo ambíguo possui uma organização superoinfeiror; os neurônios motores inervam superiormente os músculos da faringe e inferiormente os músculos da laringe. A língua é inervada pelos neurônios motores no núcleo do nervo hipoglosso. A regulação da pressão arterial é mais a função do núcleo solitário e núcleo posterior motor do nervo vago.

9. C

10. A

Comentário: A perda da dor no tronco e membros contralaterais é porque a artéria cerebelar inferior posterior supre os axônios ascendentes do sistema anterolateral. A perda da dor facial ipsilateral é decorrente de lesão no trato espinal do nervo trigêmeo, assim como no núcleo. Não há perda da função tátil da face. Esta é mediada pelo núcleo principal sensorial do nervo trigêmeo, que está localizado na ponte.

Capítulo 12

1. B

Comentário: A artéria espinal posterior supre a parte posterolateral do bulbo, mas inferior aos núcleos vestibulares. A artéria cerebelar inferior anterior supre as partes mais superiores do complexo vestibular.

2. A

3. B

Comentário: Apesar do nome, o trato vestibulospinal lateral é uma via medial.

4. D

5. D

Comentário: A posição do olho após lesão no nervo oculomotor (III) é considerada "para baixo e para fora".

6. A

Comentário: A contribuição do músculo oblíquo superior, que é inervado pelo núcleo do nervo troclear, para o olhar fixo para baixo é maior quando se olha para o nariz, por essa razão, maior diplopia vertical. Intorção – a outra ação mecânica do músculo oblíquo superior – é fraca, por essa razão, visão dupla quando se inclina a cabeça lateralmente, denominada diplopia torcional. Esta é frequentemente compensada incluindo-se a cabeça na outra direção. Finalmente, a diplopia horizontal é produzida pela paralisia, incluindo o controle dos músculos retos lateral ou medial.

7. C

Comentário: O centro do olhar fixo vertical é o núcleo intersticial do fascículo longitudinal medial; a formação reticular da parte paramedial da ponte é o centro do olhar fixo horizontal e atua no núcleo do nervo abducente.

8. C

9. A

10. D

Comentário: O núcleo do nervo abducente esquerdo é preservado; do contrário, o olho esquerdo não seria abduzido. O músculo reto medial esquerdo não fica paralisado porque a vergência é normal.

Capítulo 13

1. D

Comentário: O tentório separa o cerebelo dos lobos occipital e temporal sobrejacentes. Por essa razão, o tumor não entra em contato com nenhum dos dois lobos.

2. A

3. D

4. B

Comentário: Sinais motores do membro são classicamente ipsilaterais às lesões cerebelares. Isso ocorre porque o circuito tem cruzamento duplo – uma vez como efluxo do cerebelo e a segunda como decussação da via motora. As principais vias de influxo para o cerebelo, os tratos posterior e cuneocerebelar, são ipsilaterais.

5. A

Comentário: A informação do trajeto pelos núcleos da ponte acrescenta uma decussação adicional ao circuito de controle cerebelar. Visto que o cruzamento duplo do efluxo cerebelar resulta no controle ipsilateral, vê-se que o circuito corticopontocerebelar restaura o controle típico que sofreu decussação pelo córtex.

502 Respostas das Questões de Estudo

6. D

7. B

8. C

Comentário: Essa condição basicamente produziria perda das fibras trepadeiras provenientes do núcleo olivar inferior e das fibras musgosas provenientes dos núcleos da ponte. As fibras trepadeiras fazem sinapse nas células de Purkinje, não nas células granulares. As fibras musgosas fazem sinapse nas células granulares, não nas células de Purkinje ou nas arborizações em cesta que circundam o corpo celular das células de Purkinje (células em cesta).

9. B

Comentário: O núcleo rubro é o recipiente do efluxo cerebelar; não fornece influxo direto para o cerebelo.

10. C

Comentário: Praticamente todas as regiões corticais – áreas motoras, pré-motoras e de associação – se projetam para os núcleos da ponte, que fornecem influxo das fibras musgosas para o córtex cerebelar (mais o córtex do que o núcleo denteado). Isso fornece um trajeto para as áreas corticais importantes na cognição e emoção para influenciar o movimento, via cerebelo, bem como uma contribuição para as funções não motoras do cerebelo.

Capítulo 14

1. Pontos correspondem da esquerda (lateral) para a direita (medial), às representações do córtex/lobo insular (representações sensoriais de dor, sensações viscerais e paladar), claustro (conecta-se com o córtex cerebral; pode exercer uma função na consciência), putame (funções motoras), segmento externo do globo pálido (parte da via indireta; recebe influxo do corpo estriado e se projeta para núcleo subtalâmico), segmento interno do globo pálido (via direta; efluxo dos núcleos da base para o tálamo e tronco encefálico), ramo posterior da cápsula interna (axônios talamocorticais ascendentes; projeções corticais descendentes), tálamo (influxos subcorticais relés para o córtex), aderência intertalâmica no terceiro ventrículo (ponto de contato das duas metades do tálamo).

2. D

3. B

4. A

Comentário: Na doença de Parkinson, a perda de dopamina resulta em menos tráfego para a via direta, ocorrendo bradicinesia.

5. C

Comentário: O fascículo lenticular contém axônios provenientes do segmento interno do globo pálido, não da parte reticular da substância negra.

6. B

7. C

8. A

Comentário: A doença de Huntington é um distúrbio dominante autossômico. O pai apresenta os sinais de doença de Huntington avançada, não os outros três listados. O filho provavelmente está apresentando os sinais iniciais da doença de Huntington. Estes são sinais motores hipercinéticos.

9. B

10. A

Capítulo 15

1. D

Comentário: A hipófise está localizada na sela turca. O quiasma óptico está localizado diretamente acima da sela turca. Conforme o tumor aumenta, em razão de sua localização na sela turca, consegue expandir-se apenas posteriormente, invadindo dessa forma o quiasma óptico.

2. A

3. B

Comentário: A via autônoma descendente do hipotálamo segue pelo feixe mediano do prosencéfalo, a caminho do tronco encefálico.

4. C

5. C

6. A

Comentário: O homem provavelmente sofre de narcolepsia. A perda do tônus muscular acompanhando o sono é cataplexia, que é frequentemente associada com narcolepsia. Descobriu-se que os neurônios contendo orexina, situados na parte lateral do tálamo, estão em menor quantidade nos encéfalos de pessoas com narcolepsia.

7. C

Comentário: O núcleo tuberoinfundibular libera histamina, como neurotransmissor, em todo o prosencéfalo. A histamina ativa os neurônios-alvo. A anti-histamina que atravessa a barreira hematoencefálica bloqueia essa ação da histamina e a pessoa fica sonolenta.

8. A

9. D

10. B

Comentário: Esses são sinais de perda de controle simpático das estruturas cranianas no lado esquerdo. São produzidos por lesão à parte esquerda do hipotálamo, projeção hipotalâmica descendente esquerda, parte esquerda da medula espinal, gânglio cervical superior esquerdo ou fibras simpáticas no lado esquerdo do pescoço. A localização da lesão é determinada por outros sinais. Por exemplo, se houver ataxia também, a lesão é provavelmente na parte posterolateral do bulbo, ou, se houver paralisia do membro, localiza-se na medula espinal.

Capítulo 16

1. D

Comentário: Distúrbios degenerativos cerebrais geralmente resultam na perda de neurônios sem a substituição concomitante com mais células da glia ou cicatrização glial. Como consequência, a região afetada do encéfalo encolhe. Como a cavidade do crânio tem volume fixo, isso é acompanhado por um aumento no ventrículo/aqueduto adjacente. Deve-se lembrar dos Capítulos 1 e 14. Foram vistas imagens de RM de pacientes com doenças de Alzheimer e Huntington, nas quais a degeneração neural estava associada a aumentos visíveis no volume dos ventrículos laterais.

2. C

Comentário: A parte posterior do lobo insular é a área cortical primária para aspectos de dor e sensação visceral.

Respostas das Questões de Estudo 503

3. A

Comentário: A identificação facial é mais uma função da parte inferomedial do lobo temporal. A localização de estimulação é mediada pela parte posterior do lobo parietal. O conteúdo emocional na fala é uma função do lobo frontal direito, oposto à área de Broca no lado esquerdo.

4. D

Comentário: O giro para-hipocampal não é formalmente parte do hipocampo, pois recebe influxos provenientes de muitas áreas de associação diferentes do córtex.

5. A	6.B	7.D
8. D	9. C	10. B

Glossário

Abertura lateral (forame de Luschka): aberturas no quarto ventrículo por onde o líquido cerebrospinal passa para o espaço subaracnóideo; localizado nos recessos laterais do ventrículo.

Abertura mediana (forames de Magendie): aberturas no quarto ventrículo nas quais o líquido cerebrospinal passa para o espaço subaracnóideo; localizado na linha mediana.

Acetilcolina: neurotransmissor utilizado pelos neurônios motores e neurônios em diversos núcleos, incluindo os núcleos da base e pedunculopontino.

Acetilcolinesterase: enzima que inativa a acetilcolina.

Acinesia: comprometimento na iniciação do movimento voluntário.

Adaptação lenta: resposta característica dos neurônios a um estímulo prolongado, no qual uma série contínua de potenciais de ação diminui lentamente ou não.

Adaptação rápida: resposta característica dos neurônios a um estímulo súbito no qual uma curta série de potenciais de ação diminui rapidamente para uns poucos ou para nenhum potencial de ação.

Adeno-hipófise: contém as células epiteliais que liberam hormônios para controle de uma variedade de glândulas-alvo na periferia.

Aderência intertalâmica: local de aderência de duas metades do tálamo; considerada presente em aproximadamente 80% dos indivíduos, nos seres humanos, nenhum axônio sofre decussação na aderência intertalâmica.

Adrenérgico: neurônio que usa adrenalina como um neurotransmissor ou neuromodulador.

Afasia: comprometimento da linguagem; caracterizada pela redução na capacidade de ler, escrever ou expressar intenções de uma pessoa.

Aferente: axônios que transmitem informações para uma estrutura específica; *aferente* não é sinônimo de *sensorial*, que significa relacionado com o processamento de informações provenientes de uma lâmina receptora (p. ex., superfície corporal ou retina)

Aferentes vestibulares primários: inervam as células ciliadas vestibulares; terminam basicamente nos núcleos vestibulares e no cerebelo.

Alça de associação (dos núcleos da base): circuito dos núcleos da base que recebe influxo basicamente do córtex de associação dos lobos frontal, parietal e temporal e projeta-se para as áreas corticais pré-frontal e pré-motora.

Alça de Meyer: componente da radiação óptica proveniente do núcleo do corpo geniculado lateral para o lobo occipital que segue pela parte superior do lobo temporal; axônios transmitem informações visuais provenientes do campo visual superior contralateral.

Alça do córtex pré-frontal: circuito dos núcleos da base que se projetam para o córtex pré-frontal; participa das funções encefálicas de primeira ordem, como pensamento e memória operacional (de trabalho).

Alça do nervo oculomotor: circuito de núcleos da base que participa das áreas de controle do movimento dos olhos.

Alça esqueletomotora: circuito de núcleos da base que estimula as áreas motora e pré-motora.

Alça lenticular: via eferente do segmento interno do globo pálido; axônios terminam no tálamo.

Alça límbica (dos núcleos da base): o circuito dos núcleos da base que recebem influxos provenientes das áreas corticais límbicas, amígdala basilar lateral e hipocampo e se projetam para o córtex orbitofrontal e córtex anterior do cíngulo.

Alocórtex: córtex que possui uma quantidade variável de camadas, mas sempre menos de seis.

Álveo: fina lâmina de axônios mielinizados revestindo o hipocampo; axônios dos neurônios piramidais no hipocampo e subículo.

Amígdala: estrutura telencefálica que exerce uma função essencial nas emoções e na expressão comportamental correspondente; possui três divisões nucleares componentes: basolateral, central e corticomedial.

Amígdala estendida: conjunto de núcleos da base do prosencéfalo que compartilham características morfológicas, histoquímicas e conectivas; inclui os núcleos centrais da amígdala e o núcleo da estria terminal; participa na recompensa e no abuso de drogas junto com o estriado ventral.

Amnésia anterógrada: incapacidade de lembrar de eventos novos.

Anastomose: uma rede de artérias interconectadas.

Aneurisma: dilatação anormal de uma parte da artéria decorrente do enfraquecimento da parede arterial.

Angiografia cerebral: técnica radiológica para obtenção de imagens da vasculatura do encéfalo.

Angiografia por ressonância magnética: aplicação de imagem de ressonância magnética para estudar a vasculatura pelo monitoramento do movimento das moléculas de água nos vasos sanguíneos.

Angiograma: imagem radiológica da vasculatura (rede vascular de um órgão).

Ângulo cerebelopontino: no qual o cerebelo se une ao tronco encefálico.

Anosmia: ausência da sensação de olfato.

Anterior: em direção ao abdome; sinônimo de *ventral*.

Anterógrado: que se afasta do corpo celular de um neurônio e segue adiante para terminações axônicas; geralmente relacionado com o padrão de degeneração (*ver* degeneração walleriana) ou transporte axônico.

"Ápice da cóclea": parte da cóclea sensível a tons de baixa frequência.

Apraxia: incapacidade de realizar um movimento quando solicitado, embora a pessoa tenha a capacidade física para contrair os músculos, esteja disposto a realizar o movimento e já tenha aprendido a fazer o movimento.

Aqueduto do mesencéfalo (de Sílvio): parte do sistema ventricular no mesencéfalo.

Aracnoide-máter: lâmina meníngea média.

Arco da aorta: local do sensor de pressão arterial

Arcos branquiais: também conhecidos como arcos das guelras; território da cabeça e pescoço em desenvolvimento; muitos nervos cranianos desenvolvem-se em associação com os arcos branquiais.

506 Glossário

Área 3a: área citoarquitetônica de Brodmann; parte do córtex somatossensorial primário que recebe informações dos receptores musculares; participa na sensação do equilíbrio.

Área auditiva secundária: áreas corticais que processam informações auditivas provenientes da área primária.

Área de associação parietal-temporal-occipital: córtex de associação na junção dos lobos parietal, temporal e occipital; importante para a linguística, percepção e outras funções encefálicas de primeira ordem.

Área de Broca: porção da parte inferior do lobo frontal importante para a articulação da fala.

Área de Wernicke: importante para a compreensão da fala; localizada na parte posterior do giro temporal superior (área 22).

Área motora suplementar: componente da parte medial do lobo frontal importante no controle dos movimentos do olho.

Área postrema: parte do segmento inferior do bulbo, na qual não existe barreira hematoencefálica; importante para a percepção de toxinas transportadas pelo sangue e no controle do vômito.

Área pré-óptica: exerce diversas funções incluindo o controle da liberação dos hormônios sexuais provenientes da adeno-hipófise e a regulação do sono e vigília; localizada na parte mais superior do hipotálamo.

Área pré-óptica anterolateral: importante na promoção do sono REM e não REM, por meio de conexões inibidoras com outros núcleos do hipotálamo e do tronco encefálico que promovem a vigília.

Área pré-óptica medial: porção da parte anterior do hipotálamo contendo neurônios neurossecretores parvocelulares; sexualmente dimórfica.

Área tegmental anterior: contém neurônios dopaminérgicos que se projetam para a parte anteromedial do estriado e córtex pré-frontal; localizado na parte superior do mesencéfalo.

Áreas auditivas de primeira ordem: regiões do lobo temporal que processam aspectos complexos dos sons; influxo principal proveniente das áreas auditivas de segunda ordem (p. ex., primárias e secundárias).

Áreas corticais pré-frontais mediais: porção do córtex pré-frontal; uma das suas funções é o reconhecimento de objetos.

Áreas de Brodmann: divisões do corte cerebral baseadas no tamanho e nas formas dos neurônios nas diferentes lâminas e em suas densidades de empacotamento; denominados em homenagem a Korbinian Brodmann, um neuroanatomista alemão que trabalhou durante o final do século XIX e o início do século XX.

Áreas motoras cinguladas: área cortical pré-motora localizada no giro cingulado.

Áreas pré-motoras: participam no planejamento de movimentos; localizadas no lobo frontal, nas áreas 6, 23 e 24.

Arquicórtex: córtex trilaminado primitivo; basicamente na formação hipocampal.

Artéria basilar: supre a ponte e partes do cerebelo e do mesencéfalo.

Artéria carótida interna: grande artéria cerebral; leva sangue para o córtex cerebral e muitas estruturas profundas, excluindo o tronco encefálico e o cerebelo.

Artéria cerebelar inferior anterior (ACIA): supre a parte inferior (caudal) da ponte e partes do cerebelo.

Artéria cerebelar inferior posterior (ACIP): irriga a parte posterolateral do bulbo e porções da parte inferior (posterior) do cerebelo.

Artéria cerebelar superior: irriga a parte superior da ponte e do cerebelo; ramo circunferencial longo da artéria basilar.

Artéria cerebral anterior: fornece sangue para a parte medial do lobo frontal e estruturas profundas subjacentes.

Artéria cerebral média: leva sangue para a face lateral do córtex cerebral e estruturas profundas do hemisfério cerebral e diencéfalo.

Artéria cerebral posterior: irriga partes dos lobos occipital e temporal, bem como o diencéfalo.

Artéria comunicante anterior: interliga as artérias cerebrais anteriores nos dois lados do encéfalo; parte do círculo arterioso do cérebro (círculo de Willis).

Artéria comunicante posterior: ramo da artéria carótida interna que se junta às artérias cerebrais posteriores; liga as circulações anterior e posterior, fornecendo assim uma via para a circulação colateral; parte do círculo arterial do cérebro (de Willis).

Artéria coróidea anterior: fornece sangue para o plexo coróideo no ventrículo lateral e a diversas estruturas profundas.

Artéria oftálmica: supre o olho. É uma via para a circulação colateral do encéfalo após oclusão artéria carótida interna.

Artérias centrais anterolaterais: ramos das artérias cerebrais média e anterior que suprem estruturas profundas dos hemisférios cerebrais, incluindo partes da cápsula interna e núcleos da base; originam-se das partes proximais das artérias.

Artérias circunferenciais curtas: irrigam partes anteriores do tronco encefálico afastadas da linha mediana; basicamente provenientes da artéria basilar.

Artérias espinais anteriores: ramos da artéria vertebral que suprem a metade anterior da medula espinal; seguem no interior da fissura mediana anterior da medula espinal; também recebem sangue arterial proveniente das "artérias radiculares" (ramos das artérias espinais).

Artérias espinais posteriores: levam sangue para as colunas posteriores e corno posterior predominantemente.

Artérias vertebrais: ramo proveniente da artéria subclávia; duas artérias vertebrais convergem para formar a artéria basilar.

Árvore da vida: aparência da substância branca cerebelar em corte sagital.

Aspiração pulmonar: a presença de sangue ou líquidos consumidos nos pulmões.

Astrócitos: classe de células da neuróglia que atuam em diversas funções de suporte, incluindo orientação axônica durante o desenvolvimento e ajuda na manutenção da barreira hematoencefálica.

Ataque isquêmico transitório (AIT): interrupção curta do fluxo sanguíneo cerebral para uma região local do encéfalo que produz disfunção temporária da área; a disfunção dura por um período de minutos a horas.

Ataxia: movimentos involuntários convulsivos lentos.

Ataxia de Friedreich: uma doença autossômica recessiva que resulta em ataxia espinocerebelar progressiva; mutação do cromossoma 9; expansão de um trinucleotídeo repetido GAA no interior do gene que codifica a proteína mitocondrial frataxina.

Atetose: movimentos involuntários ondulatórios, lento.

Audição: um dos cinco sentidos principais.

AVE hemorrágico: condição após a ruptura de uma artéria; tecido em torno da hemorragia fica danificado porque o sangue vaza da artéria sob pressão alta.

AVE isquêmico: oclusão de uma artéria que resulta na cessação posterior do fluxo sanguíneo.

Aversão condicionada ao paladar (aversão condicionada gustatória): forma rápida e muito rigorosa de aprendizado, na qual um indivíduo evita alimentos que fazem mal.

Axônio: parte do neurônio especializada na condução de informações codificadas na forma de potenciais de ação.

Axônio calibroso: axônios sensoriais mecanorreceptores.

Axônios de diâmetro pequeno: fibras aferentes sensíveis a dor, temperatura e prurido (i.e., histamina).

Bainha de mielina: envoltório em torno dos axônios periféricos e centrais para acelerar a condução dos potenciais de ação; formado pelas células de Schwann na periferia e pelos oligodendrócitos no sistema nervoso central.

Barorreceptor: receptor para pressão arterial/sanguínea.

Barreira hematocerebrospinal: especializações que impedem a entrada de materiais transportados pelo sangue no líquido cerebrospinal.

Barreira hematoencefálica: especializações celulares que impedem a entrada de materiais transportados pelo sangue no sistema nervoso central.

Base (mesencéfalo): a parte mais anterior do mesencéfalo; também denominada base do pedúnculo.

Base da ponte: parte anterior da ponte; contém basicamente núcleos da ponte e axônios corticais descendentes.

Base do pedúnculo: parte anterior do mesencéfalo; contém axônios corticais descendentes.

Bastonetes: fotorreceptores para visão em condições luminosas baixas (visão escotópica); localizados longe da parte da mácula da retina.

Bastonetes bipolares: interneurônios da retina que transmitem sinais dos bastonetes para as células ganglionares.

β-endorfina: um opioide endógeno clivado a partir de um peptídeo grande, o pró-opiomelanocortina; exerce a função na analgesia por opiáceo.

Bigorna: um dos ossículos da audição da orelha média; essencial para a condução de alterações na pressão do ar da membrana timpânica para a janela do vestíbulo; localizado entre os outros dois ossículos.

Blobs: localização dos neurônios sensíveis a cores no córtex visual primário; basicamente nas lâminas granular externa [II] e piramidal externa [III].

Braço do colículo inferior: via aferente proveniente do colículo inferior para o núcleo do corpo geniculado medial.

Braço do colículo superior: via eferente para o colículo superior a partir da retina.

Bradicinesia: transtorno do movimento, no qual os movimentos são reduzidos ou ausentes.

Branquiomérico: derivado dos arcos branquiais.

Bulbo: principal divisão do encéfalo; parte do rombencéfalo.

Bulbo: termo arcaico para medula oblonga e ponte; comumente usado para descrever um sistema de projeção cortical (*ver* trato corticobulbar).

Bulbo olfatório: estrutura do telencéfalo que recebe influxos provenientes dos neurônios sensoriais olfatórios e se projeta para as áreas corticais olfatórias.

Calículos gustatórios: órgão gustatório que consiste nas células receptoras gustatórias, células de sustentação e células basilares, que podem ser células-tronco que se diferenciam em células receptoras gustatórias.

Camada de células ganglionares: camada de células mais internas da retina; contém corpos celulares as células ganglionares.

Campo visual: a área total que é vista.

Campo visual suplementar: centro de controle cortical do movimento do olho localizado basicamente na parede medial do lobo frontal; participa dos aspectos mais cognitivos do controle do movimento sacádico dos olhos.

Campos oculares frontais: porção da parte lateral do lobo frontal, importante no controle dos movimentos dos olhos.

Canais semicirculares: órgãos vestibulares sensíveis à aceleração angular; existem três canais semicirculares, cada um sensível à aceleração em um plano diferente.

Canal central: parte do sistema ventricular localizado na medula espinal e parte inferior do bulbo.

Canal vertebral: cavidade no interior da coluna vertebral, dentro da qual se localiza a medula espinal.

Capilares fenestrados: contém poros por meio dos quais as substâncias se difundem do interior do capilar para o tecido adjacente.

Cápsula externa: região da substância branca entre o putame e o claustro; contém basicamente fibras de associação cortical.

Cápsula extrema: região da substância branca entre o claustro e o lobo insular; contém basicamente fibras de associação cortical.

Cápsula interna: local de axônios entrando e saindo do córtex cerebral; presente entre o tálamo e partes dos núcleos da base.

Cataplexia: perda temporária de tônus muscular sem perda de consciência.

Cauda equina: nervos espinais no interior do canal vertebral, inferiores ao último segmento da medula espinal.

Caudal: em direção à cauda ou cóccix.

Célula de Müller: células da neuróglia presentes na retina que se estendem da membrana limitante externa até a interna; possuem funções estruturais e metabólicas importantes.

Célula granulosa: interneurônios excitatórios do cerebelo; célula de origem das fibras paralelas.

Célula M: neurônio ganglionar retiniano com uma ramificação dendrítica grande; exerce uma função preferencial na percepção do movimento visual; magnocelular.

Célula P: neurônios ganglionares da retina com uma árvore dendrítica pequena; exerce uma função preferencial na percepção da forma e cor; parvocelular.

Célula periglomerular: um interneurônio inibidor situado no bulbo olfatório que recebe influxos provenientes dos neurônios sensoriais olfatórios e inibe as células mitrais nos mesmos glomérulos e nos adjacentes.

Células amácrinas: interneurônio da retina.

Células basilares: células que se diferenciam para tornarem-se células receptoras gustatórias; consideradas células-tronco.

Células ciliadas: neurônios receptores auditivos.

Células ciliadas basilares: células ciliadas auditivas localizadas próximo da base da cóclea.

Células ciliadas externas: classe de neurônios receptores auditivos; provavelmente mais importantes na regulação da sensibilidade do órgão espiral (de Corti) do que na transdução do sinal auditivo.

Células ciliadas internas: neurônio receptor auditivo principal.

Células da neuróglia: tipo principal de célula no sistema nervoso; superam os neurônios em aproximadamente 10 para 1; também denominadas células da glia.

Células de Schwann: células da neuróglia que formam a bainha de mielina em torno dos axônios periféricos.

Células de sustentação: fornecem suporte, estrutura e possivelmente trófico para os calículos gustatórios.

Células em tufo: neurônios de projeção do bulbo olfatório.

Células ependimárias: tipo de célula epitelial que reveste os ventrículos.

Células estreladas: no cerebelo, interneurônios inibidores localizados no estrato molecular; mais comumente uma classe de pequenos neurônios multipolares situados no sistema nervoso central.

Células ganglionares: neurônios de projeção da retina; axônios seguem no nervo óptico e terminam no diencéfalo e mesencéfalo.

Células horizontais: Interneurônio retiniano.

Células limítrofes: neurônios que cedem axônios para o trato espinocerebelar anterior (ventral).

Células mitrais: neurônios de projeção do bulbo olfatório.

Células receptoras gustatórias: componente dos calículos gustatórios; transduzem substâncias químicas orais em sinais gustatórios.

Células táteis (menisco tátil) (Receptor de Merckel): mecanorreceptor.

Centro do sono pré-óptico: centro no hipotálamo que regula a transição da vigília para o sono.

Cerebelo: parte do rombencéfalo; importante para o controle automático dos movimentos e exerce uma função na automação de muitas funções sensoriais e cognitivas complexas.

Cerebelo cortical do hemisfério cerebral: componente cortical do cerebrocerebelo; participa basicamente no planejamento motor.

Cerebrocerebelo: compreende o córtex lateral do cerebelo e o núcleo denteado; importante para o planejamento motor.

Cervical: segmento da medula espinal; existem oito segmentos no total.

Cíngulo: trato em forma de C localizado no interior da substância branca do córtex, abaixo do giro cingulado.

Circulação anterior: suprimento arterial fornecido pela artéria carótida interna.

Circulação colateral: suprimento arterial redundante para determinada estrutura.

Circulação da artéria carótida: *ver* circulação anterior.

Circulação porta: contém dois leitos capilares acompanhados pelas veias porta-hipofisárias; presente na hipófise e no fígado.

Circulação porta-hipofisária: conecta os leitos capilares da eminência mediana à adeno-hipófise; veia porta-hipofisária.

Circulação posterior: suprimento arterial fornecido pelas artérias vertebral e basilar.

Circulação vertebrobasilar: suprimento arterial para o tronco encefálico e partes dos lobos temporal e occipital.

Círculo arterial do cérebro (de Willis): rede anastomótica de artérias na face anterior (ventral) do diencéfalo.

Cisterna cerebelobulbar posterior: a parte do espaço subaracnóideo, posterior ao bulbo e inferior ao cerebelo, na qual o líquido cerebrospinal se acumula.

Cisterna colicular: parte do espaço subaracnóideo que se estende sobre os colículos superior e inferior.

Cisterna interpeduncular: na qual o líquido cerebrospinal se acumula entre os pedúnculos cerebrais.

Cisterna lombar: espaço no interior do canal vertebral no qual o líquido cerebrospinal se acumula; comumente utilizado para coleta de líquido cerebrospinal de pacientes.

Cisterna pontocerebelar: local de acúmulo de líquido cerebrospinal na junção pontomedular.

Cisternas: partes do espaço subaracnóideo nas quais o líquido cerebrospinal se acumula.

Citoarquitetura: caracterização da morfologia do córtex cerebral baseada na densidade dos corpos celulares neuronais.

Citocromo oxidase: enzima mitocondrial; marcador de metabolismo neuronal.

Claustro: núcleo do telencéfalo localizado abaixo do lobo insular.

Cóclea: órgão da orelha interna para audição.

Colaterais de Schaefer: ramo axônico colateral dos neurônios situados na região CA3 do hipocampo que fazem sinapse nos neurônios situados na região CA1.

Colículo facial: ponto de referência superficial na face ventricular (posterior/dorsal) da ponte; estende-se sobre o joelho do nervo facial e o núcleo abducente.

Colículo inferior: localizado no mesencéfalo caudal, na superfície dorsal; contém neurônios que são parte da via ascendente do auditório.

Colículo superior: exerce uma função essencial no controle dos movimentos oculares rápidos; localizado na parte superior do mesencéfalo.

Colículos: conjunto de quatro estruturas na parte posterior do mesencéfalo; os colículos superiores são importantes para o controle do movimento sacádico ocular, e os colículos inferiores são importantes para a audição.

Colinérgico: um neurônio que usa acetilcolina como neutrotransmissor.

Colorações para mielina: métodos para revelar a presença da bainha de mielina.

Coluna anterior: parte da substância branca da medula espinal medial ao corno anterior; contém basicamente fibras descendentes para controle da musculatura axial e proximal dos membros.

Coluna celular intermediolateral: *ver* núcleo intermediolateral.

Coluna cortical: conjunto de neurônios orientados radialmente, com funções e conexões anatômicas semelhantes; unidade funcional básica do corte cerebral.

Coluna de orientação: aglomeração de neurônios no córtex visual primário que processa informações relacionadas com a orientação de um estímulo visual.

Coluna intermédia: parte da substância cinzenta localizada entre os cornos posterior e anterior.

Coluna lateral: parte da substância branca espinal; contém diversas vias somatossensoriais, cerebelares e de controle motor.

Coluna motora autônoma: formação de neurônios pré-ganglionares simpáticos e parassimpáticos nas colunas superiores da medula espinal e do tronco encefálico.

Coluna motora branquiomérica: neurônios motores inervando os músculos que se desenvolvem a partir dos arcos branquiais.

Coluna motora esquelética somática: núcleos motores na medula espinal que contêm neurônios motores que inervam o músculo esquelético somático.

Coluna para cores: conjuntos de neurônios no córtex visual primário, predominantemente localizados nas lâminas granular externa [II] e piramidal externa [III]; também denominada *blobs* para cores.

Colunas de dominância ocular: agrupamentos de neurônios no córtex visual primário que recebem e processam informações predominantemente do olho ipsilateral ou contralateral.

Colunas posteriores: localizadas na face posterior da medula espinal; contém os axônios ascendentes dos mecanorreceptores; o fascículo grácil (ou trato) transporta axônios que se originam dos receptores na perna e na parte inferior do dorso, enquanto o fascículo cuneiforme transporta axônios que se originam dos receptores na parte superior do dorso, braço, pescoço e dorso da cabeça.

Comissura: trato por meio do qual os axônios atravessam a linha mediana.

Comissura anterior: trato que interliga a parte anterior do lobo temporal e as estruturas olfatórias nos dois lados do encéfalo.

Comissura anterior: *ver* comissura espinal ventral.

Comissura espinal ventral (anterior): onde os axônios do sistema anterolateral sofrem decussação; localizada anteriormente à lâmina X e ao canal central.

Comissura posterior: interliga as estruturas no mesencéfalo nas duas metades do tronco encefálico; axônios que medeiam o reflexo pupilar no olho não iluminado seguem no interior da comissura anterior.

Complexo nuclear olivar superior: participa do processamento dos sinais auditivos aferentes; especialmente importante para a localização sonora horizontal.

Complexo olivar inferior: conjunto de núcleos no bulbo que dão origem às fibras trepadeiras do cerebelo; forma a oliva, um ponto de referência superficial na face anterior do bulbo.

Comportamentos reprodutivos: comportamentos relativamente estereotípicos entre membros de uma mesma espécie que tendem a levar ao ato da reprodução; nos animais, o hipotálamo exerce uma função importante na promoção de comportamentos reprodutivos, muitas vezes em resposta aos feromônios.

Compostos neuroativos: substâncias químicas que lateram a função neuronal.

Cones: classe fotorreceptora sensível ao comprimento de onda luminosa (i.e., cor).

Cones bipolares: classe de interneurônios retinianos que transmite sinais de controle dos cones para os neurônios ganglionares.

Conexões de associação corticocorticais: conexões entre as áreas corticais no mesmo lado.

Conexões do corpo caloso: conexões formadas pelos neurônios do corpo caloso.

Contração pupilar: redução no diâmetro da pupila.

Contralateral: termo espacial relativo ao lado oposto do corpo.

Controle bilateral: forma de controle somático ou visceromotor, no qual um nervo craniano ou núcleo motor espinal recebe projeções de ambos os lados do córtex; geralmente fornece uma medida de redundância, de modo que, se uma projeção é danificada, a outra projeção proporciona controle básico.

Corantes celulares: método de revelação de corpos celulares neuronais; um exemplo é a coloração de Nissl.

Corda do tímpano: um ramo do nervo craniano VII; transporta aferentes gustatórios.

Coreia: movimento desordenado, caracterizado por movimentos aleatórios rápidos e involuntários dos membros e do tronco.

Córnea: parte avascular transparente da esclera.

Corno anterior: lâminas VIII e IX da substância cinzenta da medula espinal; local de neurônios para o controle motor somático.

"Corno intermediário": o corno lateral da coluna intermédia da medula espinal; local dos neurônios pré-ganglionares simpáticos.

Corno posterior: lâminas espinais [I] – [IV] da substância cinzenta; processa informação somatossensorial aferente, especialmente relativa a dor, temperatura e prurido.

Corno posterior do bulbo: extensão do corno posterior no bulbo; também denominado núcleo caudal (núcleo reticular caudal da ponte).

Coroa radiada: parte da substância branca subcortical superior (ou dorsal) à cápsula interna.

Coronal: plano de corte ou plano de imagem; paralelo à sutura coronal; equivalente ao plano transverso para os hemisférios cerebrais e diencéfalo.

Corpo caloso: comissura conectando os dois hemisférios cerebrais; contém quatro subdivisões principais: rostro, joelho, tronco e esplênio.

Corpo celular: onde o núcleo está localizado e a partir do qual o axônio e os dendritos emergem.

Corpo estriado: núcleos subcorticais do telencéfalo compostos do núcleo caudado, putame e *nucleus accumbens*; geralmente sinônimo de estriado.

Corpo justarestiforme: via eferente do cerebelo para a parte inferior do tronco encefálico; local principal de axônios provenientes do núcleo do fastígio para neurônios vestibulares e outros neurônios do tronco encefálico.

Corpo nuclear amigdaloide: outro nome para a amígdala.

Corpo trapezoide: local de decussação das fibras auditivas.

Corpos mamilares: complexo nuclear do hipotálamo; contém os núcleos mamilares medial e lateral; os corpos mamilares dão origem aos fascículos mamilotalâmico e mamilotegmental.

Corpos quadrigêmeos: outro nome para os colículos superior e inferior.

Corpúsculo lamelado (de Pacinian): mecanorreceptor de adaptação rápida sensível a vibração de alta frequência.

Corpúsculo tátil (de Meissner): mecanorreceptor.

Corpúsculos de Ruffini: tipo de mecanorreceptor; processo distal de fibras aferentes mielinizadas calibrosas (A-β).

Córtex: lâmina fina de corpos celulares neuronais e axônios aferentes e eferentes.

Córtex auditivo primário: primeiro local de processamento cortical para informações auditivas; localizado nos giros temporais transversos (de Heschl) no lobo temporal; corresponde à área citoarquitetônica 41.

Córtex cerebral: parte do telencéfalo; importante para diversas funções sensoriais, motoras, cognitivas, emocionais e de integração.

Córtex de associação: áreas do córtex que atuam em diversos processos mentais, mas que não participam do processamento de estímulo básico ou do controle das contrações musculares; formalmente aquelas áreas que associam eventos sensoriais com respostas motoras e realizam processos mentais que interferem entre influxos sensoriais e efluxos motores.

Córtex de associação frontal: principal área de associação localizada superior às regiões corticais pré-motoras nas faces lateral e medial do encéfalo e na face da órbita.

Córtex de associação límbica: diversas regiões basicamente dos lobos frontal e temporal; participa nas emoções, aprendizagem e memória.

Córtex de associação pré-frontal: participa de diversas funções, incluindo pensamento e memória operacional (de trabalho).

Córtex do giro cingulado: compreende as divisões anterior, média e posterior; diversas funções comportamentais, incluindo a função no equilíbrio emocional e controle do movimento.

Córtex dorsal (do colículo inferior): parte da superfície do colículo inferior.

Córtex entorrinal: componente da parte medial do lobo temporal; principal influxo para o hipocampo.

Córtex estriado: outro termo para córtex visual primário com base na localização da estria occipital (de Gennari).

"Córtex extraestriado": áreas corticais visuais excluindo o corte primário (ou estriado).

Córtex motor primário: contém os neurônios que participam no controle dos movimentos do membros e tronco; contém neurônios que fazem sinapse diretamente nos neurônios motores; consiste na área 4.

Córtex olfatório primário: definido como as áreas-alvo dos axônios do trato olfatório; localizado na parte superomedial do lobo temporal e na face basal (basilar) dos lobos frontais; corresponde ao paleocórtex.

Córtex orbitofrontal: parte do córtex pré-frontal; importante para emoção e personalidade.

Córtex periamigdaloide: uma das áreas corticais olfatórias; recebe uma projeção direta do trato olfatório; localizado na parte superomedial do lobo temporal.

Córtex piriforme: uma das áreas corticais olfatórias; recebe uma projeção direta do trato olfatório; localizado na parte superomedial do lobo temporal.

Córtex pré-frontal: *ver* córtex de associação pré-frontal.

Córtex pré-frontal posterolateral: região cortical importante para a organização do comportamento, memória de trabalho e uma variedade de processos mentais superiores.

Córtex pré-motor: região pré-motora específica localizada na parte lateral da área 6.

Córtex retroinsular: local de uma área cortical vestibular; junção da parte posterior do lobo insular como o córtex na face lateral do encéfalo.

Córtex somatossensorial primário: participa nas sensações somáticas, principalmente sensações mecânicas e sensação de posição dos membros; corresponde às áreas citoarquitetônicas 1, 2 e 3; localizado no giro pós-central.

Córtex somatossensorial secundário: áreas corticais que processam informações somatossensoriais provenientes da área primária.

Córtex subgenicular: localizado anteriormente ao joelho do corpo caloso; associado com depressão clínica e é o alvo da estimulação encefálica para depressão sem tratamento (intratável).

Córtex visual primário: participa das percepções visuais; localizado no lobo occipital.

Crista neural: conjunto de células da parte posterior do tubo neural que migram perifericamente e dão origem a todos os neurônios, cujos corpos celulares estão fora do sistema nervoso cen-

510 Glossário

tral; também dão origem às células de Schwann e às meninges aracnoide-máter e pia-máter.

Decussação: um local onde os axônios cruzam a linha mediana.

Decussação das pirâmides: local em que os axônios das células piramidais provenientes das áreas motora e pré-motora atravessam a linha mediana; localizada no bulbo.

Decussar: cruzar a linha mediana.

Defeito do campo visual: perda de visão dentro de uma parte do campo visual.

Defeito do campo visual temporal bilateral: *ver* hemianopia heterônima bitemporal.

Degeneração neural: deterioração na estrutura e função de um neurônio.

Degeneração walleriana: deterioração da estrutura e função da parte distal de um axônio quando seccionado; também denominada geração anterógrada.

Dendritos: parte receptora de um neurônio.

Depressão: um transtorno psiquiátrico caracterizado pela sensação persistente de desesperança e melancolia; está associado com concentração deficiente, letargia e, algumas vezes, tendências suicidas.

Dermátomo: área da pele inervada por axônios sensoriais no interior de uma única raiz posterior.

Desinibição: remoção da inibição; efeito efetivo é semelhante à excitação.

Diabetes insípido: condição na qual os rins são incapazes de concentrar urina em função da ausência de vasopressina (ou hormônio antidiurético); o indivíduo produz quantidades copiosas de urina.

Diencéfalo: uma das vesículas secundárias do encéfalo; principal divisão do encéfalo na maturidade, contendo basicamente o tálamo e o hipotálamo; significa "entre o encéfalo".

Diferença de intensidade interaural: um mecanismo para determinar a localização horizontal de sons de alta frequência.

Diferença de tempo interaural: um mecanismo para determinar a localização horizontal de sons de baixa frequência.

Dilatação pupilar: aumento no diâmetro da pupila.

Dinorfina: neurotransmissor/neuromodulador.

Disco óptico: local na retina em que os axônios das células ganglionares deixam o olho.

Discriminação olfatória: capacidade de discriminar um odorante de outro.

Disfagia: comprometimento da capacidade de deglutição.

Divertículo hipofisário (Bolas de Rathke): um divertículo ectodérmico no teto da cavidade oral em desenvolvimento, a partir do qual a adeno-hipófise e a parte intermédia da hipófise se desenvolvem.

Divisão autônoma do sistema nervoso: segmento do sistema nervoso periférico que participa do controle dos órgãos do corpo; consiste em divisões simpática e parassimpática separadas.

Doença de Alzheimer: demência pré-senil.

Doença de Huntington: transtorno genético autossômico dominante; produz sinais motores hipercinéticos.

Doença de Parkinson: resulta da perda de neurônios dopaminérgicos na parte compacta da substância negra; caracterizada pela lentidão ou ausência de movimento (bradicinesia) e tremor.

Dopamina: neurotransmissor.

Dopaminérgico: neurônios que usam dopamina como neurotransmissor.

Dor: sensação provocada por estimulação prejudicial (nociva).

Dor radicular: dor localizada para a distribuição de um único dermátomo ou de vários dermátomos adjacentes.

Dorsal: próximo do dorso; também denominado posterior.

Dura-máter: lâmina meníngea mais resistente e externa; contém uma camada periosteal externa e uma camada meníngea interna.

Ectoderma: camada mais externa do embrião.

Eferente: axônios transmitem informação para longe de uma estrutura específica, eferente não é sinônimo de *motor*, que significa relacionado com músculo ou função glandular.

Eixo longitudinal: eixo cabeça-cauda (ou cabeça-cóccix) do sistema nervoso.

Eixo posteroanterior: entre o dorso e o abdome.

Eixo superoinferior (rostrocaudal): desde o nariz até o cóccix; o eixo longo do sistema nervoso central.

Eminência mediana: contém os capilares primários do sistema porto-hipofisário; localizada na parte proximal do infundíbulo; não possui barreira hematoencefálica.

Encefalina: neurotransmissor.

Encéfalo: hemisférios cerebrais, diencéfalo, cerebelo e tronco encefálico.

Endoderma: camada mais interna do embrião.

Endolinfa: líquido que preenche a maior parte do labirinto membranáceo; possui constituintes iônicos semelhantes aos do líquido intracelular; possui uma elevada concentração de potássio e baixa concentração de sódio.

Endotélio capilar: lâmina interna de um capilar no encéfalo e medula espinal, contribui para a barreira hematoencefálica.

Epiglote: estrutura faríngea que durante a deglutição ajuda a evitar a passagem de líquidos e alimentos para a traqueia.

Epitélio coróideo: células do plexo coróideo especializadas na secreção de líquido cerebrospinal.

Epitélio olfatório: parte da região olfatória da túnica mucosa do nariz que contém neurônios sensoriais olfatórios.

Epitélio pigmentado: externo ao estrato fotorreceptor; exerce uma função fagocítica durante a renovação dos discos do bastonete do segmento externo.

Esclera: envoltório não neural sobre os olhos.

Escotoma: ponto cego.

Espaço subaracnóideo: entre a parte externa da aracnoide-máter e pia-máter; onde o líquido cerebrospinal se acumula sobre a superfície do encéfalo e da medula espinal.

Espaço subdural: espaço potencial entre a dura-máter e a aracnoide máter.

Espasticidade: aumento no tônus muscular dependente da velocidade (velocidade dependente); ocorre após lesão ao sistema corticospinal durante o desenvolvimento ou na maturidade.

Espinha bífida: defeito do tubo neural; falha no fechamento da parte inferior do tubo neural, produzindo comprometimentos nas funções lombossacrais da medula espinal.

Espinocerebelo: parte do cerebelo que exerce uma função essencial no controle de membros e tronco; inclui o verme e o hemisfério intermediário do córtex, o fastígio e núcleos interpostos.

Esquizofrenia: doença psiquiátrica caracterizada por transtornos de pensamentos, frequentemente associadas com alucinações.

Estimulação cerebral profunda: uso de eletrodos para estimular eletricamente uma área do encéfalo; mais comumente utilizada nos núcleos da base para tratar distúrbios de movimento.

Estimulação magnética transcraniana: (EMT): técnica de estimulação não invasiva do encéfalo na qual um pulso de energia magnética é utilizado para ativar os neurônios; a estimulação magnética transcraniana repetitiva (EMTr) utiliza uma série de pulsos.

Estímulos nocivos (prejudiciais): um estímulo prejudicial ao tecido; pode ser mecânico, térmico ou em resposta a diversas formas de traumatismo.

Estrato de Purkinje: local dos corpos das células de Purkinje.

Estrato granular: estrato celular interno do cerebelo; basicamente contém grânulo e neurônios de Golgi e as terminações axônicas das fibras musgosas.

Estrato molecular: lâmina externa do cerebelo; contém neurônios estrelados e em cesta. Dendritos das células de Purkinje, fibras trepadeiras e fibras paralelas.

Estrato nuclear externo: camada da retina que contém os corpos celulares dos fotorreceptores (bastonetes e cones).

Estrato nuclear interno: estrato da retina que contém os corpos celulares e processos proximais dos interneurônios retinianos: células bipolares, horizontais e amácrinas.

Estrato plexiforme (ou sináptico) externo: camada da retina na qual as conexões são feitas entre fotorreceptores e duas classes de interneurônios da retina (células horizontais e neurônios bipolares).

Estrato sináptico (ou plexiforme) interno: onde são feitas as conexões sinápticas entre as células bipolares e as células ganglionares.

Estria medular do tálamo: via que segue ao longo das paredes laterais do terceiro ventrículo; contém axônios provenientes dos núcleos septais para a habênula.

Estria occipital (de Gennari): faixa de axônios mielinizados na lâmina 4B do córtex visual primário; axônios interligam áreas locais do córtex para processamento de estímulo visual.

Estria olfatória lateral: via pela qual os axônios do trato olfatório se projetam para as áreas corticais olfatórias.

Estria olfatória medial: pequeno trato contendo axônios provenientes de outras regiões do encéfalo que se projetam para o bulbo olfatório.

Estria terminal: via em forma de C proveniente da amígdala para partes do diencéfalo e hemisférios cerebrais; também contém neurônios.

Estriado: componente dos núcleos da base; compreende o núcleo caudado, o putame e o *nucleus accumbens*.

Estriado ventral: consiste nas partes anteromediais do núcleo caudado e putame, e *nucleus accumbens*.

Estriassomo: um compartimento anatômico do estriado que contém distribuições semelhantes a placas de substâncias neuroquímicas específicas (p. ex., acetilcolinesterase, encefalina).

Estribo: um dos ossículos da orelha média; essencial para a condução de mudanças na pressão do ar provenientes da membrana timpânica para a janela do vestíbulo; prende-se à janela do vestíbulo.

Etmoide: osso craniano; contém a lâmina cribriforme, por meio da qual os axônios sensoriais olfatórios seguem a caminho da parte olfatória da túnica mucosa do nariz até o bulbo olfatório.

Faringe: a parte do tubo digestivo entre o esôfago e a boca; a garganta.

Fascículo cuneiforme: trato contendo axônios ascendentes dos neurônios do gânglio sensitivo do nervo espinal que inervam a parte superior do tronco (superior a T6), braço, pescoço e dorso da cabeça; medeia as mecanossensações.

Fascículo grácil: componente medial da coluna posterior; transmite informações mecanorreceptoras provenientes das pernas e parte inferior do tronco para o núcleo grácil ipsilateral.

Fascículo lenticular: região da substância branca por meio da qual os axônios provenientes do segmento interno do globo pálido seguem a caminho do tálamo.

Fascículo longitudinal medial: trato do tronco encefálico que contém axônios provenientes dos núcleos vestibulares, núcleos motores extraoculares e diversos núcleos do tronco encefálico; basicamente para controle dos movimentos dos olhos.

Fascículo longitudinal posterior: via que entra e sai do hipotálamo; localizada na substância cinzenta "periventricular" e substância cinzenta central.

Fascículo mamilotalâmico: origina-se tanto do núcleo mamilar medial como do lateral; termina no núcleo anterior do hipotálamo.

Fascículo mamilotegmental: origina-se do núcleo mamilar lateral; termina no tegmento da ponte.

Fascículo medial do telencéfalo: via que transporta diversas vias funcionais do tronco encefálico para os núcleos subcorticais e córtex cerebral, incluindo as vias monoaminérgicas.

Fascículo talâmico: trato no qual os axônios provenientes dos núcleos profundos do cerebelo e parte do segmento interno do globo pálido seguem para o tálamo.

Fascículo uncinado: via de associação interligando as áreas corticais frontal e temporal anterior.

Fenda sináptica: espaço intercelular estreito entre os neurônios nas sinapses.

Feromônios: uma substância química produzida e secretada por um animal, que influencia o comportamento e desenvolvimento de outros membros da mesma espécie.

Fibras aferentes mecanorreceptoras: axônios sensoriais que possuem terminações mecanorreceptoras.

Fibras arqueadas internas: decussação das fibras dos núcleos da coluna posterior.

Fibras calibrosas da zona de entrada: local pelo qual axônios calibrosos entram na medula espinal; localizadas medialmente ao trato posterolateral (de Lissauer).

Fibras corticobulbares: axônios que se originam no córtex cerebral e se projetam para o tronco encefálico; terminam basicamente nos núcleos motores dos nervos cranianos da ponte e bulbo; projeções para núcleos específicos e para a formação reticular normalmente possuem termos mais específicos (p. ex., corticorreticular).

Fibras corticorreticulares: axônios originando-se a partir de neurônios presentes na lâmina piramidal interna [V] do córtex que se projetam para a formação reticular.

Fibras motoras (autônomas) viscerais: axônios dos neurônios pré– e pós-ganglionares autônomos conforme seguem na periferia.

Fibras motoras esqueléticas branquioméricas: *ver* coluna motora branquiomérica.

Fibras musgosas: no cerebelo, principal aferente para o córtex, originando-se de diversas estruturas, incluindo a medula espinal e os núcleos da ponte; no hipocampo, ramo axônico das células granulares no giro dentado que fazem sinapse nos neurônios presentes na região CA3.

Fibras musgosas terminais: terminações axônicas dilatadas; um dos principais componentes do glomérulo do cerebelo (cerebelar).

Fibras paralelas: axônios das células granulares do cerebelo que acompanham o eixo longo das folhas do cerebelo.

Fibras sensoriais (ou aferentes) primárias: receptores somatossensoriais; neurônio do gânglio sensitivo do nervo espinal.

Fibras trepadeiras: axônios do núcleo olivar inferior que fazem sinapse nos neurônios de Purkinje no córtex cerebelar; forma uma das sinapses mais excitatórias no sistema nervoso central.

Fímbria: parte do fórnice que recobre parte do hipocampo.

Fissura: sulco na face cortical; forma e profundidade mais consistentes do que um sulco.

Fissura posterolateral: separa os lobos posterior e floculonodular do cerebelo.

Fissura primária: separa os lobos anterior e posterior do cerebelo.

FLAIR: sequência de pulso na RM que suprime o sinal relacionado ao líquido cerebrospinal; abreviação para *fluid attenuated inversion recovery* (imagem de recuperação de inversão atenuada por fluidos).

Flexura: curvatura no eixo do sistema nervoso central ou no eixo do embrião.

"Flexura cefálica": curvatura no neuroeixo no nível do mesencéfalo.

Flexura cervical: curvatura no sistema nervoso em desenvolvimento; localizada no mesencéfalo; persiste até a maturidade.

Flexura pontina: curvatura no sistema nervoso em desenvolvimento na ponte.

Flóculo: *ver* lóbulo floculonodular.

Foice do cérebro: processo curto da dura-máter entre os dois hemisférios cerebrais; extensão da camada meníngea da dura-máter.

Folhas: pregas finas do córtex cerebelar.

Forame interventricular (cérebro) (de Monro): conduto pelo qual o líquido cerebrospinal e o plexo coróideo passam dos ventrículos laterais para o terceiro ventrículo.

Forames interventriculares: *ver* forame interventricular.

Formação hipocampal: estrutura do telencéfalo localizada basicamente no interior do lobo temporal; inclui o giro denteado, o hipocampo e o subículo; participa no aprendizado e na memória.

Formação reticular: um conjunto difuso de núcleos na parte central (medial) do tronco encefálico que exerce uma função em uma variedade de atividades, incluindo regulação do despertar de sentimentos e interesses, controle motor e funções vegetativas.

Formação reticular paramediana da ponte: transmite sinais de controle do córtex cerebral contralateral aos centros no tronco encefálico para controle das sacadas horizontais; principal alvo dos neurônios nessa estrutura é o núcleo do nervo abducente.

Formação reticular pontomedular: contém diversos núcleos motores, sensoriais e de integração; especialmente importante no despertar de sentimentos e interesses e controle muscular visceral e esquelético.

Formato em C: descrição do formato de muitas estruturas do telencéfalo.

Fórnice: um trato eferente (de saída) principal do hipocampo.

Fórnice pós-comissural: principal divisão do fórnice; contém axônios provenientes basicamente do subículo que termina nos corpos mamilares.

Fórnice pré-comissural: pequena divisão do fórnice que contém axônios basicamente provenientes do hipocampo e que terminam nos núcleos septais.

Fossa interpeduncular: espaço entre os pedúnculos cerebrais.

Fóvea: parte da retina com a maior acuidade visual, na qual estão localizados apenas receptores dos cones; localizada no centro da mácula.

Fracionamento (do movimento): capacidade de movimentar um dedo da mão ou segmento de membro independente de outros dedos ou segmentos de membro; frequentemente denominado individuação.

Frontal: próximo da fronte.

Função acusticomotora: resposta comportamental motora estimulada ou controlada pelo som, como, por exemplo, na orientação em direção ao som.

GABA: ácido γ-aminobutírico; principal neurotransmissor inibitório no sistema nervoso central.

Gânglio: coleção de corpos celulares neuronais fora do sistema nervoso central.

Gânglio ciliar: gânglio periférico contendo neurônios pós-ganglionares parassimpáticos.

Gânglio coclear: onde os corpos celulares dos neurônios sensoriais primários auditivos estão localizados.

Gânglio geniculado: local dos corpos celulares dos neurônios sensoriais primários que se projetam no nervo intermédio (ramo do nervo craniano VII)

Gânglio ótico: contém neurônios pós-ganglionares parassimpáticos que inervam a glândula parótida, que produz saliva.

Gânglio pterigopalatino: gânglio periférico contendo os corpos celulares dos neurônios pós-ganglionares parassimpáticos que inervam as glândulas mucosas das partes nasal e oral da faringe e as glândulas lacrimais.

Gânglio submandibular: contém neurônios pós-ganglionares que inervam a túnica mucosa da boca e as glândulas submandibulares e sublinguais.

Gânglio superior: dos nervos vago e glossofaríngeo, contém corpos celulares das fibras aferentes somatossensoriais.

Gânglio trigeminal: contém corpos celulares dos neurônios sensoriais trigeminais primários.

Gânglio trigeminal: local dos corpos celulares de todas as fibras aferentes do nervo trigêmeo, exceto aquelas aferentes inervando os receptores dos fusos neuromusculares; também denominado gânglio semilunar.

Gânglio vestibular: local dos corpos celulares dos neurônios vestibulares primários; também denominado gânglio de Scarpa.

Gânglios autônomos periféricos: aglomerados de neurônios pós-ganglionares simpáticos e parassimpáticos.

Gânglios da raiz posterior: contém corpos celulares dos neurônios sensoriais primários que inervam a pele e os tecidos profundos do dorso da cabeça, pescoço, membros e tronco.

Gânglios inferiores: local dos corpos celulares somatossensoriais primários dos nervos vago e hipoglosso que inervam os tecidos viscerais.

Gânglios paravertebrais (gânglios do tronco simpático): contêm neurônios pós-ganglionares simpáticos.

Gânglios pré-vertebrais: gânglios simpáticos que se situam ao longo da coluna vertebral.

Gânglios terminais: gânglios parassimpáticos que contêm neurônios pós-ganglionares; recebem influxos do nervo vago; localizados na estrutura inervada por seus axônios.

Giro cingulado: giro em forma de C, na face medial do encéfalo, estendendo-se entre os lobos frontal e parietal; envolve o corpo caloso.

Giro denteado: componente do hipocampo; recebe influxos do "córtex entorrinal" e contém neurônios que se projetam para o hipocampo propriamente dito.

Giro para-hipocampal: localizado na parte medial do lobo temporal; contém áreas de associação corticais que se projetam para o hipocampo.

Giro paraterminal: localizado anterior à parede superior (rostral) do terceiro ventrículo e anterior ao rostro do corpo caloso.

Giro pós-central: importante para as sensações mecânicas, incluindo a sensação de posição; localizado no lobo parietal.

Giro pré-central: contém o córtex motor primário e a parte inferior (caudal) do córtex pré-motor; localizado no lobo frontal.

Giro reto: localizado na parte inferior do lobo frontal; segue paralelamente ao trato olfatório.

Giro temporal inferior: importante na percepção da forma visual.

Giro temporal médio: localizado na parte lateral do lobo temporal; importante nas funções visuais de primeira ordem, especialmente reconhecimento de objetos.

Giro temporal superior: atuante na audição e na fala.

Giros: sulcos no córtex cerebral.

Giros orbitais (ou orbitofrontais): porção da parte inferior do lobo frontal que contém os giros orbitais; estende-se sobre as órbitas ósseas.

Giros orbitais mediais: *ver* giros orbitofrontais mediais.

Giros orbitofrontais mediais: parte do córtex de associação límbico.

Giros temporais transversos (de Heschl): localização do córtex auditivo primário.

Glândula lacrimal: glândula que secreta lágrimas.

Glândula pineal: glândula endócrina localizada acima do colículo superior que participa do ciclo sono/despertar; produz melatonina.

Glândulas mucosas do nariz (nasais): localizadas na cavidade nasal, produzem muco rico em glicoproteínas; protegem o epitélio do nariz.

Glândulas parótida: glândula salivar; inervada pelos axônios do nervo glossofaríngeo (IX).

Globo pálido: núcleos da base; compreende divisões interna e externa distintas.

Globo pálido medial: um dos principais núcleos eferentes dos núcleos da base.

Glomérulo: conjunto de corpos celulares e processos neuronais circundados pelas células da neuróglia; estruturas no interior do glomérulo são fisicamente isoladas dos neurônios adjacentes; corresponde normalmente a uma unidade de processamento funcional básica.

"Glomérulo cerebelar": unidade de processamento básico do cerebelo; compreende uma terminação axônica de fibras musgosas (pré-ganglionar) e muitos dendritos de células granulares e diversos axônios do complexo de Golgi (pós-ganglionares).

Glutamato: principal neurotransmissor excitatório de neurônios do sistema nervoso central.

Granulações aracnóideas: valvas unidirecionais para o líquido cerebrospinal fluir do espaço subaracnóideo para o sistema circulatório.

Grelina: proteína produzida pelas células enteroendócrinas do estômago; promove a ingestão de alimento.

Habênula: parte do diencéfalo; localizada lateral e anterior à glândula pineal; parte de um circuito com o mesencéfalo medialmente aos sistemas dopaminérgico e serotonérgico.

Hematoma subdural: hemorragia de sangue no espaço potencial entre a dura-máter e a aracnoide-máter.

Hemianopia heterônima bitemporal: perda da visão periférica; comum com lesões que afetam o quiasma óptico.

Hemianopia homônima contralateral: defeito do campo visual caracterizado pela perda da visão no campo visual contralateral; é produzida por lesões ao sistema visual que afetam o trato óptico, núcleo do corpo geniculado lateral, radiações ópticas ou córtex visual primário.

Hemianopia homônima contralateral com preservação da mácula: defeito do campo visual, em que ocorre perda da visão no campo visual contralateral, mas com preservação da visão central (ou macular); é produzida com lesões ao sistema visual que afetam uma parte do córtex visual primário.

Hemibalismo: transtorno de movimento produzido por dano ao núcleo subtalâmico; caracterizado por movimentos involuntários rápidos (balísticos) do membro.

Hemirretina nasal (Metade nasal da retina): porção da retina medial a uma linha vertical que atravessa a mácula.

Hemisfério intermediário: parte do córtex cerebelar que participa do controle dos membros e do tronco.

Hemisférios cerebrais: divisão principal do encéfalo.

Herniação uncal: deslocamento do unco medialmente em razão de uma lesão expansiva acima do tentório do cerebelo.

Hidrocefalia: acúmulo de líquido cerebrospinal no interior do encéfalo.

Hipocampo: componente da formação hipocampal.

Hipotálamo: principal divisão do encéfalo; parte do diencéfalo.

Hipotensão ortostática: redução súbita na pressão arterial sistêmica ao permanecer ereto (de pé); algumas vezes denominada hipotensão postural.

Histamina: composto neuroativo; geralmente excitatório; importante nos circuitos hipotalâmicos para regulação do sono e vigilância.

Homúnculo motor: representação da musculatura corporal no córtex motor primário; organização é semelhante à forma do corpo.

Homúnculo sensorial: forma de representação somatossorial no giro pós-central (córtex somatossensorial primário).

Hormônio antidiurético: liberado pelo lobo posterior da hipófise; atua no rim para concentrar urina.

Hormônio concentrador de melanina: peptídeo que afeta a ingestão de alimentos.

Hormônios endócrinos: substâncias químicas biologicamente ativas liberadas pelas células endócrinas no sangue; regulam o metabolismo, crescimento e outras funções celulares e corpóreas.

Hormônios inibidores de liberação: substâncias químicas que inibem a liberação de um hormônio a partir da adeno-hipófise; normalmente compostos neuroativos secretados na circulação porta, na eminência mediana.

Hormônios liberadores: substâncias químicas que promovem a liberação de um hormônio a partir da adeno-hipófise; normalmente compostos neuroativos secretados na circulação porta, na eminência mediana.

Imagem de ressonância magnética funcional (fMRI): uma forma de imagem de ressonância magnética que monitora a oxigenação do sangue, correlacionando-se com a atividade neural.

Imagem de ressonância magnética ponderada de difusão: tipo de imagem de ressonância magnética que consegue distinguir orientação axônica, especialmente axônios no interior de tratos.

Imunocitoquímica: processo no qual os anticorpos para uma molécula específica são usados para classificar aquela molécula no tecido.

Incisura posterior do cerebelo: sulco raso no "lobo posterior" do cerebelo.

Incisura pré-occipital: ponto de referência superficial que forma parte do limite entre os lobos temporal e occipital na face lateral.

Indução neural: processo pelo qual uma porção da parte posterior do ectoderma do embrião é destinada à formação do sistema nervoso.

Infarto: morte do tecido decorrente da cessação de fluxo sanguíneo.

Infarto divisório: perda de suprimento arterial nas margens periféricas dos territórios supridos pelos principais vasos cerebrais.

Insulina: hormônio secretado pelas células das ilhotas pancreáticas; inibe a ingestão de alimento por meio dos circuitos hipotalâmicos.

Interneurônios: neurônios com um axônio que permanece localmente no interior do núcleo ou da região cortical na qual o corpo celular está localizado.

Ipsilateral: no mesmo lado; termo utilizado em relação a um ponto de referência ou evento específico.

Isquemia: diminuição na oferta de sangue oxigenado para o tecido.

Istmo: parte estreita do tronco encefálico em desenvolvimento entre a ponte e o mesencéfalo; na maturidade, o istmo é geralmente incluído como componente da parte superior da ponte.

Joelho: usado para descrever estruturas com uma curvatura aguda, como o corpo caloso e o nervo facial.

Joelho da cápsula interna: separa os ramos anterior e posterior da cápsula interna.

Junção pontomedular: onde a ponte e o bulbo se unem.

Lábio rômbico: parte da ponte em desenvolvimento que dá origem à maior parte do cerebelo.

Labirinto membranáceo: cavidade no interior da qual está localizado o aparelho vestibular; contém endolinfa.

Labirinto vestibular: cavidades preenchidas com líquido no interior do temporal, nas quais estão localizados os órgãos vestibulares.

Lâmina alar: parte posterior (dorsal) do neuroepitélio que dá origem aos núcleos sensoriais da medula espinal e do tronco encefálico.

Lâmina basilar do tubo neural: segmento da parte anterior do neuroepitélio que dá origem aos núcleos motores da medula espinal e do tronco encefálico.

Lâmina cribriforme: parte do osso etmoide; contém forames minúsculos pelos quais as fibras do nervo olfatório seguem do epitélio olfatório para o bulbo olfatório.

Lâmina medular lateral: faixa de axônios que separa o segmento externo do globo pálido e o putame.

Lâmina medular medial: faixa de axônios mielinizados que separa os segmentos interno e externo do globo pálido.

Lâmina medular medial: faixas de substância branca que dividem o tálamo em diversas divisões nucleares.

Lâmina terminal: parede superior do terceiro ventrículo; marca o local da parte mais posterior do tubo neural.

Laminado(a): característica morfológica na qual os corpos celulares neuronais ou axônios formam camadas discretas.

Lâminas de Rexed: lâminas finas de neurônios na medula espinal, que são agrupadas no corno posterior; são importantes porque neurônios nas diferentes camadas recebem influxos provenientes de aferentes e fontes distintas do encéfalo e, por sua vez, se projetam para alvos diferentes.

Lateralidade: pertinente a um ou outro lado.

L-dopa: precursora da dopamina; utilizada no tratamento da doença de Parkinson.

Lemnisco lateral: via auditiva ascendente do tronco encefálico.

Lemnisco medial: trato do tronco encefálico que contém axônios que seguem dos núcleos da coluna posterior para o tálamo.

Lemnisco trigeminal: trato no qual os axônios provenientes do núcleo sensorial principal do nervo trigêmeo sobem até o tálamo.

Leptina: hormônio produzido pelos adipócitos na proporção da quantidade de gordura corporal; suprime a alimentação.

Líquido cerebrospinal: líquido aquoso no interior do sistema ventricular e espaço subaracnóideo.

Lobo: divisão principal do córtex cerebral.

Lobo frontal: um dos lobos do hemisfério cerebral.

Lobo insular: parte do córtex cerebral enterrado abaixo dos lobos frontal, parietal e temporal; diversas representações sensoriais estão localizadas aqui, incluindo aquelas para paladar, equilíbrio e dor.

Lobo occipital: um dos lobos do hemisfério cerebral.

Lobo parietal: um dos lobos do hemisfério cerebral.

Lobo posterior do cerebelo: parte do córtex cerebelar entre os lobos anterior e floculonodular; compreende os lóbulos VI-IX.

Lobo temporal: um dos lobos do hemisfério cerebral.

Lóbulo: uma divisão do lobo.

Lóbulo floculonodular: parte do córtex cerebelar que participa no controle do movimento do olho e equilíbrio.

Lóbulo parietal inferior: localizado posteriormente ao sulco lateral; importante para uma variedade de funções encefálicas superiores, incluindo linguagem e percepção.

Lóbulo parietal superior: importante para a localização espacial.

Localização funcional: identificação de regiões do encéfalo que participam em funções específicas.

Localização sonora horizontal: capacidade de identificar a posição da fonte de um som no plano horizontal.

Locus ceruleus: principal núcleo noradrenérgico do tronco encefálico; localizado na parte superior da ponte.

Lombar: segmento da medula espinal; existem cinco no total.

Macróglia: classe de células da neuróglia que compreende os oligodendrócitos, células de Schwann, astrócitos e células ependimárias; auxiliam uma variedade de funções de apoio e nutritivas; contrasta com micróglia.

Mácula lútea: porção da parte central da retina que contém a fóvea.

Martelo: um dos ossículos da orelha média; essencial para conduzir alterações na pressão do ar proveniente da membrana timpânica para a janela do vestíbulo; fixa-se à membrana timpânica.

Mastigação: processo de mastigar o alimento.

Mecanorreceptores: receptores sensoriais sensíveis ao estímulo mecânico.

Mediossagital: plano anatômico ou imagético pela linha mediana que é paralelo tanto ao eixo longitudinal sistema nervoso central como à linha mediana, entre as faces posterior (dorsal) e anterior (ventral).

Medula espinal: a principal divisão do sistema nervoso central.

Membrana basilar: componente do órgão espiral (de Corti) que oscila em resposta aos sons; deslocamento mecânico da membrana estimula as células ciliadas auditivas.

Membrana receptora: parte de uma membrana do neurônio que contém receptores sensíveis a compostos neuroativos ou a estímulo específico.

Membrana tectória: componente do órgão espiral (de Corti); estereocílios das células ciliadas incrustados no interior da membrana tectória.

Membrana timpânica: oscila em resposta às alterações na pressão ambiente associada com sons; acoplada aos ossículos da audição da orelha média.

Memória de trabalho: o armazenamento temporário de informações utilizado para planejar e formar comportamentos futuros.

Memória declaratória: memória do tipo recordação consciente dos fatos.

Memória episódica: memória de eventos que têm um contexto espacial e temporal específicos (como ao encontrar um amigo semana passada).

Memória explícita: recordação consciente de fatos; também denominada memória declaratória.

Memória implícita: memória de procedimentos e ações; também denominada memória não declaratória.

Memória não declaratória: memória de procedimentos e ações.

Memória semântica: memória e conhecimento de fatos, pessoas e objetos, incluindo o significado de novas palavras.

Meninges: membranas que recobrem o sistema nervoso central; compreende a dura-máter, a aracnoide-máter e a pia-máter.

Mesencéfalo: principal divisão do encéfalo.

Mesencéfalo: vesícula secundária do encéfalo; principal divisão do encéfalo; também denominado encéfalo médio.

Mesoderma: camada média do embrião.

Metencéfalo: vesícula secundária do encéfalo; dá origem à ponte e cerebelo.

Micróglia: classe de células da neuróglia (glia) que tem uma função fagocítica ou removedora; responde a infecção ou dano ao sistema nervoso; contrasta com macróglia.

Microzonas (do cerebelo): pequenos agrupamentos de neurônios de Purkinje recebem influxos das fibras trepadeiras que possuem características fisiológicas semelhantes, como o processamento de informações somatossensoriais provenientes da mesma parte do corpo.

Mielencéfalo: vesícula secundária do encéfalo; forma o bulbo no encéfalo maduro.

Mielina: substância adiposa (gordurosa) contendo numerosas proteínas da mielina.

Miose: contração da pupila.

Modalidade: atributo sensorial que corresponde à qualidade (p. ex., dor).

Morfologia bipolar: forma de neurônio caracterizada por um par de processos semelhantes a axônios que emergem dos lados opostos do corpo celular de um neurônio; neurônio bipolar.

Motor somático esquelético: classe de neurônio na qual os axônios fazem sinapse no músculo esquelético que deriva dos somitos.

Movimento balístico: movimento com velocidade inicial alta.

Movimentos de vergência: movimentos convergentes ou divergentes dos olhos; assegura que a imagem de um objeto de interesse apareça no mesmo lugar na retina de cada olho.

Movimentos fracionados: capacidade de isolar um movimento do outro, como mover um dedo da mão enquanto mantém os outros imóveis.

Movimentos oculares de rastreio lento: movimentos oculares lentos que acompanham os estímulos visuais.

Movimentos oculares sacádicos: *ver* sacadas.

Músculo ciliar: músculo intraocular que aumenta a curvatura da lente.

Músculo dos membros proximais: músculos que inervam os ombros e o quadril.

Músculo esternocleidomastóideo: flexiona a cabeça e a gira para o lado oposto.

Músculo levantador da pálpebra superior: principal elevador da pálpebra.

Músculo oblíquo inferior: músculo extraocular que abaixa o olho, principalmente quando o olho é aduzido.

Músculo oblíquo superior: abaixa o olho quando este é aduzido e realiza a intorção do olho quando este é abduzido.

Músculo reto inferior: músculo extraocular que abaixa o olho, especialmente quando o olho está abduzido.

Músculo reto lateral: músculo abdutor ocular; move o olho lateralmente.

Músculo reto medial: músculo extraocular que aduz o olho (i.e., movimento em direção ao nariz); inervado pelo nervo oculomotor (nervo craniano III).

Músculo reto superior: eleva o olho.

Músculo trapézio: contém diversas regiões funcionais que sustentam o peso do braço e atuam na escápula.

Músculos axiais: músculos localizados próximo da linha mediana do corpo; controlam o dorso e o pescoço.

Músculos constritores da íris: produzem constrição da pupila.

Músculos distais: músculos que inervam os membros, sobretudo os distais ao cotovelo; controlados basicamente pelas vias motoras descendentes.

Músculos do cíngulo: músculos estriados que se inserem proximalmente e fixam-se em partes do ombro ou quadril.

Músculos tarsais: músculos lisos que auxiliam as ações do músculo levantador da pálpebra superior; sob controle da parte simpática do sistema nervoso.

Narcolepsia: doença na qual o paciente experimenta sonolência persistente durante o dia; frequentemente associada com cataplexia, que é a perda temporária de tônus muscular sem a perda de consciência.

Neocórtex: a parte filogeneticamente mais recente do córtex cerebral; mais abundante forma de córtex; possui seis ou mais estratos (camadas).

Nervo abducente (VI): nervo craniano; axônios inervam o músculo reto lateral.

Nervo acessório (XI): nervo craniano motor que inerva o músculo esternocleidomastóideo e partes do músculo trapézio.

Nervo acessório (XI): nervo craniano que inerva o músculo esternocleidomastóideo e a parte descendente do músculo trapézio.

Nervo coclear (ramo do nervo vestibulococlear): nervo craniano sensível a sons.

Nervo craniano II: nervo óptico; contém axônios das células ganglionares da retina; alvos principais são o núcleo do corpo geniculado lateral, parte superior (rostral) do mesencéfalo, núcleos na junção mesencéfalo-diencéfalo e hipotálamo.

Nervo facial (VII): contém axônios de neurônios motores que inervam músculos da expressão facial, bem como o músculo estapédio e parte do músculo digástrico; sai a partir da junção pontomedular.

Nervo glossofaríngeo (IX): nervo craniano; localizado no bulbo.

Nervo hipoglosso (XII): nervo craniano localizado no bulbo.

Nervo intermédio: ramo sensorial e parassimpático do nervo craniano VII.

Nervo mandibular: raiz sensorial do nervo trigêmeo que inerva basicamente a parte inferior da face e partes da cavidade oral.

Nervo maxilar: raiz sensorial do nervo trigêmeo que inerva basicamente os lábios, bochecha e partes da cavidade oral.

Nervo misto: nervo periférico composto de axônios somatossensoriais e motores.

Nervo oculomotor (III): nervo motor craniano; contém axônios que inervam os músculos reto medial, reto superior, reto inferior, oblíquo inferior e levantador da pálpebra superior, bem como axônios dos neurônios pré-ganglionares parassimpáticos.

Nervo oftálmico: raiz nervosa sensorial do nervo trigêmeo que inerva basicamente a parte superior da face.

Nervo olfatório (I): ramos centrais de neurônios sensoriais olfatórios; seguem por uma curta distância entre a região olfatória da túnica mucosa do nariz, pela lâmina cribriforme, para fazer sinapse no bulbo olfatório.

Nervo óptico (II): nervo craniano sensorial que contém axônios das células ganglionares da retina; principais projeções são para o núcleo do corpo geniculado lateral, o colículo superior e os núcleos pré-tetais.

Nervo trigêmeo: nervo craniano misto contendo axônios sensoriais que inervam grande parte da cabeça e da cavidade oral, e axônios motores que inervam os músculos da mandíbula.

Nervo troclear (IV): nervo craniano que contém os axônios dos neurônios motores do nervo troclear, que inervam o músculo oblíquo superior.

Nervo vago (X): nervo craniano misto; contém axônios dos neurônios motores branquioméricos que inerva os músculos da laringe e faringe, fibras pré-ganglionares parassimpáticas, fibras aferentes gustatórias e viscerais e aferentes somatossensoriais; localizado no bulbo.

Nervo vestibular do NC VIII: componente do NC VIII que inerva os canais semicirculares, utrículo e sáculo.

Nervo vestibulococlear (VIII): contém fibras aferentes que inervam as estruturas auditivas e vestibulares da orelha interna.

Nervos cranianos: nervos sensoriais e motores contendo axônios que entram e saem do tronco encefálico, diencéfalo e telencéfalo; análogos aos nervos espinais.

Nervos espinais: nervos mistos presentes em cada segmento espinal.

Neuroanatomia funcional: examina aquelas partes do sistema nervoso que atuam juntas para realizar uma tarefa específica.

Neuroanatomia regional: examina as relações espaciais entre as estruturas do encéfalo no interior de uma parte do sistema nervoso.

Neuroectoderma: parte do ectoderma que dá origem ao sistema nervoso; corresponde à placa neural.

Neuroeixo: eixo principal do sistema nervoso central.

Neurofisinas: proteínas derivadas do pró-hormônio que dão origem à oxitocina e vasopressina; liberadas simultaneamente com a oxitocina e vasopressina.

Neuróglia radial: tipo de astrócito que exerce uma função na organização do desenvolvimento neural; forma o arcabouço para o desenvolvimento e migração do neurônio.

Neuro-hipófise: contém axônios e terminações dos núcleos paraventricular e supraóptico do hipotálamo; terminações axônicas liberam vasopressina (ADH) e oxitocina nos contatos neurovasculares com capilares sistêmicos.

Neuro-hipófise: parte da hipófise que se desenvolve a partir do neuroectoderma; local em que a vasopressina e a oxitocina são liberadas na circulação sistêmica.

Neuromelanina: polímero da catecolamina precursora da di-hidroxifenilanina (ou dopa), que está contida nos neurônios na parte compacta.

Neurômeros: segmentos do rombencéfalo em desenvolvimento.

Neurônio (ou célula) de Purkinje: neurônio eferente do córtex cerebelar; faz sinapses inibidoras GABAérgicas nos neurônios dos núcleos profundos do cerebelo e núcleos vestibulares.

Neurônio (ou células) piramidal: classe de neurônio de projeção cortical com corpo celular piramidal característico.

516 Glossário

Neurônio: célula nervosa.

Neurônio pós-ganglionar: componente de uma sinapse; contatada por um neurônio pré-ganglionar.

Neurônio pré-ganglionar: componente da sinapse; transmite informações para o neurônio pós-ganglionar.

Neurônio pré-ganglionar: neurônio autônomo localizado no sistema nervoso central.

Neurônio unipolar: neurônio com um corpo celular e um axônio, mas com poucos dendritos.

Neurônios bipolares: um dos três principais tipos morfológicos de neurônio; caracterizados por um par de processos semelhantes a axônios que emergem dos lados opostos.

Neurônios comissurais: classe de neurônios corticais contendo um axônio que se projeta para o córtex contralateral via corpo caloso.

Neurônios de associação corticocortical: neurônios corticais que projetam axônios para as áreas corticais no mesmo lado.

Neurônios de Golgi: interneurônios inibidores do córtex do cerebelo.

Neurônios de projeção: neurônios piramidais corticais que projetam seus axônios para locais subcorticais.

Neurônios de projeção descendente: neurônios que dão origem às vias descendentes.

Neurônios de projeção difusa: neurônios do tálamo que se projetam amplamente para diversas áreas corticais.

Neurônios do gânglio sensitivo do nervo espinal: corpos celulares dos neurônios sensoriais primários que inervam a pele e os tecidos profundos do dorso da cabeça, pescoço, membros e tronco.

Neurônios dopaminérgicos do mesencéfalo: correspondem aos neurônios dopaminérgicos na parte compacta da substância negra e na área tegmental ventral.

Neurônios em cesta: interneurônios inibidores do córtex cerebelar; fazem conexões simpáticas sólidas e espessas nos corpo celular do neurônio de Purkinje.

Neurônios espelhos: ativados quando um animal realiza um movimento ou vê movimentos sendo realizados por outro.

Neurônios espinhosos médios: principal classe de neurônios do corpo estriado; projetam-se para o globo pálido.

Neurônios granulares: os únicos interneurônios excitatórios do córtex cerebelar.

Neurônios internucleares: neurônios localizados no núcleo abducente que se projetam para o núcleo do nervo oculomotor contralateral para transmitir sinais de controle para os movimentos sacádicos horizontais dos olhos.

Neurônios intersegmentares: interneurônios espinais que interconectam neurônios em diferentes segmentos; também denominados neurônios propriospinais.

Neurônios intersegmentares: neurônios cujos axônios permanecem no interior de um único segmento da medula espinal.

Neurônios intrassegmentares: interneurônios espinais locais; seus axônios permanecem como segmento do corpo celular.

Neurônios motores: neurônios do sistema nervoso central possuindo um axônio que se projeta para a periferia para fazer sinapse nos músculos estriados (neurônios somáticos ou motores branquioméricos) ou nos neurônios pós-ganglionares autônomos e células suprarrenais (neurônios motores autônomos).

Neurônios motores do nervo hipoglosso: inervam os músculos intrínsecos da língua.

Neurônios multipolares: neurônios com uma disposição dendrítica complexa e um único axônio; principal classe de neurônio no sistema nervoso central.

Neurônios olfatórios primários: transduzem moléculas odorantes em sinais neurais; localizados no interior do epitélio olfatório.

Neurônios pré-ganglionares parassimpáticos: neurônios autônomos localizados no sistema nervoso central; projetam-se para os neurônios pós-ganglionares parassimpáticos localizados na periferia.

Neurônios pré-ganglionares simpáticos: neurônios da parte simpática do sistema nervoso localizados no sistema nervoso central e que fazem sinapse nos neurônios pós-ganglionares simpáticos e células situadas na medula da glândula suprarrenal.

Neurônios propriospinais: interneurônios espinais que interligam neurônios em diferentes segmentos; também denominados neurônios intersegmentares.

Neurônios pseudounipolares: tipo de neurônio que possui um único axônio e poucos dendritos ou nenhum, na maturidade (p. ex., o neurônio do gânglio sensitivo do nervo espinal).

Neurotransmissor: normalmente compostos de baixo peso molecular (p. ex., glutamato, ácido γ-aminobutírico e acetilcolina) que excitam ou inibem os neurônios.

Nistagmo: oscilações rítmicas dos bulbos dos olhos.

Nociceptores: receptores somatossensoriais que são ativados seletivamente pelos estímulos nocivos e prejudiciais.

Nocivo: prejudicial ao tecido.

Nódulo: parte do cerebelo essencial para o controle vestibular dos movimentos dos olhos e da cabeça.

Noradrenalina: neurotransmissor; também denominada norepinefrina.

Noradrenérgico: neurônio que usa noradrenalina como neurotransmissor.

Notocorda: libera substâncias importantes para a organização da parte ventral do tubo neural, como na determinação da forma final de um neurônio em desenvolvimento em neurônio motor; localizado anterior ao sistema nervoso em desenvolvimento.

Núcleo: conjunto de corpos celulares neuronais no interior do sistema nervoso central.

Núcleo ambíguo: contém basicamente neurônios motores que inervam a faringe e a laringe; também contém neurônios pré-ganglionares parassimpáticos; localizado no bulbo.

Núcleo anterior do tálamo: recebe influxos provenientes do fascículo mamilotalâmico e se projeta para o córtex cingulado.

Núcleo anterolateral: principal núcleo de controle motor do tálamo; recebe influxos cerebelares e se projeta para as áreas corticais primárias e pré-motoras.

Núcleo anteromedial posterior: núcleo do tálamo importante para o processamento de estímulos nocivos; projeta-se para a parte posterior do lobo insular; inferior à região do tálamo que processa informações viscerossensoriais.

Núcleo arqueado: núcleo do hipotálamo importante para o controle da função neuroendócrina e alimentação.

Núcleo caudado: núcleo aferente dos núcleos da base; composto de cabeça, corpo e cauda.

Núcleo central (da amígdala): divisão nuclear do corpo amigdaloide, importante para a expressão visceral de emoções, como, por exemplo, as alterações na pressão arterial e na função gastrintestinal durante a ansiedade.

Núcleo centromediano: núcleo de projeção difusa do tálamo com projeções muito dispersas para o lobo frontal e corpo estriado.

Núcleo coclear anterior: relacionado com o processamento da localização sonora horizontal; divisão do núcleo coclear.

Núcleo coclear posterior: núcleo relé auditivo localizado na ponte; recebe influxos dos receptores auditivos primários e projeta-se para o colículo inferior contralateral; implicado na localização sonora vertical.

Núcleo coclear posteroanterior: contribui para um sistema de conexões que regula a sensibilidade da célula ciliada.

Núcleo cortical (da amígdala): recebe influxos provenientes das estruturas olfatórias; projeta-se para o hipotálamo via estria terminal.

Núcleo cuneiforme: terminação de axônios no fascículo cuneiforme; neurônios projetam axônios para o núcleo ventral posterior inferior contralateral do tálamo; medeia as mecanossensações.

Núcleo cuneiforme acessório: retransmite informação somatossensorial proveniente da parte superior do tronco, braço e pescoço para o cerebelo; localizado no bulbo.

Núcleo da amígdala basilar lateral: divisão do corpo amigdaloide que recebe informações provenientes dos sistemas sensoriais e áreas de associação corticais.

Núcleo da estria terminal: componente em forma de C do corpo amigdaloide; função relacionada com o núcleo central.

Núcleo denteado: um dos núcleos profundos do cerebelo; transmite o efluxo da parte lateral do hemisfério do cerebelo.

Núcleo do corpo geniculado lateral: núcleo relé visual do tálamo.

Núcleo do corpo geniculado medial: núcleo relé auditivo do tálamo.

Núcleo do corpo trapezoide: contém neurônios inibidores que recebem influxos provenientes do "núcleo coclear anteroventral" e se projetam para o núcleo olivar superior lateral; provavelmente participe na formatação da sensibilidade de sincronização interaural dos neurônios no núcleo olivar superior lateral localizado na ponte.

Núcleo do fastígio: um dos núcleos profundos do cerebelo; transmite o efluxo do verme para as vias motoras descendentes.

Núcleo do lemnisco lateral: núcleo de projeção auditiva; localizado na parte superior da ponte.

Núcleo do nervo abducente: contém os neurônios motores do músculo reto lateral e neurônios internucleares; localizado na ponte.

Núcleo do nervo acessório: contém neurônios motores cujos axônios seguem no nervo acessório (XI) para inervar o músculo esternocleidomastóideo e partes do músculo trapézio.

Núcleo do nervo facial: contém neurônios motores que inervam os músculos da expressão facial, bem como o músculo estapédio e parte do músculo digástrico; localizado na ponte.

Núcleo do nervo hipoglosso: local dos neurônios motores do nervo hipoglosso.

Núcleo do nervo oculomotor: contém neurônios motores que inervam os músculos reto medial, reto superior, oblíquo inferior e levantador da pálpebra superior.

Núcleo do nervo pudendo (de Onuf): localizado no segmento sacral da medula espinal; contém neurônios motores que inervam os músculos esfíncteres anais e uretrais.

Núcleo do nervo troclear: contém neurônios motores que inervam o músculo oblíquo superior.

Núcleo do trato mesencefálico do nervo trigêmeo: contém corpos celulares dos receptores de estiramento do músculo da mandíbula; único local no sistema nervoso central que contém corpos celulares dos neurônios receptores sensoriais; mais semelhante a um gânglio do que a um neurônio.

Núcleo dorsal (intersticial de Cajal): participa no controle do olho e da cabeça; localizado na parte superior do mesencéfalo; dá origem a uma pequena via motora descendente.

Núcleo dorsal da rafe: localizado na parte superior da ponte e na parte inferior do mesencéfalo; a maioria dos neurônios no núcleo usa serotonina como neurotransmissor; projeta-se amplamente para as estruturas do telencéfalo e do diencéfalo.

Núcleo emboliforme: um dos núcleos profundos do cerebelo; junto com o núcleo globoso é denominado núcleo interposto.

Núcleo espinal do nervo trigêmeo: parte do complexo nuclear sensorial do nervo trigêmeo, no interior do bulbo e inferior à ponte; contém os subnúcleos inferior (caudal), interposta e oral; participa de diversa funções do nervo trigêmeo, as mais importantes das quais são dor, temperatura e prurido.

Núcleo externo: componente do colículo inferior que participa dos reflexos da orelha em animais, como quando um gato orienta suas orelhas para uma fonte sonora.

Núcleo globoso: núcleo profundo do cerebelo; junto com o núcleo emboliforme forma os núcleos interpostos, que transmitem informações da parte intermediário do hemisfério do cerebelo.

Núcleo grácil: alvo dos axônios do fascículo grácil; transmite informações para o tálamo contralateral via lemnisco medial.

Núcleo intermediolateral: local dos neurônios pré-ganglionares simpáticos; presente desde aproximadamente T1 até aproximadamente L2.

Núcleo interpolar: componente do núcleo espinal do nervo trigêmeo; importante para dor facial, especialmente no interior da boca e nos dentes.

Núcleo intersticial do fascículo longitudinal medial: centro para controle dos movimentos verticais dos olhos; localizado na parte superior do mesencéfalo.

Núcleo lateral posterior: núcleo do tálamo com projeções para a parte posterior do lobo parietal.

Núcleo lenticular: globo pálido (segmentos interno e externo) e putame.

Núcleo mamilar medial: principal núcleo do corpo mamilar; projeta-se para os núcleos anteriores do tálamo.

Núcleo medial anterior (do hipotálamo): participa dos comportamentos orexígenos, como alimentação.

Núcleo medial dorsal (do tálamo): principal núcleo do tálamo que se projeta para o lobo frontal.

Núcleo mesencefálico do nervo trigêmeo: contém os corpos celulares dos neurônios sensoriais primários que inervam os receptores de estiramento nos músculos da mandíbula.

Núcleo motor do nervo facial: localizado na ponte, contém neurônios motores cujos axônios seguem no interior do nervo facial para inervar os músculos da expressão facial, o ventre posterior do músculo digástrico e o músculo estapédio.

Núcleo motor do nervo trigêmeo: contém neurônios motores que inervam os músculos da mandíbula.

Núcleo motor posterior do nervo vago: contém os neurônios pré-ganglionares parassimpáticos, cujos axônios seguem no nervo vago (nervo craniano X); localizado no bulbo.

Núcleo olfatório anterior: retransmite informações provenientes do núcleo do nervo olfatório para outros lugares do sistema nervoso central.

Núcleo olivar superior lateral: contém neurônios sensíveis às diferenças de intensidade interaural; exerce função na localização horizontal de sons de alta frequência.

Núcleo olivar superior medial: contém neurônios sensíveis às diferenças de sincronização interaural; exerce uma função na localização horizontal dos sons de baixa frequência.

Núcleo parabraquial: transmite informações viscerossensoriais do núcleo solitário para o diencéfalo; localizado na parte superior (rostral) da ponte.

Núcleo parafascicular: núcleo do tálamo de projeção difusa com projeções muito difundidas para o lobo frontal e o estriado.

Núcleo paraventricular: núcleo do hipotálamo que contém neurônios neurossecretores magnocelulares, neurônios neurossecretores parvocelulares e neurônios de projeção descendente que regulam as funções da divisão autônoma do sistema nervoso.

Núcleo periventricular: contém neurônios neurossecretores parvocelulares; localizado no hipotálamo, abaixo das paredes do terceiro ventrículo.

Núcleo prepósito: participa no controle da posição do olho; recebe influxos abundantes dos núcleos vestibulares; localizado no bulbo.

Núcleo próprio: contém neurônios que processam informações somatossensoriais; corresponde às lâminas espinais III e IV do corno posterior.

Núcleo pulvinar: principal núcleo do tálamo que possui diversas projeções para os lobos parietal, temporal e occipital; participa da percepção e funções linguísticas.

Núcleo reticular: um núcleo do tálamo que se projeta para outros núcleos do tálamo; exerce uma função na regulação da atividade neuronal do tálamo.

Núcleo reticular lateral: núcleo pré-cerebelar; transmite informações do córtex cerebral e da medula espinal para a parte intermediária do cerebelo.

Núcleo rubro: exerce uma função no controle do movimento do membro; dá origem aos tratos rubrospinal e rubro-olivar.

Núcleo salivar superior: contém neurônios pré-ganglionares parassimpáticos cujos axônios seguem no nervo intermédio, ramo do nervo facial (VII).

Núcleo sensorial principal do nervo trigêmeo: núcleo relé do tronco encefálico para informação mecanossensorial proveniente da face e da cavidade oral.

Núcleo septal lateral: núcleo do telencéfalo; parte do sistema límbico.

Núcleo septal medial: núcleo do telencéfalo; projeções importantes para o hipocampo; dá origem às projeções colinérgicas e GABAérgicas.

Núcleo solitário: contém neurônios que recebem e processam informações gustatórias e viscerossensoriais, e se projetam para outros núcleos no tronco encefálico e diencéfalo, incluindo o núcleo parabranquial e o tálamo.

Núcleo supraóptico: contém neurônios neurossecretores magnocelulares; secreta oxitocina e vasopressina na circulação sistêmica na neuro-hipófise.

Núcleo supraquiasmático: núcleo do hipotálamo importante para os ritmos circadianos; centro do relógio biológico.

Núcleo tegmental pedunculopontino: um núcleo da ponte que recebe uma projeção do segmento interno do globo pálido; participa de diversas funções, incluindo a regulação do despertar de sentimentos e interesses e controle do movimento; contém neurônios colinérgicos.

Núcleo torácico posterior (de Clarke): contém neurônios que se projetam para a parte ipsilateral do cerebelo via trato espinocerebelar posterior.

Núcleo tuberomamilar: núcleo do hipotálamo; contém neurônios que utilizam histamina como neurotransmissor; diversas projeções para ativar os neurônios no telencéfalo.

Núcleo ventral anterior do tálamo: parte do tálamo motor; recebe basicamente informações do segmento interno do globo pálido dos núcleos da base; projeta-se para as áreas motoras e pré-motora.

Núcleo ventral lateral do tálamo: parte do tálamo motor: recebe basicamente informações dos núcleos profundos do cerebelo; projeta-se para as áreas motoras e pré-motoras.

Núcleo ventral posterior: núcleo do tálamo para processamento das informações somatossensoriais; projeta-se para o córtex somatossensorial primário.

Núcleo ventral posterior lateral: divisão do núcleo ventral posterior, no qual as informações provenientes do núcleo da coluna posterior são processadas.

Núcleo ventral posterior medial: divisão do núcleo ventral posterior, no qual as informações do nervo trigêmeo são processadas.

Núcleo ventromedial do hipotálamo: importante na regulação do apetite e outros comportamentos consumatórios; recebe influxos das estruturas do sistema límbico.

Núcleo vestibular inferior: recebe influxo direto dos órgãos vestibulares; projeta-se para vários alvos no tronco encefálico e espinais para controle do movimento do olho e equilíbrio.

Núcleo vestibular lateral (de Deiters): origem do trato vestibulospinal lateral.

Núcleo vestibular lateral: núcleo-chave do tronco encefálico para o controle dos músculos proximais; importante no equilíbrio; dá origem ao trato vestibulospinal lateral.

Núcleo vestibular medial: parte do complexo nuclear vestibular; dá origem ao trato vestibulospinal medial para a coordenação da cabeça e olhos.

Núcleo vestibular superior: um dos quatro núcleos vestibulares; localizado na ponte.

Núcleos anteriores do tálamo: participam nos aspectos de aprendizagem e memória; alvo principal dos corpos mamilares.

Núcleos anteriores do tálamo: recebem influxos provenientes dos corpos mamilares e se projetam para o giro cingulado.

Núcleos basilares (de Meynert): contêm neurônios que usam acetilcolina como neurotransmissor e se projetam amplamente por todo o córtex cerebral; neurônios estão entre os primeiros a se degenerarem na doença de Alzheimer.

Núcleos cocleares: primeiro sítio relé para axônios do nervo coclear, um ramo do nervo vestibulococlear; localizado no bulbo.

Núcleos corticomediais: núcleos da amígdala que exercem uma função no controle motor visceral.

Núcleos da base: núcleos do telencéfalo com interconexões fortes com o córtex cerebral; atuam em diversas funções motoras, cognitivas e emocionais.

Núcleos da coluna posterior: núcleos cuneiforme e grácil; recebem influxos dos axônios mecanorreceptores nas colunas posteriores.

Núcleos da estria diagonal de Broca: núcleo colinérgico do telencéfalo com projeções corticais distintas; localizado na parte basilar do telencéfalo.

Núcleos da ponte: informações relés provenientes do córtex cerebral ipsilateral para o córtex cerebelar contralateral e núcleos profundos, principalmente o córtex cerebelar lateral e o núcleo denteado.

Núcleos da rafe: contêm serotonina; localizados ao longo da linha mediana em grande parte por todo o tronco encefálico.

Núcleos de influxo (dos núcleos da base): consistindo no corpo estriado; recebem influxos provenientes do córtex cerebral.

Núcleos dos campos perizonais (Campo H2 de Forel): outro nome para fascículo lenticular; região da substância branca por meio da qual os axônios provenientes do segmento interno do globo pálido seguem a caminho do tálamo.

Núcleos eferentes (dos núcleos da base): consistindo na parte interna do globo pálido, pálido ventral e parte reticular da substância negra.

Núcleos interpostos: núcleos profundos do cerebelo; compreendem os núcleos globoso e emboliforme.

Núcleos intralaminares do tálamo: conjunto de núcleos do tálamo que possuem projeções corticais difusas e podem exercer uma função na regulação do nível de atividade cortical e do despertar de sentimentos e interesses.

Núcleos intrínsecos (dos núcleos da base): incluem a parte externa do globo pálido, parte do pálido ventral, núcleo subtalâmico, parte compacta da substância negra, área tegmental ventral.

Núcleos medianos da rafe: localizados ao longo ou próximos da linha mediana do tronco encefálico; usam serotonina como neurotransmissor.

Núcleos motores dos nervos cranianos: contêm corpos celulares dos neurônios somáticos e motores branquioméricos; núcleos contendo neurônios motores pré-ganglionares parassimpáticos são geralmente denominados núcleos ou colunas motoras autônomas.

Núcleos motores dos nervos cranianos: localização dos neurônios motores, cujos axônios estão localizados nos nervos cranianos.

Núcleos motores viscerais: contêm neurônios pré-ganglionares autônomos.

Núcleos na linha mediana do tálamo: núcleos de projeção difusa; um de seus principais alvos é o hipocampo.

Núcleos olivares superiores: núcleos relés auditivos predominantemente importantes na localização sonora horizontal.

Núcleos pré-tetais: participam no reflexo pupilar; localizados na junção entre o mesencéfalo e o diencéfalo.

Núcleos profundos do cerebelo: conjuntos de núcleos localizados abaixo do córtex cerebelar; núcleos do fastígio, os núcleos globoso e emboliforme, e núcleos denteados.

Núcleos relés: contêm neurônios que transmitem (ou retransmitem) informação aferente para outros locais no sistema nervoso central.

Núcleos salivares inferiores: local dos neurônios pré-ganglionares parassimpáticos que inervam as glândulas do crânio.

Núcleos sensoriais dos nervos cranianos: processam informações sensoriais provenientes dos nervos cranianos.

Núcleos septais: provavelmente participam na avaliação da recompensa em potencial de eventos; recebem influxos provenientes do hipocampo e se projetam para o hipotálamo e outras áreas; localizados na parte superior dos hemisférios cerebrais.

Núcleos subtalâmicos: núcleos dos núcleos da base implicados no controle dos membros; quando danificados, produzem hemibalismo; parte do circuito indireto dos núcleos da base.

Núcleos vestibulares: terminação principal das fibras sensoriais vestibulares.

Núcleos viscerais (Edinger-Westphal): contêm neurônios pré-ganglionares parassimpáticos que inervam o músculo liso no olho para controle do diâmetro da pupila e curvatura da lente.

Nucleus accumbens: componente do estriado localizado anterior e medialmente; estrutura-chave na dependência química.

Odor: um dos cinco sentidos especiais.

Odorantes: substâncias químicas que produzem odores.

Oftalmoplegia internuclear: produzida por lesão ao fascículo longitudinal medial entre os níveis dos núcleos dos nervos abducente e oculomotor; interrompe os axônios dos neurônios internucleares; incapacidade para aduzir o olho ipsilateralmente quando se olha para o lado oposto à lesão.

Oitavo nervo craniano (VIII): nervo vestibulococlear; divisão coclear é separada para audição e divisão vestibular para equilíbrio.

Olfato ortonasal: quando as moléculas seguem do ambiente externo, por meio das narinas, para ativar os neurônios olfatórios situados no epitélio olfatório.

Oligodendrócitos: classe de células da neuróglia que forma a bainha de mielina em torno dos axônios no interior do sistema nervoso central.

Oliva: ponto de referência na face anterior do bulbo sob o qual está localizado o núcleo olivar inferior.

Opérculo: partes dos lobos frontal, parietal e temporal que se estendem sobre o lobo insular.

Orexina: peptídeo essencial para a manutenção adequada do estado de despertar de sentimentos e interesses; a perda de orexina está implicada no transtorno do sono narcolepsia; provavelmente também participe na alimentação; também denominada hipocretina.

Organização colunar (do córtex cerebral): arranjos verticais de neurônios que auxiliam funções semelhantes.

Organização hierárquica: propriedade dos sistemas neurais na qual componentes individuais abrangem níveis funcionais distintos com relação um ao outro.

Organização paralela: propriedade dos sistemas neurais, na qual as vias com organizações anatômicas semelhantes exercem funções distintas.

Organização tonotópica: ou tonotopia; onde os sons de diferentes frequências são processados por regiões distintas do encéfalo; sons de frequências semelhantes são processados pelas regiões vizinhas ao encéfalo, enquanto sons de frequências muito diferentes são processados por regiões muito distantes do encéfalo.

Órgão (ou receptor) do tendão de Golgi: receptores de estiramento no tendão do músculo que sinalizam força muscular ativa; componente aferente do reflexo do tendão de Golgi; parte receptora distal dos axônios do grupo Ib.

Órgão espiral (de Corti): componente da orelha interna para transdução sonora em sinais neurais.

Órgão subcomissural: um órgão circunventricular; localizado próximo da comissura posterior.

Órgão subfornicial: um dos órgãos circunventriculares; região na qual a barreira hematoencefálica está ausente; axônios se projetam para os neurônios magnocelulares do núcleo paraventricular.

Órgão vascular da lâmina terminal: um dos órgãos circunventriculares; região na qual não existe barreira hematoencefálica; axônios se projetam para os neurônios magnocelulares do núcleo paraventricular.

Órgão vascular da lâmina terminal: um órgão circunventricular; localizado na parede superior do terceiro ventrículo.

Órgão vomeronasal: órgão olfatório periférico importante para a detecção de feromônios; bem documentado como uma estrutura funcional nos animais, mas sua função é controversa nos seres humanos.

Órgãos circunventriculares: um conjunto de oito estruturas situando-se próximas da face ventricular que não possuem barreira hematoencefálica.

Órgãos otolíticos: o utrículo e o sáculo; sensíveis à aceleração linear.

Ossículos da orelha média: três ossos que conduzem ondas de pressão sonora provenientes da membrana timpânica para a janela do vestíbulo.

Oxitocina: peptídeo liberado pelos neurônios magnocelulares nos núcleos paraventriculares e supraópticos.

Paladar: um dos cinco sentidos especiais.

Palato: parte em forma de arco da parte superior da cavidade oral.

Palato mole: parte inferior em forma de arco da parte superior da cavidade oral formada pelo músculo.

Paleocórtex: tipo de córtex cerebral com menos de seis camadas; comumente associado com processamento de estímulos olfatórios; localizado na face basal (basilar) do lobo insular e ao longo do giro para-hipocampal e córtex retrosplenial caudalmente.

Pálido ventral: núcleo eferente do circuito límbico dos núcleos da base; localizado anteriormente à comissura anterior.

Palidotomia: lesão terapêutica de uma parte do globo pálido para aliviar discinesias.

Paralisa espástica: condição na qual a presença de espasticidade produz uma incapacidade de controlar voluntariamente o músculo estriado.

Paralisia cerebral hemiplégica: uma condição adquirida caracterizada por dano perinatal aos circuitos encefálicos; afeta comumente áreas corticais sensoriais e motoras; dano ao trato corticospinal produz sinais motores que incluem espasticidade e incoordenação.

Paralisia do olhar fixo lateral: *ver* oftalmoplegia internuclear.

Paralisia flácida: incapacidade de contração muscular, junto com uma perda intensa de tônus muscular.

Parassagital: plano anatômico ou imagético fora da linha mediana que é paralelo tanto ao eixo longitudinal do sistema nervoso central como à linha mediana, entre as faces superior (dorsal) e anterior (ventral).

Parte anterior do giro cingulado: parte do cingulado importante para as emoções; ativado enquanto se experimenta estímulos dolorosos; um alvo principal da alça límbica dos núcleos da base.

Parte anterior dos lobos temporais: participa das emoções, especialmente durante estados de ansiedade.

Glossário

Parte anterolateral do bulbo: contém neurônios que participam da regulação da pressão arterial por meio de projeções para a coluna de células intermediolaterais (núcleo intermediolateral).

Parte anteroposterior do núcleo coclear: parte do núcleo coclear importante para a localização de som no plano horizontal; localizado na parte superior do bulbo.

Parte basilar do telencéfalo: segmento da parte anterior do telencéfalo, posterior aos lobos frontais; contém os núcleos basilares (de Meynert) e estruturas para emoções e olfato.

Parte caudal (do núcleo espinal do nervo trigêmeo): importante para a dor facial, sensação térmica e prurido; localizada na parte inferior do bulbo; extensão superior do corno posterior.

Parte caudal do núcleo solitário: importante para a função viscerossensorial; localizado na parte inferior do bulbo.

Parte compacta da substância negra: parte da substância negra na qual os neurônios contém dopamina e se projetam amplamente para o estriado.

Parte entérica do sistema nervoso: células especializadas localizadas no trato gastrintestinal; grelina, que promove a alimentação, é secretada pelas células enteroendócrinas no estômago.

Parte lateral do corno anterior: contém neurônios motores que inervam os músculos dos membros.

Parte lateral do hipotálamo (ou zona hipotalâmica): importante para alimentação e sono-insônia; neurônios contendo orexina são exclusivos dessa região do encéfalo.

Parte magnocelular (do núcleo rubro): componente do núcleo rubro que contém neurônios grandes que se projetam para a medula espinal como o trato rubrospinal.

Parte medial do corno anterior: contém neurônios motores que inervam o membro proximal e os músculos axiais; controlada pelas vias descendentes mediais.

Parte parassimpática do sistema nervoso: componente da divisão autônoma do sistema nervoso; origina-se do tronco encefálico e caudal do segmento sacral da medula espinal.

Parte parvocelular (do núcleo rubro): componente do núcleo rubro contendo neurônios pequenos que se projetam para o núcleo olivar inferior como o trato rubro-olivar.

Parte periférica do sistema nervoso: contém os axônios dos neurônios motores. Os axônios periféricos e corpos celulares dos neurônios do gânglio sensitivo do nervo espinal, o axônio dos neurônios pré-ganglionares autônomos e o corpo celular e axônio dos neurônios pós-ganglionares autônomos.

Parte posterior do lobo parietal (ou córtex): inferior ao córtex somatossensorial primário; importante para a propriocepção, consciência espacial, atenção, membro guiado visualmente e movimentos dos olhos; parte da "via onde" para ações e movimentos visuais.

Parte reticular da substância negra: parte da substância negra na qual os neurônios contêm GABA e se projetam basicamente para o tálamo.

Parte simpática do sistema nervoso: componente da divisão autônoma do sistema nervoso.

Parte superior do núcleo intersticial rostral do fascículo longitudinal medial: exerce uma função no controle dos movimentos oculares rápidos (das sacadas) verticais.

Parte temporal da hemirretina: vestíbulo (antecâmara) temporal da retina.

"Pedículo/Pedúnculo do infundíbulo": interconecta o hipotálamo e a hipófise; também denominado infundíbulo.

Pedúnculo cerebelar inferior: predominantemente uma via de influxo para o cerebelo.

Pedúnculo cerebelar médio: principal via aferente para o cerebrocerebelo; consiste em axônios dos núcleos da ponte.

Pedúnculo cerebelar superior: trato que basicamente transporta axônios dos núcleos profundos do cerebelo para o tronco encefálico e tálamo.

Pedúnculo cerebral: parte anterior do mesencéfalo, correspondendo formalmente ao tegmento e à base.

Pedúnculos: uma grande coleção de axônios.

Perilinfa: líquido que ocupa o espaço entre o labirinto membranáceo e o temporal; assemelha-se aos líquidos extracelular e cerebrospinal.

Pia-máter: envoltório meníngeo interno; adere-se firmemente à superfície do sistema nervoso central.

Pilar (do fórnice): parte posterior do fórnice que tem uma aparência plana (achatada).

Pirâmide: trato na face anterior (ventral) da parte medial do bulbo; contém axônios corticais descendentes, incluindo os tratos corticobulbar e corticospinal.

Placa do soalho: superfície anterior (ventral) do sistema nervoso central em desenvolvimento; local-chave para organização da padronização posteroanterior (dorsoventral) da medula espinal durante o desenvolvimento.

Placa neural: região posterior do ectoderma a partir da qual o sistema nervoso se forma.

Plano transverso: perpendicular ao eixo longitudinal do sistema nervoso central, entre as faces posterior e anterior.

Plexo coróideo: órgão intraventricular contendo células que secretam líquido cerebrospinal.

Polo temporal: parte mais superior do lobo temporal.

Ponte: uma das principais divisões do encéfalo.

Pontes intercelulares: *ver* pontes intercelulares do corpo estriado.

Pontes intercelulares do corpo estriado: locais de continuidade do núcleo caudado e putame que se estende sobre a cápsula interna.

Ponto cego: porção cega do campo visual; corresponde na retina ao ponto de saída do nervo óptico, onde não há receptores.

Posterior: na direção do abdome.

Preservação da mácula: manutenção da visão em torno da fóvea após dano ao córtex visual que produz perda de visão parafoveal e periférica.

Primeira vértebra lombar: marca a localização aproximada da extremidade inferior (caudal) da medula espinal no interior do canal vertebral.

Projeção bilateral: uma estrutura envia axônios para ambos os lados do sistema nervoso central.

Projeção olivococlear: *ver* trato olivococlear.

Pró-opiomelanocortina: peptídeo grande a partir do qual a β'''-endorfina é clivada.

Propriocepção: sensação da posição do corpo; normalmente aquela de um membro ou de um segmento de membro em relação a outro.

Propriocepção mandibular: a capacidade para perceber o ângulo da mandíbula; mais comumente utilizado para descrever os eventos sensoriais assinalados pelos neurônios sensoriais primários cujos corpos celulares estão localizados no interior do núcleo do trato mesencefálico do nervo trigêmeo.

Prosencéfalo: a mais superior das vesículas do encéfalo; dá origem ao telencéfalo e ao diencéfalo, que são as estruturas do telencéfalo.

Prosencéfalo: vesícula primária mais superior (rostral) do encéfalo; divide-se em telencéfalo e diencéfalo.

Prosopagnosia: incapacidade de reconhecer faces.

Prurido: experiência sensorial produzida pela histamina.

Pruriginoso: relacionado a prurido.

Pseudoptose: queda parcial da pálpebra.

Punção espinal: termo coloquial para punção lombar, na qual uma agulha é inserida na cisterna lombar para coletar uma amostra do líquido cerebrospinal; mais comumente utilizada para testes de diagnóstico.

Punção lombar: processo de remoção do líquido cerebrospinal da cisterna lombar; a agulha é inserida no espaço intervertebral entre a terceira e quarta vértebras (ou quarta e quinta) lombares.

Glossário 521

Pupilas de Argyl Robertson: pupila com sinal caracterizado por diâmetro pequeno e não reativo à luz, mas que fica menor com a acomodação; associado com neurossífilis.

Putame: componente do estriado; importante no controle dos membros e tronco.

Quarto ventrículo: parte do sistema ventricular localizado no tronco encefálico; separa o bulbo da ponte, a partir do cerebelo.

Quiasma óptico: local de decussação dos axônios das células ganglionares provenientes da metade nasal da retina.

Radiações ópticas: via proveniente do núcleo geniculado lateral para o córtex visual primário; forma a parede lateral do corno occipital do ventrículo lateral.

Radiações talâmicas: axônios dos núcleos talâmicos que se projetam para o córtex cerebral.

Raiz anterior: onde os axônios motores deixam a medula espinal.

Raiz posterior: raiz sensitiva do nervo espinal.

Raízes cranianas e espinais: nervos que entram e saem da medula espinal e do tronco encefálico.

Ramo anterior da cápsula interna: trato subcortical entre as partes anteriores do núcleo caudado e o putame; superior (rostral) ao tálamo.

Ramo posterior da cápsula interna: componente da cápsula interna que se situa lateralmente ao tálamo; transporta axônios provenientes de diversas fontes, incluindo aqueles que seguem e saem das áreas motoras primárias e corticais somatossensoriais.

Ramos circunferenciais longos: ramos arteriais do tronco encefálico que suprem as partes mais posterolaterais; também suprem o cerebelo.

Ramos mediais (ramos arteriais paramedianos): irrigam as partes mais mediais do tronco encefálico; originam-se basicamente da artéria basilar.

Ramos radiculares: artérias segmentares que suprem a medula espinal junto com as artérias espinais anterior e posterior.

Rampa do tímpano: compartimento de líquido da orelha interna.

Rampa do vestíbulo: compartimento de líquido da orelha interna; conduz ondas pressóricas da membrana timpânica para outros compartimentos de líquidos.

Rampa média: compartimento de líquido da orelha interna.

Reação acomodação-convergência: uma resposta complexa que prepara os olhos para a visão a curta distância (1) aumentado a curvatura da lente, (2) contraindo as pupilas e (3) coordenando a convergência dos olhos.

Receptor do fuso neuromuscular: receptor de estiramento no músculo; possui controle de sensibilidade eferente.

Receptor olfatório: complexo de proteína da transmembrana em um neurônio sensorial olfatório; transduz um conjunto específico de odorantes em um potencial neural; quaisquer dados neurônios sensoriais olfatórios que contém um único (ou apenas alguns) tipo de receptor olfatório.

Receptor pruriginoso: receptores sensoriais responsáveis pela sensação de prurido; ativado pela histamina.

Receptores muscarínicos: proteínas de membrana que transduzem acetilcolina na despolarização neuronal; denominado muscarina agonista.

Receptores sensíveis a prurido: a ativação desperta a sensação de coceira; também denominado receptor prurídico.

Reflexo da ânsia: contração estereotípica dos músculos da faringe em resposta ao estímulo da parte posterior da cavidade oral; o ramo aferente é o nervo glossofaríngeo e o ramo eferente é basicamente o nervo vago.

Reflexo de acomodação: aumento na curvatura da lente que ocorre durante a visão a curta distância.

Reflexo do fechamento laríngeo (reflexo da tosse): contração automática dos músculos adutores da laringe para evitar a entrada de líquidos e alimentos na traqueia.

Reflexo mandibular: fechamento automático da mandíbula na estimulação dos aferentes dos fusos neuromusculares presentes nos músculos da mandíbula; análogo do reflexo patelar.

Reflexo miotáticos reduzidos: uma condição na qual a força de estiramento do músculo ou reflexo tendíneos são reduzidos.

Reflexo patelar: extensão automática da perna na estimulação do tendão da patela; o estímulo estica os receptores dos fusos neuromusculares no músculo quadríceps.

Reflexo protetor da via aerífera: fechamento da laringe para impedir a entrada de líquido e alimento na traqueia.

Reflexo pupilar: fechamento da pupila com estímulo visual da retina; utilizado para testar a função do mesencéfalo em pacientes comatosos.

Reflexo vestíbulo-ocular: controle automático da posição do olho por meio de informações sensoriais vestibulares.

Reflexos miotáticos: mecanorreceptores no músculo excitam ou inibem os neurônios motores de curta latência com apenas uma ou algumas sinapses (p. ex., o reflexo patelar [de estiramento]).

Reflexos optocinéticos: reflexos oculares que usam informações visuais; suplementa as ações dos reflexos vestíbulo-oculares.

Reflexos pupilares: alterações no diâmetro da pupila que ocorrem sem controle voluntário; normalmente ocorrem junto com outros reflexos oculares.

Região macular: porção da retina que circunda a mácula lútea.

Ressonância magnética: técnica radiológica para examinar a estrutura do diencéfalo; utiliza basicamente o conteúdo de água do tecido para fornecer uma imagem estrutural.

Retina: parte periférica do sistema visual que contém fotorreceptores, assim como interneurônios e neurônios de projeção para o processamento inicial das informações visuais e transmissão para diversas estruturas do encéfalo; desenvolve-se a partir do diencéfalo.

Retina descolada: condição patológica na qual partes da retina se separam do epitélio pigmentado.

Retinite pigmentar: doença na qual produtos de decomposição se acumulam no epitélio pigmentar da retina.

Rigidez: condição em pacientes com doença de Parkinson em que ocorre resistência ao movimento passivo nas articulações; algumas vezes ocorrem diminuições físicas nessa resistência, denominada rigidez em roda dentada.

Rodopsina: fotopigmento nos bastonetes da retina.

Rombencéfalo: parte mais inferior do encéfalo; inclui o bulbo, a ponte e o cerebelo.

Rombencéfalo: vesícula primária mais inferior (caudal) do encéfalo; dá origem à ponte e ao bulbo.

Rombômeros: segmentos na ponte e no bulbo em desenvolvimento; são oito no total.

Rostral: na direção do nariz.

Sacadas: movimentos súbitos rápidos dos olhos de um local de olhar fixo para outro.

Sacral: segmento da medula espinal; são cinco no total.

Sáculo: órgão sensorial vestibular (ou órgão otolítico) sensível à aceleração linear.

Sagital: plano anatômico ou imagético paralelo tanto ao eixo longitudinal do sistema nervoso central como à linha mediana, entre as faces posterior e anterior.

Segmentar: pertencente à organização segmentar da medula espinal.

Segmento cerebral (da artéria carótida interna): imediatamente proximal à bifurcação nas artérias cerebrais média e anterior.

Segmento cervical (da artéria carótida interna): a parte mais proximal da artéria carótida interna; desde a bifurcação da carótida até o ponto de entrada do canal carótico do crânio.

Segmento inicial: junção do corpo celular neuronal e do axônio; local importante para integração de sinais elétricos e para iniciar os potenciais de ação conduzidos ao longo dos axônio.

Segmento intrapetroso: parte da artéria carótida conforme segue pela parte petrosa do temporal.

Seio carótico: órgão sensor da pressão arterial.

Seio da dura-máter: canal para retorno do sangue venoso para a circulação sistêmica; também uma via para o fluxo de líquido cerebrospinal para a circulação venosa.

Seio petroso inferior: grande seio da dura-máter.

Seio petroso superior: seio da dura-máter; drena para o seio sigmoide.

Seio reto: drena o seio sagital inferior e determinadas veias; desemboca na confluência dos seios; localizado onde a foice do cérebro e o tentório do cerebelo se encontram; localizado na linha mediana.

Seio sagital inferior: grande seio da dura-máter.

Seio sagital superior: seio da dura-máter; drena para o seio reto.

Seio sigmóideo: seio venoso (de sangue) da dura-máter que drena o seio transverso e flui para o seio petroso inferior; localizado bilateralmente.

Seio transverso: seio da dura-máter que transporta sangue para a circulação sistêmica.

Seios da dura-máter: canais no interior da camada meníngea da dura-máter, por meio dos quais o sangue venoso e os líquidos cerebrospinais retornam para a circulação sistêmica.

Seis lâminas: descreve o padrão laminar do neocórtex.

Sensação de posição do membro: capacidade de julgar a posição de um dos membros sem uso da visão.

Sensação vibratória (de vibração): a capacidade de perceber e distinguir as vibrações mecânicas do corpo.

Sensorial: relacionado a qualquer uma da ampla gama de estímulos provenientes do ambiente ou do interior do corpo.

"Septo intermédio posterior": separa os fascículos cuneiforme e grácil.

"Septo mediano posterior": divide as colunas posteriores em metades direita e esquerda.

Septo pelúcido: forma as paredes mediais do corno frontal e parte do corpo do ventrículo lateral.

Serotonérgico: neurônios que usam a serotonina como neurotransmissor.

Serotonina: composto neuroativo; também denominado 5-HT (5-hidroxitriptamina).

Sifão carótico: segmento da artéria carótida interna.

Sigmoide: em forma de S.

Sinais hipercinéticos: conjunto de comportamentos motores involuntários anormais caracterizados por aumento da frequência de ocorrência e incapacidade de controle; exemplos incluem tremor, tiques, coreia e atetose.

Sinais hipocinéticos: conjunto de comportamentos motores involuntários anormais caraterizados pela diminuição na frequência de ocorrência ou lentidão; exemplos incluem bradicinesia (lentidão dos movimentos) e falha ao iniciar um comportamento motor de forma adequada.

Sinais piramidais: comprometimentos motores que acompanham a lesão do sistema corticospinal.

Sinal de Babinski: extensão (também denominada dorsiflexão) do hálux em resposta à estimulação da margem lateral e, em seguida, da bola do pé (mas não os dedos); associado com lesões do sistema corticospinal nos adultos; normalmente presente em crianças até aproximadamente dois anos de idade.

Sinal de Hoffmann: adução do polegar em resposta à flexão da falange distal do dedo médio; um equivalente no membro superior do sinal de Babinski.

Sinapses: locais especializados de contato no qual os neurônios se comunicam e os neurotransmissores são liberados; inclui três componentes – terminações axônicas pré-sinápticas, fenda sináptica e membrana pós-sináptica.

Sinapses elétricas: local de comunicação entre neurônios que não usam neurotransmissor; normalmente associadas com uma junção comunicante, na qual íons e outras moléculas pequenas e intermediárias passam.

Síndrome das pernas inquietas: um transtorno no qual os pacientes experimentam sensações anormais nas pernas que induzem o desejo de mover as pernas para suprimir a sensação; sensações e movimentos anormais são mais comuns durante o repouso e sono do que durante uma atividade.

Síndrome de Brown-Séquard: conjunto de sinais associados com a hemissecção da medula espinal; inclui perda ipsilateral das funções motoras, perda ipsilateral das sensações mecânicas e perda contralateral da dor, temperatura e prurido; todas inferiores à lesão.

Síndrome de Horner: conjunto de sinais neurológicos associados com disfunção da inervação simpática da cabeça.

Síndrome de Korsakoff: uma forma de perda de memória em pacientes com alcoolismo ou deficiência de tiamina; produzida pela degeneração dos corpos mamilares e porções da parte medial do tálamo.

Síndrome de Wallenberg: *ver* síndrome medular lateral (síndrome da artéria cerebelar inferior posterior).

Síndrome medular lateral (síndrome da artéria cerebelar inferior posterior): conjunto de sinais neurológicos associados com oclusão da artéria cerebelar inferior posterior; sinais incluem dificuldade na deglutição, vertigem, perda da sensação de dor e térmica na face ipsilateral e membros contralaterais e tronco, ataxia e síndrome de Horner.

Siringomielia: cavidade.

Sistema anterolateral: vias espinais para dor, temperatura e prurido; inclui os tratos espinotalâmico, espinomesencefálico (espinotetal) e espinoreticular.

Sistema descendente inibidor da dor: circuito neural para modulação de transmissão da informação relativa à dor proveniente dos nociceptores, por meio do corno posterior, e para o tronco encefálico; basicamente origina-se dos neurônios serotonérgicos nos núcleos da rafe e dos neurônios noradrenérgicos na formação reticular; projeta-se para o corno posterior da medula espinal.

Sistema dopaminérgico mesocorticolímbico: projeção dopaminérgica para o lobo frontal e estriado ventral; origina-se basicamente da área tegmental ventral.

Sistema dopaminérgico mesolímbico: origina-se do núcleo tegmental ventral; fornece dopamina para o *nucleus accumbens* e partes do lobo frontal; algumas vezes denominado sistema dopaminérgico mesocorticolímbico.

Sistema dopaminérgico nigroestriatal: origina-se a partir da parte compacta da substância negra e termina basicamente nas partes posterior e lateral do putame e do núcleo caudado.

Sistema funículo posterior-lemnisco medial: tratos, núcleos e áreas corticais coletivamente implicadas nas mecanossensações (tato, sensação de vibração, pressão e sensação de posição do membro).

Sistema límbico: estruturas encefálicas e suas interconexões que coletivamente medeiam emoções, aprendizagem e memória.

Sistema nervoso central: divisão do sistema nervoso localizada no interior do crânio e da coluna vertebral.

Sistema neurossecretor magnocelular: neurônios do hipotálamo presentes nos núcleos supraópticos e paraventriculares que projetam seus axônios para a neuro-hipófise, na qual liberam oxitocina e vasopressina.

Sistema neurossecretor parvocelular: neurônios hipotalâmicos localizados predominantemente na zona periventricular; os neurônios se projetam para a eminência mediana na qual fazem contatos neurovasculares com capilares e liberam fatores no sangue que são transportados até o lobo anterior pelas veias porta.

Sistema óptico acessório: transmite informação visual aos núcleos do tronco encefálico para controle do movimento do olho.

Sistema ventricular: cavidades no interior do sistema nervoso central que contém líquido cerebrospinal.

Sistema visual magnocelular: componente do sistema visual na retina, corpo geniculado lateral e áreas corticais visuais que se originam das células ganglionares do tipo M; sensíveis basicamente aos estímulos de movimento.

Sistema visual parvocelular: componente do sistema visual na retina, corpo geniculado lateral e áreas corticais visuais que se originam das células ganglionares do tipo P; sensível basicamente a cor, tamanho e formatos de estímulos.

Sistemas motores somáticos: vias e neurônios que participam no controle muscular dos membros e tronco.

Somático: relacionado com o corpo.

Somatossensorial: sensação corporal; inclui sensações de dor, térmicas, pruriginosas, táteis e de posição dos membros.

Somatotopia: organização das representações sensoriais e motoras centrais com base no formato e características espaciais do corpo.

Somatotopia fraturada: característica de uma representação sensorial ou motora central, na qual o plano somatotópico é desorganizado e uma única parte do corpo é representada em locais múltiplos.

Somitos: mesoderma para-axial que organiza o desenvolvimento dos músculos, ossos e outras estruturas do pescoço, membros e tronco.

Somitos occipitais: somitos a partir dos quais as estruturas do pescoço e do crânio se desenvolvem.

Sono REM: abreviação para movimentos rápidos dos olhos caracterizados por sonho, tônus muscular baixo dos membros e tronco e atividade eletrencefalográfica de alta frequência e baixa amplitude.

Subículo: componente do hipocampo.

Submodalidade: categoria de uma modalidade sensorial, como cor, visão, amargor ou dor.

Subnúcleo oral: componente do núcleo espinal do nervo trigêmeo.

Substância branca: local predominante de axônios mielinizados.

Substância cinzenta: porções do sistema nervoso central que contêm predominantemente corpos celulares neuronais.

Substância cinzenta central: região central do mesencéfalo que circunda o aqueduto do mesencéfalo; participa de diversas funções, incluindo supressão da dor.

Substância gelatinosa: lâminas espinais II e III do corno posterior; processam dor, temperatura e prurido.

Substância negra: componente dos núcleos da base; compreende as partes reticular e compacta.

Substância P: composto neuroativo; presente nos neurônios que processam estímulos dolorosos.

Substância perfurada anterior: região basilar do prosencéfalo na qual os ramos das artérias cerebrais anterior e média (artérias centrais anterolaterais) penetram e suprem as estruturas profundas.

Sulco calcarino: localizado no córtex visual primário; lobo occipital.

Sulco central: separa os lobos frontal e parietal.

Sulco colateral: separa o giro para-hipocampal das regiões mais laterais do lobo temporal.

Sulco hipocampal: separa o giro denteado do subículo; amplamente obscurecido no encéfalo maduro.

Sulco hipotalâmico: aproximadamente separa o hipotálamo e o tálamo na face medial do encéfalo.

Sulco lateral (fissura de Sílvio): separa o lobo temporal dos lobos parietal e frontal.

Sulco lateral: separa o lobo temporal dos lobos frontal e parietal.

Sulco limitante: sulco que separa as estruturas sensoriais e motoras em desenvolvimento na medula espinal e no tronco encefálico.

Sulco neural: região na linha mediana do tubo neural na qual os neurônios e células da neuróglia não se proliferam; local de formação da placa do soalho.

Sulco olfatório: sulco na face inferior do lobo frontal na qual o bulbo e o trato olfatórios seguem.

Sulco parietoccipital: separa os lobos parietal e occipital.

Sulco rinal: extensão superior (rostral) do sulco colateral que separa o giro para-hipocampal das regiões laterais do lobo temporal.

Tabes dorsalis: perda degenerativa das fibras mecanorreceptoras calibrosas; associada com neurossífilis em estágio terminal.

Tálamo: principal local dos núcleos relés que transmitem informações para o córtex cerebral; componente do diencéfalo.

Tastantes (estimulantes gustatórios): substâncias químicas que produzem gostos.

Tato: um dos cinco sentidos especiais.

Tegmento: parte do tronco encefálico entre o teto e a base; presente em todo o tronco encefálico; palavra latina para cobertura.

Telencéfalo: vesícula secundária do encéfalo que dá origem às estruturas do hemisfério cerebral; deriva do prosencéfalo.

Tempo de relaxamento T1: tempo de relaxamento do próton relacionado com o ambiente tecidual geral; também denominado tempo de relaxamento longitudinal (*spin-lattice*).

Tempo de relaxamento T2: tempo de relaxamento do próton relacionado com as interações entre os prótons; também denominado tempo de relaxamento transverso (*spin-spin*).

Tempos de relaxamento: na imagem de ressonância magnética, o tempo que os prótons gastam para retornar ao estado de energia em que estavam antes da excitação por ondas eletromagnéticas.

Tentório do cerebelo: prega da dura-máter entre os lobos occipital e o cerebelo.

Tentório do cerebelo: prega rígida da dura-máter posterior ao cerebelo; separa o cerebelo do córtex central e define a fossa posterior do crânio.

Terceiro ventrículo: componente do sistema ventricular; localizado entre as duas metades do diencéfalo.

Terminação axônica: componente pré-ganglionar da sinapse; onde os neurotransmissores são liberados.

Terminação pré-sináptica: terminação axônica.

Terminações axônicas encapsuladas: tecido especializado envolvendo a terminação de determinados mecanorreceptores; ajudam a determinar a sensibilidade e a duração da resposta do receptor a um estímulo mecânico.

Terminações nervosas nuas: sensíveis a estímulos nocivos e térmicos, bem como a agentes produtores de prurido.

Termorreceptores: neurônios sensoriais primários sensíveis às alterações térmicas.

Teto: parte mais superior do tronco encefálico; presente apenas no mesencéfalo maduro.

Teto do mesencéfalo: região posterior (dorsal) ao aqueduto do mesencéfalo; corresponde aos colículos superior e inferior.

"Teto óptico": também denominado colículo superior.

Tomografia com emissão de pósitrons: técnica de imagem funcional baseada na emissão de partículas subatômicas instáveis carregadas positivamente (pósitrons); PET.

Tomografia computadorizada: uma técnica para produção de imagens de um único plano tecidual.

Toque grosseiro: uma forma não discriminatória de sensação tátil que permanece após dano à via funículo posterior-lemnisco medial ou a fibras aferentes calibrosas; pode ser mediado pelas fibras C amielínicas mecanorreceptoras.

Torácico: segmento da medula espinal; existem 12 segmentos nos seres humanos.

Transtorno afetivo sazonal (TAS): forma de depressão durante os mesmos períodos, quando os dias são curtos e as noites longas.

524 Glossário

Transtorno do espectro autista: uma condição que se apresenta com déficit nas interações sociais, comprometimento da comunicação verbal e não verbal e expressão de padrões de comportamento estereotipados.

Trato: conjunto de axônios no interior do sistema nervoso central.

Trato cerebelotalâmico: via eferente proveniente dos núcleos cerebelares profundos para o tálamo.

Trato corticobulbar: projeções corticais que terminam nos núcleos motores dos nervos cranianos no bulbo e na ponte.

Trato corticospinal: projeção do córtex cerebral para a medula espinal.

Trato corticospinal anterior: via para controle dos músculos axiais e proximais dos membros do pescoço e parte superior do corpo.

Trato corticospinal lateral: via na qual os axônios descendentes para controle voluntário do membro descem; origina-se basicamente das áreas motoras do lobo frontal.

Trato cuneocerebelar: via proveniente da parte lateral do núcleo cuneiforme para o cerebelo; segue pelo pedúnculo cerebelar inferior.

Trato espinal do nervo trigêmeo: via pela a qual as fibras aferentes do nervo trigêmeo seguem antes de fazerem sinapse no núcleo espinal do nervo trigêmeo.

Trato espinocerebelar anterior: transmite informações relacionadas ao nível de ativação nos sistemas interneuronais torácico, lombar, sacral e espinal para o cerebelo; considerado retransmissor de sinais interneuronais das vias motoras, via interneurônios espinais, para o cerebelo.

Trato espinocerebelar posterior: uma via ipsilateral para o cerebelo; origina-se no núcleo torácico posterior (de Clarke).

"Trato espinocerebelar "superior": transmite informações relacionadas com o nível de ativação nos sistemas interneuronais espinais cervicais para o cerebelo; considerado retransmissor de sinais internos provenientes das vias motoras, via interneurônios espinais, para o cerebelo.

Trato espinomesencefálico: transmite informações somatossensoriais dos membros e tronco para o mesencéfalo.

Trato espinoreticular: transmite informações somatossensoriais provenientes dos membros e tronco para a formação reticular.

Trato espinotalâmico: transite informações somatossensoriais provenientes dos membros e tronco para o tálamo.

Trato espinotetal: transmite informações somatossensoriais provenientes dos membros e tronco para a parte posterior do mesencéfalo; termo frequentemente utilizado de modo permutável com trato espinomesencefálico.

Trato mesencefálico do nervo trigêmeo: contém os axônios dos receptores de estiramento do músculo da mandíbula.

Trato nigroestriatal: via na qual os axônios nigroestriatais seguem.

Trato olfatório: contém axônios que interconectam o bulbo olfatório com outras regiões nucleares olfatórias do encéfalo.

Trato olivococlear: projeção eferente do núcleo olivar inferior para as células ciliadas na cóclea.

Trato óptico: via dos axônios das células ganglionares da retina situado entre o quiasma óptico e o núcleo do corpo geniculado lateral.

Trato piramidal: local da via de controle motor descendente que se origina nas áreas motora e somatossensorial.

Trato posterolateral (de Lissauer): local dos ramos centrais de fibras aferentes de diâmetro pequeno antes do término na superfície do corno posterior.

Trato reticulospinal: via motora descendente que se origina na formação reticular, basicamente na ponte e no bulbo, e faz sinapses na medula espinal.

Trato retino-hipotalâmico: axônios das células ganglionares da retina que se projetam para o núcleo supraquiasmático; informa-

ções nesse trato são utilizadas para sincronizar os ritmos circadianos com o ciclo dia-noite.

Trato rubrospinal: projeção da parte magnocelular do núcleo rubro para a medula espinal.

Trato solitário: onde os ramos centrais dos axônios gustatórios e viscerossensoriais se agrupam antes de fazer sinapse no núcleo solitário.

Trato tegmental central: contém a projeção gustatória ascendente do núcleo solitário para o tálamo e os axônios descendentes da parte parvocelular do núcleo rubro para o núcleo olivar inferior.

Trato tetospinal: projeção proveniente das camadas profundas do colículo superior para a medula espinal.

Trato trigeminotalâmico: projeção dos núcleos espinais do nervo trigêmeo para o tálamo.

Trato vestibulospinal: axônios que se originam dos núcleos vestibulares e se projetam para o tronco encefálico.

Trato vestibulospinal lateral: via ipsilateral; componente das vias descendentes mediais.

Trato vestibulospinal medial: via motora para coordenação dos movimentos da cabeça e olhos.

Tratografia: uma abordagem da RM (RM por difusão) para identificar os locais do estratos com base nas informações relacionadas às direções locais de difusão de água no encéfalo; um método de tratografia comumente utilizado é a imagem por tensor de difusão (DTI).

Tratos espinocerebelares: vias que transmitem informações somatossensoriais provenientes dos membros e tronco para o cerebelo para controle do movimento.

Tremor: movimentos trêmulos (vibratórios) agitados.

Tremor de intenção: movimento oscilatório lento do membro distal à medida que se aproxima do ponto final do movimento; resulta de dano ou disfunção ao cerebelo.

Tronco encefálico: bulbo, ponte e mesencéfalo.

Tubérculo olfatório: região na face anterior do encéfalo que recebe influxos provenientes do trato olfatório; provavelmente exerce uma função nas emoções, além do olfato.

Tubérculos: um nódulo ou eminência arredondada que marca o local de um núcleo subjacente ou região cortical; tubérculos cuneiforme e grácil estão localizados na parte posterior do bulbo e o tubérculo olfatório na face anterior da parte basilar do telencéfalo.

Tubo neural: estrutura embrionária que dá origem ao sistema nervoso central; células nas paredes do tubo neural formam neurônios e células da neuróglia, enquanto a cavidade no interior do tubo forma o sistema ventricular.

Unco: protuberância na parte medial do lobo temporal; estende-se sobre o hipocampo e a amígdala.

Unidade motora: um único neurônio alfa motor e todas as fibras musculares que ele inerva.

Urinação: liberação de urina da bexiga urinária.

Utrículo: órgão sensorial vestibular (ou órgão otolítico) sensível à aceleração linear.

Vasopressina: peptídeo neuroativo que também atua nas estruturas periféricas, incluindo a promoção de reabsorção de líquidos nos rins; também denominado hormônio antidiurético (ADH).

Veia cerebral magna (de Galeno): veia principal; transporta drenagem venosa das estruturas do diencéfalo e profundas do telencéfalo.

Veia talamoestriada: segue o trajeto em forma de C do núcleo caudado e estria terminal.

Veias cerebrais profundas: veias que drenam o diencéfalo e partes do tronco encefálico.

Veias porta-hipofisárias: acompanham os dois leitos capilares de uma circulação porta (porta-hipofisária).

Venograma: imagem radiológicas das veias.

Ventral: em direção ao abdome; sinônimo de anterior.

Glossário 525

Ventrículo lateral: componente telencefálico do sistema ventricular; pareado bilateralmente com quatro componentes (corno frontal, corpo, corno occipital e corno temporal).

Ventrículos: canais dilatados no interior do sistema ventricular; contêm o plexo coróideo.

Verme: parte da linha mediana do córtex cerebelar; exerce uma função no controle dos membros axiais e proximais.

Vertigem: a sensação de que o mundo gira à volta ou de rotação do indivíduo.

Vertigem posicional benigna: forma mais comum de vertigem ou a sensação súbita de rotação; é provocada com a finalidade de realizar testes, colocando a cabeça em uma posição específica e, em seguida, deitando-se rapidamente de costas sobre uma mesa.

Vestibulocerebelo: parte do cerebelo que recebe uma projeção monossináptica proveniente dos axônios vestibulares primários; processa essas informações para equilíbrio e controle do movimento do olho; inclui basicamente o lobo floculonodular.

"Via "o que": circuitos corticocorticais importantes para a identificação de um objeto utilizando visão, tato ou som.

Via "onde-como": circuitos corticocorticais importantes para a identificação do local de um objeto utilizando visão, tato ou som e o uso das informações para ajudar a direcionar os movimentos do membro ou olho.

Via amigdalofugal anterior (ventral): via eferente proveniente dos núcleos basais laterais e central da amígdala.

Via ascendente: via que transmite informações dos níveis inferiores do sistema nervoso central para os níveis superiores; normalmente utilizado para descrever vias somatossensoriais da medula espinal e do tronco encefálico.

Via corticopontina: projeção descendente do córtex cerebral para os núcleos da ponte; influxo principal para o cerebelo.

Via corticorreticulospinal: via cortical indireta para a medula espinal via neurônios do trato reticulospinal.

Via da forma (para a visão): circuito especializado para discriminação de características de formas dos estímulos visuais; informações nessa via são utilizadas para o reconhecimento de objetos.

Via de condução de movimento (para a visão): circuito especializado na discriminação da velocidade e direção dos estímulos de movimento visual.

Via de movimento visual: origina-se basicamente a partir das células ganglionares magnocelulares da retina e se projeta para V5 e, finalmente, para as regiões da parte posterior do lobo parietal.

Via direta: via pelos núcleos da base, proveniente do corpo estriado para o segmento interno do globo pálido; promove a produção de movimentos.

Via indireta: via através dos núcleos da base provenientes do corpo estriado para o segmento externo do globo pálido, para o núcleo subtalâmico e, em seguida, para o segmento interno do globo pálido; atua para retardar a produção de movimentos.

Via perfurante: projeção do córtex entorrinal para o giro dentado.

Vias corticais indiretas: vias motoras provenientes do córtex cerebral que fazem sinapse, primeiro, no tronco encefálico antes de fazerem sinapse nos neurônios espinais.

Vias descendentes laterais: vias motoras para controle dos músculos dos membros.

Vias descendentes mediais: vias motoras para controle dos músculos axiais e de outros músculos proximais.

Vias motoras descentes: conexões entre o córtex cerebral ou tronco encefálico para a medula espinal; mais densas para a zona intermédia e corno anterior.

Vias sensoriais paralelas: duas ou mais vias sensoriais que possuem projeções anatômicas semelhantes e conjuntos de funções sobrepostas.

Vias trigeminocerebelares: projeção dos núcleos espinais do nervo trigêmeo para o cerebelo.

Vilosidades aracnóideas: *ver* granulações aracnóideas.

Visão: um dos cinco sentidos especiais.

Visceral: relacionado com os órgãos internos do corpo.

Viscerossensorial: relacionado com a inervação sensorial dos órgãos internos do corpo.

Zona incerta: contém neurônios GABAérgicos que se projetam amplamente para o córtex cerebral; região nuclear do diencéfalo.

Zona intermédia lateral: parte da substância cinzenta espinal que exerce uma função no controle muscular dos membros.

Zona marginal: camada mais externa do corno posterior.

Zona periventricular: parte do hipotálamo que contém a maioria dos neurônios neurossecretores parvocelulares; localizada abaixo das paredes e do solho do terceiro ventrículo.

Zona ventricular: camada mais interna do sistema nervoso central em desenvolvimento; camada a partir a qual as células nervosas são produzidas.

Zonas divisórias: margens periféricas dos territórios supridos pelos principais vasos cerebrais.

Índice

A

Abertura lateral do 4º ventrículo (Forames de Luschka), 74, 76, 77*f*, 79–80
    parte basilar do telencéfalo, 15–16
Abertura mediana do 4º ventrículo (Forame de Magendie), 74, 76, 77*f*, 79–80
Abuso de substância, 396–397
Acetilcolina, 7–8, 35*f*, 54, 333, 404–405
    diencéfalo e, 34–35
    nos sistemas moduladores, 34–35
    núcleo tegmental pedunculopontino e, 346, 371–372
    parte basilar do telencéfalo e, 34–35
    sistema olivococlear e, 189–191
Acetilcolinesterase, 344*f*
ACIA. *Ver* Artéria cerebelar inferior anterior
Acidente vascular encefálico. *Ver também* Acidente vascular encefálico hemorrágico; Acidente vascular
    cápsula interna, 243–245, 248*f*
    disfagia e, 269–271
    imagem neurorradiológica após, 58*f*
    unilateral anterior (ventral) da ponte, 256*f*
Acidente vascular encefálico hemorrágico, 58–59, 79
Acidente vascular encefálico isquêmico, 58–59, 79
Ácido gama-aminobutírico (GABA), 7–8, 331, 333*f*
Acinesia, 331, 333
ACIP. *Ver* Artéria cerebelar inferior posterior
Adeno-hipófise, 358
Adesão intertalâmica, 11–15, 16–17*f*, 425, 485
ADH. *Ver* Hormônio antidiurético
Adipócitos, 372–373
Afasia, 193–197
    global, 57
AIT. *Ver* Ataque isquêmico transitório
Alça de associação, 337–339*f*, 338
Alça de Meyer, 166–168, 166–168*f*, 174, 176
    defeitos visuais e, 175*f*
Alça esqueletomotora, 336–337, 337–339*f*
Alça lenticular, 343–345, 346*f*, 473, 475
Alça límbica, 337–339*f*, 338
Alça oculomotora, 336–338, 337–339*f*
Alocórtex, 50, 214–218
    face cortical lateral cortical do, 403–404*f*
Alodinia, 113–115
Álveo, 407, 465, 467, 471, 473, 495
Amígdala corticomedial, 216*f*
Aminoácidos, 7–8
Amnésia, 390
Amnésia anterógrada, 390
Anastomose, 65
Aneurisma, 58–59, 79
Angiografia, 66, 68–69

Angiografia cerebral, 66, 68–69, 68–70*f*
Angiografia por ressonância magnética (ARM), 57, 68–69
    após acidente vascular encefálico, 58*f*
    da circulação anterior, 71*f*
    da circulação posterior, 71*f*
Ângulo cerebelopontino, 287–288
Anorexia, 372–373
Anosmia, 209–211
ANPC. *Ver* Antígeno nuclear de proliferação celular
Antígeno nuclear de proliferação celular (ANPC), 218, 219*f*
Apraxias, 239, 243
Aprendizagem, 402–410
Aptidão visuoespacial, 156
Aqueduto do mesencéfalo, 9–11, 19–20, 23, 44–45, *423, 425, 457, 459*, 461, *463*
Aracnoide-máter, 19–21, 23, 25*f*, 73*f*
Arco da aorta, 141–144
Arcos branquiais, 131, 134–135, 257–259
    coluna motora branquiomérica e, 259–260
Área de associação límbica, 230–231
Área de Broca, 22*f*, 58–59, 184–185, 185*f*
    afasia e, 193–196
    processamento linguístico e, 193–196
Área de Wernicke, 16–17, 22*f*, 58–59, 185*f*, 196–197
    afasia e, 193–196
Área hipotalâmica intermédia, *477*
Área hipotalâmica lateral (*Lateral hypothalamus*), 409–410, *473, 477*
Área motora do cíngulo, 236–237*f*, 237–239, 243, 240*f*
Área motora suplementar, 236–237*f*, 237–239, 243, 240*f*, 264*f*
    alça esqueletomotora e, 338*f*
Área postrema, 75*f*, 79, *431*
Área pré-óptica, 364, 369–373, 372–373*f*, *479, 489, 491*
Área pré-óptica média, 362
Área pré-óptica medial, 375–377
Área pré-tetal, *491*
Área subcalosa, *425*
Área tegmental ventral tegmental, 34–35, 35*f*, 327, 331, 345–346, 396–397, 400–401, *461, 463, 489*
    recompensa e, 387
Áreas corticais, 9–11
Áreas de associação, 102–103
Áreas de Brodmann, 51, 52*f*, 53*f*, 54, 100–103
    área 5, 103
    área 7, 103
    área 17, 166–168
    área 38, 386–389
Áreas gustatórias corticais, 208–211*f*
Áreas motoras corticais, 237–239, 243

Áreas pré-motoras, 231, 233, 234*f*, 236–237*f*
    trato corticospinal anterior (ventral) e, 235–236
Áreas visuais corticais, 286–287
ARM. *Ver* Angiografia por ressonância magnética
Arquicórtex, 217–218
Artéria basilar, 60, 61*f*, 63*f*, 79–80, 266
    Artéria basilar, suprimento sanguíneo do tronco encefálico e, 62–63
Artéria carótida, 60–62, 61*f*
    circulação colateral e, 66*f*
    interna, 60, 64*f*, 79–80
    ramos da, 67*f*
    segmento cerebral, 64
    segmento cervical, 64
    segmento intracavernoso, 64
    segmento intrapetroso, 64
Artéria cerebelar inferior anterior (ACIA), 62, 62*f*, 79, 187–189, 266
Artéria cerebelar inferior posterior (ACIP), 62, 62*f*, 79, 116–118, 356–357
    bulbo e, 145, 148–149
    infarto, 269–271, 356*f*
    núcleos vestibulares e, 287–288
    oclusão da, 127, 128*f*, 146*f*, 310–311, 387
Artéria cerebelar superior, 62, 62*f*
Artéria cerebral anterior, 64–65, 64*f*–65*f*, 79, 243–245, 263–265, *481*
    circulação colateral e, 66*f*
    córtex cerebral e, 66, 68
    ramos da, 67*f*
Artéria cerebral média, 61*f*, 64–65, 64*f*, 79, 156*f*, 263–265, 348, *481*
    circulação colateral e, 66*f*
    córtex cerebral e, 66, 68–69
    defeitos do campo visual e, 176–177
    oclusão, 57–59, 58*f*
    pelo sulco lateral, 66, 68*f*
    ramos da, 67*f*
Artéria cerebral posterior, 63, 63*f*–65*f*, 65, 79, 156*f*
    circulação colateral e, 66*f*
    córtex cerebral e, 68–69
    defeitos no campo visual e, 174, 176–177
    infarto, 172–173
    oclusão da, 290–292
    ramos da, 67*f*
Artéria coróidea anterior, 64, 243–245, 263–265, 348
    ramos da, 67*f*
Artéria oftálmica, 64
Artérias centrais anterolaterais, 66, 348
Artérias cerebrais, 79
Artérias comunicantes anteriores, 65, 79
Artérias comunicantes posteriores, 64, 65, 79
Artérias espinais, 62, 79–80

528 Índice

Artérias vertebrais, 60–62, 61*f*, 79–80
oclusão das, 271*f*
suprimento sanguíneo do tronco encefálico e, 62–63, 63*f*
Árvore da vida, 301
Aspiração pulmonar, 269–271
Astrócitos, 8–9*f*, 9–10, 22, 134–135
Ataque isquêmico transitório (AIT), 58–59, 79
Ataxia, 269–271, 309–311, 355, 357
Ataxia de Friedreich, 299–300, 300*f*, 304, 307–309
Atetose, 333
Atrofia cortical, 4*f*, 5
Atrofia olivopontocerebelar, 300
Audição, 131, 134
perda unilateral da, 181
Aversão condicionada gustatória, 205–206
Axônios, 6, 6*f*, 21. *Ver também* tipos de axônios específicos
amielínicos (não mielinizados), 208–211
ascendentes, 49*f*
auditivos, 190–192
calibrosos, 91, 103
coluna posterior, 95–96, 98
corticospinais, 269–271
de diâmetro pequeno, 91, 122–124
degeneração, 255
descendentes, 48, 49*f*
mecanorreceptores, 93–96
motores, 10, 13
nos nervos periféricos, 9–11
sensoriais, 10, 13, 129–130, 137–138
terminações axônicas, 6, 6*f*, 21

B

Bainha de mielina, 8–10, 8–9*f*
Barreira hematocerebrospinal, 74, 76
Barreira hematoencefálica, 71–72, 79
órgãos circunventriculares e, 75*f*
Base do pedúnculo, 41–42, 41–42*f*, 43–45, 54, 235–236, 242*f*, 245–246*f*, 265–267*f*, 318–321, 423, 427, 429, 459, 461, 463, 493
oclusão da artéria cerebral posterior e, 290–292
trato corticospinal e, 44–45, 243–245
Bastonetes, 160, 176–177
Bastonetes bipolares, 161
β-endorfina, 372–373
Bigorna, 187–189
Bolhas (*blobs*), 168–170, 177–178
Bradicinesia, 331, 333, 371–372
Brodmann, Korbinian, 51
Bulbo, 9–15, 14*f*, 18*f*–20*f*, 22, 42–44*f*, 419, 425
artéria cerebelar inferior posterior e, 145, 148–149
axônios mecanorreceptores no, 93–96
corte transversal do, 446–449
cortes, 311–314
lesões vasculares do, 116–118
neurônios noradrenérgicos e, 34–35
núcleos vestibulares do, 237–239
organização, 42–44
paralisia do olhar fixo conjugado horizontal com escoliose progressiva e, 30*f*
parte inferior (caudal), 41–42
parte média, 41–42
parte superior, 42–44
corte transversal do, 450–451
nervo glossofaríngeo e, 266–268
perfusão arterial do, 117–118*f*

rombômeros da, 134–135
suprimento sanguíneo do, 60*t*, 62, 63*f*, 146*f*, 271*f*
trato solitário e, 209*f*
vias motoras descendentes no, 247*f*
Bulbo do olho, 162*f*
Bulbo olfatório, 15–16, 22, 129–131, 129–130*f*, 150–151, 209–211, 213*f*, 404–406, *423*
face anterior (ventral) e, 214–217
neurogênese e, 218
projeções do, 217–218
sistema nervoso central e, 209–217

C

Calículos gustatórios, 201–202, 205–207, 205–206*f*, 220
Camadas/lâminas meníngeas, 19–21, 23, 25*f*, 73*f*
Campo pré-rúbrico, *491*
Campo visual, 159–160, 159–160*f*, 164–165
alça oculomotora e, 338*f*
defeitos, 174, 176–177, 175*f*, 176–177*t*
frontal, 293–294, 338*f*
superior, 174, 176
suplementar, 338*f*
Campo visual suplementar, 338*f*
Canais anastomóticos, 66*f*
Canais semicirculares, 184–185, 279–280, 287–288*f*, 294–295
Canal central, 9–11, 19–20, 23, 37–39, *425*, *447*
Canal vertebral, 74, 76
Capilares fenestrados, 364
Cápsula da glia (da neuróglia), 315–317
Cápsula externa, *467*, *469*, *471*, *475*, *477*, *479*, *481*, *483*, *485*, *487*, *495*
Cápsula extrema, *467*, *469*, *471*, *473*, *475*, *477*, *479*, *481*, *483*, *485*, *487*, *495*
Cápsula insular (do lobo insular), *487*
Cápsula interna, 14*f*, 33, 54, 121*f*, 251, 265–267*f*, 328–330, 330*f*, 341*f*, *427*, *429*, *431*, *467*, *469*, *471*, *473*, *475*, *477*, *479*, *481*, *483*, *485*, *487*, *493*, *495*
acidente vascular encefálico e, 243–245, 248*f*
coroa radiada e, 239, 243–245
desenvolvimento da, 329*f*
esquema, 49*f*
joelho da, 242*f*, 340
lesão do, 263–265
movimentos oculares voluntários (voluntários dos olhos) e, 284
lesão, 246–251*f*
núcleos da base e, 48
ramo anterior da, 48, 239, 243, 340, 342*f*, 345–346*f*, 476–479
movimentos oculares voluntários (voluntários dos olhos) e, 284
ramo anterior da, suprimento sanguíneo do, 243–245
ramo posterior da, 48, 98, 100, 103, 206–210, 235–236, 239, 243, 242*f*, 244*f*, 286–287, 320*f*, 464–467
suprimento sanguíneo da, 60*t*, 66, 67*f*, 348
vias de mão dupla na, 48
Cataplexia, 371–372
Cauda equina, 74, 76
Cavidade do crânio, 74*f*
Células amácrinas, 161
Células basais (basilares), 205–206, 209–211

Células bipolares, 161, 163*f*, 196–197
Células ciliadas, 183, 196–197
basilares, 187–189
externas, 186
internas, 186
órgão de Corti e, 186–189
sistema olivococlear e, 190–191
Células da crista neural, 129–131
Células da neuróglia. *Ver* Glia
Células de Müller, 161, 176–177
Células de Purkinje, 36*f*, 305*f*, 318–321*f*
do lobo floculonodular, 314–315
natureza inibidora das, 315–317
Células de Schwann, 8–9, 21, 181
Células de sustentação, 205–206, 209–211
Células em tufo, 214–217
Células endoteliais, 71
Células enteroendócrinas, 372–373
Células ependimárias, 9–10, 22
Células ganglionares, 160, 164–165*f*, 176–177
da retina (retinais), 161
neurônios de projeção da retina (retinais) e, 157
Células granulosas, 214–218
Células horizontais, 161
Células magnocelulares, 161
Celulas mitrais, 214–217
Células neurossecretoras magnocelulares, 373–374
Células parvocelulares, 161
Células periglomerulares, 214–218
Células sinápticas internas, 161
Células-tronco, 205–206
neurogênese e, 218
Centros de controle locomotor, 345–346
Centros de integração viscerossensoriais, 145, 148–149
Centros motores oculares, 294–295*f*
Centros vestibulares corticais, 294–295*f*
Cerebelo, 9–15, 15–16*f*, 19–20*f*, 22
anatomia funcional do, 304, 307–312
anatomia funcional do sistema motor e, 229
anatomia macroscópica do, 301–304, 307
anatomia regional do, 311–321
circuito, 305*f*
circuito inibidor do, 315–317
circulação posterior e, 62
corte mediossagital através do, 424–425
corte oblíquo do, 486–487
corte sagital do,
através do complexo amigdaloide, 494–495
através do núcleo ventral posterolateral, 492–493
através do trato mamilotalâmico, 490–491
próximo da linha mediana, 488–489
dano/lesão ao, 309–312
divisões funcionais do, 304, 307, 306*f*
face lateral do, 418–419
funções não motoras do, 317–321
movimentos oculares de rastreio lento e, 286–287
nódulos do, 453
projeções eferentes do, 312–314*f*
suprimento sanguíneo do, 60*t*
via eferente do, 319*f*
Cerebrocerebelo, 304, 307, 306*f*, 307–309
conexões para, 310–311*f*
núcleos da ponte e, 314–315

Índice **529**

Cíngulo, 387–388, 404–405, 465, 467, 469, 471, 473, 475, 477, 479, 481, 483, 487, 491
Circuitos motores espinais, 229
Circulação anterior, 60, 61*f*, 79–80
  angiografia cerebral, 68–69*f*
  ARM da, 71*f*
  estruturas subcorticais e, 66, 68
  suprimento sanguíneo do diencéfalo e, 64–65
  suprimento sanguíneo do hemisfério cerebral e, 64–65
Circulação colateral, 58–59, 65–66, 66*f*, 79
Circulação da artéria carótida, 60
Circulação porta-hipofisária, 360
Circulação posterior, 60–62, 61*f*, 79–80
  angiografia cerebral, 70*f*
  angiografia por ressonância magnética da (ARM), 71*f*
  estruturas subcorticais e, 66–66, 68
  sistema lemnisco medial e, 98, 100
  suprimento sanguíneo do diencéfalo e, 64–65
  suprimento sanguíneo do hemisfério cerebral e, 64–65
Circulação vertebral-basilar, 60. *Ver também* Circulação posterior
Círculo arterial do cérebro (círculo de Willis), 61, 65, 79
Cisterna colicular, 74, 76, *463*
Cisterna interpeduncular, 74, 76
Cisterna lombar, 74, 76, 78*f*
Cisterna magna, 74, 76
Cisterna pontocerebelar, 74, 76
Cisternas, 74, 76, 77*f*
Citoarquitetura, 51, 52*f*, 54
Citocromo oxidase, 169–170, 170–171*f*
Claustro, 467, 469, 471, 473, 475, 477, 479, 481, 483, 485, 487, 495
Cloreto de lítio, 205–206
Cóclea, 183–185, 186*f*, 196–197
Colaterais de Schaefer, 407
Colículo facial, 265–267, *431*
Colículo inferior, 41–42, 184–185, 187–189, 190–191*f*, 196–197, 347*f*, *425*, *429*, *431*, *459*, *489*, *491*, *493*
  braço do, 190–192, 429, 459, 461, 465, 487
  comissura do, 459
  no teto do mesencéfalo, 190–192
  núcleo central do, 190–192
Colículo superior, 41–42, 157, 176–177, 251, 331, 347*f*, *425*, *429*, *431*, *460–461*, *463*, *489*
  braço do, 157, 164–165, 176–177, 190–192, 290–292, 431, 461, 463, 491
  centros de controle do movimento do olho e, 290–292
  controle motor ocular e, 164–168
  movimentos voluntários dos olhos e, 284
  trato espinomesencefálico e, 117–118
  trato tetospinal e, 237–239, 243–245
  vias de dor e, 122*f*
Colículos, 41–42, 41–42*f*, 54
  mesencéfalo e, 43–45
  suprimento do, 63
Coloração (corante) de Golgi, 36*f*
Coloração celular, 36
Coloração de Nissl, 36*f*
Coloração/corante para mielina, 36–38, 36*f*
  dos estriados, 343–345
  medula espinal, 37–38*f*
  mesencéfalo, 45–46*f*

Coluna anterior, 54, 251
Coluna cortical, 98, 100
Coluna intermédia, 229, 231, 233, 235–236*f*, 246–248, *435*, *437*, *443*
Coluna lateral, 37–40, 54, 251
Coluna motora autônoma, 257–263
Coluna motora branquiomérica, 150–152, 257–259
  arcos branquiais e, 259–260
  controle cortical da, 262*f*
Coluna motora esquelética somática, 257–260
Coluna motora visceral, 150–152
Coluna somática esquelética, 150–152
Coluna somatossensorial, 150–152
Coluna viscerossensorial, 150–152
Colunas de cores, 168–169
Colunas de dominância ocular, 167–170, 168–169*f*, 177–178
Colunas de orientação, 167–170, 169–170i*f*, 177–178
Colunas posteriores, 32–33, 41–42*f*, 54, 86*f*
  axônios, 95–96, 98
  decussação das, 98, 100
  dor visceral e, 110–113, 122–124
  mecanorreceptores e, 93–96
  núcleos, 32–33, 42–43*f*, 54, 88, 90*f*, 103, 446–447
    axônios mecanorreceptores e, 93–96
    organização somática das, 96, 98, 100
  organização somatotópica das, 97*f*
Comissura anterior, 122–124, 330, 341*f*, 343–345, 345–346*f*, 359*f*, 398–400*f*, 407, 425, *435*, *437*, *439*, *441*, *443*, 469, 473, 475, 477, 479, 484–485, 489, 491, 493, 495
  neurônios de projeção do sistema anterolateral e, 113–115
Comissura posterior, 290–292, 359*f*, *463*, *489*
Comissuras, 16–17, 19, 22, 113–115
Complexo de associação, 15–16
Complexo olivar inferior, 187–189, 315–317
Complexo olivar superior, 184–185, 196–197, *453*, *455*
  localização sonora horizontal e, 187–190
  núcleo coclear anterior e, 189–190*f*
Concha nasal superior, 212*f*
Condução óssea, 183
Cones, 160, 176–177
Cones bipolares, 161
Conexões corticocorticais, 386
Conexões de associação corticocortical, 103
Conexões do corpo caloso (calosas), 103
Contração da pupila, 260–261*f*, 357
  síndrome de Horner e, 271, 377
Controle autônomo, 397–398*f*
Controle da bexiga urinária, 375–377, 377*f*
Controle da marcha, 331
Controle do membro, 229–231, 233
Controle do movimento, 230–231*f*
  Controle do movimento, guiado visualmente, 230–231, 233
  vias motoras descendentes para, 233–235*t*
Controle do movimento do olho, 157–160, 176–178, 294–295
  anatomia funcional do, 281–288
  ausência do, 58–59
  córtex cerebral e, 293–294
  estruturas do tronco encefálico e, 292–293
  fixação estável, 284
  HGPPS (paralisia do olhar fixo horizontal com escoliose progressiva) e, 31

organização regional do, 287–294
  rastreio lento, 281–283, 286–287, 286–287*f*
  sacádico, 286–287*f*, 293–294*f*, 331, 345–346
  vestibulocerebelo e, 307–311
  voluntário, 284–288
Controle motor, 129–130
  comprometimento complexo desproporcionado do, 257–259
  perda ipsilateral do, 228
Controle motor ocular, 164–168
Controle muscular bilateral, 235–236
Controle neuroendócrino, 397–398*f*
Controle visceral, 365
Convenção da imagem radiológica, 43–44
Corda do tímpano, 205–207
Coreia, 333
Coreia de Huntington, 326, 333–336, 336–337*f*
  neurônios espinhosos médios e, 340
Córnea, 159–160
Corno anterior, 37–39, 54, 93–96, 229, 246–248, 249*f*
  organização somatotópica do, 233*f*
Corno anterior medial (parte medial do), 231, 233
Corno posterior, 37–39, 54, 93–96, 122–124
  base do, 435, 437, 441, 443
  dor visceral e, 110–113
  lâminas superficiais do, 113–115
  neuronônios de projeção do sistema anterolateral e, 113–115
  núcleo espinal do nervo trigêmeo e, 141–145
  sistema anterolateral e, 109
  terminações axônicas sensoriais primárias no, 114–115*f*
  vias dolorosas e, 122*f*
Corno posterior da medula espinal, 143
Coroa radiada, 239, 243–245, 242*f*
Corpo amigdaloide (amígdala)
  conexões do, 393*f*
  divisão basolateral da, 405–406
  divisão central do, 405–406
  divisão cortical do, 404–405
  divisões funcionais do, 394–396
  divisões nucleares no, 400–401*f*, 404–406
  dor aguda e, 122
  emoções e, 387
  estendido, 396–397
  estímulos salientes e, 345–346
  núcleo parabraquial e, 109, 117–118, 146
  núcleos basilares laterais do, 393*f*
  núcleos centrais do, 393*f*
  núcleos corticais do, 393*f*
  projeções do bulbo olfatório e, 217–218
  sistema olfatório e, 209–211
  suprimento sanguíneo do, 60*t*
  vias eferentes do, 405–406
  vício e, 395*f*
Corpo caloso, 16–17, 19, 22, *423*, *425*, 465, *467*, *469*, 471, *479*, 481, 483, 485, 487, 489, *491*
  Corpo caloso e neurônios do corpo caloso (calosos) e, 51
Corpo genículado lateral, *429*, *431*
Corpo genículado medial, *431*
Corpo justarestiforme, *453*
Corpo trapezoide, 187–189, 196–197, *453*
  núcleo do, 189–190
Corpos celulares, 6, 8–9*f*, 21
  dos neurônios pré-ganglionares, 6*f*

530 Índice

Corpos mamilares, 17, 19f, 359f, 360f, 374–377, 374–375f, 387–388f, 391, 407, 423, 425, 427
Corpúsculos táteis (de Meissner), 91, 103
Corpúsculos táteis (de Pacini), 85, 89f, 91, 103
Corrente/fluxo anterior, 177–178, 394–396
  reconhecimento da objeção e, 172, 174, 176
Corrente/fluxo migratório superior (rostral), 218
Cortes coronais, 21, 23, 26f
Cortes horizontais, 20–21, 23, 26f
Cortes mediossagitais, 21
Cortes parassagitais, 21
Cortes sagitais, 21, 23, 26f
Cortes transversais, 20–21, 23
Córtex
  DTI, 37–40f
  DTI, integração de informações nos núcleos da base e, 339f
Córtex anterior do cíngulo,
  dor aguda e, 119–122
  vias dolorosas e, 122f
Córtex auditivo,
  áreas de primeira ordem, 184–185, 192–196, 193–194f, 196–197
    áreas de primeira ordem, processamento linguístico e, 193–196
  defeitos, 193–197
  fMRI do, 193–194f
  primário, 16–17, 184–185, 193–194f, 196–197
    giros temporais transversos (de Heschl) e, 190–193
  secundário, 184–185, 192–196, 193–194f
    processamento linguístico e, 193–196
Córtex cerebelar, 316–317f, 321–322
  circuito do, 318–321f
  circuito intrínseco do, 314–317
  estrato granular do, 315–317, 316–317f
  estrato molecular do, 315–317, 316–317f
  estrato purkinjense do, 315–317, 316–317f
  folhas do, 301
  neurônios do, 317–321t
Córtex cerebral, 22, 103
  campo visual e, 164–165
  cerebrocerebelo e, 307–309
  contralateral, 307–309
  controle do movimento do olho e, 293–294
  controle dos núcleos motores dos nervos cranianos e, 261–263
  estratos do, 51f
  estruturas subcorticais do, 45–48
  lobos do, 11–17, 19
  mapa citoarquitetônico do, 51, 52f
  núcleos basolaterais e, 394–397
  organização aferente-eferente (influxo--efluxo; entrada e saída) do, 50–51
  organização colunar do, 167–168
  organização neuronal do, 48–50
  sistema anterolateral e, 122–124
  sistema olfatório e, 208–211
  suprimento sanguíneo do, 60t, 66, 68–69
Córtex de associação, 47–48
Córtex de associação frontal, 15–16
Córtex de associação límbica, 48, 387–396, 390f
Córtex de associação parietal posterior, 307–309
Córtex de associação parietal-temporal-occipital, 47–48, 165, 389f
  citoarquitetura do, 52f

Córtex de associação pré-frontal, 15–16, 48, 230–231, 307–309
  citoarquitetura do, 52f
Córtex de associação pré-frontal posterolateral, 389f
Córtex do cíngulo, 389f, 396–397
  vias dolorosas e, 122f
Córtex entorrinal, 215f, 216f, 391, 404–405, 467, 481
  parte superior, 209–211, 217–218, 220
Córtex estriado, 157
Córtex extraestriado, 170–171
Córtex gustatório, 204f
Córtex motor,
  área de controle da face do, 58
  área do cíngulo, 264f
  neurônios, 33
  primário, 231, 233, 234f, 240f, 251, 262f
    alça esqueletomotora e, 338f
    área 4, 317–321
    citoarquitetura do, 52f
    organização somatotópica do, 241f
    trato corticobulbar e, 261–263
    trato corticospinal e, 239, 243
    trato corticospinal ventral e, 235–236
    trato rubrospinal e, 316–317
Córtex olfatório, 215f
  primário, 214–218
Córtex orbitofrontal, 204, 209–211, 215f, 220, 402–403
  alça límbica e, 338f
  córtex piriforme e, 217–218
  sensação do sabor/paladar e, 217–218
Córtex orbitofrontal medial (parte medial do), 396–397
Córtex periamigdaloide, 220, 481
Córtex piriforme, 209–211, 215f, 216f, 217–218, 220, 481
Córtex posterior, 190–192, 196–197
Córtex pré-frontal, 396–397
  dor aguda e, 119–122
Córtex pré-frontal medial, 396–397
Córtex pré-motor, 193–194, 236–237f, 237–239, 240f, 262f
  alça esqueletomotora e, 338f
  integração da informação no, 238–239, 243
  parte lateral da área 6, 317–321
Córtex retroinsular, 281–283
Córtex somatossensorial,
  áreas primárias, 101–103
  primário, 15–16, 33, 88, 90f, 98, 100, 103, 138–139, 150–152, 240f
    núcleo ventral posterior medial e, 140
    organização colunar do, 98, 100–103
    processamento de estímulos nocivos e, 122–123
    vias de dor (dolorosas) e, 122f
  secundário, 98, 100, 102–103
    secundário, esquemático (esquema) do, 102–103f
    secundário, informação mecanossensorial e, 138–139
  vias, 311–314
Córtex vestibular, 281–283
Córtex visual,
  áreas, 172, 174f, 177–178
  áreas de primeira ordem, 157, 170–172, 174, 171–172f
    núcleos do tálamo e, 165

  primário, 16–17, 22f, 177–178, 485, 493, 495
    áreas corticais de primeira ordem e, 170–171
    citoarquitetura do, 52f
    correntes/fluxos eferentes provenientes do, 171–172f
    defeitos no campo visual e, 174, 176–177, 175f
    núcleo do corpo geniculado lateral e, 166–168
    organização colunar do, 166–169
    projeções laminares no, 169–171
    vias, 157
  secundário, 157, 170–172, 174
Crânio, 24f
Crescente temporal, 161f
CRH. Ver Hormônio liberador da corticotrofina
Cúneo, 425
Cúpula da cóclea, 187–189

D

Dano ao nervo vestibular, 357
DBS. Ver Estimulação profunda do encéfalo
Decussação mecanossensorial, 447
Decussação somatossensorial, 446–447
Decussação supraóptica, 469, 475, 477
Decussações, 30f, 31, 33
  da coluna posterior, 98, 100
  das fibras corticospinais, 247f
  das pirâmides, 33, 42–43, 42–43f, 247f, 251, 271, 427, 444–445
  do funículo posterior-lemnisco medial, 116–117f
  dos sistemas anterolaterais, 116–117f
  mecanossensoriais, 447
  níveis superoinferiores (rostrocaudais) de, 248f
  pedúnculo cerebelar superior, 489
  somatossensoriais, 446–447
  supraópticas, 469, 475, 477
Decussações das pirâmides, 33, 42–43, 42–43f, 247f, 251, 271, 427, 444–445
Degeneração anterógrada, 37–40
Degeneração da parte anterior do lobo temporal, 385–386, 386f
Degeneração walleriana, 37–40
  do trato piramidal, 246–251f
Deglutição, 269–271
  controle cortical da, 269–270f
Demência frontotemporal, 386, 386f
Dendritos, 6, 6f, 21
Dentes, 145, 148–149
Depressão, 387–388
Dermátomos, 93–96, 103, 122–124
  estrutura segmentada dos, 95f
  organização segmentar dos, 93–96
Desenvolvimento colunar, 135–137f
Desenvolvimento do encéfalo, 24f
Desenvolvimento segmentar, 135–137f
Desinibição, 334–336
Desmielinização, 255, 256f
Destreza manual, 233
Diabetes insípido, 373–374
Diencéfalo, 9–15, 16–20f, 22, 359f
  acetilcolina e, 34–35
  controle dos núcleos motores dos nervos cranianos e, 261–263
  corte coronal de,
    através do forame intraventricular, 472–473

Índice **531**

através do ramo posterior da cápsula interna, 464–467
através dos núcleos anteriores do tálamo, 470–471
corte horizontal do,
através dos núcleos anteriores do tálamo, 482–483
na comissura anterior, 484–485
corte mediossagital através do, 424–425
corte oblíquo do, 468–469, 474–475, 486–487
corte sagital do,
através do núcleo ventral posterolateral, 492–493
através do trato mamilotalâmico, 490–491
próximo da linha mediana, 488–489
face inferior do, 422–423
face ventral, 21*f*
junção mesencefálica, 462–463
organização do, 54
sistema límbico e, 385*t*
suprimento sanguíneo do, 60*t*, 64–65
Diferença de intensidade interaural, 189–190
Diferença de tempo interaural, 189–190
Dilatação da pupila, 290–293
Dimensão anterior, 20–21
Dimensão posterior, 20–21
Dinorfina, 331, 333*f*
Disco do nervo óptico, 159–160, 160*f*
Discriminação olfatória, 217–218
Disdiadococinesia, 355, 357
Disfagia, 269–271
Distonia, 326
Distúrbio de movimento hipocinético, 333
Distúrbios de movimentos hipercinéticos, 333–336
Distúrbios vasculares encefálicos, 58–59
Divertículo hipofisário (bolsa de Rathke), 372–373
Divisão (nervo) coclear, 184–185
Divisão autônoma, da parte periférica do sistema nervoso, 9–11, 22, 373–374
Divisão autônoma do sistema nervoso, 358, 364–367
coluna motora autônoma e, 260–263
medula espinal e, 409–410
organização da, 367*f*
Divisão magnocelular, 235–236, 243–245, 251, 316–317
Divisão parvocelular, 204, 243–245, 251, 307–309, 316–317
Divisão somática, do sistema nervoso periférico, 9–11, 22
Doença de Alzheimer, 3, 401–402
neurônios colinérgicos e, 34–35
sinais neurológicos básicos, 5
Doença de Parkinson, 229, 327, 333, 336–337*f*, 371–372
neurônios dopaminérgicos e, 34–35
rigidez na, 331
Dopamina, 7–8, 35*f*, 54, 331–333, 375–377
células amácrinas e, 161
esquizofrenia e, 400–401
neurônios do corpo estriado (estriatais) e, 331, 334–336
nos sistemas moduladores, 34–35
parte compacta da substância negra e, 345–346
prolactina e, 362

Dor, 87*t*, 88, 122–124
aguda, 119–122
comprometimentos somatossensoriais e, 115–116
craniana, 139–142
fibras sensoriais finas (de diâmetro pequeno) e, 111–115
hemissecção da medula espinal e, 228
matriz, 119–122, 123*f*
percepção, 228
perda da, 107–108
contralateral, 128
ipsilateral, 127–128
processamento, 118–120, 121*f*
radicular, 93–96
referida, 114–115
representações corticais da, 119–124
sistema anterolateral e, 109
sistema modulador, 119–120*f*
sistema sensorial trigeminal (do nervo trigêmeo) e, 150–152
substância cinzenta central do mesencéfalo e, 44–45
transmissão, 109
vias, 110–113*f*, 115–116*f*, 122*f*
vias de supressão, 117–119
vias trigeminais (do nervo trigêmeo) para, 139–140*f*
visceral, 110–113, 122–124, 136
núcleo ventral posterior inferior e, 118–120
DTI. *Ver* Imagem por tensor de difusão
Ducto coclear, 186*f*
Dura-máter, 19–20, 23, 25*f*, 73*f*
seios da dura-máter e, 71
DWI. *Ver* Imagem ponderada de difusão

E

Eixo longitudinal, 20–21, 23
Eixo posteroanterior (dorsoventral), 20–21, 23
Eixo superoinferior (rostrocaudal), 20–21, 23
Eletrocoagulação, 346–348
Eméticos, 205–206
Eminência mediana, 75*f*, 79, 360, 361*f*, 371–373
Emoções, 387, 402–410
Encefalina, 118–119, 331, 333*f*
Endolinfa, 185, 287–288
Endotélio capilar, 79
Epiglote, 205–207*f*
Epitélio coróideo, 74, 76
Epitélio olfatório, 205–207*f*, 212*f*, 209–211, 220
Epitélio pigmentado, 161
Equilíbrio, 88, 131, 134, 237–239
Esclera, 159–160
Esclerose múltipla, 202*f*
Escotomas, 172–174, 176
Esôfago, 141–142
Espaço subaracnóideo, 20–21, 23, 73*f*, 79–80, 481, 483
capacidade do, 72–74
circulação do líquido cerebrospinal e, 74, 76
Espaço subdural, 19–20
Espinocerebelo, 304, 307–309, 306*f*
lateral, 308*f*
verme e, 309–311*f*
Esplênio, 17, 19, 19–20*f*
Esquizofrenia, 390, 400–401

Estiloglosso, 259–260
Estimulação magnética transcraniana, 31, 239, 243
Estimulação profunda do encéfalo (DBS), 343–345, 346–348, 371–372
Estímulos ambientais, 367–371
Estímulos corporais, 367–371
Estímulos mecânicos, 103
Estímulos nocivos, 58–59, 109, 122–124
matriz de dor e, 123*f*
processamento, 122–124
transdução dos, 113–115
Estímulos pruriginosos, 109
Estímulos salientes, 345–346
Estímulos térmicos, 109
Estímulos visuais, 159–160, 170–172, 174
Estrato granular, do córtex cerebelar, 315–317, 316–317*f*
Estrato molecular, do cortex cerebelar, 315–317, 316–317*f*
Estrato plexiforme, 161
Estrato purkinjense, do córtex cerebelar, 315–317, 316–317*f*
Estrato sináptico externo, 161
Estria medular (do tálamo), 408–409, *431*, *451*, *465*, *467*, *469*, *471*, *473*, *475*, *483*, *485*, *487*, *489*, *491*
Estria occipital (de Gennari), 167–168
Estria olfatória lateral, 214–217, *423*, *481*
Estria olfatória medial, 214–217
Estria terminal, 397–398, 405–406, *431*, *463*, *465*, *467*, *469*, *471*, *473*, *475*, *477*, *479*, *483*, *491*, *495*
núcleo da, 394–396, 405–406, 485
Estriado, 11–15, 17, 19*f*, 327, 330*f*
componentes do, 340–345
corado para mielina, 343–345
desenvolvimento em forma de C, 20–21
integração de informações nos núcleos da base e, 339*f*
núcleos aferentes e, 332*f*
organização compartimental do, 343–345
organização estriossoma-matriz do, 344*f*
Estriado ventral, 402–403
alça límbica e, 338
integração de informações nos gânglios/neurônios da base e, 340
recompensa e, 387
vício e, 395*f*
Estribo, 187–189
Estriossomas, 343–345
Estruturas inferiores, 20–21
Estruturas subcorticais, 66, 68
atrofia das, 5
Estruturas superiores, 20–21
Etmoide, 208–211, 220
Expressão facial, 259–260, 273

F

Face anterior do encéfalo, 214–217
Faixa diagonal de Broca, 401–402, 404–405, *479*, *485*, *491*
núcleo da, 35*f*
Faringe, 141–142, 273
inervação da, 141–144
núcleo ambíguo e, 259–260
Fascículo cuneiforme, 90*f*, 95, 103, 312–314, *441*, *443*, *445*, *447*, *491*
Fascículo grácil, 90*f*, 95, 103, 122–124, *435*, *437*, *439*, *441*, *443*, *445*, *447*, *489*

532 Índice

Fascículo lenticular, 343–345, 346*f*, *463*, *469*, *471*, *473*, *475*
Fascículo longitudinal medial (FLM), 278*f*, 286–287, 289*f*, 309–311*f*, 314–315, *449*, *451*, *453*, *455*, *457*, *459*, *461*, *465*, *487*, *489*
   centros de controle do movimento do olho e, 290–292
   núcleo intersticial do, 461
   núcleos motores extraoculares e, 288–292
   parte inferior do núcleo intersticial do, 286–287
Fascículo longitudinal medial do telencéfalo, 400–401
Fascículo longitudinal posterior, 375–377, 377–379*f*, *449*, *453*, *455*, *457*, *461*, *489*
Fascículo mamilotalâmico, 375–377, 391, 407–409, *469*, *471*, *473*, *475*, *485*, *487*, *490–491*
Fascículo mamilotegmental, 375–377, 407
Fascículo medial do telencéfalo, 345–346, 365, 375–377, 396–397, 404–405, 409–410
Fascículo talâmico, 317–321, 320*f*, 343–345, 346*f*, *467*, *469*, *475*, *493*
Fascículo uncinado, 193–196, 404–405, *473*, *477*, *479*
Fenda sináptica, 7–8
Feromônios, 209–211
Fibras aferentes, 91
   grupos, 87*t*
   gustatórias, 268
   mecanorreceptoras, 150–152
   nos nervos cranianos, 129–131
   vestibulares primárias, 307–309
   viscerossensoriais, 268
Fibras arqueadas internas, 98, 100, *447*
Fibras cerebelotalâmicas, *461*, *463*
Fibras corticobulbares, 245–246, *457*, *467*
Fibras corticopontinas, *457*, *461*
Fibras corticorreticulares, 245–246
Fibras corticospinais, 245–246*f*, *457*, *467*
   em decussação, 247*f*
Fibras GSM. *Ver* Fibras motoras somáticas gerais
Fibras GSS. *Ver* Fibras somatossensoriais gerais
Fibras GVM. *Ver* Fibras motoras viscerais gerais
Fibras GVS. *Ver* Fibras sensoriais viscerais gerais
Fibras intrafusais, 92*f*
Fibras mecanossensoriais, 93–96
   ramos ascendentes das, 93–96, 98
Fibras motoras autônomas. *Ver* Fibras motoras viscerais
Fibras motoras esqueléticas branquioméricas, 131, 134
Fibras motoras esqueléticas somáticas, 131, 134
Fibras motoras somáticas gerais (GSM), 134–135
Fibras motoras viscerais, 131, 134
Fibras motoras viscerais especiais, 134–135
Fibras motoras viscerais gerais (GVM), 134–135
Fibras musculares de inervação, 92*f*
Fibras musgosas, 304, 307, 318–321*f*, 407
   neurônios de Purkinje e, 315–317
Fibras paralelas, 315–317
Fibras pontocerebelares, *453*, *455*, *457*, *459*
Fibras sensoriais,
   finas (diâmetro pequeno), 111–115
   primárias, 91
      terminais, 114–115*f*

Fibras sensoriais viscerais especiais, 134–135
Fibras sensoriais viscerais gerais (GVS), 134–135
Fibras somatossensoriais ascendentes, 228
Fibras somatossensoriais especiais, 134–135
Fibras somatossensoriais gerais (GSS), 134–135
Fibras trepadeiras, 304, 307, 318–321*f*
   núcleo olivar inferior e, 312–314
   provenientes do complexo olivar inferior, 315–317
Fibras viscerossensoriais, 122–124, 131, 134
Fímbria, 407
Fissura mediana anterior, *427*, *435*, *437*, *439*, *441*, *443*
Fissura posterolateral, 301
Fissura primária, 301
Fissura sagital, *421*, *423*
Fissuras, 22. *Ver também* Fissuras específicas
Flecte (flexiona), 9–11
Flexura, 20–21
Flexura cefálica, 9–11
Flexura cervical, 9–11
Flexura da ponte, 9–11
Flóculos, 286–287, 301, 311–312*f*, *419*
Fluxo (corrente) posterior, 177–178
   Fluxo posterior, localização especial e, 172, 174, 176
Fluxo de informação, 37–40
fMRI. *Ver* Imagem de ressonância magnética funcional
Foice do cérebro, 19–20, 23, 25*f*, 74*f*
Folha do cerebelo, 316–317*f*
Folhas, 301
Forame interventricular, 19–20, 23, *473*
"Forame intraventricular", *472–473*, *483*, *487*
Forma visual no movimento, 172–173
Formação reticular, 41–42, 117–118, 122–124, 229, 251, *447*, *449*, *451*, *453*, *457*, *461*
   deglutição e, 269–271
   estímulos salientes e, 345–346
   projeção cortical para, 233
   sistema límbico e, 409–410
   vias dolorosas (de dor) e, 122*f*
Formação reticular espinal, 243–245
Formação reticular paramediana, *453*
Formação reticular paramediana da ponte, 243–245
Formação reticular paramediana da ponte, 278*f*, 279–280, 284
Fórnice, 17, 19*f*, 358, 375–377, 387–388*f*, 391, 391*f*, 400–401*f*, 407–409, *425*, *463*, *465*, *467*, *469*, *471*, *473*, *475*, *477*, *483*, *485*, *487*, *489*, *493*, *495*
   coluna do, 407
   corpo do, 407
   desenvolvimento em forma de C do, 20–21
   pilar do, 407
Fórnice pós-comissural, 407
Fórnice pré-comissural, 408–409
Fossa interpeduncular, 359*f*, 360*f*, *471*
Fotorreceptores, 160–161, 163*f*, 176–177
Fóvea, 159–160, 161*f*, 163*f*
Fracionamento, 233
Fraqueza da mão, 108
Fratura, 58–59
Função acusticomotora, 190–192
Função reticular pontomedular, 369–371
Função visceral, 260–261*f*
Funções reprodutoras, 369–371

Funções viscerossensoriais, 269–271
Fusos neuromusculares, 92*f*, 103
   receptores, 91, 113–115

G

GABA. *Ver* Ácido gama-aminobutírico
Gânglio ciliar, 273, 290–292, 291*f*
Gânglio espiral (da cóclea), 184–185, 196–197
Gânglio geniculado, 141–144, 150–152, 205–208
Gânglio ótico, 267, 273
Gânglio pterigopalatino, 261–263, 265–267, 273
Gânglio sensitivo de nervo espinal, 89*f*
   neurônios, 37–40, 91, 103
      ramos centrais do, 93–94
      propriocepção do membro e, 86
Gânglio submandibular, 261–263, 265–267, 273
Gânglio trigeminal, 141–144, 150–152
Gânglio vestibular, 279–280, 287–288, 294–295
Gânglios, 9–11
Gânglios autônomos periféricos, 261–263
Gânglios inferiores, 205–208
Gânglios paravertebrais, 365
Gânglios periféricos, 129–131, 365
Gânglios pré-vertebrais, 365
Gânglios submandibulares, 265–267
Gânglios superiores, 141–144, 150–152, 205–208
Gânglios terminais, 261–263, 273, 365
Gene ROBO3, 29
Genioglosso, 259–260
Giro angular, *419*, *421*
Giro cingulado, 15–16, 387–388, 391, *425*, *465*, *467*, *469*, *471*, *473*, *475*, *477*, *479*, *481*, *483*, *487*, *491*, *493*
   região subgenicular do, 387–388
Giro denteado, 391, 405–406, *465*, *467*, *471*, *487*, *495*
Giro frontal inferior, *419*, *421*
   afasia e, 193–196
Giro frontal medial, 387–388
Giro frontal médio, *421*
Giro frontal superior, *421*
Giro occipitotemporal, 16–17, *423*
Giro occipitotemporal lateral, 16–17, *423*
   lesão do, 172–173
Giro orbitofrontal, 387–388
Giro para-hipocampal, 215*f*, 217–218, 387–388, *423*, *465*
Giro paraterminal, 404–405, *425*
Giro pós-central, 15–16, 18*f*, *419*, *421*, *425*
   córtex somatossensorial primário e, 138–139
   esquema do, 102–103*f*
   homúnculo sensorial do, 239, 243
   organização somatotópica do, 150–151*f*
Giro pré-central, 18*f*, 33, *419*, *421*, *425*
   córtex motor primário e, 251
Giro reto, 214–217, *423*
Giro supramarginal, *419*, *421*
Giro temporal inferior, 16–17, *419*, *423*
Giro temporal médio, 16–17, *419*
Giro temporal superior, 16–17, 184–185, 195*f*, *419*
   processamento linguístico e, 193–196
Giro temporal superior direito, 196–197

Índice **533**

Giros, 22. *Ver também* Giros específicos
Giros linguais, *423*
Giros occipitais, *419, 421, 423*
Giros orbitais, 15–16, *419, 423*
Giros temporais, 18*f*
Giros temporais transversos (Giros de Heschl), 184–185, 185*f*, 190–193, 193–194*f*, 196–197
Glândula parótida, 261–263, 267, 273
Glândula pineal, 75*f*, 79, *423*
Glândulas lacrimais, 265–267, 273
Glândulas salivares, 265–267
Glicina, 7–8
Globo pálido, 325, 328*f*, 345–346*f*, *467, 469, 471, 473, 475, 477, 479, 481, 483, 485, 487, 493*
    pálido ventral e, 330–331
    ramo posterior do "núcleo interno" e, 340
    segmento externo do, 327
        comissura anterior e, 343–345
        neurônios do putame e, 334–336
    segmento interno do, 327, 332*f*, 334–336, 343–345, 347*f*
Glomérulo, 209–211, 214–217, 316–317*f*
Glomérulo do cerebelo, 315–317
Glutamato, 7–8
    neurônios corticoestriatais e, 331
Granulações aracnóideas, 77*f*, 79–80
Grelina, 372–373

H

Habênula, 404–405, *431, 465, 469, 475, 485*
Hematoma subdural, 19–20
Hemiacinetopsia, 172–173
Hemianopia heterônima bitemporal, 174, 176
Hemianopsia homônima, 155–156, 156*f*, 174, 176–178
Hemibalismo, 325–327, 326*f*, 334–336, 343–345
Heminegligência, 156
Hemiparesia, 255–259, 256*f*
Hemisfério cerebral, 9–15, 22
    bulbo olfatório e, 129–131
    corte coronal do,
        corte coronal do, através da cabeça do núcleo caudado, 480–481
        corte coronal do, através do forame interventricular, 472–473
        corte coronal do, através do ramo anterior da cápsula interna, 476–479
        corte coronal do, através do ramo posterior da cápsula interna, 464–467
        corte coronal do, através dos núcleos anteriores do tálamo, 470–471
    corte horizontal do, 484–485
        através dos núcleos anteriores do tálamo, 482–483
    corte mediossagital do, 389*f*
    corte oblíquo do, 468–469, 474–475, 486–487
    corte sagital (transversal) do,
        através do complexo amigdaloide, 494–495
        através do núcleo ventral posterolateral, 492–493
        através do trato mamilotalâmico, 490–491
        próximo da linha mediana, 488–489
    desenvolvimento em forma de C do, 20–21
    face inferior do, 422

face lateral do, 18*f*, 418–419
face medial do, 19–20*f*, 424–425
face posterior do, 22*f*
face superior, 420–421
face ventral do, 21*f*, 390*f*
no tálamo, 49*f*, 50*f*
organização do, 54
sistema límbico e, 385*t*
suprimento sanguíneo do, 64–65, 64*f*–65*f*
visão lateral do, 150–151*f*
Hemisfério do cerebelo, 301, 302*f*, *419, 425*
Herniação do unco, 404–405
HGPPS. *Ver* Paralisia do olhar fixo conjugado horizontal com escoliose progressiva
Hidrocefalia, 10–12
Hiperalgesia, 113–115
Hiper-reflexia, 238–239
    concorrente com fraqueza muscular, 256–259
Hipocampo, 391, 405–406, *465, 467, 471, 487, 495*
Hipocampo propriamente dito, 11–15, 17, 19*f*, 22, 387–388*f*, 391*f*, 406*f*, *473, 477, 485*
    arquicórtex e, 217–218
    circuitos do, 391–396, 392*f*
    componentes do, 390–391
    consolidação da memória e, 389–391
    desenvolvimento do, 403–404*f*
    desenvolvimento em forma de C do, 20–21
    divisões do, 402–403*f*
    doença de Alzheimer e, 3
    localização do, 405–406
    memória e, 387
    neurogênese e, 218
    projeções corticais provenientes do, 394–396
    suprimento sanguíneo do, 60*t*
Hipocretinas, 373–375
Hipófise, 358–364, 359*f*, *425*
    adeno-hipófise, 358–364, 371–373
        origem ectodérmica da, 372–373
    neuro-hipófise, 358–364
    tumores, 174, 176
Hipoglosso, 259–260
Hipotálamo, 11–15, 14*f*, 16–17*f*, 19–20*f*, 22, 121*f*, 358
    anatomia funcional do, 358–372
    anatomia macroscópica do, 358
    anatomia regional do, 371–377
    área hipotalâmica lateral, 360*t*
    controle dos núcleos motores dos nervos cranianos e, 261–263
    divisões do, 360*f*
    estímulos ambientais e, 367–371
    estímulos corporais e, 367–371
    estruturas no, 359*f*
    núcleo parabraquial e, 117–118, 146
    núcleos, 361*f*, 360*t*
    núcleos centrais e, 396–397
    parte anterior, 358, 360*t*, 372–373*f*
    parte média, 358, 360*t*
    parte posterior, 358, 360*t*
        corpos mamilares no, 374–377
    respostas circadianas e, 369–372
    suprimento sanguíneo do, 66, 68
    via amigdalofugal ventral e, 405–406
    vias, 368*f*
    vias visceromotoras descendentes, 365–367
    zona periventricular do, 358
Hipotensão ortostática, 281–283
Histamina, 91, 371–372, 375–377

Homúnculo motor, 239, 243
Homúnculo sensorial, 239, 243
    ramo posterior do, 98, 100
Hormônio adrenocorticotrófico, 362
Hormônio antidiurético (ADH), 362–364
Hormônio concentrador de melanina, 374–375
Hormônio liberador das gonadotrofinas, 362
Hormônio liberador de corticotrofina, 362
Hormônio liberador do hormônio luteinizante, 362
Hormônios da adeno-hipófise, 361*t*
Hormônios endócrinos, 358
Hormônios neuroativos, 362

I

Imagem de ressonância magnética funcional (fMRI), 37–39, 37–40*f*, 239, 243
    das áreas corticais visuais, 172, 174*f*
    das lesões nas áreas visuais de primeira ordem, 172–173
    do córtex auditivo, 193–194*f*
Imagem ponderada de difusão (DWI), 58*f*
Imagem por tensor de difusão (DTI), 30*f*, 31, 37–39, 37–40*f*, 192–193
    da projeção corticopontina, 318–321
Imagem radiológica,
    após acidente vascular encefálico, 58*f*
    da vasculatura do cérebro, 66, 68–69
Incisura pré-occipital, 16–17, *419*
Indúsio cinzento, *465*
Inervação gustatória, 205–207*f*
Inervação motora, 129–131, 134–135
Inervação sensorial, 129–131, 134–135
Infarto, 79
    artéria cerebelar inferior posterior (ACIP), 269–271, 356*f*
    artéria cerebral posterior, 172–173
    núcleos dos nervos cranianos e, 268–271
    núcleos profundos do cerebelo, 310–311
    pedúnculo cerebelar inferior, 310–311
    zona limítrofe, 66
Influxos binoculares, 169–170
Informação gustatória, 206–210, 217–218
Informação mecanossensorial, 98, 100
    núcleo ventral posterior lateral e, 148–149
Informação nociceptiva, 110–111
Informação olfatória, 217–218
Instabilidade da marcha, 183
Insulina, 372–373
Interneurônio segmentares, 246–251
Interneurônios, 7–8, 229
    comissurais, 246–251
    inibitórios/inibidores, 315–317
    segmentares, 246–251
Interneurônios comissurais, 246–251
Interneurônios retinianos (da retina), 163*f*
Isquemia, 58–59, 79

J

Joelho,
    do nervo facial, 265–267, 267*f*
    da cápsula interna, 48, 239, 243, 242*f*, 340
        lesão do, 263–265
        movimentos oculares voluntários (voluntários dos olhos) e, 284
        suprimento sanguíneo do, 243–245
    do corpo caloso, 17, 19, 19–20*f*
Junção medula espinal-bulbo, 41–42, 144–145*f*
Junção ponte-mesencéfalo, 118–119*f*
Junção pontomedular, 205–208, 265–267

534 Índice

L

Labirinto membranáceo, 184–189
Labirinto vestibular, 304, 307
Lâmina cribriforme, 208–211, 220
Lâmina medular acessória, *473, 475*
Lâmina medular interna, 54, *467, 469, 471, 475, 483, 485, 491*
Lâmina medular lateral, *465, 467, 469, 471, 473, 475, 483, 485, 487, 493*
Lâmina medular medial, *469, 473, 475, 477, 485*
Lâmina terminal, 404–405
  órgão vascular da, 75*f*, 79, 364
Lâminas, 9–11
Lâminas de Rexed, 113–115, 246–251
  núcleos da medula espinal e, 114–115*t*
Laringe, 141–142, 273
  inervação da, 141–144
  núcleo ambíguo e, 259–260
L-dopa, 333
Lemnisco lateral, 184–185, 190–192, 196–197, *453, 455, 457, 459, 487, 491*
  núcleo do, 190–192, 457
Lemnisco medial, 33, 44–45, 54, 88, 90*f*, 103, 205–209, 269–271, *447, 449, 451, 453, 455, 457, 459, 461, 463, 465, 467, 469, 475, 487, 489, 491*
  na parte inferior do bulbo, 98, 100
  pelo tronco encefálico, 99*f*
  sensações mecânicas, 128
  sistema anterolateral e, 117–118
Lemnisco trigeminal, 138–139, 145, 148–149, 205–209, *453, 455, 457, 459, 461, 463*
Lente, 159–160
Leptina, 372–373
Lesão à área tegmental ventral, 201–203
Linfonodos, 379–380*f*
Língua, 205–207*f*
  coluna motora esquelética somática e, 257–260
  músculos, 259–260
Linguagem, 58–59
Líquido cerebrospinal, 9–12, 23, 79–80
  cavidades do sistema nervoso central contendo, 17, 19–20
  circulação do, 74, 76
  cisterna lombar e, 74, 76
  funções do, 72–74, 76
  produção de, 74, 76
  remoção do, 78*f*
  RM e, 37–39
  via de retorno do, 74, 76–79
Lobo anterior (adeno-hipófise; do cerebelo), 301, 303*f*
Lobo floculonodular, 301, 303*f*, 304, 307
  Neurônios de Purkinje, 314–315
Lobo frontal, 18*f*–20*f*, 22, 193–194
  áreas motoras corticais no, 237–239, 243
  áreas olfatórias do, 217–218
  circuito paralelo no, 336–337
  face orbital, 21*f*
  parte inferior, 32
  vias motoras descendentes do, 231, 233
Lobo insular (córtex insular), 16–17, 18*f*, 20–22, 119–124, 150–152, 204, 204*f*, 220, 294–295, *475, 479, 483, 485*
  áreas corticais somatossensoriais de primeira ordem no, 101–103
  dor aguda e, 119–122
  esquema do, 102–103*f*

informações gustatórias e, 206–210
límen da ínsula, 481, 495
núcleo posterior ventromedial e, 119–120, 140
paleocórtex e, 217–218
processamento de estímulos nocivos e, 123–124
sensação gustatória (de sabor) e, 217–218
sistema viscerossensorial e, 141–144
suprimento sanguíneo do, 68–69
vias do sistema gustatório e, 203–206
vias dolorosas e, 122*f*
Lobo occipital, 16–17, 18*f*–20*f*, 22, 155
  áreas corticais visuais de primeira ordem e, 170–171
  dano/lesão, 156*f*
  face anterior (ventral), 21*f*
Lobo parietal, 15–16, 18*f*–20*f*, 22
  áreas corticais somatossensoriais de primeira ordem no, 101–103
  áreas corticais visuais de primeira ordem e, 171–172*f*
  parte superior, 32
Lobo parietal posterior, 98, 100, 103, 231, 233
  área 5 de Brodmann, 103
  informação mecanossensorial e, 138–139
Lobo posterior, 301, 303*f*
Lobo temporal, 16–17, 18*f*–20*f*, 22
  áreas corticais visuais de primeira ordem e, 171–172*f*
  áreas olfatórias do, 217–218
  campo visual superior e, 174, 176
  face anterior (ventral), 21*f*
Lobos do cerebelo, 303*f*
Lóbulo parietal inferior, 16–17, *419, 421*
  processamento linguístico e, 193–196
Lóbulo parietal superior, 16–17, *419, 421, 425*
Lóbulos, 301
Localização de objeto, 172, 174, 176
Localização espacial, 172, 174, 176
Localização funcional, 5, 32
Locus ceruleus, 34–35, 35*f*, 401–402, *457, 491*

M

Macróglia, 21–22
Mácula lútea, 159–160
Marcadores colinérgicos, 343–345
Martelo, 187–189
Mastigação, 259–260, 273
Matriz, do tecido, 343–345
MBP. *Ver* Proteína básica de mielina
Meato acústico externo, 186*f*
Mecanorreceptores, 88, 89*f*, 103
  axônios, 93–96
  de adaptação lenta, 91
  de adaptação rápida, 91
Medula espinal, 9–11, 14*f*, 18*f*–20*f*, 22, 103
  anatomia, 115–116*f*
  corante para mielina, 37–38*f*
  corte transversal dos,
    segmento cervical (C7), 442–443
    segmento lombar (L1), 438–439
    segmento lombar (L2), 436–437
    segmento sacral (S1), 434–435
    segmento torácico (T3), 440–441
  desenvolvimento, 9–12
  divisão autônoma do sistema nervoso e, 409–410
  drenagem sanguínea a partir da, 68–69

esquema da, 37–38*f*, 238–239*f*
hemissecção, 227–228, 229*f*
lâminas de Rexed e, 114–115*t*
lesão, 95–96, 98
  após comprometimentos somatossensoriais, 115–117
lesões da, 238–239
núcleos motores, 250*f*
oitavo segmento cervical da, 311–312
organização, 10–13, 13*f*, 54, 249*f*
projeções corticais diretas para, 231, 233
projeções do trato reticulospinal para, 233
regiões da, 37–40
RM, 37–38*f*
segmentos, 93–96, 311–314
  estrutura dos, 93–94*f*
  organização, 96, 98*f*
segundo segmento lombar da, 311–312
síndrome de Horner e, 378
sistema anterolateral e, 122–124
substância cinzenta, 93–96
  coluna intermédia da, 377
suprimento sanguíneo da, 60*t*, 62
vias motoras descendentes e, 246–248
Melanopsina, 369–371
Membrana receptora, 7–8
Membrana tectória, 186–189
Membrana timpânica, 183, 186*f*, 187–189
Memória, 387, 402–410
  consolidação, 389–391
  de trabalho, 307–309
  episódica, 407
  espacial, 407
  explícita, 390, 407
  implícita, 390, 407
Memória de trabalho, 307–309
Meperidina, 333
Mesencéfalo, 4*f*, 9–15, 14*f*, 19–20*f*, 22, 118–119*f*, 425
  campo visual e, 164–165
  centros auditivos, 190–191*f*
  colículos, 43–46
  controle do movimento ocular e, 176–178
  controle ocular e, 157–160
  corado para mielina, 45–46*f*
  corte transversal, 21*f*
  junção do diencéfalo, 462–463
  núcleos motores extraoculares e, 288–292
  parte superior, 42–43
    corte transversal do, 460–461
    núcleos, 243–245
  regiões do, 43–45
  RM, 45–46*f*
  sistema límbico e, 385*t*
  suprimento sanguíneo do, 60*t*, 63, 63*f*
  teto, 190–192
Mesencéfalo, 9–11. *Ver também* Encéfalo médio
Metabolismo, 369–371
Micróglia, 8–9, 22
Microzonas, 315–317
Mielencéfalo, 9–11
Miocardiopatia, 299
Morfologia especial, 134–135
Morfologia geral, 134–135
Movimento, planejamento do, 193–196
Movimento de rastreio lento, 281–283, 286–287, 286–287*f*
Movimento transcelular, de compostos, 71
Movimentos balísticos, 334–336

Índice **535**

Movimentos da cabeça, 307–311
Movimentos de vergência, 281–283
Músculo. *Ver também* Tipos de músculos
específicos
   da língua, 259–260
   esquelético, 365
     controle do, 366*f*
   fraqueza,
     contralateral, 256
     hiper-reflexia concorrente com, 256–259
   reflexos, reduzidos, 238–239
   tônus, 238–239
Músculo ciliar, 261–263
Músculo constritor da íris, 261–263
Músculo esternocleidomastóideo, 259–260
Músculo estilofaríngeo, 267
Músculo levantador da pálpebra superior,
257–260, 272, 283
Músculo oblíquo superior, 259–260, 283, 283*f*
Músculo oblíquo superior contralateral, 272
Músculo reto lateral, 259–260, 272, 283*f*, 284,
290–292
   lesão ao nervo abducente e, 292–293
Músculo reto medial, 272, 283, 283*f*
   lesão ao núcleo abducente e, 292–293
Músculo tarsal, 292–293
Músculo trapézio, 259–260
Músculos axiais, 231, 233, 235–239, 251,
294–295
   controle, 281–283
   controle bilateral dos, 235–236
   espinocerebelo e, 304, 307
Músculos da face, 229
   paralisia, 263–265
Músculos da faringe, 269–270*f*
Músculos da laringe, 357
Músculos distais, 304, 307
Músculos do cíngulo, 231, 233, 235–239, 251
   controle bilateral dos, 235–236
Músculos do membro, 231, 233
   Músculos do membro, vias motoras descen-
dentes e, 233–236
Músculos do tronco, 256
Músculos esofágicos, 269–270*f*
Músculos extraoculares, 283*f*, 294–295
   coluna motora esquelética somática e,
257–260
   controle, 284*f*
Músculos oblíquos inferiores, 257–259, 272,
283, 283*f*
Músculos proximais dos membros, 294–295
   espinocerebelo e, 304, 307
Músculos retos inferiores, 257–259, 272, 283,
283*f*
Músculos retos mediais, 257–259
Músculos retos superiores, 257–259, 272,
283, 283*f*
Músculos somáticos, 135–137

N

Narcolepsia, 371–372
Neocórtex, 50, 54, 214–217, 405–406
   face cortical lateral do, 403–404*f*
Nervo abducente, 129–131, 150–151, 259–
260, 272, 284, *427, 429*
   fascículos do, 453
   lesão, 292–293
   na ponte, 288–290*f*
Nervo acessório, 129–131, 150–151, 258*f*,
259–260, 271, 273, *427, 429, 431*

Nervo facial, 129–131, 135–137, 141–144,
150–151, 205–207, 259–260, *427, 429, 453*
   axônios sensoriais provenientes do, 137–138
   calículos gustatórios e, 220
   inervação gustatória e, 205–207*f*
   joelho do, 265–267, 267*f*
   na ponte, 288–290*f*
   nervo intermédio e, 261–263
   neuroma do acústico e, 181
   paladar e, 203
   trajetória pela ponte do, 265–267
Nervo glossofaríngeo, 129–131, 135–137,
141–144, 150–152, 205–207, 273, *427, 429,
431, 451*
   axônios sensoriais do, 137–138
   calículos gustatórios e, 220
   fibras eferentes (de saída) do, 268*f*
   inervação gustatória e, 205–207*f*
   neurônios pós-ganglionares parassimpáticos e, 261–263
   núcleo ambíguo e, 259–260
   paladar e, 203
   parte superior do bulbo e, 266–268
Nervo hipoglosso, 129–131, 150–151, 259–
260, 272, *427, 429, 449*
Nervo intermédio, 205–207, 273, *427, 429*
   núcleos salivares e, 261–263
   organização somatotópica do, 143*f*
Nervo mandibular, 141–144, 150–152
Nervo maxilar, 141–144, 150–152
Nervo oculomotor, 150–151, 259–263, 272,
273, 360*f*, *423, 425, 427, 429, 491*
   fascículos do, 461, 471, 487, 489
   núcleo do nervo oculomotor e, 281–283
   oclusão da artéria cerebral posterior e,
290–292
Nervo oftálmico, 141–144, 150–152
Nervo olfatório, 208–211, 220
Nervo óptico, 129–131, 129–130*f*, 150–151,
157, 158*f*, 160*f*, 164–165, 176–177, *423, 425,
427, 469, 481*
   defeitos no campo visual e, 174, 176, 175*f*
   formação do, 161
   retina ipsilateral e, 164–165
Nervo petroso, 205–207*f*
Nervo trigêmeo, 129–131, 150–151, 259–260,
273, *427, 429*
   anatomia funcional do, 135–137
   divisões, 150–152
   fascículos do, 455
   territórios de inervação periférica do, 143*f*
   vias, 137–142, 139–140*f*
Nervo troclear, 150–151, 259–260, 272, 283,
427, 429, 431, 457
   fascículos do, 459
Nervo vago, 129–131, 135–137, 141–144,
150–152, 205–208, 259–260, 273, *427, 429,
431, 449*
   axônios sensoriais provenientes do, 137–138
   calículos gustatórios e, 220
   inervação gustatória e, 205–207*f*
   organização somatotópica do, 143*f*
   paladar e, 203
Nervo vestibulococlear, 129–131, 150–151,
184–185, 196–197, *427, 429*
   nervo vestibular do, 279–280, 287–288
Nervos cranianos, 11–15, 14*f*, 41–42, 129–
131, 132*t*–133*t*, 150–151
   axônios sensoriais nos, 129–130
   categorias funcionais dos, 131, 134

nervo óptico e, 164–165
no tronco encefálico, 129–130*f*, 129–131
nomenclatura, 134–135
núcleos, 229
   colunas, 150–152
   defeitos, 268–271
   na parte média do bulbo, 268
   organização dos, 134–137, 136*f*, 137–
138*f*
Nervos espinais, 10, 13, 13*f*
   axônios sensoriais nos, 129–130
   neurônios sensoriais primários nos, 129–
131
Nervos mistos, 129–131
Nervos periféricos, 9–11
Neuroanatomia,
   funcional, 5
   regional, 5
   termos, 20–21
Neuroblastos, 218, 219*f*
Neuroectoderma, 372–373
Neuroeixo, 20–21
Neurofisinas, 364
Neurogênese, 218, 219*f*
Neuróglia (Glia), 5, 21–22
   glomérulo e, 214–217
   tipos de células, 8–10
Neuro-hipófise, 75*f*, 79, 358
Neuromelanina, 333
Neurona do acústico, 181–183, 182*f*
Neurônio de Golgi, 315–317
Neurônio ganglionares, 163*f*
Neurônios, 5, 21. *Ver também* Tipos de neurônios específicos
   aferentes, 37–40
   bipolares, 7–8, 21, 129–131, 220
   colinérgicos, 34–35
   comunicação entre, 7–8
   córtex motor, 33
   do córtex cerebral, 48–50
   do tálamo, 45–46
   dopaminérgicos, 34–35, 44–46
   eferentes, 37–40, 187–189
   espelhos, 239, 243
   espinhosos médios, 331, 340
   esquema dos, 6*f*
   gânglio sensitivo de nervo espinal, 37–40,
91, 103
     ramos centrais dos, 93–94
   interneurônios, 7–8
   lâmina V, 114–115
   morfologia, 36
   multipolares, 7–8, 21
   noradrenérgicos, 34–35, 122–124
   nos sistemas moduladores do encéfalo, 54
   padrão de laminação dos, 51*f*
   parassimpáticos, 290–292
   piramidais, 51
   plano morfológico dos, 6–8
   pós-ganglionares, 6*f*, 7–8
   pré-ganglionares, 6*f*, 7–8
   pré-ganglionares parassimpáticos, 260–263,
260–261*f*
   projeções, 7–8, 51
   propriospinais, 246–251
   pseudounipolares, 7–8, 103, 129–131
   sensíveis a cor, 169–170
   sensoriais olfatórios, 213*f*
   serotonérgicos, 34–35, 122–124
   unipolares, 7–8, 21

536 Índice

Neurônios aferentes, 37–40
Neurônios bipolares, 7–8, 21, 129–131, 220
Neurônios colinérgicos, 34–35
Neurônios comissurais, 406
Neurônios corticostriatais, 331
Neurônios de associação corticocortical, 51, 100–101
Neurônios de projeção, 7–8
  retiniana (da retina), 157
  sistema anterolateral e, 113–115
  talamocortical, 206–210
Neurônios de projeção descendente, 51, 100–101
Neurônios de projeção difusa, 34–35
Neurônios do corpo caloso (calosos), 51, 100–101
Neurônios do corpo estriado, 331, 334–336
Neurônios eferentes, 37–40, 187–189
Neurônios em cesto, 315–317
Neurônios espelhos, 239, 243
Neurônios espinhosos médios, 331
Neurônios estrelados, 315–317
Neurônios granulosos, 315–317
Neurônios intermediolaterais, 365, 378*f*
Neurônios internucleares, 284
  paralisia do olhar fixo conjugado lateral e, 292–293
Neurônios motores, 9–11, 229
  gama, 92*f*
  órgão do fuso neuromuscular e, 92*f*
  pré-ganglionares autônomos, 248
  somáticos, 260–261*f*
  superiores, 33
  vias motoras descendentes e, 233
Neurônios motores do esfíncter, 377*f*
Neurônios motores do músculo reto lateral, 284
Neurônios motores do nervo hipoglosso, 269–271
Neurônios motores extraoculares, 281–284
Neurônios motores faciais, 264*f*
Neurônios multipolares, 7–8, 21
Neurônios neurossecretores magnocelulares, 364
Neurônios olfatórios primários, 220
Neurônios parassimpáticos, 375–377
Neurônios piramidais (da pirâmide), 391
Neurônios pós-ganglionares, 6*f*, 7–8, 365, 366*f*
Neurônios pós-ganglionares parassimpáticos, 261–263
Neurônios pré-ganglionares, 365, 366*f*, 377
Neurônios pré-ganglionares parassimpáticos, 260–263, 260–261*f*, 273, 365
Neurônios pré-ganglionares simpáticos, 365
Neurônios propriospinais, 246–251
Neurônios receptores sensoriais, 103, 109, 122–124
Neurônios sensoriais, primários, 129–131
  morfologia dos, 131, 134*f*
Neurônios sensoriais olfatórios, 213*f*
Neurônios unipolares, 7–8, 21
Neurônios vestibulares, 314–315
Neurossífilis, 85, 86*f*
Neurotransmissores, 7–8
  nos sistemas moduladores, 34–35
  núcleos da base e, 331–336, 333*f*
  sistemas reguladores, 400–402
Nistagmo, 269–271, 309–311
Nociceptores, 91, 111–115
  Nociceptores, via dolorosa e, 122*f*

Nódulo, 301, 311–312*f*, *489*
Noradrenalina, 35*f*, 54, 375–377
  nos sistemas moduladores, 34–35
Núcleo, 273, *453*
Núcleo ambíguo, 259–260, 267, 273, *447, 449, 451*
  artéria cerebelar inferior posterior e, 357
  deglutição e, 269–271
  inervação do, 261–265
Núcleo anterior, 46, 46*f*, 47*t*, 54, 387–388, *467, 471, 483*
Núcleo anterodorsal do tálamo, 396–397
Núcleo anterolateral, 317–321, 320*f*, 336–337
Núcleo anteromedial, 361*f*, 397–398
Núcleo anteromedial do hipotálamo, 373–374
Núcleo arqueado, 361*f*, 362, 372–374, 397–398, *447, 451*
Núcleo basilar, 35*f*, 396–397, 399*f*, 401–402, 404–405
Núcleo caudado, 294–295*f*, 327, 328*f*, 341*f*, 345–346*f*, 427, 429, *463, 465, 467, 469, 471, 473, 475, 477, 479, 481, 483, 485, 487, 493, 495*
  cabeça do, 480–481
  desenvolvimento do, 329*f*
  forma de C do, 327
  ramo anterior da cápsula interna e, 340
Núcleo centromediano, 343–345, 346*f*, *465, 467, 469, 475, 485, 491, 493*
Núcleo coclear anterior, 187–189
  complexo olivar superior e, 189–190*f*
Núcleo coclear anteroventral, 196–197
Núcleo coclear posterior, 187–192
Núcleo coclear ventral posterior, 196–197
Núcleo cuneiforme, 90*f*, 96, 98, 99*f*, *445, 447, 491*
Núcleo cuneiforme acessório, 304, 307, 311–314, 313*f*, *449*
Núcleo da amígdala basilar lateral, 393*f*, 394–397
Núcleo da comissura posterior (de Darks-chewitsch), *463*
Núcleo de Deiters. *Ver* Núcleo vestibular lateral
Núcleo denteado, 301, 304, 307–309, *487, 493*
Núcleo do corpo geniculado lateral, 157, 166–168*f*, 168–169, 177–178, 192–193*f*, *461, 463, 465, 467*
  córtex visual primário e, 166–168
  defeitos do campo visual e, 174, 176
Núcleo do corpo geniculado medial, 190–191*f*, 190–192, 192–193*f*, *461, 463, 465, 493*
  córtex auditivo primário e, 184–185
Núcleo do gânglio geniculado, 155
Núcleo do nervo abducente, 257–259, 265–267, 272, 278*f*, 284, *453, 491*
  controle do músculo extraocular e, 284*f*
  lesão, 292–293
  na ponte, 290–292
Núcleo do nervo hipoglosso, 259–260, 268*f*, 272, *447, 449, 489*
  inervação do, 261–265
Núcleo do nervo oculomotor, 257–259, 272, 281–283, 295, *461, 465, 487, 489*
  controle do músculo extraocular e, 284*f*
  lesão do, 290–292
  oclusão da artéria cerebral posterior e, 290–292
Núcleo do nervo olfatório, 402–405
Núcleo do nervo pudendo (de Onuf), 377

Núcleo do nervo trigêmeo, 135–136
  controle cortical do, 262*f*
  inervação do, 261–265
Núcleo do nervo troclear, 257–260, 272, 283, *459, 487, 489*
  controle do músculo extraocular e, 284*f*
  na parte inferior (caudal) do mesencéfalo, 290–292
Núcleo dorsal (núcleo intersticial de Cajal), 290–292, *463*
Núcleo dorsolateral, *465, 467*
Núcleo emboliforme, 301, 312–314*f*
Núcleo espinal do nervo acessório, 259–260, 262*f*, 271, 273, *445*
Núcleo espinal do nervo trigêmeo, 137–138, 141–145, 150–152, 307–309, *444–445, 447, 449, 453*
  dor craniana e, 139–142
  lesões, 269–271
  organização superoinferior (rostrocaudal) do, 144–145, 148–149
Núcleo fastígio, 301, 304, 307–309
Núcleo globoso, 301, 312–314*f*
Núcleo grácil, 90*f*, 96, 98, 99*f*, *445, 447, 489*
Núcleo gustatório do tálamo, 206–210*f*
Núcleo intermediolateral, 365, 366*f*, *439, 441*
Núcleo interpeduncular, *459, 467, 489*
Núcleo lateral anterior (ventral), 341*f*, 343–345, *467, 471, 483, 485, 487, 493*
Núcleo lateral posterior, 165, *465, 467, 469, 475, 483, 493*
Núcleo lentiforme, 49*f*, 340
Núcleo magnocelular, 372–375, *445*
Núcleo mamilar, *463, 489, 491*
Núcleo mamilar lateral, *473*
Núcleo mamilar medial, *473*
Núcleo medial dorsal, 119–120, 121*f*, 122–124, 149–152, 220, 336–337, 343–345, 396–397, 402–403, *465, 469, 471, 475, 483, 485, 487, 489*
  córtex piriforme e, 217–218
  parte anterior do giro cingulado e, 119–120, 140
  via amigdalofugal ventral (anterior) e, 405–406
  vias dolorosas e, 122*f*
Núcleo medial dorsal do tálamo, 396–397
Núcleo medial ventral, 405–406
Núcleo mediano da rafe, 400–401, *457, 459*
Núcleo mesencefálico do nervo trigêmeo, 137–138, 141–144, 148–149*f*, 150–152, *455, 459, 461, 487, 491*
Núcleo motor branquiomérico, 272–273
Núcleo motor do nervo trigêmeo, 259–260, 273, *455*
  núcleo principal sensorial do nervo trigêmeo e, 265–267
Núcleo motor facial, 259–260
  projeções corticais para, 263–265
Núcleo motor posterior do nervo vago, 261–263, 273, 375–377, 396–397, *447, 449*
Núcleo olfatório anterior, 209–211, 217–218, 220, *481*
Núcleo olivar inferior, 42–43, 54, 304, 307, 305*f*, 307–309, 313*f*, *447, 449, 451, 465, 491*
  fibras trepadeiras e, 312–314
  ipsilateral, 316–317
Núcleo olivar superior lateral, 189–190
Núcleo olivar superior medial, 189–190
Núcleo parabigeminal, *459*

Núcleo parabranquial, 109, 117–118, 147*f*, 203, 209, 369–371, 396–397, *457*
  como centros de integração viscerossensoriais, 145, 148–149
Núcleo parafascicular, 343–345, 346*f*, *467*, *469*, *475*, *485*
Núcleo paraventricular, 364, 365
  organização do, 373–374*f*
Núcleo parvocelular do núcleo ventral posterior medial, 149–150
Núcleo peduncular, *461*, *463*, *493*
Núcleo pedunculopontino, 345–346, 371–372, 401–402, *459*
Núcleo periférico, 190–192, 196–197
Núcleo periventricular, 361*f*, 362
Núcleo periventricular do hipotálamo (área hipotalâmica rostral), *477*
Núcleo pontobulbar, *451*
Núcleo posterior, 149–150
Núcleo posterior da rafe, 369–371, 400–401, *459*
Núcleo posteromedial, 361*f*
Núcleo prepósito, *451*, *489*
Núcleo principal sensorial do nervo trigêmeo, 137–138, 138–139*f*, *455*
  núcleo do nervo trigêmeo, núcleo motor do nervo trigêmeo e, 265–267
Núcleo principal sensorial do nervo trigêmeo, 137–145, 148–152
Núcleo próprio, *435*, *437*, *439*, *441*, *443*
Núcleo reticular caudal da ponte, 139–141, 145, 148–152. *Ver também* corno posterior medular
  núcleo reticular caudal da ponte, cortes coronais do, 342*f*
Núcleo reticular do tálamo, 16–17*f*
Núcleo reticular lateral, 312–314, *447*, *449*
Núcleo reticular parvocelular, 372–375
  parte periventricular do, 362
Núcleo reticular rostral da ponte, 139–141, 145, 148–152
Núcleo reticulares, 46, 46*f*, 47*t*, *465*, *467*, *469*, *471*, *473*, *475*, *483*, *485*, *487*, *493*
Núcleo rubro, 45–46, 235–236, 235–236*f*, 312–314*f*, *423*, *461*, *463*, *467*, *487*, *489*
  divisão magnocelular do, 316–317
  núcleo denteado e, 307–309
  trato rubrospinal e, 243–245
Núcleo septal medial, 401–402
Núcleo solitário, 135–137, 138–139*f*, 204, 220, 268, 364, 369–371, 396–397, *447*, *451*, *491*
  deglutição e, 269–271
  lesão do, 375–377
  paladar e, 205–209
Núcleo solitário inferior, ou parte inferior do núcleo solitário, como centros de integração viscerossensorial, 145, 148–149
  sistema viscerossensorial e, 141–144, 141–142*f*
Núcleo subtalâmico, 327, 328*f*, *463*, *467*, *469*, *471*, *487*, *493*
  circuito, 325–327
  lesão, 326*f*, 334–336, 336–337*f*, 343–345
Núcleo supraóptico, 361*f*, 364, 373–374, *477*, *479*, *491*
Núcleo supraquiasmático, 361*f*, 369–373
Núcleo tegmental posterior, *457*
Núcleo torácico posterior, 304, 307, 311–312, *439*, *441*

Núcleo tuberomamilar, 371–372, 375–377
Núcleo ventrais anteriores do tálamo, 237–239
Núcleo ventral anterior, 336–337, 341*f*, 343–345, 346*f*, *473*, *483*, *485*, *487*, *491*, *493*
Núcleo ventral posterior, 98, 100, 100–103*f*, 150–152, 281–283, 292–295, 294–295*f*, 341*f*
  dor visceral e, 118–120
Núcleo ventral posterior lateral, 88, 90*f*, 98, 100, 103, 121*f*, 122–124, 294–295*f*, *465*, *467*, *469*, *475*, *485*, *492–493*
  informação mecanossensorial e, 148–149
  projeção espinotalâmica para, 109
  vias da dor e, 122*f*
Núcleo ventral posterior medial, 98, 100, 121*f*, 139–141, 145, 148–152, 220, *467*, *469*, *475*, *485*, *491*
  córtex somatossensorial primário e, 140
  divisão parvocelular do, 146, 204
  lemnisco trigeminal e, 138–139
  parte parvocelular do, 206–210, 206–210*f*
Núcleo vestibular inferior, 287–288, 294–295, *449*, *451*
Núcleo vestibular lateral, 281–283, 287–288, 294–295
Núcleo vestibular medial, 281–283, 287–288, 294–295, *449*, *451*, *491*
Núcleo vestibular superior, 287–288, 294–295
Núcleos, 9–11
Núcleos aferentes, 327, 327*t*, 332*f*
Núcleos anteriores do tálamo, 394–396, 407, *470–471,482–483*, *491*
Núcleos autônomos, 273
Núcleos centrais, 190–192, 196–197, 393*f*, 396–397
Núcleos cocleares, 181, 184–185, 187–189, 188*f*, 196–197, *451*
Núcleos da base, 11–15, 14*f–16f*, 22, 326
  alça emocional dos, 387
  alça límbica dos, 395*f*, 399–401
  anatomia funcional do sistema motor e, 229
  anatomia funcional dos, 331–340
  anatomia regional dos, 340–348
  cápsula interna e, 48
  circuito intrínseco dos, 334–336
  circuitos funcionais nos, 335*f–337f*
  circuitos paralelos nos, 334–338
  componentes do, 327, 327*t*
  corte horizontal, 341*f*
  desenvolvimento dos, 327–331, 329*f*
  eferente-aferente (influxo-efluxo; entrada-saída) dos, 337–339*f*
  integração de informações nos, 338–340, 339*f*
  neurotransmissores e, 331–336, 333*f*
  núcleo tegmental pedunculopontino e, 345–346
  núcleos, 328*f*
  organização dos, 327–331
  suprimento sanguíneo dos, 60*t*, 66, 348
  vias nos, 331, 332*f*
Núcleos da ponte, 43–44, 54, 286–287, 310–311*f*, 314–315, *453*, *455*, *457*, *459*, *467*, *489*, *491*, *493*
Núcleos da rafe, 34–35, 35*f*, 118–119, 122–124, *451*
  estímulos salientes e, 345–346
Núcleos de integração visceral, 375–377
Núcleos de projeção difusa, 46, 54
Núcleos do cerebelo, 305*f*
Núcleos eferentes, 327, 327*t*, 332*f*

Núcleos hipotalâmicos, *489*, *491*
Núcleos interpostos, 301, 304, 307, 314–315*f*, *453*
Núcleos intralaminares, 46, 46*f*, 47*t*, 54
  processamento da dor e, 119–120
Núcleos intrínsecos, 327, 327*t*
Núcleos laterais, 46, 46*f*, 47*t*, 54
Núcleos laterais ventrais (anteriores) do tálamo, 237–239
Núcleos mediais, 46, 46*f*, 47*t*
Núcleos mediais do tálamo, *485*, *487*
Núcleos medianos, 46, 46*f*, 47*t*
Núcleos motores, 249*f*, 250*f*, *435*, *437*, *443*
Núcleos motores do tálamo, 336–337
Núcleos motores dos nervos cranianos, 258*f*
  anatomia regional dos, 263–271
  colunas dos, 257–259
  controle, 261–263
  desenvolvimento, 259–260*f*
  organização dos, 257–263
Núcleos motores esqueléticos somáticos, 272
Núcleos motores extraoculares, 288–292, 295
Núcleos motores laterais, 235–236*f*, 246–248
Núcleos motores mediais, 246–248, *439*, *441*, *445*
Núcleos olivares superiores, 190–192
Núcleos parassimpáticos, 375–377
Núcleos posteriores anteromediais (ventromediais), 119–120, 122–124, 148–149, 149–150*f*
  lobo insular e, 119–120, 140
  projeção espinotalâmica para, 109
Núcleos pré-tetais, 157, 176–178, 290–292, 291*f*
Núcleos profundos do cerebelo, 301, 314–315*f*
  infarto, 310–311
  substância branca e, 315–317
Núcleos pulvinares, 165
Núcleos relés, 32, 46–47, 54
Núcleos salivares, 261–263
Núcleos salivares inferiores, 261–263, 267, 273
Núcleos salivares superiores, 261–263, 273
Núcleos septais, 35*f*, 394–396, 399*f*, 404–405, *477*, *479*, *483*, *489*, *491*
  suprimento sanguíneo dos, 60*t*
Núcleos vestibulares, 237–239, 279–280, 286–290, 304, 307, 305*f*, 307–309, 314–315, *453*
  lesões, 269–271
  projeções dos, 287–290
  via ascendente proveniente dos, 281–283
Núcleos viscerais (de Edinger-Westphal), 261–263, 273, 290–293, 291*f*, *461*, *463*, *467*, *487*
Nucleus accumbens, 327, 340, 342*f*, 396–397, 402–403, *427*, *481*, *485*, *493*
  parte basilar do telencéfalo e, 402–405

O

Óbex, *431*
Ocitocina, 358, 362–365
Oclusão, 10–12
Odorantes, 208–211
Oftalmoplegia internuclear, 292–293
Olfato, 131, 134, 208–211, 218
Olfato ortonasal, 218
Olfato retronasal, 218
Olho,
  adução, 277–280
  centro tridimensional do, 160
  propriedade óptica do, 160*f*

538 Índice

Oligodendrócitos, 8–9, 8–9*f*, 21
Olivas, 41–42*f*, 312–314, *427, 429*
   na face do tronco encefálico, 41–42
   núcleo olivar inferior e, 42–43
Opérculo, 20–21, 204, 220
   informação gustatória e, 206–210
Opérculo parietal, 102–103*f*
   áreas corticais somatossensoriais de primeira ordem no, 101–103
Opérculo temporal, 102–103*f*
Orelha,
   estrutura da, 186*f*
   ipsilateral, 187–189
Orelha, 186*f*
Orexinas, 371–375
Organização celular, 21–22
Organização estriossoma-matriz, 344*f*
Organização hierárquica, 156
Organização paralela, 156
Organização segmentar, 10–12
Organização somatotópica, 233, 233*f*, 241*f*
Organização superoinferior (rostrocaudal), 144–145, 148–149
Organização tonotópica, 183–185, 190–192, 196–197
Órgão espiral (de Corti), 186, 186*f*, 196–197
Órgão subcomissural, 75*f*, 79
Órgão subfornicial, 75*f*, 79, 364
Órgão tendíneo (do tendão) de Golgi, 91, 92*f*, 103
   terminação do, 113–115
Órgão vascular da lâmina terminal, 75*f*, 79
Órgão vomeronasal, 209–211
Órgãos circunventriculares, 72, 79, 364
   barreira hematoencefálica e, 75*f*
Órgãos otolíticos, 287–288
Órgãos receptivos à pressão arterial (sanguínea) periférica, 141–142
Orientação, 281–283
Origem ectodérmica, 372–373
Ossículos, 186*f*, 187–189
Ossículos da orelha média, 183, 187–189
Óxido nítrico, 7–8

P

Paladar/sabor/gosto, 131, 134, 203–206
   aversão condicionada, 205–206
   núcleo solitário e, 205–209
   perda ipsilateral do, 203
   perda unilateral do, 201–202
   qualidades, 203
   receptores, 205–206, 205–206*f*
Palato, 205–207*f*, 220
Paleocórtex, 217–218
Pálido ventral, 327, 328*f*, 332*f*, 345–346*f*, 396–397, 402–403, *479, 493*
   alça límbica e, 338
   comissura anterior e, 343–345
   globo pálido e, 330–331
Palidotomia, 346–348
Pâncreas, 372–373
Papilas, 205–206*f*
Papilas circunvaladas, 205–206*f*
Papilas folhadas, 205–206*f*
Papilas fungiformes, 205–206*f*
Paralisia,
   flácida, 238–239
   hemissecção da medula espinal e, 229*f*
   lado direito, 57–58
   músculo da face, 263–265

Paralisia cerebral, 245–246*f*
Paralisia cerebral hemiplégica, 243–245
Paralisia de Bell, 263–265
Paralisia do olhar conjugado, 277–280, 278*f*
Paralisia do olhar fixo conjugado horizontal com escoliose progressiva (HGPPS), 29–31, 30*f*
Paralisia do olhar fixo conjugado lateral, 292–293
Parte anterior da ponte, 256*f*
Parte anterior do giro cingulado, 109, 402–403
   alça límbica e, 338*f*
   fMRI, 37–40*f*
   núcleo medial dorsal e, 119–120, 140
   processamento de estímulos nocivos e, 122–124
Parte anterolateral do bulbo, 369–371
Parte basilar do telencéfalo, 15–16, 214–217
   acetilcolina e, 34–35
   componentes da, 402–405
   sistemas colinérgicos na, 404–405
   via amigdalofugal ventral e, 405–406
Parte cervical da medula espinal,
   ataxia de Friedreich e, 300*f*
   degeneração, 300
Parte inferior da ponte, 41–42, 314–315*f*
   neurônios noradrenérgicos e, 34–35
Parte inferior do bulbo, 54, 144–145*f*, 311–314
   corte transversal da, 444–445
   drenagem de sangue da, 68–69
   sistema lemnisco medial na, 98, 100
   suprimento sanguíneo da, 63*f*
   trato corticospinal lateral e, 243–251
Parte inferior do mesencéfalo,
   corte transversal da, 458–459
   núcleo do nervo troclear na, 290–292
Parte intermediária do hemisfério (hemisfério intermediário), 304, 307–309
Parte interpolar do núcleo espinal do nervo trigêmeo, 139–141, 145, 148–152
Parte lateral do corno anterior, 231, 233, 251
Parte lateral do córtex pré-frontal, 338*f*
Parte média da do bulbo, 42–43
   núcleos dos nervos cranianos na, 268
Parte nasal da hemirretina, 159–160, 161*f*
   quiasma óptico e, 164–165
Parte olfatória da túnica mucosa do nariz, 131, 134
Parte oral da faringe, 205–207*f*
Parte parassimpática do sistema nervoso, 9–11, 260–261*f*
   coluna motora autônoma e, 260–263
   organização da, 367*f*
   origem da, 364–367
Parte periférica do sistema nervoso, 9–11
   anatomia regional, 22
   divisão autônoma do sistema nervoso da, 9–11, 22, 373–374
   parte somática da, 9–11, 22
Parte posterior do bulbo, 141–142
Parte posterior do giro temporal superior, 193–194
   afasia e, 193–196
Parte posterior do lobo insular, 109
Parte posterior do lobo parietal, 294–295
   córtex vestibular na, 281–283
Parte posterolateral do bulbo, 127
Parte simpática do sistema nervoso, 9–11
   organização da, 367*f*
   origem da, 364–367

Parte superior da medula espinal,
   corte mediossagital através da, 424–425
   face anterior (ventral) da, 426–427
   face interna da, 418–419, 428–429
   face posterior da, 430–431
Parte superior do núcleo intersticial, do fascículo longitudinal medial, 286–287
Parte superior do núcleo solitário, 202, 209
Parte temporal da hemirretina, 159–160, 161*f*, 164–165
Pedúnculo cerebelar inferior, 304, 307–309, 311–314, *449, 451*
   infarto, 310–311
   lesões, 269–271
Pedúnculo cerebelar médio, 304, 307–309, 314–315, *455, 457, 465, 467, 493*
Pedúnculo cerebelar superior, 304, 307–309, 311–312, 316–317, 319*f*, *455, 457, 459, 465, 467, 487, 491*
Pedúnculo cerebral, 43–45, 243–245
Pedúnculo infundibular, 358, 360*f*, 364, 373–374*f*, *423, 425, 427, 477*
Pedunculopontino, 331
Pedúnculos cerebelares, 302–304, 307, *429, 431, 453*
Pele, 92*f*
Penfield, Wilder, 98, 100
Peptídeos, 7–8
Peptídeos reguladores, 360–362
Percepção, 279–283
Percepção de posição do membro, 116–117*f*
Percepção visual, 156–157
Perilinfa, 185
PET. *Ver* Tomografia por emissão de prótons
Pia-máter, 19–21, 23, 25*f*, 73*f*
Pinocitose, 71
Pirâmides, 33, 41–42*f*, 54, 235–236, 242*f*, *427, 429, 445, 447, 449, 451, 465, 467, 489, 491*
   axônios corticospinais nas, 269–271
   formação das, 243–246
   na face do tronco encefálico, 41–42
Planejamento motor, 316–317
Planos anatômicos, 26*f*
Plexo coróideo, 9–11, 17, 19, 75*f*, 74, 76, 79–80
Polo temporal, 16–17, 387–389, 404–405, *495*
Ponte, 9–15, 14*f*, 19–20*f*, 22, 54, *419, 425*
   base da, 41–42, 41–42*f*, *429*, 473
   controle da bexiga urinária e, 375–377, 377*f*
   corte transversal da, 452–455
   nervo abducente na, 288–290*f*
   nervo facial na, 288–290*f*
   nervos cranianos na, 129–131
   núcleo do nervo abducente na, 290–292
   núcleo sensorial principal da, 147*f*
   núcleos da ponte e, 43–44
   núcleos motores extraoculares e, 288–292
   núcleos vestibulares da, 237–239
   parte anterior (ventral), 256*f*
   parte superior (rostral), 188*f*, 209*f*, 456–457
   rombômeros da, 134–135
   suprimento sanguíneo da, 60*t*, 63*f*, 265–266
   trajeto do nervo facial pela, 265–266
Pontes intercelulares, 328
Pontes intercelulares do corpo estriado, 340, 342*f*, *465, 481, 483*
Ponto cego, 159–160

Índice 539

Postura, 229–231, 233, 235–239, 281–283
Pré-cúneo, *425*
Preservação da mácula, 155, 174, 176–178
Pressão intra-arterial, 136–138
Pressão intraventricular, 74
Processamento linguístico, 193–196, 195*f*
Projeção adrenérgica, 369–371
Projeção bilateral, 261–263
Projeção corticopontina, 317–321, 320*f*
Projeção olivococlear, 189–190
Projeções descendentes, 103, 145, 148–149
Prolactina, 362
Pró-opiomelanocortina, 372–373
Propriocepção, 91, 103
    da mandíbula, 129–131
        núcleo mesencefálico do nervo trigêmeo
          e, 141–144
        via, 139–141
    degeneração da parte cervical da medula
      espinal e, 300
    membro, 128
    perda da, 108
Propriocepção da mandíbula, 129–131, 148–149*f*
Propriocepção do membro, 85–87, 87*t*, 88
Prosencéfalo, 9–11
    parte superior (rostral), 398–400*f*
    projeções difusas do, 35*f*
Prosencéfalo. *Ver* Encéfalo anterior
Prosopagnosia, 16–17, 172–173
Proteína básica de mielina, 8–9*f*
Proteína receptora olfatória, 209–211
Pruriceptores, 91, 112–115
Prurido/coceira, 87*t*, 88, 91, 122–124
    fibras sensoriais de pequeno diâmetro e,
      111–115
    processamento, 118–120
    representações corticais do, 119–124
    sistema anterolateral e, 109
    sistema sensorial do nervo trigêmeo (trige-
      minal) e, 150–152
    vias trigeminais (do nervo trigêmeo) para,
      139–140*f*
Pseudoptose, 377
    síndrome de Horner e, 271
Psicoestimulantes, 396–397
Ptose, 355, 357
Pulvinar, *431, 463, 469, 475, 483, 485, 489, 491, 493*
Punção espinal, 74, 76, 78*f*
Punção lombar, 74, 76, 78*f*
Pupilas de Argyll Robertson, 292–293
Putame, 327, 342*f*, 345–346*f*, *427, 431, 463, 467, 469, 471, 473, 475, 477, 479, 481, 483, 485, 487, 495*
    neurônios, 334–336
    ramo anterior da capsula interna e, 340

Q

Quadrantanopsia, 174, 176
Quarto ventrículo, 9–11, 17, 19–20, 23, 41–42*f*, 261–263, *425, 455, 487, 489, 491*
    desenvolvimento, 259–260*f*
    formação do, 134–135
    soalho (parte inferior), 37–42
Queda (prolapse, ptose) facial, 58, 255–259
Quiasma óptico, 155, 157, 164–165, 176–177, 359*f*, 360*f*, 372–373*f*, *423, 425, 427, 469, 479, 489, 491*
    defeitos no campo visual e, 174, 176, 175*f*

R

Radiações ópticas, 155, 157, 166–168, 166–168*f*, 177–178, *463*
    defeitos no campo visual e, 174, 176, 175*f*
Radiações talâmicas, 243–245
Radiações visuais, *465*
Raiz posterior, 10, 13, 10, 13*f*, 37–40, 103, 122–124, *429, 431, 435*
Raízes anteriores, 10, 13, 13*f*, 37–40, 258*f*, *427, 429*
Raízes cranianas, 259–260
Raízes espinais, 259–260
Ramón y Cajal, Santiago, 6–8
Ramos circunferenciais curtos, 62
Ramos das artérias centrais anterolaterais, 243–245
Ramos longos circunferenciais (*Long circumfe-rential branches*), 62
Ramos paramedianos, 62
Ramos radiculares, 62, 79–80
Rampa do tímpano, 186*f*, 187–189
Rampa do vestíbulo, 186*f*
Rampa média, 186*f*, 187–189
Reação acomodação-convergência, 292–293
Receptores de estiramento, 129–131
Receptores de Ruffini, 91, 103
Receptores do receptor de potencial transitó-rio, 113–115
Receptores gustatórios, 220
Receptores sensíveis a prurido, 112–113
Receptores táteis (de Merkel), 91, 103
Receptores táteis, 34–35
Recompensa, 387
Reconhecimento de objeto, 172, 174, 176
Reflexo de acomodação, 292–293
Reflexo de ânsia (do vômito), 259–260, 355, 357
Reflexo de estiramento monossináptico, 93–96
Reflexo de fechamento. *Ver* Reflexo mandi-bular
Reflexo de fechamento da laringe (reflexo da tosse), 145, 148–149
Reflexo mandibular, 145, 148–149, 148–149*f*
Reflexo patelar, 37–40
Reflexo protetor da via aerífera, 263–265, 269–271
Reflexo pupilar, 157, 290–293, 291*f*
Reflexo vestíbulo-ocular, 281–283, 284, 285*f*, 288–290
Reflexos optocinéticos, 281–283
Reforço, 395*f*
Região do seio cavernoso, 72*f*
Região pré-tetal, *463*
Regulação da pressão (sanguínea) arterial, 279–283, 367
Regulação hormonal, 360–362, 361*t*
Resposta reflexa pressora, 281–283
Respostas circadianas, 369–372, 370*f*
Ressonância magnética (RM),
    convenção/padrões para imagem radiológi-
      ca, 43–44
    doença de Alzheimer e, 3, 5
    medula espinal, 37–38*f*
    mesencéfalo, 45–46*f*
    neuroma do acústico, 182*f*
    paralisia do olhar fixo conjugado horizontal
      com escoliose progressiva (HGPPS) e, 30*f*
    ponderado em T1, 37–40*f*
    ponderada em T2, 37–40*f*
    técnicas, 37–39

Retina, 159–163, 160*f*, 162*f*, 176–177
    descolamento, 161
    estrato de células ganglionares da, 160
    estrato externo, 160, 163
    estrato interno da, 160
    ipsilateral, 164–165
    núcleo do corpo geniculado lateral e, 168–169
Retirada do membro à estimulação nociva, 58–59
Rexed, Bror, 113–115
Rigidez, 331, 333
RM. *Ver* Ressonância magnética
Rodopsina, 160
Rombencéfalo, 9–11
    estrutura segmentada do, 93–94*f*
Rombômeros, 93–94*f*, 134–135, 135–137*f*
Rostro, 17, 19, 19–20*f*

S

Sacadas, 157, 281–284, 293–294*f*
Sáculo, 184–185, 279–280, 294–295
Schwannoma, 181
Secreção, 260–261*f*
Segmento inicial, 7–8
Seio carótico, 141–144
Seio occipital, 72*f*
Seio petroso superior, 71
Seio reto, 71, 72*f*
Seio sagital inferior, 71, 72*f*
Seio sagital superior, 71, 72*f*, 74*f*
Seios da dura-máter, 23, 62, 68–71, 72*f*, 79–80
    via de retorno do líquido cerebrospinal e, 74, 76–79
Seios sigmóides, 71, 72*f*
Seios transversos, 71, 72*f*
Sela turca, 174, 176
Sensação de vibração, 85–87
Sensação visceral, 87*t*, 88, 148–150
Sensações mecânicas, 88, 128
    hemissecção da medula espinal e, 229*f*
Sensações mecânicas faciais, 138–141
Sensações táteis, 87*t*, 88, 103
    faciais, 141–144
    grosseiras, 122–124
    hemissecção da medula espinal e, 228
    perda das, 108
    perda ipsilateral das, 116–117*f*
    sensuais, 109
    vias trigeminais para, 139–140*f*
Sensações térmicas, 87*t*, 88. *Ver também*
Temperatura
    perda contralateral da, 116–117*f*
    perda da, 107–108
        contralateral, 128
        ipsilateral, 127–128, 356–357
    receptores TRP e, 113–115
Sensações/sentidos somáticos, 87–88, 87*t*, 129–130, 148–150
    após lesão na medula espinal, 115–117
    déficits, 115–116
    perda dissociada das, 127–130, 128*f*
    processamento, 118–120
    projeções talamocorticais das, 100–101*f*
    receptores, 92*f*
    representações corticais das, 119–124
    sistemas, 87
    via degenerada das, 115–116*f*
    vias, 313*f*
Septo intermédio posterior dorsal, 95, *443*

540 Índice

Septo mediano posterior, 95, *435, 437, 439, 441, 443*

Septo pelúcido, 340, 342*f, 425, 477, 479, 481, 483, 489*

Serotonina, 7–8, 35*f*, 54, 375–377
  nos núcleos da rafe, 34–35
  nos sistemas moduladores, 34–35
  núcleo pedunculopontino e, 346
  núcleos da rafe e, 118–119
  regulação, 400–401

SGZ. *Ver* Zona subgranular

Sifão carótico, 64, 64*f*

Sinais hipercinéticos, 333–336, 335*f*–337*f*

Sinais hipocinéticos, 333–336, 335*f*–337*f*

Sinais motores do membro, 309–311

Sinais piramidais (da pirâmide), 245–246

Sinal de Babinski, 238–239

Sinal de Hoffmann, 238–239

Sinal de Romberg, 85

Sinapses, 7–8, 21

Sinapses elétricas, 7–8

Síndrome das pernas inquietas, 375–377

Síndrome de Brown-Séquard, 115–116

Síndrome de Horner, 271, 355–357, 377–378, 379–380*f*

Síndrome de Korsakoff, 407

Síndrome de Tourette, 326
  estimulação profunda do encéfalo e, 346

Síndrome de Wallenberg. *Ver* Síndrome medular lateral

Síndrome medular lateral (síndrome da artéria cerebelar inferior posterior), 116–118, 127–130, 145, 148–149, 269–271, 271*f*, 355–357, 356*f*
  oclusão da artéria cerebelar inferior posterior e, 310–311

Siringe, 107, 108*f*

Siringomielia, 107–109, 108*f*

Sistema anterolateral, 109, 122–124, 435, 437, 439, 441, 443, 445, 447, 449, 451, 453, 455, 457, 459, 461, 465
  axônicos, 313*f*
  decussação do, 116–117*f*
  lemnisco medial e, 117–118
  lesões, 269–271
  neurônios de projeção e, 113–115
  trato trigeminotalâmico e, 139–141
  vias dolorosas e, 122*f*

Sistema auditivo
  anatomia funcional do, 183–185
  anatomia regional do, 184–197
  organização do, 185*f*
  órgãos, 184–189
  sensibilidade, 189–191

Sistema corticobulbar, 256

Sistema corticospinal, 256

Sistema dopaminérgico mesolímbico, 396–397

Sistema dopaminérgico nigroestriatal, 396–397

Sistema funículo posterior-lemnisco medial, 32–35, 33*f*, 103, 116–117*f*
  HGPPS (paralisia do olhar fixo conjugado horizontal com escoliose progressiva) e, 31
  organização do, 89*f*
  receptores táteis e, 34–35
  sensações mecânicas e, 88
  via, 90*f*

Sistema gustatório, 205–208*f*
  anatomia regional do, 205–210
  lesão da via do, 202*f*

organização do, 204*f*
  vias, 203–206

Sistema límbico, 11–15, 22, 239, 243, 386–387
  anatomia regional do, 402–410
  áreas de associação, 389*f*
  componentes do, 385*t*
  componentes do tronco encefálico do, 409–410*f*
  estruturas, 408–409*f*
  sensações somáticas e, 119–124
  sistemas reguladores de neurotransmissores e, 400–402

Sistema magnocelular, 167–168*f*, 169–171

Sistema magnocelular neurossecretor, 358–364, 363*f*

Sistema mecanossensorial espinal
  anatomia funcional do, 88
  anatomia regional do, 91

Sistema nervoso,
  anatomia regional, 22
  organização celular, 21–22

Sistema nervoso central, 9–11
  anatomia regional, 22, 37–38
  bulbo olfatório e, 209–217
  cavidades contendo líquido cerebrospinal, 17, 19–20
  drenagem sanguínea da, 68–69
  eixos do, 25*f*
  estratos meníngeos, 19–21
  interconexões, 37–38
  localização funcional, 32
  núcleos, 132*t*–133*t*
  suprimento sanguíneo do, 60*t*
  técnicas anatômicas para estudo, 36

Sistema nervoso entérico, 9–11, 364–365

Sistema neurossecretor parvocelular, 358–364, 363*f*

Sistema olfatório, 208–211
  anatomia regional do, 209–218
  organização do, 212*f*

Sistema olivococlear, 189–191

Sistema óptico acessório, 157–160

Sistema parvocelular, 167–168*f*, 169–171

Sistema trigeminal (do nervo trigêmeo), 150–152
  anatomia funcional do, 135–138
  anatomia regional do, 141–150
  componentes principais do, 141–144
  organização somatotópica do, 143*f*

Sistema ventricular, 9–11, 17, 19–20, 19*f*, 23, 23*f*

Sistema vestibular, 294–295
  anatomia funcional do, 279–283
  organização, 280*f*, 282*f*
  organização regional do, 287–294
  periférico, 287–288*f*

Sistema viscerossensorial, 141–144, 141–142*f*, 150–152
  anatomia funcional do, 135–138
  anatomia regional do, 141–150

Sistema visual, 164–165*f*
  anatomia funcional do, 157–160
  anatomia regional do, 159–174, 176
  organização hierárquica do, 156
  organização paralela do, 156

Sistema visual magnocelular, 230–231, 233

Sistemas colinérgicos, 404–405

Sistemas de proteção espinal,
  anatomia funcional dos, 109–113
  anatomia regional dos, 111–124

Sistemas efetores, 396–401, 397–398*f*

Sistemas moduladores do encéfalo, 54

Sistemas moduladores/modulatórios, 34–35

Sistemas motores,
  anatomia funcional dos, 229–231, 233
  anatomia regional dos, 237–248
  núcleos superiores do mesencéfalo e, 243–245
  organização dos, 230–231*f*

Sistemas motores somáticos, 397–398*f*, 399

Sistemas neurais,
  componentes, 9–11
  principais constituintes celulares do, 5

Sistemas reguladores, neurotransmissores específicos, 32

Situações de emergência, 369–371

Som
  de baixa frequência, 189–190
  localização, 184–185, 196–197
    áreas auditivas primárias e, 192–196
    horizontal, 187–190
    vertical, 187–189
  processamento linguístico do, 193–196, 195*f*
  vibrações, 183

Somatostatina, 362

Somatotopia, 96, 98, 97*f*, 239, 243

Somitos, 93–94, 134–135, 135–137*f*

Somitos corporais, 93–94*f*

Somitos occipitais, 257–259, 272

Sono, 369–372, 370*f*
  atonia, 371–372

Sono de movimento rápido dos olhos (REM), 370*f*, 371–372

Sono REM. *Ver* Sono de movimento rápido dos olhos

Subículo, 391, 405–406, *465, 467, 471, 487, 495*

Submodalidade, 167–168

Subnúcleo oral do núcleo espinal do nervo trigêmeo, *451*

Subnutrição, 269–271

Substância branca, 9–11, 13*f*, 242*f*
  cerebelar, 301
  coluna lateral da, 37–40
  núcleos profundos do cerebelo e, 315–317
  organização da medula espinal da, 249*f*
  RM e, 37–39
  suprimento sanguíneo da, 67*f*

Substância cinzenta, 9–11, 13*f*
  axônios mecanorreceptores na, 93–96
  central, 445
  medula espinal, 93–96
  núcleos do tronco encefálico e, 416
  organização da medula espinal da, 249*f*
  periventricular, 455, 465, 489
  RM e, 37–39

Substância cinzenta central do mesencéfalo (PAG), 44–45, 109, 118–119, 119–120*f*, 122–124, 290–292, 375–377, *423, 457, 459, 461,463, 489, 491*
  sistema límbico e, 409–410

Substância gelatinosa, *435, 437, 439, 441, 443, 445*

Substância inominada, *479*

Substância negra, 34–35, 35*f*, 44–46, 243–245, 328*f*, *423, 459, 461, 463, 467, 471, 487, 491, 493*
  divisões anatômicas da, 345–346
  parte compacta, 327, 331, 345–346, 396–397
  parte reticular da, 327, 332*f*, 345–346

Substância P, 331, 333f
Substância perfurada anterior, 214–217, 220, 402–403
Substância perfurada posterior, *423, 427*
Substâncias neuromoduladoras, 331
Sudorese, 271, 377
Sulco calcarino, 16–17, 19–20f, 157, *425, 485*
Sulco centrais, 15–16, 18f–20f, *419, 421, 425*
Sulco colateral, 217–218, 387–388, *423, 473, 477, 479*
Sulco do cíngulo, 19–20f, *425*
Sulco do corpo caloso, *425*
Sulco hipocampal, 405–406
Sulco hipotalâmico, 358, 359f
Sulco intermédio posterior, *431, 443*
Sulco intraparietal, *419, 421*
Sulco lateral (fissura de Sílvio), 16–17
Sulco lateral, 16–17, 18f, *419, 483, 495*
  suprimento sanguíneo do, 66, 68f
Sulco lateral anterior, *427*
Sulco limitante, 135–137, 136f, 150–152, *431*
Sulco mediano posterior, *431, 435, 437, 439, 441, 443*
Sulco nasolabial, achatamento do, 181–183, 256
Sulco occipitotemporal, *423*
Sulco olfatório, 214–217, *423*
Sulco paraolfatório, *425*
Sulco parietoccipital, 16–17, 19–20f, *425*
Sulco pós-central, *421*
Sulco pré-central, *419, 421*
Sulco rinal, 217–218, 390f, *423*
Sulco temporal inferior, *419*
Sulco temporal superior, 184–185, *419*
Sulcos, 22. *Ver também* Sulcos específicos
  ampliação, 4f, 5
Sulcos medianos, 31
Suprimento (sanguíneo) arterial, 58–59
suprimento sanguíneo do, 63

T

Tabes dorsalis, 88
Tálamo, 11–15, 14f–17f, 19–20f, 22, 33, 54, 103, 359f, 402–403f, *427, 431*
  cápsula interna e, 48
  contralateral, 164–165
  dor aguda e, 122
  estruturas subcorticais do córtex cerebral e, 45–48
  grupos nucleares, 45–46, 46f
    funções, 47t
    regiões corticais para, 48f
  hemisfério cerebral no, 49f, 50f
  informação mecanossensorial e, 98, 100
  integração da informação nos núcleos da base e, 339f
  lemnisco medial e, 33
  nervo óptico e, 129–131
  núcleo medial dorsal, 109
  núcleos anteriores do, 391
  núcleos do, 165
  núcleos relés do, 47
  processamento da dor no, 121f
  processamento somatossensorial no, 118–120
  ramo posterior do núcleo ventral postero-medial e, 340
  sensação visceral e, 149–150
  sistema anterolateral e, 122–124

sistema gustatório e, 205–208f
  suprimento sanguíneo do, 66, 348
Tastantes (estimulantes gustatórios), 203
Tato. *Ver* Sensações táteis
TC. *Ver* Tomografia computadorizada
Tecido mesodérmico, 93–94
Tecido neural, 58–59
Tegmento, 43–45, 243–245
  suprimento sanguíneo do, 63
Tegmento da ponte, 201
  desmielinização no, 202f
Tegmento posterolateral, 365
Telencéfalo, 9–11, 129–130f
Temperatura, 122–124. *Ver também* Sensações térmicas
  comprometimentos somatossensoriais e, 115–116
  fibras sensoriais finas e, 111–115
  processamento, 118–120
  representações corticais da, 119–124
  sistema anterolateral e, 109
  sistema sensorial trigeminal (do nervo trigê-meo) e, 150–152
  vias trigeminais (do nervo trigêmeo) para, 139–140f
Tentório do cerebelo 19–20, 23, 25f, 301, 303f
Terceiro ventrículo, 9–11, 17, 19, 23, 341f, 359f, 372–373f, *427, 431, 471, 473, 475, 477, 479, 483, 485, 487*
Terminação pré-sináptica, 7–8
Terminações axônicas encapsuladas, 91
Terminações nervosas, nuas, 91, 112–113, 122–124
Termorreceptores, 91, 112–115
Teste eletrofisiológico, 29
Teste neurofisiológico, 31
Teto, 43–44, 157, 237–239, 243–245
Tomografia computadorizada (TC), 37–39
Tomografia por emissão de prótons (PET),
  das áreas corticais visuais, 172, 174f
  das lesões nas áreas visuais primárias, 172–173
Transdução, 91
Transtorno obsessivo-compulsivo, 346
Trato bulborreticulospinal, 236–237, 237–239f, *435, 437, 439, 441, 443*
Trato cerebelotalâmico, 316–317
Trato corticobulbar, 58, 231, 233, 241f, *453, 455, 461*
  anatomia regional do, 263–271
  organização funcional do, 261–265
  projeções bilaterais provenientes do, 261–265
Trato corticopontino, *455*
Trato corticospinal, 32–35, 33f, 231, 233, 244f, 248f, 330f, *453, 455, 461*
  base do base do pedúnculo e, 44–45, 243–245
  córtex motor primário e, 239, 243
  HGPPS (paralisia do olhar fixo conjugado horizontal com escoliose progressiva) e, 30f, 31
  lesão do, 229
  núcleos da ponte e, 43–44
  oclusão da artéria cerebral média e, 58
Trato corticospinal anterior, 231, 233, 235–237, 236–237f, 241f, 251, *441, 443*
Trato corticospinal lateral, 231, 233, 234f, 241f, 243–251, *435, 437, 439, 441, 443*
  axônios, 245–246

Trato espinal do nervo trigêmeo, 127–128, 137–138, 143, 150–152, *445, 447, 449, 451, 453*
  lesões, 269–271, 356
  organização do, 143f
  organização superoinferior (rostrocaudal) do, 144–145, 148–149
Trato espinocerebelar anterior 311–312, 313f, *439, 441, 443, 445, 447, 449, 451, 453*
Trato espinocerebelar posterior, 304, 307, 311–312, 313f, *439, 441, 443, 445, 447*
Trato espinomesencefálico, 109, 117–118
Trato espinoreticular, 109, 117–118
Trato espinotalâmico, 110–113f, 117–118, 122–124
  vias de dor e, 122f
Trato habenulointerpeduncular, *461, 463, 465, 467, 487, 489*
Trato medial do tálamo, *489*
Trato mesencefálico do nervo trigêmeo, 145, 148–149, *455, 459, 461, 491*
Trato nigroestriatal, 345–346
Trato olfatório, 212f, 209–211, 214–217, 220, *423*
Trato olivococlear, 189–190
Trato óptico, 129–130f, 155, 157, 176–177, *423, 427, 429, 461, 463, 467, 469, 471, 473, 475, 477, 493*
  defeitos no campo visual e, 174, 176, 175f
Trato piramidal, 245–246
  degeneração walleriana do, 246–251f
Trato posterolateral (de Lissauer), 113–115, 122–124, *435, 437, 439, 441, 443*
  trato espinal do nervo trigêmeo e, 143
Trato reticulospinal da ponte, 236–237, 237–239f, *435, 437, 439, 441, 443*
Trato reticulospinal lateral, *445*
Trato rubrospinal, 231, 233, 235–236, 235–236f, 243–245, 251, 316–317, *443, 445, 447, 449, 451, 453, 455, 457, 459*
Trato solitário, 141–142, 204, 205–208, 209f, *449, 451, 491*
Trato tegmental central, *204–208, 220, 316–317, 449, 451, 453, 455, 457, 459, 461, 491*
Trato tetospinal, 231, 233, 237–239, 237–239f, 243–245, 251, *443, 445, 447, 449, 451, 453, 455, 457, 459*
Trato trigeminotalâmico, 139–141
Trato vestibulospinal lateral, 281–283, 282f, 287–288, 294–295, 309–311f, *435, 437, 439, 441, 443, 445, 447*
Trato vestibulospinal medial, 281–283, 282f, 287–288, 294–295, 309–311f, *443, 445, 447*
Tratografia, 37–39
Tratos, 9–11
Tratos cuneocerebelares, 304, 307, 313f
Tratos reticulospinais, 231, 233, 236–237, 251, 307–309
  formação dos, 243–245
  projeções para a medula espinal, 233
Tratos vestibulospinais, 231, 233, 237–239, 251, 307–309
Tremores, 309–311, 333
Tremores de intenção, 29
Treponema pallidum, 85
Trígono do nervo hipoglosso, *431*
Trígono do nervo vago, *431*
Tronco encefálico, 11–15, 14f–16f, 103
  axônios auditivos no, 190–192
  base do, 243–245

542 Índice

caraterísticas superficiais, 37–43
centros de controle locomotor, 345–346
centros de integração viscerossensorial, 145, 148–149
circulação posterior e, 62
componentes relacionados com o sistema límbico do, 409–410*f*
controle do movimento do olho e, 292–293
convenção imagética radiológica, 43–44
corte mediano (mediossagital) através do, 424–425
corte oblíquo do, 486–487
corte sagital do,
    através do núcleo ventral posterior lateral, 492–493
    através do trato mamilotalâmico, 490–491
    próximo da linha mediana, 488–489
desenvolvimento, 134–135
face lateral do, 418–419, 428–429
face posterior do, 41–42*f*, 430–431
face ventral do, 41–42*f*, 426–427
lemnisco medial através do, 99*f*
nervos cranianos no, 129–130*f*, 129–131
núcleos, 41–42, 231, 233–233
núcleos centrais e, 396–397
núcleos de integração visceral, 375–377
núcleos parassimpáticos, 375–377
organização, 54
organização do sistema motor e, 230–231*f*
parte oral da faringe e, 205–207*f*
projeções difusas do, 35*f*
sistema anterolateral e, 122–124
sistema arterial do, 146*f*
sistema gustatório e, 205–208*f*
suprimento sanguíneo do, 62–63, 63*f*
transmissão de dor e, 109
via amigdalofugal ventral e, 405–406
vias de supressão de dor do, 117–119
Túber cinéreo, 360*f*, 423, 427
Tubérculo cuneiforme, *431*
Tubérculo grácil, *431*
Tubérculo olfatório, 209–211, 214–217, 216*f*, 220, 342*f*, 423, 427, 493
    projeções do bulbo olfatório e, 217–218
Tubérculos, 37–40
    coluna posterior, 41–42*f*
Tubo neural
    estágio de cinco vesículas, 10–12*f*
    estágio de três vesículas, 10–12*f*
Túnica mucosa da faringe, 135–136

Túnica mucosa da laringe, 135–136
Túnica mucosa do nariz, 265–267
    glândulas, 273

U

Unco, 404–405, *423*, *463*, *479*
Unidades motoras, 248
Urinação, 375–377
Utrículo, 184–185, 279–280, 294–295

V

Vasculatura cerebral, imagem radiológica da, 66, 68–69
Vasopressina, 358, 362–365
Veia basilar, 72*f*
Veia cerebral (de Sílvio), 72*f*
Veia cerebral interna, 72*f*
Veia cerebral magna (de Galeno), 68–69
Veia cerebral superficial média (de Labbé), 72*f*
Veia oftálmica, 72*f*
Veia talamoestriada, 405–406
Veia talamoestriada superior, *463*, *465*, *467*, *469*, *471*, *473*, *475*, *477*, *483*, *485*
Veias cerebrais, 68–71, 72*f*
Veias porta, 360
Veias profundas do cérebro, 68–69
Venogramas, 66, 68
Ventrículo lateral, 346*f*, *463*, *465*, *467*, *469*, *471*, *473*, *475*, *477*, *479*, *481*, *483*, *485*, *487*, *491*, *493*, *495*
    corno frontal do, 342*f*
Ventrículos, 79–80
    capacidade dos, 72–74
    circulação do líquido cerebrospinal e, 74, 76
Ventrículos laterais, 9–11, 17, 19, 23
    átrio, 4*f*
    corno frontal, 4*f*, 20–21
    corno occipital, 20–21
    corno temporal, 4*f*, 20–21
Verme, 301, 302*f*, 303*f*, 304, 307–309, 309–312*f*, 425
Vertigem, 269–271, 357
Vertigem posicional benigna, 287–288
Vestibulocerebelo, 304, 307, 306*f*, 307–311
    conexões do, 311–312*f*
    neurônios vestibulares e, 314–315
Véu medular superior, *431*, *457*
Via "o que", 171–172*f*, 172–173, 192–193, 193–196*f*

Via "onde", 171–172*f*, 172–173, 192–193, 193–196*f*
Via "onde-como", 192–196
Via amigdalofugal ventral (anterior), 394–397, 405–406, *477*
Via corticorreticulospinal, 233
Via da forma, 171–172*f*, 183
Via de cores, 171–172*f*, 172–172, 174
Via de movimento, 170–173, 171–172*f*
Via ipsilateral, 145, 148–149
Via perfurante, 407
Via retiniana-geniculada-calcarina, 158*f*
Vias ascendentes, 32
Vias descendentes, 32
Vias motoras descendentes, 229, 251
    anatomia funcional das, 231, 233–239
    anatomia regional das, 237–248
    laterais, 234*f*, 307–309
    lesões das, 238–239
    mediais, 236–237*f*, 281–283, 307–309
    medula espinal e, 246–248
    músculos dos membros e, 233–236
    neurônios motores e, 233
    no bulbo, 247*f*
    organização das, 231, 233–233
    organização somatotópica das, 233*f*
    para controle do movimento, 233–235*t*
    paralelas, 231, 233
    postura e, 235–239
Vias trigeminocerebelares, 307–309
Vias visceromotoras descendentes, 365–367
Vício, 395*f*, 396–397
Vigília, 369–372, 370*f*
Vilosidades (granulações) aracnóideas, 74, 76, 79–80
Visão, 131, 134
Voz, rouca, 357

Z

Zona de entrada das fibras calibrosas (medula espinal), *435*, *437*, *439*, *441*, *443*
Zona incerta, 343–345, *463*, *467*, *469*, *471*, *473*, *475*, *487*, *493*
Zona marginal, *435*, *437*, *439*, *441*, *443*, *445*
Zona periventricular, 358, 360
Zona pré-ventricular, 374–375*f*
Zona subgranular, 218
Zona subventricular, 218
Zonas limítrofes, 66